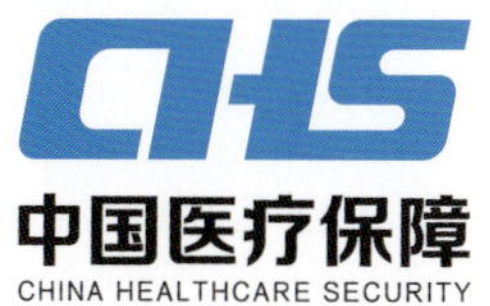

中国医疗保障年鉴

CHINA HEALTHCARE SECURITY YEARBOOK

2021

国家医疗保障局 编

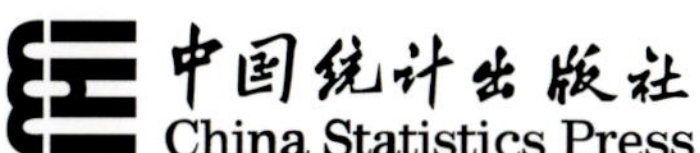

图书在版编目(CIP)数据

中国医疗保障年鉴. 2021 = China Healthcare Security Yearbook 2021 / 国家医疗保障局编. —— 北京:中国统计出版社, 2021.12
ISBN 978-7-5037-9678-4

Ⅰ. ①中… Ⅱ. ①国… Ⅲ. ①医疗保健制度-中国-2021-年鉴 Ⅳ. ①R199.2-54

中国版本图书馆 CIP 数据核字(2021)第 196837 号

中国医疗保障年鉴(2021)

作　　者/国家医疗保障局
责任编辑/佘竞雄　钟钰
封面设计/黄晨
出版发行/中国统计出版社有限公司
通信地址/北京市丰台区西三环南路甲 6 号　邮政编码/100073
发行电话/邮购(010)63376909　书店(010)68783171
网　　址/http://www.zgtjcbs.com/
印　　刷/河北鑫兆源印刷有限公司
开　　本/880mm×1230mm　1/16
字　　数/720 千字
印　　张/34　0.5 彩页
版　　别/2021 年 12 月第 1 版
版　　次/2021 年 12 月第 1 次印刷
定　　价/398.00 元

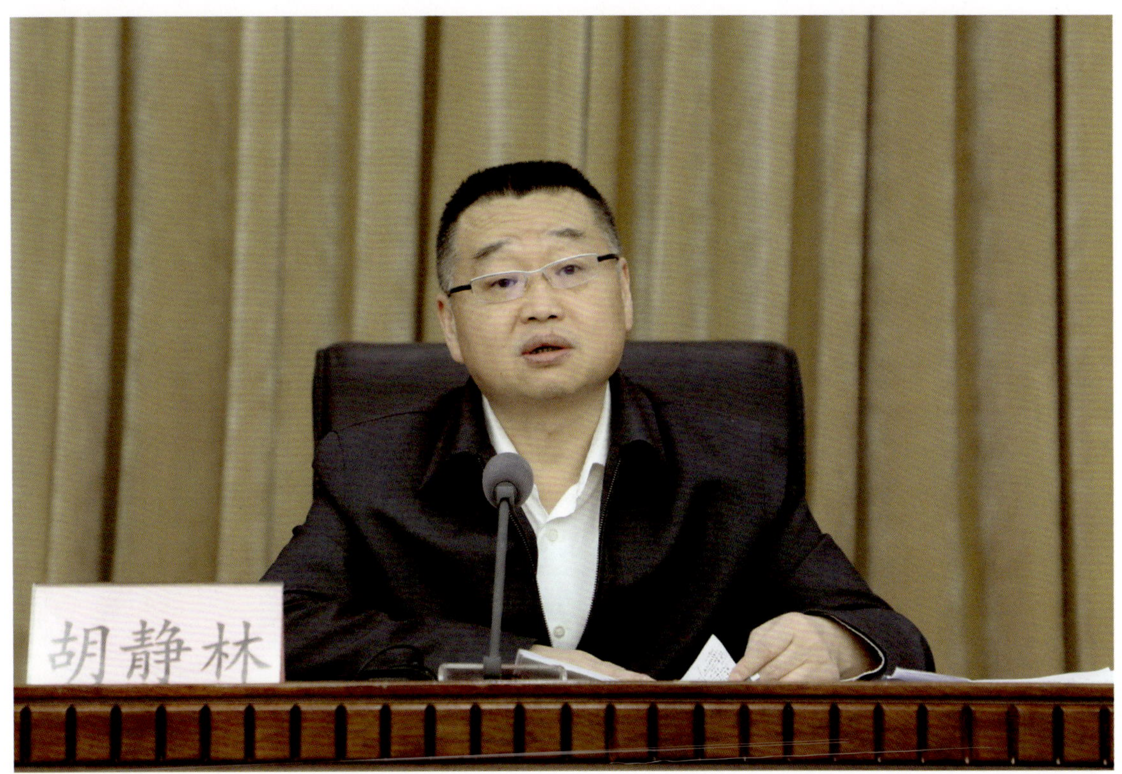

2020 年 1 月 10 日，全国医疗保障工作会议在北京召开。国家医疗保障局党组书记、局长胡静林出席并作工作报告。

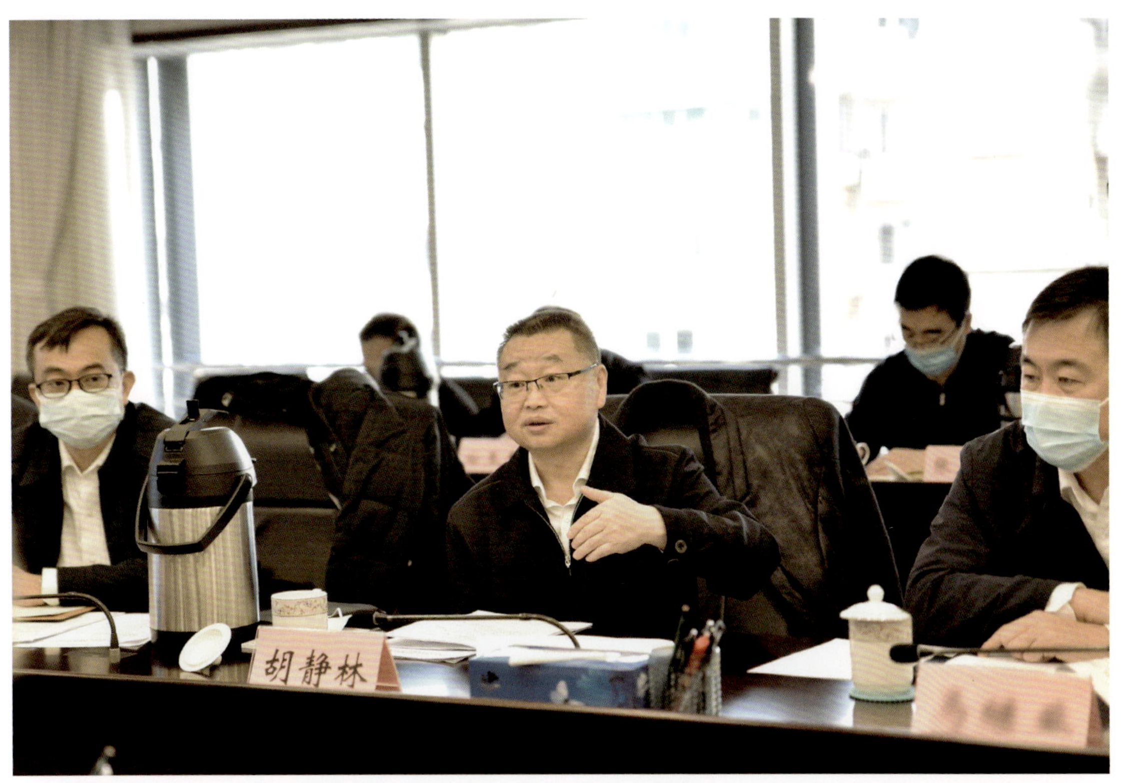

2020 年 12 月 15 日，国家医疗保障局党组书记、局长胡静林赴北京市西城区调研并主持召开座谈会，听取参保群众和基层代表对“十四五”全民医疗保障规划的意见建议。

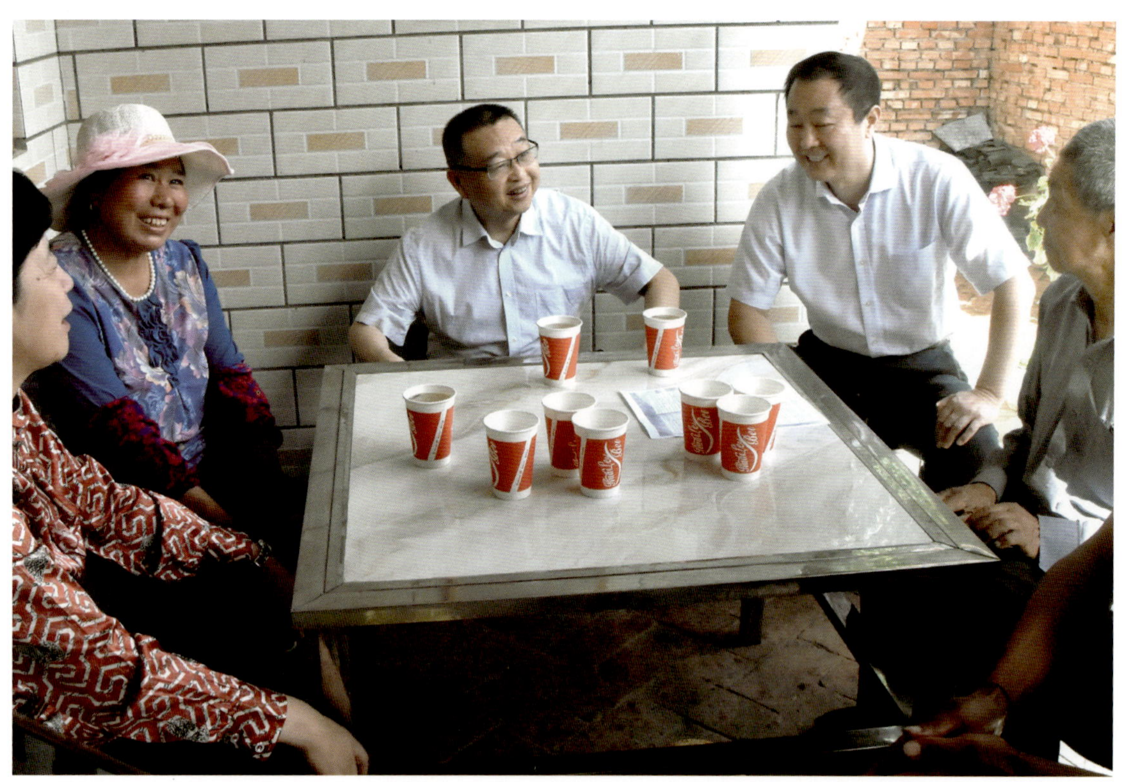

2020 年 7 月 27 日至 29 日，国家医疗保障局党组书记、局长胡静林赴甘肃省临夏州积石山县调研，深入寨子沟乡曹姚村走访慰问建档立卡贫困户，详细了解“两不愁三保障”政策落实等情况。

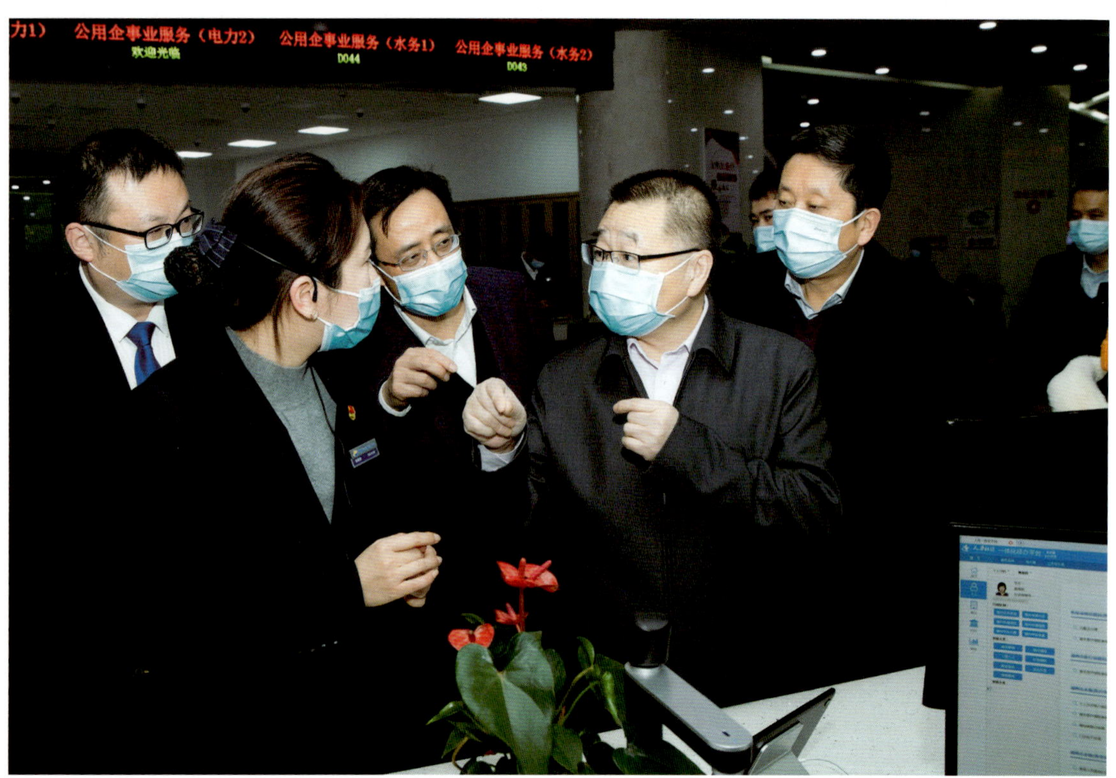

2020 年 12 月 10 日，国家医疗保障局党组书记、局长胡静林赴浙江省湖州市开展工作调研，实地考察了医保经办服务标准化建设、智能化创新及经办服务下沉等情况。

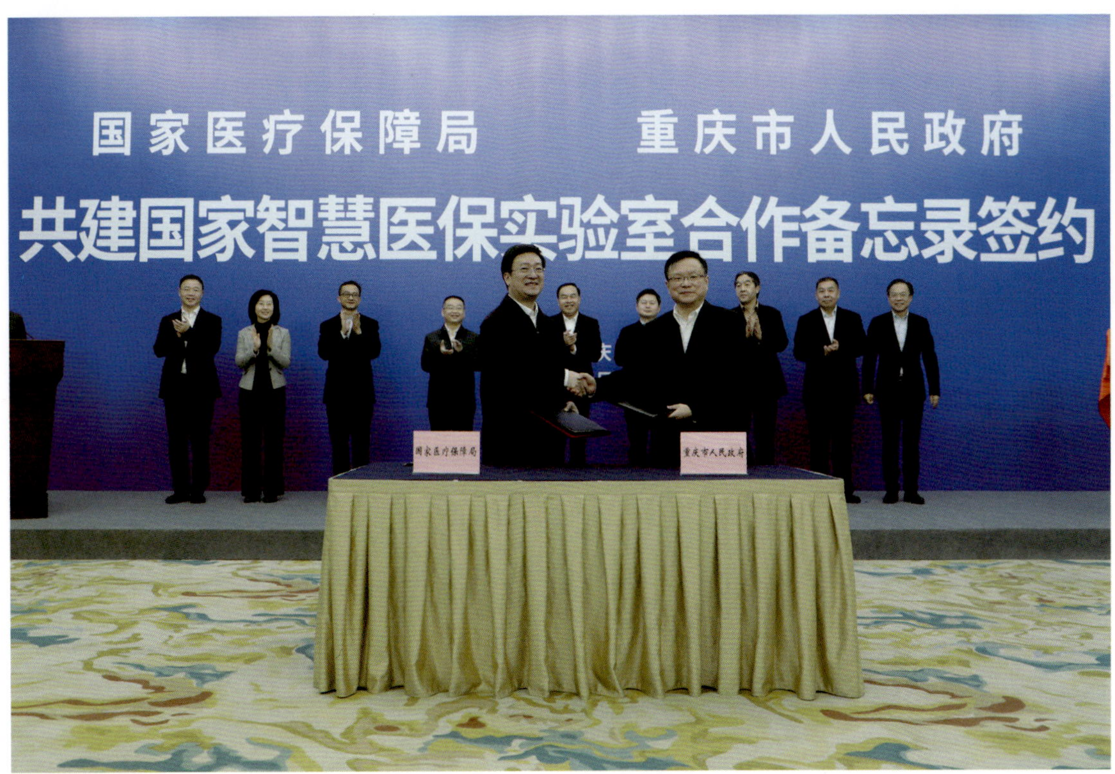

2020 年 1 月 15 日，国家医疗保障局和重庆市人民政府签署合作备忘录，共同建设国家智慧医保实验室。国家医疗保障局党组成员、副局长施子海和重庆市副市长屈谦代表双方签字。

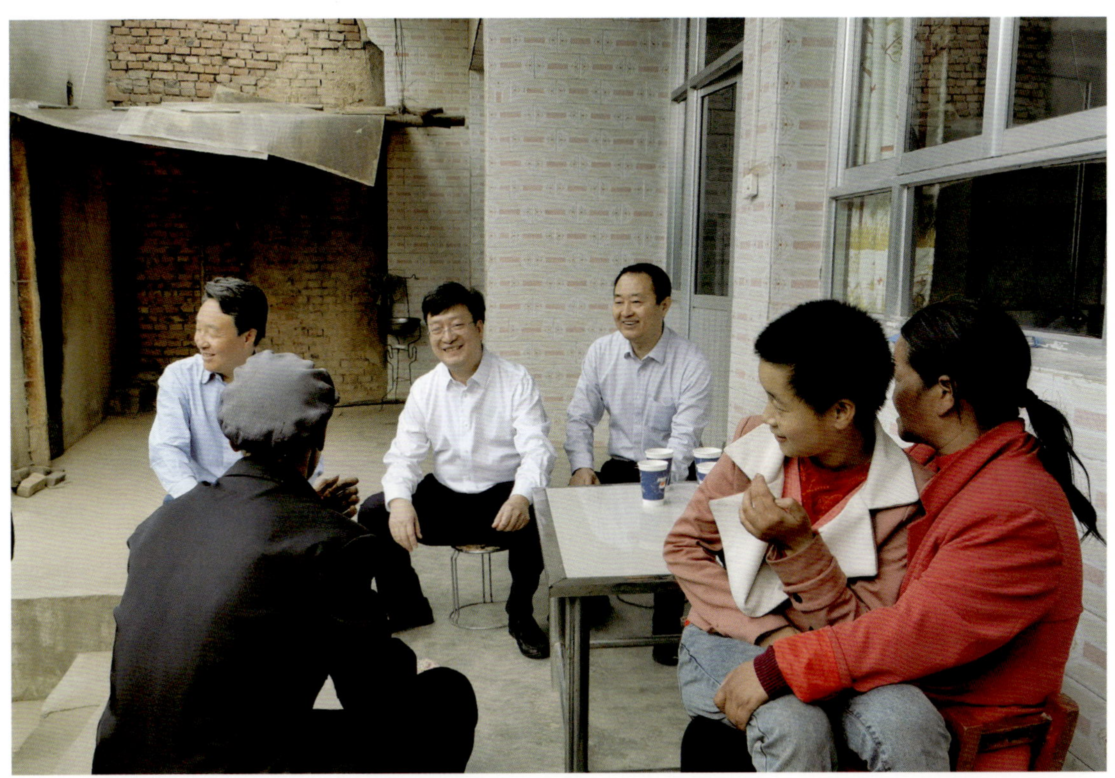

2020 年 9 月 7 日至 9 日，国家医疗保障局党组成员、副局长施子海带队赴甘肃省临夏州积石山县开展定点扶贫调研。图为在寨子沟乡曹姚村，走访慰问建档立卡贫困户。

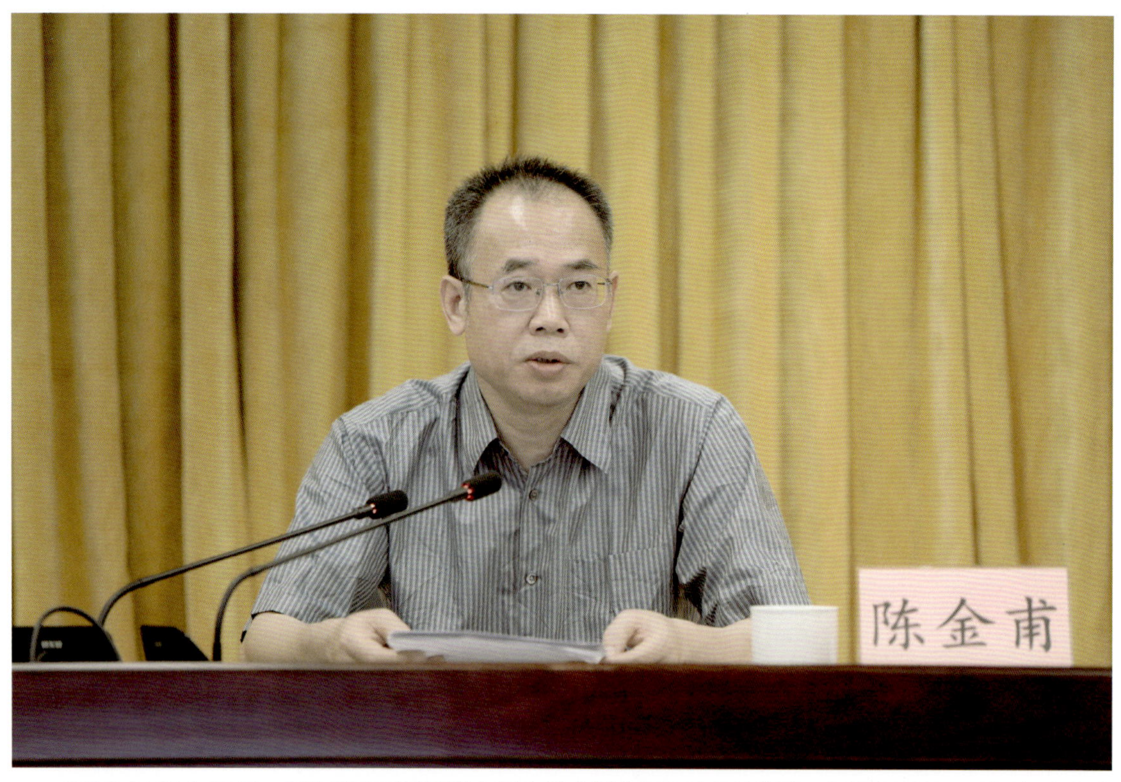

2020 年 6 月 16 日，国家医疗保障局举办深化医疗保障制度改革培训班，局党组成员、副局长陈金甫出席并讲话。

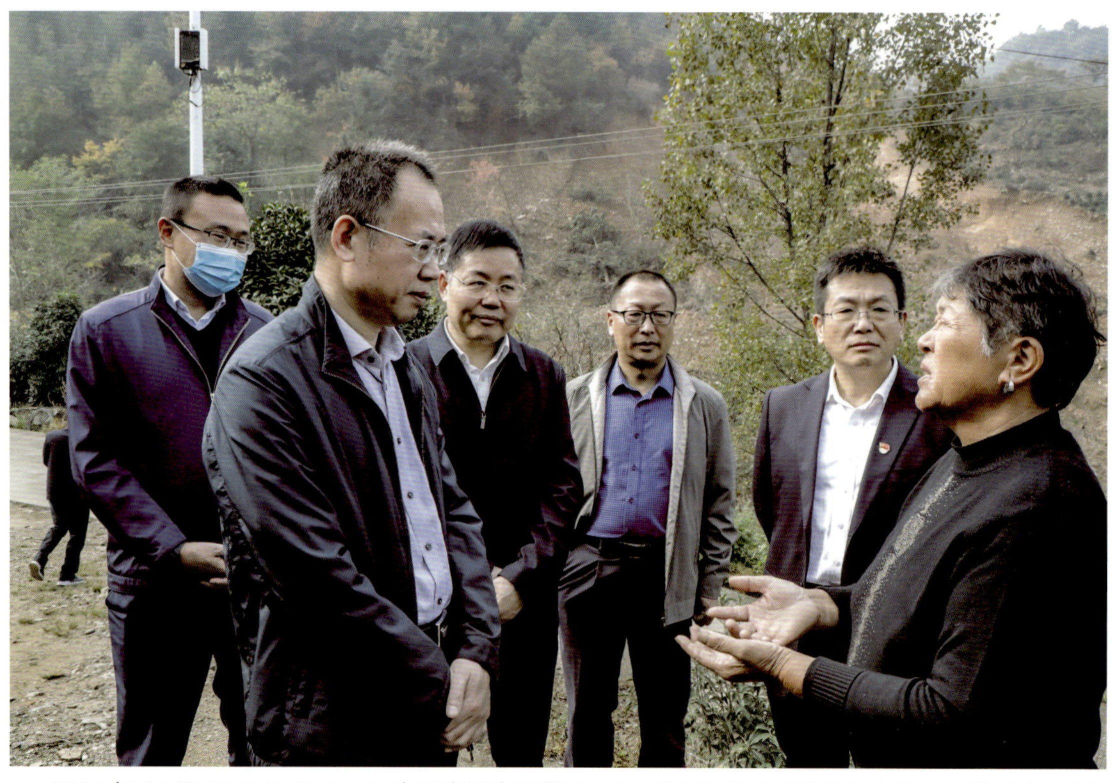

2020 年 10 月 28 日至 30 日，国家医疗保障局党组成员、副局长陈金甫带队赴安徽，调研医保扶贫与乡村振兴政策衔接、高血压糖尿病门诊用药保障落实情况等 。

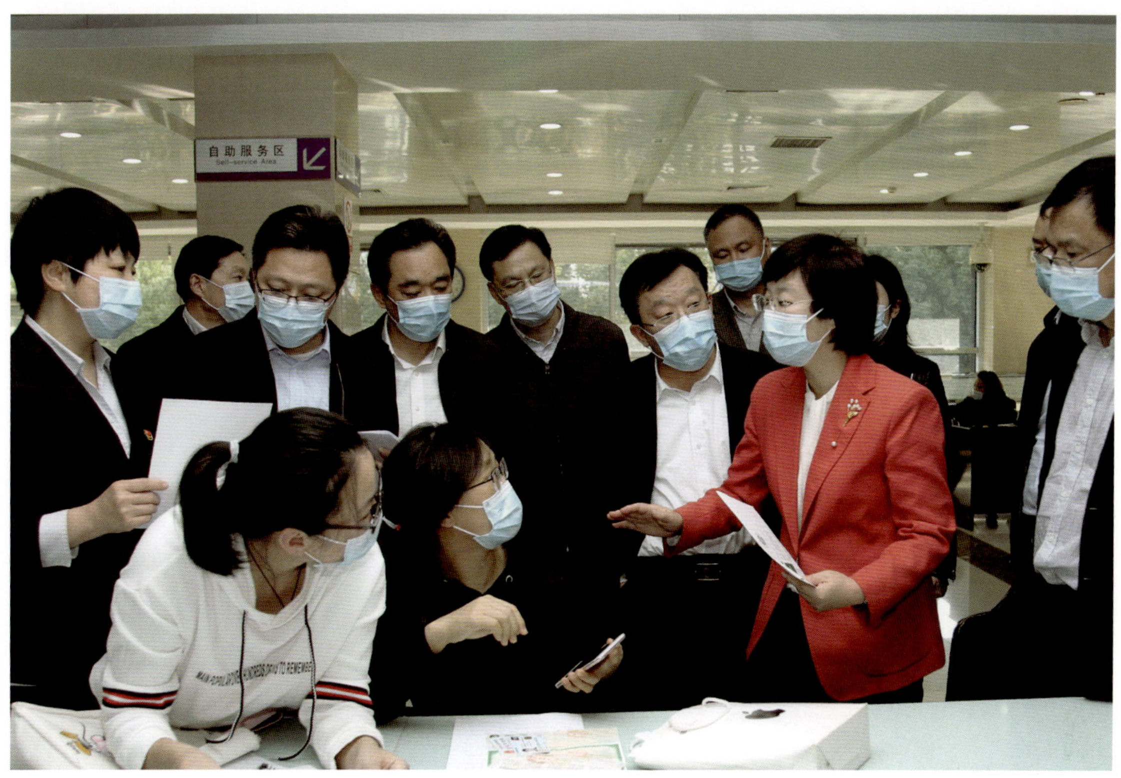

2020 年 11 月 11 日，国家医疗保障局党组成员、副局长李滔赴湖北省武汉市调研按疾病诊断相关分组（DRG）付费支付方式改革。

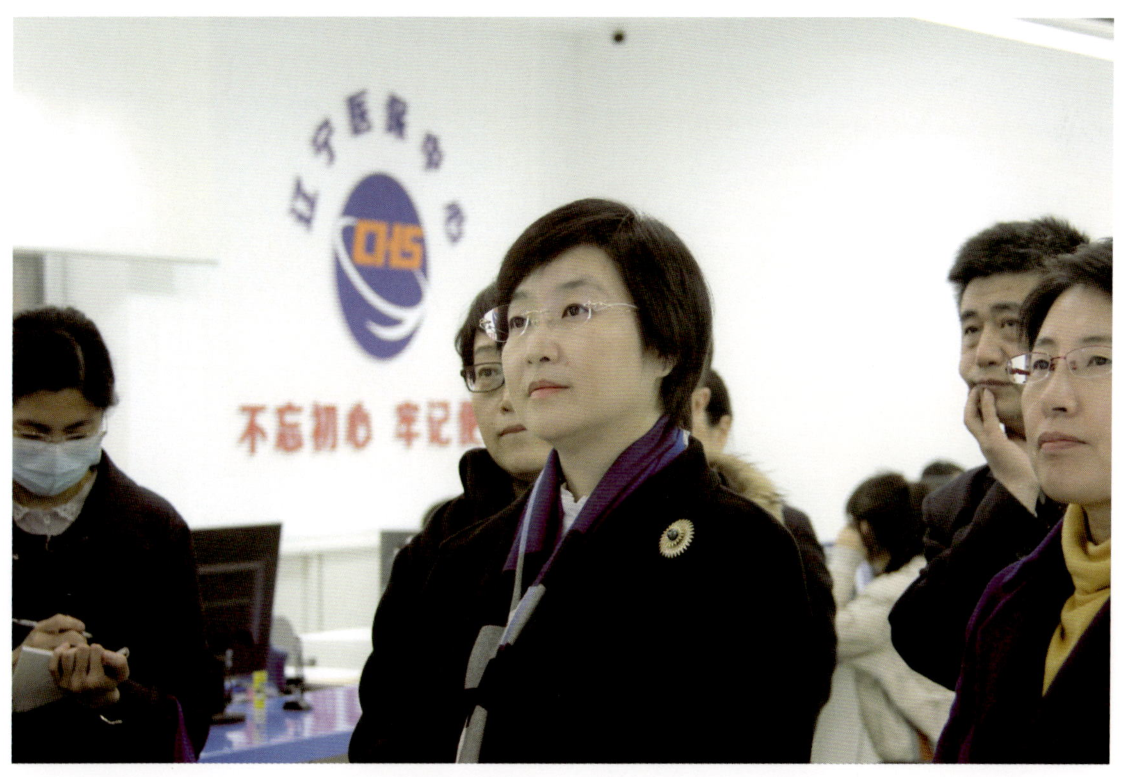

2020 年 12 月 21 日，国家医疗保障局党组成员、副局长李滔到辽宁考察调研医保经办工作情况。

中国医疗保障年鉴(2021)

联络员（按单位机构和行政区划排序）

赵　欣　张晨光　姬小荣　赵秀竹　黄高平　温思瑶　高丽颖

王吉鹏　钱军程　张　蒙　吴　刚　程志平　郭新平　许　丹

寇振亮　于海峰　李鹏路　王树人　陈　亮　陈李杰　徐仁彪

林萍萍　管志明　宋德生　张　昕　蒋代武　黄圣平　王宇丹

赵梓竹　朱小林　张　跃　李　睿　冉桂优　刘华勋　李　岩

史文君　敬国雷　宋　超　刘轶文　韩宏才　羊　军

编辑人员

刘允海　张　琳　廖占力　李晓楠　刘砚青　郭心洁　李鑫铭

董　美

编辑说明

《中国医疗保障年鉴》是由国家医疗保障局编纂的记载、展现我国医疗保障事业发展概况的大型专业性史料工具书。本年鉴坚持"真实记述、全面展现、突出特色、连接有序"的编辑方针,确保权威性、史料性和实用性,客观、全面、系统地总结记录医疗保障制度改革的基本情况、成绩和经验等,以便社会各界更好地了解医保、关注医保、研究医保,共同持续推动医疗保障高质量可持续发展。

《中国医疗保障年鉴(2021)》收录了2020年度我国医疗保障重要文献、资料和数据,涵盖重要文献、国家医疗保障工作、地方医疗保障工作、法规政策和重要文件、统计数据、大事记、附录等7个篇目。其中,国家医疗保障工作包括国家医疗保障工作综述、规划财务和法规工作、待遇保障工作、医药管理服务工作、医药价格和招标采购工作、基金监管工作、党建人事工作、医疗保障经办管理服务工作、综合管理工作、科研与学术工作等10部分;地方医疗保障工作包括各省、自治区、直辖市及新疆生产建设兵团医疗保障工作综述、重要活动和典型案例,其中工作综述32篇,典型案例114个。2020年,我国医疗保障事业高质量发展,改革创新成果丰硕,为本卷赋予深厚的价值内涵。为便于读者检索,本年鉴附有中文目录、英文目录和索引。

本卷相较2020年卷,在内容上有如下新变化。

一、2020年2月,《中共中央 国务院关于深化医疗保障制度改革的意见》发布,对中国特色医疗保障制度改革作出了全面统筹规划。这是医疗保障制度改革以来,首次由党中央、国务院作出的顶层设计,为今后10年医疗保障事业改革发展擘画出蓝图。本卷在国家医疗保障工作部分对相关改革予以介绍。

二、2020年是决战全面建成小康社会、决战决胜脱贫攻坚的收官之年。面对突如其来的新冠肺炎疫情,医保系统遵循习近平总书记重要讲话和指示批示精神,根据党中央、国务院决策部署,统筹推进疫情防控和医疗保障事业改革发展,为打赢疫情防控阻击战、脱贫攻坚战这两大战役展示出医保作为,贡献了医保力量,成为2020年的两大新亮点。本卷在国家医疗保障工作、地方医疗保障工作、法规政策、大事记等篇目中予以记载,并在附录部分收录了"全国医疗保障系统抗击新冠肺炎疫情先进集体和个人名单"和"全国脱贫攻坚先进个人先进集体表彰医保系统对象"。

《中国医疗保障年鉴(2021)》的编纂工作得到了国家医疗保障局及各司室和所属单位、各地医保部门的精心指导、大力支持和帮助。在此谨向参与编辑出版工作的领导和同仁们表示衷心感谢!我们深信,在全系统的努力下,在广大读者的支持下,《中国医疗保障年鉴》将继续以更高质量更好地服务于医疗保障事业和健康中国建设。

《中国医疗保障年鉴》编辑部

2021年11月

目 录

重要文献

一、党和国家领导人关于医疗保障工作的重要活动和重要指示批示

二、国家医疗保障局领导讲话

国家医疗保障工作

地方医疗保障工作

法规政策、重要文件

一、中共中央、国务院文件

二、部门规章及规范性文件

统计数据

一、医疗保障统计公报

二、医疗保障事业统计数据

大事记

附　录

重要文献

一、党和国家领导人关于医疗保障工作的重要活动和重要指示批示

习近平主持召开中央全面深化改革委员会第十二次会议强调要健全重大疾病医疗保险和救助制度(节选)

中共中央总书记、国家主席、中央军委主席、中央全面深化改革委员会主任习近平2月14日下午主持召开中央全面深化改革委员会第十二次会议并发表重要讲话。

中共中央政治局常委、中央全面深化改革委员会副主任李克强、王沪宁、韩正出席会议。

习近平指出,要健全重大疾病医疗保险和救助制度,完善应急医疗救助机制,在突发疫情等紧急情况时,确保医疗机构先救治、后收费,并完善医保异地即时结算制度。要探索建立特殊群体、特定疾病医药费豁免制度,有针对性免除医保支付目录、支付限额、用药量等限制性条款,减轻困难群众就医就诊后顾之忧。要统筹基本医疗保险基金和公共卫生服务资金使用,提高对基层医疗机构的支付比例,实现公共卫生服务和医疗服务有效衔接。会议同时强调了,要全面建成覆盖全民、城乡统筹、权责清晰、保障适度、可持续的多层次社会保障体系。

中央全面深化改革委员会委员出席会议,中央和国家机关有关部门负责同志列席会议。(新华社北京2020年2月14日电)

习近平在决战决胜脱贫攻坚座谈会上强调 要巩固“两不愁三保障”成果 防止反弹(节选)

中共中央总书记、国家主席、中央军委主席习近平 3 月 6 日在北京出席决战决胜脱贫攻坚座谈会并发表重要讲话。

中共中央政治局常委、全国政协主席汪洋主持座谈会。

座谈会以电视电话会议形式召开,在各省区市和新疆生产建设兵团以及中西部 22 个省区市所辖市(地、州、盟)、县(市、区、旗)设分会场。各省区市提供书面发言。在听取大家发言后,习近平发表了重要讲话。

习近平指出,党的十八大以来,在党中央坚强领导下,在全党全国全社会共同努力下,我国脱贫攻坚取得决定性成就。贫困群众“两不愁”质量水平明显提升,“三保障”突出问题总体解决。贫困地区基本生产生活条件明显改善,群众出行难、用电难、上学难、看病难、通信难等长期没有解决的老大难问题普遍解决,义务教育、基本医疗、住房安全有了保障。

习近平强调,要继续聚焦“三区三州”等深度贫困地区,落实脱贫攻坚方案,瞄准突出问题和薄弱环节狠抓政策落实,攻坚克难完成任务。要巩固“两不愁三保障”成果,防止反弹。对没有劳动能力的特殊贫困人口要强化社会保障兜底,实现应保尽保。

部分中共中央政治局委员、中央书记处书记出席座谈会。国务院扶贫开发领导小组成员单位有关负责同志参加座谈会。(新华社北京 2020 年 3 月 6 日电)

习近平主持召开中央全面深化改革委员会第十三次会议 强调要管好用好人民群众的“看病钱”“救命钱”（节选）

中共中央总书记、国家主席、中央军委主席、中央全面深化改革委员会主任习近平4月27日下午主持召开中央全面深化改革委员会第十三次会议并发表重要讲话。

中共中央政治局常委、中央全面深化改革委员会副主任李克强、王沪宁、韩正出席会议。

会议审议通过了《关于推进医疗保障基金监管制度体系改革的指导意见》等文件。会议强调，医保基金是人民群众的“看病钱”、“救命钱”，一定要管好用好。在这次抗击新冠肺炎疫情过程中，国家医保局、财政部等部门及时出台有关政策，把新冠肺炎诊疗救治纳入医保基金支付范围并预付部分资金，确保患者不因费用问题影响就医、收治医院不因支付政策影响救治，体现了我国社会主义制度的优越性。要坚持完善法治、依法监管，坚持惩戒失信、激励诚信，构建全领域、全流程的基金安全防控机制，维护社会公平正义，促进医疗保障制度健康持续发展。

中央全面深化改革委员会委员出席会议，中央和国家机关有关部门负责同志列席会议。（新华社北京2020年4月27日）

习近平主持召开中央全面深化改革委员会第十四次会议 强调要深化医保支付方式改革加强医保基金监管(节选)

中共中央总书记、国家主席、中央军委主席、中央全面深化改革委员会主任习近平 6 月 30 日下午主持召开中央全面深化改革委员会第十四次会议并发表重要讲话。

中共中央政治局常委、中央全面深化改革委员会副主任李克强、王沪宁出席会议。

会议听取了党的十八届三中全会以来医药卫生体制改革进展情况汇报。会议指出，党的十八届三中全会以来，我们着力增强卫生健康治理体系整体效能，优化医药卫生资源配置，提升医疗卫生服务水平，推动建立起世界上规模最大的基本医疗保障网络，患者就医负担逐步减轻，人民健康状况和基本医疗卫生服务的公平性可及性持续改善。要梳理各地深化医改情况，总结好的经验做法，加快推进健全分级诊疗制度、完善医防协同机制、深化公立医院改革、深化医保支付方式改革、加强医保基金监管、加强基层医疗卫生机构能力建设、完善药品供应保障体系等重点任务，完善相关配套支撑政策，打好改革组合拳。要高度重视新一代信息技术在医药卫生领域的应用，重塑医药卫生管理和服务模式，优化资源配置、提升服务效率。

中央全面深化改革委员会委员出席会议，中央和国家机关有关部门负责同志列席会议。(新华社北京 2020 年 6 月 30 日电)

习近平主持召开扎实推进长三角一体化发展座谈会强调紧扣一体化和高质量两个关键词抓好重点工作(节选)

中共中央总书记、国家主席、中央军委主席习近平8月20日在安徽合肥主持召开扎实推进长三角一体化发展座谈会并发表重要讲话。他强调,要坚持目标导向、问题导向相统一,紧扣一体化和高质量两个关键词抓好重点工作,真抓实干、埋头苦干,推动长三角一体化发展不断取得成效。

中共中央政治局常委、国务院副总理、推动长三角一体化发展领导小组组长韩正出席座谈会并讲话。

座谈会上,上海市委书记李强、江苏省委书记娄勤俭、浙江省委书记车俊、安徽省委书记李锦斌、推动长三角一体化发展领导小组副组长何立峰先后发言,结合各自实际、从不同角度介绍了工作情况,谈了意见和建议。

在听取大家发言后,习近平发表了重要讲话。习近平指出,实施长三角一体化发展战略要紧扣一体化和高质量两个关键词,以一体化的思路和举措打破行政壁垒、提高政策协同,让要素在更大范围畅通流动,有利于发挥各地区比较优势,实现更合理分工,凝聚更强大的合力,促进高质量发展。其中,促进基本公共服务便利共享。要多谋民生之利、多解民生之忧,在一体化发展中补齐民生短板。要推进实施统一的基本医疗保险政策,有计划逐步实现药品目录、诊疗项目、医疗服务设施目录的统一。

韩正在讲话中表示,要深入学习领会习近平总书记重要战略思想,紧扣一体化和高质量两个关键词,推进长三角一体化发展取得更大成效。要着力强化高效协同,完善一体化体制机制,促进基本公共服务便利共享。

丁薛祥、刘鹤、陈希、王勇以及中央和国家机关有关部门负责同志、有关省市负责同志参加座谈会。(新华社合肥2020年8月22日电)

习近平在湖南考察时强调
要聚焦解决“看病难、看病贵”问题(节选)

中共中央总书记、国家主席、中央军委主席习近平 9 月 16 日至 18 日在湖南考察。16 日下午,习近平来到郴州市汝城县文明瑶族乡沙洲瑶族村考察调研。习近平到村服务中心、卫生室,了解基层公共服务工作和基本医疗保障情况。他强调,要把村为民服务中心作为基层治理体系的重要阵地建设好,完善充实服务事项,提高为民服务水平,增强为民服务的精准性和实效性。

习近平指出,要坚持以人民为中心的发展思想,着力办好群众各项“急难愁盼”问题。要聚焦解决“看病难、看病贵”问题,深化公立医院改革,加强县级医院综合能力建设,加强标准化村卫生室和城市社区卫生机构建设,健全公共卫生和疾病预防控制体系。

丁薛祥、刘鹤、陈希、何立峰和中央有关部门负责同志陪同考察。(新华社长沙 2020 年 9 月 18 日电)

习近平在中国共产党第十九届中央委员会第五次全体会议上作《中共中央关于制定国民经济和社会发展第十四个五年规划和二〇三五年远景目标的建议》的说明(节选)

11月3日,习近平总书记《关于〈中共中央关于制定国民经济和社会发展第十四个五年规划和二〇三五年远景目标的建议〉的说明》公布。这是习近平总书记受中央政治局委托在中国共产党第十九届中央委员会第五次全体会议上就《建议》起草有关情况向全会作的说明。

《建议》文件中有关医疗保障的摘选如下:

实现巩固拓展脱贫攻坚成果同乡村振兴有效衔接。建立农村低收入人口和欠发达地区帮扶机制,保持财政投入力度总体稳定,接续推进脱贫地区发展。健全防止返贫监测和帮扶机制。健全农村社会保障和救助制度。

健全多层次社会保障体系。健全覆盖全民、统筹城乡、公平统一、可持续的多层次社会保障体系。推进社保转移接续,健全基本养老、基本医疗保险筹资和待遇调整机制。推动基本医疗保险、失业保险、工伤保险省级统筹,健全重大疾病医疗保险和救助制度,落实异地就医结算,稳步建立长期护理保险制度,积极发展商业医疗保险。健全灵活就业人员社保制度。健全退役军人工作体系和保障制度。健全分层分类的社会救助体系。完善全国统一的社会保险公共服务平台。

全面推进健康中国建设。坚持基本医疗卫生事业公益属性,深化医药卫生体制改革,加快优质医疗资源扩容和区域均衡布局,加快建设分级诊疗体系,加强公立医院建设和管理考核,推进国家组织药品和耗材集中采购使用改革,发展高端医疗设备。支持社会办医,推广远程医疗。坚持中西医并重,大力发展中医药事业。提升健康教育、慢病管理和残疾康复服务质量,重视精神卫生和心理健康。

实施积极应对人口老龄化国家战略。推动养老事业和养老产业协同发展,健全基本养老服务体系,发展普惠型养老服务和互助性养老,支持家庭承担养老功能,培育养老新业态,构建居家社区机构相协调、医养康养相结合的养老服务体系,健全养老服务综合监管制度。(新华社北京2020年10月29日电)

习近平在中央农村工作会议上强调
坚持把解决好“三农”问题作为全党工作重中之重(节选)

中央农村工作会议 12 月 28 日至 29 日在北京举行。中共中央总书记、国家主席、中央军委主席习近平出席会议并发表重要讲话。

李克强主持。栗战书、汪洋、王沪宁、赵乐际、韩正出席会议。

习近平强调,脱贫攻坚取得胜利后,要全面推进乡村振兴,这是“三农”工作重心的历史性转移。要健全防止返贫动态监测和帮扶机制,对易返贫致贫人口实施常态化监测,重点监测收入水平变化和“两不愁三保障”巩固情况,继续精准施策。党中央决定,脱贫攻坚目标任务完成后,对摆脱贫困的县,从脱贫之日起设立 5 年过渡期。过渡期内要保持主要帮扶政策总体稳定。对现有帮扶政策逐项分类优化调整,合理把握调整节奏、力度、时限,逐步实现由集中资源支持脱贫攻坚向全面推进乡村振兴平稳过渡。

会议讨论了《中共中央、国务院关于全面推进乡村振兴加快农业农村现代化的意见(讨论稿)》。

部分中共中央政治局委员,中央书记处书记,全国人大常委会、国务院、全国政协有关领导同志等出席会议。

中央农村工作领导小组成员,各省、自治区、直辖市和计划单列市、新疆生产建设兵团党政主要负责同志和分管农业农村工作的负责同志,中央和国家机关有关部门、有关人民团体、中央军委机关有关部门负责同志等参加会议。会议以电视电话会议形式召开,各省区市和新疆生产建设兵团设分会场。(新华社北京 2020 年 12 月 29 日电)

李克强主持召开国务院常务会议 要求有力有效遏制疫情 部署确保打赢脱贫攻坚战工作(节选)

国务院总理李克强1月20日主持召开国务院常务会议,进一步部署新型冠状病毒感染的肺炎疫情防控工作,要求有力有效遏制疫情;听取脱贫攻坚情况汇报,部署确保打赢脱贫攻坚战工作、保障困难群众基本生活。

会议指出,各相关部门和地方要按照党中央、国务院部署,全力以赴科学有效抓好疫情防控,其中包括加强患者医疗救治费用保障。

会议指出,今年是脱贫攻坚决战决胜之年,要进一步强化责任和工作落实,确保实现现行标准下剩余贫困人口、贫困县全部脱贫摘帽。一要聚焦"三区三州"等地区打好深度贫困歼灭战。对工作难度大的贫困县和贫困村挂牌督战。对老、病、残等特殊贫困群体采取养老保险、医保、低保等综合政策。二要加大产业、就业等扶贫力度,加强易地扶贫搬迁后续扶持、东西部扶贫协作和中央单位定点扶贫,激发贫困地区发展内生动力。三要严格脱贫成效考核评估验收。四要对已退出的贫困县、贫困村和贫困人口保持现有帮扶政策总体稳定,及时将返贫和新致贫人口纳入帮扶。五要抓紧研究建立解决相对贫困长效机制,巩固脱贫攻坚成果。(新华社北京2020年1月20日电)

李克强主持召开国务院常务会议 鼓励地方采取缓缴社保费等方式促进企业稳岗(节选)

国务院总理李克强 2 月 5 日主持召开国务院常务会议,要求切实做好疫情防控重点医疗物资和生活必需品保供工作,确定支持疫情防控和相关行业企业的财税金融政策。

会议指出,要认真贯彻习近平总书记关于加强疫情防控工作的重要指示和中央政治局常委会会议精神,按照中央应对疫情工作领导小组部署,国务院联防联控机制加强督促协调,压实地方属地责任,全力抓好重点医疗防控物资和生活必需品保供工作。鼓励地方采取缓缴社保费等方式促进企业稳岗。(新华社北京 2020 年 2 月 5 日电)

李克强代表国务院向第十三届全国人民代表大会第三次会议作政府工作报告(节选)

5月22日在第十三届全国人民代表大会第三次会议上，国务院总理李克强代表国务院，向大会报告政府工作。

报告指出，“六保”是今年“六稳”工作的着力点。守住“六保”底线，就能稳住经济基本盘；以保促稳、稳中求进，就能为全面建成小康社会夯实基础。

报告指出，深化“放管服”改革。在常态化疫情防控下，要调整措施、简化手续，推动更多服务事项一网通办。

报告指出，围绕保障和改善民生，推动社会事业改革发展。居民医保人均财政补助标准增加30元，开展门诊费用跨省直接结算试点。对受疫情影响的医疗机构给予扶持。(新华社北京2020年5月29日电)

李克强出席全国深化“放管服”改革优化营商环境电视电话会议 强调全面推行“不见面”办事(节选)

9月11日,国务院召开全国深化“放管服”改革优化营商环境电视电话会议。中共中央政治局常委、国务院总理李克强发表重要讲话。

中共中央政治局常委、国务院副总理韩正主持会议。国务院副总理孙春兰、胡春华、刘鹤,国务委员王勇、肖捷、赵克志出席会议。

李克强说,持续深化“放管服”改革,要放出活力、放出创造力。全面推行“不见面”办事,推动更多事项跨省通办,明年年底前基本实现高频事项全覆盖,同时保障数据安全,保护隐私。建立困难群众主动发现机制,变“人找政策”为“政策找人”,使困难群众及时得到保障。(新华社北京2020年9月11日电)

李克强主持召开国务院常务会议确定政务服务“跨省通办”服务水平的措施(节选)

国务院总理李克强9月17日主持召开国务院常务会议，确定政务服务“跨省通办”。会议确定政务服务“跨省通办”举措，今年底前实现市场主体登记注册等58项事项异地办理，明年底前实现就医结算备案、社保卡申领、户口迁移等74项事项异地办理。下一步还要加快实现新生儿入户、社保参保缴费查询等“跨省通办”。会议还提出，要优化线上办理方式，使“跨省通办”便捷、易操作。同时保障少数群体线下办事需求，保护数据安全和个人隐私。

(新华社北京2020年9月17日电)

李克强主持召开国务院常务会议 确定加强财政民生支出保障的措施(节选)

国务院总理李克强 2020 年 11 月 6 日主持召开国务院常务会议，确定加强财政民生支出保障的措施，增强惠民政策获得感和可持续性等议题。

会议指出，今年以来，疫情对低收入群众包括农民工、贫困户、灵活就业人员等的就业、收入、生活造成较大影响。各地区各部门认真落实党中央、国务院部署，大幅压减政府支出，加大基本民生保障。

下一步，要坚持尽力而为、量力而行，逐步提高保障和改善民生水平。一是在预算安排上优先保障民生支出，对国家出台的统一民生政策做到应保尽保。落实中央与地方财政事权和支出责任划分改革要求，对教育、养老、医疗、低保和住房保障等民生事项，按支出责任予以足额保障。二是完善民生领域制度。建立民生资金直达的长效机制，确保资金精准直达受益对象。在国家基本公共服务清单基础上，结合实际探索建立民生支出清单管理制度，先行在教育、医保领域试点并逐步扩大范围。三是增强惠民政策获得感和可持续性。既要主动作为，加快补民生短板，又要确保民生支出与经济发展相协调、与财力状况相匹配，防止脱离实际、寅吃卯粮。严禁实施超出规划和财力的项目。四是加大监督力度，对民生政策落实不到位或不可持续的，要督促及时纠正。对截留挪用、套取民生资金的要严肃查处问责。五是坚持政府过紧日子，坚决压减一般性支出，将节省下来的资金重点用于民生特别是解决民生难事、加大困难群众兜底保障。

(新华社北京 2020 年 11 月 6 日电)

李克强主持召开国务院常务会议 通过《医疗保障基金使用监督管理条例(草案)》(节选)

国务院总理李克强12月9日主持召开国务院常务会议，部署促进人身保险扩面提质稳健发展的措施，满足人民群众多样化需求，通过了《医疗保障基金使用监督管理条例(草案)》。

会议指出，按照党中央、国务院部署，推进完善金融服务，促进人身保险发展，有利于更好服务民生保障和经济社会发展。近年来我国人身保险平稳较快发展，目前商业人身保险已在全国达到一定覆盖面，但也存在保险产品供给不足、保障水平不高等问题。要适应群众对健康、养老、安全保障等需求，推动保险业深化改革开放、突出重点优化供给，提供丰富优质的人身保险产品。一是加快发展商业健康保险。支持开发更多针对大病的保险产品，做好与基本医保等的衔接补充，提高城乡居民大病保险保障能力。促进开发适应广大老龄群体需要和支付能力的商业医疗保险产品。鼓励保险公司将医保目录外的合理医疗费用纳入保障范围。通过有序扩大对外开放、加强国际合作，促进提升健康保险发展和服务水平。二是按照统一规范要求，将商业养老保险纳入养老保障第三支柱加快建设。强化商业养老保险保障功能，支持开发投保简便、交费灵活、收益稳健的养老保险，积极发展年金化领取的保险产品。针对新产业新业态从业人员和各种灵活就业人员需要，开发合适的补充养老保险产品。鼓励保险公司提供老龄照护、养老社区等服务。鼓励保险业参与长期护理保险试点。三是提升保险资金长期投资能力，防止保险资金运用投机化，强化资产负债管理，加强风险防控。对保险资金投资权益类资产设置差异化监管比例，最高可至公司总资产的45%，鼓励保险资金参与基础设施和新型城镇化等重大工程建设，更好发挥支持实体经济作用。深入开展关联交易专项整治，坚决打击挪用、套取、侵占保险公司资金的违法违规行为。

会议通过《医疗保障基金使用监督管理条例(草案)》，坚持以人民健康为中心，确定了医保部门、定点医药机构、参保人员等的权责，规定按照便民原则，强化医疗保障服务，及时结算和拨付医保基金，提高服务质量，要求加强监管和社会监督，严禁通过伪造、涂改医学文书或虚构医药服务等骗取医保基金，对违法违规行为通过责令退回资金、暂停医保结算、罚款、吊销定点医药机构执业资格等加大惩戒，管好用好医保资金，维护群众医疗保障合法权益。(新华社北京2020年12月9日电)

韩正在国家医疗保障局召开座谈会 强调加快完善医疗保障体系 扎实做好医疗保障工作

中共中央政治局常委、国务院副总理韩正 2020 年 1 月 9 日在国家医疗保障局召开座谈会。他强调，要以习近平新时代中国特色社会主义思想为指导，全面贯彻中央经济工作会议精神，紧扣全面建成小康社会目标任务，扎实做好医疗保障各项工作，为保障改善民生作出更大贡献。

韩正表示，过去一年，国家医疗保障局认真贯彻落实党中央、国务院决策部署，积极履职尽责，敢于担当作为，持续深化机构改革，完善医疗保障制度，加强管理和服务，各方面工作取得很大成绩，值得充分肯定。

韩正指出，要立足我国国情和发展阶段，坚持目标导向，加快建设体现中国特色社会主义制度优越性的医疗保障体系。要坚持全覆盖、保基本、可持续，织密织牢全民医疗保障网。要坚持尽力而为、量力而行，完善保障政策，满足人民群众的迫切愿望和要求，让广大群众有获得感。要坚持从实际出发，坚定不移推动改革攻坚，平稳有序出台改革举措，确保改革有力有效推进。

韩正强调，要围绕“两不愁三保障”目标，做好医保扶贫工作，支持打赢精准脱贫攻坚战。要严厉打击欺诈骗保行为，坚持“零容忍”，健全法律和制度，完善飞行检查办法，维护好广大群众的切身利益。要大力推进国家组织药品集中采购和使用改革，打破各种利益藩篱，推动集中带量采购常态化，扩大采购品种范围，并以此带动“三医联动”改革。要科学调整医保目录，逐步把更多救命救急的好药纳入医保范围。要加强干部队伍建设，打造一支忠诚干净担当的高素质专业化医保干部队伍。（新华社北京 2020 年 1 月 9 日电）

韩正在药品和高值医用耗材集中带量采购工作座谈会上强调 坚定不移推进药品和高值医用耗材集中带量采购

2020年9月10日，中共中央政治局常委、国务院副总理韩正主持召开药品和高值医用耗材集中带量采购工作座谈会，贯彻落实党中央、国务院决策部署，听取医院、企业、专家代表和地方医保局负责同志意见，研究部署药品和高值医用耗材集中带量采购工作。

韩正表示，集中带量采购改革取得明显成效，在增进民生福祉、推动“三医联动”改革、促进医药行业健康发展等方面发挥了重要作用。要坚持目标导向、问题导向、结果导向，进一步凝聚共识、深化改革、取信于民，坚定不移把这项工作不断推向深入。

韩正强调，要抓紧巩固完善制度成果，形成更加规范的制度体系，推动国家组织药品集采工作常态化制度化开展。要加快扩大集采范围，着力破解医用耗材标准不一、分类不清等问题，扎实做好心脏支架集中带量采购工作。要加强中选产品全生命周期质量监管，对质量问题实行“零容忍”，依法依规查处。要按规定采购并使用中选药品、耗材，防止出现招而不采、采而不用。要完善和落实改革配套政策，充分调动医疗机构、医务人员、生产企业和患者等各方面的积极性。各地区各部门要狠抓工作落实，齐心协力做好集中带量采购工作，不断增强人民群众的获得感。

国务院有关部门负责同志参加座谈会。国家医保局负责同志作了汇报，齐鲁制药集团、乐普（北京）医疗器械股份有限公司负责人，中国医学科学院阜外医院、北京大学第一医院、首都医科大学附属北京友谊医院专家，以及天津、安徽医保部门负责同志作了发言。（新华社北京2020年9月10日电）

孙春兰在《人民日报》发表署名文章 全面推进健康中国建设(节选)

《中共中央关于制定国民经济和社会发展第十四个五年规划和二〇三五年远景目标的建议》对深化医药卫生体制改革作出了重要部署,我们要按照要求,推进国家组织药品和耗材集中采购使用改革,调动医疗机构和医务人员积极性,推动改革成果惠及更多群众。加快建设分级诊疗体系,推广远程医疗,优化医疗卫生资源布局,开展区域医疗中心建设试点,推动优质医疗资源扩容下沉、均衡布局,全面改善县级医院设施设备条件,发展社区医院,推进家庭医生签约服务,促进医疗机构上下联动、分工协作。加强公立医院建设和管理考核,开展预约诊疗和日间服务,优化和规范用药结构,加强基本药物配备使用,推进信息化建设,充分发挥绩效考核的"指挥棒"作用,引导公立医院提高管理水平。深化医疗保障制度改革,健全重大疾病医疗保险和救助制度,逐步将门诊医疗费用纳入基本医疗保险统筹基金支付范围,完善筹资分担和调整机制,巩固提高统筹层次,深入推进支付方式改革,充分发挥医保对医药服务的激励约束作用。积极促进健康与养老、旅游、互联网、健身休闲、食品融合发展,支持社会力量在医疗资源薄弱区域和康复、护理、精神卫生等短缺专科领域举办非营利性医疗机构,满足群众多层次医疗服务需求。(《人民日报》2020 年 11 月 27 日第 06 版)

二、国家医疗保障局领导讲话

锐意进取 开拓创新 推动医疗保障制度更加成熟 更加定型

——在全国医疗保障工作会议上的讲话

（2020 年 1 月 10 日）

国家医疗保障局党组书记、局长　胡静林

同志们：

这次会议的主要任务是，以习近平新时代中国特色社会主义思想为指导，全面贯彻落实党的十九大和十九届二中、三中、四中全会精神以及中央经济工作会议精神，总结 2019 年医疗保障工作，分析医疗保障面临的形势，研究部署 2020 年医疗保障工作任务。下面，我讲三点意见：

一、2019 年医疗保障事业取得新的重大进展

2019 年是机构改革后医保各项工作全面发力的第一年。在党中央、国务院的坚强领导下，我们坚持以人民为中心的发展思想，坚持稳中求进的总基调，推动医疗保障各项工作都落到实处，医疗保障工作取得了显著的成效。初步统计，全国基本医保参保人数 13.5 亿人，参保率稳定在 95%以上，大病保险覆盖人数超过 10.25 亿人，生育保险参保人数 2.1 亿人；基本医保基金收入 2.33 万亿元，支出 1.99 万亿元，当期结存 3400 亿元，累计结存 2.7 万亿元。2019 年我们重点推进了以下工作：

（一）深入开展主题教育，扎实推进全面从严治党

一是突出政治机关建设。坚决贯彻中央国家机关首先是政治机关的定位，把“两个维护”作为最重要的政治纪律和政治规矩，教育引导全局党员干部牢固树立“四个意识”，坚定“四个自信”，确保在思想上政治上行动上始终同以习近平同志为核心的党中央保持高度一致。坚决贯彻落实习近平总书记重要指示批示精神和党中央决策部署，实行全程跟踪督办。认真学习贯彻党的十九届四中全会精神，推动医保领域改革系统集成协同高效。二是扎实开展主题教育。把学习习近平新时代中国特色社会主义思想贯穿主题教育全过程，认真开展漠视侵害群众利益问题专项整治。三是推进全面从严治党。落实党组全面从严治党主体责任，主动接受中央纪委国家监委驻国家卫生健康委纪检监察组的监督，抓好调研监督检查问题的整改。坚决执行中央八项规定精神，制定具体贯彻落实办法。持续深化纠“四风”工作，集中整治领导干部利用特殊资源谋取私利问题，制定贯彻落实党风廉政建设主体责任的实施意见、领导干部插手干预重大事项记录制度、局工作人员十条禁令等，切实用制度管人管权管事。

（二）坚决打赢医保脱贫攻坚战

一是印发《关于坚决完成医疗保障脱贫攻坚硬任务的指导意见》，将确保贫困人口全部纳入基本医保、大病保险、医疗救助等制度覆盖范围，作为医保脱贫的硬任务和底线指标。指导各地加强与扶贫等部门数据比对核实，农村贫困人口基本实现应保尽保，参保率达 99.99%。二是增强三重保障梯次减负功能。统筹发挥基本医保、大病保险、医疗救助三重制度综合保障功能，贫困人口住院医疗费用实际报销比例接近 80%。截至 2019 年三季度，大病保险惠及 189.5 万贫困人口，医疗救助惠及困难群众 1.23 亿人次、支出资金 363.2 亿元。目前，全国 96%的县域实现贫困人口三重保障“一站式”结算。同时，过度保障治理初见成效。

（三）完善高血压、糖尿病门诊用药保障机制

我局会同财政部等四部门联合印发《关于完善城乡居民高血压糖尿病门诊用药保障机制的指导意见》，以城乡居民基本医疗保险“两病”患者门诊

用药保障为切入点，坚持“尽力而为、量力而行”的原则，减轻患者门诊用药费用负担，政策范围内报销比例达到50%以上。这项政策是适应我国慢性病医保支付的重要政策创新，它将报销政策与集中采购、支付标准、门诊长期处方等统筹起来，并与健康管理、健康教育、全科医生等综合配套措施相衔接，打出了一套“组合拳”。截至12月底，全国所有省份均印发了省级文件，超过85%的统筹地区印发了具体实施办法。

（四）推进药品和耗材集中带量采购

一是开展国家组织药品集中采购试点和扩围。4月，“4+7”试点中选结果顺利落地。9月，25个试点品种在26个省（区）扩围成功，与联盟扩围地区2018年最低采购价相比降价59%，与11个试点城市相比再降价25%。“4+7”试点进度超预期，群众药品费用负担显著降低。12月初，“4+7”扩围采购结果率先在山西、山东两省落地。截至月底，扩围采购结果已在全国执行。近期，第二批国家组织药品集中带量采购正式启动，选择了原研药和过评仿制药合计达到3家及以上的33个品种。各地在积极落实“4+7”扩围的同时，积极探索非过评药品集中带量采购。“4+7”试点虽然是一个“小切口”，但通过系统集成，可以撬动医改这项“大改革”。25个品种在招采之前的价格大大高于国际最低价，现在有10多个品种与国际最低价差不多。二是推进医用耗材集中招采。耗材集中采购比药品更难。7月，安徽、江苏率先启动高值医用耗材集中带量采购的破冰之旅，取得显著成效。11月，京津冀联合出台《京津冀药品医用耗材集中采购合作框架协议》，成为全国第1家跨省带量采购区域联盟。辽宁、吉林、黑龙江、山西、内蒙古、山东积极跟进“3+6”北方联合采购新模式。山东省五市联盟也积极开展耗材集采。

（五）基金监管向纵深推进

守护好老百姓的“救命钱”是医保部门的神圣职责。我们持续巩固基金监管高压态势。一是深入推进专项治理。截至2019年11月底，通过检查和自查相结合的方式共检查医保定点医药机构（含村卫生室）78.61万家，占全部定点医药机构的95%，共查处13.79万家，查处违规医保资金80.66亿元。全国解除协议5595家，行政罚款5650家，移交司法机关270家。二是发挥飞行检查利器作用。全年共派出57个飞行检查组对92家大型三甲公立医院进行了重点查处，违规金额合计达21.61亿元，平均每家2355万元。三是构建全方位监管机制。《医疗保障基金使用监督管理条例（草案）》已两次公开征求意见，目前正按程序报司法部审核。各地陆续出台举报奖励实施细则，畅通举报投诉渠道。积极利用机构改革的窗口期，健全完善基金监管体系队伍。构建“横到边、纵到底”联合监管机制，公安、卫生健康、市场监管等部门深度参与案件查办。全国共公开曝光典型案件4572起，强化震慑教育，各地逐渐从“不敢、不想、不愿”曝光向积极曝光转变。

（六）出台新版医保药品目录

这次目录调整是医保历史上第一次大幅度调出药品，也是相对大幅度的调进。和原来相比，这次我们做到了大进大出、优化结构。在常规调整阶段，调入药品148种，调出的154种药品多数是挤占资源、浪费资金的“神药”“僵尸药”，腾出约150亿元的基金空间。我们联合卫健委把重点监控药品、用药量排在全国前50名甚至前20名的、销售额在数亿乃至数10亿的所谓“神药”调出了目录，释放出强烈信号，即以后不能靠卖这种药挣钱，应该让质量好、疗效好的药进目录。结合制定待遇清单制度，规定除民族药等特殊情况外，省级15%的增补权限一律取消，且3年内消化原自行增补的品种。谈判调整阶段，共计97种药品谈判成功，其中新增药品70种，平均降幅达60.7%，续约的27种药品价格也下降26.4%。这些药品多为近年来新上市且临床价值较高的药品，涉及肿瘤、罕见病、慢性病和儿童用药等重点领域。谈判方式因药制宜、灵活高效，如对丙肝药开展竞争性谈判。新版目录药品最终达到2709种，其中西药1370种、中成药1339种，药品结构明显优化，重大疾病保障能力显著提升。近日，97种谈判药已陆续在部分省市落地。

（七）启动DRG国家试点

支付方式改革是医保管理的重要工具，DRG是医保支付方式改革的重中之重。我们启动DRG国家付费试点，确定了30个城市作为DRG付费国家试点城市。打造医保付费领域的“通用语言”，会同中华医学会以国家医保版疾病诊断和手术操作编码为基础，融合当前主流DRG版本的优点，形成了《国家医疗保障DRG分组与付费技术规范》和《国家医疗保障DRG（CHS－DRG）分组方案》两个技术标准。CHS－DRG是全国医疗保障部门开展

DRG 付费工作的统一标准，包括了 26 个主要诊断大类、376 个核心 DRG 分组，具有权威性高、兼容性强、实用性强的特点。其出台标志着 DRG 付费国家试点的顶层设计已经完成，正式进入“三步走”的第二个重要阶段。

（八）加强医药价格管理

一是推动医药价格管理建章立制。先后制定印发药品价格管理、医疗服务价格动态调整、“互联网＋”医疗服务价格与支付政策、药品供应与价格异常变动监测等文件，建立涵盖药品价格、医疗服务价格全领域全流程的医药价格管理制度，完善监测预警、函询约谈、提醒告诫、成本调查、信用评价以及政府定调价等一系列价格管理工具与手段。二是做好药品保供稳价工作。强化短缺药的保供稳价与药品价格的常态化监管，对涉及非正常涨价的 173 家企业进行函询，敦促企业纠正过高价格。6 家被重点约谈非正常涨价的企业承诺分期分批降价，降幅从 9.6％至 50.5％不等。各地也积极采取应对措施。三是稳妥有序推进医疗服务价格动态调整。落实关于稳定价格总水平的各项部署，指导各地稳妥有序试点探索医疗服务价格优化。全面取消公立医疗机构耗材加成，涉及金额合计 125.86 亿元。

（九）加强医保经办体系建设

三分政策，七分经办。医保经办体系的提质增效是医保改革发展的重要内容。一是加速组建经办机构。截至 12 月底，全国 32 个省级医保局中，29 个省份已单独设立省级医保经办机构。二是推进医疗保障经办服务标准化。初步制定全国医保政务服务事项清单，梳理为 13 个大项、29 个子项，统一规范全国通用的政务服务事项。三是加强医保系统行风建设。成立行风建设工作领导小组，开展全国行风建设专项评价。

（十）加快推进异地就医直接结算

异地就医直接结算是群众关心的热点难点问题。我们按照《政府工作报告》的要求，加快推进这项惠民工程。一是提升异地就医覆盖面。截至 12 月底，跨省异地就医定点医疗机构数量达到 27608 家，比去年增加 12197 家，增长 79.1％。基本实现全国 85％以上三级定点医院、50％以上二级定点医院、10％以上其他定点医院接入国家异地就医结算系统的目标。推广线上备案服务，12 月下旬国家异地就医备案程序上线试运行，河北、内蒙古等十余个省份实现了全省统一线上备案服务。二是探索推进区域一体化地区门诊费用直接结算。长三角三省一市实现统筹地区全覆盖，西南五省已于 12 月启动，京津冀地区正在加快推进。2019 年，国家跨省异地就医住院直接结算 272 万人次，结算费用 648 亿元，医保基金支付 383 亿元，都超过了上年同期的两倍以上。这项工作的推进，不仅方便人口流动，解决了群众的痛点，也推动了全国范围内医疗保障数据标准统一、信息互联互通，为医保大数据分析奠定了基础。

（十一）加快信息化、标准化、法制化建设

信息化、标准化、法制化建设是做好所有工作的基石。2019 年，我们在三方面持续发力：一是信息化建设全面提速。信息平台的硬件和云平台软件等基础设施已完成部署实施，正式投入使用。安全软件实施工作进入总体设计阶段，完成 96％。业务系统进入到软件开发阶段，完成 50％。除个别省市外，30 个省级医保部门可研报告已通过国家局备案。推出了医保电子凭证，发行已突破 600 万张。二是标准化工作取得突破性进展。加快推进统一的医疗保障信息业务编码标准，下发了 15 套标准，形成全国医保“普通话”。三是法制化工作稳步推进。天津率先出台《天津市基本医疗保险条例》，山东出台了基金监管办法，浙江、深圳等地医疗保障条例制定工作都取得阶段性成效。

除了上述重点工作外，我们加快推进医疗保障制度体系建设，起草了《治理高值医用耗材的改革方案》《关于深化我国医疗保障制度改革的意见》，已经中央深改委审议通过。起草《关于建立医疗保障待遇清单制度的意见》，旨在从根本上解决医疗保障不统一、不规范、不平衡问题。我们在推进重点改革的同时，统筹推进其他各项工作，推进生育保险和职工基本医疗保险合并实施，加快推进城乡居民医保制度整合。做好“十四五”医疗保障规划前期调研准备，加强医保基金运行统计分析和基金预算决算管理。各地呈现出重点任务有突破、各项工作齐发展的良好态势，医保系统的影响力和地位显著提升，展现了全国医保系统的朝气和锐气。

二、认真学习贯彻党的十九届四中全会和中央经济工作会议精神，深刻认识医保工作面临的新形势

近期，党中央先后召开党的十九届四中全会和

中央经济工作会议。这两个会议，是在实现第一个百年奋斗目标的关键节点召开的重要会议，深化了对中国特色社会主义制度的规律性认识，对当前国内外形势作出了准确判断，对2020年工作作出了具体部署。我们要认真学习贯彻会议精神，努力推动医疗保障工作再上新台阶。

(一)深刻认识推进国家治理体系和治理能力现代化的重要意义，努力把制度优势转化为治理效能

国家治理体系和治理能力是一个国家制度和制度执行能力的集中体现。党的十九届四中全会通过的《决定》，全面回答了在我国国家制度和国家治理体系上应该“坚持和巩固什么、完善和发展什么”这个重大政治问题，为坚持和完善中国特色社会主义制度、推进国家治理体系和治理能力现代化指明了努力方向。一是要始终坚持党的集中统一领导，增强制度自信。我国国家制度和国家治理体系具有多方面的显著优势，首要优势是坚持党的集中统一领导。过去一年医疗保障事业取得的成绩，首先在于以习近平同志为核心的党中央坚强领导和统揽全局的战略把握，使我们办成了许多过去想办却办不成，别人也办却办不好的大事，比如“4＋7”试点和扩围，能够冲破利益集团的阻挠，直击虚高药价的软肋。最重要的就是能够把所有市场集中起来作为整体筹码进行战略购买，同时还拥有从上到下强大的执行力，政策实施过程中遇到风浪时能够坚定不移地往前走。二是要突出制度建设这条主线，完善医疗保障制度体系。制度建设带有根本性、长期性、稳定性。新时代全面深化改革具有许多新的内涵和特点，其中很重要的一点就是制度建设分量更重，对改革顶层设计的要求更高。一年来，我们紧紧抓好医疗保障制度体系建设，起草了《深化我国医疗保障制度改革的意见》，建立了医疗保障待遇清单制度等基础性制度，在医保顶层设计方面迈出了重要步伐。三是要把制度优势转化为治理效能，增强人民群众的获得感。一年来，我们坚决贯彻落实中央在医保领域的各项决策部署，既抓制度建设，也抓制度执行，并坚持结果导向，把落脚点放在群众的获得感上。在97种谈判药纳入医保目录的过程中，充分发挥医保战略购买作用，依托强大的医疗消费市场和雄厚的基金规模，创造性地采取了竞争性谈判等方式，大幅降低药品价格，将制度优势转化为实实在在的价格优势。四是要加强改革系统集成和协同高效，巩固和深化已经取得的改革成效。我们在推进医保各项改革中与其他职能部门配合得比较好。拿“4＋7”来说，节约费用看似是在招采环节，最重要的还是在医院使用中节约出来的钱，是医院端、医生端控出来的钱。“4＋7”也得益于一致性评价。

(二)深刻认识当前经济形势，切实把医保工作融入国家发展大局

12月中旬，党中央召开了中央经济工作会议。学习贯彻中央经济工作会议精神，必须把医保工作放在党中央对形势的判断把握下来认真思考。一是关于减税降费。把该降的费降到位。降费对企业是有利的，也会倒逼我们加强内部基金管理。各级医保部门要做实参保缴费工作。对于参保困难人员，要改进宣传方式，通过积极动员、加大救助等精准措施实现参保，避免简单处理导致弄虚作假。二是关于CPI及物价控制。医疗服务价格直接影响群众切身感受，也是CPI的组成部分。要将调价的启动条件与控制医药费用关联，有空间才调，没空间就不调，将调价的启动条件量化、规范化，改变“常年不调、突然大调”的无序状态，减少对价格总体形势的极端影响。各地要充分考虑调价对物价的影响，稳步择机调整。三是关于“放管服”改革。医疗保障对医药健康产业起到重要的资源配置、宏观调控作用。今年将修订出台协议管理办法，各级经办机构必须落实“放管服”改革要求，寓管理于服务。

(三)深刻认识医疗保障领域存在的突出问题，努力实现高质量发展

习近平总书记提出，坚持新发展理念，实现高质量发展。在去年全国医保工作会议上，我提出医保事业到了目前的发展阶段，不能把精力聚焦于谋增量，而是向改革要红利、向管理要效益、向创新要活力、向服务要满意，核心就是要做好存量文章。要更好地盘活存量，但是盘活存量就意味着要改革化解矛盾，意味着要较真碰硬。伸向医保基金“唐僧肉”的黑手，至少有三只。第一只黑手是欺诈骗保。社会办医和公立医院都有欺诈骗保，公立医院骗保方式和社会办医不太一样，但公立医院医保基金使用量大，所涉金额更大。第二只黑手就是药品耗材的价格虚高。这是最主要的一块。我们对过评仿制药开展带量采购挤出了水分，以后对非过评药品和耗材也要采取带量采购，把各省现在做法逐

步规范化,上升成为可复制推广的做法。目录管理也有调整空间。第三只黑手主要是因为医保精细化管理不到位。例如监管过度诊疗、取消药品过度包装等等。要向管理要效益,要保持医保基金平稳运行,一项重要工作是加强精细化管理,挤出水分。要坚定理想信念,坚定为人民服务的情怀,想做事、敢做事。积极研究问题,心中有理想,肩上有担当,身上有本领,脚下有定力,这是对新时代医保人的要求,才能不辜负这个时代,作出应尽的贡献。

三、抓好 2020 年各项重点工作

2020 年是全面建成小康社会和"十三五"规划的收官之年。各级医保部门要以习近平新时代中国特色社会主义思想为指导,全面贯彻落实党的十九大和十九届二中、三中、四中全会精神及中央经济工作会议精神,坚持以人民为中心的发展思想,坚定不移贯彻新发展理念,认真落实党中央、国务院决策部署,坚持全覆盖、保基本、可持续的原则,以制度建设为主线,深化医疗保障制度改革,推动医保制度更加成熟、定型,实现医保事业高质量发展。2020 年的主要工作可以概括为建好"一个体系"、打赢"三场硬仗"、抓好"两项改革"、提升"四项能力"。

(一)建好"一个体系"

即加快建立覆盖全民、城乡统筹、权责清晰、保障适度、可持续的多层次医疗保障体系。2019 年 11 月底,习近平总书记主持召开中央全面深化改革委员会第十一次会议,审议通过了《关于深化我国医疗保障制度改革的意见》。《意见》是贯彻四中全会精神,对新时代医疗保障制度作的重要顶层设计,也是全会后首批出台的重大改革方案之一,必将对医疗保障事业产生深远的影响。我们一定要深刻学习领会习近平总书记的重要讲话精神,重点抓好以下几项制度建设:一是职工医保和居民医保分类保障。短时间内还做不到职工医保和城乡医保的合并,先要保持两者各自平衡、各自记账,承认两者客观存在的差距。二是全面实施待遇清单管理制度。近期将印发《关于建立医疗保障待遇清单制度的意见》,明确基本保障内涵、厘清待遇支付边界,对确定政策调整权限作出要求,并建立重大待遇政策调整报告制度。各地要提高政治站位,深刻领会中央意图,把握改革的精髓,避免地区本位主义。三是健全重特大疾病医疗保险和救助制度。这是党的十九届四中全会确定的重要改革任务,初步考虑是要构建基本医保、大病保险、医疗救助三重制度和综合保障服务相结合的制度。重点增强大病保障能力,优化医疗救助托底保障,健全救助对象精准设计机制,实现一站式服务、一窗口办理、一单制结算。四是开展职工医保个人账户改革。这项工作涉及职工医保制度长期稳定运行和参保人切身权益,政策性很强。要加强个人账户管理,对擅自更改使用范围的及时踩刹车,避免消耗改革资金,增加工作的难度。五是完善医疗服务价格管理制度。初步考虑是探索开展医疗服务定价机制试点,在管好支付总额与调价空间的基础上,赋予一定区域或医疗机构适当价格自主权。六是扩大长期护理保险制度试点。考虑在充分评估原试点情况的基础上,按照统一的基本政策框架和管理服务方式,新增一批试点城市。原则上每省 1 个,前期未列入试点的省份新增 1 个试点城市。

(二)打赢"三场硬仗"

1. 打赢医保脱贫攻坚战。打赢医保脱贫攻坚战是今年医保工作的重中之重,也是必须完成的硬任务。我们要对标目标任务,找准短板,进一步把医保脱贫举措做实。一是要巩固脱贫攻坚的成果。全面排查已脱贫人口医疗保障待遇情况,落实落细资助参保政策和三重制度保障待遇,确保贫困人口全部纳入三重制度覆盖范围。加大对深度贫困地区的倾斜支持,突出贫困残疾人、未成年人、老年人、重病患者等重点人群,探索实施分类保障,进一步提高医保扶贫的精准性。二是要构建医保防贫减贫长效机制,继续发挥好医保扶贫政策的兜底功能。对现有医保扶贫政策分类完善,对资助参保和待遇倾斜等政策,结合贫困人口实际予以优化,对便捷服务和规范管理的政策予以延续,在持续稳定待遇的基础上,更多的靠提升服务来增强群众获得感。三是持续治理过度保障。对脱离实际不可持续的明显超标政策,必须立行立改。对混淆制度功能、"叠床架屋"等靶点不聚焦的政策,年底前要平稳过渡到现行的三重制度框架内,要下决心回归国家标准。

2. 深入推进带量采购。从"4+7"试点扩围,再到第二批带量采购,集中带量采购的思路越来越清晰,工作机制日趋成熟。要按照党中央、国务院的决策部署,加大扩大改革效应。一是落实第二批国家组织药品集中采购相关工作。要做好第二批集

中带量采购工作，春节前产生中选结果，2020 年 4 月份让老百姓用上降价后的药品。二是推动建立常态化的国家组织药品集中采购机制。在坚持和完善“4＋7”试点规则的基础上，加强组织支撑和平台专业化支撑，抓住改革窗口期。一旦触发集采的条件具备，就变成常态化工作，推动新的采购模式、营销方式、行业生态成为主导性力量。三是支持各地开展集中采购工作。各地要严格配合执行一次性评价，也要结合当地的情况主动开展带量采购。各地要积极对非过评药品和耗材带量采购展开试点，特别是耗材难度更高。各地既要积极试点，同时也要规范有序，遵循基本规范，坚持带量、提前回款、平台采购等基本原则。

3. 持续打击欺诈骗保。打击欺诈骗保要坚持全覆盖、常态化。一是健全基金监管制度。加快基金监管法制建设，推动尽快出台《医保基金使用监督管理条例》，推动基金监管标准化、规范化。要用好用足协议管理、行政处罚、司法监察、追责问责等惩处手段。要健全智能监控制度，推广应用“互联网＋”视频监控、人脸识别等现代化技术手段。二是深入打击欺诈骗保行为。扩大飞行检查覆盖面，要查民办医院，也要查公立医院；要查基层医院，也要查大医院；要查医疗机构，也要查经办机构。三是加大宣传力度。组织开展医保基金监管集中宣传活动，依托媒体主动公开曝光典型案例，引导公众正确认识和主动参与基金监管工作。将每年 4 月定为全国“打击欺诈骗保 维护基金安全”集中宣传月。

（三）抓好“两项改革”

1. 抓好目录管理改革。医保目录是医保基金支付的基础，是医保部门进行药品、耗材、诊疗项目管理的重要抓手。实行科学规范的目录管理，是提高医保管理质量的关键举措。今年，国家层面将出台《基本医疗保险用药范围管理办法》，为医保药品目录管理确定一个总章程。逐步建立高值医用耗材基本医保准入制度，实行高值医用耗材目录管理。同时要狠抓 70 种新增谈判药品的落地。各地要准确把握目录管理改革的大方向，按照统一的要求落实好相关任务。一是狠抓新版药品目录，特别是谈判药品的挂网、报销等工作，积极会同有关部门推动谈判药品进医院。做好续约未成功药品的用药衔接工作，做好患者的用药衔接和舆情监测。二是开展地方药品目录的调整。各地要严格执行已经明确省级目录消化 3 年到位的时间表，6 月底前，必须将所有国家重点监控药品调出省级目录。要以极端负责的精神，审慎处理好院内制剂、中药配方颗粒的调整。

2. 抓好支付方式改革。医保支付方式改革是一项长期、复杂的系统工程，既要抓好顶层设计，也要鼓励探索创新，同时还要兼顾医疗卫生体制改革进展，形成上下左右联动改革的局面。一是深入推进 DRG 付费国家试点。各试点城市要遵循《技术规范》，严格执行《分组方案》，促进国家医保 DRG 标准落地。今年要在 30 个试点城市开始模拟运行，同步监测评估实施效果。二是完善医保支付制度。研究制定关于进一步加强和规范医疗保障支付制度的指导意见。完善重点推进点数法等支付方式，将对单个医院的简单总额控制转为对整个统筹地区的预算管理。各地要结合本地实际，加快推进落实。

（四）提升“四项能力”

1. 提升公共服务能力。一是不断提升经办管理服务水平。医保经办水平的高低，直接影响群众的获得感，也是治理能力的重要体现。要加强医保经办顶层设计，推动出台关于推进医疗保障经办体系改革的意见，加快建立统一的医保经办管理体系。大力推进服务下沉，逐步实现省、市、县、乡镇（街道）、村（社区）全覆盖。推进医保公共服务标准化规范化，规范经办流程、服务标准，实行统一的医保政务服务事项办事指南，建立统一的医保服务热线，加快推进事项网上办理，全面实行一站式服务、一窗口办理、一单制结算。加强经办队伍建设，开展创新争优活动，打造与新时代公共服务要求相适应的专业队伍。二是持续推进系统行风建设。今年要全面实施“好差评”制度，深入开展行风建设专项评价，通报评价结果，建立健全行风建设长效机制，推动理念、制度、作风全方位变革。三是完善异地就医政策。2020 年，要逐步统一经办管理流程、服务标准，推进异地就医结算服务的标准化、规范化。继续扩大联网定点医疗机构范围，年底前基本实现符合条件的跨省异地就医患者在所有定点医院住院能直接结算。扩大国家平台统一备案服务试点范围，继续推进协同机制建设，提高直接结算率。研究推进区域一体化地区的异地就医门诊直接结算。

2. 提升信息化能力。一是加快信息平台建设。今年是起步到建成的关键一年。要继续紧扣“统一”牛鼻子，以地方平台建设为重点，力争年内取得决定性进展。今年上半年要完成国家医保信息平台的总体设计，力争年底全面建成。年内基本完成地方平台部署，为明年 6 月底前实现国家平台和省级平台全面对接奠定基础。各地要坚持问题导向，针对协调难度大、技术把握不到位、历史遗留问题多等情况，加大攻坚力度、逐一破解难题。二是加速全面推广医保电子凭证。上半年要基本建成全民参保数据库，为做实参保数据提供支撑。探索医保信息化与区块链等技术的结合，用区块链技术的可溯源性、高度安全和共识机制为医保业务赋能。三是抓好编码标准落地。今年上半年，各地要完成本省医保系统单位及工作人员等信息业务编码标准维护工作。年底前，逐步实现 15 项信息业务编码标准的落地使用。要特别强调的是，越是在信息系统重构的时候越是要重视信息安全。

3. 提升法治化能力。一是推进医保立法进程。今年将积极推动制定医保领域的全局性、根本性法律。希望各地因地制宜，积极出台本地区的医保法规。二是全面加强绩效管理。要把绩效管理当作重要的指挥棒。我们将探索设立省级医保部门的绩效考评体系，综合评价医保管理绩效，督促省级医保部门加强管理。同时，今年将对统筹区开展医疗保障综合评价，已经设计了综合评价指标。各地必须要牢固树立医保基金预算绩效管理意识，绷紧“花钱必问效，无效必追责”这根弦。三是高质量编制“十四五”规划。今年是“十四五”谋篇之年。目前，医疗保障规划已经初步纳入“十四五”国家规划的编制清单，这是医保规划的第一次独立亮相，将改变以往散落在其他规划里的格局。我们将搭建规划的编制工作机制，各地要积极参与、建言献策。

4. 提升干部队伍能力。干部队伍的能力素质，是各项能力的基础。在去年全国会议上，我提出新时代的医保干部必须具备五种能力，即讲政治、敢担当、抓落实、善学习、勇创新。今年，国家医保局将研究制定干部教育培训中长期规划，探索建立与地方医保部门、医疗机构、大学科研院所等联合培养人才的机制，有计划地选派地方医保部门干部到国家局挂职锻炼，着力培养一批“提笔能写、开口能说、问策能对、遇事能干”，既敢担当又善琢磨的新时代医保干部。

在此，我再强调一下廉政问题。2019 年不仅是医保工作全面发力的第一年，也是医保系统党风廉政建设和反腐败斗争的开局之年。我们召开了一次全系统党风廉政建设会议、两次全局警示教育大会，出台了一系列规章制度，廉政这根弦开始持续紧绷。但是，随着业务工作的不断展开和深入，一些“围猎”行为已有倾向，廉政风险防控形势不容乐观。各级医保部门要抓好警示教育，使党员干部知敬畏、存戒惧、守底线。要织密制度笼子，构建亲清政商关系，阻断以权谋私渠道。要落实“一岗双责”，树立严管就是厚爱的意识，敢于较真碰硬、敢于说“不”，对干部和事业真正负责。

同志们，我们站在即将全面建成小康社会的历史节点，肩负着党中央赋予的光荣使命和人民群众的殷切期望。让我们紧密团结在以习近平同志为核心的党中央周围，在新的一年里锐意创新、攻坚克难，推动医疗保障工作高质量发展！

狠抓正风肃纪 强化底线思维 不断推动医疗保障系统党风廉政建设和反腐败工作向纵深发展 向基层延伸

——在2020年全国医疗保障系统党风廉政建设和反腐败工作会议上的讲话

（2020年9月18日）

国家医疗保障局党组书记、局长　胡静林

同志们：

今天召开2020年全国医疗保障系统党风廉政建设和反腐败工作会议，主要任务是认真贯彻落实十九届中央纪委四次全会和国务院第三次廉政工作会议精神，层层传导管党治党的压力和责任，督促大家始终做到律己正身、廉洁从政，切实把“新衙门”建设成为“清衙门”。下面，就进一步加强医保系统党风廉政建设和反腐败工作，讲三点意见：

一、扛起政治责任，推动全面从严治党向纵深发展

2019年以来，我们坚持以习近平新时代中国特色社会主义思想为指导，紧紧围绕服务中心、服务大局、服务群众，紧盯重要领域、核心岗位和关键少数，加强源头预防、标本兼治、精准管控，扎实推动全面从严治党主体责任和监督责任贯通协同、形成合力，党风廉政建设和反腐败工作在从严从紧中不断走深走实。

（一）突出政治建设，坚决做到“两个维护”

国家局始终把“两个维护”作为最重要的政治纪律和政治规矩，认真贯彻《中共中央关于加强党的政治建设的意见》，扎实开展强化政治机关意识教育，组织“不忘初心、弘扬优良家风”主题党日活动，落实党员干部工作时间之外规范政治言行的具体规定，严格执行请示报告制度。举全局之力定点帮扶甘肃省临夏州积石山县，以实际行动助力脱贫攻坚。各级地方医保部门成立以来，始终把政治建设摆在首位，准确把握习近平新时代中国特色社会主义思想活的灵魂，全面学习领会党的十九大及十九届二中、三中、四中全会精神，深入学习贯彻习近平总书记重要讲话论述和重要指示批示，牢固树立“抓党建就是抓主业、强党建就是强业务”理念，严明政治纪律、政治规矩，不断增强政治定力。

（二）深化理论武装，确保正确政治方向

国家局把深入学习贯彻习近平新时代中国特色社会主义思想作为首要政治任务，重点学习习近平总书记关于医疗保障工作的重要讲话论述和指示批示，努力做到学懂弄通做实。深入贯彻党的十九届四中全会精神，组织处以上干部专题培训班，开展辅导授课、研讨交流等活动，实现全员覆盖，确保全会精神在医疗保障领域落地落实。扎实开展主题教育，中央指导组给予高度评价，相关工作和做法先后在中央电视台、中央主题教育简报等报道或刊发。各级地方医保部门始终坚持把理论武装作为加强思想建设的重中之重，结合地方党委、政府要求，持续大力推动学习贯彻习近平新时代中国特色社会主义思想往深里走、往心里走、往实里走。

（三）统筹疫情防控，全力做好“两个确保”

国家局把疫情防控作为当前最重要的工作，及时出台医疗保障政策，有效发挥了医保“定心丸”作用。根据疫情防控形势发展变化，跟进出台做好新型冠状病毒感染的肺炎疫情医疗保障的一系列政策，确保了患者不因费用问题影响就医。各级地方医保部门在疫情防控期间与国家局上下联动，冲锋

在前，坚持把维护人民群众生命安全和身体健康放在第一位，坚决扛牢统筹疫情防控和经济社会发展的政治责任，围绕统筹疫情防控、患者救治、支持企业复工复产和经济社会发展，坚决把“两个确保”不折不扣落实到位。

（四）坚持大抓基层，推进基层组织全面过硬

国家局深入贯彻《党委（党组）落实全面从严治党主体责任规定》，全面落实《全面从严治党主体责任清单》，推动全面从严治党向纵深发展、向基层延伸。开展“让党中央放心、让人民群众满意的模范机关”创建工作，全面排查整治“灯下黑”问题，推进党支部标准化规范化建设。各级地方医保部门牢牢扭住抓支部、强基础这个关键点，总结摸索出了经验做法、创新方法。

（五）坚持挺纪在前，不断强化日常监管

国家局坚持严在平常、严在经常，织密制度笼子，加强权力运行监督与制约。以党的十八大以来中央和国家机关所属企事业单位党员领导干部违纪违法典型案例为载体，组织开展集体廉政警示教育，实现全员有警醒、受教育。各级地方医保部门把全面从严治党的主体责任、政治责任扛在肩上、抓在手上，逐步建立权责明晰、界限明确、规范有序的权力运行体系，推动全面从严治党有规可循、有据可依。

（六）深化作风建设，持续纠治“四风”

国家局坚决落实中央八项规定及其实施细则精神，持续转作风、纠“四风”。认真落实党中央、国务院关于解决形式主义突出问题为基层减负的有关精神，加强制度约束，精简会议、文件，切实为基层减负。认真开展漠视侵害群众利益问题专项整治工作，自觉主动接受纪工委、驻委纪检监察组的监督。各级地方医保部门狠抓作风建设，在医保扶贫领域深化整治形式主义、官僚主义，深入解决堵点难点问题，服务人民群众，减轻基层负担，进一步调动党员干部干事创业的积极性。

二、保持政治清醒，切实增强做好党风廉政建设和反腐败工作的责任感紧迫感

今年是全面建成小康社会的收官之年。全民医保是减轻群众就医负担、增进民生福祉、维护社会和谐稳定的重大制度安排，是实现全民健康不可或缺的环节，对全面建成小康社会意义重大，医保系统广大党员干部肩负的责任重大、使命光荣。今年2月，中共中央、国务院专门印发了《关于深化医疗保障制度改革的意见》，绘制了今后医保改革发展的蓝图，说明医保制度改革已经进入攻坚期和深水区，面临的环境将愈加复杂、形势将愈加严峻。这就要求医保系统全体党员干部必须继续提高政治站位，把准政治方向，坚定政治立场，严守政治纪律，带头做到“两个维护”；必须继续保持清醒头脑，对标对表习近平总书记系列重要讲话精神，结合医保业务工作，坚持高标准、严要求，把自己摆进去，把职责摆进去，把工作摆进去，查找担当尽责、作风建设、廉洁从政等方面的差距并坚决整改；必须继续大力加强作风建设，察实情、出实招、办实事、求实效，坚决整治形式主义、官僚主义，切实提高医保系统党员干部为民服务的意识和本领，增强人民群众的幸福感获得感。

（一）认真学习贯彻习近平总书记重要讲话精神，坚决落实一以贯之、坚定不移全面从严治党要求

要清醒认识腐蚀和反腐蚀斗争的严峻性、复杂性，认识反腐败斗争的长期性、艰巨性，切实增强风险意识，提高治理腐败效能。要继续坚持“老虎”“苍蝇”一起打，重点查处不收敛不收手的违纪违法问题，深入整治民生领域的“微腐败”。医保系统广大党员干部要认真学习、深刻领会，落实一以贯之、坚定不移全面从严治党要求，进一步强化对权力运行的制约和监督，完善医疗保障制度，提高管理服务水平，不断增进广大人民群众的民生福祉。

（二）全面落实国务院廉政工作会议部署，为医保系统做好“六稳”工作、落实“六保”任务提供坚强保障

7月23日，国务院召开第三次廉政工作会议，李克强总理就做好政府系统党风廉政建设和反腐败工作作出重要指示、提出明确要求。各级医疗保障部门要认真学习领会，抓好贯彻落实。希望大家继续发扬敢闯敢试、敢打敢拼，时不我待、只争朝夕的精神，撸起袖子加油干，一张蓝图绘到底，以实实在在的行动推动国务院第三次廉政工作会议精神在医疗保障系统落地落实。要在坚持“严”的主基调前提下，积极作为、靠前服务，帮助解决企业遇到的实际困难，做到有交集而不搞交换、有交往而不搞交易，持续营造风清气正的营商环境，推动我国经济高质量发展。

（三）深刻认识医保系统反腐败斗争形势，努力把“新衙门”打造成“清衙门”

总的来说，全国医保系统党风廉政建设和反

腐败工作取得了明显成效，但与党中央的要求相比、与人民群众的期盼相比、与我们担负的职责相比，还有不小的差距，反腐败斗争形势依然严峻复杂。医保系统广大党员干部一定要始终保持清醒头脑，始终绷紧廉政这根弦，无论在何种岗位、从事何种工作都坚决做到不触底线、不碰红线，努力营造好医疗保障系统海晏河清、风清气正的良好政治生态。

三、强化政治担当，从严从实正风肃纪治腐

（一）牢记根本属性，坚决做到“两个维护”

一要旗帜鲜明讲政治。各级医疗保障部门，首先是政治机关，必须旗帜鲜明讲政治，自觉在党和国家工作大局下想问题、办事情、干工作，把政治要求嵌入日常业务工作，切实增强“四个意识”，坚定“四个自信”，做到“两个维护”。

二要固本培元强理论。“本理则国固，本乱则国危。”要把理论学习作为看家本领，把学习贯彻习近平新时代中国特色社会主义思想作为首要政治任务，重点学好用好习近平总书记关于医疗保障工作的重要讲话论述和重要指示批示，认真落实十九届中央纪委四次全会和国务院第三次廉政工作会议精神，努力把主题教育激发出来的政治热情，转化为坚定理想信念、锤炼党性修养、忠诚履职尽责的思想自觉和实际行动。

三要敢于担当善作为。“两个维护”是具体的，而不是抽象的，践行“两个维护”，落实到具体工作中，根本的就是要始终牢记党中央组建国家医疗保障局的初衷，坚持以初心使命作为奋斗前行的根本动力，自觉践行以人民为中心的价值取向，巩固深化医疗保障领域漠视侵害群众利益问题专项整治成果，不断推进医疗保障行风建设向纵深发展，切实取得让人民群众看得见、摸得着的实实在在的成效。

（二）保持“严”的基调，强化权力监督制约

一要进一步扎紧制度的笼子。各级医疗保障部门都要强化制度意识，把制度建设摆在重要位置，聚焦可能发生的“灯下黑”问题和疏于监管的“耳后脏”问题，紧盯权力、资金、资源集中的重点部门，抓住政策制定、审批监管、行政执法、资源分配等关键点，健全廉政风险防控机制，切实织密扎牢制度笼子。

二要使用好、守护好群众救命钱。要提高政治站位，以坚定的为民情怀做好民生工作，推进医保目录调整、招标采购等医疗保障改革重点工作。

三要积极构建亲清政商关系。党的十九届四中全会《决定》也提出，要完善构建亲清政商关系的政策体系。国家局对这项工作高度重视，先后制定出台了工作人员十条禁令及实施细则等规定，为党员干部干事创业提供具体遵循。同时，要大力推进政务公开工作，提高政务服务质量和效率，打造公平竞争的市场环境，为扎实做好“六稳”工作、全面落实“六保”任务，贡献医保智慧和力量。

（三）压紧压实责任，一体推进不敢腐、不能腐、不想腐

一要巩固拓展作风建设成效。要认真贯彻落实中央八项规定及其实施细则精神，细化完善相关制度规定，将“严”的主基调长期坚持下去，保持定力、寸步不让，坚决防止老问题复燃、新问题萌发、小问题做大。要加强医疗保障系统行风建设，规范服务方式，提升服务效能，增强服务意识，转变工作作风。

二要严深细实强化日常监管。坚持严在经常，把全面从严治党要求贯穿于工作方方面面，强化日常管理和监督，当好“婆婆嘴”、常念监督“经”，让“红红脸、出出汗”成为常态，真正使铁的纪律成为党员干部的日常习惯和自觉遵循，适应在玻璃房子里工作、在聚光灯下工作。

三要严肃精准开展执纪问责。各级医疗保障部门都要认真落实全面从严治党主体责任，主动接受派驻纪检监察组的监督，坚决支持机关纪委依规依纪依法开展工作，对发生的违规违纪问题，不仅要严肃追究当事人的责任，而且要追究相关领导的责任。

为官应立公仆志，克己奉公昭正直。让我们紧密团结在以习近平同志为核心的党中央周围，坚持以习近平新时代中国特色社会主义思想为指导，认真贯彻落实十九届中央纪委四次全会、国务院第三次廉政工作会议精神，以“咬定青山不放松”的韧劲、“不破楼兰终不还”的拼劲、“任尔东西南北风”的恒劲，不忘初心、牢记使命，忠诚担当、接续奋斗，不断把党风廉政建设和反腐败工作推向深入，努力推动医疗保障事业高质量发展。

认真学习贯彻党的十九届五中全会精神 高质量编制“十四五”全民医疗保障规划

——在“十四五”全民医疗保障规划编制研讨会上的总结讲话

（2020 年 11 月 27 日）

国家医疗保障局党组成员、副局长 施子海

同志们：

经过大家的共同努力，本次“十四五”全民医疗保障规划编制研讨会卓有成效。我们用两天的时间，认真学习研讨党的十九届五中全会精神，对《“十四五”全民医疗保障规划（讨论稿）》进行讨论交流，效果非常好。大家前期作了深入调研和思考，提出的意见建议很中肯，也很有针对性。专题讨论深入务实，对规划定位、目标安排、框架内容、机构设置、业务工作都提出了很好的意见建议，为高质量编制好规划贡献了思路和智慧。起草组的同志要认真研究消化，充分吸收到规划内容中来。下一步我们还要围绕医保改革发展的重点难点，进一步梳理未来五年哪些必须做、能够做，哪些是需要进一步完善提升的，哪些虽然在“十四五”期间不一定完全做到，但要为以后发展打好基础的。借这个机会，我同大家一起交流几点意见。

一、深入学习领会党的十九届五中全会精神，提高规划编制水平

在“两个一百年”奋斗目标交汇期的关键历史节点，党中央召开了十九届五中全会，全会审议通过了《中共中央关于制定国民经济和社会发展第十四个五年规划和二〇三五年远景目标的建议》（下称《建议》）。《建议》系统擘画“十四五”时期的近景目标，前瞻统筹未来十五年的远景目标，深刻总结“十三五”时期经济社会发展的巨大成就，准确分析国际局势和国内稳定改革发展形势，科学提出“十四五”时期经济社会发展指导思想、原则和目标，清晰指明夺取全面建设社会主义现代化国家新胜利的前进方向，体现了以习近平同志为核心的党中央高瞻远瞩的战略眼光和强烈的历史担当。医保系统要把学习贯彻《建议》精神作为当前和今后一个时期的一项重要政治任务，深入思考学、联系实际学、全面系统学，把《建议》的精神实质学深学透，把全会提出的各项要求落到实处，特别是要落实到规划编制中来。“把握新发展阶段、贯彻新发展理念、构建新发展格局”是未来五年医保工作的鲜明特点，也是“十四五”全民医保规划编制的基本立足点，结合医保工作实际，主要有五个方面的体会：

（一）深刻理解规划编制的重要意义

习近平总书记指出，编制和实施国民经济和社会发展五年规划，是我们党治国理政的重要方式。这一重要论述站在历史和全局的高度，凝练概括了五年规划在中国特色社会主义发展模式中的独特作用，将党领导人民建设社会主义的伟大实践上升为重要理论成果。从 1953 年起，我国已经编制实施了 13 个五年规划。五年规划的编制和实施，确保了党和国家的事业一张蓝图绘到底，充分发挥了我国集中力量办大事、集中统一领导的制度优势，有力保持了党和国家路线、方针、政策的连续性和稳定性，有效解决了各个历史阶段的突出矛盾问题。

从医保发展历程看，每个五年时期都有新发展。“九五”时期，顺应社会主义市场经济体制建设的要求，建立了城镇职工医保制度；“十五”时期，建立了新农合制度；“十一五”时期，建立了城镇居民医保；“十二五”时期，基本实现了制度对所有人群的全覆盖；“十三五”时期，在全覆盖的基础上，实施了制度整合，建成了覆盖城乡居民的基本医疗保险和大病保险制度。过去 20 多年，每个五年，我们的医保制度都在国家经济社会发展大局中实现了积

极作为，为解决温饱、总体小康到全面小康作出了应有的贡献。同时通过规划实施，基本医疗保障制度不断发展成熟，我们建成了世界上最大的医疗保障网，基本医保参保人数超过 13 亿人，参保率稳定在 95%以上，这是非常了不起的成就。

但是，医保领域从来没有编制过独立的国家级专项规划，过去都散落在其他规划中。“十四五”时期，我们将第一次编制独立的专项规划。这对于医保系统来说是一次重要机遇，充分体现了党中央、国务院对医保工作的高度重视，具有里程碑意义。我们要通过规划编制，全面梳理发展成绩、总结发展经验、发现发展矛盾、查找发展不足；我们要通过规划编制，进一步统一发展思想、凝聚发展共识、明确发展目标、理清发展思路；我们要通过规划编制，进一步提高医保治理能力、提升医保服务水平、推进医保高质量发展。

（二）深刻理解新发展阶段中医保的新机遇新挑战

党的十九届五中全会深入分析了我国发展环境面临的深刻复杂变化。从国内看，进入新发展阶段是中华民族伟大复兴进程的大跨越。“十四五”时期是开启全面建设社会主义现代化国家新征程的起步期，也是进一步巩固全面建成小康社会发展成果的重要时期。从国际看，世界百年未有之大变局加速演变，国际环境日趋复杂。作为中国特色社会主义国家治理体系的重要组成部分，国内外发展形势的变化对医疗保障制度的使命担当提出更高要求。医疗保障部门有责任通过巩固基本医保、健全多层次医保，不断完善医疗保障制度体系，进一步增强中国特色医疗保障制度的制度自信，为服务“两个大局”提供坚强保障。在当前和今后一个时期，我国发展仍然处于重要战略机遇期，但机遇和挑战都有新的发展变化。

从机遇看，一是党中央高度重视。以习近平同志为核心的党中央对医保工作十分重视、十分关心。党的十九大以来，总书记 4 次主持中央深改委会议，专题研究医保工作。在 2019 年和 2020 年新年贺词中，总书记分别提到“17 种抗癌药降价并纳入医保目录，因病致贫问题正在进一步解决”“老百姓常用的许多药降价了”。在中央深改委会议上，总书记特别指出，面对新冠肺炎疫情，医保部门出台“两个确保”政策，体现了社会主义制度优越性。在今年中央纪委全会上，总书记强调要坚决查处医疗机构内外勾结欺诈骗保行为。今年党中央、国务院历史性地出台了《关于深化医疗保障制度改革的意见》，体现了总书记、党中央对医保工作的重视和关心，也给我们做好医保工作增强了决心和信心。这些都是我们做好“十四五”时期医保工作最根本的政治基础。二是经济基础良好。我国经济总量突破 100 万亿元，人均 GDP 突破 1 万美元，财政收入超过 20 万亿元，居民人均可支配收入 3 万元，中等收入群体将进一步扩大，内需潜力巨大，经济长期稳定向好，已转向高质量发展阶段，这是医保改革发展雄厚的物质基础。三是实践基础坚实。经过基本医保 20 多年的改革发展，制度从无到有，体系逐步健全，特别是经过“十三五”时期的改革探索，我们在稳定参保覆盖面、医保扶贫攻坚、集中带量采购改革、药品目录动态调整、打击欺诈骗保、信息化标准化等方面探索积累了一大批行之有效的新做法，极大增强了群众对医保制度的认同感。这是做好新阶段医保工作，推动医保制度从有到优的坚实的实践基础。四是信息技术先进。新一轮信息技术革命加速演进，为提升医保治理能力和治理水平、优化服务流程、改善服务质量提供了契机。我们顺应技术进步和医保改革发展需要，提出建立全国统一、高效、兼容、便捷、安全的医疗保障信息系统，这是做好新阶段工作的重要技术基础。前不久，国家平台主体已经建成，明年各省平台也要建成，必将为医保精细化管理和精准化服务提供重要支撑。

在看到机遇同时，我们必须清醒地认识到，同党和国家的要求相比，同人民群众的医保需求相比，医疗保障发展面临的挑战和问题还有很多。一是发展不平衡。基本医保在人群、区域间的差距还比较大，统筹地区目录差异大、政策五花八门，报销比例差距最多达到十几个百分点。二是发展不充分。我国基本医保基金收入 2.4 万亿，仅占卫生总费用不到 40%，群众重特大疾病费用保障还存在较大短板。三是基金增收难度加大。“十四五”时期，我国面临的内外部环境更加复杂，经济增速、财政收入增速、居民收入增速都面临压力，基金收入很难维持过去的高速增长，对推动高质量发展的需求更加迫切，要求我们必须进一步提升基金管理绩效。四是基金支出刚需大。从人口年龄结构看，2022—2023 年间我国可能出现一轮退休高峰，60 岁以上老年人将在“十四五”末期超过 3 亿，人口在职退休比将持续下降。从疾病风险看,慢性病发病率持续走高,糖尿病、高血压、恶性肿瘤、慢阻肺等慢性疾病的费用已经占到基金支出的70%以上,传统传染疾病和新冠肺炎等新型传染病风险交织,基金支出压力将持续存在。

我们要深入分析发展机遇,充分利用好大国经济特点和优势,牢牢把握人民群众全生命周期医疗保障需要,立足医保基金稳健运行,在规划编制中有针对性地提出新思路、新举措,奋力解除群众疾病医疗后顾之忧。同时,要增强风险意识,树立底线思维,防范化解和妥善应对各类风险挑战。

(三)深刻理解新发展理念对医保工作的要求

贯彻新发展理念,核心是坚持稳中求进工作总基调,以推动高质量发展为主题,以深化供给侧结构性改革为主线,以改革创新为根本动力,以满足人民日益增长的美好生活需要为根本目的。一是推动医保高质量发展。不仅要关注量的增长,更要关注质的提升。我们虽然基本实现了全民医保,但医保制度质量还需进一步提升,在提升参保质量、筹资可持续、待遇稳定增长、规范待遇清单、巩固提高统筹层次、目录动态调整、强化基金监管、药品耗材集采、优化经办服务等方面还有大量工作要做。二是深化医保改革创新。要坚持系统集成、协同高效,深化推进"三医联动",破解体制机制堵点,推动制度长期可持续发展。发挥好战略购买者作用,通过优化体制机制设计,引导医疗、医药供方结构调整,推动提高医疗服务水平,支持提升医药产业发展质量,带动提升优质医疗、医药的可及性。三是推动医保精细化管理。偏粗放、不精细的管理方式已经明显不能适应医保治理体系和治理能力现代化的要求。要主动优化医保制度供给,实现依法治理、智能治理、协同治理,为参保人提供更加优质的医保服务。要充分利用医保信息化的关键变量,加强部门间数据协同治理,建设好全国统一的医保信息平台,推动医保精细化管理迈上新台阶。

(四)深刻理解新发展格局对医保工作的要求

党的十九届五中全会明确提出,要构建以国内大循环为主体,国内国际双循环相互促进的新发展格局。构建新发展格局是顺应新发展阶段形势变化的战略举措。对医疗保障工作而言,需要牢牢把握扩大内需这一战略要求,努力为参保群众提供更加稳定的预期。一是要在参保扩面上下更大功夫。要主动适应新就业形态、新经济形态、新产业模式,为畅通国内大循环提供有力保障。目前,我国流动人口2.9亿,大量新就业形态不断出现,既对医保制度提出了挑战,也为制度完善提供了机遇。我们要适应这种变化,不断完善医保参保缴费方式,进一步方便参保人待遇享受。要贯彻加强和改进参保工作的指导意见,继续在参保扩面上做文章,推动参保信息共享,做实参保人数,提升重点群体参保缴费服务,最大限度减少重复参保。二是要在提高保障程度、优化保障结构上下更大功夫。比如,基本医保的门诊统筹还在探索完善中,商业健康保险亟需加快发展。当前,基本医保基金年度收支规模超过4万亿,规模与经济发展水平总体适应,但是商业健康保险、医疗慈善、医疗互助是短板。要建立以基本医保为主体、医疗救助为托底,补充保险、商业保险、慈善救助、医疗互助共同发展的多层次医疗保障体系。只有多层次医疗保障共同发展,才能满足多层次医疗保障需求,才能为扩大中等收入群体、减少因病致贫返贫提供有力支撑,才能为畅通国内大循环、促进居民消费提供强大的支撑。

(五)深刻理解《建议》对医保提出的具体要求

党的十九届五中全会的各项目标和要求,是做好新时期医保工作的根本遵循,我们要全面深入贯彻落实。大的方面有两个:一是健全覆盖全民、统筹城乡、公平统一、可持续的多层次社会保障体系;二是全面推进健康中国建设。在具体涉及医保的任务上,直接有关的是9条:一是实现巩固脱贫攻坚成果同乡村振兴有效衔接;二是健全基本医疗保险筹资和待遇调整机制;三是推动基本医疗保险省级统筹;四是健全重大疾病医疗保险和救助制度;五是落实异地就医结算;六是稳步建立长期护理保险制度;七是优化生育政策,增强生育政策包容性;八是推进国家组织药品和耗材集中采购使用改革;九是积极发展商业医疗保险。

间接相关的内容至少有6条:一是完善转移支付制度,加大对欠发达地区财力支持,逐步实现基本公共服务均等化;二是支持和规范发展新就业形态,健全灵活就业人员社保制度;三是完善再分配机制,加大税收、社保、转移支付等调节力度和精准性;四是推进社保关系转移接续;五是加快建设分级诊疗;六是加强慢病管理。我们要认真领会、全面贯彻,并结合实际,研究具体管用的措施,力争编制出体现时代特点要求、让党中央满意、符合群众期待的规划。

二、牢牢把握规划《建议》的精髓，高水平谋划好第一个全民医疗保障规划

党的十九届五中全会内容丰富、系统、全面，不仅对医保提出了具体要求，而且在很多方面都有新发展、新表述，我们要在对《建议》精髓理解透彻的基础上，高水平谋划全民医疗保障规划。下一步，要深入领会《建议》精神，对标对表《中共中央 国务院关于深化医疗保障制度改革的意见》，广泛征求相关部门和专家学者意见，进一步深化研究、达成共识。初步考虑，《"十四五"全民医疗保障规划》要坚持以下几个基本原则：

（一）坚持以人民健康为中心

习近平总书记多次强调，人民健康是民族昌盛和国家富强的重要标志，要完善国民健康政策，为人民群众提供全方位全周期健康服务。医疗保障工作是健康中国建设的重要组成部分，要主动站在健康中国的高度谋划医保工作，努力实现全方位、全人群、全生命周期保障。要把维护群众生命安全和身体健康放在首位，把人民的健康摆在优先发展的战略地位，把实现好、维护好、发展好最广大人民的根本利益作为出发点和落脚点。我们该怎么来实践"以健康为中心"？要在医保制度设计过程中、在政策制定过程中，更加重视医保和慢病管理的关系，更加重视医保和强基层的关系。同时，要真正解决群众在异地就医、转移接续、待遇调整、参保缴费、长护保险中存在的难点问题，畅通政策落地见效的最后一公里，努力提高群众的医疗保障获得感、幸福感、安全感。

（二）坚持尽力而为、量力而行

《建议》提出，我们仍然处于并将长期处于社会主义初级阶段，这是我们的基本国情，规划编制不能超越发展阶段。关于尽力而为，基本医保作为政府职责，就要尽全力保障好群众基本医保需求。在筹资方面，各级财政要补助到位，这是政府履行基本医保职责的根本体现，同时也要积极健全多元化筹资渠道。在医保待遇方面，无论是医保目录还是报销比例，要尽量满足临床需求。要科学动态调整医保目录，及时清理"僵尸药""神药"，及时将质优价宜、经济性强的药品和耗材纳入医保目录，有效减轻群众负担。关于量力而行，要牢牢把握保基本的功能定位，着眼于医保制度的长期可持续发展，建立健全基金风险预警和绩效考核体系，在基金可承受的前提下谋划各项医保工作。要合理均衡企业、个人和政府的缴费责任，尤其是要明确个人的筹资缴费责任。要合理引导社会预期，不做过高承诺，坚决防范福利陷阱。我们明确提出政策范围内住院费用报销比例稳定在80%和70%，就是落实保基本、可持续、量力而行的要求。

（三）坚持覆盖全民、城乡统筹

在覆盖全民方面，当前看参保质量仍有待提高。近期，国家局集中全国各地数据后开展重复参保数据比对，仍然发现多地存在重复参保、断缴后不及时参保等问题，提升参保全覆盖质量的任务还很艰巨。在日常调研中，我们发现部分城市新就业形态、灵活就业人员、在校大学生等群体的参保覆盖面仍有很大提高空间。如何精准找到参保扩面的对象，如何完善新就业形态从业人员参保缴费方式，如何真正引导职工和居民在常住地参保，是"十四五"时期实现基本医保覆盖全民必须解决的问题。要依托全国统一的医保信息平台，建立动态共享的、互联互通的全民参保数据库，实现参保信息动态查询。在城乡统筹方面，"十三五"期间，医保城乡统筹最大的成绩就是建立了统一的覆盖城乡的居民医保和大病保险制度。"十四五"期间，医保城乡统筹仍然有很多提升空间，除了缩小保障差距外，最迫切的就是如何使农民群众更加方便快捷地获得优质的医疗保障。现在从全国层面来看，各地省级基本上都成立了医保中心，大约90%的地级市也成立了医保中心，到县级层面覆盖率有所降低，到了乡镇和村级层面更是缺乏服务力量。因此，必须大力推动服务下沉，实施经办服务能力提升工程，在完善服务体系、加强经办人员配备方面下更大功夫。

（四）坚持公平统一、可持续

公平统一是这次全会对多层次社会保障体系提出的新要求，具有很强的时代性和现实意义。主要是针对我国社会主要矛盾变化，为解决当前医疗保障发展的不平衡不充分问题提出的。国家局成立后，已经在推动医保目录统一、信息化标准化、经办服务清单、医保待遇清单等方面迈出了重要步伐，未来五年还将在实现公平统一方面下更大的功夫。同时，医保基金必须坚持可持续的原则，虽然我国目前基金整体平衡，但是结构性、区域性风险持续存在，上半年职工医保费减半征收，统筹地区基金赤字风险更加突出。要在完善可持续的筹资机制、健全医保待遇清单、加强基金运行管理、推进

药品和耗材集中带量采购、打击欺诈骗保等方面加大工作力度，综合施策不断化解基金赤字风险。当前，要加快做实市地级统筹，鼓励有条件的省份推动省级统筹。

（五）坚持共建共治共享

医疗保障作为社会问题，治理体系和治理能力现代化特别需要共建共治共享。我们在规划中至少要在四个方面体现共建共治共享。一是经办服务体系。各地普遍反映经办工作人少事多、压力大，必须在进一步充实扩大自身经办力量的同时，借助社会力量，通过购买服务，通过与保险、银行等社会力量合作，扩大经办队伍，多渠道充实经办力量。二是多层次保障体系。要充分调动商业健康保险、社会慈善、网络互助平台等各方力量，主动引导和促进各类社会补充医疗保障共同发展。三是“三医联动”。医保与医疗服务供方、医药服务供方天然的有分工合作，只有协同治理了，医疗保障的发展才更可持续。四是综合监管。医保必须与卫健、公安、市场监管等部门一起协同监管，在基金监管上加强协作，形成综合监管的最大合力。这四个层面都做好了，医保制度发展才会更加良性可持续。

（六）坚持建设智慧医保

《建议》要求，加强数字社会、数字政府建设。这凸显出医保信息化建设的紧迫性，也体现了医疗保障信息化建设面临重要机遇。“十四五”时期，如何用好医保大数据、如何支持“互联网＋医疗”服务、如何加强智能监管等等问题，对于提升医保管理效能、服务效率，倒逼医疗、医药供给侧改革都至关重要。因此，除了建设完善全国统一的医疗保障信息平台外，我们还要着眼未来信息技术变革的趋势要求，推动发展智慧医保，建设医保数字大脑，促进就医模式创新，开发医保大数据，支持“互联网＋医疗”发展，为人民群众提供更优质、快捷、安全的医疗保障服务。

三、举全系统之力，共同做好规划编制工作

为实现“十四五”全民医疗保障规划按期出台，我们还需要做大量工作。各地医保局、国家局各单位都要加强领导、系统谋划、精心组织、狠抓落实，把规划编制作为近期重中之重的工作来抓，保障编制工作力量和条件，确保按期高质量编好规划。

（一）广泛听取意见建议

近期，为了集思广益编好规划，静林局长亲自主持召开了规划编制全国专家座谈会。规财法规司前期陆续召开医疗卫生领域短板弱项等7个专题座谈会。国家局还开展了群众意见征集活动，目前正在对群众意见分门别类细化整理，形成专题报告。后续我们还将开展专题调研、专项论证，充分听取听取各方面意见和建议，汇集各方之智，凝聚更多共识。

（二）深化重大问题研究

只有对问题和方向把得准、把得深、把得到位，编制出来的规划才是可操作的。没有对重大问题进行深入研究，编制出的规划就很难落地。去年，我们组织开展了36个重大课题研究，今年又推进了5个专题研究，部分研究成果、政策建议已经转化成规划文本内容。但是现在看，还有一些问题需要深化研究。要进一步聚焦研究“十四五”时期短板最突出、需求最迫切的重难点问题，形成清晰可操作、富有含金量的重点任务和重大举措，推动关键领域和重大改革实现突破。

（三）加强重大指标测算

重大指标是衡量医疗保障重点任务、重大改革和重要举措执行情况的重要依据，是衡量医疗保障工作成效的可评估、可量化的评价手段。我们要深入学习党的十九届五中全会的精神，按照符合发展实际、兼顾通行标准的要求，科学选取统计基础扎实、最具有代表性的指标，更好地发挥指挥棒作用。在设定指标值时坚持实事求是、积极稳妥的原则，兼顾需要和可能做好平衡衔接。既要全面贯彻《建议》指出的各项要求，营造良好预期，又要从客观实际出发，严格落实基本医保定位，还要适当留有余地，为制度发展留出空间。

（四）加强重点工程项目研究

重大工程和项目是规划中具有操作性的内容，也是落实党的十九届五中全会要求的重要抓手，也将是各级医保部门在“十四五”期间开展能力建设、推动重大项目建设的重要依据。目前，规划文本列举了一些工程项目，各省份在这次研讨会上也提出了好的意见建议，起草组要认真研究、及时吸纳，把目前提出的工程、项目进一步丰富做实。

（五）强化系统上下协同配合

“十四五”全民医保规划不仅是国家医保局的规划，更是医保系统的规划。规划编制离不开各地的支持，希望各省份多给国家局提出意见建议，包括希望哪些方面的工作能纳入国家规划中。国家

局各业务司要主动加强与各地医保部门沟通交流，认真研究吸纳意见，对反映集中的问题要开展专题研究。规财法规司要加强对各地规划编制的指导，适时组织规划培训。

要加强省级医保部门规划编制工作。各省份在规划编制过程中，一是与本省份的规划纲要做好衔接，积极稳妥将有关内容纳入本省份的规划纲要中。二是做好与国家局规划的衔接，在大的方针、原则、重点政策上与国家局保持步调一致，形成全国“一盘棋”。三是要体现区域的特色和优势，在规划特色上下功夫。如果市县级编制医保“十四五”规划，省级医保局要加强对市县规划编制的指导。

总之，希望大家围绕重要指标、重点任务、重大项目、重大工程，加强沟通交流，强化协同配合，集思广益、群策群力，努力向党和人民交上一份经得起实践和历史检验的高质量的“十四五”全民医疗保障规划，向党和人民交上一份满意答卷！

再接再厉 攻坚克难
全面加快全国医疗保障信息化建设步伐

——在全国医保信息化标准化建设培训会上的总结讲话

（2020 年 11 月 24 日）

国家医疗保障局党组成员、副局长　施子海

同志们：

这次全国医疗保障信息化标准化建设培训会，是国家局决定召开的一次重要培训，会议的主要任务是深入学习贯彻党的十九届五中全会精神，特别是习近平总书记关于医疗保障工作的重要指示批示精神，进一步加快建设全国统一的医保信息平台，助力新时代医疗保障更高质量发展。

党的十九届五中全会统筹中华民族伟大复兴战略全局和世界百年未有之大变局，擘画了到 2035 年基本实现社会主义现代化的远景目标，系统提出了“十四五”时期我国经济社会发展的指导方针、主要目标、重点任务和重大举措，是开启全面建设社会主义现代化国家新征程、向第二个百年奋斗目标进军的纲领性文件，是今后五年乃至更长时期我国经济社会发展的指导思想，医保系统的同志们一定要认真学习领会，全面贯彻落实。

今年 7 月 30 日，我们在河北省石家庄市举办推进医保信息平台建设培训班，总结了前期医保信息化建设试点经验，加快了全国统一的医保信息平台建设步伐。7 月以来，国家医保信息平台主体建设全部完成，基础设施和云平台、各业务子系统、各安全子系统等分项全部通过终验，等待最终竣工验收，意味着国家平台已经建成。同步完成了面向国家局业务部门和各省份医保部门的平台操作培训，下发了《地方医保平台实施指导手册》等地方实施指导文件，并利用这次培训会为《医保业务编码标准贯标实施方案》征求意见。11 月 1 日，国家医保信息平台在广东正式落地使用，总体运行平稳，关键性能技术指标明显优于老系统，医保信息业务编码标准得以推广应用，标志着全国医保信息化建设已经转入地方平台全面建设新阶段。本次培训会目的是全面、客观、深入地交流总结实践经验，探讨更多接地气、可操作、能落地的具体措施，进一步坚定建设全国统一的医保信息平台的信心和决心，全面加速全国医疗保障信息化建设。下面，我讲四点意见。请大家一起探讨。

一、全国统一的医保信息平台已由规划蓝图开始落地应用

今年是全国统一的医保信息平台建设的关键之年、收获之年。在国家局党组的统一领导和部署下，各级医保部门勇于担当、奋力拼搏，敢于攻坚、善作善成，按下信息平台建设“快进键”，跑出医保网信工作“加速度”。国家医保信息平台完成终验并在广东省开始投入使用，标志着全国统一的医保信息平台已从施工图纸变为落地应用，不仅证明了平台可操作、可实施，也符合医保实际工作需要，还具有比较明显的先进性、前瞻性，为全面推进全国统一的医保信息平台建设增强了信心、打牢了基础、积累了经验。

（一）在深入贯彻落实中央重大决策部署中体现医保信息化作为

习近平总书记深刻指出，要建立健全大数据辅助科学决策和社会治理的机制，推进政府管理和社会治理模式创新，实现政府决策科学化、社会治理精准化、公共服务高效化。要以数据集中和共享为途径，推动技术融合、业务融合、数据融合，打通信息壁垒，形成覆盖全国、统筹利用、统一接入的数据共享大平台。今年 3 月 5 日，《中共中央 国务院关于深化医疗保障制度改革的意见》（以下简称《意

见》)正式发布,提出"1+4+2"的总体改革框架,部署了当前和今后一段时间医疗保障改革发展的方向、目标和任务。《意见》明确提出要高起点推进标准化和信息化建设,统一医保业务标准和技术标准,建立全国统一、高效、兼容、便捷、安全的医疗保障信息系统。加强数据有序共享,实现全国医疗保障信息互联互通。规范数据管理和应用权限,依法保护参保人员基本信息和数据安全。加强大数据开发,突出应用导向,强化服务支撑功能,推进医疗保障公共服务均等、可及。这些既是"1+4+2"中"2"的内容,也是国家局对标准化信息化工作的全面部署要求。习近平总书记重要指示和中央重大决策部署,为加快推进全国医保信息化建设指明了方向,明确了目标,厘清了思路。

去年以来,各级医保部门抓住机遇、顺应期待、迎难而上,按照全国统一建设的总要求,通过建设全国统一的医保信息平台,构建全国医保"通用平台"。通过贯彻全国统一的医保业务信息编码,形成全国医保的"通用语言"。通过推广全国统一的医保电子凭证,打造全国医保"通用介质"。通过部署全国统一的医保业务中台,集聚全国医保"通用能力"。通过信息平台建设,实现全国医保的"通用功能"。随着国家医保信息平台主体建设完成和地方落地实施,初步形成了纵向贯通、横向联通、内外互通、生态融通的全国医保信息平台支撑体系,必将全面提升全国医保的标准化、信息化、智能化水平,为新时期医保现代化治理和均等化服务发挥重要支撑作用。

(二)在全心全意惠民生、履职尽责谋发展中展现了医保信息化力量

民心连着民生,民生是最大的政治。医保信息系统是重要的民生服务系统,各项工作都关乎人民群众病有所医、病有良医,丝毫马虎不得。民生无小事,一枝一叶总关情,我们必须把人民拥护不拥护、赞成不赞成、高兴不高兴、答应不答应作为新时期医疗保障信息化建设的出发点和落脚点。因此,在全国医保信息平台的建设过程中,我们一直坚持急用先行、便民优先的原则,把推进跨省异地就医直接结算和推广医保电子凭证作为信息化建设的重要工作来部署。

一是全面升级跨省异地就医管理子系统。今年5月3日,国家医保信息平台跨省异地就医管理子系统成功上线,系统覆盖了全国31个省份和新疆生产建设兵团、400多个医保统筹区、29317家医疗服务机构,全面实现了跨省异地就医自助备案和住院费用直接结算,支持医保电子凭证、社保卡、身份证等多类服务介质。5月2日—3日,国家局统一部署,各省份同步推进,实现新老系统顺利平稳转换。今年9月30日,国家局、财政部印发《关于推进门诊费用跨省直接结算试点工作的通知》,部署扩大门诊费用跨省直接结算试点工作。京津冀、西南五省的门诊费用跨省直接结算服务已经接入国家平台,长三角门诊费用跨省直接结算服务将于年底前迁移至国家平台,山西、内蒙古、湖北等15个省份门诊费用跨省直接结算服务将于今年12月接入国家平台。跨省异地就医管理子系统满足了群众异地就医刚需,极大提高了新时期医保流动治理和全域服务能力,社会反响很好。

二是全面推广应用医保电子凭证。2019年11月24日,医保电子凭证首发仪式在山东省济南市举行,河北、吉林、福建、黑龙江、上海、山东、广东等7个省市率先开通使用。今天正好是医保电子凭证上线一周年,推广应用效果非常明显。截至11月23日,累计激活用户已超过2.33亿、全渠道用户超过3亿,推广普及速度很快。从省份来看,有7个省份激活用户数超过千万,依次是广东3075万、山东2872万、安徽1838万、河北1203万、浙江1127万、新疆是1067万、江苏1009万。特别是新疆,新疆在医保电子凭证推广应用工作方面做出了很多努力,50%的参保人数已经激活,激活率全国最高,新增激活人数一直保持前10名。山东、山西、福建、河北、四川等29省份医保电子凭证已在医院药店开通使用,接入定点医疗机构超过2.6万家,定点药店超过7万家。新冠肺炎疫情发生以来,各地积极使用医保电子凭证实现互联网医保服务无卡办理,促进医保脱卡结算,避免实体证卡的直接接触,减少病毒传播风险,切实为参保群众提供了更加方便快捷的医保服务,为疫情防控和"互联网+"医保服务提供了有效助力。医保电子凭证社会上反映非常好,希望各地进一步加大推广力度,扩大应用场景,努力完成年底前激活30%参保人数的目标。

(三)在全国统一的医保信息平台落地应用进程中夯实了医保信息化底座

去年4月,全国统一的医保信息平台开始全面建设以来,在医保系统上下的共同努力下,经过一年多的聚力创新、攻坚克难,完成了国家医保信息

平台的落地应用，15 项医保信息业务编码得以全面推广，逐步夯实了全国医保信息化的数字底座和标准底座。

1. 数字底座。“大支撑”体系是国家医保信息平台“六大”体系之一，随着国家医保信息平台的落地应用，安全可靠“大支撑”体系基本构筑完成，打造了全国医保信息化的“数字底座”。在国家局层面，基础设施建设的 6 个分项已全部完成终验，两个机房、各类硬件网络安全设备、核心业务区和公共服务区云平台已经正式运行。数据中心实现了计算资源和服务互备的同城双活机制，建成了 IaaS、PaaS、DaaS 三个池化云服务体系。医保专网搭建了国家到 32 个省级医保部门的专线，完成了全国医保网络 IP 地址规划和域名规划，已经按照业务需求开展专线扩容。在地方局层面，已有 4 个省份全面完成医保信息化基础设施建设、省级数据中心机房建设或租用，全面贯通省级医保专网，完成纵向到街道乡镇、医疗服务机构连接，横向到其他行政部门连接。21 个省份完成医保数据迁移，全部历史数据迁移至地方医保局机房或政务云。18 个省份医保数据质量得到有效提升，数据治理成果显著。安全可靠的医保“数字底座”，为国家医保信息平台业务中台和 14 个业务子系统提供了支撑环境，为全国医保部门的数据共享、业务协同、资源整合及服务开放提供了技术保障。去年数据互联互通部署以来，绝大多数省市都已完成新老平台的数据迁移。

2. 标准底座。随着 15 项全国统一的医保信息业务编码的制定发布和全面推广，全国医保“通用语言”基本形成，夯实了全国医保“书同文、车同轨”的“标准底座”。一是建立和发布了 15 项业务编码标准。在“四统一”和“最大公约数”原则的下，2019 年 6 月和 9 月，国家局先后发布 4 项和 11 项医保业务编码规则和方法，初步形成跨区域、跨层级、跨部门、跨业务的全国医保“通用语言”。二是建立编码标准数据库和动态维护机制。建立编码标准数据库，搭建了国家、省、市三级联通的动态维护平台，实现对 15 项编码标准数据库动态维护。通过清洗、梳理、归集、分类，公布了疾病诊断代码、手术操作代码、医疗服务项目、四批医保药品代码、医保医用耗材通用名等标准数据库信息。完成了医保系统单位及工作人员、两定机构及人员等编码信息维护工作。医保业务编码标准在全国范围内贯彻实施，推进全国医保数据全覆盖、编码全转换、系统全贯通，为全国医保基础信息标准化、全国医保大数据全面聚合与深度应用打下了基础。贯标工作是信息化的前提和基础，调研发现各地在贯标过程中仍存在不及时、不全面、不细致等问题，要抓紧抓细解决。

（四）在全国统一的医保信息平台建设过程中塑造了医保信息化创新特色

全国统一的医保信息平台是最复杂的民生服务系统，集民生性、社会性、专业性、技术性、生态性于一体，没有历史经验可借鉴，也没有同类案例可参考。国家医保信息平台的建设历程，就是一个不断突破、持续创新的过程。我们创新架构了以 HSAF 框架为核心，以标准化、云化、中台化、微服务化、国产化、智能化为要素的自主可控运行支撑体系，创新落地了极具前瞻性、先进性的医保信息化建设的新模式。

1. 平台建设构建了新架构。国家医保信息平台的架构定型，综合考虑了安全性、先进性、扩展性及成熟度等因素，综合运用了云计算、微服务、分布式、中台化等主流技术，研发落地了“1＋3”国产化平台架构，即 1 个 HSAF 框架内核，加上阿里云、腾讯云和开源云 3 个适配平台，基本能够适配当前绝大多数商用、开源云平台框架。这种架构选型实现了医保业务能力的统一、稳定和共享，支撑了医保业务服务的可共享、可复用、可扩展。既能消除医保信息孤岛和系统烟囱问题，又能让医保服务无处不在、随需而至，还能实现对医保业务新需求的快速响应、高速交付。新架构的优势在正式上线的业务子系统中得到了充分的验证和体现。在线运行系统的监测数据显示，医保信息平台运行稳定，各项技术指标表现优异，与原来的医保信息系统相比较，运行速度提高了数倍。比如，汕尾的业务办理实测结果显示，门诊结算从老系统的平均 5 秒提速到 0.9 秒，入院办理从老系统的平均 4 秒提速到 0.4 秒，住院结算从老系统的平均 10 秒提速到 1.9 秒。

2. 系统建设实施采用了新模式。有了开放的信息平台架构和统一的业务编码标准，平台建设才能采用“开放平台＋多元应用＋统一标准”的建设模式，构建共建、共享、共用、共治、共发展的生态体系，从而支撑建设“统一、高效、兼容、便捷、安全”的医保信息平台。采用新架构、新标准、新模式的医保信息平台，能够最大限度消除过往全国医保存在的数据鸿沟、信息孤岛、技术壁垒、应用烟囱、部门藩篱，形成标准全国统一、数据两级集中、平台分级部署、网络全面覆盖、项目建设规范、安全保障有力的平台格局，支撑全国医保跨区域、跨层级、跨业务、跨部门、跨系统的信息共享、业务协同和服务融通，确保全国医保“一盘棋”。平台既能支撑包括待遇保障、医药服务管理、医药价格和招标采购、基金监管等在内的多类业务领域，也能支撑业务经办、公共服务、智能监控、决策分析等多类业务功能，又能支撑国家、省、市、县、乡等多个业务层级，还能连接定点医药机构、护理机构、商保公司、金融机构等多类服务主体。平台既能适配阿里云、腾讯云和开源云等多种云平台，又能兼容医保电子凭证、社保卡、身份证等多类服务介质，还能承载全国400多个医保统筹区统一业务和特色业务。

3. 中台技术贯彻了新理念。国家医保信息平台不仅是国内首例研发落地国产化平台架构的全国性政务服务系统，还是国内首例研发落地中台系统架构的全民性民生服务系统。如果说14个业务子系统是国家医保信息平台这座“大厦”的四梁八柱，那中台系统就是这座大厦的地基，我们在平台设计开发过程中，按照“统一、共享、稳定”的原则，抽取了基本信息中心、统一认证中心、参保中心、征缴中心、结算中心、电子凭证中心、移动支付中心等基础、通用的业务中心，将业务中心按需部署在国家平台、地方平台的核心业务区和公共服务区，形成了全国统一的医保业务中台。在此基础上，分级分区部署“强约束”“基础约束”“弱约束”3大类14个医保业务子系统，共同形成了全国统一的中台化业务服务支撑体系。采用中台理念设计的医保信息平台能够适应医保业务变化快、渠道多、横向纵向交互频繁等特点，通过中台的业务复用能力，在保持核心业务稳定的前提下，能够通过共享、复用的模式实现快速开发前台，保证新的业务功能快速上线。中台的优势在国家平台地方落地应用、跨省异地就医管理子系统全面升级、医保电子凭证全面推广过程中得到了充分验证，发挥了重要作用，体现了独特能力，取得了很好的应用效果。

良好的开端，就是成功的一半。一年多来，国家局和各地医保局密切配合，做了大量卓有成效的工作，取得了重要的阶段性成果。尤其是今年克服了新冠肺炎疫情影响，敢于担当、主动作为、攻坚克难，打赢了国家医保信息平台建设攻坚战，实现了医保信息平台在地方落地应用的重要突破，成绩来之不易。在此，我代表国家局党组，感谢同志们的辛勤付出，感谢试点省份医保部门和同志们为全国医保信息化建设所作的积极探索和辛勤努力。

二、充分认识医保信息化建设面临的困难和挑战

新时期医保信息化建设，要消除全国400多个医保统筹区林立的“烟囱”系统，完成从各地离散建设到全国统一建设的转变，面临的困难不少、挑战不小。加之采用全新的信息平台架构和业务编码，平台建设工作量大、复杂性高、专业性强。随着全国医保信息化工作的深入推进，平台建设已经取得了重要的阶段性成果，但前面的路还很长，特别是一些前期没有重视或者没有考虑周全的问题渐渐浮出水面。对此，我们必须保持清醒头脑，切不可盲目乐观。在平台先行落地应用的试点地区出现了贯标不彻底、对接医院HIS系统散乱等问题，影响了结算体验。这些问题关乎平台最终的建成效果和用户对系统的体验评价，要加强技术和业务的衔接、中央和地方的衔接，对问题进行清单制管理，总结经验、分析原因、制定办法，逐个击破、予以解决。

（一）国家平台尚需持续优化

国家平台虽已通过终验，但是否能够真正满足全国各地的医保业务需求，是否能够为用户带来良好的使用体验，仅靠技术人员的努力远远不够，需要业务部门的广泛参与，要在地方落地应用过程中真正用起来，在用的过程中发现问题、解决问题。“事不关己、高高挂起”的心态决不能有，“事后诸葛亮”更不能当。先期试点省份的落地应用还不够全面，也暴露了不少问题，未来要根据各业务子系统运行情况加强测试应用。国家平台要针对已经暴露出来的问题和测试应用中反映出的新问题，不断优化完善，确保上线即精品。各地在平台上线的过程中发现有任何问题，要向国家局反映，国家局也会把遇到的问题以清单制列出来，提示一些地方走过的弯路，避免其他地方再走。

（二）地方平台建设进度不一

从每月平台建设工作进度来看，进度快的省份已经开始落地应用国家平台，慢的省份项目方案尚未完成国家局备案。地方平台建设面临的情况比国家平台更复杂，国家局在调研和工作中发现，各

地工作成效差距大。一是思想认识不足。一些地方面对全新的系统建设，仍然怀疑、观望、畏难，缺少迎难而上、破旧立新的胆量，推动落实不主动，还在等一等、看一看。有的地方主要负责同志对信息化工作重视不够，指导不及时、不到位。有的议而不决、决而不行，业务部门参与度低，技术部门在工作推进过程中"独木难支"，没有形成工作合力。二是项目组织不周密。一些地方在推进省级平台立项和建设过程中，需求分析不充分，实施计划不合理，业务与技术部门不协同，省级与市级医保不联动，基础环境准备、数据清洗迁移、业务编码贯标等基础工作准备不扎实，这些都可能成为平台正式上线后的隐患。三是信息化人才队伍薄弱。很多地方反映人才总量不足、专业程度不高。如何在编制有限的情况下，最大限度地调动现有人员主观能动性，培养复合型人才，是一个急需解决的问题。这是全国共性问题，我们要立足现实，将能用的力量先用起来，将能组织的力量组织起来。四是医保数据治理质量不高。部分地方对这项工作的重视不够、顾虑过多，上传数据不及时、基础信息不准确、参保信息误报漏报的问题还很普遍，有的地方数据治理还存在明显梗阻。

（三）标准化工作还需加力推进

医保标准化是一项时间紧、任务重的系统工程，各地标准化建设水平参差不齐，基础情况有差异，发展速度有快慢，全面贯彻实施面临诸多困难，还需要加大力度推进。一是药品、耗材、医疗服务项目数据不全。有的地方当前"三目"贯标数据不能全面覆盖实际使用目录，还存在数据不全、新老对接不上、在用药品目录缺失等问题，影响到部分药品或项目报销，需要高度重视、认真予以解决。此外，有的地方现有的药品目录数据与国家统一规范的标准数据还存在结构和颗粒度差异。二是医用耗材明细的医保属性维护没有政策依据。有的地方医保医用耗材都是通过大类进行医保属性管理、维护，贯标耗材都是根据不同厂家生成的耗材明细，但是这些医用耗材没有经过业务政策确认，对于医保报销范围、报销比例和限额，现有政策没有明确规定，导致在系统落地过程中，医用耗材的医保属性维护存在困难。三是医疗机构数据不完整。有的地方医疗机构信息存在缺失现象，包括医院等级等部分信息项目不正确，导致报销时无法选择医院或报销政策执行错误。

（四）标准化与信息化融合度不够

标准化建设需要信息化提供技术支持，信息化建设离不开标准化的基础支撑，两者相互促进、相互影响。但部分地方重信息化轻标准化，标准基础打得不够牢不够好，还有些地方"就标准抓标准"，表面看工作热情高、进展快，实际却因缺少信息化支持导致标准无法落地实施。这些做法把标准化与信息化割裂成"两张皮"，导致"两化"业务不融合，步调不一致，影响了医保标准化信息化建设的整体功能发挥。标准化不仅是一项基础性工作，更是地方信息平台实施的前提。广东汕尾在推动信息平台落地过程中的最大感受就是标准化必须加快，各地在贯标过程中要处理好这个先后关系。要在平台落地前提前完成贯标工作，如果标准化不到位，信息化落地也会遇到实际困难。

三、攻坚克难，统筹推进全国医保信息化建设

建设全国统一的医保信息平台既是助力实现新时代医保改革发展核心目标的需要，也是促进解决新时代医保改革发展主要矛盾的需要，更是提高新时代医保治理能力和服务水平的需要。为统筹推进全国医疗保障信息化建设，有序、有力、有效推进地方平台建设，各级医保部门要着力做好以下几个方面的工作：

（一）统一步调，确保地方项目建设"不掉队"

全国统一的医保信息平台建设接下来重点将转入到地方平台全面建设部署上。对于地方平台建设，我们制定了 2021 年 6 月地方完成平台试运行，2021 年 12 月全国完成项目竣工验收的目标。为了确保地方平台建设进度和质量，国家局将加大对工作指导和督办，这次培训会现场也将要求各省份签订医保标准化工作责任书和医保信息化工作责任书，明确工作目标树、任务书、时间表、路线图。会后，我们将严格对照工作责任书逐项检查地方平台实施进度，对存在困难的省份及时指导和帮助，对执行不力的省份加强督导。各地要统一思想、主动作为，倒排工期、扎实推进，以"坐不住"的紧迫感，加快推进平台落地。一是做好项目方案备案审核。目前，全国所有省级医保部门都已经完成可行性研究报告的审核报备，天津、河北、山西、内蒙古等 27 个省级医保平台建设初步设计方案已报送国家局，其中 25 个已经通过国家局备案审核。接下来，要严格按照可行性研究报

告和初步设计方案的内容，加快开展后续的详细设计和落地应用。要加强组织领导和项目人员配备，有效识别项目风险，打造精品项目。二是做好系统招标采购。要熟悉掌握信息化和医保业务需求情况，严格按照信息平台建设总体要求、相关技术标准和规范，科学合理地编制招标文件。之前各省份都表示年底前完成招标采购，一旦发生拖延，将影响整体工作进展，希望各地加快开展相关工作。各地要按照国家政策法规及地方财政部门要求开展项目政府采购，强化源头管理和结果管理，严格履行验收把关，挤压违规操作空间，保障采购质量，做到优中选优。阳光是最好的防腐剂，要加强廉政纪律监督管理，认真梳理项目招标、设备采购等工作中的廉政风险点，主动接受纪检监察部门监督，建设阳光工程。三是加快核心业务骨干网络建设。目前，虽然已有 26 个省份上报省纵向骨干网络建设方案，但只有河北、山东、海南、四川、贵州、西藏、青海、福建、江苏、北京等 10 个省份完成了本地纵向骨干网络建设并通过国家局测试。各地要依据《全国医疗保障系统核心业务区骨干网络建设指南》完成网络建设，实现纵向到街道乡镇，横向到其他行政部门、医药机构的网络连接，为平台上线后各类业务运行提供支撑。骨干网络建设是医保信息平台基础设施建设的重要内容和先行工作，目前完成情况还不够理想。四是要加快医保信息平台云资源建设。按照《医疗保障信息云计算平台规范》相关规定与要求，充分考虑稳定性、可控性和安全性等要素，结合本地实际合理选择可适配的云资源。建设中要严格遵守国家局标准，在本地云平台环境中完成全量测试验证，并通过国家局专项适配验证测试和程序测试。对于各省份关注的云资源，腾讯云、阿里云和开放云均可使用，各地可根据实际选择合理的云模式。医保业务的频度非常高，365 天 24 小时不能中断，医保系统安全性必须保障。政务云在保证专有、独享条件下也可使用，如采用政务云则须为医保业务规划专有区域，不能被其他部门系统带乱。五是加快安全基础设施建设。各地要按照国家局《医疗保障核心业务区网络安全接入规范》《医疗保障信息平台身份认证与授权管理》标准规范开展安全体系建设，实现“全国统一的安全基础体系，省内统一的安全运维和管理体系”。地方医保信息平台要满足国家网络安全法和等级保护第三级的网络安全等级保护要求，夯实网络安全基础防护，健全安全法规，形成整体的网络安全技术、安全管理和安全运维体系架构。现在群众对网络安全越来越关注，网络安全讨论和案件也越来越多，各级医保部门要高度重视系统和数据安全问题，通过技术和管理手段确保医保信息系统和数据绝对安全。

（二）统一标准，确保各地标准实施“不打折”

思想高度决定工作深度，各地要充分认识医保标准化工作的重要性和紧迫性，统一思想、强化担当，精心准备、周密部署，统筹提升标准化建设能力，保证 15 项业务编码落地应用不打折扣。贯标工作量大，时间紧、任务重、要求高，来不得半点马虎，各地要认真做好工作方案，一步一个脚印往前走，少走回头路。一是成立贯标工作组，制定工作方案。各省份医保局要牵头成立贯标工作组，指定专人负责贯标工作，组织专家队伍，制定贯标工作方案，全面落实贯标任务和要求，确保按期完成标准落地应用。各地市要充分调动医疗服务机构积极性，建立沟通协商机制，确保贯标顺利推进。二是分区域分期分批做好宣传培训，确保应训尽训、不留盲区。磨刀不误砍柴工，培训到位工作才好推进。要通过召开培训会议、观看培训视频等多种形式，组织各级医保部门、医疗服务机构编码维护应用工作人员及专家等，学习和掌握业务编码规则和方法、动态维护操作流程和要求、编码落地应用工作任务与方式等内容，为编码标准的顺利落地提供坚实的人才队伍保障。国家局将组织各项编码专家指导组开展医保业务编码标准落地应用培训，对各地医保部门的骨干人员进行培训。各省份要对辖区内相关部门其他人员、医疗机构人员、地方有关专家进行培训。三是做好数据准备和编码映射。各地要梳理清楚本地医保政策目录数据和老信息系统目录数据，按照“省对国家码”“市对省码”“两定对医保码”的步骤，实现映射三步走，做好医保药品、医用耗材、医疗服务项目、门诊慢特病病种、按病种结算病种和日间手术病种等 6 项信息业务编码与国家编码标准数据库的映射校验，做到“项项有码，条条有数”。映射工作中，各相关业务部门要做到有名有数、对号入座，不能应急乱投码，更不能丢三落四。医保经办机构要组织医疗服务机构，做好落地编码的映射工作，防止出现“肠梗阻”，更不能铺断头路，有头无尾。四是做好政策标识、审核质控。完成映射后，各地要根据各自职权做好现行医保待遇政策标识，并做好贯标质控审核，及时发现问题、解决问题，做好规范性治理和合规性治理，保证数据时效性、准确性和完整性。五是要组织测试、验收运行。到明年3月底完成贯标工作，时间紧、任务重，各地务必要分秒必争，保证工作落实到位。要根据工作方案中的测试要求，组织医保经办机构、定点医药机构进行标准应用测试，对各类保障对象的各种报销情况进行测试试算。地方医保部门在经过自查后要由国家局组织完成贯标验收，通过后编码方可在新系统中正式应用，实现认码说话、以码算数，确保医保新老数据无缝对接，确保群众看病结算不影响、待遇无差错。

（三）统一建设，确保地方落地应用“不走形”

统一是基础，统一是核心，是医保信息平台的基本原则。国家医保信息平台已经上线运行，各地在建设地方平台过程中要牢牢抓住“统一”这个牛鼻子，依托全国统一的技术体系、平台架构、中台服务、业务子系统及配套标准规范，走心不走形，建好地方医保信息平台。一是方案不走形。地方平台的可行性研究报告和初步设计方案经国家局备案审核后，要严格按照可行性研究报告和初步设计方案，开展后续系统设计，不得擅自改变建设内容和要求。要明确系统建设的思路、目标、模式和内容，做好项目实施计划，确保后续工作规范、稳健、可行。不能备案一套落地一套，导致地方系统不能接入国家系统。二是应用不走形。国家平台业务中台和各业务子系统提供的业务服务，原则上基于全国业务需求的“最大公约数”构建，势必是个不断迭代、持续完善的过程。国家局下发医保信息平台基础版后，各地要加强培训、加快落实。在地方落地应用过程中，要牢牢把握已有功能“应用尽用”、差异功能“能配尽配”、特色功能“最小必须”的原则，国家平台已有业务服务必须直接使用，差异化业务服务要采用国家平台提供的参数、规则、流程及算法编排功能，最大限度地适配使用，特色化业务只能在业务中台上进行本地组装开发，不得另起炉灶、自娱自乐。三是技术不走形。国家局制定并印发了总体标准、流程规范、技术规范3大类32项信息化标准规范，用于指导、规范和约束全国医保信息化建设。各地在建设地方平台过程中，在数据中心、网络体系、安全体系、云平台、中台与业务子系统部署和扩展等方面，要严格遵循国家局标准规范开展相关平台建设和项目实施，确保技术路线统一、技术平台融通、技术能力共享。四是标准不走形。医保编码标准必须全国统一，一律不得进行本地化改造，确保业务编码全国统一、数据互认。各地要遵照国家局制定下发的业务编码标准和印发的贯标方案要求，制定具体实施方案，统一部署标准落地使用工作。

四、狠抓落实，确保全国医保信息化建设任务圆满完成

全国统一的医保信息平台建设是一项复杂的系统工程，没有先例可循、没有经验可用。完成平台建设目标任重道远，时间非常紧迫，任务十分艰巨，困难挑战不少，我们要以翻过一山再登一峰，跨过一沟再越一壑的勇气和毅力，咬定青山不放松，一步一个脚印往前赶，坚持目标导向、问题导向，确保按时高质量完成建设任务。

（一）提高政治站位，加强组织领导统筹建设

推进全国统一的医保信息平台建设，是推动医保高质量发展的客观需要。全国医保信息平台包含国家平台和地方平台两个有机组成部分，是一个有机整体，任何一个地方建设滞后，都将影响全国平台有效发挥作用，严重制约到本地区的医保事业发展。目前，国家平台已基本建成，为地方平台建设打下了坚实基础，积累了大量经验。下一步，主要看各地工作质量和成效，大家一定要统一思想，深刻认识建设好平台建设的重要性、紧迫性，坚持全国“一盘棋”，上下拧成“一股绳”，高质量完成平台建设任务。希望大家进一步重视起来，下大力抓紧抓好。特别是工作滞后的一些地区，要采取非常规措施抓紧推进，把已经落后的进度追回来。

（二）强化责任落实，确保各项任务目标落地

一要严格责任落实。各地要把医保信息化建设摆到重要议事日程，主要负责同志要亲自抓、亲自过问、亲自上手，组织落实到位。分管负责同志要抓具体、抓落实，及时协调解决出现的问题。二要强化调度督导。建立健全督导调度通报机制，按照任务完成时限抓进度、要成效，工作进展情况特别是困难问题要及时向国家局报告。全国层面的问题，国家局将积极协调、全力解决。三要严格约谈问责。国家局将对工作进展缓慢的省级医保部门进行约谈，各省级医保部门也要对进展缓慢的市

县及时进行约谈。

（三）加强沟通协作，主动担当形成工作合力

思想是行动的先导，要根据信息化建设和管理的逻辑，上下有沟通，左右有协同，齐心协力抓建设。信息化工作涉及方方面面，要始终做到思想同心、目标同向、工作同力、落实同步。一是注重部门协同。要加强横向协调，主动与其他部门沟通。目前，有些地方的医保数据还不在医保部门手中，必须加大沟通协调力度，完成数据管理权限交割。医保费征缴的职责已经划转到税务部门，因此也要与税务部门加强沟通，做好信息平台的对接切换。针对参保人员的基础信息就需要与公安部门比对，确保人员身份信息的准确性并对数据及时整理。二是注重纵向沟通。各地要及时反馈信息化建设中遇到的问题，提出好的意见和建议，规财法规司要会同国家局内有关单位共同研究对策，加强顶层设计。加强地方与国家沟通的同时，各省份也要建立与下属各地市医保部门的沟通机制，真正做到全省“一盘棋”。三是注重“两化”融合。标准化建设需要信息化提供技术支持，信息化建设离不开标准化的基础支撑。要做好标准化与信息化深度融合，实现编码标准落地应用和医保信息平台建设“同规划、同布置、同落实”，确保医保标准化与信息化相衔接、相协调。四是注重生态融通。各省份医保部门要发挥协调作用，强化沟通和联系，从第一用户的角度全程参与建设，及时反馈发现的问题，多提建设性意见。各承建团队要按照合同约定与工作计划按时推进，集中精锐力量投入项目建设，既要赶进度，也要确保项目质量。平台集成团队要组织好联调测试。总之，希望我们共同努力，把信息化建设这块“硬骨头”啃下来。

（四）严守纪律规矩，严格项目建设风险规范

平台建设资金投入非常大，必须把廉政放到重要的位置。在今年全国会上静林局长提出“还是走正道的好”的要求，要求医保信息化平台建设走得正、行得稳、用得好，这点非常重要，不能出现项目建起来人倒下去的情况。一是要进一步加强廉洁自律。“一把手”要带头，将遵纪守法作为安身立命的最基本要求、最基本职责和最基本素养。在平台建设全过程中，要自觉按照项目招投标、资金管理等相关要求合法合规搞建设，坚决抵制公关诱惑和围猎，做到有原则、守底线，讲规矩、知廉耻。有的地方提出与金融机构合作，对此国家局的态度是可以合作但是不能花他们的钱，要保持清醒的头脑。二是要经常性开展谈话提醒，多强调多关注多提示。要多强调建设原则、管理流程、业务规范，切实发挥制度约束。要多关注各项业务重大节点办理情况，多关注经办人员、管理人员的思想动态，防微杜渐，确保项目建设“零污点”。要多提示建设过程各个廉政风险点，开展互相提醒、互相监督，真正营造风清气正的建设氛围。

（五）聚焦能力提升，推动高质量人才队伍建设

随着国家医保信息平台主体任务完工，各地平台建设有序开展，我们的队伍不断壮大，经验更加丰富，思路日益广阔，这些都是我们宝贵的财富，为下一步工作奠定了坚实基础。建设是起点，维护是常态，管理是难点，如何攻克技术难题、理顺业务流程、满足各方需求、提升使用感知，需要一支懂业务、会管理、能干事的人才队伍贡献智慧。当前，信息化人才总量不足、专业程度不高的问题十分突出。我们一定要坚持五湖四海广聚英才，在医保系统内部挖掘业务能力强的骨干，到科研单位、知名企业、高等院校招募综合素质好的精英，各路英雄好汉为我所用，加快充实壮大建设力量。要坚持全能导向、多措并举，引导加强对平台总体方案、设计文档、标准规范、建设指南等设计材料的学习，引导加强在业务、技术、管理方面的培训，铸造技术精、业务专、能力强的高质量人才队伍。

（六）加强宣传推广，推进平台建设成果转化

去年以来，国家局围绕平台建设举办了多场线上、线下培训，详细解读政策制度、技术规范、业务流程，大家在交流讨论中互相学习，取得良好效果，充分证明互动能够带来理解，分享可以增强信心。平台建设工作社会瞩目，目前已经取得了重要阶段性成果，我们要敢于展示、乐于分享、善于引导。一是要加大宣传力度。高效、便捷、安全的医保就医结算密切关系民生，要时刻站在群众的角度，想群众所想，急群众所急，感同身受地开展工作。要及时宣传医保信息化建设成果，让群众知晓哪些业务可以网上办，哪些业务可以就近办，哪些业务可以异地办，使建设成果真正服务群众。二是要拓宽宣传渠道。目前，医保政策解读、信息化建设进展、医保电子凭证推广情况、异地就医结算信息等内容在官方网站、政务微信、国家医保服务平台 APP、微信公众号上的转发量和浏览量都不少，社会反响也很好，我们要继续保持这种宣传工作热情。要借助基层社区、医院窗口、医师诊疗、药店

服务、各类移动终端介绍推广医保电子凭证、异地就医等便捷服务，打造立体式宣传矩阵。例如，重庆长江两岸灯光秀近期集中宣传电子凭证，宣传效果就很好。三是创新宣传形式。面向社会的宣传一定要选择大众容易接受的方式，要充分运用互联网、基层站点、医院药店等载体，将政策语言通俗化，将改革重点和升级服务内容条理化，运用导图、漫画、标语、问答等方式加以展示，使宣传内容更加清晰、更易接受。

同志们，全国统一、高效、兼容、便捷、安全的医保信息平台已经迈入了地方全面加速落地应用的攻坚阶段、冲刺阶段。全国各级医保部门要以习近平新时代中国特色社会主义思想为指导，坚决按照国家医保局统一部署，聚焦重点难点，精准持续发力，全力推进全国统一的医保信息平台建设，高标准完成各项目标任务，为全面推进医疗保障事业高质量发展、全面推进医保治理体系和治理能力现代化做出积极贡献！

全面建成多层次医疗保障体系 协同推进医药服务供给侧改革

——在深化医疗保障制度改革培训班上的讲话

（2020年6月16日）

国家医疗保障局党组成员、副局长　陈金甫

同志们：

现在，我就围绕学习贯彻《中共中央 国务院关于深化医疗保障制度改革的意见》（以下简称《意见》），完善医保待遇保障机制的基本把握、健全多层次医疗保障体系、推进医药服务供给侧改革，谈几点学习体会。

一、完善医保待遇保障机制的基本把握

（一）统一制度，完善机制

社会医疗保险模式实现统筹共济、责任分担，实践证明是科学有效的。当前，要健全机制体系，加快制度定型。一是统一制度，分类保障。统一职工和居民医保的统筹层次、医保目录，统一规范支付政策。二是完善综合保障机制。顺势改革不折腾，着力改革待遇、筹资、支付、监管等机制。三是发展多层次保障体系。基本医保实现公平公正，同时给商业保险留出发展空间。

（二）保障基本，筑牢底线

目前，基本保障已经到位，兜底保障还有短板，医疗救助总体水平偏低。习近平总书记指出，要加强普惠性、基础性、兜底性民生建设。下一步，要增强托底保障，做大做强医疗救助，建立防范化解因病致贫返贫风险的长效机制。

（三）公平适度，共建共享

公平是完善民生保障的基本价值取向，要强化制度规则的公平和权责对等，增强地区间公平性、协调性，要合理均衡个人、用人单位、政府缴费责任。适度就是坚持“尽力而为、量力而行”，实事求是地确定保障范围标准和总体筹资水平，建立动态调整机制。要防止“好心办坏事”的过度福利化，引发严重连锁反应。

（四）系统集成，协同高效

目前，医保作为最大购买方还是以被动买单为主，对医疗服务与医药市场供给侧质量失之于控制。按照“多重目标下的动态平衡”的基本理念，目标是发挥医保基金战略性购买作用，引领医药服务供给侧高质量发展，协同解决供需双方体制性障碍、机制性梗阻、政策性创新等突出问题，保障群众能获得质优价宜的医药服务。

二、健全多层次医疗保障体系

（一）多层次医疗保障体系框架

《意见》确立了“3＋3”的6层医疗保障体系，即政府主导的“基本＋补充＋救助”的三重保障和社会参与的“商保＋慈善＋互助”三个保障。一是基本医疗保险，即职工医保和居民医保。二是补充医疗保险，即居民大病保险、职工大额医疗费用补助、公务员医疗补助及企业补充医保等4项制度。三是医疗救助，针对特殊困难群众和患有重特大疾病的低收入人群。四是商业健康保险，包括普通商业健康保险和实行个人税收优惠的商业健康保险。五是慈善捐赠，包括救助、赠药等公益活动。六是医疗互助，包括职工医疗互助和网络医疗互助。

《意见》提出的多层次医疗保障体系有重大创新意义：一是首次对涉及医疗保障的各项制度作出体系性、系统性安排，形成内在逻辑清晰、外部功能明确、制度衔接互补的体系框架。二是明确政府主导的“三重保障”制度的功能定位，集中体现基础性、普惠性、兜底性功能。三是提出从政府帮扶到满足商保、慈善、互助等多元诉求的制度安排，丰富

了医疗保障制度的内涵层次和制度政策供给。

(二)发展多层次医疗保障体系的重点任务

第一,巩固完善基本医疗保险制度。一是巩固拓展参保覆盖面,努力做到困难群众全覆盖。依托现有制度确保新业态从业人员便捷参保。二是完善基本医疗保险制度和政策体系,规范医保支付政策确定办法,着力均衡横向待遇。三是补齐门诊保障短板,逐步建立普通门诊共济保障机制,从保障大病住院到保障慢病小病延伸。四是健全完善筹资运行机制,实行非就业人员缴费与居民人均可支配收入挂钩等改革措施。

第二,规范完善补充医疗保障。《意见》明确了居民大病保险、职工大额医疗费用补助、公务员医疗补助、企业补充医疗保险作为补充医疗保障制度的功能定位。总的改革方向是完善和规范补充医疗保障制度,在"三重保障"的框架内,通过强化基本、补充、救助制度间的衔接互助,协同发挥综合保障功能,进一步减轻大病患者费用负担。

第三,切实增强医疗救助托底保障。一是建立健全救助对象及时精准识别机制,密切跟进困难群众参保动态。二是提高年度救助限额,合理控制政策范围内自付费用比例,注重解决好低收入群众高额医疗费用保障问题。三是建立防范因病致贫返贫风险的长效机制。通过明确诊疗方案、规范转诊等措施降低医疗成本,发挥好"三重保障"梯次减负功能,做好医疗救助与慈善、互助等制度的衔接。

第四,大力发展商保、慈善、互助。要加快商保发展、丰富产品供给、完善税优政策、加强市场监管,在多层次医疗保障体系框架内促进商保发展壮大,共同提高健康保障服务能力。统筹促进慈善、互助发展,发挥社会共济互助功能,鼓励社会慈善捐赠,支持医疗互助有序发展,进一步夯实兜底保障。

三、协同推进医药服务供给侧改革

(一)深化集中带量采购制度改革

集中带量采购改革已经实现从试点到全国扩围和常态化运行、从国家引领到地方联动、从药品到医用耗材三大跨越,起到降药价保民生、净化流通环境,促进行业高质量发展的实效,当前重点是建立常态化集中采购制度。

第一,明确覆盖范围。重点将公立医疗机构采购量大、采购金额高的药品纳入采购范围,符合集采条件的药品品种或总金额达到一定量,即触发国家组织带量集中采购机制。此外,集中采购要覆盖全国所有公立医疗机构、军队医疗机构。

第二,完善采购机制。根据市场竞争格局确定中选企业数量,采取多家中标,避免垄断、质量安全、供应保障等风险。采购协议期满后,按照"招采合一、量价挂钩"原则,结合患者用药习惯,确定供应企业、约定采购量和采购期限。

第三,严格保障措施。坚持现行政策措施,确保中选药品的质量、供应、配送和使用。其中,确保使用是改革成功与否的决定性因素。关于处方权的问题,按规定是医生确定通用名,不具体到厂家,而集中采购则是选择通用名下的产品,两者没有冲突,要做好宣传引导工作。

第四,完善配套措施。改进结算方式,做好医保基金预付,缩短药品费用回款周期,探索医保基金与企业直接结算。做好中选价与医保支付标准协同,鼓励患者选用质优价宜的中选产品。做好集采药品基金结余留用工作,建立激励机制,引导医生、药师优先使用中选药品。

第五,健全运行机制。平台是药品集中采购改革的关键操盘手。《意见》强调,以医保支付为基础,建立招标、采购、交易、结算、监督一体化的省级招标采购平台。要建立健全药品集中带量采购基本操作规则,推进构建区域性、全国性联盟采购机制。

第六,分级分类常态化。国家组织开展通过一致性评价药品集采常态化,近期组织开展第三批国家组织药品集中带量采购。地方有序开展非一致性评价药品集采工作。借鉴药品集中带量采购做法,结合高值医用耗材特点,探索形成医用耗材集中采购机制。

(二)加强药品、医用耗材价格管理

目前,医药价格基本由市场决定,政府履行宏观管理职能,价格总体水平稳中有降,但也存在价格虚高、操纵价格、以缺逼涨等问题。《意见》旗帜鲜明地提出,建立以市场为主导的医药服务价格形成机制,下一步改革重点是重构价格管理机制。

第一,发挥市场决定性作用,更好发挥政府作用。医药价格既是行业发展问题,又是民生保障问题。既要坚持市场调节的基本方向,充分尊重医药企业自主定价权,又要发挥政府宏观管理作用,不能放了就不管。要完善市场定价和竞争规则,培育竞争环境，从价值规律出发研究价格政策和价格工具，从发现价值、强化竞争、调节利益的角度研究政策取向和施政路径，更好地发挥市场机制性作用。

第二，建立管用高效的价格管理工具。一是价格监测预警制度。健全医药价格信息监测与披露机制，建立全国交易价格信息共享机制。二是药品价格和招采信用评价制度。针对商业贿赂刑事判决、不正当竞争违法行为、招标采购领域违规违约行为，采取限制挂网、信用披露等分级处置措施。三是价格函询、约谈制度。将行之有效的价格函询、约谈等做法上升为制度安排，形成市场条件下政府监管手段。四是年度药品价格指数等。通过科学采样，按年度发布药品价格指数，把握价格总体水平和变化趋势。

第三，集中做好价格虚高专项治理。在深入推进集中带量采购、挤出价格水分的基础上，开展价格虚高治理专项行动，打开价格规范治理的新局面。价格工作事关人民切身利益，要高度重视民生关切，扎实做好短缺药、原料药、罕见病用药等价格监测和供应保障工作。

（三）深化医疗服务价格改革

在近年取消药品、医用耗材加成改革中，医疗服务价格合理调整，补偿公立医院收入，完善医院收入结构，引领医院走出以药养医、财政补助的发展模式，医务人员薪酬水平也显著提高，但也存在技术价值体现不充分、定价机制不完善、相关改革不协调等问题。《意见》针对性提出："建立价格科学确定、动态调整机制。"

第一，发挥价格调控作用。真正发挥价格工具的作用，推动价格从收费标准向价格工具本身回归。收费标准是计划经济时代的产物，而价格是适应市场经济的工具，要充分发挥医疗服务价格发现价值、调节供需、引导行为等基础性功能作用。

第二，理顺价格管理体制。深入研究价格、抓住规律，推动政府的角色从价格制定者向宏观管理者转变。探索引进医院参与医疗服务价格的合理制定和动态调整，发挥价格利益主体作用。理顺医疗服务价格的比价关系，均衡项目间、机构间、区域间的比价关系。

第三，形成价格管理办法。改革优化医疗服务价格项目，推动价格单元从按操作流程向按服务产出转变。完善总量控制办法，按照"历史基数＋合理增长"的方式管好调价空间总额和结构指标。建立价格动态调整机制，根据宏观经济增长，结合患者和医保基金承受能力等，科学设定价格增长参数。

第四，协同推进综合配套改革。积极稳妥推进医疗服务价格改革试点，协同推进规范医疗技术管理、医疗机构内部管理、医务人员人事薪酬等改革，有效衔接医保支付方式和财政投入改革。推进"三医联动"改革是医保局的法定职能和重要使命，要重点把握好增强医药服务的可及性、适宜性、规范性、经济性。

扩大长期护理保险制度试点 为增进人民福祉建立制度性保障

——在扩大长期护理保险制度试点动员部署视频会上的讲话

(2020 年 9 月 28 日)

国家医疗保障局党组成员、副局长　陈金甫

同志们：

这次会议的主要任务，是全面贯彻党中央、国务院决策，动员部署落实《国家医保局 财政部关于扩大长期护理保险制度试点的指导意见》(医保发〔2020〕37 号，以下简称“37 号文”)，扎实推进长期护理保险制度试点工作。刚才，四川成都、福建福州两市同志做了发言，讲得很好。下面，我讲三点意见。

一、深刻认识开展长期护理保险制度试点的重大意义

习近平总书记在 2016 年 5 月第三十二次政治局集体学习时作出关于建立相关保险和福利及救助相衔接的长期照护保障制度的重要指示。党的十八届五中全会和国家“十三五”规划确定了“探索建立长期护理保险制度、开展长期护理保险试点”的决策部署。2016 年，国家组织 15 个城市和 2 个省份启动长期护理保险制度试点。4 年来，试点总体进展顺利，首批试点城市重点围绕政策体系、标准体系、管理办法和运行机制等四方面进行探索，制度覆盖近 1 亿人，基金收支规模接近 300 亿，累计享受待遇人数约 110 万人，平均支付比例在 70%左右，切实减轻了失能人员家庭经济和事务性负担，在拉动就业创业、发展养老产业、支持家政服务业、改善家庭生活质量、优化医疗资源利用等方面的溢出效应和赋能作用初步显现。

在试点取得初步经验和阶段性成效的基础上，中央全面深化改革委员会将扩大长期护理保险试点列为 2020 年深改任务。按照党中央、国务院决策部署，国家医保局会同财政部在系统总结前期经验、反复推演论证测算、广泛听取各方意见的基础上，报经国务院同意，印发了《国家医保局 财政部关于扩大长期护理保险制度试点的指导意见》(医保发〔2020〕37 号)，明确进一步扩大试点范围，力争“十四五”期间形成适应我国国情的长期护理保险制度框架。这是党中央、国务院回应人民群众关切，根据经济社会发展形势和前期试点情况，立足当下、放眼长远作出的战略部署，具有重大而深远意义。

第一，是国家应对人口老龄化战略部署的专项制度安排。2000 年起，我国步入老龄化社会，2019 年老龄化率升至 18%，今后一段时期将迎来老年人口快速增长期。对此，党的十八届五中全会作出人口均衡发展战略部署，构建了应对人口老龄化的政策体系，其中，探索建立长期护理保险制度是完善失能人员长期护理保障的重要制度安排。

第二，有利于补齐社会保障制度体系短板。现行社会保障体系包含养老、医疗、工伤、失业制度，未包括长期失能人员的保障制度。长期护理保险制度是在老龄化加深、长期施行独生女子政策、城镇化进程加快、人员流动性增加的背景下作出的弥补社会保障体系空白的制度安排，是新时代增强人民福祉的重要措施。从前期试点情况看，长期护理保险年人均待遇支付 1.4 万元，制度保障功能的持续发挥，实实在在增强了人民群众获得感。

第三，有力促进护理服务体系的供给侧改革和高质量发展。目前护理人员缺口大，职业化水平低。长期护理保险制度在增强失能人员护理服务可及性的同时，为护理服务业、健康产业持续发展提供了有力支撑，吸引了大量劳动力，形成与相关

产业协同发展的良好局面。15个试点城市数据显示，长期护理保险试点以来，新增养老机构877家，新增上门服务的护理机构1155家，吸引社会投资213亿元。目前，长期护理保险定点机构超过3700个，护理服务机构人员约15万人。

第四，有利于增进家庭和谐、维护公序良俗。在当下小家庭、坐班工作模式下，失能人员日常照护事关家庭成员的生产生活，占用劳动资源。健全制度保障，在一定程度上可解放家庭成员，化解家庭矛盾，促进家庭和谐，推进传统美德和公序良俗的传承。目前，长期护理保险试点已使110余万人受益，背后是千万个家庭的和谐稳定，是中华传统美德的生动实践。

二、准确把握扩大试点基本政策

扩大长期护理保险制度试点，目的是在更大范围内探索功能设计、政策机制、规则标准、管理服务。确保试点顺利推进并取得成效，首先要学习贯彻好试点文件、准确把握政策要点和基本要求，理解制度内涵和基本规律。

(一)总体推进坚持“三个遵循”

第一，坚持社会保险的基本原则。长期护理保险的本质属性是社会保险制度，要按照社会保险的基本原则，推进长期护理保险制度建设。包括坚持筹资多元，责任合理分担。单位、个人、财政等承担合理的缴费责任；待遇水平与经济社会发展水平相适应；实行社会化管理，引入市场机制提升管理服务效能等。

第二，坚持保基本、可持续的基本方针。要坚持基本保障，不能搞福利化。要根据经济社会发展水平和各方承受能力，合理确定覆盖范围、筹资标准、保障水平并动态调整。

第三，坚持内外协调、统筹推进的基本方法。长期护理保险制度涉及多部门、多行业，需要主动协调、联动发力，实现部门合力、政策配套、功能协同。

(二)政策安排把握好“四个关键环节”

第一，合理框定参保对象和保障范围。从现有地方实践看，有的从职工人群起步，有的覆盖城镇居民，也有的逐步覆盖到城乡全体居民。保障范围上大多数还是保重度失能，也有保到中度的。对这个政策的总体把握是，起步务必稳慎。当前，城乡之间在参保缴费负担能力、长期护理服务供给能力、公共服务体系搭建等方面存在较大差异，各地在参保政策和保障范围的确定上，要综合衡量自身实际，确定切实可行、各方可接受的办法。

第二，建立责任共担、动态调整的多渠道筹资机制。建立稳定的筹资来源，明确合理的筹资水平，是长期护理保险制度可持续发展的根本保障。各地要重点把握“筹多少”和“从哪里筹”的问题。

“筹多少”，即确定合理的筹资水平。各地要结合自身实际，在科学测算基本护理服务量的基础上，测算相应的资金需求，合理确定年度筹资总额和筹资水平。过程中，可以参考相近体量和发展阶段的已试点城市经验，增强数据和现实支撑，避免走弯路。

“从哪里筹”，即解决筹资渠道的问题。新增试点地方务必迈好第一步，紧扣“渠道多元”“责任明确”，明确好筹资渠道，确定个人、单位、政府多方责任分担。原有试点城市也要按照文件要求，做好筹资政策平稳过渡的转换安排。此外，文件明确从单位缴纳的职工医保费中划出一部分作为长期护理保险单位缴费，以及个人缴费可使用自己的职工医保个人账户，这是结构性优化，是减税降费形势下更加合理可行的筹资路径选择，不能因此否定长期护理保险制度的独立属性。

第三，建立公平适度的待遇保障机制。长期护理保险待遇在享受的程序、支付内容、支付方式等方面有其特殊性。要适应制度特点，探索完善长期护理保险待遇政策框架和相关标准。

一是探索失能评估标准。失能评估认定是待遇享受的门槛。需要建立客观标准，通过专业操作开展认定。在前期试点过程中，地方普遍反映，没有国家统一的失能评估标准，各地对待遇享受的把握不一样，对待遇的公平性造成影响。国家医保局正在推进统一的失能评估标准和管理办法研究制订工作，初步考虑鼓励新增试点城市试行，并不断总结完善。

二是厘清支付范围。要实现合理的服务补偿和服务质量引导。要探索长期护理保险基本保障边界，现阶段主要解决失能人员吃、穿、洗等基本保障需求，再逐步拓展到压疮护理、管道护理等更高质量含量的服务需求。应充分借鉴基本医疗保险三个目录的管理经验，研究制定长期护理保险法定保障项目，同步规范保障项目内涵和质量要求。国家医保局下一步也将着力在保障范围的规范统一上下功夫，地方要先行探索，先行规范。

三是科学设定待遇标准和支付方式。待遇标准设定，要综合制度吸引力、基金承受力、服务供给结构和能力等多方面因素确定。总的要求是，统筹区的支付水平在 70%左右，形成制度吸引力；用好待遇支付杠杆作用，根据护理等级、服务提供方式不同，确定不同的待遇水平，如对经济负担重的人群，更大力度支持；对选择居家和社区服务的，给予倾斜支付，引导参保人服务选择。

第四，探索运转高效的管理服务机制。

一是探索创新管理服务的模式。作为一项公共服务和社会工程，积极引入社会力量参与，是改革方向，也是试点重点任务。各地要继续沿着引入社会力量参与的路子，在制度设计、运行管理、制度评价等环节广泛引入社会力量参与。继续围绕引导市场主体参与、规范委托程序办法，完善监督管理、评估考核、激励约束机制等方面建立完善社会化运行机制。要建立经办服务费用精准测算的办法、模型，按照保本微利的原则，给足运营费用，落实 37 号文件提出的探索经办管理费用从基金中支付的措施。

二是完善基金、服务管理制度。长期护理保险基金参照执行社会保险基金有关制度。要强调的是，长期护理保险是独立制度，在基金上要独立建账、独立核算。要结合实际建立健全基金监管机制，对欺诈骗保保持高压态势。要完善协议管理和监督稽核制度，对服务提供机构、评估机构等主体，切实履行监督责任。

（三）功能作用上实现与服务体系协同发展

目前护理服务体系发展相对滞后。如何促进服务产业发展、引导服务体系建设、规范服务提供行为，是推进制度试点必须同步研究考虑的问题。医疗保险制度起步阶段，医疗卫生服务提供体系比较健全，没有出现买不到服务的情况，制度建设的外部支撑条件较好，但是正是由于医疗卫生服务提供体系发展走在了资金筹集体系的前面，医疗卫生服务提供充足带动医疗消费迅猛增长，资金保障体系压力越来越大。长期护理保险制度建设要在促进和引导护理服务提供体系发展上把握好方式方法，实现与服务体系的协同高质量发展。

三、精心组织制度试点工作

37 号文件对探索建立长期护理保险制度做了整体安排。各级医保部门要继续发挥锐意进取的使命担当和改革精神，紧紧围绕建立长期护理保险制度的试点要求，真抓实干，把工作落到实处，把试点引向深入。

一是高度重视，加强组织领导。各级医保部门、各试点城市要把长期护理保险制度试点纳入保障和改善民生的重点任务，把党的领导贯彻到试点推进全过程，确保试点目标如期实现。各省（区、市）要加强对试点城市的指导，试点城市要成立试点工作领导小组，建立试点团队，发挥撸起袖子的实干精神，抓好改革试点。

二是把握节奏，建立工作机制。会后各省（区、市）医保局负责同志要根据会议精神，抓紧向当地党委政府汇报，指导试点城市制定实施方案，按照时限要求，倒排时间表、路线图，建立完善工作督导、信息调度、评估考核、协作咨询等机制。新增试点城市要将经省级医疗保障、财政部门批准的试点方案，报国家医保局和财政部备案，并同步做好有关准备工作，确保年内启动实施。原有试点城市要按照 37 号文件精神，研究提出修订完善政策的措施，及时向国家医保局汇报，做好平稳衔接过渡。

三是加强宣传，营造良好氛围。医保部门要始终加强政策宣传，正确解读长期护理保险制度的意义和政策，正确引导舆论，广泛凝聚共识，使人民群众对党中央、国务院决策有高度的认同感，让制度和治理成效转为人民群众的实际获得感。

同志们，探索建立长期护理保险制度，任务艰巨，责任重大，使命光荣。大家要清醒地认识到肩负的历史使命和改革重托，增强进取意识和责任意识，高度重视，精心谋划，密切沟通，深入试点，积累经验，为顶层设计做好支撑。

提高政治站位 落实“两个确保”
持续做好新冠肺炎医保结算工作

——在全国新冠肺炎医保结算工作调度会上的讲话

(2020 年 8 月 25 日)

国家医疗保障局党组成员、副局长 李 滔

同志们:

今天,我们召开新冠肺炎医保结算工作调度会,目的是总结前期医保系统在抗击新冠肺炎疫情中的工作,交流新冠肺炎患者医疗费用结算经验,梳理结算工作中存在的问题,进一步推动各地顺利完成结算工作。回顾半年多以来,经过艰苦卓绝的努力,武汉保卫战、湖北保卫战取得决定性成果,疫情防控阻击战取得重大战略成果,统筹推进疫情防控和经济社会发展工作取得积极成效。全国医保系统在疫情防控工作中勇于担当、主动作为,第一时间提出“两个确保”,并积极跟进、适时调整相关政策,在应对疫情工作中发挥了重要作用,得到了党中央、国务院的高度肯定。2020 年 4 月 27 日习近平总书记在主持召开中央全面深化改革委员会第十三次会议上指出,在这次抗击新冠肺炎疫情过程中,国家医保局、财政部等部门及时出台有关政策,把新冠肺炎诊疗救治纳入医保基金支付范围并预付部分资金,确保患者不因费用问题影响就医、收治医院不因支付政策影响救治,体现了我国社会主义制度的优越性。这些工作的落实和成绩的取得,与今天参会的各位的努力密不可分,各地介绍的经验,目标、思路、方法都很明确。下面,我讲三点意见:

一、全国医保系统以高度负责任的态度出色开展了疫情防控任务

疫情发生以后,习近平总书记作出重要指示,要求把人民群众生命安全和身体健康放在第一位,全力做好防控工作。国家医保局立足本职,以疫情防控为第一要务,一切围绕打赢防控阻击战这个目标,统筹安排医疗保障各项工作。

(一)明确疫情医疗救治费用保障政策

一是及时调整医保政策,明确提出“两个确保”。1 月下旬,按照习近平总书记批示要求,国家医保局迅速响应、立即行动,会同财政部印发了《关于做好新型冠状病毒感染的肺炎疫情医疗保障的紧急通知》,会同财政部、国家卫生健康委印发了《关于做好新型冠状病毒感染的肺炎疫情医疗保障工作的补充通知》等文件,提出确保患者不因费用问题影响就医、确保收治医院不因支付政策影响救治的“两个确保”政策。明确对确诊和疑似患者实行先救治、后结算。在基本医保、大病保险、医疗救助等按规定支付后,个人负担部分由财政给予补助,异地就医医保支付的费用由就医地医保部门先行垫付,疫情结束后全国统一组织清算。将疫情诊疗方案中的药品和诊疗项目临时纳入医保目录。对疫情医疗救治费用单列总额预算,预付专项资金给医疗机构。

二是针对特殊人群制定相应的保障政策。根据疫情发展情况,3 月份国家医保局按照“外防输入内防反弹”的要求,及时与外交部、财政部、司法部、卫健委等相关部门沟通,起草了关于境外回国新冠肺炎患者医疗费用支付和外籍新冠肺炎患者医疗费用支付的有关政策,报送国务院联防联控机制会议审议后印发,稳妥做好这部分特殊新冠肺炎患者群体的医疗费用支付。随后,又配合卫生健康委制定了《关于做好新冠肺炎出院患者主要功能障碍康复治疗方案的通知》,要求各地落实政策规定将 29 项康复治疗项目纳入医保支付,将新冠肺炎患者门诊康复治疗费用纳入门诊慢性病管理,由统筹基金

支付且不计入个人年度医保支付限额。

三是指导各地做好新冠病毒检测费用价格管理并纳入医保支付范围。印发《国家医疗保障局办公室关于配合做好进一步提升新冠病毒检测能力有关工作的通知》(医保办发〔2020〕30 号),指导各地简化临时立项程序,按“技耗分离”方式对新冠病毒检测项目立项定价,动态调整价格政策。同时要求各地综合考虑新冠肺炎防控需要、基金支付能力,按程序将针对新冠病毒开展的核酸抗体检测项目和相关耗材纳入省级医保目录。目前,全国 29 个省份已将新冠病毒检测费用纳入医保支付,为疫情防控提供了有力支撑。

(二)优化疫情期间医保经办服务

一是完善经办流程,方便参保单位和参保人员办理医保业务。印发了《关于优化医疗保障经办服务 推动新型冠状病毒感染的肺炎疫情防控工作的通知》(国医保电〔2020〕7 号),提出建立绿色通道、确保“及时办”,推进医保业务“不见面办”,支持长处方政策、实现“便民办”,放宽医疗保障业务办理时限、做到非紧急事项“延期办”,加强经办场所消毒防护、让群众和医保工作人员“放心办”的“五个办”,在最大限度减少人员聚集流动,降低疫情传播风险的前提下,保证了医保经办业务的正常开展。

二是支持长处方和“互联网+”医保服务发展。为妥善解决疫情期间慢性病人复诊取药难等问题。国家医保局会同国家卫生健康委印发《关于推进新冠肺炎疫情防控期间开展“互联网+”医保服务的指导意见》(国医保电〔2020〕10 号),为参保人提供常见病、慢性病“互联网+”复诊服务,提供“不见面”购药服务,落实高血压、糖尿病等慢性病复诊的“长处方”的医保报销支持政策,完善经办服务等。重点指导武汉市印发了《武汉市互联网+医保服务实施方案》,在武汉协和医院、省人民医院、武汉市中心医院等开展互联网诊疗,在慢病门诊定点药店线上医保支付,线下药品配送到家,方便患者购药。

(三)完善支持企业复工复产等配套政策

一是研究制定降低企业负担、减征医保费用具体政策。按照党中央、国务院要求,国家医保局会同财政部、税务总局印发《关于阶段性减征职工基本医疗保险费的指导意见》(医保发〔2020〕6 号),明确各省(区、市)指导统筹地区根据实际,在确保基金收支中长期平衡和待遇支付的前提下,可从 2020 年 2 月起对参保单位减半征收职工医保费,最长实施 5 个月。

二是第二批国家药品集中采购结果按时落地。第二批集采启动前遭遇新冠肺炎疫情,国家医保局在全面调研掌握中选企业生产供应情况基础上,指导各地克服困难,除湖北外,其他省份按时实施中选结果。

三是畅通有关药品、耗材采购渠道,做好价格监测。明确对防控疫情所需的药品和医用耗材,在省级平台不能保障供应的情况下,可由医疗机构先在网下采购应急使用。各省级医疗保障部门密切关注相关药品价格和供应变化情况,对于供应和价格情况异常的,及时通报移交同级工业信息化部门和市场监管部门。鼓励各地开展新冠病毒检测试剂集中采购。

经过全系统上下齐心、共同努力,在本次疫情中医疗保障充分发挥了社会“压舱石”“稳定器”的作用。各省(区、市)及兵团医保部门提前拨付定点救治医疗机构专项资金约 194 亿。支持了医疗机构正常运转;上半年全国减征职工医保缴费,为企业减负约 1600 亿元。据专家测算,由于医保部门及时调整政策、实施“两个确保”,有效减少了因经济因素而不去就医的人数,减轻医疗机构后顾之忧,帮助及时发现治疗病人,控制疾病传播,降低了病死率,充分体现了我国医疗保障制度的价值和我国社会主义制度的优势。

二、新冠肺炎医保费用结算工作进展情况

4 月份以来,随着国内疫情逐步趋稳,医保部门及时转变工作重心,将着力点由制定费用保障政策转向做好医保费用结算。4 月 17 日,国家医疗保障局、财政部和卫生健康委联合印发《关于做好新型冠状病毒肺炎确诊和疑似患者医疗费用结算工作的通知》(国医保电〔2020〕17 号),全面部署医疗费用结算工作。各省(区、市)建立了由医保部门牵头,财政、卫生健康等部门参加的新冠肺炎医疗费用结算协调机制,统筹负责做好结算工作,由救治医疗机构所在地的协调机制落实属地责任。各救治医疗机构申请结算时,提交所有确诊患者和疑似患者信息,医保部门会同卫生健康、财政部门,审核结算医疗费用,原则上医保部门在收到定点医疗机构申报后 30 个工作日内完成结

算。结算工作坚持“以患者为中心”，新冠肺炎医疗费用医疗保障支付不设个人封顶线，不纳入个人年度医保支付限额计算范围；医保个人账户结算部分由参保地统筹基金支付；前期患者已自费结算的医疗费用，纳入医保和财政部门结算范围，全力解决已由患者个人承担医疗费用的问题。同时，国家医保局还建立了结算情况周调度制度，及时掌握了解各地结算工作进展。

（一）总体情况进度较为顺利

截至2020年7月31日，全国省内就医申报医疗总费用19.57亿元，目前已经结算92.4%，共结算18.09亿元，总体来说大头的任务已经完成。其中医保支付12.66亿元，总体支付比例约70%。

部分省份结算工作做得较好。从结算进度来看，北京、上海、浙江、江西、广东、海南、重庆、贵州、青海、宁夏、新疆、兵团共12个省份完成了全部省内已申报患者的结算；吉林、福建共2个省完成了全部省内已申报确诊患者的结算。西藏没有本地患者，未发生区内结算。从结算管理来看，黑龙江、浙江、安徽等11省份出台了专门的结算或资金使用办法，江苏省成立省医保局、省财政厅、省卫健委职能部门负责人参加的协调机制，云南、贵州、广东等地统一了省内新冠肺炎报销比例，山东、海南、广东等地规定此次新冠肺炎治疗费用不设封顶线，且不纳入年度支付限额。这些工作都予以通报表扬。

全国省内就医确诊患者平均医疗费1.73万元，疑似住院患者平均医疗费0.73万元。重症患者人均治疗费用超过15万元，少数危重症患者治疗费用达到几十万元，甚至超过百万元。

对跨省异地就医确诊及疑似患者，为尽可能明确患者参保地，我们先通过国家医疗保障平台基础人员信息库查询，再通过人力资源社会保障部社会保障卡持卡人员库检索，再对无任何参保记录的患者逐一电话沟通，然后别于5月29日、7月30日组织全国开展参保信息确认工作。第一轮已经拨付，第二轮已完成清算。总体来看，对于参保身份明确的跨省异地就医患者实现了“应付尽付”。

（二）协调中央财政补助政策落实到位

6月国家医保局印发《关于紧急报送新冠肺炎确诊和疑似患者医疗费用结算工作情况的通知》，要求及时落实医保结算和财政补助政策。中央财政以各省财政、医保、卫健三部门盖章确认的数据为准，按照个人负担金额的60%将中央财政承担的患者救治费用补助金额拨付到各省份，补助比例不区分确诊、疑似，全国合计2.77亿元。

（三）部分省份工作滞后

主要存在以下问题：

一是省内参保患者、省内异地就医患者不愿意提供参保信息或者提供信息不准确、不完整导致无法检索到参保地，医疗机构与经办机构之间信息上传不规范，导致结算存在困难。

二是与相关部门的沟通协调不畅，一些省份因为担心后续审计，要求与当地卫生健康委进行名单对照，但尚未拿到确诊和疑似患者名单，导致无法准确界定新冠肺炎疑似患者身份。

三是医保结算规定等技术问题影响结算，如有的省份医保信息系统默认必须由患者先结算后，经办机构才与医疗机构结算；有些省份医疗机构门诊费用没有明细、审核困难；有少部分跨省异地患者个人已支付费用，治疗结束回参保地后未及时退费等。

四是医疗机构报送防控指挥部救治信息和申报结算信息不同步。由于医保预付资金、财政拨款到账等情况，医疗机构账面上有资金可供使用，不急于申报结算。

总的来看，省内患者和跨省异地就医患者的大部分的结算工作已经完成，未结算的情况也已经分类核实清楚，对各类问题也找到了针对性的措施。很多省份也想了很好的办法和点子妥善进行了处理，经验可以借鉴。要进一步加强宣传引导，帮助各统筹区、医疗机构加快申报、结算的进度，避免迟报、漏报影响结算。

三、下一步工作要求

（一）提高政治站位，充分认识结算工作的重要意义

统筹做好新冠肺炎患者医保费用结算工作，是医保系统坚持政治机关定位、坚决做到“两个维护”、坚定兑现“两个确保”庄严承诺的内在要求。党中央、国务院高度重视疫情防控工作。习近平总书记时刻关注疫情形势，亲自指挥、亲自部署疫情防控工作，始终强调把人民生命安全和身体健康放在第一位，把提高收治率和治愈率，降低感染率和病死率作为防控工作目标。深刻指出，我们建立全民医保制度的根本目的，就是要根本解除全体人民的疾病医疗后顾之忧。总书记的一系列重要论述

和指示批示精神，为打赢疫情防控阻击战，做好重大疫情医疗救治费用保障提供了根本遵循。全国医疗系统统筹推进疫情防控和医疗保障事业发展各项工作，体现了稳中求进总基调，体现了统筹推进总要求，体现了“双线作战”总布局，体现了“两个确保”总目标，也检验了新组建的医保系统加强党的政治建设的实际成效。

统筹做好新冠肺炎患者费用医保结算工作，是全面支持医疗机构复工复产、转入正常运行的必然要求。疫情期间，4 万多名医务人员驰援武汉、大连、新疆等地，更多的医务人员在本地加班加点投入防控。习近平总书记指出，医务人员是战胜疫情的中坚力量，务必高度重视对他们的保护、关心、爱护，从各个方面提供支持保障。我们医保部门前期向定点救治医疗机构拨付近 200 亿元的专项资金免除医疗机构后顾之忧。医疗救治工作告一段落，正是兑现承诺的关键时期，结算工作做得好不好，直接决定着医保局的信誉和形象，直接关系到人民群众切身利益，是医保系统当前最重要的政治任务。

（二）压实责任，完成各项结算任务

按照党中央、国务院一手抓疫情防控、一手抓经济社会发展的决策部署，截至 24 日 24 时，全国连续 9 天无本土新增病例。我们有责任、有义务在 9 月初完成存量的新冠肺炎患者费用结算工作，真正实现我局提出的“两个确保”政策措施。

一是要着眼于“快”，加快结算进度。4 月 3 日，根据疫情防控进展，国家医保局召开应对新冠肺炎疫情领导小组会议，专题研究新冠肺炎患者医保费用结算工作。我在会上指出，随着新冠肺炎患者陆续出院，医保系统的工作重心要迅速转向做好医保费用结算。我们要继续保持战时状态，主动担当、积极作为，密切跟踪新冠肺炎发展情况，转变工作思路，简化工作流程，提高工作效能，确保结算工作有序推进。各地对于 7 月 31 日前省内就医发生的、医疗机构申报到医保部门的费用，必须于 9 月 10 日前按照规定完成审核、结算和费用拨付。

二是要作之于“细”，切实加强组织领导。新冠肺炎医保费用结算任务工作艰巨且时效性非常强，来不得半点虚功和懈怠。各地医保部门要继续认真贯彻党中央、国务院决策部署，切实抓紧抓实抓细医保费用结算工作，主动与相关部门沟通对接，保证“两个确保”费用保障政策落实到位。对于国家组织清算的、跨省异地就医发生的费用，必须于 9 月 10 日前向医疗机构拨付，原则上由就医地医保部门使用异地就医预付金先行垫付。跨省异地就医中参保信息不全、无法核实的患者，由各省区市协调机制审核确认后，指导医疗机构与就医地财政部门按本地规定统一结算。

三是落脚于“实”，及时调整进度安排。一分部署、九分落实，要加强调度，落实责任。新冠肺炎患者结算工作，不是常规结算，是非常时期、战时状态、政治任务。要严格执行新冠肺炎患者医疗费用单独预算的政策。要每周调度，对符合规定的申报费用按规定、按时限完成，“30 个工作日是常态、30 个工作日外是例外”，不得出现患者和医疗机构投诉，一旦出现，一经查实，要从严处理。

（三）预防秋冬季可能发生的疫情反复，统筹安排常态化防控期间的结算工作

按照《关于加强秋冬季新型冠状病毒肺炎疫情防控工作的指导意见》要求，压实“四方责任”，做好“五有三严”（有防护指南、有防控管理制度和责任人、有防护物资设备、有医护力量支持、有隔离转运安排，严格发热门诊设置管理、严肃流行病学调查、严防医院院内感染）的管理要求。疫情一日不解除、防控一刻不放松，要时刻绷紧疫情防控这根弦，提早制定具体结算方案，加强人员培训和结算有关应急演练。各地要继续做好与定点收治医疗机构、卫生健康部门等的沟通、监测、联系，医疗机构每申报 1 例，医保部门都要按规定及时响应，并在 30 个工作日内完成结算。属于跨省异地就医的，请及时通过国家异地就医结算系统协同管理模块报送国家医保局。逐步将结算工作转入常态化，保持“两个确保”政策延续性和稳定性。

（四）做好“六稳”工作 落实“六保”任务，支持医疗机构运行发展

进一步落实党中央、国务院关于帮助医疗机构渡过难关的指示要求，各地要完善总额预算管理办法。一是明确对新型冠状病毒感染的肺炎患者医疗费用单列预算，不纳入医疗机构年度总额指标。二是有条件的地方可适当增加医保常规预付金规模，按照 3 个月左右的资金量来拨付预付金，减轻医疗机构资金压力。三是根据国家医保局统一要求，从 2020 年起对执行国家组织药品集中招标采购结果，因药品降价产生的结余，在考核后可以留给医疗机构用于人员薪酬支出。也鼓励推进按病种、按疾病诊断相关分组等支

付方式，提高医保基金使用效率。

同志们，疫情防控，医疗机构是主战场，医保结算工作是重要保障。我们坚持人民至上、生命至上、以非常之举应对非常之事，打破了很多医保常规支付政策，保障了人民健康，形成了中国模式、中国样板。下一步，我们还要继续研究重大疫情保障机制，要制定今年支持医疗机构的保障政策。相信各位有决心、有能力完成这一阶段性任务，打赢疫情防控阻击战。

谢谢大家。

规范执法 长抓不懈 全力推进基金监管制度体系改革

——在 2020 年全国医保基金监管工作会上的讲话

(2020 年 8 月 28 日)

国家医疗保障局党组成员、副局长 李 滔

同志们：

今天召开 2020 年全国医保基金监管工作会议，主要目的是深入学习传达党中央、国务院领导批示指示精神，贯彻落实《国务院办公厅关于推进医疗保障基金监管制度体系改革的指导意见》(国办发〔2020〕20 号，以下简称 20 号文件)精神，系统盘点 2020 年上半年基金监管工作进展，培训解读基金监管规范年建设相关文件，全面部署下一阶段基金监管工作。

刚才，天津、河北、江苏三个省份作了交流发言，汇报了各自在基金监管规范化建设、部门联动、专项治理等方面的先进经验，很多做法可圈可点，值得各地学习借鉴。下面，我主要讲四点意见。

一、提高政治站位，勇于担当作为，认真学习贯彻党中央、国务院的决策部署

医疗保障基金是人民群众看病就医的“钱袋子”，是维护社会平稳运行、解决群众疾病后顾之忧的“压舱石”，以习近平同志为核心的党中央、国务院高度重视医保基金安全问题。全国医保系统自组建以来，习近平总书记聚焦基金监管，多次作出重要的批示指示，如指路明灯，指引我们一步步将打击欺诈骗保工作推向深入。2020 年 4 月，习近平总书记在主持召开中央深改委第 13 次会议并审议通过 20 号文件时，进一步深刻指出，医保基金是人民群众的“看病钱”“救命钱”，一定要管好用好。要坚持完善法治、依法监管，坚持惩戒失信、激励诚信，构建全领域、全流程的基金安全防控机制，维护社会公平正义，促进医疗保障制度健康持续发展。

总书记关于基金监管工作的一系列批示指示精神，一以贯之、一脉相承，充分体现了总书记高度关注民生、重视民生的博大情怀，是习近平新时代中国特色社会主义思想理论在医保领域的生动诠释，是医疗保障改革发展的基本遵循和行动指南。总书记的重要批示指示精神能否落实到“最后一公里”、医保基金安全网建得好不好、群众的救命钱守不守得住，是全国医保系统在思想和行动上同党中央保持高度一致的试金石，是医保战线全体党员干部坚定“四个自信”、树牢“四个意识”、坚决做到“两个维护”的试金石，更是检验医保系统严肃党风、政风、行风的试金石。

各地各级医保部门务必要进一步提高政治站位，统一思想、强化认识，认真学习领会习近平总书记的重要批示指示精神，深刻把握医保基金监管工作的重要战略意义，始终把基金监管工作作为全系统首要的政治任务；务必要进一步严明政治纪律和政治规矩，以钉钉子的精神扎实贯彻执行党中央、国务院决策部署，稳扎稳打，久久为功；务必要进一步强化作风建设，保持定力、持续发力、提升斗争能力，在实践中锤炼忠诚干净担当的医保监管干部队伍。

二、准确定位，深入研判，加强对基金监管总体形势的把握

全国医保系统组建两年以来，各地各级医保部门坚决贯彻落实党中央、国务院决策部署，攻坚克难，重拳出击，特别是今年上半年，面对疫情防控的严峻形势，各地坚持“两手抓”，扎实有序推进基金监管各项工作，阶段性成效初步显现。但与此同

时，医保基金监管深层次体制机制问题也逐渐暴露，特别是在全球经济社会发展面临深刻变革和不确定不稳定因素不断增多的大背景下，基金监管总体形势依然严峻，必须客观分析，深入研判，把握机遇，乘胜追击。

（一）2020年上半年工作有序推进，基金监管高压态势持续巩固

2020年上半年，全国人民众志成城抗击疫情，各地各级医保部门立足民生保障，积极主动作为，一手抓疫情防控，坚持“两个确保”，及时优化调整保障范围、支付待遇和结算方式，将医保基金“该花的钱”第一时间送到百姓身边；另一手狠抓基金监管不放松，严格控制不合理支出，确保“不该花的钱”一分不能少，充分彰显了医保系统人民至上的大局意识、服务意识和良好作风，得到了党中央、国务院的高度认可。

2020年1—7月，全国共处理11万家定点医药机构，占检查机构28.69%，其中暂停医保服务协议7703家，解除服务协议2627家，行政处罚2237家，移交司法机关120家，收回资金50.31亿元，将监管“无禁区”、处罚“零容忍”落到实处，让违法违规行为付出惨痛代价。4月份，各地结合疫情防控总体形势，统筹谋划，因势利导，妥善采取线上线下相结合的方式，全力推进基金监管集中宣传月活动，组织开展了普法宣传抖音大赛、微信有奖竞答、情景剧、皮影戏等很多群众喜闻乐见、寓教于乐的宣传活动，在严格落实疫情防控要求的前提下，将基金监管相关知识和理念传送到每家每户，再次掀起了全民关注医保、共同监管的良好氛围。上半年，为加紧推进规范化建设，国家医保局启动了基金监管规范年建设工作，研究制定了一系列规范性文件。各地也不失时机狠练内功，河北省《医疗保障行政执法暂行规程》《医保基金内部审计暂行办法》《医疗保障信用管理办法》，黑龙江省《医保行政处罚程序暂行规定》，江苏省《医保定点医药机构失信行为惩戒暂行办法》，山东省《医保重大行政执法集体审议工作规则》，安徽省《医保监管查处基金追回流程管理暂行办法》等陆续出台，在很多方面填补了基金监管行政执法规范化管理的空白。在此，我谨代表国家医保局党组，为大家在疫情期间不等不拖、主动作为的奋斗精神点赞！也通过在座的各位，向全国医保基金监管战线的全体同志表示衷心的感谢和崇高的敬意！

（二）制度体系不够健全，基金监管职权运行亟待规范

肯定成绩的同时，也要正视我们面临的问题和挑战。基金监管法律法规还不完善，对医保违规行为的性质认定、查处程序和处罚标准等依据还不够明确。信用评价、信息化监管、综合监管等长效机制还未建立，各地普遍缺乏专业化、职业化、规范化的医保监管队伍，在监管方式方法上还有很大的改进空间。

特别要指出的是，很多地方医保执法的自由裁量权过大，处罚标准和尺度不一致，存在畸轻畸重问题。习近平总书记多次强调，“要把权力关进制度的笼子里”。当前，基金监管制度的不健全、职权运用得不规范，正是我们自身存在的短板和弱项，由此引发的矛盾和争议在一些地区已经暴露出来，严重影响了医保监管执法的公平性、公正性、严肃性和权威性，必须高度重视，及时纠正，从根源上加以解决。

（三）常态化疫情防控下，经济社会总体发展形势对基金监管工作提出新的要求

随着新冠肺炎疫情进入常态化管控，我国经济发展稳步向好，复工复产逐月好转，医疗秩序有序恢复，一定程度上也会刺激人们的求偿式医疗照护、医疗卫生机构的扩张式发展和新技术、新药品的推广应用，给医保基金收支平衡和基金安全带来严峻挑战。下一步，如何在严峻复杂的经济社会外部环境中擦亮眼睛、守住初心，如何在疫情常态化形势下坚定不移深化改革、更好运用制度优势提升医保治理效能、确保医保“救命钱”始终用在刀刃上，是对全体医保党员干部特别是基金监管干部队伍的严肃考验和深刻历练。

在习近平总书记的亲自指挥下，党中央、国务院审时度势，加强顶层设计，先后于今年3月和6月印发了《关于深化医疗保障制度改革的意见》和《关于推进医疗保障基金监管制度体系改革的指导意见》。两个文件的出台，既是全体医保工作者长期奋战的智慧结晶，更为医保基金监管工作注入了强心剂，明确了改革和发展的路径，带来了难得的发展机遇。希望各地各级医保部门认真贯彻落实两个文件精神，把握大局，找准定位，乘势而上，顺势而为，努力在危机中育新机，于变局中开新局，促压力为动力，以变革应对挑战，深入推进医保基金监管制度体系改革，持续为人民群众健康权益保驾

护航。

三、稳扎稳打，规范执法，全力做好 2020 年下半年工作

受疫情等因素影响，2020 年上半年，很多地区基金监管工作有所迟滞。当前，疫情防控已进入常态化管理，医保基金监管制度体系改革的号角已经吹响，工作任务目标清晰、方向明确。下半年，请各地各级医保部门继续坚持目标导向、问题导向、结果导向，加强系统谋划，狠抓工作落实，确保年底前向党中央、国务院再交上一份满意答卷。

（一）认真抓好 20 号文件的贯彻落实

《国务院办公厅关于推进医疗保障基金监管制度体系改革的指导意见》作为《中共中央 国务院关于深化医保制度改革的意见》的首个配套文件，对基金监管工作作出了周密规划和明确部署，是未来一个时期内医保基金监管工作的根本遵循，也是“十四五”期间基金监管工作的行动纲领。各地要深入学习领会 20 号文件精神，着力围绕“3、6、5”做文章。“3”即明确三个责任，全面坚持和加强党的领导，充分发挥政府在基金监管法治建设、标准制定、行政执法、信息共享等方面的主导作用，推动定点医药机构和相关行业落实自我管理主体责任。“6”是健全六项制度，规范基金监督检查，每年实现两轮全覆盖式的医保基金监督检查；完善医保智能监控系统建设和应用，强化大数据监管；畅通投诉举报渠道，及时兑现奖励资金；建立医药机构和参保人员医保信用记录，实施联合惩戒；推进综合监管，健全协同执法工作机制；完善社会监督员制度、信息披露制度，实现政府监管和社会监督、舆论监督良性互动。“5”是完善五重保障，实现医保基金监管法治化、专业化、规范化、常态化，构建全领域、全流程的基金安全防控机制，守牢基金安全红线。

抓好 20 号文件的贯彻落实是当前基金监管工作的第一要务。会后，大家要及时向本单位主要负责同志做好汇报，并积极争取本地区党委、政府和相关部门的重视、支持和配合。要结合实际制定切实可行的实操方案，做好任务分工，明确时间表和路线图。要加强对文件精神的宣传、解读和培训，确保全国上下一盘棋，统一思想，鼓舞士气，将文件各项要求落实到“最后一公里”。

（二）深入开展专项治理

今年专项治理与 2019 年有所区别，重点是监督检查“两类机构”，即定点医疗机构和医保经办机构。针对定点医疗机构，我局专门会同国家卫生健康委联合印发了《关于开展医保定点医疗机构规范使用医保基金行为专项治理工作的通知》（医保函〔2020〕9 号），要求各地针对不同类型医疗机构及其诊疗服务行为，突出治理重点，分门别类“对症治理”。对于公立医疗机构重点治理违规收费、重复收费、超医保支付范围、无指征诊疗、套餐式检查、套餐式治疗、高套病种、将临床试验项目违规纳入医保报销等行为；对于非公立医疗机构，重点治理虚假结算、人证不符、诱导住院、无指征住院等行为。10 月底前，各级各类定点医疗机构全面开展自查整改，并将违法违规所得足额退回。各统筹地区医保和卫生健康部门要结合自查整改情况和疫情防控情况，合理安排时间开展抽查复查。11 月底前，各省级医保部门要完成抽查并将专项治理工作总结报送我局。

针对医保经办机构，这是医保行政部门针对经办机构第一次全方位全覆盖的监督检查，是刀刃向内、自我净化、自我完善的重要举措。近期，国家医保局先后赴河北、广东、四川、安徽、重庆、宁夏、浙江等 7 个省市开展了调研式飞行检查，发现了经办机构在内审内控、人员管理、协议签订、信息系统应用、待遇审核、资金拨付等很多方面的问题，情况不容乐观。稍后的会议议程中，将就我局刚刚印发的《关于开展规范医疗保障经办机构审核结算专项治理工作的通知》进行解读，各地要按此要求，及时组织辖区内所有经办机构开展自查自检，重点要治理内审制度不健全、基金稽核不全面、履约检查不到位、违规办理医保待遇、违规支付医保费用、违规拖欠定点医药机构费用以及内部人员“监守自盗”“内外勾结”等行为。下半年，我们将继续组织开展覆盖全国各级各类经办机构和定点医药机构的飞行检查。各地务必高度重视、不徇私情、不留死角，通过这次专项治理，规范经办服务，完善内控机制，将经办机构医保基金“第一道防线”的作用充分发挥出来。

（三）加快推进规范执法

“打铁还需自身硬”，基金监管作为人民群众“救命钱”的守护者，既不能不作为，更不能乱作为。过去两年覆盖全国的打击欺诈骗保工作为我们营造了良好的声势和氛围，也暴露出医保监管执法方面不少的问题和短板。为促进医保基金监管规范执法，全面提高监管效能，我局将2020年作为医疗保障基金监管规范年，着力在执法权限、执法依据、执法文书、执法程序、行政处罚等方面集中研究制订一批规范化管理文件，建立健全职责明晰、权威高效的基金监管规范标准体系，确保依法履职。近期，部分规范年建设的成果性文件已经陆续出台，执法资质方面，印发了《医保行政执法证件管理办法》；执法文书方面，印发了《医疗保障行政执法文书制作指引与文书样式》；执法程序方面，《医保系统全面推行行政执法公示制度执法全过程记录制度重大执法决定法制审核制度的实施办法（试行）》等也已印发实施。后续的《医保基金监管飞行检查办法》《医保基金监管飞行检查工作细则》《医保基金使用监管行政处罚裁量基准》等也正在加紧研究制订当中。

今天会议的后半程，我们将以会代训，就已印发的几个文件精神进行解读和培训。规范年的建设将标志着基金监管工作从“被动应战”进入到规范执法的崭新阶段，请各地高度重视这项工作，第一时间组织抓好相关的学习贯彻和落地应用，用规范化的制度、流程、标准武装我们的执法队伍，切实练好“内功”，增强斗争本领。

（四）积极推进“两试点一示范”工作

基金监管长效机制建设非一朝一夕之功，“两试点一示范”的目的和意义正在于此。要加快推进智能监控示范点的建设，不断完善医学知识库，丰富智能监控规则库，开展药品、医用耗材进销存实时管理，推广视频监控、生物特征识别等技术应用，推进异地就医、购药即时结算，实现基金监管从人工审核向大数据监控的转变。要通过信用体系建设试点，推动信用评价制度在医保基金监管领域落地生根。完善定点医药机构综合绩效考评机制，将信用评价结果、综合绩效考评结果与预算管理、检查稽核、定点协议管理等相关联。加强和规范医疗保障领域守信联合激励对象和失信联合惩戒对象名单管理工作，实施守信联合激励和失信联合惩戒。要充分发挥监管方式创新试点的创新引领作用，因地制宜，借力借势，为建立健全“横到边、纵到底、无死角”的监管体系积累经验、奠定基础。

目前，试点时间已经过半，各省（区、市）要结合基金监管司通报的中期评估情况，深入总结本辖区内试点、示范点的阶段性进展、成效，及时研究解决发现的问题，注重提炼亮点和特色做法，已经形成成熟经验的，要多种途径及时扩面和推广复制。

（五）加强宣传曝光

2020年集中宣传月期间，各地群策群力，集思广益，线上线下相结合、医院内外全贯通、宣教培训一体化，取得了非常好的实效，各地要进一步梳理总结，把其中好的经验和做法固化下来，推动基金监管宣传工作常态化、长效化，持续动员人民群众主动参与到基金监管工作中来。国家局官网已经开通了“曝光台”，公开曝光了首期5个典型案例，今后还将持续发布。各地在案件查办的过程中，也要坚持公开透明的原则，主动邀请新闻媒体参与飞行检查、明察暗访等工作，查实的重大案件，要及时通过国家医保局“曝光台”公开曝光，强化震慑作用。

四、提升能力，强化保障，努力打造风清气正的监管体系队伍

（一）强化法治保障

推进基金监管制度体系改革，必须坚持法治原则，保证基金监管合法合规、公平公正。《医疗保障基金使用监督管理条例》已列入司法部2020年立法计划，目前我局正积极配合司法部密集调研、集中修订，加快推进有关工作，力争尽快出台。我们也关注到，去年以来，《天津市基本医疗保险条例》《上海市基本医保监督管理办法》《河北省医保基金监管办法》《山东省医保基金监督管理办法》等地方性法规相继出台，为基金监管提供了强有力的支持。各地也要因地制宜加紧完善医保基金监管相关规定，推进有法可依、依法行政。

（二）强化能力建设

建立健全基金监管执法体系，加强人员力量，强化技术手段。国家医保局医保基金监管事务中心已获批复，北京、天津、河北、上海、江西、湖北、海南、贵州、云南、宁夏等10个省份在省级层面设立了基金监管专职机构；福建省市级及以下医保部门实行垂直管理，集中优势力量强化基层监管；河北遵化、昌黎等部分县（市、区）成立了基金监管专门机构，为县级层面基金监管提供了强有力的组织支撑。各地要以5号文件和20号文件为契机，进一步健全基金监管管理体制，推动建立横到边、纵到底的全覆盖监管体系。要做好职责划分，明确省、市、县各级行政监管的职权范围，为长效机制建设奠定坚实基础。要在做实市级统筹的过程中，进一步明确县级医保的监督管理职责，确保监管工作有力落

实。要进一步提升监管能力，继续坚持基金监管培训全覆盖，推动构建职业化、专业化的监管队伍。

(三)强化协同监管

一要加强部门协同。基金监管工作既要查得深、查得实，更要联合相关部门按照各自职责权限，罚得狠、罚到怕、管到人，才能持续发挥震慑作用。山西省医保局会同省纪委监委建立了欺诈骗保涉及公职人员问题线索移送机制，对打击欺诈骗保加强线索联合排查；江苏省淮安市在市医保智能监控系统中嵌入“纪委监委监督”模块，分级处置预警事项，加强动态监管、跟踪管理；浙江省杭州市医保部门与市检察院、市公安局联合印发《医保领域行政执法与刑事司法衔接工作办法》，建立健全基金监管与司法联动工作机制；还有很多地区结合实际建立了部门联席会议工作机制，要把这种机制用好用足，发挥威力。

二要行政经办协同。目前，医保管理服务协议已经最高人民法院批复确定为行政协议，给经办协议管理带来了新的挑战和要求。各地要进一步理顺医保行政监管与经办协议管理的关系，明确行政监管与经办稽核的职责边界，加强工作衔接，尽快形成各司其责互补互助的监管体系。要加强经办机构内控机构建设，落实经办机构协议管理、费用监控、稽查审核工作责任。

三要引入外力协同。积极通过政府购买服务的方式，将会计师事务所、商业保险机构、信息技术服务机构、律师事务所等社会力量引入基金监管，既可以弥补监管人才队伍短缺的现实问题，也为盘活商业保险等第三方市场、充分发挥医保对健康产业发展的支持作用提供了良好的平台和切入点。但引得进更要用得好，才能助力形成专业化的监管体系。云南省昆明市出台了《第三方机构参与医保基金监管工作规程》，明确了第三方机构提供监管服务和技术支持的权利边界，对工作纪律、工作流程、重要情况报告等予以规范；山东省青岛市制定了第三方监管人员《学习培训制度》《考核激励制度》《廉洁守纪规定》等多项制度，明确了第三方参与监管的纪律要求。各地在引入社会力量参与监管工作的同时，也要一视同仁，立规矩、促规范、严管理、问绩效，将第三方的积极性、主动性和专业优势充分调动起来。

(四)强化组织纪律

医保基金监管工作是党和人民赋予我们的神圣职责，各地基金监管战线上的党员干部，既要把手中的执法权力用好，不给不法分子留有可乘之机；又要知敬畏、守底线，提高纪律意识和规矩意识，公正用权、依法用权、廉洁用权。要用严明的纪律，打造过硬的基金监管队伍，要把纪律作风建设摆在更加突出的位置抓紧抓好。对于不愿作为、不敢担当、甚至以权谋私的个别人员，要依法依规严肃追责。

同志们，2020 年疫情无情，医保有情！灾难面前更凸显医保基金安全的至关重要！让我们坚持以习近平新时代中国特色社会主义思想为指导，持续抓好疫情防控和基金安全双线作战，迎难而上、锐意进取，守正创新，开拓奋进，以实际行动为全面推进新时代中国特色医疗保障制度建设而努力奋斗！

国家医疗保障工作

国家医疗保障工作综述

2020年，国家医保局以习近平新时代中国特色社会主义思想为指导，坚决贯彻落实习近平总书记重要指示批示和党中央、国务院决策部署，始终坚持以人民为中心，砥砺奋进、担当作为，统筹疫情防控和医保事业发展，构建中国特色医疗保障制度框架，坚持不懈推进重大改革，不断推动医保管理提质增效，医疗保障制度运行平稳，基金安全可持续，群众待遇稳步提升。截至2020年底，全国基本医保参保13.6亿人，参保率稳定在95%以上，生育保险参保2.4亿人；基本医保基金（含生育保险）收入2.5万亿元，支出2.1万亿元，累计结存3.1万亿元。

一、深化医疗保障领域各项改革

（一）明确深化医疗保障制度改革总体框架

2月，中共中央、国务院印发《关于深化医疗保障制度改革的意见》，明确“1＋4＋2”改革总体框架。“1”是明确一个目标，即建立以基本医疗保险为主体，医疗救助为托底，补充医疗保险、商业健康保险、慈善捐赠、医疗互助共同发展的医疗保障制度体系。“4”是建立四个机制，即公平适度的待遇保障机制、稳健可持续的筹资运行机制、管用高效的医保支付机制、严密有力的基金监管机制。“2”是加强两个支撑，即推进医药服务供给侧改革、优化医保公共管理服务。

（二）稳步扩大长期护理保险制度试点

9月，会同财政部印发《关于扩大长期护理保险制度试点的指导意见》（医保发〔2020〕37号），明确了扩大试点的目标任务、资金筹集政策、待遇支付政策以及加强基金管理、服务管理和经办管理等配套措施，提出力争在“十四五”期间基本形成适应我国经济发展水平和老龄化发展趋势的长期护理保险制度框架。扩大试点后，试点城市已达49个。截至年底，参保人数达1.08亿人，累计享受待遇人数达136万人。

（三）纵深推进药品耗材集中带量采购改革

常态化组织开展药品集中带量采购，按计划启动实施第二批集采中选结果（湖北因疫情推迟至6月启动），32个中选药品平均降价52%。8月，第三批国家药品集采产生中选结果，55个中选品种平均降价53%，中选结果于11月在全国落地实施。11月启动第四批国家组织药品集中采购前期工作。组织开展首次国家组织高值医用耗材集中带量采购，以冠脉支架为切入点，中选价格从均价1.3万元左右下降至700元左右，降幅达93%。各地也进一步扩大集中带量采购品种范围。湖北武汉开展胰岛素带量采购，河南濮阳、浙江金华带量采购中成药，“三明联盟”集采未过评药品平均降价近7成，重庆、陕西分别组织多省联盟采购，江苏、安徽、湖南等省份选择高血压和糖尿病用药、抗生素、抗肿瘤药等采购金额较大的药品开展集采。天津、重庆、湖北、广东、北京等省份还分别牵头开展人工晶体、吻合器和补片、新冠病毒检测试剂、冠状球囊等耗材联盟采购，江苏、上海、浙江、河南、安徽、山西、山东、福建等省份也开展省级耗材带量采购。

（四）持续深化医保支付方式改革

有序推进按疾病诊断相关分组（DRG）付费国家试点，印发DRG细分组方案（1.0）版，开展技术规范和分组方案培训，试点城市陆续进入模拟运行阶段。印发区域点数法总额预算和按病种分值付费（DIP）试点工作方案、技术方案和DIP国家病种目录库，确定全国27个省（区、市）的71个试点城市，明确试点工作的技术标准，分别开展针对试点城市、试点专家组专家的工作推进和技术培训会，制定经办规程，组建国家专家组，基础工作扎实推进。印发《关于积极推进“互联网＋”医疗服务医保支付工作的指导意见》（医保发〔2020〕45号），指导地方通过协议管理的方式，将符合条件的“互联网＋”医疗服务纳入医保支付范围，做好协议管理、完善支付政策、优化经办服务、强化监管措施，大力支持“互联网＋”医疗服务模式创新，进一步满足人民群众对便捷医疗服务的需求。

二、助力新冠肺炎疫情防控取得战略性成果

1月22日，会同财政部第一时间明确提出“两个确保”，确保患者不因费用问题影响就医，确保收治医疗机构不因支付政策影响救治，有力推动实现“早发现、早报告、早隔离、早治疗”，是应对公共卫生事件的重大制度创新。

（一）解除疫病患者后顾之忧，确保患者不因费用问题影响就医

适应疫情防控需要，明确本地和异地患者都实行“先救治、后结算”，在基本医保、大病保险、医疗救助等按规定支付后，个人负担部分由财政给予补助。同时，明确异地就医患者和本地患者享受同等待遇，不执行转外就医报销待遇调减政策，医保支付的费用由就医地医保部门先行垫付，疫情结束后全国统一清算。累计结算患者费用28.4亿元，医保支付16.3亿元。

（二）专项预付医保基金，确保医疗机构及时救治

指导地方医保部门对医疗机构新冠肺炎救治费用单列预算，明确不占用当年医保总额指标。医保经办机构预付专项资金用于新冠肺炎医疗救治，缓解救治医疗机构垫资压力。全国累计预拨定点救治机构专项资金194亿元。指导各地在综合考虑新冠肺炎防控需要、基金支付能力的基础上，按程序将针对新冠病毒开展的核酸抗体检测项目和相关耗材纳入省级医保目录。鼓励各地开展新冠病毒检测试剂集中采购，核酸和抗体检测试剂价格分别下降七成和四成以上。

（三）调整医保支付范围，确保患者获得所需救治服务

将国家卫生健康委诊疗方案中的药品和诊疗项目临时纳入医保支付范围。对集中救治医疗机构开辟“绿色通道”，按照特事特办原则，及时纳入定点范围。制定新冠肺炎出院患者康复治疗保障和新冠病毒检测支付政策，将符合条件的心理治疗按规定纳入医保支付范围，新冠肺炎出院患者符合规定的门诊康复医疗费用纳入门诊慢特病管理。

（四）优化疫情期间经办服务，确保医保业务不中断

为减少人员聚集带来的感染风险，各级医保部门大力优化办事流程和方式。对集中收治新冠肺炎患者的医疗机构建立绿色通道，缩短办理时间，确保“及时办”；放宽医疗保障业务办理时限，做到非紧急事项“延期办”；加强经办场所消毒防护，让群众和医保工作人员“放心办”；配合卫生健康部门实施长处方政策，减少慢性病患者去医院次数，实现“便民办”；通过互联网、电话、邮寄等非接触方式，推进医保业务“不见面办”。及时研究出台“互联网＋医疗服务”医保支付政策，将符合条件的“互联网＋”医疗服务费用纳入医保支付范围，保障慢性病患者正常就医购药品需求。

（五）阶段性减征职工医保单位缴费，支持“六保六稳”

贯彻落实党中央统筹抓好疫情防控和经济社会发展的决策部署，除保障救治费用、优化经办服务外，有针对性地阶段性减征职工医保单位缴费，以更直接的举措缓解企业经营困难。2月，会同财政部、税务总局印发《关于阶段性减征职工基本医疗保险费的指导意见》，指导各地切实抓好阶段性减征政策落实，期限不超过5个月。全国共为企业减征超过1500亿元，为抗击新冠肺炎疫情，减轻企业负担，促进复工复产，稳定就业岗位提供了有力支持。

三、推动医疗保障待遇政策落地落实

（一）决战决胜医保脱贫攻坚

印发《医疗保障脱贫攻坚2020年工作要点》《关于高质量打赢医疗保障脱贫攻坚战的通知》《关于进一步做好2020年贫困人口参保缴费工作的通知》，举全局和全系统之力，奋力夺取医保脱贫攻坚全面胜利。守牢应保尽保底线，落实贫困人口分类资助政策，完善参保服务，建立部门信息共享、地区参保核查等机制，实行精准到人的台账管理，确保动态管理到人，同步更新到人。实施三重制度综合保障，动态监测待遇落实。持续治理过度保障，加快推进“一站式”结算。25个承担医保扶贫任务的省份已基本实现市域内“一站式”结算。2018年以来，医保扶贫政策累计资助贫困人口参保2.3亿人次，减轻个人缴费负担369亿元；惠及贫困人口就医53亿人次，减轻医疗费用负担超过3600亿元，助力近1000万户因病致贫群众精准脱贫，贫困人口“基本医疗有保障”突出问题得到有效解决。

（二）组织开展2020年医保药品目录调整

7月，以医保局1号令印发《基本医疗保险用药管理暂行办法》，进一步规范医保用药管理，明确基本医保药品管理指导思想、基本原则，明确国家、省

和地区分级管理、目录调整周期和目录调整程序，为国家医保药品目录调整提供规章依据。印发《国家医保药品目录调整工作规则》，使医保药品目录管理更加常态化、规范化、精细化，医保目录动态调整机制基本形成。8月至12月，会同相关部门开展2020年国家医保药品目录调整工作。坚持“保基本”的功能定位，首次实行企业自主申报，对拟纳入评审的药品进一步聚焦，坚持鼓励创新导向，加强医保支付标准管理。本次目录调整，调入药品119种，调出药品29种，目录内药品数量最终达到2800种，其中西药1426种，中成药1374种。

(三)督导各地谈判药品落地和自行增补品种消化工作

建立医保药品动态监测和调度制度，全年114个协议期内谈判药品累计惠及3700余万人次，通过谈判降价和医保报销，累计为患者减负825亿元。6月印发的《关于做好2020年城乡居民基本医疗保障工作的通知》(医保发〔2020〕24号)中明确提出，各省级医保部门要加强医保目录管理，制定各省增补品种的三年消化方案，明确消化比例(第一年40%、第二年40%、第三年20%)和消化时间安排(到2022年6月完成全部自行增补药品的消化)方面的总体安排。截至年底，各地已完成第一批40%品种的消化任务目标。

四、提升医保公共管理服务水平

(一)筑牢医保基金监管防线

明确监督检查全覆盖、分类推进专项治理、推进规范执法、健全长效机制、加强宣传培训、提升工作能力6大项年度工作任务。联合国家卫生健康委部署在全国组织开展医保定点医疗机构规范使用医保基金行为专项治理工作以及专项治理“回头看”工作，共检查定点医药机构62.7万家，占全国所有定点医药机构数量的99.8%，处理违法违规医药机构40.1万家，追回医保资金223.1亿元。持续发挥好飞行检查“利剑”作用，不断完善工作机制，检查覆盖全国91家定点医疗机构、56家医保经办机构、40家承办城乡居民医保和大病保险的商保机构。推进基金监管长效机制建设，国务院办公厅印发《关于推进医疗保障基金监管制度体系改革的指导意见》(国办发〔2020〕20号)，明确基金监管制度体系建设指导思想、基本原则、目标任务、主要内容和保障措施。畅通监督举报渠道，建立举报受理机制，指导各地建立相应曝光平台，各级医保部门主动曝光违法违规案例4.2万余例。

(二)规范医保经办管理服务

指导各地加快经办管理服务体系建设，全国有31个省份省级经办机构归口省医保局管理，大部分地市级经办机构归口医保部门管理。出台《全国医疗保障经办政务服务事项清单》，规范全国医保经办服务行为。坚持传统服务方式与智能化服务创新并行，优化医疗保障服务工作，提高医疗保障服务适老化程度。推进医疗保障服务热线建设工作，成功申请“12393”作为热线号码。持之以恒推进行风建设，对全国117个医保经办机构服务窗口开展体验式评价和群众满意度测评，整体评价前5名为山东、江苏、河北、四川、天津。开展规范医疗保障经办机构审核结算专项治理工作，明确医保基金审核结算规范要求。开展精细化管理服务典型案例征集，聚焦解决经办管理服务中的难点和痛点问题，总结了一批可借鉴、可推广的实践模式。

(三)推进异地就医直接结算

在住院费用跨省直接结算全国范围内全面铺开的基础上，加快推进门诊费用跨省直接结算工作。会同财政部印发《关于推进门诊费用跨省直接结算试点工作的通知》(医保发〔2020〕40号)，明确门诊费用跨省直接结算经办规程，鼓励符合条件的省份积极申请试点，新增山西等15个试点省份。完善国家异地就医结算系统功能，实现国家跨省异地就医管理子系统平稳切换，进一步优化线上备案流程，开展自助开通异地就医直接结算服务试点。

(四)完善医保定点协议管理

以医保局2号、3号令分别印发《医疗机构医疗保障定点管理暂行办法》和《零售药店医疗保障定点管理暂行办法》，明确医疗机构和零售药店申请纳入医保定点的条件和中止、解除医保协议的情形，理顺医保行政部门、医保经办机构和定点医药机构间的关系，使各方相关权责更加明确，定点申请条件更加优化，服务管理流程更加简化，协议管理更加完善。

(五)创新医药价格管理机制

印发《关于建立医药价格和招采信用评价制度的指导意见》(医保发〔2020〕34号)以及操作规范(2020版)、信用评级裁量基准(2020版)等配套政策文件，积极推进医药价格和招采信用评价制度建设，有效治理医药领域商业贿赂行为造成的药品价格虚高等问题，引导医药企业合理定价。与最高人民法院签署《关于开展医药领域商业贿赂案件信息交流共享的合作备忘录》，建立定期通报制度，积极拓展医药领域商业贿赂案件司法成果在医药价格和招采领域运用，持续深化治理医药领域商业贿赂协同合作。

五、加强医疗保障规划和信息化、标准化、法治化建设

（一）统筹"十四五"全民医疗保障规划编制工作

全民医疗保障规划纳入国家"十四五"规划体系，印发编制工作方案，从总体要求、规划重点内容、规划编制组织架构、时间安排、集中调研计划、工作要求等方面对规划编制工作进行全面部署。深入研判"十四五"医保发展改革面临的形势，研究规划思路与重点任务，提出建设"五个医保"、推进"三大体系"的目标和任务，细化提出了未来五年发展目标、重要指标、重大工程和重点措施。

（二）推进医保信息化、标准化和法治化建设

国家医保信息平台主体建设完成并于 11 月 1 日在广东汕尾正式投入使用。制定 32 项信息化标准规范，加大对各地平台建设指导力度。全面推进医保电子凭证应用，全国累计激活用户超过 4.5 亿。印发标准化工作管理暂行办法，进一步规范医疗保障国家标准和行业标准制定程序。积极推进立法工作，12 月国务院常务会议审议通过《医疗保障基金使用监督管理条例》，加快《医疗保障法》立法进度。扎实推进依法行政，推动建立医保系统行政执法公示制度、执法全过程记录制度、重大执法决定法制审核制度。

规划财务和法规工作

2020年,规划财务和法规工作全面推进:完成“十三五”规划总结评估,统筹做好“十四五”全民医疗保障规划编制工作,高起点推进标准化和信息化建设,法治建设取得重大成效,基金预算管理机制不断健全,统计和形势分析工作取得明显成效。

一、扎实做好“十四五”规划编制工作

(一)完成“十三五”规划总结评估,统筹做好“十四五”全民医疗保障规划编制工作

召开规划编制启动会,印发《“十四五”全民医疗保障规划编制工作方案》,从总体要求、规划重点内容、规划编制组织架构、时间安排、集中调研计划、工作要求等方面对“十四五”全民医疗保障规划编制进行全面部署。

(二)开展规划建言献策活动

通过局官网、官方公众号和《中国医疗保险》杂志社相关平台开展网上社会意见征集,共收集2000余人次、7000多条意见建议,形成了相关专题报告。

(三)研究“十四五”规划思路

深入研判“十四五”医保发展改革形势,研究规划思路与重点任务,形成了《“十四五”全民医疗保障规划(征求意见稿)》,提出建设“五个医保”,推进“三大体系”的目标和任务,初步描绘了未来五年发展蓝图。

二、做好疫情防控各项工作

(一)及时出台新冠肺炎相关编码

联合国家卫生健康委组织制定《新型冠状病毒感染相关ICD代码》,统一规范相关编码,助力新型冠状病毒感染患者临床救治和医保结算的衔接。

(二)助力“互联网+”医保结算

助力武汉市30多万慢病重病患者实现在线续方开药、医保报销,促进医保脱卡结算,减少病毒传播风险,为特殊时期及时改进医保服务、保障群众健康发挥了重要作用,为打赢新冠肺炎疫情防控战役和“互联网+”医保服务提供有效助力。

(三)参与制定医保费减免政策

配合局内单位实施医保费“免减缓”政策,积极助力企业复工复产。联合税务总局制定减征政策降费统计核算方案,部署各地开展统计核算工作、审定降费数据,督促政策落实落细。

三、信息化建设取得重大进展

(一)国家医保信息平台主体建设顺利完成

组织开展全国医保信息化标准化现场培训会和线上培训会。2020年6月底基本完成平台系统架构设计、数据结构设计、业务子系统开发、配套技术标准规范等工作。10月底平台主体建设全部完成,基础设施和云平台、各业务子系统、各安全子系统等分项全部通过终验。

(二)地方医保信息平台建设取得阶段性成果

制定发布33项信息化标准规范和《地方医疗保障信息平台实施指引手册》,不断细化举措,加大对各地医保信息平台建设的指导力度。11月1日,医保信息平台在广东汕尾正式投入使用,标志着全国统一的医保信息平台正式落地应用。

(三)医保电子凭证全面应用

截至2020年12月底,全渠道累计激活授权用户已超过4.5亿,30个省(直辖市、自治区)和新疆生产建设兵团实现医保电子凭证在医院药店开通使用,接入定点医疗机构超过7.5万家,定点药店超过19万家。

(四)跨省异地就医管理子系统率先上线

2020年5月3日,国家医保信息平台跨省异地就医管理子系统成功上线,系统覆盖了全国31个省(直辖市、自治区)和新疆生产建设兵团、400多个医保统筹区、29317家医疗服务机构,全面实现了跨省异地就医自助备案和住院费用直接结算。

(五)加快建设国家智慧医保实验室

2020年1月15日,国家医疗保障局和重庆市人民政府签署合作备忘录,着手共建国家智慧医保实验室,双方将在搭平台建队伍、新技术先行先试、

创新研究成果转化、模拟运行测试验证等方面开展合作，通过建立局市工作协调机制、明确工作职责等机制，着力构建全国医保信息化建设运维体系，为全国医保信息化建设注入创新活力。

四、全国医疗保障标准化建设有力推进

(一)出台标准化管理办法

制定印发了《国家医疗保障局标准化工作管理暂行办法》，进一步规范医疗保障国家标准和行业标准制定的程序，确保全国医疗保障系统统筹推进标准化工作。

(二)推进信息业务编码维护

采取定期会议、情况通报、专题研究、数据核查等工作机制，加强与省市联动。截至 12 月底，发布了疾病诊断代码约 3.3 万条，手术操作代码约 1.3 万条，医疗服务项目国家代码 7848 项，五批医保药品代码共 140355 条，三批医用耗材分类与代码数据库信息共 36021 个，含 99330 个医用耗材单件产品，覆盖了 10196205 个医用耗材实际规格，医保系统单位与人员等其他编码标准已基本完成维护。

(三)稳步推进落地使用

药品、耗材等 15 项编码在北京、天津等多地探索应用于招采、智能审核、DRG 付费、DIP 付费、人事管理等业务。印发《国家医疗保障局办公室关于贯彻执行 15 项医疗保障信息业务编码标准的通知》和《国家医疗保障局办公室关于印发〈贯彻执行 15 项医疗保障信息业务编码标准实施方案〉的通知》，全面推进 15 项信息业务编码的贯标落地工作。组建标准化专家指导组，加强对编码标准贯标应用工作的跟踪调研、培训指导，以及验收和运行评估。

五、法治建设取得重大成效

(一)高效推进立法工作

制定《国家医保局 2020 年立法工作计划》，明确立法工作职责分工和工作流程，提高立法的科学性，确保立法的质量和进度。积极推进《医疗保障基金使用监督管理条例》(以下简称《条例》)立法工作，2020 年 12 月《条例》通过国务院常务会议审议。先后制定出台《基本医疗保险用药管理暂行办法》《医疗机构医疗保障定点管理暂行办法》和《零售药店医疗保障定点管理暂行办法》。加强《医疗保障法》立法工作，推动列入全国人大常委会 2021 年度立法工作计划。启动《药品价格管理办法》起草工作。

(二)积极推进依法行政

印发《关于医疗保障系统全面推行行政执法公示制度执法全过程记录制度重大执法决定法制审核制度的实施办法(试行)》，推动建立医保系统行政执法公示、执法全过程记录、重大执法决定法制审核制度。制定《医疗保障行政执法事项指导目录》，明确行政执法事项，规范权力运行。

(三)扎实做好局内法律服务

全年对 31 件行政规范性文件进行合法性审核和公平竞争审核。办理行政复议案件 6 件，行政应诉案件 2 件。持续强化医保法治培训和宣传工作。规范行政执法程序和自由裁量权，印发统一的医保执法指引和文书格式。

六、基金预算管理机制不断健全

(一)医保基金管理持续规范

联合财政部、人力资源和社会保障部和税务总局开展社会保险基金预决算工作。持续督促各地强化基金预算审核和执行管理，按时报送基金执行月报、季报，形成年度全国基本医疗保障基金运行报告，保障基金平稳运行。

(二)加强转移支付资金绩效管理

先后出台《国家医疗保障局关于全面开展医保转移支付资金绩效评价工作的通知》和《国家医疗保障局中央财政医保转移支付资金分配管理规程》等文件，将中央财政专项转移支付基金纳入预算绩效管理范围，建立健全绩效评价指标体系和考核机制，全面建立规范透明、标准科学、约束有力的医保转移支付资金管理制度，提高资金使用效益。组织各地开展转移支付资金绩效自评和复评工作，将评价结果和转移支付资金分配挂钩，实现预算和绩效管理一体化，提高医保资金配置效率和使用效益。

(三)按时下达中央财政转移支付资金

研究制定医保转移支付资金分配建议方案，会同财政部下达 2020 年城乡居民医保、城乡医疗救助、提高深度贫困地区农村贫困人口医疗保障水平、医疗服务与保障能力提升转移支付资金。会同财政部下达 2020 年居民医保补助资金 3525 亿元、医疗救助补助资金 260 亿元、医疗救助补助资金(提高深度贫困地区农村贫困人口医疗保障水平部分) 40 亿元、医保能力提升补助资金 38 亿元，2020 年中央财政安排特殊转移支付医疗救助补助资金 15 亿元。

(四)首次开展基本医疗保险基金试评价

研究制定了基本医疗保险基金运行试评价方案,运用综合评价指标体系和各地上报的数据,对2019年全国639个职工医保统筹地区、601个居民医保统筹地区和各省(自治区、直辖市)以及新疆生产建设兵团开展了基金运行试评价。印发《基本医疗保险基金运行试评价方案和2019年试评价结果》,将试评价方案和分省(含统筹地区)评价结果发至各地,督促各级医保部门提升基金运行绩效,提高管理能力和水平。

七、统计和形势分析工作取得积极进展

(一)完善统计调查制度

根据医保统计调查制度运行情况,及时修订《医疗保障统计调查制度》,根据工作需要,增加了"两病"和定点医疗机构相关报表,并对部分统计口径做了解释规范,增加了相关补充报表和监测填报数据。经国家统计局备案后于2020年正式实施。

(二)持续定期做好统计数据发布

克服疫情影响,完成了2019年全国分省统计报表全面审核,并于2020年3月和2020年6月在国家医保局门户网站发布了《2019年医疗保障事业统计快报》和《2019年医疗保障事业发展统计公报》。按期做好月报、季报审核汇总,及时通过网站向社会发布月度主要数据。启动医疗保障统计年鉴编辑整理工作。

(三)提高统计数据质量

以医保参保质量提升为切入点,印发《关于加强和改进基本医疗保险参保工作的指导意见》,明确禁止重复参保,提出重复参保认定及处理原则,并根据人口流动形势要求,进一步完善了跨制度参保的待遇衔接政策。城乡居民医保有效剔除了重复参保,参保质量明显提升。组织开展统计调查制度培训,对统计数据报送情况开展通报,整体提升统计数据质量。

(四)探索开展医疗保障形势分析

依托统计调查制度和基金运行分析机制,建立了医疗保障形势分析工作机制,印发《2020年医疗保障形势分析工作方案》,按季度开展形势分析,加强基金运行情况实时监测,及时对趋势性、苗头性问题开展预警,提出对策建议。指导各省同步开展形势分析工作,形成国家和省级两级形势分析工作机制。

待遇保障工作

2020 年，待遇保障工作全面围绕《中共中央 国务院关于深化医疗保障制度改革的意见》任务分工，扎实推进中央改革任务，推动关键领域改革破局，各方面取得良好成效。

一、决战决胜医保脱贫攻坚战

印发《医疗保障脱贫攻坚 2020 年工作要点》《关于高质量打赢医疗保障脱贫攻坚战的通知》《关于进一步做好 2020 年贫困人口参保缴费工作的通知》，部署高质量打赢医保脱贫攻坚战系列举措。全力确保贫困人口应保尽保，守牢贫困人口参保底线，通过信息共享和动态核查管理机制，实行新增贫困人口实时参保。夯实三重制度保障，完善政策机制，巩固贫困人口保障水平。开展挂牌督战、调度和监测，确保政策落实到位。截至 2020 年底，贫困人口参保率稳定在 99.9%以上，全年累计资助 7837.2 万贫困人口参保，资助参保支出 140.2 亿元。三重制度综合保障下，贫困人口住院和门诊慢特病医疗费用实际报销比持续稳定在 80%左右。

二、全面助力打赢疫情防控阻击战

全力配合提出“两个确保”，落实阶段性减半征收职工医保单位缴费，会同财政部、税务总局印发《关于阶段性减征职工基本医疗保险费的指导意见》，支持企业复工复产，累计为企业减征超过 1500 亿元。

三、组织扩大长期护理保险制度试点

2020 年 9 月，经国务院同意，会同财政部印发《关于扩大长期护理保险制度试点的指导意见》，明确扩大试点的目标任务、基本政策及配套措施，提出力争“十四五”期间基本形成适应我国经济发展水平和老龄化发展趋势的长期护理保险制度政策框架。文件印发后，通过印发细化意见、组织召开交流研讨会、举办培训班、建立信息沟通机制等方式，指导地方启动试点、平稳推进。扩大试点后试点城市已达 49 个。截至 2020 年底，参保人数 1.08 亿人，累计享受待遇人数 136 万人。

四、谋划巩固拓展医保脱贫攻坚成果有效衔接乡村振兴战略

为落实好党中央、国务院关于实现巩固拓展脱贫攻坚成果同乡村振兴有效衔接工作部署，在与相关单位沟通对接、组织力量全面梳理评估现有政策、测算医保扶贫接续政策资金需求的基础上，印发《关于巩固拓展医疗保障脱贫攻坚成果有效衔接乡村振兴战略的实施意见》，细化政策接续衔接要求，优化调整完善相关配套措施，有针对性研究解决保障不足和过度保障问题，探索建立防范化解因病致贫返贫长效机制，指导地方抓好落实。

五、推进建立健全职工医保门诊共济保障机制

深入贯彻落实《中共中央 国务院关于深化医疗保障制度改革的意见》任务部署，在前期研究的基础上，进一步深入论证，科学测算，面向社会公开征求意见，专门组织座谈会听取意见。同时，征求各部门和地方意见，进一步完善《关于建立健全职工基本医疗保险门诊共济保障机制的指导意见（稿）》，并按程序报国务院。

六、落实落细“两病”门诊用药保障工作

强化数据调度分析，按月统计地方政策出台、待遇享受、基金支出等落实情况，加强运行分析，对于工作进度较慢的重点地区，加强督促指导，确保待遇落实落细。深入调研摸底，全面梳理各省的各项政策举措，纵向分析典型省份月度待遇享受数据，找出影响待遇享受的“旋转门”“玻璃门”，形成关于“两病”的专题报告，提出针对性举措。开展专项行动，会同卫生健康委印发《深化城乡居民高血压、糖尿病门诊用药保障和健康管理专项行动方案》，聚焦解决政策受益面较窄、人群待遇享受不充

分等问题，以健康管理为着眼点，进一步深化改革、优化服务、提升保障水平，推动政策受益面进一步扩大，确保基层医疗机构开得出、用得好，老百姓用得上“两病”药品。

七、建立医疗保障待遇清单制度

贯彻落实深化医疗保障制度改革“建立医疗保障待遇清单制度”要求，研究起草了《关于建立医疗保障待遇清单制度的意见》，2020 年以来，待遇保障司根据国办和财政部、发改委意见，再次全面梳理了各地有关政策情况，多次深入研讨论证，与相关部门反复沟通，对文稿进行了多次修改完善。

八、研究更好支持新就业形态从业人员参保工作思路

系统梳理新就业形态相关医疗保障政策和基本现状，调度了解新就业形态从业人员医疗保障情况，召集部分互联网平台企业座谈，开展专题研究，商局内相关单位提出更好支持和服务新就业形态从业人员参保的思路。

九、做好城乡居民医保工作

会同财政部、税务总局印发《关于做好 2020 年城乡居民基本医疗保障工作的通知》，明确提高筹资标准、健全待遇保障机制、全力打赢医保脱贫攻坚战、完善医保支付管理、加强基金监管、加强经办管理服务等八方面具体内容，进一步完善统一的城乡居民基本医疗保险和大病保险制度，指导地方做好城乡居民医疗保障工作，促进制度更加公平和可持续发展。

医药管理服务工作

2020 年，医药管理服务工作深入贯彻落实《中共中央 国务院关于深化医疗保障制度改革的意见》，做好疫情防控医疗保障工作，健全医保药品目录动态调整机制，完善医保准入谈判制度，创新医保协议管理，深化医保支付方式改革，推进落实年度深化医改重点任务。

一、完善医药服务管理政策

（一）为保障参保人员基本用药需求，提升基本医疗保险用药科学化、精细化管理水平

2020 年 7 月印发《基本医疗保险用药管理暂行办法》（国家医疗保障局令第 1 号），明确了基本医保药品管理的指导思想、基本原则，规定了基本医保药品目录制定和调整的原则、程序，以及基本医保药品的支付、使用及监督，标志着我国医保药品目录管理向科学化、动态化、精细化迈出了坚实的步伐，动态调整机制逐步建成。

（二）落实“放管服”要求，全面取消“两定”资格审查，完善协议管理

2020 年 12 月印发《医疗机构医疗保障定点管理暂行办法》（国家医疗保障局令第 2 号）和《零售药店医疗保障定点管理暂行办法》（国家医疗保障局令第 3 号），创新医保协议管理，放宽定点申请条件，简化办理程序，优化服务流程，进一步促进定点医疗机构和零售药店管理的规范化和法制化。

二、动态调整医保药品目录

开展 2020 年医保药品目录调整工作。新版药品目录内包含西药和中成药共计 2800 种，其中西药 1426 个（含协议期内谈判药品 162 个），中成药 1374 个（含协议期内谈判药品 59 个），中药饮片 892 种。通过医保准入谈判，新增 96 个独家药品，与谈判前最低零售价相比，平均降幅达 53.8%，将目录内 14 个费用偏高的独家品种纳入谈判范围，平均降价 43.5%。自 2020 年起，实行原各省份增补的 15% 乙类药品在 3 年内逐步完成消化。截至 2020 年底，基本完成第一批 40%省级增补品种的消化工作。

三、推动谈判药品落地

建立医保药品动态监测和调度机制，使医保药品目录调整释放出的红利更大地惠及广大参保群众。2020 年 1－12 月，114 个协议期内谈判药品医保累计支付 284.1 亿元，惠及 3760.2 万人次，通过谈判降价和医保报销，累计为患者减负 825 亿元。

四、深化医保支付方式改革

（一）推进 DRG 付费国家试点工作

按照“顶层设计、模拟运行、实际付费”三步走原则，着力推进试点城市进入模拟运行。一是印发《国家医疗保障疾病诊断相关分组（CHS－DRG）细分组方案（1.0 版）》，形成了 618 个细分组，其中 229 个外科手术操作组，26 个非手术室操作组，363 个内科诊断组，供试点城市参考使用。二是强化指导培训，组织技术专家赴 30 个试点城市开展调研，督促指导试点工作。三是对 2020 年第三季度 DRG 付费国家试点进展情况进行监测评估。四是全部试点城市进入模拟运行，推动 DRG 支付方式改革进入新阶段。

（二）启动 DIP 付费试点工作

印发了《区域点数法总额预算和按病种分值付费试点工作方案》，把点数法和区域总额预算结合，以统筹地区为单位编制总额预算，促进医疗机构之间合理竞争，医疗资源有效利用。2020 年 11 月份印发了《区域点数法总额预算和按病种分值付费试点城市名单》，在 71 个城市开展试点工作，制定 DIP 付费技术规范及 11553 个核心病种的 DIP 病种目录库（1.0 版），对 71 个试点城市进行技术指导。召开区域点数法总额预算和按病种分值付费试点工作推进暨培训会，对各省（自治区、直辖市）和试点城市医保部门有关负责同志开展培训。各地启动分组方案制定分值测算等工作。

（三）制定紧密型县域医共体支付政策

2020 年 9 月会同有关部门共同印发了《关于印发紧密型县域医疗卫生共同体建设评判标准和监测指标体系（试行）的通知》，在监测指标体系中专门列出一级指标“医保基金使用效能提升”。

五、做好新冠肺炎疫情防控医疗保障工作

（一）出台新冠肺炎疫情医疗救治费用保障政策

一是及时调整医保政策，明确提出“两个确保”。会同有关部门印发《关于做好新型冠状病毒感染的肺炎疫情医疗保障的通知》《关于做好新型冠状病毒感染的肺炎疫情医疗保障工作的补充通知》等文件，提出确保患者不因费用问题影响就医、确保收治医院不因支付政策影响救治的“两个确保”政策，明确对确诊和疑似患者实行先救治、后结算。在基本医保、大病保险、医疗救助等按规定支付后，个人负担部分由财政给予补助，异地就医医保支付的费用由就医地医保部门先行垫付，疫情结束后全国统一组织清算。将《新型冠状病毒肺炎诊疗方案》中的药品和诊疗项目临时纳入医保目录。

二是做好新冠肺炎出院患者康复治疗保障工作。配合国家卫生健康委印发了《关于做好新冠肺炎出院患者主要功能障碍康复治疗方案的通知》，将符合条件的心理治疗按规定纳入医保支付范围，新冠肺炎出院患者符合规定的门诊康复医疗费用纳入门诊慢特病管理。

三是指导各地做好新冠病毒检测费用纳入医保支付范围。印发《关于配合做好进一步提升新冠病毒检测能力有关工作的通知》，要求各地综合考虑新冠肺炎防控需要、基金支付能力，按程序将针对新冠病毒开展的核酸抗体检测项目和相关耗材纳入省级医保目录。

（二）优化疫情期间医保经办服务

印发《关于优化医疗保障经办服务推动新型冠状病毒感染的肺炎疫情防控工作的通知》，提出建立绿色通道、确保“及时办”，推进医保业务“不见面办”，支持长处方政策、实现“便民办”，放宽业务办理时限、做到非紧急事项“延期办”，加强经办场所消毒防护、让群众和医保工作人员“放心办”的“五个办”，保证了医保登记、备案、结算、报销等工作的正常开展。

（三）支持长处方和“互联网＋”医保服务发展

为妥善解决疫情期间慢性病人复诊取药难等问题，2 月印发《关于推进新冠肺炎疫情防控期间开展“互联网＋”医保服务的指导意见》，为参保人提供常见病、慢性病“互联网＋”复诊服务，提供“不见面”购药服务，落实高血压、糖尿病等慢性病复诊的“长处方”医保报销支付政策，完善经办服务等。10 月印发《关于积极推进“互联网＋”医疗服务医保支付工作的指导意见》，支持符合条件的“互联网＋”医疗服务纳入医保支付范围，不断提升医保管理水平。

（四）支持企业复工复产

按照党中央、国务院研究制定降低企业负担、减征医保费用具体政策的要求，会同财政部、税务总局印发《关于阶段性减征职工基本医疗保险费的指导意见》，明确各省（自治区、直辖市）指导各统筹地区根据实际，在确保基金收支中长期平衡和待遇支付的前提下，可从 2020 年 2 月起对职工医保单位缴费部分实行减半征收，最长实施 5 个月。共为企业减负 1500 亿元以上，有力支持了企业复工复产。

六、协调推进高值医用耗材治理改革

主动担当作为，履行综合协调职能，加强与国家卫生健康委、国家药监局等有关部门沟通配合，制定工作台账，按季度印发《关于请提供治理高值医用耗材改革方案重点工作任务进展情况的通知》，牵头协调相关部门按时序推进重点改革任务落实见效。

医药价格和招标采购工作

2020 年，价格招采工作在推进药品耗材集中采购、药品耗材价格、医疗服务价格等重大改革方面取得重要突破。国家组织药品耗材集中带量采购实现了从局部试点到全国常态化开展、从药品集采到高值医用耗材集采的跨越。通过推进药品耗材集中带量采购和使用，降低百姓费用负担，同时从体制机制上扭转了“带金销售”的行业歪风，推动药品耗材价格合理回归，促进医药行业生态好转。

一、全面深入推进集中带量采购进入新阶段

（一）常态化制度化开展药品集中带量采购，推动形成社会预期

一是“4＋7”试点圆满完成，有序续约。2020 年 4 月，“4＋7”试点一年期满，25 个中选药品实际采购量达约定采购量的 2.4 倍，兑现了“带量”的承诺，顺利开展新的采购周期。二是试点扩围实施进度超预期。试点扩围工作在全国实施一年时间，25 个中选药品扩围地区实际采购量达到年度约定采购量的 2.7 倍，采购进度超预期。三是第二批集采按时落地助推复工复产。2020 年 1 月 17 日成功开标，32 个药品平均降价 53％。在抗击疫情的特殊时期，各地均按原计划启动实施中选结果（湖北省因疫情严重推迟至 6 月 20 日启动），稳定需求和市场预期，带动医药行业复工复产。四是第三批集采落地推进集中带量采购常态化制度化。2020 年 8 月 20 日第三批国家药品集采 55 个品种采购成功，平均降价 53％，中选结果于 11 月在全国落地实施。前三批国家组织集采共覆盖 112 个品种，中选产品平均降价 54％，明显降低患者负担。五是常态化启动第四批国家组织药品集中采购前期工作。11 月下旬已启动第四批国家组织药品集中采购前期工作。

（二）高值医用耗材集中带量采购取得新突破

选取价高量大、技术较成熟、竞争较充分的冠脉支架作为切入点，组织开展首次国家组织高值医用耗材集中采购。2020 年 11 月 5 日产生中选结果，中选（支架）价格从均价 1.3 万元左右下降至 700 元左右，降幅高达 93％。中选价格明显低于国际价格，主要企业的主流产品均中选，现场参与见证的资深临床专家高度认可集采结果，社会反映良好。

（三）指导推动地方普遍开展集中带量采购

一是指导地方药品带量采购取得积极进展。各地按照国家集采的基本原则和主要政策，探索国家组织集采以外药品的集中带量采购。已有 28 个省份以独立或联盟采购的形式开展药品集中带量采购。二是推动地方开展高值医用耗材带量采购。2020 年 4 月，指导京津冀等北方 9 省（市）开展人工晶体联盟采购，重庆等 4 省（市）开展吻合器、补片等耗材联盟采购。截至 2020 年底，全国所有省份均已以独立采购或跨省联盟采购的方式开展了高值医用耗材集中带量采购。三是指导地方规范药品阳光采购，推进各地高值医用耗材网上采购，提高药品和耗材的网采率，规范挂网撤网规则，加强医疗机构采购行为监控。

二、持续深化药品价格管理拓展新内涵

（一）推进建立医药价格和招采信用评价制度

2020 年 8 月 28 日印发《关于建立医药价格和招采信用评价制度的指导意见》，要求各地于 2020 年底前建立并实施医药价格和招采信用评价制度，发挥医药产品集中采购市场的引导和规范作用。与最高人民法院签订了建立案源信息共享机制的合作备忘录，与市场监管、税务等部门探讨共享案源信息的机制。

（二）通过函询约谈等手段加强日常管理

一是落实非正常涨价药品约谈成果。2019 年底，对 7 家企业 9 个非正常涨价的药品进行政策提醒、重点约谈，企业承诺分期分批纠正过高价格，2020 年持续监测并督促企业落实承诺。截至 6 月 30 日，各企业均如期完成降价。二是做好葡萄糖酸

钙原料药垄断案协同处置工作。在市场监管总局查处相关企业垄断葡萄糖酸钙原料药的基础上，组织各省级集中采购机构做好制剂价格联动处置，制剂价格基本回落到垄断涨价前的水平。三是组织各地对群众或媒体反映价格异常的药品开展函询调查，涉及氨溴索、鞣酸加压素、益母草胶囊、噻替哌等9种药品、10多家药品生产企业。除部分特殊品种外，主动下调了中标挂网价格。

（三）用好政府定价工具疏导价格矛盾

2020年5月29日印发《关于公布部分麻醉药品和第一类精神药品最高出厂价和最高零售价的通知》，对现有麻精药品的政府指导价统一实施过渡性调整，涉及45种药品。出厂环节根据国家发展改革委原定价年限，涨幅7.6%－36.1%不等，全国每年增加销售金额1.3亿元，缓解了长期积累的价格矛盾。零售环节扣除了原药品加成部分，价格以降为主，降幅8.7%－14.1%不等，全国每年减少患者负担3.4亿元。

三、稳妥有序优化医疗服务价格改革

（一）指导各地动态调整医疗服务价格

督促地方加快建立医疗服务价格动态调整机制或开展试点。2020年河北等8省份制定建立动态调整机制的政策文件，全国75%的地市不同程度实施了1－5轮医疗服务价格动态调整。

指导地方配合冠脉支架集中带量采购，对结余留用政策确实难以产生激励作用、现行PCI手术价格确实偏低的，将相关手术项目价格调整到合理水平。符合条件的北京、湖南等省份已及时调整价格并于中选产品临床应用同步实施。

（二）研究深化医疗服务价格改革试点

成立专题工作组，组织地方和专家按照“1＋N”的方式，推进改革整体思路研究以及改革涉及的理念、路径、制度、工具等10个专题研究，打破固有成见，系统总结问题，深入分析原因，并在反复征求意见的基础上形成《关于深化医疗服务价格改革的试点方案》。

四、服务打赢新冠肺炎疫情防控阻击战

（一）疫情防控早期，指导各地做好防疫物资应急采购

出台政策，要求各地药品耗材集中采购机构对防疫所需药械“特事特办”、开通绿色通道，生产企业可随时挂网，医疗机构可先采购后备案。开展医药价格应急监测，对各地临时性措施加强窗口指导，有力支持早期疫情防控有序开展。

（二）指导各地落实“互联网＋”医疗服务价格政策

各省份均印发本地区的“互联网＋”医疗服务价格政策文件，调动医疗机构积极性，提高医疗服务可及性，降低接触传播风险。

（三）疫情防控常态化后，开展新冠病毒疫苗价格议定，指导各地配合做好新冠病毒检测工作

核酸检测试剂中选品种降幅为70%－80%；创新形式，印发《新冠病毒核酸抗体检测价格政策指南》，指导各地探索“技耗分离”设立检测项目，动态调整检测服务价格，有力支持“应检尽检”决策部署；贯彻落实中央关于新冠病毒疫苗接种的决策部署，牵头开展居民免费接种新冠病毒疫苗价格议定。

五、围绕中心服务大局强化能力建设

（一）支持谋划推进医疗保障“十四五”规划

坚持以人民健康为中心，合理设置公立医疗机构通过集中采购平台线上采购药品、高值医用耗材数量占比和药品、医用耗材集中带量采购品种等主要指标，明确2025年目标值。

（二）巩固价格招采服务脱贫攻坚

积极落实“互联网＋”医疗服务价格政策，支持远程医疗发展，促进优质医疗资源向边远地区延伸；做好偏远地区和贫困地区药品配送工作，保障质优价廉的集中带量采购药品的供应。

（三）加强药品集中采购机构和平台建设

推进招标采购工作标准化规范化建设，形成带量采购合力，并开展标准化结算支付、资审共享、价格共享联动、结余留用等标准化平台功能模块的研究和准备工作。推动开展药品价格异常变动和部分高值医用耗材价格监测。配合推进药品和医用耗材招采管理子系统与医疗服务价格管理子系统建设。

（四）拓展创新医药价格管理工具

一是研究建立医疗服务价格指数报告制度。确定具有代表性、广泛使用的项目作为样本项目，编制了2018年1季度至2020年4季度的医疗服务价格100指数（MPI），包括全口径的综合指数和分

项目、分区域的专项指数。二是开展药品 100 价格指数研究。西药和中成药类别中分别抽取有代表性的样本药品品种作为指数编制的样本，研究提出以 2018 年的价格水平为基期，形成了 2019 年、2020 年医药价格指数的报告。

（五）加强价格招采系统政策研究能力建设

一是开展医药价格和招标采购创新。专项部署在医药价格招采领域全面推动理论创新、制度创新、管理创新和治理创新，遴选先进经验做法共 18 个典型案例，推荐在《医保工作动态》上刊发。二是加强系统能力和队伍建设。举办全国招采系统人员培训会，以及医药价格和招采信用评价制度全国培训会。三是发挥专家团队作用。委托第三方编制《医药价格与招标采购工作动态》24 期，为各地价格招采工作提供借鉴交流平台。

基金监管工作

2020年，基金监管工作从深入开展规范使用医保基金行为专项治理、规范飞行检查等内容着手，创新基金监管方式，健全完善基金监管长效机制。

一、深入开展专项治理

2020年3月，国家医保局印发《国家医疗保障局关于做好2020年医疗保障基金监管工作的通知》（医保函〔2020〕1号），明确了监督检查全覆盖、分类推进专项治理、推进规范执法、健全长效机制、加强宣传培训、提升工作能力6大项年度工作任务。6月，国家医保局、国家卫生健康委联合印发《关于开展医保定点医疗机构规范使用医保基金行为专项治理工作的通知》（医保函〔2020〕9号），在全国组织开展医保定点医疗机构规范使用医保基金行为专项治理工作，在组织定点医疗机构全面开展自查自纠的基础上，省级开展抽查复查，国家开展飞行检查。12月中旬，结合媒体曝光安徽省太和县部分医院欺诈骗保行为，联合国家卫生健康委、国家中医药局进一步开展专项治理“回头看”，利用春节前45天时间，集中开展打击“假病人”“假病情”等恶性欺诈骗保行为。

2020年，全国专项治理共检查定点医药机构62.7万家，占全国所有定点医药机构数量的99.8%，共计处理违法违规医药机构40.1万家，占被检查机构的63.8%，追回医保资金223.1亿元。

二、规范飞行检查

国家医疗保障局持续完善飞行检查工作机制，建立完善随机抽取被检查对象机制，开展对检查人员及第三方机构的绩效评价，规范飞行检查操作流程，统一执法程序、问题认定及违法违规金额定量等工作。2020年，国家医保局组织开展了对全国31个省份和新疆生产建设兵团的91家定点医疗机构（含医养结合机构）、56家医保经办机构（市级32家、县级24家）、40家经办大病保险的商业保险机构的监督检查，查出定点医疗机构涉嫌违法违规金额合计5.4亿元。

三、推进长效监管机制建设

2020年6月，国务院办公厅印发《关于推进医疗保障基金监管制度体系改革的指导意见》（国办发〔2020〕20号）明确指出，到2025年基本建成医保基金监管制度体系和执法体系，形成以法治为保障，信用管理为基础，多形式检查、大数据监管为依托，党委领导、政府监管、社会监督、行业自律、个人守信相结合的全方位监管格局，实现医保基金监管法治化、专业化、规范化、常态化，并在实践中不断发展完善。

四、推进基金监管规范年建设

推进《医疗保障基金使用监督管理条例》出台，为医保基金监管工作提供强有力的法律保障。国家医保局将2020年作为基金监管执法规范年，在实现执法权限规范化、执法依据规范化、执法文书规范化、执法程序规范化、行政处罚规范化等五个方面加大力度，相继印发《医疗保障系统全面推行行政执法公示制度执法全过程记录制度重大执法决定法制审核制度的实施办法（试行）》（医保发〔2020〕32号）、《医疗保障行政执法文书制作指引与文书样式》（医保办发〔2020〕35号）、《医保行政执法证件管理办法》等一系列规范性文件，推进依法执法。

五、推进“两试点一示范”建设

围绕基金监管方式创新、信用制度建设和大数据智能监控系统建设这三个涉及长效机制建设的重点难点领域，2019年起在全国75个地区开展为期两年的“两试点一示范”工作。通过组织开展基金监管方式创新试点，着力探索基金监管的体制机制与方式方法，推动建立健全“横到边、纵到底、无死角”的监管体系，建立健全社会广泛参与、各方齐抓共管的体制机制。通过组织开展智能监控示范点建设，实现基金监管从抽单式人工审核向大数据全覆盖智能监控转变，并根据新的支付方式、新的信息技术、新的医疗服务方式等，不断提升智能监控能力与水平。通过组织开展信用体系建设试点，推动信用评价制度在医保基金监管领域落地生根，加快构建行业自律、个人守信的监管格局，将社会治理理念深度融入医保基金监管，有效推进基金监管长效机制建设。

六、加大宣传曝光力度

2020 年 4 月，在全国部署开展“打击欺诈骗保，维护基金安全”集中宣传月活动，适应新冠肺炎疫情防控的要求，各地采取线上线下相结合的形式，组织开展了线上视频会广泛动员、省市局长“作客”电视台和新媒体专题讲解政策、在纸媒网媒开设专栏进行系列宣传、在公共场所张贴海报等宣传品等形式多样的宣传活动，提升了全社会维护基金安全的认知度、关注度、参与度。2020 年，国家医保局和各地医保部门加大曝光力度，共计主动曝光欺诈骗保重大案情 42108 例，同比增长 4.2 倍。全国共奖励举报人 1133 人次，同比增加 88.5%，发放奖励金 214.16 万元，同比增长 1.47 倍。国家医保局向各地医保部门移送举报线索 663 例，各地办结率均为 100%，移交线索查出违规问题率 79.2%。

七、深入推进医保领域“放管服”改革和“好差评”制度建设

2020 年 5 月，印发《国家医疗保障局医保政务服务“好差评”制度建设工作方案》（医保办发〔2020〕24 号）。7 月，印发《国家医疗保障局关于推进医保政务服务“好差评”制度建设的指导意见》（医保发〔2020〕31 号）。

2020 年 12 月，印发《国家医疗保障局深化“放管服”改革优化营商环境重点任务分工方案》，明确了局内各单位“放管服”改革和优化营商环境相关具体工作举措，有效推进医保服务高效便民。

党建人事工作

2020年，机关党委（人事司）按照新时代党的建设总要求，聚焦主责主业，机关党建、纪检及人事等工作取得新成效。

一、持续加强政治建设，坚决做到“两个维护”

深入开展“让党中央放心、让人民群众满意的模范机关”创建工作，把做到“两个维护”、当好“三个表率”、践行初心使命作为主要任务。扎实开展强化政治机关意识教育，开展“不忘初心、弘扬优良家风”主题党日活动，教育引导党员干部锤炼忠诚干净担当的政治品格。严明政治纪律和政治规矩，开展党章党规党纪知识测试，认真落实党员干部工作时间之外规范政治言行的具体规定，引导党员自觉抵制各种“低级红”“高级黑”现象。贯彻落实《局党组意识形态工作责任制实施细则》，协助局党组定期分析研判意识形态领域情况，对倾向性苗头性问题有针对性地进行引导，牢牢掌握意识形态工作的领导权主动权。

二、持续提升组织功能，建强基层战斗堡垒

一是抓好对标对表。严格落实《2020年中央和国家机关党的建设工作要点》，制定2020年党建工作要点、全面从严治党工作要点，推动党建各项任务高标准高质量落实到位。二是抓实支部建设。组织医疗保障系统全面从严治党培训班，开展标准化规范化建设试点，医药价格和招标采购司党支部创新形成“微融合”党支部工作法入选《中央和国家机关党建创新案例选》。印发《关于全面推进党支部标准化规范化建设的实施意见》，全面推进党支部标准化规范化建设，着力建设政治功能强、支部班子强、党员队伍强、作用发挥强的“四强”党支部。三是抓严组织生活。认真贯彻《中央和国家机关严格党的组织生活制度的若干规定（试行）》，推动直属机关各级党组织严格落实“三会一课”、民主生活会和组织生活会、民主评议党员等基本制度，确保组织生活有实质内容、实际效果。

三、持续强化日常监管，营造良好政治生态

一是大力改进作风。研究制定《关于进一步激励干部新时代新担当新作为的实施意见》，持续发挥政策的激励引导和保障支持作用，推动形成崇德向善、见贤思齐、正气充盈的机关风气。二是注重挺纪在前。召开全国医保系统党风廉政建设和反腐败工作会议，提出明确要求。加强权力运行监督与制约，压紧压实主体责任。三是从严监督管理。制定局工作人员十条禁令实施细则等，切实用制度管人管权管事。直属机关党委、机关纪委对医保目录调整、打击欺诈骗保、飞行检查、信息系统建设等重大事项，跟进了解情况，与支部书记廉政谈话提醒。抓好信访举报、线索处置、纪律审查等工作，对违反党风廉政建设规定的行为，一律严肃查处。

四、坚持科学化选拔任用，树立担当作为用人导向

一是健全党管干部、选贤任能制度，不断提升干部选拔任用工作科学化水平。明确领导干部选拔任用的程序和标准，细化公务员职务职级晋升的条件和待遇。严把干部入口关，选优配强局内各单位干部。着力完善干部来源和经历结构，不断推进高素质专业化医保干部队伍建设。招录工作坚持谁用谁选、全程协商，通过采取归并设置岗位、放宽专业要求、放宽限制性条件等一系列务实举措，实现了“增编、进人、提质”的总体目标。二是树立担当作为的鲜明用人导向，高标准做好机关和直属单位年度考核工作，不断强化考核结果运用；建立完善日常考核管理、福利待遇保障、兼职挂职管理等制度规定。教育激励干部投身决战脱贫攻坚，先后选派4名同志赴国家医保局定点扶贫县甘肃省临夏州积石山县开展扶贫挂职，其中1人挂任积石山县委常委、副县长，1人挂任驻村第一书记。

五、科学调整机构编制，确保职责明晰、权责一致

2020 年 3 月 11 日，中央编办批复为我局增加 20 名机关行政编制；3 月 31 日，增加司局级领导职数 1 名(用于加强机关纪委工作力量)。增编后行政编制 102 名。5 月 28 日，医疗保障事业管理中心财政补助事业编制由 22 名增加到 37 名，加挂“医保基金监管事务中心”牌子，承担国家医保基金监管信息系统建设、信息情报收集、大数据应用及管理，以及相关培训和举报投诉受理等工作；医药价格和招标采购指导中心财政补助事业编制由 9 名增加到 14 名。9 月，经局党组会研究决定，进一步明确局机关各单位职能配置、内设机构和人员编制，以及所属事业单位主要职责、内设机构和人员编制。办公室设综合处(国际合作处)、值班室(保密信访处)、文秘督查处、政策研究处(改革办)、新闻办公室、财务和资产管理处 6 个处室；规划财务和法规司设综合处(规划统计处)、法规预算处、信息化处 3 个处室；待遇保障司设综合处、基本医疗保险与生育保险处、医疗救助处(扶贫办)、长期护理保险处 4 个处室；医药服务管理司设综合处(医改协调处)、目录管理处、支付管理处 3 个处室；医药价格和招标采购司设综合与信息监测处、医药价格处、招标采购处 3 个处室；基金监管司设综合处、基金监管一处、基金监管二处 3 个处室；机关党委(人事司)设综合处(党群办)、纪检工作处、人事处 3 个处室。

医疗保障事业管理中心(医保基金监管事务中心)设综合处、信息统计处、业务管理处、经办指导处、技术评定处、稽核内控处、监管事务处、异地就医处 8 个处室；医药价格和招标采购指导中心设办公室、药品耗材处、医疗服务处、平台指导和信息处 4 个处室。

通过调整局机关和直属事业单位职能配置、内设机构和人员编制，明确了机关、事业单位之间的工作力量分配和管理权限，厘清职责边界，强化协调配合。

医疗保障经办管理服务工作

2020年,医保经办管理服务工作扎实推进经办管理服务体系建设,全力做好新冠肺炎疫情期间医保经办工作,不断优化医疗保障经办服务,组织做好医保药品目录调整工作,加强异地就医管理服务,持续推进行风建设,推动医疗保障高质量发展。

一、推进健全全国统一的医保经办管理服务体系

开展全国医疗保障经办机构基本情况调查,召开全国省级经办机构主任座谈会,指导地方加快经办管理服务体系建设。据统计,全国省级经办机构31个省份已归口省医保局管理(海南由省政府直属管理);全国地市级经办机构中大部分已归口医保部门管理。

二、全力做好新冠肺炎疫情期间医保经办服务

印发《关于进一步做好新冠病毒感染的肺炎医保经办管理服务工作的通知》(医保中心函〔2020〕1号),要求各级医保经办机构把新型冠状病毒感染的肺炎疫情救治防治放在第一位,确保患者不因费用问题影响就医,确保收治医院不因支付政策影响救治。优化经办服务,创新服务方式,实现疫情期间常规事项"不见面办"、紧急事项"及时办"、特殊事项"便民办"、非急事项"延期办"、消除隐患"放心办"。开展"互联网+"医保服务,打通互联网医疗的医保支付通道,落实"长处方"医保报销政策,方便群众疫情期间就医购药。积极做好新冠肺炎确诊和疑似患者医疗费用结算工作,指导各地落实新冠肺炎医疗费用报销政策,及时完成名单及身份确认、费用审核、基金拨付等工作。组织开展四轮新冠肺炎患者跨省医疗费用全国清算。

三、优化医保经办服务

印发《2020年医疗保障经办管理服务工作要点》,明确2020年全国经办管理服务的十大重点任务。出台《全国医疗保障经办政务服务事项清单》,按照"六统一"要求和"四最"改革目标,规范全国医保经办服务行为。出台《国家医疗保障局关于坚持传统服务方式与智能化服务创新并行 优化医疗保障服务工作的实施意见》(医保发〔2020〕54号),提高医疗保障服务适老化程度。研究医疗保障服务热线建设工作,成功申请"12393"作为热线号码,通过规范制度和加强培训,有力促进了医保经办服务标准化、规范化、便捷化。

四、组织做好医保药品目录调整工作

组织开展2020年国家医保药品目录调整工作,经企业申报、专家评审、标准测算、现场谈判等环节,确定调入和调出目录的药品名单,并调整制定部分目录内药品的支付标准。通过本次目录调整,目录内药品数量最终达到2800种,其中西药1426种,中成药1374种。医保目录药品结构实现"再升级",119种"较高性价比"药品入围,基本医保"保基本"功能定位更加凸显,医保药品保障能力和水平得到提升。

五、推进门诊费用跨省直接结算

在住院费用跨省直接结算全国范围内全面铺开的基础上,加快推进门诊费用跨省直接结算工作。会同财政部印发《关于推进门诊费用跨省直接结算试点工作的通知》,明确门诊费用跨省直接结算经办规程,在京津冀、长三角、西南5省先行试点的基础上,鼓励符合条件的省份积极申请试点。不断完善国家跨省异地就医结算系统功能,实现国家跨省异地就医管理子系统平稳切换,整合城乡居民跨省结算服务。进一步优化线上异地就医备案流程,开展自助开通异地就医直接结算服务试点。2020年当年,全国住院费用跨省直接结算300.23万人次,涉及医疗费用742.8亿元,基金支付438.73亿元。全国门诊费用跨省直接结算237.21万人次,涉及医疗费用6.03亿元,基金支付3.42亿元。

六、不断推进作风建设

一是持之以恒推进行风建设。对全国117个医保经办机构服务窗口开展了体验式评价和群众满意度测评，各省份群众满意度问卷结果显示，平均得分换算为百分制为90.5分，总体评价结果为满意，整体评价前5名为山东、江苏、河北、四川、天津。二是开展医保经办审核结算专项治理。开展规范医疗保障经办机构审核结算专项治理工作，印发《关于开展规范医疗保障经办机构审核结算专项治理工作的通知》，对经办机构审核结算专项治理工作进行了专项部署；研究制定《医疗保障经办机构基金审核结算规范要点清单》，围绕内部控制与管理、基金财务管理、费用审核、结算支付、待遇稽核、年终考核等六个方面对医保基金审核结算提出规范要求。

七、开展精细化管理服务典型案例征集

举办"全国医疗保障经办精细化管理服务典型案例征集"推介活动，围绕"向管理要效益，向服务要满意"主题，聚焦解决经办管理服务中的难点和痛点问题。共评选出44篇典型案例，总结了一批可借鉴、可推广的实践模式。

综合管理工作

2020年,在做好综合服务保障工作基础上,进一步加强顶层设计,推动医保改革发展,强化新闻宣传和政府信息公开,扎实做好政务信息报告等工作,稳步开展国际交流合作。

一、积极推动医疗保障制度改革

一是扎实推进重点改革任务。深入学习贯彻习近平总书记关于全面深化改革的重要论述,对标对表中央改革决策部署,谋划推动扩大长期护理保险试点、深化医疗服务价格改革、健全重特大疾病医疗保险和救助制度等3项深改任务。梳理党的十八届三中全会以来全面深化改革落实情况,提炼改革经验,开展总结评估。二是加强督查督办。将贯彻落实习近平总书记重要指示批示精神和党中央决策部署,作为督办工作重点,建立督办台账和改革任务清单,将办理任务细化到项、落实到人,定期跟踪督办,按月通报办理情况,逐项销号销账。制定《关于深化医疗保障制度改革的意见》实施方案,明确时间表、路线图和实现成果。三是强化顶层设计。为更加有效地推动医疗保障高质量发展,通过收集资料信息,组织研讨等形式,开展医保顶层设计研究。

二、强化新闻宣传和政府信息公开

做好重大政策的引导宣传,针对“关于深化医保制度改革的意见”“抗击新冠肺炎疫情医保政策”“长期护理保险试点”等重大政策,制定新闻宣传计划,举行媒体通气会,邀请相关专家学者解读,扩大政策知晓率。完善官方网站和微信公众号功能,进一步发挥对外发声主阵地作用。积极组织参加各类新闻发布活动,全年参加国新办新闻发布活动5次,参加国务院联防联控机制新闻发布会2次,自主召开新闻发布活动4次。举办全国医保系统新闻宣传工作培训班,加强系统内同志新闻宣传工作能力。针对网上热点关注问题,商请相关媒体通过专家点评、解读,回应群众关切。同时,做好日常的政府信息公开工作,及时准确反馈所有的政府信息公开申请。进一步规范政府信息公开工作,增加医保工作透明度。总结信息公开典型案例,不断完善信息公开的流程,提高工作效率。

三、加强政务信息报送

2020年,向党中央、国务院报送信息118篇,编发《医保工作动态》60期、《内部信息通报》15期。一是不断提高选题精准度。坚持为中央把握全局、科学决策提供优质高效信息服务,着眼人民群众期盼,动态反映重大改革进展,分析难点问题。二是改进工作方式方法。加强与上级信息部门沟通对接,做好统筹协调。加大信息简报刊发频次,通过定期通报、考核指标评价等方式,形成激励约束机制,调动各地区和相关单位信息工作积极性。启动信息直报点建设试点。三是强化信息能力建设。组织全系统培训班,交流工作经验,培训方法技巧,广泛听取意见建议,加强对各地信息报送工作指导。四是发挥信息工作引领作用。开展医保精细化管理案例遴选工作,连续编发《医保工作动态(管理增效专刊)》,举办全系统医保精细化管理工作经验交流会,推动各地提高医保精细化管理水平。

四、积极推动国际交流合作

在严格落实各项疫情防控措施条件下,组织接待长期驻华人员来访12批次,包括丹麦驻华大使马磊(Thomas Østrup Møller)、日本使馆经济部公使七泽淳、中国外商投资企业协会药品研制和开发行业委员会执行总裁安思嘉(Asgar Rangoonwala)以及中国美国商会、中国欧盟商会、先进医疗技术协会相关负责人等。参加博鳌亚洲论坛全球健康论坛、大湄公河次区域(GMS)经济合作第24届部长会和高官会、国际劳工组织和联合国开发计划署等主办的相关线上会议。召开医疗保障国际交流合作座谈会,部分中央国家机关有关单位、驻华使馆、商会协会等参会,围绕新发展阶段对医疗保障领域国际交流合作的新要求，以及新冠肺炎疫情全球大流行形势下进一步加强合作进行研讨。继续和哈佛大学共同举办第二期国际医保经验学习培训班，国际国内专家学者以线上线下方式，围绕医保支付改革等内容授课教学。承担世界银行贷款项目"中国经济改革促进与能力建设"(TCC6)子项目"基于卫生技术评估(HTA)的医保目录调整决策支持体系建设研究"，项目通过中期验收。与比尔及梅琳达·盖茨基金会就"结核病多渠道筹资与支付方式研究项目"开展合作。

五、强化内部运转管理

建立上行文双重审核制度，实行公文前置审核，逐步建立和完善多层次审核把关机制。开展文件资料收集归档和电子化转换工作，并集中统一管理，初步形成较为完整的档案管理模型。全力推进文印室建设，做好文印设备国家保密技术检测，制定文印室10不准和10原则，12月1日正式投入使用。完善局信访系统，规范局长信箱来信办理程序，进一步提高来信、来访办理时效。实行24小时值班制度，确保政令及时上传下达。建立内部疫情防控的联防联控机制，强化重点环节的风险管控、筑牢疫情防控安全防线，做到全局干部职工"零感染、零疑似"。坚持过紧日子，厉行节约反对浪费，创建节约型机关。建立用餐人数变动的实时沟通机制，源头上减少备餐、配餐浪费，杜绝餐饮浪费。严格执行财务报销制度规定，加强固定资产管理，制定资产管理暂行办法，进一步提高管理能力和水平。

科研与学术工作

一、学术机构建设

一是完成国家医疗保障研究院建章立制，加强团队建设。制定并完善国家医疗保障研究院（以下简称研究院）的规章制度和工作流程。明确处室职能，加强岗位管理。逐步增加科研人员，着力提升团队科研能力。

二是完成中国医疗保险研究会换届选举。中国医疗保险研究会（以下简称研究会）换届筹备工作组在民政部门指导下完成换届前期筹备和申报登记工作。于2020年12月22日召开了第三届会员代表大会。会议审议了研究会第二届理事会的工作及财务情况，选举产生了第三届领导机构，审议修改了研究会章程。加强研究会党建工作，强化党建统领科研。推动研究会党员组织关系划转和支部组建，于2021年1月得到机关党委批复，组建全新的研究会党支部，并完成支部委员会选举。

二、研究院重点研究工作和成果

2020年，研究院共承担100余项科研任务，包括国家医疗保障局委托27项科研课题和近70项专项研究任务，国际合作项目2项，地方医保部门委托项目3项。各项工作任务如期推进，阶段成果丰硕。

（一）编纂《中国医疗保障统计年鉴》

完成《中国医疗保障统计年鉴》编纂，全面梳理总结全国基本医疗保险、医疗救助、商业健康保险、慈善捐赠、长期护理、医药服务、国际比较及港澳台等统计数据，集中展示近年来医疗保障事业发展成就。作为展现中国多层次医疗保障体系的资料性年刊，将填补中国医疗保障统计年鉴历史的空白。

（二）全国统筹区医保基金运行评价

完成“统筹区医疗保障统计分析”研究报告；与我局规财法规司共同研究制定了医保基金运行评价指标体系及评价手册，并进行试评价。形成2019年全国、省、统筹区基本医保运行试评价结果。研究成果在《国家医疗保障局办公室关于印发基本医疗保险基金运行试评价方案和2019年试评价结果的通知》（医保办发〔2020〕43号）发布。

（三）医保基金及专项资金绩效评价

完成“医保基金及专项资金绩效评价研究”项目，形成省级基本医保基金绩效评价指标体系、医保专项资金评价指标体系，并使用2019年数据进行试评价。研究成果在《国家医疗保障局关于全面开展医保转移支付资金绩效评价工作的通知》（医保函〔2020〕3号）发布。同时与我局规财法规司共同研究形成医疗保障运行分析系列专报，包括《统筹区基金风险突出 管理亟待加强》《2018年职工医保住院率影响因素分析》《职工医保单位缴费划入个人账户比例问题研究——基于样本地区的分析》《职工医保在职退休比对基金收支平衡点的预测专题研究报告》。

（四）支付方式改革技术支撑

一是全力、全面、全程支撑“区域点数法总额预算和按病种分值付费”（DIP）试点实施，研究中国原创支付方式，展现中国医保创新智慧。2020年10月19日，《国家医疗保障局办公室关于印发区域点数法总额预算和按病种分值付费试点工作方案的通知》（医保办发〔2020〕45号）明确：研究院受国家医疗保障局委托，组织专家成立技术指导组，协助制定按病种分值付费技术规范、分组方案和管理办法，为各地医保部门开展试点工作提供技术支持。完成的具体工作包括：（1）编制《国家医疗保障按病种分值付费（DIP）技术规范》和《DIP病种目录库（1.0版）》，成果已转化为我局政策文件《国家医疗保障局办公室关于印发国家医疗保障按病种分值付费（DIP）技术规范和DIP病种目录库（1.0版）的通知》（医保办发〔2020〕50号）。（2）通过征集、遴选形成的DIP专家库名单，已经转化为我局政策文件《国家医疗保障局办公室关于建立区域点数法总额预算和按病种分值付费（DIP）专家库的通知》（医保办发〔2020〕54号）。（3）DIP试点城市数据分组、专家技术指导、培训教材编写等。

二是承担DRG、DIP国家试点监测评估任务。

分别建立 DRG 和 DIP 监测指标体系，对 30 个 DRG 试点城市和 71 个 DIP 试点城市实施成效进行评估，形成半年和全年的监测评估报告。DRG 付费国家试点监测评估报告在《国家医疗保障局办公室关于疾病诊断相关分组（DRG）付费国家试点进度的通报》（医保办发〔2020〕1 号）、《国家医疗保障局办公室关于 2020 年三季度疾病诊断相关分组（DRG）付费国家试点进度情况的通报》（医保办发〔2020〕47 号）发布，监测结果在国家 DRG 工作推进会议上公布。

（五）医药价格形成机制和招标采购谈判研究

一是完成“深化医疗服务价格改革试点研究”和“地方药品和医药耗材集中带量采购规则、品种汇总及评价”项目。“深化医疗服务价格改革试点研究”项目完成《深化医疗服务价格改革试点研究报告》《十大专题研究报告》《舆情应对方案》，研究成果被《深化医疗服务价格改革试点方案（送审稿）》采纳，由国家医疗保障局提请深改委和国务院审议。

二是完成《国家基本医疗保险药品目录调整技术支持》项目，优化药品目录调整工作流程和技术细节，配合完成 2020 年药品目录调整工作。其中，“全国药品价格指数”“全国医疗服务价格指数”填补了我国医药价格指数工具空白。

（六）融合业务工作，开展系列专项重点研究

一是撰写《应对新冠肺炎疫情医保政策成效评估报告》，对新冠肺炎疫情期间我局出台的医保政策开展了成效评估，评估报告经我局上报国务院。

二是分析评估国家组织药品集中采购和使用试点工作，完成《关于国家组织药品集中采购和使用试点工作个别中选药品采购占比偏低的说明》和《第二批国家组织药品集采规则分析报告》。

三是完成“医疗保障‘十四五’规划指标体系研究”项目，设计规划指标，预测 2025 年目标值和 2035 年期望值，研究成果为国家医疗保障“十四五”规划编制提供参考。

四是完成《医疗保障基金监管信用评价指标（A类）操作手册》和 2020 年第一季度《医疗保障基金监管信用体系建设试点情况报告》。

此外，全年累计完成了《建立医疗保障形势分析监测点工作方案》《医保部门支持公立医院改革发展的政策措施及效果》等 50 多项专项任务工作。

（七）开展国际合作研究

一是承担盖茨基金会委托的“结核病防治多渠道筹资和支付方式研究”，旨在研究结核病防治中的多渠道筹资方式和如何提高医保基金使用效率，为我国实现《遏制结核病行动计划（2019—2022年）》的目标提供支持。

二是与研究会共同开展英国繁荣基金支持的“抗肿瘤卫生技术评估方法学研究与机制探索项目”，该项目以抗肿瘤治疗技术为抓手，开展抗肿瘤治疗技术快速评价与完整卫生技术评估方法学研究，为完善我国卫生技术评估机制建设提供技术支撑。

（八）为地方医保提供专业技术支持

一是完成北京市医保局委托的“2021 年城乡居民筹资调整风险评估研究”“基于提质增效的北京市总额质量评价指标研究”和宁夏回族自治区医保局委托的“宁夏回族自治区全民医疗保障‘十四五’规划编制”等 3 个项目，为地方医疗保障制度高质量发展提供依据。

二是推进雄安新区公共服务局委托的“雄安新区医疗保险支付方式改革课题研究”项目和天津市医保局委托的“天津市医疗保障基金运行评价体系研究”项目。

（九）解读和宣传重要政策

为助力国家医保重要政策文件的贯彻落实，研究院负责同志带头参与相关政策的解读和宣传：在我局新录用公务员培训、医疗保障规划编制、统计和形势分析培训、国家组织冠脉支架集中带量采购、国家及省级 DIP 试点工作推进会议等活动上讲座或授课；在第三届、第四届中国 DRG 收付费大会，以及相关科研单位组织的符合我局相关工作要求的会议上授课等；在《法治日报》《健康报》《中国卫生》《中国医疗保险》等权威期刊杂志上发表 20 余篇文章。

三、研究会重点研究工作及成果

2020 年，研究会共开展或完成了 19 个科研项目，举办了 2 个大型学术交流活动，围绕医疗保障重大政策和事件开展宣传工作。

（一）配合行政工作需要开展课题研究

一是先后完成了“基本医疗保险支付方式改革现状及典型案例研究”“居民医保门诊统筹医疗服务管理研究”“高血压和糖尿病患者居民医保门诊

用药保障政策研究”“完善门诊慢性病和特殊疾病保障研究”“医疗保障经办管理服务专项研究”“完善职工生育保险政策措施研究”“统筹城乡居民基本医保和大病保险筹资和待遇调整机制研究”“规范大病保险委托商保承办研究”等8个课题的评审验收。

二是开展2019、2020年度的医保数据分析项目。通过对全国53个统筹地区采取机械随机方法抽取1100万参保患者共270万住院人次及8500万门诊人次数据的标化、统计、分析，并按期完成2019年度数据分析报告。

三是开展“医保药品目录带量采购实施效果与对策研究”“完善重大疫情医疗救治费用保障研究”2个项目。

(二)完成自主科研项目评审结题

完成了“中国经济发展走势对医疗保险的影响研究”“医疗保险评估指标体系研究”“建立更加公平可持续的全民医疗保障体系研究”“长期照护保险制度研究”“完善医疗保险支付制度研究”等研究会自主科研项目的专家评审结题工作。

(三)承接地方医保部门委托项目

一是接受云南省医保局委托，开展《云南省医保基金监控指标体系研究》项目。

二是接受山东省德州市医保局委托，编制德州市医疗保障“十四五”规划。

(四)举办学术交流活动

一是按照国务院扶贫办统一部署，于10月17日举办“国家扶贫日论坛医疗保障分论坛”，制作医保扶贫专刊，全面展示医保脱贫攻坚成果。配套制作医保扶贫宣传片，在国家医保局官网开设医保扶贫专栏。

二是藉研究会换届之机，于12月20日召开“深化医疗保障制度改革”论坛，邀请医保相关领域领导及专家围绕深化医疗保障制度改革作了专题研讨。

(五)做好医保专项宣传

研究会所属《中国医疗保险》杂志社继续稳步提升《中国医疗保险》杂志期刊质量，增强内容的实用性和指导性，全年共组稿1000余篇，发表文章340余篇。根据形势需要开设了“医保局长谈医保”“学习贯彻党的十九届五中全会精神专题”“医保精细化管理服务专题”新栏目。构建以“中国医疗保险”微信公众号、学习强国号为主的新媒体矩阵，做好新媒体内容编辑和运营，提升媒体品质和关注人数。承担国家医保局重要政策举措的新闻宣传服务、政策解读、舆论引领和内容制作等委托项目。

地方医疗保障工作

北京市

工作综述

2020年，北京市医保部门聚焦首都功能定位，围绕人民对美好生活的向往，对标全方位全生命周期为人民健康提供基本保障的初心和使命，持续深化医疗保障制度改革，持续完善更加公平可持续的首都多层次医疗保障体系。截至2020年底，北京市城镇职工参保1741.6万人，城乡居民参保398.29万人。城镇职工医保基金（含生育保险）总收入1380.47亿元，总支出1166.99亿元；城乡居民医保基金总收入110.79亿元，总支出79.31亿元。

一、为新冠肺炎疫情防控提供坚强医疗保障

（一）加强政策集成，为新冠肺炎检测治疗提供强力支撑

市医疗保障局先后调整出台25项医保支持措施，确保医院放心救治，患者放心就医，市民放心预防。加大医保基金预付力度，对56家定点医疗机构提前预付医保基金40.3亿元，促进医疗机构恢复正常运转，并将符合新冠肺炎诊疗方案的药品和医疗服务项目临时性纳入基金支付范围，个人负担部分由财政全额补助，患者医疗费用不计入定点机构总额预算指标。制定“新型冠状病毒核酸检测”价格项目和保障措施，实施京津冀新冠检测试剂挂网采购，将检测项目价格由180元/次动态调整至120元/次。

（二）医保费减征缓缴为企业减负

及时调整疫情期间参保时限要求，延期办理医疗保险各类相关业务。明确用人单位和个人可在疫情解除后三个月内补办参保缴费。2—6月，阶段性减征职工医保单位缴费，涉及单位63万户，减轻企业负担260多亿元。

（三）创新“互联网＋”经办服务模式

全面优化疫情期间医保经办服务，出台“京医保十二条”，推行视病情适当增加开药量、网上办理定点医疗机构变更等举措。大力推进“互联网＋”医疗服务，联合市卫生健康委、市民政局共同开展为老年慢性病患者“送药上门”。先后通过7批次确定20家医院为“互联网＋”医保定点医院。

二、筑牢医保制度根基

（一）建立科学合理筹资动态调整机制

按照“小幅调增上限、降低下限”原则，合理调整2020年职工医保缴费基数，向社会公布缴费基数调整方案。与市财政局明确2021年城乡居民医保三类人群个人缴费标准，将门诊报销封顶线从4000元提高到4500元。

（二）持续开展医保精准扶贫

充分发挥好医疗救助兜底保障功能，全年全市累计救助19.84万人次，救助资金累计支出2.86亿元，有效减轻困难群众医疗费用负担。职工、居民大病医疗保障报销待遇向低保、低收入、特困和低收入农户等困难人员倾斜，降低大病起付标准50%，报销比例提高5个百分点。

（三）完善门诊用药报销政策

一是落实“两病”患者待遇。实行城乡居民“两病”参保患者医疗机构门诊发生的降血压、降血糖药品费用由医保基金支付，并明确长处方等相关配套政策。截至12月底，全市高血压患者享受待遇90.3万人，政策范围内药品费用6.1亿元，基金支付3.1亿元；糖尿病患者享受待遇58.7万人，政策范围内药品费用4.3亿元，基金支付2.2亿元。二是完善门特待遇。将重性精神病等6种疾病增加纳入北京市门诊特殊病病种范围，增加肾透析和恶性肿瘤门诊治疗门诊特殊病的用药报销范围，试行参保人员门诊使用“英夫利西单抗”等9种药品，医保报销部分纳入住院费用累计，封顶线按住院标准执行。

（四）启动长期护理保险扩大试点工作

9月，石景山区被列为长期护理保险扩大试点。北京市结合实际，指导石景山区开展试点工作，明确扩大试点工作的基本原则、目标任务、政策措施等。11月，石景山区启动长期护理保险参保缴费工作，并开始为重度失能人员提供护理服务。

三、医药阳光采购工作取得新突破

（一）开展新冠肺炎检测试剂集采

完成新冠病毒检测试剂跨省集中采购，平均降价达 70%。参加全市防疫工作检疫检测工作组，积极协调物资保障，对承担第一批集采任务的 1400 多家医疗机构累计拨付专项基金超 8 亿元。

（二）推进国家集采药品落地

一是综合考核承担第一批集采任务的 1400 多家医疗机构，拨付专项基金结余 8.2 亿元。第一批试点到期后，探索形成北京市“双向选择，带量分包”采购模式，最终 25 个试点中选药品有 22 个直接续约成功，有 3 个通过“双向选择”签约成功。二是全面执行第二批国家药品集中采购中选结果，预计首年可节省药品费用 9 亿元。三是组织落地执行第三批集采结果，共有 55 个药品采购成功，中选价格平均降幅 53%，最大降幅超过 95%。四是开展京津冀新冠检测试剂挂网采购，24 家企业 30 个产品顺利成交，平均降幅达 70%，且较全国水平进一步降低 10%左右。

（三）推进医用耗材联合集采

一是积极推进国家组织集中带量采购首批冠脉支架中选结果落地执行，中选冠脉支架采购价格大幅降低，从平均 1.3 万元降至平均 700 元水平，并全额纳入医保报销范围。二是在持续做好京津冀六大类医用耗材联合采购基础上，吸收周边 6 省形成“3＋6”联盟带量采购模式，实施人工晶体带量采购，调整相关病种付费标准，人工晶体平均降幅 54.2%。三是联合天津市、河北省医疗保障局出台《京津冀药品联合带量采购工作意见》，构建“国家－区域联盟－本市”三级采购体系，协同推进跨区域联盟带量采购，“无缝衔接”本市阳光采购工作。

四、加强医保基金监管

（一）制定规范，提升精细化水平

加快构建源头治理、责任清晰的基金监管模式，制定并印发医保基金监管制度体系方案，探索制定本市定点医疗机构医保基金使用规范（GUP），进一步提升医保基金监管精细化水平。

（二）建立京津冀联合督查协同机制

推动京津冀三地依托异地就医协同平台建立联合监督检查协同工作机制，配合公安部门查处涉刑案件，涉案违规金额 1100 余万元。

（三）开展飞行检查

积极配合国家医保局赴北京市开展飞行检查，自主对 18 家定点机构开展飞行检查。2020 年，全市共拒付、追退回、核减定点医疗机构不合理医保基金支出 1.25 亿元；处理违规定点医药机构 46 家；筛查审核全市参保人员异常费用，对违规参保人员停卡处理 211 人、锁卡处理 99 人，追回违规费用 457 万元。

五、调整医保药品目录和医疗服务价格项目

（一）优化药品目录结构

将国家新增的 227 种常规药品和 70 种国家谈判成功药品纳入北京市医保药品报销目录，将国家删除药品和重点监控使用的 13 种药品全部调出本市医保药品目录，将 224 种非国家医保药品目录品种调出北京市医保药品目录。

（二）开展医疗服务价格项目动态调整

建立“市区两级共同参与、医疗机构直接反馈”的建议传导渠道，探索形成“小步快走”的医疗服务价格项目调整方式。规范调整 11 项涉疫医疗服务价格项目，全市累计动态调整 200 余项医疗服务价格项目，有效回应临床需求。

六、推进支付方式改革

由总额控制管理向“提质增效、总额预算”管理转变，建立指标测算模型，优化质量核定体系和费用核算机制，加强日常动态管理。持续推进本市 DRG 付费试点工作，编制出台《国家医疗保障疾病诊断相关分组（CHS－DRG）细分组方案（1.0 版）》，制定了本市细分组落地方案及测算支付标准。探索适应不同疾病、不同服务特点的多元复合式医保支付方式，引导医疗资源合理配置和患者有序就医。

七、提升医保公共服务能力

（一）优化政务服务事项清单

进一步优化政务服务事项清单，减材料、压时限，精简申请材料 125 份，压减办理时限 398 个工作日，减材料、减时限比例均超 30%，切实提升企业、群众办事便利度。

（二）稳步推进异地就医直接结算工作

稳步推进京津冀异地门诊直接结算定点扩面。在跨省普通住院直接结算平稳运行的基础上，北京市 23 家定点医疗机构与天津市、河北省 13 个统筹

地区,实现了区域内跨省普通门(急)诊直接结算。同时,北京市配合天津市、河北省两地开通跨省异地门诊直接结算定点医疗机构 163 家,切实缓解了在京参保人员在环京周边地区就医不便的问题。2020 年,天津市、河北省参保人员来北京市通过门诊直接结算医疗费用累计 18838 人次,北京市参保人员在天津、河北通过门诊直接结算医疗费用累计 5892 人次。

(三)完善医保政策闭环评价机制

市医疗保障局以接诉即办为抓手、以问题为导向,对医保政策、管理服务开展全链条公众评价,从群众诉求中分析、查找本市医保领域的短板和不足。推动全市医保工作更好地把握和对接群众需求,为医保管理构建民意基础,为政策制定与实施提供更有建设意义的参考意见,不断提升医保利益相关方满意度。2020 年,北京市医疗保障局受理群众政策咨询、投诉建议等来信来电来访 1.32 万件次,做到用心、用情落实"接诉即办"。

(四)推进"放管服"改革

开展告知承诺审批工作,制定第一批告知承诺事项实施计划,按照"成熟一批、推出一批"的原则推进落地。开展政务服务事项清单落实工作,按照统一事项名称、统一事项编码、统一办理材料、统一办理时限、统一办理环节、统一服务标准的"六统一"和服务质量最优、所需材料最少、办理时限最短、办事流程最简的"四最"要求,进一步精简申报材料,压缩办理时限。

八、推进医保信息化建设

(一)稳妥推进医保电子凭证就医结算

制定"实体虚拟并行,电子凭证兼容"的身份凭证基本原则,对全面推动实体卡整合和虚拟卡融合,建立全市统一的身份认证平台,统一加载各类公共服务功能等进行科学设计和开发实施。截至 2020 年底,全市约 491 万人激活电子凭证,34632 人持电子凭证就医结算。

(二)积极推进医疗保障信息平台建设

结合本市推进信息系统"上云""入链""汇数""进舱"等工作要求,编制完成《北京市医保局医疗保障信息平台建设工程可行性研究报告》。

(三)开展首届北京数智医保创新竞赛

吸引包括商业保险公司、互联网科技公司、银行、高校等多个领域的百余支团队参赛,优选出符合医保创新发展需要的新技术方案,为推动区块链、人工智能、大数据分析等高新信息技术在医疗保障领域的创新应用夯实基础,加快促进医保与高新技术产业融合发展。

重要活动

1. 市医疗保障局组织召开医药产品集中采购培训会。1 月 14 日,市医疗保障局牵头组织召开北京市医药产品集中采购培训会。会上,市医疗保障局医药集中采购服务中心对北京市药品、医用耗材采购相关政策及采购执行情况进行培训,讲解了北京市下一步重点工作思路。

2. 2020 年北京市医疗保障工作会议召开。1 月 20 日,北京市医疗保障工作会议召开,全面总结 2019 年全市医疗保障工作,安排、部署 2020 年全市医疗保障工作任务。副市长卢彦出席会议并讲话,市政府副秘书长陈蓓主持会议。市医疗保障局局长于鲁明作工作报告。市医疗保障局通报全市基本医疗保险定点医疗机构考核奖励结果。朝阳、海淀、丰台区政府作交流发言。

3. 北京市药品阳光采购微平台服务升级。3 月 10 日,北京市医药集中采购服务中心对药品阳光采购微平台——北京市阳光采购微平台进行了服务升级。在原有 3 项功能基础上升级为 9 大类业务服务内容,涵盖产品申报、产品变更、价格申报、举报质疑回复、承诺价变更等多项平台常用业务。

4. 市医疗保障局开展落实国家药品集中采购和使用工作云培训。为做好落地实施第二批国家药品集中采购工作,4 月 14 日,市医疗保障局组织开展"落实国家药品集中采购和使用工作云培训",2000 余家医疗机构参训。

5. 北京市开展首届数智医保创新竞赛。5 月,北京市开始开展首届数智医保创新竞赛。8 月 10 日—8 月 30 日,来自企业、高校和研究机构的 30 支团队从 109 家参赛队伍进入决赛。9 月 21 日,颁奖典礼在京举行。此赛事作为北京医保首次探索性的公开比赛，共征集到百余家企业、高校和研究机构的参赛团队报名，经过初步筛选和决赛答辩，最终两道赛题共评选出6个金奖、6个创新奖和13个潜力奖。

6. 举行"打击欺诈骗保，维护基金安全"集中宣传月启动仪式。6月5日，市医疗保障局联合市公安局、卫生健康委、人社局、市场监管局、药监局，在首都医科大学附属北京天坛医院举行了"打击欺诈骗保，维护基金安全"集中宣传月启动仪式暨多部门联合宣传活动。北京市定点医疗机构、医保基金社会监督员代表分别宣读了倡议书，向定点医药机构和参保群众发出共同打击欺诈骗保行为、自觉维护医保基金安全的倡议。市医保局、市公安局、丰台区医保局等工作人员现场为就诊市民解答医保政策、普及医保领域法律法规、宣传打击欺诈骗保工作成果及典型案例，发放宣传折页等材料。

7. 市医疗保障局召开医保信息系统"刷脸"支付试点工作启动会。7月2日，市医疗保障局召开医保信息系统"刷脸"支付试点工作启动会，友谊医院、宣武医院、朝阳医院三家试点医疗机构参加会议。会上，市医保局网信办从建设背景、工作原则、业务流程、职能分工和时间计划等方面，对医保信息系统"刷脸"支付试点工作方案做了介绍。试点医院对方案进行研讨深化。

典型案例

案例一：北京市"一盘棋"式全面平稳落实国家集采工作

一、各部门联动，确保平稳落地实施

相关部门协同配合，充分发挥"三医联动"协同作用，由医保局牵头，会同卫生、药监等部门联合印发实施方案，以"一盘棋"方式统筹推进落实采购任务量、加强中选产品采购和使用、确保产品质量和供应、及时结算货款、医保支付协同等各项工作，推进实现3批国采药品和1批国采耗材在北京市平稳落地，并形成组织落实集中采购工作常态化制度化运行管理机制。

二、加强培训引导，保障临床平稳

考虑北京市原有用药水平和用药习惯，在落地过程中，注重通过培训、引导，发挥医疗机构主体责任，在科学合理用药基础上，尊重患者用药选择权，实现用药平稳替换，政策平稳落实。在国家集采续约中探索"双向选择，带量分包"方式，稳妥衔接过渡。对于不具备直接续约条件的药品，综合考虑医疗机构、企业、患者、价格等因素，发挥供需双方主体作用，保持临床用药稳定性。

三、完善医保配套政策，提高各方积极性

积极发挥医保基金杠杆作用，对标国家医疗保障局要求，制定医保配套改革措施。

一是药品方面，制定医保支付标准、医保基金预付货款、医保结余留用激励机制等3项医保配套改革措施，对未中选药品调整个人先行负担比例，引导患者和医疗机构使用中选品种；按照医保报销范围内中选药品采购金额的50%先行预付给医疗机构，监测督导医疗机构按合同规定与企业及时结算，降低企业交易成本；专项结余资金按相关要求和多部门综合考评结果及时拨付给医疗机构。第一批试点采购合同期满后，向医疗机构拨付医保专项基金结余8.2亿元，有效激励了医疗机构使用中选药品积极性。

二是耗材方面，在先行预付和制定支付标准的基础上，结合耗材医保支付特点，在全市推广实施经皮冠状动脉支架置入疾病分组DRG付费改革，在确保患者自付部分享受集采降价效果的前提下，按照患者减负基金不减支的原则，确定冠脉支架置入DRG支付标准。将支架招采降价节省的医保基金以DRG分组付费方式留给医院，将医保基金原来用于购买支架耗材的费用平移转换为购买医院医疗服务的费用，在医保基金保持平衡基础上，支持引导医院加强精细化管理，通过提升服务、控制成本获得收益。统筹考虑北京市接诊患者构成和周边各省医疗服务价格水平，适当联动调整冠脉支架置入术服务价格（由3300元提高至4320元），支持引导医疗机构加强精细化管理，通过提升服务、控制成本获得收益。

案例二：市医保部门多措并举助力疫情防控

2020年，面对突如其来的新冠肺炎疫情，北京市医保部门勇于担当，积极作为，全力为新冠肺炎疫情防控提供坚强的医疗保障。

一、加强政策出台集成，为疫情防控提供强力支撑

在疫情防控关键期，市医疗保障局先后出台《关于做好新型冠状病毒感染的肺炎疫情医疗保障的通知》《关于做好新型冠状病毒感染的肺炎疫情医疗保障工作的补充通知》《关于进一步做好新型冠状病毒感染的肺炎疫情期间医保经办管理服务工作的通知》《关于切实做好疫情防控期间医疗保险和生育保险经办工作的通知》等系列文件，主动回应定点医疗机构、参保单位和个人在疫情防控期间的利益关切，积极落实“两个确保”，让医院放心救治，患者放心就医，市民放心预防，全力打赢疫情防控阻击战。2020年，全市70家定点医疗机构申报新冠肺炎确诊和疑似患者5201人次，医疗总费用合计3874.60万元，其中本市医保基金支付953.14万元，异地医保基金支付931.13万元。

二、深化已出台医保措施，破解民生关注热点

一是职工可延期办理医疗保险和生育保险，用人单位逾期办理职工参保登记、缴费等业务不收取滞纳金，不影响个人待遇权益。2020年共减征63万户单位的职工医保费260余亿元。二是医疗费用可按规定补支，参保人员因工作单位变动等原因中断医疗保险关系的，在疫情解除后3个月内补缴疫情防控期间的医疗保险费，补缴期间发生的医疗费用予以补支，且视为连续缴费。三是退休人员可延期办理在职转退休手续，医保待遇不受影响。四是加大医保基金预付力度，对佑安医院等56家定点医疗机构提前预付医保基金40.3亿元，促进医疗机构恢复正常运转。五是积极推进互联网诊疗，开通7批20家“互联网+”医保定点医院，方便参保患者复诊，并以“在线复诊－实时结算－送药上门”的服务闭环助力本市疫情防控。六是持续做好本市“应检尽检”人员新冠病毒核酸检测费用实时结算工作。

三、创新优化经办服务，加快医保服务模式转型升级

市医疗保障局坚持把人民群众生命安全和身体健康放在第一位，把打赢疫情防控阻击战作为重大政治任务，为参保人和医疗机构提供优质高效便捷的医保经办服务。一是创新服务方式，实现“不见面办”。登记征缴类业务全面推行网申；定点医院变更等业务远程办理；门诊特殊病备案下沉医院，减少患者来回跑路。二是建立“绿色通道”，实现“及时办”。提前预付医院总额费用，确保救治资金充足；医保服务协议电子化签订，优化协议管理流程；医院协议特殊状态可网申恢复，暂缓现场检查。三是积极支持“长处方”，实现“便民办”。适当放宽慢性病门诊开药量，减少患者就医次数。四是放宽业务办理时限，实现“延期办”。登记缴费类业务可申请延期，减轻企业经营压力；延长医疗费用纸介材料申报时限，提倡预约申报；滞留外地门诊特殊病患者待遇不间断，可在疫情结束后到区医保经办机构补办备案手续。

四、做好核酸检测和防疫药品采购相关工作

一是开展京津冀新冠检测试剂挂网采购。市医疗保障局联合天津市、河北省医疗保障局高效迅速完成新冠病毒检测试剂集中采购。最终24家企业的30个产品顺利成交，成交品种覆盖齐全，供应保障充分。同时，试剂的降价效应明显，平均降幅达70%。二是制定出台并动态调整新冠核酸检测价格项目，将检测项目价格由每次180元动态调整至120元，显著降低了病毒检测成本，缓解了政府资金压力，减轻了人民群众检测费用负担。三是支持做好防疫药品采购工作。开启疫情防治药品采购绿色通道，简化采购流程，明确防控药品随时挂网，医疗机构紧急采购平台外药品的，先行采购，事后备案。

天 津 市

工作综述

2020 年，天津市医疗保障系统统筹疫情防控和医疗保障事业改革发展，全市医疗保障工作取得新成效。随着“十三五”收官，天津市形成了以基本医疗保险为基础、大病保险为补充、医疗救助为托底的多层次医疗保障制度体系。基本医保制度运行稳定，待遇水平稳步提升，支付方式改革持续推进，异地就医实现突破，基金监管持续加强，经办服务更加便捷，人民群众获得感、幸福感、安全感不断增强。

一、基本医疗保障制度平稳运行

截至 2020 年底，全市基本医疗保险参保 1164.11 万人，其中职工基本医保参保 618.43 万人，居民基本医保参保 545.67 万人，参保率稳定在 95%以上。医保基金总收入 370.39 亿元，总支出 340.39 亿元。其中，城镇职工基本医保基金收入 324.32 亿元，支出 294.70 亿元；城乡居民基本医保基金收入 46.07 亿元，支出 45.69 亿元。从职工医保统筹基金收支结存来看，在全力支持疫情防控和阶段性减征基本医保费 43.8 亿元的情况下，职工医保统筹基金当期结存 24.71 亿元，累计结存可支付月数达到 10.2 个月，保持稳健可持续发展势头。

二、疫情防控扛起主体责任

(一)做好药品保障

紧盯国家疫情诊疗方案变化，八次更新天津市重点药品储备清单，将疫情救治药品和清感饮系列制剂临时性纳入医保支付范围，加强督导检查，深入定点救治医院和药品经营企业检查调度，坚持“眼要看到、脚要走到、手要摸到”，确保药品充足稳定供应。

(二)做好待遇保障

对确诊和疑似参保患者发生的医疗费用，按甲类传染病支付待遇，按规定由基本医疗保险基金全额支付，参保人员因救治产生的门(急)诊医疗费用，与住院医疗费用合并计算。累计结算救治费用 838.61 万元。

(三)做好资金保障

向 78 家医疗机构拨付周转金 1.28 亿元，向全市 325 家药品集采试点医疗机构拨付结存留用资金 3.43 亿元，为疫情期间医疗机构维持正常运营缓解了燃眉之急。向 418 家定点机构预付资金 15.3 亿元，帮助医疗机构渡难关、促发展，确保患者不因费用问题影响就医，确保医疗收治机构不因支付政策影响救治。

(四)做好服务保障

出台“门诊处方报销五项措施”，联合市卫生健康部门明确长处方政策，连续 3 次下调新冠病毒核酸检测价格，认真落实一线医务人员关爱保障措施。出台“互联网＋”医疗服务价格和医保支付政策，创新“电话办”“网上办”“邮寄办”“便捷办”“延时办”“预约办”等服务举措，方便群众就医报销。同时，落实阶段性减半征收基本医保费政策，2 月至 6 月累计为 18.4 万户企业减征 43.8 亿元，助力企业减成本、稳就业，为统筹疫情防控和经济社会发展作出积极贡献。

三、推进京津冀医疗保障协同发展

牵头推进京津冀三地政府在津签署《京津冀医疗保障协同发展合作协议》，推动医疗保障公共服务共建共享。

(一)打造“3＋N”区域带量采购联盟

5 月，在津启动京津冀和黑吉辽蒙晋鲁人工晶体类眼科耗材联合带量采购，形成全国第一家跨省带量采购“3＋N”区域联盟，44 个产品成功中选，平均降幅 46.4%，每年可节省 4.5 亿元，节约率 48.18%。6 月，开展京津冀新型冠状病毒相关检测试剂联合采购，涉及 11 个核酸检测试剂和 19 个抗体检测试剂，平均价格大幅降低，总体处于全国较低水平。

（二）扩大京津冀门诊费用直接结算试点范围

进一步扩大京津冀跨省异地就医门诊医疗费用直接结算试点范围，本市 168 家定点医疗机构正式启动京津冀异地就医门诊直接结算，为三地人员往来、要素流动和营商环境优化创造良好条件，试点以来总体运行平稳、规范有序。

（三）推进京津冀医保基金协同监管

签署《进一步促进京津冀医保基金协同监管备忘录》，将三地跨省异地就医直接结算医疗费用纳入本地智能监控系统，采取直接调查、异地互查、信息通报等措施积极开展异地协查，形成监管合力。

四、健全待遇保障制度

（一）完善医疗保障三重保障功能

制定《关于进一步规范基本医疗保险参保缴费及待遇享受管理有关问题的通知》，进一步规范基本医疗保险参保缴费及待遇享受管理。

印发《关于做好 2020 年城乡居民基本医疗保障工作的通知》，克服新冠肺炎疫情不利影响，推动完善统一的城乡居民基本医疗保障和大病保险制度。调整 2020 年度大病保险起付线，建立年度调整和公布机制。在全国率先制定医疗救助办法，三重保障制度进一步完善。

（二）完善对困难群体的医保帮扶措施

出台困难群众医保帮扶 5 方面 15 项措施。一是资助医疗救助对象参加城乡居民基本医疗保险，29.97 万困难群众获得参保资助，实现参保连续和待遇稳定。二是统一并降低大病保险起付线，对困难群体加大倾斜支付力度。将大病保险起付线至 10 万元（含）费用段、10 万元至 20 万元（含）费用段，支付比例分别由 50％、60％提高至 60％、65％。三是发挥医疗救助制度的功能作用，继续实施门诊和住院医疗救助、重特大疾病医疗救助和因病支出型困难家庭医疗救助，梯次减轻困难群体费用负担，共计救助 1820 余人（户），支出救助资金 4070 余万元。困难群体在住院医保目录范围内费用控制在 90％。四是在服务上，实施困难群体门诊和住院医疗救助“一站式”联网结算，便捷患者就医诊疗。通过多措并举，全力打赢医保脱贫攻坚战。

（三）推进长期护理保险试点建设

一是全市域启动长期护理保险制度试点，将惠及 4 万重度失能人员，人均减负 1.9 万元。二是完善严重精神障碍门诊医疗保障机制，不设起付线，报销比例参照门特病执行，年最高支付限额 1.2 万元。

五、推进医药服务供给侧改革

（一）落实国家组织药品集中采购中选结果

推进国家组织的三批药品集中采购中选结果的落实工作，累计可减轻群众负担 20.7 亿元。

（二）承接国家组织高值耗材集中采购任务

争取国家医疗保障局在津成立高值医用耗材联合采购办公室（简称联采办）。联采办全力以赴筹备冠脉支架带量采购，升级采购平台、分析采购数据、起草采购文件。11 月 5 日，国家组织冠脉支架集中采购在津完成，平均价格由 1.3 万元下降至 700 元左右，降幅 93％，预计每年可节省费用 117 亿元，成为国家组织开展高值医用耗材联合采购“第一单”。接着，在国家医疗保障局指导下，联采办协调各地医疗保障局完成产品挂网、协议签订、配套政策制定等准备工作，确保中选产品库存供应，推动广大患者早日享受到改革红利。

（三）完善医药服务价格管理

聚焦群众反映强烈的突出问题，及时规范糖化血红蛋白等价格政策和医保支付政策。围绕群众临床治疗需求，着力支持中医药发展，制定 75 项新增医疗服务项目价格政策，促进新诊疗技术临床应用。

六、规范和深化医保支付机制改革

（一）规范医保药品目录

自 2020 年 1 月 1 日起，全面施行国家医保药品目录，将 157 种药品退出天津市医保支付范围，促进药品目录管理更加规范。

（二）加强医保付费总额管理

完成 2019 协议年度按项目付费总额管理指标执行情况年终清算，做好 2020 年总额管理指标分配，确保基金平稳有序运行。

（三）切实加强协议管理

制定定点医药机构布局规划，平稳做好定点医药机构新增、协议续签等工作。出台“互联网＋”医疗服务医保支付管理办法，19 家医疗机构签订互联网诊疗服务补充协议。

（四）深化医保支付方式改革

联合市卫生健康委、财政局印发《天津市基本医疗保险住院医疗费用按疾病诊断相关分组付费管理办法(试行)》,就贯彻落实 DRG 付费国家试点任务进行部署,顺利启动模拟运行。启动区域点数法总额预算和按病种分值付费(DIP)国家试点。进一步扩大按病种收付费实施范围,全年结算费用15.9 亿元,节省基金支出 1 亿元,减轻患者负担 3 亿元。扩大按人头付费实施范围,支持紧密型医联体整体参加医保支付方式改革,推进精神病住院按床日付费工作。

七、巩固医保监管高压态势

(一)健全监管制度加强源头管控

制定《天津市医疗保障局贯彻落实习近平总书记重要讲话精神加强医疗保障基金监管工作方案》,全面加强基金监管。深入开展"打击欺诈骗保维护基金安全"集中宣传月活动,持续加强宣传教育。全面推行智能审核,坚持源头管控,审核规则达到 6400 余条,坚持以审核促管理、以规则促规范、以强约束守安全、以共治促共享,牢牢守住基金支出"第一道关口"。

(二)联合开展专项治理行动

联合市公安局、卫生健康委、市场监管委、药监局等部门,在全市范围内深入开展打击欺诈骗取医疗保障基金专项治理行动。持续开展网警巡查、日常检查、专项检查和飞行检查等,全年现场检查定点机构 1724 家,实现全覆盖;暂停、解除医保服务协议 48 家;行政罚款 17 家;审核拒付 1643 家;约谈函询 1320 家;处理各类违法违规行为涉及金额 2.18 亿元,其中直接避免基金损失 1.88 亿元,行政罚款 2961.78 万元。

(三)助力健全国家飞行检查制度

配合国家医疗保障局先后赴四川、宁夏等地开展飞检调研和预飞检工作,起草国家医疗保障局飞行检查操作手册,助力健全国家飞行检查制度机制。

八、提升医保经办服务水平

(一)全力推进异地就医住院直接结算

配合国家医疗保障局顺利完成跨省联网住院管理子系统迁移工作。天津市作为全国唯一的测试省市,组织 31 个省市和新疆生产建设兵团自 4 月起开展为期 1 个月的联调测试,顺利完成系统切换,并同步完成天津市系统迁移和整合工作,实现"双链路"联通。2020 年,天津市参保人员在外省市结算 2.68 万人次,发生费用 5.18 亿元;外省市参保人员在天津市结算 13.43 万人次,发生费用 37.67 亿元。

(二)深入推进医保经办信息化进程

大力推广医保电子凭证,318 万参保人员完成激活,834 家定点医药机构完成系统升级。完善"金医宝"App,新增个人权益单查询、全市联网药店查询、生育台账查询等多项功能。推进政府平台协同,实现部分查询业务在"津心办"与政务"无人审批"等自助终端办理。印发《天津市医疗保障承诺制标准化智能化便利化政务服务改革 2.0 版事项清单》,重新梳理"一制三化"2.0 版事项清单,修订 29 个公共服务事项,印发医保经办政务服务事项清单和办事指南,将 6 项业务列为承诺后可办理事项,评定 9 个五星级文明窗口单位。

九、推进医疗保障法治建设

严格贯彻执行《天津市基本医疗保险条例》,印发行政规范性文件管理办法,出台重大行政决策程序规定,开展规范性文件清理工作。严格落实行政执法"三项制度",以典型差案为鉴开展专项整治。落实"谁执法谁普法"责任制,广泛开展医保普法宣传。出台行政应诉实施办法,积极做好行政复议诉讼工作。抓好全系统法治培训,不断提高依法行政能力。对标对表中央和天津市要求,立足新发展阶段,贯彻新发展理念,高质量开展"十四五"规划编制工作,进一步明确了当前和今后一个时期深化天津市医疗保障制度改革的总体思路和实践路径。

重要活动

1.《天津市基本医疗保险条例》正式施行。3 月 1 日,《天津市基本医疗保险条例》正式施行,这是天津市民生领域的一项重要地方立法,也是全国省级层面第一部涵盖城镇职工医保和城乡居民医保的地方性法规，为天津市医疗保障法治建设奠定了坚实基础。

2. 召开2020年医疗保障工作电视电话会议。 3月26日，天津市2020年医疗保障工作电视电话会议召开，天津市副市长连茂君出席会议并讲话，市医疗保障局主要负责同志作工作报告。市卫生健康委、人力社保局、财政局等部门负责同志，各区政府分管负责同志，以及医疗保障系统各单位、各部门领导班子成员在分会场参加会议。

3. 启动打击欺诈骗取医疗保障基金专项治理行动。 5月8日，市医疗保障局、公安局、卫生健康委、市场监管委、药监局等五部门联合行动，在全市启动打击欺诈骗取医疗保障基金专项治理行动，以"零容忍"的态度坚决打击医保领域欺诈骗保行为，维护基金安全。

4. 顺利完成跨省联网住院管理子系统迁移工作。 6月4日，市医疗保障局配合国家医疗保障局顺利完成跨省联网住院管理子系统迁移工作。天津市作为全国唯一的测试省市，组织31个省市和新疆生产建设兵团自4月起开展为期1个月的联调测试，顺利完成系统切换，并同步完成天津市系统迁移和整合工作，实现"双链路"联通。同时，将京津冀跨省异地就医门诊结算系统切换至跨省异地就医管理子系统，确保信息交互更加准确、及时、安全。

5. 完成2019年度集采药品结存留用资金支付工作。 7月20日，市医疗保障局在全国率先完成2019年度集采药品结存留用资金支付工作。经测算，342家试点医疗机构下达集采药品专项预算额度7.4亿元，其中326家机构可实行结存留用，结存留用总额为3.43亿元，为促进医疗机构恢复正常秩序提供了有力支撑。

6. 增加两家儿童孤独症谱系障碍鉴定和收治定点医疗机构。 7月21日，市医疗保障局将市安定医院、市妇女儿童保健中心增加为儿童孤独症谱系障碍鉴定和收治定点医疗机构，要求定点医疗机构认真做好鉴定和收治工作，确保患者得到及时救治，同时要求医保经办机构加强对儿童孤独症患者医疗费用的审核和支付管理工作。

7. 制定医疗保障基金社会监督员管理办法。 7月27日，市医疗保障局制定医疗保障基金社会监督员管理办法，进一步完善医疗保障基金社会监督制度，支持动员社会各界参与医疗保障基金监管，促进医疗保障信用管理体系建设。

8. 制定医保领域诚信体系建设实施方案。 8月17日，市医疗保障局制定医保领域诚信体系建设实施方案，探索建立医保领域诚信体系建设长效机制，系统完善诚信体系建设工作制度，保障天津市医保基金安全和医保事业健康可持续发展。

9. 印发《关于加强欺诈骗取医保基金违法犯罪案件查处和移送工作的实施意见》。 9月19日，市医疗保障局联合市公安局印发《关于加强欺诈骗取医保基金违法犯罪案件查处和移送工作的实施意见》，进一步完善医保行政执法与刑事司法衔接机制，加强天津市欺诈骗取医疗保障基金案件查处和移送工作。

10. 出台"互联网+"医疗服务医保支付管理办法。 10月16日，市医疗保障局在全国率先出台"互联网+"医疗服务医保支付管理办法，适应"互联网+医疗健康"发展，切实发挥"互联网+"在促进优质医疗资源跨区域流动、医疗服务降本增效、改善参保患者就医体验等方面的积极作用，更好满足群众多层次医疗需求，助力营造良好营商环境。

11. 执行第三批国家组织药品集中采购和使用中选结果。 11月1日，市医疗保障局正式执行第三批国家组织药品集中采购和使用中选结果，共涉及55个通用名品种药品，可供天津市患者使用的中选药品总计将达到108个，价格平均下降53%，最高降幅达到95%，治疗领域涉及糖尿病、高血压、心血管、抗感染、肿瘤等疾病，将进一步减轻相关疾病患者医疗费用负担。

12. 制定引入第三方力量参与医疗保障基金监管办法。 11月9日，市医疗保障局制定引入第三方力量参与医疗保障基金监管办法，创新医疗保障基金监管方式，充实监管力量，健全医疗保障长效监管机制，提升监管的专业性、精准性和效益性。

13. 完善严重精神障碍患者门诊医疗保障机制。 11月25日，市医疗保障局联合市卫生健康委出台完善严重精神障碍患者门诊医疗保障机制的通知，稳步提高包括精神分裂症、分裂情感性障碍、偏执性精神病、双相情感障碍、癫痫所致精神障碍和精神发育迟滞伴发精神障碍等在内的六大类严重精神障碍疾病的门诊医疗保障水平，进一步规范和加强严重精神障碍患者医保管理和服务，切实减轻患者医疗费用负担。

14. 联合制定支持医疗联合体内处方流动有关工作的通知。 12月4日，市医疗保障局、卫生健康委联合制定支持医疗联合体内处方流动有关工作的通知，发挥医保对医药服务领域的激励约束作用，支持医联体内各定点医疗机构建立处方流动、药品共享和配送机制，为参保患者提供便捷可及的门诊用药服务，共同做好药品供应保障工作。

15. 启动开展精神病住院医疗费用按床日付费有关工作。12 月 10 日，市医疗保障局启动开展精神病住院医疗费用按床日付费有关工作，将本市开展精神病住院医疗服务的一、二级专科医保定点医疗机构，全部纳入精神病按床日付费范围，逐步将符合条件的三级专科医保定点医疗机构纳入实施范围，充分发挥医保对医药服务领域的激励约束作用，支持促进医疗机构做好精神卫生医疗服务工作，维护和保障人民群众健康。

16. 启动开展定点医疗机构专项治理“回头看”。12 月 22 日，市医疗保障局、卫生健康委在全市启动开展定点医疗机构专项治理“回头看”，坚持重拳出击，强化监管，保持打击欺诈骗保高压态势。

17. 启动长期护理保险制度试运行。12 月 28 日，市医疗保障局联合市民政局在河西区启动长期护理保险政策试运行，并先行开展失能评定申请工作。以河西区为样本，对天津市长期护理保险筹资缴费、待遇支付、服务供给等政策进行试运行，及时发现问题总结经验，形成可复制、可推广的经验做法。同时，为河西区居家服务市场“赋能”，有力推进居家养老服务事业健康可持续发展。

18. 建立医药价格和招采信用评价制度。12 月 31 日，市医疗保障局建立医药价格和招采信用评价制度，着力推进完善以市场为主导的医药价格形成机制，促进医药企业按照公平、合理和诚实信用、质价相符的原则制定价格。

典型案例

案例一：全力做好新冠肺炎疫情防控工作

天津市医疗保障系统把打赢疫情防控阻击战作为重大政治任务，全力以赴做好疫情防控各项医疗保障工作。

一、扛起医疗保障疫情防控主体责任

（一）制定“四个全力保障”重点措施

1 月 23 日，天津市医疗保障局制定实施“四个全力保障”工作措施，全力做好新冠肺炎疫情防控工作。一是全力做好药品保障。将疫情救治药品临时性纳入医保支付范围，确保重点药品充足稳定供应。二是全力做好待遇保障。对确诊和疑似参保患者发生的医疗费用按规定支付基本医疗保险基金。三是全力做好资金保障。及时向 78 家医疗机构拨付周转金，确保患者不因费用问题影响就医，确保收治医疗机构不因支付政策影响救治。四是全力做好服务保障。与全市所有二、三级医院发热门诊建立快速响应机制，建立医疗费联网申报“绿色通道”，加强经办服务，方便群众就医报销。

（二）出台门诊处方报销五项措施

市医疗保障局联合市卫生健康部门制定进一步做好新冠肺炎疫情防控期间门诊处方报销工作的措施，明确疫情期间对于慢性病、老年病或其他稳定期需要长期用药的患者延长处方用量，医疗机构可根据患者病情需要，在确保安全前提下，开具最长 12 周的长期处方，医疗保障部门将按规定对长期处方进行报销。通过支持处方外流、互联网购药等方式减少患者就医次数，缓解医疗机构接诊压力，防范交叉感染风险。

（三）支持互联网诊疗服务

在全国率先制定出台新冠肺炎疫情防控期支持定点医疗机构开展互联网诊疗服务的措施，支持、引导、规范定点医疗机构在疫情防控期间，依托已注册审批的互联网医院、互联网诊疗平台提供互联网诊疗服务。创新采取“承诺制”方式，将天津微医总医院纳入定点范围。规范“互联网＋”医疗服务价格和医保支付政策，打通医保报销政策通道。

（四）落实一线医务人员关爱保障措施

加强新冠肺炎疫情防控一线医务人员医疗费用报销工作。明确一线医务人员在履行疫情防控任务期间就医发生的医疗费用，医疗保障部门按照

住院标准报销，财政部门对其余个人负担部分予以全额补助。为赴鄂医疗人员开通“绿色通道”，快速办理异地就医联网结算手续，完成16批1303人赴鄂医疗队人员异地登记备案。因疫区不具备联网结算条件发生的垫付医疗费用，及时受理优先办结。

（五）做好入境来津及在津外籍人员待遇保障

落实国家有关规定，做好入境来津人员输入病例救治和医疗费用结算工作。明确对输入病例中参加基本医保人员发生的医疗费用，由基本医保按照有关规定支付后，个人负担部分由财政全额补助；未参加基本医保人员所发生的医疗费用，由患者个人负担；参加商业保险的人员，由商业保险公司按合同规定支付相应费用。

5月13日，市医疗保障局、外办、财政局、卫生健康委联合印发《关于外籍新冠肺炎患者医疗费用支付有关问题的通知》，落实“外防输入、内防反弹”的新冠肺炎总体防控策略，妥善做好在津外籍新冠肺炎患者医疗费用支付工作。

（六）及时回应群众关切

密切关注群众呼声，大力宣传疫情期间的各项医疗保障政策措施，及时解答疫情期间群众反映的信访问题，打消群众顾虑，消除恐慌情绪。市医疗保障局主要负责同志接受新闻采访2次，分管负责同志参加新闻发布会6期，各项工作信息被国家、天津市媒体以及主要新闻网站发布转载120余次。积极动员天津各区医疗保障力量，形成了上下联通、协同发力的宣传矩阵，增强了群众战胜疫情的信心和决心。

二、做实“动态优化，精准管用”的医保抗疫服务

（一）做好医疗机构资金保障

第一时间安排应急专项资金，提前向天津市海河医院拨付周转金5000万元，首批向47家二、三级医疗机构的发热门诊各拨付周转金100万元，随即又向新增设发热门诊的28家医疗机构各拨付周转金100万元，并根据资金使用情况，及时增拨资金。截至2020年12月，累计向78家医疗机构拨付周转金1.28亿元，切实化解医疗机构资金压力。

自4月中旬起，市医疗保障局为疫情防控期间持续提供诊疗服务的定点医疗机构预付部分资金，减轻其垫付资金压力。截至5月底，共确定418家符合条件的医疗机构作为预付对象，预付资金总额15.3亿元。

（二）确保药品供应

一是做好重点防控药品保障。紧盯国家诊疗方案变化，同步更新天津市药品储备清单，责成53家药品经营企业提高库存。持续加强监测，确保清单内81个药品库存充足稳定，确保医疗机构2小时订单响应率100%，满足临床需求。二是确保群众日常用药供应充分及时。要求药品配送企业疫情期间保证日常用药按照3个月库存标准备货、重点用药按照5个月库存标准备货。实施长处方政策后，进一步要求定点医疗机构加强药品储备，保证疫情期间群众用药需求。

（三）推进核酸检测和抗体测定价格降价

4月14日，市医疗保障局、卫生健康委公布新冠病毒核酸检测等医疗服务项目临时价格政策，其中“新冠病毒核酸检测”为180元/人份，“冠状病毒（变异株）抗体测定”60元/项，限疫情期间使用。6月15日，京津冀依托“3＋N”医用耗材联合采购平台，联合其他省份开展新型冠状病毒相关检测试剂联合采购顺利完成，涉及30个新冠病毒检测试剂产品，价格整体大幅降低。其中，核酸检测试剂11个，平均价15.29元；抗体检测试剂19个，平均价13.54元。根据采购结果，市医疗保障局、卫生健康委于6月24日联合制定新冠病毒核酸检测等医疗服务项目价格政策，指定机构开展的“新冠病毒核酸检测”价格标准每人份由180元下调为120元，“冠状病毒（变异株）抗体测定”价格标准每项由60元下调为43元，项目价格为最高指导价格，不得上浮，下浮幅度不限。同时明确，实施混合检测时，2—3个样本混合检测，每样本按不高于90元收费，4个及以上多样本混合检测，每样本按不高于70元收费。12月18日，为确保大规模核酸检测需要，市医疗保障局、卫生健康委联合发文调整新冠病毒核酸检测和冠状病毒（变异株）抗体测定混合检测价格，明确5个样本混合检测，每样本按不高于40元收费，10个样本混合检测，每样本按不高于30元收费，全力支持应检尽检。

（四）支持企业复工复产

落实阶段性减征职工基本医疗保险费政策，明确2020年2月至6月，对职工医保单位缴费部分实行减半征收，并对符合条件的单位实施缓缴政策，全力支持复工复产。到6月底，累计为18.4万户企业减征43.8亿元。

（五）加强疫情期间应急处置

对受疫情影响的医疗机构坚持特事特办、急事急办，开通发热门诊费用申报绿色通道，确保即时快速结算。聚焦群众难点痛点，妥善处理天津市海河医院分流患者医保转院、门特转移、谈判药品保障等问题；取消本市新冠肺炎患者异地治疗登记手续，减少往返奔波；向经营困难的医养结合医疗机构临时拨付周转金，解决燃眉之急。

（六）创新推进网上服务

优化经办模式，创新服务举措，通过简单业务“电话办”，复杂业务“网上办”，申报业务“邮寄办”，手机业务“便捷办”，垫付业务“延时办”，特需业务“预约办”等举措，引导群众足不出户办理医保事项，减少人员聚集。

（七）切实加强基金监管

加强网络巡查监控，累计向186家机构、453名医师发出问询调查函件。开展重点审核，对10家定点医疗机构违反市防控要求开展的接触治疗项目申报费用予以全额拒付，坚决打击借疫情之机欺诈骗保行为，切实维护人民群众的治病救命钱。

案例二：高质量完成国家组织第一批药品集中采购和使用试点工作

天津是国家组织药品集中采购和使用试点11个城市之一。2019年4月至2020年3月，天津市医疗保障局会同市卫生健康委、药监局等有关部门和各试点医疗机构，统筹谋划，扎实推进，圆满完成试点工作。

一、组织保障

天津市委、市政府按照党中央、国务院决策部署，专门成立了落实国家药品集中采购试点工作小组，由分管医疗保障工作的市领导担任组长，市政府分管副秘书长和市卫生健康委、市医疗保障局主要负责同志任副组长，成员单位包括市委宣传部、市委网信办、市发展改革委等11个部门，并成立工作小组办公室，设在市医疗保障局。试点工作小组对照国家要求，细化任务分工，压实主体责任，明确时间节点，制定了全市实施方案，经市政府审议通过后以市政府办公厅名义印发，成为试点城市文件发布层级最高的地区，为统筹抓好试点工作明确了实施路径。

二、改革举措

（一）搭建采购平台

组织全市358家公立医疗机构、16家中选药品生产企业、41家经营企业开展培训，签订带量采购协议，明确各方责、权、利。及时升级改造医药采购平台信息系统，增设对中选品种的监测功能，在全国率先实现“采购进度、汇款追踪、合理采购、供应保障、质量安全、票据追溯”实时监测，得到国家医疗保障局充分肯定。

（二）全额拨付预付药款

为降低企业交易成本，分两次向各医药企业拨付预付款2.15亿元。其中，首批预付款项于2019年4月1日试点正式启动前已到达企业账户，第二批预付款项于同年7月到账，受到相关医院、药企的一致好评。

（三）落实采购和支付价格调整工作

按时完成全部中选品种挂网，试点工作启动后，医保支付标准同步调整执行。对于未中选品种，制发《关于做好4＋7城市药品集中采购未中选品种采购和支付信息调整工作的通知》，简化程序，统一公布政策信息，统一受理企业申报，实施信息共享。

（四）加强政策配套

印发《关于落实国家组织药品集中采购和使用试点有关工作的通知》，进一步明确落实医保预付，完善激励机制等政策和要求；联合市卫生健康委出台《关于确定国家组织药品集中采购和使用试点专项预算额度落实医保激励机制有关工作的通知》，明确结存留用测算规则，确保试点工作稳步推进。

（五）密切跟踪试点运行

加强落实国家组织药品集中采购和使用试点工作监测，促进信息双向互通互动，推动医疗机构规范采购。建立试点工作运行情况周报告制度，定期将中选药品供应、采购、使用等情况上报市领导和国家医疗保障局有关部门，及时掌握工作动态。

（六）加强宣传引导

编写《天津市落实国家组织药品集中采购和使用试点工作百问百答》和《国家组织药品集中采购

试点工作十问十答》宣传手册，准确解读政策。加强试点运行舆情管控，通过医保经办窗口、信访等途径，积极回应社会关切，引导社会形成合理预期，营造试点运行的良好氛围。

三、改革成效

天津市落实国家组织第一批药品集中采购和使用试点一年来（2019 年 4 月 1 日至 2020 年 3 月 31 日），取得显著成效。一是超额完成国家任务量，25 个中选品种（43 个品规）全部发生采购，共计 42910.63 万片/支（3482.24 万盒），占合同约定采购量的 254.16%。二是集采中选品种替代效果明显。中选品种采购数量占同通用名同剂型药品采购数量的 91.38%，中选品种采购数量占“基本可替代”药品采购数量的 58.3%。三是切实减轻患者用药负担。患者负担累计减轻 3.01 亿元，改革红利初步释放。四是医疗机构获得结存留用资金。经试点运行及考核，向全市 325 家试点医疗机构拨付结存留用资金共计 3.43 亿元，支持医疗机构按照“两个允许”要求，统筹用于人员薪酬支出，助推“三医联动”改革向纵深发展。

案例三：深入推进京津冀医疗保障公共服务共建共享

2019 年 1 月，习近平总书记在京津冀协同发展座谈会上指出，要“坚持以人民为中心，促进基本公共服务共建共享”。两年多来，天津市医疗保障局创新推进京津冀医疗保障协同发展，牵头推动京津冀三省市政府在津签署《京津冀医疗保障协同发展合作协议》，围绕医保定点互认、异地就医、联合采购和协同监管等方面开展深度合作，推进京津冀医疗保障公共服务共建共享迈出坚实步伐。

一、稳步实施定点医疗机构互认

为实现京津冀优质医疗资源共享，为三地参保群众看病就医提供便利，天津市医疗保障局与河北省医疗保障局共同研究逐步扩大津冀医疗保障定点医疗机构互认范围。天津市首批将河北省 22 家定点医疗机构纳入本市医保定点范围，签订了《津冀医疗保障定点医疗服务协议书》，主要包括邯郸铁厂、津冀铁路沿线等在津参保人员集中地。同时，河北省将天津市 15 家定点医疗机构纳入河北省医保定点范围，推进京津冀医保同城化，为参保群众异地就医提供便利。

二、大力推进异地就医直接结算

（一）实现异地就医住院直接结算全覆盖

在天津市率先实现异地就医直接结算的原有工作基础上，以深入推进“放管服”改革和“一制三化”改革为契机，不断扩大试点范围，完善政策制度，加强管理服务，简化流程要件，优化信息系统，天津市具有住院资质的 420 家定点医疗机构全部接入国家异地就医平台，实现全覆盖。2020 年，天津市参保人员备案至京冀两地累计 16.63 万人次，在京冀两地住院直接结算 2.68 万人次，发生医疗费用 5.18 亿元，医保结算资金 3.61 亿元；京冀两地参保人员在津备案累计 32.70 万人次，在津住院直接结算 13.43 万人次，发生医疗费用 37.67 亿元，医保结算资金 17.79 亿元。

（二）异地就医门诊直接结算上取得突破性进展

天津市医疗保障局以深入推进京津冀医疗保障协同发展为契机，完善三地协同机制，明确结算政策、规范清算规程，协调开发系统，2019 年底在全国率先通过国家平台实现跨省异地就医门诊直接结算。同时，结合试点运行经验，进一步完善系统功能，扩大试点范围，优化经办服务。截至 2020 年 12 月，已将 168 家定点医疗机构纳入试点范围，覆盖全市所有行政区域，为人员往来、要素流动、营造良好营商环境，提供了良好条件。

三、创新探索医用耗材联盟采购

签署落实《京津冀药品医用耗材集中采购合作框架协议》，为群众提供优质实惠的医药服务。

（一）创建“3＋N”采购联盟

在津启动京津冀和黑吉辽蒙晋鲁人工晶体类眼科耗材联合带量采购，形成全国第一家跨省带量采购“3＋N”北方区域联盟，平均降幅 46.4%，最高降幅 84.73%，预计 9 地每年可节省费用 4.5 亿元。

(二)组织开展京津冀新型冠状病毒相关检测试剂联合采购

涉及 30 个新冠病毒检测试剂产品,价格整体大幅降低。其中,核酸检测试剂 11 个,平均价 15.29 元;抗体检测试剂 19 个,平均价 13.54 元,总体价格处于全国较低水平。

(三)承接国家组织高值医用耗材集中采购任务

承担国家组织高值医用耗材联合采购办公室日常工作并组织实施采购任务,在津成功开展国家组织高值医用耗材联合采购"第一单",冠状支架从均价 1.3 万元左右下降至 700 元左右,降幅 93%,预计全国可节约费用 117 亿元。

四、推进医保基金协同监管

随着京津冀异地就医不断深化,三地间人员往来更加频繁,欺诈骗保行为也呈现出跨区域作案的趋势。由于三地间政策不一,信息共享不及时,监管工作标准和流程存在差距等因素,对医保基金安全也带来新的挑战。三地医疗保障局充分协商,共同签署《进一步促进京津冀医保基金协同监管的备忘录》,全面加强协同监管。

(一)建立协助调查工作机制

采取直接调查(或异地互查)、派人参与调查、提供数据和信息、协调当地有关部门和机构提供帮助等措施,共同打击欺诈骗保行为。

(二)加强异地就医智能监控

将京冀参保人员在津异地就医医疗费用纳入本地智能监控系统,对跨省异地就医行为直接实施监管。

(三)建立监督检查结果通报机制

对在异地协查、异地就医医疗费用直接结算监控中发现的违法违规行为,及时向参保地医疗保障部门通报,实行检查结果互认,着力形成监管合力。

案例四:探索高值医用耗材集中带量采购

天津市医疗保障局主动与北京市、河北省医疗保障部门沟通联系,多次召开座谈会,依托京津冀协同发展战略优势,推动三地政府在津签署《京津冀医疗保障协同发展合作协议》,并成立京津冀医疗保障协同发展领导小组,由三省市政府分管领导担任组长,医疗保障部门负责同志担任副组长,领导小组在三地分设办公室,负责工作具体实施。经三地医疗保障部门积极谋划,共同研究确定由天津牵头开展京津冀医用耗材(人工晶体)集中带量采购。2020 年 9 月,国家医疗保障局在天津成立国家组织高值医用耗材联合采购办公室,明确由天津承接国家医用耗材集中带量采购任务,并确定选取心内血管支架类作为首批国家组织医用耗材进行集中带量采购。

一、打造区域联盟,率先实施医用耗材联合集采

2019 年 11 月,京津冀三地联合签署《京津冀药品医用耗材集中采购合作框架协议》,打造北京、天津、河北、辽宁、吉林、黑龙江、山西、内蒙古、山东等九个省(市、自治区)组成的采购联盟(简称"3+N"采购联盟)。2020 年 5 月 9 日,"3+N"采购联盟围绕人工晶体类眼科高值医用耗材顺利实施竞价部分的联合带量采购;5 月 18 日,实施议价谈判部分的联合带量采购。

(一)密切协作,扎实做好基础工作

一是加强京津冀医用耗材联合采购平台建设,增强支持更大规模联合采购的工作能力。二是收集整理人工晶体医用耗材信息,整理了 25 个企业申报的 1.4 万个规格型号的产品信息,汇总分析了九省历史采购量和未来一年采购需求,并组织专家按功能属性进行产品分组和模拟测算,为带量采购做足数据准备。三是归纳产品临床功能属性,建立分组指标体系。充分听取专家意见建议,对品种规格繁多的人工晶体进行合理分类,分别建立指标体系。四是印发联合采购人工晶体办法。九省市联合制定联合带量采购文件,坚持"量价挂钩、招采合一",进一步明确带量采购试点的操作路径和程序。

(二)强化联合,完善联合采购机制

充分借鉴国家组织药品集中带量采购成功经验,着力推进符合医用耗材特点的联合采购机制建设。一是充分发挥专家力量,确保实现"招采合一"。组织京津冀权威临床专家多次赴医疗机构现场调研,多次召开京津冀专家研讨会,确保临床使用与带量采购高度契合。二是加强采购全过程管理,确保程序严谨规范。坚持“五统一、一集中”,即统一搭建医用耗材联合采购平台、统一组建医用耗材评审专家库、统一遴选医用耗材采购目录、统一规范医用耗材资质审核标准、统一形成医用耗材价格体系,集中组织评审工作,实现“一个平台、信息共享、结果共用”。三是形成主流产品清单。以医疗机构历史采购数据为基础,形成主流产品清单,努力实现“提高采购标的集中度,增加企业间竞争度,加大降价驱动力”的联合带量采购目标。

(三)竞谈结合,推进价格回归合理区间

充分借鉴国家药品集中带量采购和医保谈判准入的成功经验,采用竞价与议价相结合的方式,最大限度提高联合采购的效率。第一步,发挥“市场之手”作用促进降价。对竞争充分的产品采取“竞价方式”,根据实际申报企业数,适当压缩中选企业数量,按照50%中选原则确定中选,同时用价格确定份额,以“量中带量”的方式促进多家中选产品竞争。第二步,通过“降幅驱动”和“竞价结果联动”双重方式,共同促进降价。在竞价结果基础上,围绕产品附加功能属性,发挥专家组作用确定“谈判准入价格”,对独家产品和竞争方式中价格倒挂的产品进行面对面“议价谈判”,确定中选,更好地体现每一款产品的价值。

(四)严密组织,联合采购取得预期效果

此次人工晶体类高值医用耗材联合带量采购共有19家申报企业的44个产品中选(“竞价方式”共有25个产品中选;“议价谈判方式”共有19个产品中选,谈判成功率51.35%),与联合采购地区的原采购价相比,“竞价方式”中选产品价格平均降幅55.81%,最高降幅达84.73%;“议价谈判方式”中选产品价格平均降幅34.02%,最高降幅达55.26%。预计每年可为联合采购地区节省人工晶体费用共计4.5亿元,采购费用节约率48.18%。

二、落实国家组织冠脉支架集中带量采购任务

2020年国家医疗保障局会同国家有关部委、组织各省份医疗保障部门形成联盟,从冠脉支架入手,在天津首次开展国家组织高值医用耗材集中带量采购。11月5日,国家组织高值医用耗材(冠脉支架)集中带量采购在天津河西陈塘科技商务区公布拟中选结果,这是国家组织高值医用耗材联合采购办公室落户天津以来实施的联合集采“第一单”。降价效果显著,反响强烈。

(一)拟中选价格平均降幅93%,超出预期

此次冠脉支架类高值医用耗材集中采购共有11家企业对26个注册证进行申报,有8家企业的10个注册证确定为拟中选。与原采购价相比,拟中选价平均降幅达93%。经过本次集中采购,冠脉支架的价格由平均1.3万元,下降至700元左右。

(二)采购量达107万个,占全国使用量80%

本次带量采购,全国共有2408家医疗机构参与,其中年采购量大于500个的851家医疗机构全部参加,涉及载药合金支架采购量共计107.47万个,占全国使用量80%。经初步测算,全国冠脉支架年采购金额123亿元,执行本次采购结果后,预计每年可节省费用117亿元。天津市采购量26345个,年采购金额3.06亿元,预计每年可节省2.8亿元。

(三)社会广泛关注,群众一致好评

拟中选结果一经发布,就引起全社会广泛关注。央视《新闻联播》当日予以报道,人民日报客户端、新华网、央视网等主流媒体纷纷宣传解读,广大网友群众热烈讨论,纷纷给予点赞好评,大大增强了群众对医疗保障工作的认可和期盼,提升了医保工作的影响力。

河北省

工作综述

2020 年，河北省医疗保障多项工作走在全国前列：打击欺诈骗保工作综合排名全国第一；在全国率先落实第二、三批国家组织药品集采；率先规范医疗机构药品采购行为并开展定点医药机构和医保医师精细化考核；全国医疗保障系统行风评议排名第三、省直窗口单位满意度测评排名第一。截至 2020 年底，河北省基本医疗保险(以下简称基本医保)参保 6938.77 万人，其中职工基本医疗保险(以下简称职工医保)参保 1135.49 万人，城乡居民基本医疗保险(以下简称居民医保)参保 5803.28 万人。2020 年，全省职工医保基金(含生育保险)收入 511.83 亿元，支出 410.62 亿元，累计结存 922.13 亿元；居民医保基金收入 486.55 亿元，支出 458.28 亿元，累计结存 261.29 亿元。

一、完善顶层设计

8 月 5 日，河北省委、省政府印发《关于深化医疗保障制度改革的实施意见》(以下简称《实施意见》)，提出加快建成覆盖全民、城乡统筹、权责清晰、保障适度、可持续的多层次医疗保障体系，尽力而为、量力而行，推进医疗保障和医药服务高质量协同发展，促进健康河北建设。根据《实施意见》，河北将全面推进京津冀医保定点互认、医疗费用异地报销、检查检验结果互认，积极推进河北省医疗机构纳入京津医保定点范围，稳妥推进京津冀异地就医门诊费用直接结算试点。

二、推进参保扩面全覆盖

10 月 13 日，省医疗保障局会同税务、财政、公安、民政、人社、教育、司法、扶贫办、残联等十部门联合印发《全面推进基本医疗保险全民参保计划的实施意见》，明确目标任务和政策措施。为实时掌握人员参保情况，省医疗保障局自主研发“河北省参保扩面缴费信息统计系统”，每天与税务系统同步互通缴费信息，各级医保管理人员可在系统内查看已缴费人数。

10 月 26 日，省政府召开全省全面推进基本医疗保险全民参保计划工作电视电话会议，要求加大工作推进力度，实现全民应保尽保。

三、助力新冠疫情防控

为抗击新冠肺炎疫情，2 月—3 月，省医疗保障系统先后制定 19 项举措，将住院患者核酸检测费用纳入医保支付，向定点医疗机构拨付预付金 8.31 亿元；对企业职工医保单位缴费部分实行阶段性减半征收，共减征 45.46 亿元；推动“互联网＋”医保服务模式，制定常见病、慢性病互联网复诊项目价格，将互联网复诊项目纳入基本医保支付范围，鼓励定点医疗机构提供“不见面”购药服务，落实“长处方”医保报销政策，省本级门诊慢性(特殊)病实现网上申报认定。

四、推进药品耗材集中带量采购

2020 年河北省先后落实国家 4 批、京津冀联合 2 批、省组织 2 批集中带量采购，共计减轻群众医药费用负担 70 余亿元。

(一)推动京津冀核酸检测试剂集采

6 月 11 日，京津冀三地医疗保障局联合发布《京津冀新型冠状病毒相关检测试剂联合采购实施方案》；6 月 13 日—15 日，三地完成京津冀新冠病毒检测试剂联合采购工作；6 月 15 日，中选企业、产品和价格在三地医疗保障局官网公示，6 月 19 日公示结束。核酸试剂平均降价幅度为 49.03％，抗体试剂平均降价幅度为 74.71％。

(二)落实医用耗材国家集采

落实国家冠脉支架集采结果，价格平均从 1.3 万元降到 700 多元；落实医保资金结余留用政策，全省共返还医疗机构 2.8 亿元。

五、规范药品采购行为和企业销售行为

5月—6月,省医疗保障局对不同医疗机构之间采购同通用名同品规药品价格差距较大、高价药品采购多、低价药品采购少等异常采购行为通过专班专项核查抓典型、确定药品筛选标准、召开通气会提醒落实整改等方法进行规范,在总结规范省级医疗机构药品采购经验的基础上,在全省范围内推开"规范药品采购行为"专项行动。全省全年节约采购资金14.35亿元。

六、推动"两病"保障政策落地

5月,省医疗保障局会同卫生健康委印发通知,将卫生健康部门规范管理的高血压、糖尿病(以下简称"两病")患者直接纳入"两病"门诊用药保障范围,实行乡村一体化管理的村卫生室作为购药定点。

七、推进医保扶贫工作

省医疗保障局围绕建档立卡贫困人口参保全覆盖、慢性病患者随来随受理及每月一认定、省域内"一站式"直接结算等推进医保扶贫重点工作。2020年全省232.3万贫困人口全部参保;55.6万符合门诊慢性病条件的贫困人口全部纳入保障范围,省域内"一站式"直接结算在4月全面实现。

截至2020年底,全省贫困人口住院82.9万人次,报销医疗费用43.9亿元,门诊慢性病就诊288.15万人次,报销医疗费用10.46亿元。

八、加强基金监管力度

(一)开展存量问题清零专项行动

按照省领导对打击欺诈骗保专项治理批示要求,压实属地责任,压实医疗机构和医务人员主体责任,压实卫生健康部门行业主管和医疗保障部门监管责任。2月,全省共涉及2113家定点医疗机构的10099条存量问题全部整改完成,追回医保资金1.26亿元。欺诈骗保存量问题清零专项行动,被国家医疗保障局列为2021年医保基金监管工作重点并在全国推广。

(二)健全完善制度规则

《国务院办公厅关于推进医疗保障基金监管制度体系改革的指导意见》印发后,省医疗保障局组织起草《关于推进医疗保障基金监管制度体系改革的实施意见》。9月10日,文件经省委全面深化改革委员会第十一次会议审议通过。9月21日,省政府办公厅印发《关于推进医疗保障基金监管制度体系改革的实施意见》,对全省推进医疗保障基金监管制度体系改革作出顶层设计和制度安排。

同时,省医疗保障局先后研究制定《河北省医疗保障行政执法暂行规程》《河北省医疗保障基金内部审计暂行办法》《河北省医疗保障信用管理办法》,完善行政执法程序,规范执法流程和执法文书。

(三)加强常态化监管

严格定点医药机构纳入条件,在将技术好、服务优、价格低、布局合理的医药机构纳入医保定点的同时,河北省还建立了定点医药机构医疗费用指标异常增长预警提醒制度,对11种费用指标异常增长情况分类实行推送预警、约谈提醒、挂牌督办,初步建立定点规范纳入、疑点实时监控、违规每月交互、异常季度提醒的协议监管机制。

九、推进医保支付方式改革

(一)推进DRG付费改革国家试点工作

7月1日零时,河北省在全国率先启动疾病诊断相关分组(DRG)付费平台上线运行。作为DRG付费国家试点城市,邯郸市被国家医疗保障局评定为"进度优秀"(最高档次),在全国30个试点城市排名第二;在国家医疗保障局三季度DRG付费国家试点进度情况通报中,邯郸市DRG信息平台自主建设作为突出亮点被通报;11月,邯郸市顺利通过国家模拟运行评估。

(二)推进DIP付费改革国家试点工作

11月,河北省率先在全国落实国家医疗保障局区域点数法总额预算和按病种分值(DIP)付费试点工作推进暨培训会议精神,对国家区域点数法总额预算和DIP试点工作方案进行培训。对照国家试点标准积极组织申报DIP付费改革国家试点,11月,邢台市、唐山市、廊坊市、保定市通过专家评估,被国家医疗保障局列为区域点数法总额预算和DIP付费国家试点城市。

(三)建立医保预付周转金制度

6月29日,省医疗保障局会同财政厅印发《关于完善基本医疗保险预付周转金制度的通知》,明确医保经办机构向二级以上定点医疗机构和就医人员多的乡镇卫生院,每年预付一个月的预付周转金,减轻医疗机构垫资压力。

(四)推进医疗服务项目价格动态调整

全省全年新增医疗服务项目 251 项，修订 186 项，放开 17 项。

十、深化京津冀医保领域合作

3 月，河北省将天津市 12 家医院纳入河北省医保定点范围，年内实现京津共 30 家优质医疗机构纳入河北省定点。与此同时，全省 22 家定点医疗机构纳入天津市医保定点。截至 2020 年底，京津冀三地 186 家医疗机构开通异地就医门诊费用直接结算。

十一、推进全省统一医保信息平台建设

制定全省医疗保障信息平台系统切换方案，并于 2020 年底在辛集市实现系统切换。自主开发医保费用防控监测、“河北医保助手”、门诊慢性(特殊)病认定、参保扩面信息统计、定点医药机构网上申报、数据展示平台等多套信息系统。

其中，“河北医保助手”入选 2020 年河北省践行网上群众路线典型案例，数据展示平台参加了第三届数字中国建设成果展。

重要活动

1. 全省医疗保障工作会议召开。 1 月 19 日，全省医疗保障工作会议在石家庄召开。会议总结 2019 年医疗保障工作，并安排了 2020 年重点任务。会议要求深入学习贯彻《关于深化我国医疗保障制度改革的意见》，健全完善医保工作制度体系，并部署了打赢医疗保障脱贫攻坚战、扩大药品耗材集中带量采购范围、推进医疗服务价格改革、推动药品目录落地实施、打击欺诈骗保规范医疗行为、深化京津冀医疗保障协同发展、加快建设全省统一的医保信息系统等全年重点工作。

2. 启动省本级医保门诊慢性(特殊)病认定工作。 8 月 20 日，省医疗保障局启动省本级医疗保险门诊慢性(特殊)病认定工作，要求自 9 月 1 日起将省本级门诊慢性(特殊)病认定由“医保经办机构组织专家集中评审认定”，调整为“个人网上申报，由省本级 8 所医保协议定点医疗机构进行评审认定，网上公布评审结果”的新模式。

3. 全省医疗保障基金监管工作会议召开。 9 月 8 日，省医疗保障基金监管工作会议在石家庄市召开。会议要求各级医疗保障部门一手抓疫情防控，坚持“两个确保”，及时优化调整保障范围、支付待遇和结算方式，将医保基金“该花的钱”第一时间送到百姓身边；另一手狠抓基金监管不放松，严格控制不合理支出，确保“不该花的钱”一分不能少。

4. 河北省京津冀异地就医普通门诊费用直接结算试点工作全部上线。 11 月 30 日，经过省、市、县三级医保部门及有关定点医疗机构的共同努力，通过改造信息系统，与北京、天津医疗保障部门联调测试，河北省 14 个统筹区跨省(京津冀)异地就医普通门诊费用直接结算试点工作全部上线运行，跨省异地就医门诊费用直接结算试点机构开通 101 家。河北省参保群众如有异地就医需求，可持卡在北京 10 家、天津 62 家试点医疗机构直接结算。

典型案例

案例一：河北省规范省级医疗机构药品采购行为

一、改革背景

河北省通过对省药品集中采购平台进行数据分析发现，不同医疗机构间采购同通用名同品规药品价格差距较大，且部分医疗机构存在采购高价药品多、采购低价药品少的异常情况。2020 年，省医疗保障局对省属医疗机构开展规范医疗机构药品采购工作。

二、主要做法

(一)专班专项核查抓典型

省医疗保障局成立规范医疗机构药品采购行为工作专班,组织分析省药品采购平台2019年1月至2020年3月的药品采购数据,在排除谈判药品、带量采购药品等特殊价格的基础上,对比分析各级医疗机构药品采购价格与省药品采购平台最低价格差异情况后,以省人民医院、河北医大一院、二院等11家省属医疗机构为切入点开展试点。

(二)确定标准梳理对比

为最大限度挤压药品价格水分,河北省确定两条数据筛选标准:一是选择医疗机构采购价格与省药品采购平台最低价格相差倍数在2倍以上的药品;二是选取“量价差”大于10000元的药品(量价差=(采购价格-平台最低价格)×采购量)。经梳理,省属11家医疗机构须规范采购的药品数量达711个。

(三)通气提醒整改规范

以召开通气会的形式对省人民医院、省儿童医院和河北医大三院等三家医疗机构部分药品采购异常情况进行当面提醒;以函件形式对河北医大一院、二院等八家医疗机构部分药品采购异常情况进行书面提醒,要求这些医疗机构对药品采购异常情况进行书面说明,规范采购行为。

三、主要成效

(一)整改规范成效

河北省属11家医疗机构在保证临床需求、合理用药的基础上,通过与药企谈判降价、替换为质优价低的药品、淘汰部分药品等方式规范药品采购行为。整改规范后,医药企业主动降价,151个药品降价幅度从93.18%到0.04%不等,平均降幅为14.62%;医疗机构停止采购40个药品、合理替换241个药品,药品降价幅度从97.44%到0.38%不等,平均降幅为57.14%。

(二)深化改革推广试点

在规范省属11家医疗机构药品采购行为的基础上,省医疗保障局对全省各级定点医疗机构药品采购数据进行分析比对,列出医疗机构采购高价药品的情况,要求各市医疗保障部门对辖区内医疗机构药品采购异常情况进行提醒,对急短缺药品和患者依赖性较强的药品通过区域联盟采购或谈判挤压价格水分。

与此同时,全省保持对医疗机构药品采购行为常态化监测,对高价药品采购金额占比高、药品采购价格明显高于同级同类医疗机构的,持续提醒督促其合理采购。建立健全医疗机构医药费用结构和药品价格信息公示制度。

案例二:河北省优化创新门诊慢性病(特殊)认定方式

一、改革背景

为深入贯彻落实党中央、国务院深化“放管服”改革的决策部署,根据《国家医疗保障局关于印发全国医疗保障经办政务服务事项清单的通知》提出的“鼓励将门诊慢性病病种待遇认定下沉到符合要求的定点医疗机构”的要求,省医疗保障局在2020年8月27日印发《关于进一步完善省本级医疗保险门诊慢性(特殊)病认定有关事项的通知》,提出自9月1日起将门诊慢性(特殊)病认定调整为“个人随时申报,医疗机构评审认定,网上公布评审结果”的管理模式。

二、主要做法

(一)政策稳定连续

为确保省本级门诊慢性(特殊)病政策连续性,对参保人员的申报资格、病种范围、认定标准、保障待遇及费用结算方式等未进行调整,仍按照原政策规定执行。

(二)管理精细科学

一是申报变“不见面”为“面对面”。往年是由参保单位专管员收集申报资料,统一交由经办机构组织专家对患者资料进行评审认定,专家与患者不见面。改革后,除异地安置或行动不便等人群可由单位专管员和亲属代办外,评审医师将直接面对患者问询病史并结合相关资料进行认定,保证评审真实性。

二是复审医师随机分配。为加强初审、复审医师相互制约管理,初审医师认定后,系统随机分配复审医师,认定更加规范严谨。

三是评审资料电子化。不再留存评审纸质资料,且在申报资格审核、评审认定等各个环节均留痕留迹，可追溯、可倒查，为全链条监管提供基础保障。

四是各环节操作界面均设提示语。申报、评审等各环节操作界面均显示提示语，申报时申报人可及时知晓申报要求，评审时医师可方便查看病种认定标准和注意事项。

五是设置数据统计分析功能。利用大数据分析功能，按医疗机构、病种、评审医师、时间节点等条件，对评审认定的工作量、通过率、病种占比等数据进行统计分析，为进一步加强医疗机构门诊慢性（特殊）病评审认定的监管提供数据支持。

（三）流程严谨便利

一是大幅增加门诊慢性（特殊）病认定频次。省本级门诊慢性病将以往采取由医保经办机构一年两次组织专家集中评审认定，调整为随时申报、按时限审核认定。

二是变以往慢性（特殊）病申报由单位专管员“网上报”为患者本人“掌上报”。申报人登录省本级门诊慢性（特殊）病申报微信小程序，即可进行申报操作。

三是申报人可随时查询评审进度。改革后，参保人对于评审进度可在省本级门诊慢性（特殊）病申报微信小程序随时查询，及时知晓评审结果，了解未通过认定原因，认定流程更加透明。

案例三：邯郸市探索推进 DRG 付费方式改革

一、改革背景

邯郸市是河北省唯一承担疾病诊断相关分组（DRG）付费方式改革的试点城市。2020 年按照“顶层设计、模拟测试、实际付费”总体思路走出了改革之路。

二、主要做法

一是对接标准，完善政策。执行国家标准，按国家医疗保障局信息业务规范上传医保结算清单，实现试点医院 DRG 支付数据持续实时上传；形成专家梯队，在完善补充本地专家的同时建立交流培训平台；统一技术标准，按照国家医保信息业务标准架构重新搭建 DRG 管理平台，与国家医疗保障局信息化建设规划保持一致；完善配套政策，在《邯郸市医保 DRG 付费结算管理办法》基础上，动态调整相关政策，完善配套机制。

二是组织谈判，调整权重。采取市医疗保障局搭建谈判平台、本地临床专家自行博弈的方式组织开展首次谈判，共涉及 22 个学科、140 余名临床专家，经历 14 场谈判，历时 7 天，同时邀请国家级专家主持并现场答疑。通过谈判，邯郸市调整了既往权重测算偏差，兼顾全市未来医疗水平的提升和重点学科的发展，最终达成了权重调整结果。

三是模拟运行，跟踪问效。2020 年 7 月 1 日零时，邯郸市 DRG 支付管理平台正式上线运行，医保结算清单标准同时落地。邯郸市中心医院、市第一医院、河北工程大学附属医院、冀中能源峰峰集团总医院 4 家三甲综合医院成为首批上线运行医疗机构，支付方式改革进入了跟踪评估窗口期。

四是持续改进，学习经验。8 月 13 日，市医疗保障局召开专题推进会，分析试点上线运行数据，通报病案质量检查情况，讨论存在问题。8 月 23 日，局领导在冀中能源峰峰集团总院召开现场会，研讨 DRG 支付方式背景下的院内绩效管理措施。9 月 7 日—9 日，由市医疗保障局局长带队，4 家试点三甲医院主要及分管负责同志赴沈阳学习考察院内绩效、病案管理、学科建设方面的做法与经验。

三、主要成效

（一）控费提效作用初现

7 月—12 月，全市 4 家试点医院发生住院医疗服务总费用 16.30 亿元，较上年同期降低 0.53 亿元，降幅 3.25%；医保基金支付 9.58 亿元，较上年同期减少 0.50 亿元，降幅 5.21%。

（二）支付方案过渡平稳

邯郸市按国家医疗保障局细分组方案对 4 家试点医院 7 月—12 月上传病例及过往历史数据进行分组，计算按 DRG 模拟支付结果。从数据看出，随着结算数据质量的持续提升，按 DRG 支付与按项目支付的偏差值较小，仅偏差—2.50%。

（三）费用结构逐步改善

通过分析首季运行数据，全市 4 家试点医院医疗费用最大的结构性变化体现在医技费用占比的下降，较 2019 年同期下降 0.75%。

(四)数据质量稳步提升

从数据质量上看，2020 年第四季度 4 家试点医院上传结算清单中质控不通过 3 例，整体质控通过率为 99.9%，入组率提升至 99.58%，满足了分组要求。

案例四：石家庄市启动医保基金安全保卫战

石家庄市医疗保障局把基金监管工作作为 2020 年工作的突破口和发力点，按照“一个试点、一支队伍、两个管理、四大系统、五项行动”的“11245”工作思路，打出基金监管组合拳。

一、探索一个试点

作为省医保基金监管方式创新试点城市，石家庄市于 2020 年 3 月制定印发《石家庄市定点医药机构分级分类监督管理办法》(以下简称《管理办法》)，明确了市、县两级属地责任，同时推动清单监管建设。清单监管是分级分类监管的新尝试。市医疗保障局把各级定点医疗机构和定点零售药店中常见的违规行为分别制成监管清单，以文件形式下发至全市所有定点医药机构，在日常现场检查中，监管人员严格依据清单所列违规条目开展检查工作。清单内容会定期调整。

二、打造一支队伍

市医疗保障局针对监管人员专业知识欠缺、不成系统的问题，于 2020 年 6 月－9 月组织开展“双随机一公开执法检查业务培训”“村医卫生管理系统使用培训”“床位监管系统操作培训”“大数据分析系统操作培训”“行政执法业务培训”等系列培训，共有 400 余人次参加了专家授课培训。同时，全年开展多轮次飞行检查、交叉互查，在实战中提升能力。

三、强化两个管理

一是对内强化经办机构管理。市医疗保障部门开展经办机构内部审计工作，2020 年共审计经办机构 23 家，发现问题 10 余类，所有经办机构均在规定时限内完成了整改工作，并出具了整改报告。二是对外强化定点医疗机构管理。针对定点医疗机构长期存在的“只采贵药”现象，医疗保障部门实施延伸监管，约谈了存在问题的机构，对全市医疗机构进行了书面提醒。规范药品采购行为后，全市节约医药费 3.2 亿元。

四、推行四大系统

市医疗保障局在全市开发推广四大智能监管系统。一是在全市 3500 余家村卫生室安装“村医卫生室医保综合管理系统”，打通基金监管“最后一公里”。二是在全市 23 家经办机构上线使用“特殊人群住院监控系统”，实现医保基金监管由事后向事中、事前的转移，为监管熟人住院、无病住院、降低标准住院等提供技术支持。三是在市二级及以下定点医疗机构推广“床位监管系统”，并对系统的使用频次和处罚尺度做出明确规定。四是利用“大数据分析系统”对 2020 年 1 月－4 月全市医保基金同比增长异常的 120 余家定点医药机构进行提醒和约谈，对不能说明费用增长原因的定点医疗机构进行了第三方检查。

五、开展五项行动

一是通过整改、承诺、回头看等三个工作步骤，开展存量问题清零专项整治。二是克服疫情困扰，开展定点零售药店专项治理。三是做好分类监管试点工作，开展了针对考核不理想的定点医药机构的专项治理。四是打出监管威势，开展对 21 家县级二级医疗机构的交叉互查。五是用好第三方力量，对费用指标异常的定点医药机构实施专项检查。

2020 年市医疗保障局共检查定点医药机构 3341 家，实现了现场检查全覆盖，其中，暂停医保服务 206 家、解除医保协议 79 家，追回医保基金 2.3 亿元，全市不敢骗的态势基本形成，不能骗的氛围逐渐巩固。

案例五：唐山医保以行风建设塑造行业形象

2020年以来，唐山市医疗保障局把行风建设作为党风廉政建设的重要内容，旨在通过加强行风建设塑造医保行业形象，提升群众获得感。

一、夯实行风建设责任

2020年3月，市医疗保障局印发《关于加强行风建设的通知》，先后召开全系统行风建设工作会议、行风建设问题整改推进会议。班子成员带队开展专项督导，组织力量对各县（市、区）医保经办机构进行暗访；通过媒体作出6项行风承诺，挂账推进，并于年底前全部完成；依托“唐山＋”App中的“问政唐山”平台，解决医保服务中的堵点、难点、痛点问题83件，回复率、满意率100%。

二、打造优质服务窗口

市医疗保障局把开展医保窗口“提质提效、文明服务”竞赛贯穿全年，落实15条文明经办服务用语、15条工作忌语，实行节假日“不打烊”服务，全年365天医保业务不间断，“不见面”服务率稳定在95%以上。建立市本级电话咨询服务中心，设立10名专职人员负责政策业务咨询，月均电话咨询量8100人次，年服务量10万余人次。

三、改善群众办事体验

按省医疗保障局部署，唐山市于2020年8月制定了统一的经办政务服务事项清单和办理指南，组织全市经办机构主动减材料、减环节、减时限。全面推行一次告知，大力推行一次办好。承诺即时办结事项11项。产前检查费等四项办结时限由20个工作日缩短到1个工作日，38种门诊特殊疾病的申报鉴定周期由3个月缩减为1个月。取消门诊特殊疾病专用证，惠及全市近10万名门诊特殊病患者。实行门诊慢性病网上购药，疫情期间慢性病网上购药数量较平时提高5倍。

四、多项工作同时推进

（一）助力疫情防控

出台调整报销范围、方便异地就医、预付救治资金等应对疫情防控十项措施，向承担救治任务的医疗机构预拨付医保专项基金2.68亿元，阶段性减征企业医保费9.48亿元。

（二）推进京津冀异地就医直接结算

市参保人在京津30家医疗机构享受唐山市同城待遇。将首钢京唐公司曹妃甸厂区门诊部纳入北京医保定点，惠及在唐职工2000余人。

（三）推广医保电子凭证

全市定点医药机构电子凭证改造接入3891家，全年异地就医超过20万人次，平均网上备案率达97.6%。

五、提升医保治理效能

为加强医保经办机构内控监督，防范化解运行风险，市医疗保障局于2020年3月制定了《唐山市医疗保险经办业务风险内部控制办法》，开展医保经办机构内控管理自查自纠，排查风险点和管理漏洞。与此同时，积极推进基金监管智能监控“示范点”建设，在国家智能监控示范点中期评估中，唐山市被评为“优秀”等次。

山西省

工作综述

2020年，山西省医疗保障工作以“保基本医疗、保基金安全、保可持续、防廉政风险”为主线，围绕提高基金安全和使用绩效，深化制度改革。截至12月底，全省基本医疗保险（以下简称基本医保）参保3245.07万人，其中职工基本医疗保险（以下简称职工医保）716.38万人，城乡居民基本医疗保险（以下简称居民医保）2528.7万人。2020年全省基本医保基金（含生育保险）总收入497.86亿元、支出438.17亿元；其中职工医保基金收入278.42亿元、支出233.57亿元，累计结存432.02亿元；居民医保基金收入219.45亿元、支出204.59亿元，累计结存135.58亿元。

一、制定实施方案，落实国家顶层设计

省医疗保障局落实国家要求和省领导批示指示精神，2020年3月4日，启动研究贯彻落实《中共中央 国务院关于深化医疗保障制度改革的意见》的山西方案，牵头起草本省《关于深化医疗保障制度改革的实施意见》（以下简称《实施意见》），牵头组织召开省医疗保障制度改革领导小组暨省医疗机构药品耗材集中采购工作领导小组工作会议。经省委深改委会议审议通过，《实施意见》于6月19日以省委、省政府名义印发。

二、完善制度，推动待遇落地落实

（一）完成医保脱贫攻坚任务

一是抓好应保尽保。落实三重保障和《山西省医疗保障扶贫三年行动计划（2018－2020年）》，加强贫困人口动态信息共享，截至2020年底，全省建档立卡贫困人口参保254.4万人，参保率100%。全省全年建档立卡贫困人口住院56.69万人次，医疗费用46.97亿元，待遇支付42.38亿元。

二是抓好门诊慢性病保障。9月18日，省医疗保障局会同卫生健康委印发《关于坚决打赢农村建档立卡贫困人口门诊慢性病保障攻坚战的通知》，将全省建档立卡贫困人口门诊慢性病鉴定交由指定定点医疗机构负责，医保部门不再重复鉴定。截至2020年底，全省29.2万名建档立卡贫困人口纳入门诊慢性病保障范围。

三是抓好问题整改。建立问题清单和整改清单，将专项巡视和督查排查发现的涉及医保扶贫方面的76个具体问题整改到位。

（二）完善居民医保制度

2020年，居民医保财政补助标准提高到550元，并将2021年个人缴费标准确定为每人280元，分别较上年新增30元。7月15日，出台《山西省城乡居民基本医疗保险普通门诊统筹管理办法》，统一规范门诊统筹筹资标准、待遇水平和管理办法，取消居民医保个人账户及门诊统筹定额管理，健全完善门诊共济保障机制。

（三）推进医保待遇落地落实

省医疗保障局组织相关人员开展医保扶贫、城乡居民普通门诊统筹等政策培训，推动待遇保障工作落实。建立高血压、糖尿病（以下简称“两病”）门诊用药保障调度和通报制度，并通过宣传促进政策落实，全省全年累计开展门诊慢性病、“两病”门诊用药保障政策宣传活动70多场次，确保“两病”患者及时纳入保障范围。截至年底，全省已有248.16万人享受“两病”待遇，基金支付8.48亿元。

（四）加强医保目录管理

全面执行国家统一的2019年版《国家基本医疗保险、工伤保险和生育保险药品目录》（以下简称《药品目录》）。2019年版《药品目录》较2017年版新增148个品种，覆盖了国家基本药物、癌症及罕见病等重大疾病治疗用药、慢性病药品和儿童用药。同步启用国家制定的药品统一编码。同时，将71种国家谈判抗癌药、罕见病用药等纳入门诊特药范围，继续实行定点医疗机构和定点零售药店“双通道”管理。

（五）推进长期护理保险试点

11 月，晋城市在省医疗保障局指导下按照国家要求研究制定了《晋城市人民政府关于建立长期护理保险制度的实施意见》，并报国家医疗保障局和财政部备案。与此同时，省医疗保障局还指导已开展试点的临汾市按照国家要求进一步完善省级长期护理保险试点工作。

（六）提高省直医保待遇水平

3 月 6 日，省医疗保障局印发《关于调整省直管单位生育保险医疗费用支付标准的通知》，将省直生育保险医疗待遇总体提高 38.4%。11 月 27 日，印发《关于完善省直管单位职工基本医疗保险相关政策的通知》，规范省直管单位参保人员转外住院就医，完善省直管单位医疗保险缴费和待遇支付工作。

（七）落实为企业减负政策

一是落实企业缴费阶段性减半征收。2 月 29 日，省医疗保障局、财政厅和税务局印发《关于阶段性减征职工基本医疗保险费的通知》，对企业等参保单位职工医保单位缴费部分实行 3—5 个月的阶段性减半征收。截至年底，全省减征职工医保费 22.12 亿元。

二是变事前审批为事后服务。4 月 1 日，省医疗保障局、省委老干部局、财政厅和国资委印发《关于做好省属国有企业混合所有制改革过程中职工医保关系接续工作的通知》，变“省级事前行政审批”为“基层事后经办服务”，减轻企业事务性负担。

三是明确职工医保缴费基数。8 月 5 日，省医疗保障局、财政厅和税务局印发《关于公布 2019 年度全省全口径城镇单位就业人员平均工资及 2020 年缴纳职工基本医疗保险缴费基数标准问题的通知》，确定 2020 年全省职工医保个人月缴费基数上限标准为 14496 元，下限继续执行 2019 年 2739 元标准。全省有 116.15 万人受益，减轻单位和职工经济负担 1.94 亿元。

（八）其他待遇保障工作

一是做好退役士兵医保工作。3 月 20 日，省医疗保障局联合退役军人事务厅印发《关于进一步做好部分退役士兵基本医疗保险审核补缴的通知》，指导各级医保部门全力做好部分退役士兵医疗保险审核、参保、补缴和待遇支付工作。

二是发挥医疗救助兜底保障作用。2020 年全省共有 142.3 万名困难群众得到不同形式的医疗救助（包括资助 97.96 万名困难群众参加居民医保），共计支出医疗救助资金 9.05 亿元。

三、加强基金安全综合监管

（一）打击欺诈骗保专项治理与加强监管制度体系建设同步推进

3 月 31 日，省医疗保障局印发《2020 年医疗保障基金监管工作方案》。3 月 28 日，省医疗保障局会同省公安厅、卫生健康委、药监局联合印发《关于建立山西省打击欺诈骗取医疗保障基金专项行动厅际领导小组工作机制的通知》《打击欺诈骗保维护基金安全集中宣传月活动实施方案》。4 月 16 日，省医疗保障局印发《分类推进两类机构医保违法违规行为专项治理工作方案》，对年度基金监管和专项治理工作进行全面部署。6 月 24 日，省医疗保障局与省卫生健康委联合印发《医保定点医疗机构规范使用医保基金行为专项治理工作方案》。7 月 6 日，省医疗保障局与纪委办公厅联合印发《关于办理医疗机构内外勾结欺诈骗保问题线索工作办法》，并与巡视组开展联合飞行检查。

2020 年全省通过开展医保基金监管自查、抽查复查和飞行检查，共检查定点医药机构 16290 家，检查覆盖率 100%；处理违法违规医药机构 12647 家、移交司法机关 22 家，追回资金 5.67 亿元（本金 3.28 亿元、违约金 2.32 亿元、行政罚款 592.65 万元），较上年增幅 67%；实施举报奖励 19 例，共计支付奖金 26709.41 元；各级医疗保障局向同级纪检监察机关移送问题线索 572 件。

在开展打击欺诈骗保专项治理的同时，省医疗保障局注重加强长效机制建设。2020 年 7 月，起草《山西省医疗保障基金使用监管办法》，8 月起草《关于推进医疗保障基金监管制度体系改革的实施意见》。

（二）全面排查基金运行情况与加强重点督查督办相结合

为研究解决医保基金收支不平衡问题，省医疗保障局加强基金运行分析、开展月度通报、重点约谈、监测预警，按季向省政府报告基金运行情况，压实市县监管责任，结合巡视和审计反馈的问题进行整改，全面排查全省医保基金运行情况。

与此同时，指导重点统筹区解决突出问题。10

月12日，省医疗保障局指导运城市按照医疗机构和县级财政1:9的分担比例，解决全市定点医疗机构居民医保总额超支问题，同步明确了职工医保相关问题解决办法。11月30日，将吕梁市、阳泉市、忻州市、晋城市等基金可支付月数较低的市纳入省政府“13710”电子督办平台重点督办。2020年全省居民医保基金支出较2019年下降4.9%，累计结存可支付8个月。

(三)完善协议管理，形成医保资金清算表和确认单管理制度

针对医保协议总额预算普遍超支，部分定点医院对年终清算、日常稽核、考核违约金未做账务处理等问题，省医疗保障局于2020年7月起，完善协议管理，开展绩效考核，并且借助审计力量，结清2019年及以前年度二级以上医疗机构医保基金账目费用，同时形成医保资金清算表和确认单的管理制度，严肃协议管理。

(四)做实做优“两试点一示范”

2020年，太原市医保智能监控国家示范点在国家医疗保障局中期评估中被评为“优良”，晋中市基金监管方式创新试点被评为“良好”。

四、推进医疗服务价格和招标采购体制机制改革

(一)制定完善药品耗材集中带量采购政策

一是制定完善集采政策文件。为进一步完善规范集中采购行为，山西省药品耗材集中采购工作领导小组办公室制定《山西省药品及医用耗材集中带量采购和使用试点工作方案》，对带量采购实施范围、品种遴选、工作流程等进行细化优化。为在药品耗材集中采购工作中同步落实医保基金预付货款、医保支付与采购价协同、货款结算监管、临床使用管理等配套政策措施，省医疗保障局会同卫生健康、财政、药监等相关部门制定了落实集中带量采购中选结果相关配套文件6份，涵盖国家、省际联盟及本省组织的集中带量采购，为协同推进“三医联动”改革提供制度政策依据。

二是做好采购价格协同联动。为保障全省药品耗材价格不高于周边省份，省医疗保障局会同卫生健康委、药监局联合印发《关于进一步做好药品和医用耗材挂网采购省际动态联动工作的通知》，建立山西省与周边省份药品耗材采购价格协同联动机制。

三是启动实施信用评价制度。12月29日，省医疗保障局印发《关于建立医药价格和招采信用评价制度的实施意见》，建立实施全省医药价格和招采信用评价制度。

(二)开展药品耗材集中带量采购试点

一是开展药品集中带量采购。2020年4月和11月，山西省先后分两批率先执行国家组织的共计87种药品集中采购中选结果，平均降幅55%，一年可节约相关药品费用3.7亿元。7月组织开展全省首批19种药品组团联盟集中带量采购试点，平均降幅45.27%，一年可节约相关药费0.56亿元。

二是推进耗材集中带量采购试点。2020年5月，组织开展省级心脏冠脉支架集中带量采购试点工作，8家企业的13个产品中选，平均降价52.98%，一年可节约耗材费用2亿元。6月，组织对新冠病毒相关检测试剂进行集中采购，核酸检测价格从270元降低到不超过76元，抗体检测价格从180元降低到不超过88元。12月，组织开展省级医用胶片、疝补片、吻合器的集中带量采购工作。指导各市推进低值耗材集采试点工作，2020年全省11个市通过自行开展或组建联盟的方式先后开展了22种低值耗材的集采试点，一年节约相关费用近2亿元。

三是参加省际联盟集采。参加京津冀“3+N”人工晶体带量采购，与辽宁等“六省二区”建立药品价格和招标采购工作省际会商联动机制，首批共同开展对17种药品和冠脉球囊的带量采购。

(三)完善医疗服务项目价格动态调整机制

山西省公立医疗机构从2020年1月1日起全部取消医用耗材加成。为规范统一全省医疗服务项目价格体系，同日起执行《山西省公立医疗机构医疗服务项目价格(2020版)》。

为完善医疗服务项目价格动态调整机制，省医疗保障局会同卫生健康委成立医疗服务项目价格动态调整工作专班，建立部门联合审核工作机制，并联合制定《关于完善新增医疗服务项目价格工作流程的通知》，明确新增项目受理审核工作程序，做到新增项目申报、受理、审核、审批、医保支付“一站式”完成。2020年全省共计新增医疗服务项目33项、完善18项、规范46项。

12月16日，为建立分类管理、动态调整、多方参与的医疗服务价格形成机制，省医疗保障局会同卫生健康委制定印发《关于进一步加强公立医疗机

构医疗服务项目价格动态调整工作的实施意见》，设置价格调整启动条件。

五、深化医保支付方式改革

（一）全面实施总额预算

全省二级以上定点医疗机构全面实行医保总额预算管理，建立结余留用、合理超支分担机制，医疗机构控制费用的主动性有所提高。

（二）推进按病种付费管理

全省继续推进 298 种日间手术医保按病种付费管理，医疗费用减少、个人负担减轻，同时也节约了医保基金支出。常见病、多发病开展按病种付费，实施的医疗机构数量、病种数量和实际结算的病例数都有所增加。

（三）推进 DRG 和 DIP 付费试点

国家级试点城市临汾市于 2020 年 9 月在两所三甲医院启动疾病诊断相关分组（DRG）实际付费，太原市、晋城市及省直启动模拟付费。阳泉市被确定为区域点数法总额预算和按病种分值付费（DIP）国家试点城市。

（四）县级医疗集团实施打包付费

在开展医保基金预算总额管理方面，全省 107 个医疗集团 2020 年“打包付费”协议资金总额 53.1 亿元，落实基金预付，实行按月结算、年终结算。

六、提升经办服务能力

（一）组织对市、县医保经办机构绩效考核

为全面掌握医保经办机构业务运行状况，客观评估医保基金运行绩效，加强管理、提高服务水平，省医疗保障部门从 2020 年起组织对各市、县医保经办机构进行绩效考核。考核采用千分制，包括参保人数与基金收支、医疗费用管控、支付方式、行风建设与服务群众五个方面 42 项指标。其中 36 项（870 分）为可量化考核指标，6 项（130 分）为定性考核指标。

（二）提升经办服务能力

一是出台经办服务清单。5 月 13 日，山西省在全国率先出台《医疗保障经办政务服务事项清单（2020 版）》，统一规范经办服务的事项名称、服务对象、办理方式和办理流程；推进经办服务标准化，结合“放管服效”改革，形成全省 12 条常态化便民服务措施；将新冠肺炎疫情防控中推行的“网上办”“不见面办”“一件事情系统集成套餐办理”等服务方式确定为常态化经办服务。

二是开展医保电子凭证脱卡支付试点。截至年底，全省已有 1100 万人激活医保电子凭证，11307 家定点医药机构实现扫码就医购药。2020 年 10 月 23 日，山西省“医保电子凭证”服务事项上线山西政务 App“三晋通”，山西省医疗保障由“卡”时代进入了“码”时代。

（三）推进异地就医直接结算

全省 12 个统筹地区全部开通“国家异地就医备案”小程序及“国家医保服务平台”App，成为全国首个全省域开通的省份。截至年底，累计办理线上申请超过 1 万人次。全省累计接入跨省就医直接结算系统 2544 家医院，与 30 个省份（除西藏外）完成跨省住院直接结算 10.3 万人次，费用 28.58 亿元。职工医保、居民医保和跨省大病保险异地就医“一站式”结算 3.6 万人次，费用 3.4 亿元。

在省内异地就医直接结算方面，全省开通省内异地就医直接结算服务的医药机构共计 15816 家。同时推进省内门诊慢性病和门诊特药异地直接结算，省直实现门诊慢性病省内跨市直接结算。

七、防控新冠肺炎疫情

1 月 23 日，省医疗保障部门配合财政等部门出台政策，明确对确诊和疑似新冠肺炎患者医疗费用，在基本医保、大病保险、医疗救助等按规定支付后，个人负担部分由就医地的市级财政给予全额补助，并在组织协调、目录调整完善、医保基金预付、药品耗材采购、经办服务、违规行为查处、服务场地防护和参保费补缴等多方面支持疫情防控工作。提前向各救治医院足额预付医保基金，省直和 11 个市 2020 年累计预付 2.62 亿元。组织定点救治医疗机构费用结算以及跨省医疗费用清算。

5 月 28 日，阳泉市启动开展的部分门诊大额疾病线上就诊购药，被国家医疗保障局评为全国医疗保障精细化管理服务 30 个典型案例优秀奖之一。

重要活动

1. 召开全省医疗保障工作会议。2月19日，省医疗保障局召开山西省医疗保障2020年工作会议，传达全国医保工作会议精神，回顾总结2019年全省医保工作，安排部署2020年医保重点工作。

2. 召开全省打击欺诈骗保案件排查梳理移送工作部署电视电话会议。3月4日，省医疗保障局召开全省打击欺诈骗保案件排查梳理移送工作部署电视电话会议，安排部署2019年案件线索排查梳理和移送工作。

3. 召开全省打击欺诈骗保厅际联席会议。3月13日，省医疗保障局会同公安、卫生健康、药监等部门召开全省打击欺诈骗保厅际联席会议，通报2019年打击欺诈骗保工作情况，研究完善厅际联席会议工作机制，安排部署2020年打击欺诈骗保重点工作及宣传月活动。

4. 省政府召开全省推进药品耗材集中采购和使用工作电视电话会议。3月25日，省政府召开全省推进药品耗材集中带量采购和使用工作电视电话会议，吴伟副省长出席会议并讲话，安排部署全省药品耗材集中带量采购和使用工作及医疗保障其他重点工作。

5. 省公立医院全面执行第二批国家药品集采中选结果。4月15日，省公立医疗机构全面启动执行第二批国家组织药品集中采购的32种药品中选结果，平均降价53%，全省一年可节约相关药费1.8亿元。

6. 全省范围内组织开展首批药品组团联盟集采。4月20日，省医疗机构药品耗材集中采购工作领导小组办公室发布公告，在全省范围内组织开展首批21个品种药品组团联盟集中带量采购工作。

7. 医疗服务价格动态调整工作专班成立。4月24日，省医疗保障局会同卫生健康委成立医疗服务价格动态调整工作专班，共同推动医疗服务项目价格的动态调整，规范医疗机构医疗服务价格行为。

8. 省公立医院全面执行心脏冠脉支架集采中选结果。5月1日，省公立医疗机构全面执行高值医用耗材集中采购的13个心脏冠脉支架中选产品降价结果，平均降幅52.98%，一年可节约相关耗材费用2亿元。

9. 全省所有统筹区异地就医备案在国家医保服务平台上线。5月22日，省本级和11个市共12个统筹区的跨省异地就医备案功能在国家医保服务平台全部上线，成为全国首个全省域实现在国家医保服务平台接入异地就医的省份。

10. 开展门诊慢性病医保政策宣传周活动。6月8日—14日，山西省启动门诊慢性病医保政策宣传周活动，在全省范围内集中开展门诊慢性病、“两病”门诊用药保障机制政策宣传。活动期间，各地发放宣传单、海报100余万份，组织现场宣传活动70多场次。

11. 全省范围执行京津冀“3＋N”人工晶体类联合带量采购中选结果。10月15日，在全省范围落地执行京津冀“3＋N”人工晶体类联合采购中选结果，平均降幅46.4%，一年可节约相关耗材费用1646万元。

12.“医保电子凭证”上线山西政务App。10月23日，山西省“医保电子凭证”正式上线山西政务App“三晋通”。截至年底，全省累计1100万人激活医保电子凭证，激活率32.66%，全国排名第7；共有11307家定点医药机构开通并使用医保电子凭证。

13. 省公立医院全面执行国家第三批55种药品集中采购中选结果。11月1日，省公立医疗机构全面执行国家第三批55种药品集中采购中选结果，平均降价53%，一年可节约相关药费1.9亿元。

14. 召开打击欺诈骗保专项行动厅际联席会议。12月17日，省医疗保障局与卫生健康委、公安厅、药监局联合召开打击欺诈骗保专项行动厅际联席会议。会议通报了2020年全省打击欺诈骗保工作情况，并就2021年工作重点进行安排部署。

15. 召开全省定点医疗机构专项治理“回头看”工作视频会。12月22日，省医疗保障局与卫生健康委联合召开全省定点医疗机构专项治理“回头看”工作视频会，通报全国多家医疗机构欺诈骗保案件有关情况，传达国家视频会议精神，并就全省专项治理“回头看”工作进行安排部署。

典型案例

案例一：山西省通过清算表单和绩效考核规范协议管理

一、改革背景

医保与医疗机构之间的协议结算清算一直是困扰医保管理的难题。针对医保协议总额预算普遍超支，部分定点医院对年终清算、日常稽核、考核违约金未做账务处理等问题，省医疗保障局通过完善协议管理、开展绩效考核，特别是借助第三方审计力量及时清算结算医保基金，初步厘清 2019 年及以前年度二级以上医疗机构医保基金账目费用，同时建立了严肃的医保协议管理制度。

二、具体做法

(一)借助审计力量厘清历史旧账

针对部分定点医疗机构医保基金清算结算及账务处理不及时、不规范等情况，2020 年 7 月，省医疗保障局要求各市医疗保障部门提请审计机关或聘请第三方审计事务所，对全省二级以上公立医疗机构(包含 108 个县级医疗集团)2019 年度医保基金支付情况及以前年度欠款情况进行审计，按照审计报告及时同医疗机构进行清算结算。

通过审计，2019 年全省 633 家二级以上定点公立医疗机构(含 108 个县级医疗集团)签订医保协议总额 119.6 亿元，实际发生费用 145.9 亿元。按照协议规定，医保基金应支付 134.1 亿元，医疗机构应分担 11.8 亿元。9 月 30 日，应支付基金全部支付，彻底完成结算清算工作，确保协议服务重新起步。

(二)完善协议管理，制定清算表单

为从机制上规范医保基金清算结算工作，10 月 29 日，省医疗保障局会同卫生健康委出台《关于完善县级医疗集团打包付费促进分级诊疗的实施意见》，明确了总额预算打包付费方式和结算清算时间节点，按照医疗机构考核分数分配结余留用部分资金，规定合理超支费用的认定标准和双方分担比例。

省医疗保障局制定了《山西省医疗机构医保总额预算(打包付费)资金清算表》和《医保资金清算确认单》，并将其作为附件纳入 2021 年医保协议文本。同时要求各统筹地区在 2020 年度的协议清算过程中，要与定点医疗机构注明医保协议总额、定点医院申报医保支付总额、医保应支付总额、已支付费用、未支付费用、医院承担费用等项目明细，经双方确认签章后存档；明确由医疗机构承担的超支分担费用必须作当期销账处理，不得挂账。相关资料同步抄送同级财政、卫生健康部门备案。

(三)开展绩效考核，提升经办能力

为全面掌握医保经办机构业务运行状况，评估医保基金运行绩效，促进经办机构加强管理、提高水平，省医疗保障局从 2020 年开始组织开展对各市医保经办机构的绩效考核，并将结算清算纳入经办机构考核。考核采用千分制，指标包括参保人数与基金收支、医疗费用管控、支付方式改革、行风建设与服务群众等五个方面共 42 项，其中 36 项(870 分)为可量化考核指标，6 项指标(130 分)为定性考核指标。通过考核，省医疗保障局掌握了市县两级医保经办机构业务运行的总体情况和管理绩效。

在定点医疗机构考核方面，省医疗保障局将平均住院率、次均住院费用等指标纳入考核，明确年度考核等级，考核结果同年度保证金支付和下一年度总额预算指标挂钩。

案例二：山西省统一城乡居民“两病”门诊用药保障机制

一、改革背景

2019 年政府工作报告明确提出“把高血压、糖尿病等门诊用药纳入医保报销”。同年 9 月，国家医疗保障局、财政部、国家卫生健康委、国家药监局联合下发《关于完善城乡居民高血压糖尿病门诊用药保障机制的指导意见》，要求参加居民医保的“两病”患者门诊发生的降血压、降血糖药品费用由医保统筹基金支付，支付比例达到 50%以上，确保群众年内享受待遇。

为确保惠民政策落地落实，2019 年 10 月 31 日，省医疗保障局会同财政厅、卫生健康委和市场监管局制定印发《关于完善城乡居民高血压糖尿病门诊用药保障机制的实施方案》。

二、主要做法

（一）统一全省待遇政策

进入 2020 年，山西省以落实"两病"门诊用药保障为契机，促进医保政策统一和待遇保障精准化，为推进居民医保省级统筹奠定基础。

一是在兼顾各统筹区差异性的基础上，制定了全省统一的城乡居民"两病"门诊用药保障政策，确保待遇保障公平性。

二是细分病种设计政策，依据高血压、Ⅰ型糖尿病和其他类型糖尿病用药需求差异，设定不同支付标准，提升待遇保障精准性。

三是通过信息化手段锁定人群、锁定用药信息记录，制定"两病"门诊用药目录，防止重复开药、重复享受待遇，提高管理服务精细化。

（二）依托基层规范管理

医疗保障部门协同卫生健康部门，利用公共卫生服务信息系统将基层慢病规范管理的"两病"参保人员优先批量纳入保障范围，实现信息直接对接。"两病"患者已与家庭医生签约并采取药物治疗的，经家庭医生团队确认，由经办机构直接纳入"两病"门诊用药保障范围。

各地经办机构优化经办流程、加快信息系统改造，实现基层医疗机构"两病"门诊用药直接结算。吕梁等市通过"村医通"手机 App 等信息化手段，实现"两病"患者在村医室买药直接结算。

（三）统一配送用药

一是确保药品采购配送。山西省依托县、乡医疗机构一体化管理优势，在医疗集团内实行统一的药品采购目录和供应保障机制，基层医疗机构"两病"药品由医疗集团统一采购配送，保证了基层医疗机构能配得齐、开得出"两病"门诊用药保障范围内的药品，实现药品供应和药学服务同质化。

二是引导基层合理用药。省医疗保障局执行药品集中带量采购结果，执行全省统一的医保支付标准，引导基层医疗机构合理使用质优价廉的药品，减轻患者医药费用负担。同时将国家谈判药品中治疗高血压、糖尿病的新药纳入支付范围，扩大"两病"患者用药选择。针对"两病"患者推行"长处方"制度，将一次处方医保用药量从 4 周延长至 12 周，放宽门诊配药时限。

（四）加强宣传引导

"两病"门诊用药保障政策出台后，全省各级医疗保障部门为公众解读政策要点，在各大新闻媒体报道宣传相关政策。省医疗保障局定期研判数据，针对性通报工作进展，督促各市及时将"两病"患者纳入保障范围。2020 年 6 月，山西省集中开展门诊慢性病、"两病"门诊用药保障机制医保政策宣传周活动，期间各市共发放宣传单、海报 100 余万份，组织现场宣传活动 70 多场次。9 月，全省各级医疗保障部门再次组织政策宣传，在基层医疗机构、乡镇、村宣传栏悬挂张贴"政策待遇图"和"经办流程图"，向社会公开监督咨询电话。

三、主要成效

截至 2020 年底，全省共有 248.16 万人享受"两病"门诊保障待遇，发生医疗费用 11.55 亿元，政策范围内费用 11.10 亿元，医保基金支付 8.48 亿元。

案例三：山西省推进药品耗材集中带量采购和使用改革试点

2020 年，山西省按照国家关于药品集中采购使用和高值医用耗材治理的部署要求，开展药品耗材集中带量采购和使用改革试点：在全国率先落实了国家组织的第二批和第三批 87 种药品集采中选结果，开展了全省首批 19 种药品和心脏冠脉支架、眼科人工晶体、新冠病毒检测试剂的集中带量采购试点，组织市级联盟对 22 种低值耗材进行带量采购。经测算，集中带量采购产品与历史价格比较，一年可节约相关费用近 20 亿元。

一、主要做法

坚持"政府组织、联盟采购、平台操作"的工作思路和“分层推进、分类探索、分批开展”的实施路径。山西省医疗保障局组建了全省医疗机构药品耗材采购联盟，建立了省市联动、多部门协作、政策衔接的工作机制，在集中带量采购中同步落实医保基金预付货款、医保支付与采购价协同、货款结算监管、临床使用管理等配套政策措施。

（一）分层推进，统筹实施

山西省药品耗材招采坚持国家示范指导、省级统一实施、市域分层推进思路，以省为单元统筹组织实施集中带量采购。

2020 年，全省以省级招标平台为基础，推进国家组织的试点扩围和第二、三批药品集采及冠脉支架集采落地实施工作。7 月和 12 月，省级层面组织开展了 19 种药品以及部分医用耗材的集中带量采购。

为发挥区域联盟联合集中带量采购优势，省医疗保障局指导各市组建了三个市域联盟开展低值耗材的带量采购，通过分层推进集中带量采购放大其规模效应。

（二）分类探索，完善规则

2020 年，山西省分类探索非过评药品、高值耗材、低值耗材的带量采购和使用试点。高值医用耗材标准化程度较低，同一种类不同品牌的耗材在产品特性、临床使用、质量标准等方面差异较大，难以套用统一的采购规则。鉴于此，全省按照“一品一策”的工作思路进行集采试点，从临床需求出发，针对不同特点的医用耗材探索不同的产品分组和竞价规则。通过制定规则，实现同组、同质、同类型产品之间的公平竞争。

（三）分批开展，扩大覆盖面

山西省以非过评药品为突破，同时试点心脏支架、胶片、补片、吻合器等医用耗材的带量采购。组织各市域联盟从一次性使用医用耗材入手，分别选择静脉留置针、血液透析器、一次性输液器等低值医用耗材，开展集中带量采购谈判议价试点工作。

二、工作进展及成效

（一）全面落实国家组织药品集中采购和使用中选结果

按照国家相关要求，2020 年全省先后分两批率先执行国家组织的共计 87 种药品集中采购中选结果，平均降幅 55%，一年可节约相关药品费用 3.7 亿元，降价惠民成效显著。

（二）开展全省“非过评”药品和医用耗材组团联盟集中带量采购试点

7 月，组织开展全省“非过评”药品组团联盟集中带量采购试点，19 个品种平均降幅 45.27%，一年可节约相关药费 0.56 亿元；5 月和 12 月，分批组织开展了全省心脏冠脉支架、医用胶片、疝气补片 、吻合器的集中带量采购试点，平均降幅 50%以上，一年可节约相关耗材费用 4.6 亿元；6 月，组织对新冠病毒相关检测试剂进行集中采购，核酸检测价格从 270 元降低到不超过 76 元，抗体检测价格从 180 元降低到不超过 88 元，降幅分别为 71.9%、51.1%，降价成效明显。

（三）推进市域联盟低值医用耗材集中采购试点

4 月和 9 月，全省各市医疗保障部门先后以独立或联盟采购的方式，开展了对 22 种低值医用耗材集中带量采购试点，平均降幅 55%以上，全年可节约相关耗材费用近 2 亿元。

（四）参加省际联盟药品耗材集中带量采购

2020 年先后参加了京津冀“3＋N”人工晶体联盟采购、与辽宁等“六省二区”、陕西等 10 省区共同开展药品耗材带量采购，发挥区域联盟联合集中带量采购优势，有效降低相关产品采购价格。

案例四：临汾市推进 DRG 付费改革

一、试点推进情况

临汾市按照“国家顶层设计、2020 年模拟测试、2021 年实际付费”三步走的工作思路，根据国家医疗保障局疾病诊断相关分组（DRG）付费相关技术规范要求，在 2020 年开展了一系列试点建设工作。

（一）做全做实做细多项准备工作

一是制定 DRG 试点工作方案，完善领导架构，组建专家组、技术组等 7 个工作小组，分工协作推进国家试点。二是开展病案数据专项治理，通过采集 49 家二级医院近三年约 90 万份病案首页数据，借助第三方大数据技术进行数据规范治理，保证试点工作的数据基础。三是按照国家医保局制定的 CHS－DRG 技术指导规范和 CHS－DRG1.0 细分组标准，完成三轮分组测算工作，形成了本地化

DRG分组方案与权重标准，同步建立了基础的支付标准体系及配套付费政策。四是推进DRG数据联通及信息化建设工作，全年完成22家试点医院接口改造工作，建设了一体化DRG付费系统平台，打通了医院—医保数据传输链条，实现数据互联互通。

（二）开展模拟结算分析和实际付费试点

一是通过系统实时采集试点医院的病案与结算数据，依照确定的付费参数，在6月开展模拟结算分析，同步监测医院上传的病案数据质量，夯实数据基础。二是于9月启动市人民医院、市中心医院两家三甲医院的DRG实际付费工作，先行先试探索付费路径。

（三）调整完善基于实际付费试点的相关政策和参数

一是根据模拟结算与实际付费情况，进一步调整完善DRG付费相关政策，优化付费参数，分批向各试点医院反馈模拟分析结果。二是多次接受各方专家的实地调研与工作指导。通过一系列精细化的试点建设工作，2020年11月通过国家医保局DRG专家组中期评估验收，完成DRG试点初期阶段的基础建设工作。

二、模拟运行总体情况

自2020年6月开始，临汾市启动22家试点医院模拟付费工作，通过近半年的模拟运行与优化调整，基本实现年度工作目标。

（一）模拟运行数据情况

22家试点医院实际上传率97.7%，平均入组率100%，数据质量总体向好，但大部分试点医院未达到参保患者出院后10个自然日内病案上传时效，总体病案上传时效性有待提升。

（二）模拟运行盈亏情况

22家试点医院2020年全年模拟结算情况呈现两个层次，11家医院较项目付费有不同程度的亏损，另外11家医院有不同程度的盈利。

各试点医院出现盈亏的原因各有不同，一方面，同级试点医院之间对比，某些病组例均费用高于测算支付标准，同时平均住院天数高于全市水平，会出现病组盈亏波动；另一方面，试点医院上传的病案数量不全、编码等填写有误（主诊断、主手术选择错误），导致病案入组异常，直接影响模拟结算结果。

三、实际付费结算工作成效

（一）就医费用和医保基金支付总额降低

临汾市于2020年9月—12月在两所三甲医院启动实际付费，两家医院DRG月度实际结算总数2.71万人次，同病例比按项目付费基金支付总额下降4.99%；同期年终清算经目标总控组调整，高倍病例补偿清算后，DRG共计支付医保基金总额同比按项目付费基金支付总额下降4.98%。职工医保和居民医保住院月度次均费用分别下降335元和537元；就医总费用的降低也同步带来患者个人负担水平下降。

（二）试点医院病案管理能力提升

模拟运行期间，经过多次专项培训与病案核查指导，截至2020年底，两家试点医院病案入组率达到了100%，病组覆盖率达到97.3%。

（三）医保部门信息化、标准化水平得到提升

市医疗保障部门结合月度结算管理业务需求，不断更新病案质量管理及结算数据分析等功能模块，全年新增病案质控规则20余条，实现了对全部医保诊断、手术操作编码及病案首页必填字段的智能筛查；设计开发月度数据统计比对表，可实现从医院维度与病例维度，从MDC、ADRG至DRG层面的各类人次、均费、总权重、治疗难度指数、消耗指数及重点监控指标等一百余项参数的比对分析。

案例五：长治市基金监管实行查办分离

一、改革背景

根据市委、市政府在《长治市深化医疗卫生体制改革十大行动》中确定的改革任务，2020年4月1日，市医疗保障局、财政局、银保监会长治分局联合印发《长治市关于引入商业保险机构推进医疗保险基金使用监管查办分离改革的实施方案》（以下简称《实施方案》），正式启动全市基金监管查办分离改革。

《实施方案》采取政府购买服务方式引入3家商业保险机构参与医保基金使用的监督审核，同时制定了第三方商业保险机构具体负责检查和调查，医

保基金监管机构具体负责办理处理的医保基金监管查办案件工作机制。

二、工作机制

(一)引入第三方参与现场检查

市医疗保障局基金监管科负责案件查办的综合协调工作。在开展现场检查时,引入商业保险机构等第三方参与,检查组按照《关于开展“两类机构医保违法违规行为专项治理”现场抽查复查的实施方案》实施检查,实行组长负责制,成员不少于 3 人。

(二)按医药机构管辖地实施分级办案

对属于县区管辖的医药机构违规线索,县区医疗保障部门为办理主体;市直医药机构违法违规行为由市医疗保障局具体成立若干案件办理小组审查办理。

(三)厘清医保经办与医保行政的职责范围

在处理执行和督察机制上,拒付、扣回违规使用医保基金,缴纳违约金,暂停、解除医保定点协议的处理决定,交医保服务中心执行;行政处罚决定交相对人履行,逾期不履行可申请人民法院执行。医保服务中心基金支付、信息等涉及执行《行政处罚(处理)决定书》的机构要严格按规定执行,并向市医疗保障局基金监管科反馈;未经医疗保障部门经法定程序决定变更执行的,不得擅自变更执行;市医疗保障部门对《行政处罚(处理)决定书》的执行情况进行督察,对发现的违法违规行为,依纪依法进行处理。

三、工作亮点

(一)提升监管效能,防范廉政风险

长期以来,医保基金监管的现场检查与作出处罚决定都是由一个机构负责,这种权力闭环运行容易产生寻租风险,影响监管效能。引入第三方商业保险机构参与现场检查,实现了现场检查权与处罚决定权相对分离,在提升监管效能的同时,防范了廉政风险。

(二)增强现场检查专业性

医疗行为的专业性决定了医保基金监管是一项高门槛工作。引入专业化第三方商业保险机构能有效补充基金监管队伍专业性不足的短板,提升现场检查发现问题的能力。

(三)整合基金监管行政执法与医保经办稽核资源

《实施方案》第三条第二项规定:市医疗保障局基金监管机构会同市医保中心稽核机构组成案件办理小组,对商业保险机构提交的《检查(调查)报告》及相关证据进行审查,根据审查结果,作出处罚(处理)决定。这就意味着《实施方案》从制度上将行政处罚决定权与稽核处理决定权统一协调行使,实现了一个方案统筹基金监管,一支队伍负责基金监管,一个监控系统提供信息支撑,一个工作机制保障基金监管的医保基金监管体系。

四、工作成效

2020 年下半年,长治市医疗保障局抽调各县区医疗保障局骨干力量同第三方商保公司组成六个检查组,按照查办分离工作机制,在全市范围内全面开展医保基金使用情况大检查,共检查市直医院 29 家、县(区)医院 36 家,扣回违规使用基金本金 2868.55 万元。

内蒙古自治区

工作综述

2020 年,内蒙古自治区各级医疗保障部门统筹疫情防控和医保事业发展,抓重点、攻难点、创亮点,完成年度目标任务,各项重点工作取得新成效。全区基本医疗保险参保 2183.93 万人,参保率稳定在 95%以上。职工和城乡居民基本医保政策范围内住院费用报销比例分别为 85%和 75%左右。医保基金当期收入 396.81 亿元,当期支出 310.06 亿元,累计结存 506.56 亿元,基金整体运行平稳。

一、筑牢疫情防控保障网

(一)出台和落实"两个确保"政策及配套措施

自治区医疗保障局会同财政、卫健等部门,相继制定《关于进一步做好新型冠状病毒感染的肺炎疫情医疗保障工作的通知》等多项特殊医疗保障政策。对于确诊和疑似患者发生的医疗费用,在基本医保、大病保险、医疗救助等按规定支付后,个人负担部分由财政按政策给予补助,实施综合保障;对于确诊和疑似异地就医患者,先救治后结算,报销不执行异地转外就医支付比例调减规定;确诊和疑似患者使用的药品和医疗服务项目,符合卫健部门制定的新冠肺炎诊疗方案的,可临时性纳入医保基金支付范围;及时调整有关定点医疗机构的总额预算指标,对确诊和疑似患者医疗费用单列预算,确保定点医疗机构不因医保总额预算管理规定影响救治;对药品耗材采购、新增项目价格和支付等方面开通绿色通道,确保疫情防控工作有序有效开展。向定点救治医疗机构预付新冠肺炎救治费用 1.9 亿元,截至 12 月底,完成新冠肺炎(确诊及疑似)参保患者结算 361 人次,发生医疗总费用 579.9 万元,医保基金支付 386.12 万元,其余由财政负担。

(二)实施适应疫情防控要求的经办服务方式创新

为方便参保人员业务办理,出台便民举措,实现医保服务"不见面办""及时办""便民办""延期办""放心办",简化异地就医备案手续。

(三)支持企业复工复产和稳就业

印发阶段性减征及缓缴职工基本医疗保险费实施方案,明确从 2 月起,自治区各统筹地区根据基金运行情况和实际工作需要,在确保医保基金收支中长期平衡和参保人员待遇支付的前提下,对企业职工基本医疗保险单位缴费部分实行减半征收,全年共为企业阶段性减征基本医疗保险费 14.74 亿元。

(四)向定点医疗机构预付资金,调整核酸检测费用

印发《关于向定点医疗机构预拨部分医保基金的通知》,全区各级医保部门采取"先预拨后清算"方式,向定点医疗机构预拨上半年医保基金 21.13 亿元。

按照疫情防控需求及生产成本等因素,制定并三次调整新冠病毒核酸检测费用,从最初的 270 元/人次降到 80 元/人次。

全区医保系统抗疫取得优异成绩。满洲里市医疗保障局、自治区医疗保险服务中心凤山、呼和浩特市新城区医疗保障局胡燕被国家医疗保障局分别授予全国医保系统抗击新冠肺炎疫情先进集体和个人称号。

二、做好医保扶贫工作

(一)精准落实资助参保政策

自治区医疗保障局落实建档立卡贫困人口资助参保政策,确保应保尽保。对特困人员参保缴费给予全额补贴,对低保等贫困人口给予定额补贴。发挥基本医保、大病保险和医疗救助综合保障梯次减负作用,住院费用实际报销比例为 82.5%。

(二)扩大农村贫困人口大病专项救治病种范围

印发《内蒙古自治区关于进一步扩大农村贫困人口大病专项救治病种范围的通知》,将贫困人口大病集中救治病种扩大至 30 个,并确定付费标准,救治率 99.9%。

（三）全面推进医疗费用直接结算

全面推进建档立卡贫困人口医疗费用直接结算，各盟市均实现县域内“一站式服务、一窗口办理、一单制结算”。

（四）制定方案巩固整改成果

巩固中央脱贫攻坚专项巡视、国家成效考核反馈和指出问题整改成果。制定建档立卡贫困人口慢性病管理全面排查整改工作方案，在规定时间内完成慢病筛查任务，规范慢病管理服务，重点对 7 个盟市、19 个旗县的慢病服务管理进行调研督导，共入户排查 36.39 万户，确定医保管理的慢病患者 18.42 万人。各盟市建档立卡贫困人口在普通门诊、门诊慢病、住院费用报销等方面均符合国家要求。其中，普通门诊实际报销比例 59.89%，门诊特慢病实际报销比例 76.43%，住院实际报销比例 82.50%。做好国家脱贫攻坚普查工作，各级医疗保障部门与公安、扶贫办等部门对 37 个国家脱贫攻坚普查旗县（区）建档立卡贫困人口参保情况精准排查，62.98 万人全部参加城乡居民基本医疗保险。

三、完善医疗保障体系

（一）提高居民医保筹资标准，统一大病保险政策

健全公平适度的待遇保障机制和可持续的筹资运行机制，城乡居民医保财政补助、个人缴费同步提高 30 元，分别达到每人每年不低于 550 元和 280 元，符合国家要求。

巩固大病保险保障水平，降低并统一大病保险起付线，政策范围内报销比例达到 60%以上，切实减轻大病患者医疗负担。推动呼和浩特市、包头市、鄂尔多斯市、乌兰察布市城乡居民大病保险政策标准统一。

（二）基本医保和医疗救助实现盟市级统筹

全面实现基本医保盟市级统筹及盟市级医保基金统收统支。健全重特大疾病医疗保险和医疗救助制度，印发《自治区关于推进城乡医疗救助制度盟市级统筹的指导意见》，推动医疗救助盟市级统筹。

（三）推进“两病”门诊用药保障政策落地见效

全区城乡居民医保高血压、糖尿病门诊享受待遇 73.32 万人，同比增加 59.42 万人，医保基金支付 2.36 亿元。

（四）开展长期护理保险制度试点

满洲里市、乌海市作为自治区级试点先行先试，呼和浩特市被列入国家级试点城市。

四、加强基金监管

（一）专项治理全覆盖

按照“全面覆盖、突出重点、分类处理”的原则，对定点医药机构开展医保违法违规行为专项治理，采取自查整改、抽查复查、飞行检查等方式，实现监督检查全覆盖，不断规范诊疗行为。全年共检查定点医药机构 18100 家，处理医药机构 9227 家，追回违规医保基金 7.49 亿元。办理国家移交案件和投诉举报案件 46 件，办结率 100%。

（二）对追缴违法违规基金实施规范管理

会同财政厅联合印发《关于规范内蒙古自治区医疗保障监管查处基金追回等相关工作的通知》，明确查处基金追回的管理、认定、缴拨、核算及监管等工作流程，将巡视巡察、审计监督、财政监督等外部监督查处或移交问题线索纳入基金追回范围，解决基金追缴不及时、退款不足额、核算不统一、使用不规范等问题。

（三）发挥社会监督和信用医保建设作用

各地区通过电视台、广播电台等各类媒体平台曝光医保违规案件 835 例。在全区范围内开展“打击欺诈骗保 维护基金安全”集中宣传月活动，完善举报线索督办和反馈机制，发挥社会监督作用。

（四）推进基金监管队伍专业化建设

兴安盟、阿拉善盟、通辽市、锡林郭勒盟、呼和浩特市等地区先后组建基金监管执法机构。运用基金运行分析，指导盟市适时调整待遇政策，全区城乡居民医保基金累计结存可支付月数由 2019 年的 6.7 个月提高至 2020 年的 9.9 个月。

五、推动药品耗材集中采购

（一）全面落实国家组织药品集中采购中选结果

在执行 2019 年国家药品集采试点扩围中选结果基础上，持续落实国家组织药品集中采购和使用工作，自治区医疗保障局会同卫生健康委、药品监督管理局、工业和信息化厅联合印发《关于落实第二批国家组织药品集中采购和使用工作的通知》，制定相关医保配套措施，4 月 28 日执行中选结果，与之前自治区药采平台交易价格相比，平均降幅达 76.06%，其中，进口阿卡波糖片由每盒 61.29 元降至 5.42 元，降幅达 91%。11 月 18 日第三批国家组织集采药品中选结果在自治区落地实施，平均降幅

达71.33%。集采扩围中选药品在完成年度约定采购量的基础上,全部续约下一年约定采购量。第四批集采按照国家统一部署完成报量工作。加强国家集采中选药品落实情况的督导、核查,对药品采购、使用、支付和结算实行月度监测。

(二)开展药品集中采购存在问题核查整改工作

4月30日,召开全区视频会议,通报国家药品集采试点扩围中选结果落实中存在的问题,部署整改工作。7月7—16日,分别在呼和浩特市、赤峰市、鄂尔多斯市进行调研座谈,推进集采政策有效落实。加强采购配送工作监督管理,印发《关于核查整改药品采购工作中存在问题的通知》《关于报送基层公立医疗机构药品和医用耗材配送情况的通知》等文件,调度、核查盟市药品耗材采购、配送、管理情况,分级分步研究解决问题。全年开展3轮考核通报,累计通报批评医疗机构48家次、生产企业60家次、配送企业80家次。与2019年首轮通报情况相比,2020年最后一轮被通报批评对象数量整体呈下降趋势,医疗机构、配送企业和生产企业数量分别下降35%、49%和82%。创新医保基金总额控制下医保基金与医药企业直接结算模式,制定结算业务规程,实施集采药品采购、配送、使用、结算、监督闭环式管理,减轻企业资金垫付压力,应结尽结国家集采药品货款1.5亿余元,实现国家要求的30天内回款目标。建立国家组织集采药品医保资金结余留用机制,制定自治区落实国家集采药品医保资金结余留用工作方案,明确在总额预算或总额控制指标内,由各统筹区根据测算情况和考核结果向定点医疗机构支付结余留用医保资金。

(三)推进医用耗材集中采购工作

11月4日,自治区副主席欧阳晓晖主持召开自治区医用耗材集中采购专项工作协调会议,研究部署全区推进高值医用耗材集中带量采购工作。为落实国家组织冠脉支架集中带量采购工作,制定《关于落实国家组织冠脉支架集中带量采购和使用工作的实施方案》,明确2021年1月1日起执行中选结果。全区80家医疗机构参加集采,共有8家企业10个产品中选,均价由13000元左右降到700元左右,与2019年同期相比平均降幅93.65%。参加京津冀黑吉辽蒙晋鲁(简称"京津冀3+6")、黑吉辽蒙晋川藏琼(简称"六省二区")联盟的药品和医用耗材集中带量采购。印发《关于实施京津冀及黑吉辽蒙晋鲁医用耗材(人工晶体类)联合带量采购和使用工作的通知》,10月28日起执行中选结果,中选产品平均降幅32.56%,最高降幅84.73%。对自治区医用耗材管理系统进行升级改造,开展平台挂网数据与国家医用耗材编码比对工作,规范采购数据管理。遴选适合带量采购产品,探索自治区集中带量采购。

六、加强医疗价格分类管理

(一)推进建立科学合理的医疗服务价格动态调整机制

8月,与自治区卫健委等4部门联合印发《关于做好医疗服务价格动态调整工作的实施意见》,推进建立科学合理的医疗服务价格动态调整机制。各盟市根据《关于公布内蒙古自治区第三批补充调整医疗服务项目的通知》,动态调整53项医疗服务项目价格。

(二)完善"互联网+"医疗服务价格和医保支付政策

印发《关于完善"互联网+"医疗服务价格和医保支付政策的实施意见》,对于符合"互联网+"准入条件的医疗服务项目,由盟市医疗保障局初审,自治区医疗保障局全面审核并对符合规定的项目价格予以核准、公布,促进医疗服务公平可及。

(三)规范特需医疗服务项目价格

印发《关于规范公立医疗机构特需医疗服务项目价格管理工作的通知》,全年核准公布特需医疗服务项目4项。

(四)加快新增医疗服务项目的审核

分别印发《关于公布内蒙古自治区第三批补充调整医疗服务项目的通知》《关于公布内蒙古自治区第四批新增医疗服务项目价格和医用耗材的通知》,两批新增医疗服务项目和医用耗材共计21项。印发《关于公布纳入自治区基本医疗服务项目管理的第一、二批新增医疗服务项目和医用耗材的通知》,对试行期满29项新增项目纳入基本医疗服务项目管理。

七、深化医保支付方式改革

(一)完善按病种付费为主的多元复合式支付方式

推进完善总额预算下按病种、床日、人头等多元复合式支付方式改革,按病种付费实现二级以上医疗机构全覆盖,病种数达280种。其中,通辽市、赤峰市、呼伦贝尔市、包头市工作成效明显，结算人次 7.63 万，达全区总结算人次的 70%。

（二）推进 DRG 和 DIP 付费试点

推动国家 DRG 付费试点工作，乌海市进入国家首批模拟运行城市。呼伦贝尔市、赤峰市、鄂尔多斯市已纳入国家 DIP 付费试点城市，与财政厅、卫健委联合印发《内蒙古自治区区域点数法总额预算和按病种分值付费工作方案》，明确用 1－2 年时间，全面实行以按病种分值付费为主的多元复合支付方式。

（三）完善门诊特殊病用药管理

保障重特大疾病患者用药，印发《关于完善内蒙古自治区门诊特殊用药管理工作的通知》，将包含特立氟胺、麦格司他、司来帕格等治疗重特大疾病及罕见病等临床必需、疗效确切、治疗周期长、适合门诊或药店供应保障 30 种国家谈判药品纳入门诊特殊用药管理，从住院前移至门诊，引导群众合理就医，推动医疗资源合理利用，减轻参保患者费用负担。实施后累计惠及患者 4705 人次。呼伦贝尔市将门诊特殊用药品种扩大至 73 种。

八、完善医保目录管理

（一）调整药品目录，该进则进，该出则出

推进国家药品和目录管理工作。2020 年，将国家谈判药品全部纳入自治区医保基金支付范围，将国家重点监控的 20 种药品及自治区自行增补的 76 个药品调出医保目录，1 月 1 日起在全区范围内实施国家 2019 版药品目录，执行全国统一支付标准。

（二）确保谈判药品供应

完善谈判药品挂网、采购、结算等相关政策，持续监测药品使用情况，通过定期调度、专项约谈、督察督办等手段确保谈判药品的供应，全年累计惠及 22.77 万人次，涉及药品费用 5.46 亿元，医保支付 4.18 亿元，报销比例 76.6%。将 121 个蒙成药、376 个中药（蒙药）饮片、2799 个中医（蒙医）医院制剂纳入全区医保基金支付范围。

（三）加强医疗服务项目管理

对自治区（2018 版）14548 项医疗服务项目、10528 项可单独收费一次性医用耗材目录进行梳理，经专家论证、自治区医疗保障局医药政策管理委员会审核通过，确认诊疗项目为 12515 项、可单独收费一次性医用耗材为 7635 项。

九、推进“放管服”改革

（一）优化经办服务，提质增效

加强行风建设，统一全区经办流程、服务标准，精简办理材料，患者医疗费用报销办理时限缩短至 25 个工作日，比国家要求少 5 个工作日。开展“好差评”，窗口经办采取“线上评价、现场评价”方式，实现“一事一评”，促进服务质量提升。鄂尔多斯市综合柜员制工作被国家医保局作为精细化服务典型推广案例。自治区本级向定点医药机构拨付医保资金时限从 3 个月缩短至 1 个月，将高血压等 4 个慢性病病种审批服务权限下沉到 5 家定点医疗机构。

（二）跨省就医直接结算实现全覆盖

全区具有住院资质的 655 家定点医疗机构全部纳入跨省住院直接结算范围。截至 12 月底，直接结算 14.66 万人次，医保基金支出 21.85 亿元。自治区纳入国家门诊跨省直接结算试点地区，推进全区门诊费用跨省直接结算工作。

（三）区域一体化门诊特慢病费用直接结算成功实现

自治区本级、呼和浩特、包头、鄂尔多斯、乌兰察布 5 个统筹区实现区域一体化门诊特殊慢性病费用直接结算。

十、其他工作

推进依法行政、政务公开、调查研究等工作。加快全区统一的医疗保障信息平台建设，总体项目经自治区发改委批准立项，完成数据中心建设工程等 5 个项目的招标采购工作，将各盟市城乡居民医保信息系统迁移至自治区，实现集中统一管理。年底有 14%的参保人员激活医保电子凭证。建立上下联动的国家信息业务编码维护工作机制。举办以“完善医疗保障政策，减轻群众就医负担”为主题的专题新闻发布会，制作医保形象宣传片，通过主流媒体、利用医保官网等平台及时宣传医保政策和工作举措，主动回应社会关切。做好信访工作，十九届第六轮中央第八巡视组交办信访事项办结率为 100%。

重要活动

1. 开展2020年度“打击欺诈骗保，维护基金安全”集中宣传月活动。3月31日，自治区医疗保障局举办全区“打击欺诈骗保，维护基金安全”集中宣传月活动启动会议，旨在引导公众正确认知和主动参与基金监管工作。自治区医疗保障局党组书记、局长金满义充分肯定了2019年基金监管工作取得的成效，并就下一步工作进行安排部署。

2. 金满义调研督导医保脱贫攻坚工作。4月1日至5月14日，自治区医疗保障局党组书记、局长金满义带队到乌兰察布市等7个盟市的19个旗县，调研督导医保脱贫攻坚工作。

3. 召开自治区药品和医用耗材网上集中采购领导小组专项工作协调会议。11月4日，自治区副主席欧阳晓晖主持召开自治区药品和医用耗材网上集中采购领导小组专项工作协调会议。自治区医疗保障局、卫生健康委等相关部门负责人参加，研究部署自治区推进高值医用耗材集中带量采购工作。

4. 自治区区域点数法总额预算和按病种分值付费培训会召开。11月18日至19日，全区区域点数法总额预算和按病种分值付费培训会在呼和浩特市召开。各统筹区医疗保障局、卫生健康委、医保经办机构及部分三级公立医院主要负责人和相关工作人员160余人参加培训。

5. 与宁夏回族自治区签署跨省门诊费用直接结算协议。12月8日，自治区医疗保障局在银川市与宁夏回族自治区医疗保障局签署跨省门诊费用直接结算协议。内蒙古是国家跨省门诊费用直接结算试点地区，这一协议的签订，标志着跨省门诊费用直接结算工作进入实质开展阶段。

典型案例

案例一：探索实现医保基金与医药企业直接结算新模式

为落实国家组织药品集中采购工作要求，推动国家组织药品集中带量采购工作在自治区顺利实施，解决医疗机构药品采购货款回款周期长、配送不及时、企业交易成本高等问题，减轻企业资金垫付压力，确保中选药品及时回款和落地，根据2019年11月21日印发的《内蒙古自治区药械集中采购结算业务规程》，按照“预拨货款额度内开展采购”和“规定时限内完成结算”并重原则，多措并举，积极开展医保基金与医药企业直接结算各项工作。主要做法有以下几点。

一、开发国家集采药品直接结算系统

对自治区药品采购业务系统进行升级改造，建成以医保支付为基础，招标、采购、交易、结算、监督一体化的自治区招标采购平台，为参与国家集采的管理机构、医疗机构、生产企业、经营（配送）企业各方提供有效的电子签章功能，实现购销、委托和结算协议签订工作电子化，强化集采工作全流程监管。国家集采药品直接结算系统与银行实体、虚拟账户支付系统实现实时资金收付数据与电子票据互联互通，参与结算工作的各方可下载银行出具的电子回单分别进行相应的账务处理。自治区医药采购中心财务系统自动实时获取结算业务数据、资金收付数据及银行收付款等电子票据，使用“受托代理资产”和“受托代理负债”科目进行代收代付款的自动化入账处理。

二、开设自治区统一结算账户

在自治区统一结算账户下设统筹区和医疗机构虚拟账簿，统筹区医保经办机构在医疗机构医保基金总额预算内，按季度预拨年度约定采购款，结算账户利息划分至各医疗机构账簿所有，并用于结算货款。

三、明确医疗机构提交结算申请和结算货款的时限

医疗机构在预拨货款额度内开展采购，并于药品入库后15日内提交结算申请。自治区医药采购

中心审核后 10 日内结算货款，实现国家集采药品 30 天回款要求。医疗机构临床采购需求扩增，可按季度申请追加采购款和申请预付金，统筹区医保经办机构审核后合并至原约定采购款。

国家集采药品实现医保基金与医药企业直接结算，解决了自治区医疗机构回款拖欠问题，促进了医药企业资金正常回笼，助推了医药市场的良性循环，优化了药品采供各方营商环境。自治区 2020 年应结尽结国家集采药品货款 1.5 亿余元，将原来的一年甚至几年的回款周期大幅度缩短，实现国家要求的 30 天内回款目标。

案例二：呼伦贝尔市探索开展按床日付费改革

呼伦贝尔市从 2018 年开始探索精神疾病参保患者住院医疗费按床日付费机制，到 2020 年取得较好的实际效果。主要做法有以下几点。

一、科学分析，精准施策

根据原国家卫生和计划生育委员会制定的《精神疾病临床路径》《中国精神疾病防治指南》规范、内蒙古自治区《关于实施总额控制下"按床日付费"结算办法的通知》要求，在借鉴其他省市按床日付费改革经验的同时，结合呼伦贝尔市精神专科医院实际，通过调取精神疾病患者历年住院人次、统筹基金支付、住院天数等数据进行精准测算，合理确定检查项目，制定精神疾病临床路径治疗方案，推动实施按床日付费制度。

二、协议管理，强化监督

按照"稳步推进、兼顾多方、激励约束并重"的原则，将按床日付费工作纳入定点精神疾病医疗机构协议管理，计费标准经年终测算实行动态调整，合理调控医疗、医保关系。采取日常智能监控系统网上稽核、"双随机一公开"抽查等监管方式，遏制过度诊疗、不合理收费等行为。

三、确定病种，直接结算

依据《精神与行为障碍分类 ICD－10》临床描述与诊断要点，组织精神疾病诊疗专家结合定点医疗机构实际，筛选可纳入按床日付费管理的病种及编码，明确将器质性病变导致的精神障碍、精神分裂症、分裂型障碍和妄想型障碍等 519 种疾病及编码纳入按床日付费管理，实行患者在定点医疗机构治疗直接结算。

四、统一标准，及时支付

根据原国家卫生和计划生育委员会《精神疾病临床路径》《中国精神疾病防治指南》规范、定点医疗机构级别、参保人员住院时间分段和疾病分期（急性期、慢性期），确定住院床日支付标准。为保证收费更加科学，呼伦贝尔市抽样调取精神卫生中心患者住院日为 28 天的费用明细清单，依据内蒙古自治区卫生健康委关于精神疾病临床路径、诊疗规范，剔除不合理检查项目，确定精神疾病临床路径治疗方案。按照《内蒙古自治区医疗服务项目规范和价格（2018 年修订版）》规定，最终确定按床日付费标准，定额标准随住院时间的增加而阶梯式递减。患者的个人支付标准，以实际发生费用或定额标准按比例结算，超出定额支付标准的部分由医院负担。

呼伦贝尔市探索的按床日付费已取得初步成效。首先是参保患者个人自付负担明显减轻。与以往按项目付费相比，按床日定额付费取消了住院起付线，患者住院没有"门槛费"，同时原来需要个人负担的丙类项目、自费项目和药品费用，纳入了统筹基金支付，减轻了患者个人负担。其次是定点医院控费意识增强。按床日付费实行医疗费用"超支不补，结余归院"的支付政策，超出部分由医疗机构承担，标准内结余部分成为医疗机构合理收入。定点医疗机构主动转变管理理念，控费意识增强，不合理费用增长得到有效遏制。再加上医保部门加强监管，对医疗机构开展的电针脉冲治疗、催眠疗法等诊疗项目的不合理收费，甲状腺彩超、腹部彩超等过度检查行为进行查处，这对医疗机构规范诊疗行为起到了鞭策作用。

案例三：呼和浩特市新城区推动医疗救助审批权下放

呼和浩特市新城区总人口 64 万人，全区辖 1 镇 8 个街道办事处。其中各类医疗救助对象(低保、特困、建档立卡等人员)3065 人。为深化医疗保障领域“放管服”改革，推进服务下沉，发挥基本医保、大病保险、医疗救助制度的整体功能，增强医疗救助托底能力，最大限度减少因病致贫、因病返贫现象的发生，向困难群众提供优质、高效、便捷的医疗救助服务。2020 年 6 月，新城区医疗保障局在内蒙古自治区率先探索医疗救助审批权限下放，解决审批耗时长、主体责任不凸显、动态管理不及时等问题，提高医疗救助的时效性，以实现行政权力规范运行、权责统一、政策精准落实的目标。主要做法有以下几点。

一、将两级审批改为一级审批

2020 年 5 月，新城区医疗保障局制定《新城区医疗救助审批权限委托下放工作实施方案(试行)》，明确镇(街道)承担医疗救助审批主体责任，同时将此项工作纳入对镇、街道领导班子实绩考核范围。新城区医疗保障局负责辖区医疗救助管理工作，承担监管责任，每季度将资金预拨到镇、街道。医疗救助工作由过去区、镇(街道)两级审批改为由镇(街道)一级审批，并直接发放救助待遇。为提升镇和街道经办人员业务能力，区医保局组织开展专题培训、现场指导和电话微信随时指导。

二、医保与医院签订一站式结算服务协议

新城区医疗保障局与呼和浩特市范围内的内蒙古自治区人民医院等 13 家医院签订了医疗救助“一站式”结算服务协议，区医保局全年预拨特困人员住院押金 24 万元，实现困难群众基本医疗、大病保险和医疗救助“三重保障”同步实施，在辖区内定点医疗机构“一站式”结算。

三、开展多种形式的政策宣传

针对群众对医疗救助有关政策知晓率不高的问题，加大宣传力度，利用新媒体开展宣传，2020 年共印制各种手册、折页、海报、台历等 5 万余份，深入镇和各街道、村和城市社区、基层卫生机构等，宣传医疗救助惠民政策。

医疗救助审批权限下放后，镇、街道简化优化审批流程，群众从申请到审核审批缩短 5 天。2020 年累计资助 4422 人次，发放救助金 214.1 万元。其中在“一站式”定点医院实施医疗救助 1533 人次，发放救助资金 89 万元。

辽 宁 省

工作综述

截至 2020 年底，辽宁省基本医疗保险参保 3867.49 万人，其中职工医保 1588.36 万人，城乡居民医保 2279.14 万人。职工医保(含生育保险)基金当期收入 544.08 亿元，当期支出 474.57 亿元，累计结存 569.81 亿元。城乡居民医保基金当期收入 213.63 亿元，当期支出 152.34 亿元，累计结存 199.89 亿元。生育保险参保 792.22 万人，享受待遇 47.84 万人次，基金当期支出 28.6 亿元。

一、助力疫情防控

(一)全面落实“两个确保”

省医疗保障局制定下发《关于做好辽宁省新型冠状病毒感染的肺炎疫情医疗保障工作的紧急通知》等系列政策文件，全面落实“两个确保”工作要求，实施先救治后结算，全省医保基金累计向医疗机构预付专项救治周转金 2.3 亿元，确保覆盖全部救治医疗费用，对救治费用单列基金预算并据实结算，解决医疗机构救治的后顾之忧。建立救治药品的集中采购绿色通道，将疫情防控所需药品和医疗服务项目全部按甲类纳入医保支付。开展医保、财政综合保障，共结算确诊和疑似患者 3295 人次，实现患者“零自费”，确保患者不因费用问题影响救治。

(二)创新经办服务方式

大力推行“不见面办”“及时办”“延期办”“便民办”“放心办”等措施，各级经办机构有力保障了疫情期间群众医保待遇落实。

(三)开展检测试剂集中采购

在全国较早开展新冠肺炎病毒相关检测试剂集中采购，检测价格从 400 元左右下降至 100 元以内，大幅减轻群众和政府财力负担。

(四)支持企业复工复产

对职工医保单位缴费实施最长 5 个月的减半征收，全省累计为企业减负 38.7 亿元，为促进企业复工复产、保持就业稳定提供了强有力的政策保障。

二、助力打赢脱贫攻坚战

(一)贫困人口实现应保尽保

2020 年是全面打赢脱贫攻坚战收官之年。省各级医保部门认真落实医保扶贫三年行动实施方案，推进贫困人口精准参保、精准保障，精准防范因病致贫返贫，力阻“病根”变“穷根”，实现贫困人口基本医疗有保障。截至年底，全省 84.29 万建档立卡贫困人员全部实现应保尽保，贫困人口参保率达到 100%。

(二)三重保障梯次减负

基本医保公平普惠、大病保险有倾斜、医疗救助有托底的三重保障制度全面落实。基本实现“一单制”“一站式”直接结算，贫困人口大病保险和重特大疾病救助比例达到 70%，政策范围内医疗费用综合报销比例达到 90%。看病“不花钱”、领补贴等过度保障问题得到有效治理。2020 年，全省医保扶贫政策资助贫困人口参保 74.3 万人，减轻个人缴费负担 1.8 亿元，惠及贫困人口就医 123 万人次，减轻医疗费用负担 10.6 亿元。

三、推进全省医保制度改革

2020 年，省医疗保障局扎实推进各项医保制度改革，取得积极成效。

(一)积极谋划医保事业中长期改革发展蓝图

代省委、省政府起草《贯彻落实〈中共中央 国务院关于深化医疗保障制度改革的意见〉若干措施》。广泛凝聚智慧力量、开门纳谏，编制辽宁省医疗保障事业发展“十四五”规划纲要，形成草案初稿，细化提出了未来五年的发展目标、重要指标、重大工程和重点措施，为未来五年辽宁省医疗保障事业发展提供行动指南。

(二)完善城乡居民医保和大病保险

全面整合城乡居民医保制度，同步做实市级统筹。实施统一的城乡居民基本医保和大病保险制度，标志着全省城乡居民开始全面享受均等化的医保公共服务。全面落实各地提高城乡居民医保政府补助标准30元,人均不低于550元的工作要求,同步强化个人缴费义务,提高个人缴费标准达到280元,实现了财政补助与个人缴费比例降至2∶1以下的调控目标。会同财政厅联合印发《关于加快推进做实基本医疗保险市级统筹工作的通知》,全省14市全部出台了实施细则,实现了市级区域内制度政策统一、基金统收统支、管理服务一体。

(三)完善医疗保障制度体系

全面实施城乡居民糖尿病、高血压患者门诊用药保障,将全省150万城乡居民"两病"患者纳入保障范畴,政策范围内报销比例达到55%。按照"四个统一、两个确保"要求,全面实现生育保险和职工医保合并实施,扩大了生育保险参保覆盖面,增强了基金共济能力,提升了经办服务效率,降低了管理运行成本。充分借鉴首批国家试点经验,争取盘锦市获批成为国家第二批长期护理保险试点城市,稳妥推进试点工作任务,盘锦市政府已正式印发试点工作方案。积极解决历史遗留问题,将铁路医保纳入属地管理问题取得突破性进展。配合相关部门做好厂办大集体改革和退休人员社会化管理以及退役士兵医保接续等工作。

四、推进建立管用高效的医保支付机制

省医疗保障局改革以人次定额和总额定额为主的传统付费方式,全面推进精细化支付方式改革。

(一)完善医保目录管理制度

严格落实统一的国家医保药品目录制度,完成10个重点监控品种在内的省级增补药品首批调出工作。充分听取临床专家意见,对新纳入的97种谈判药品实施精准分类管理,采取医药分开结算、不计入药占比考核等有效措施确保药品供应,实行责任医师制、全省统一乙类先行自付比,确保合理用药和基金安全。全力打通谈判抗癌药等高值药品落地最后"一公里",在全国率先建立高值药品供应保障信息公示机制,多次委托第三方验证公示信息并通报督办,确保人民群众能够切实用上更多新药、好药。结合国家医保谈判、集中带量采购、"两病"门诊用药保障及医用耗材带量采购,探索建立药品及耗材医保支付标准,工作思路得到国家局采纳。

(二)推进以按病种、病组为主的多元复合式医保支付方式改革

充分发挥医保对医药服务领域的激励约束作用,改革以人次定额和总额定额为主的传统付费方式,全面推进精细化支付方式改革。2020年全省开展按病种付费地区病种数量达150种以上,各市按病种付费基金占比持续提升。规范推进按疾病诊断相关分组(DRG)付费改革,沈阳市作为国家试点城市在实现实际付费的基础上,将实施范围从职工医保拓展到居民医保,扩大试点医院范围,实现轻症患者住院人次同比下降33%,医疗机构平均补偿率达到97%以上,得到医疗机构和参保患者共同认可,为国家试点探索了典型经验。依托省级专家组,规范落实CHS-DRG技术标准,建立运行评估系统,在大连、鞍山、丹东、锦州4市启动省级试点。

(三)积极探索医保支付改革创新

稳步推进抚顺、营口区域点数法总额预算和按病种分值(DIP)付费国家试点。依托第三方课题组开展了日间手术、日间化疗和中医优势病种医保付费课题研究,初步形成15个日间手术病种、4种恶性肿瘤和21种日间化疗方案的准入标准、治疗路径和费用标准,以及骨折中医优势诊疗医保付费等阶段性研究成果。

五、严厉打击欺诈骗保

(一)建立制度,组织开展专项治理

省医疗保障局认真贯彻落实国家部署,出台《关于建立医疗保障基金监督管理部门协同机制的意见》和《辽宁省医疗保障行政处罚程序暂行规定》等政策文件,推进监管制度建设。持续保持打击欺诈骗保高压态势,组织开展全省医保违法违规专项治理,首次对省市两级医保经办机构检查实现全覆盖,总结推广经验做法,严肃整改存在问题。在全省三甲定点医疗机构自查自纠的基础上,会同省卫健委、省纪委驻省卫健委纪检组开展三轮省级飞行检查,核查定量违规金额5600余万元。

(二)聘请监管员,强化社会监督

建立《辽宁省医疗保障基金监管社会监督员制度》,聘请50余名人大代表、政协委员、参保群众和新闻媒体代表,强化社会监督。

(三)严格查处,营造不敢骗氛围

充分利用网络及新媒体等手段,强化宣传引导,全省全年主动曝光违法违规典型案例4793起,"全民参与"打击欺诈骗保的良好氛围初步形成。与此同时,各市积极创新监管方式,取得显著成效。截至年底,全省全覆盖检查定点医药机构2.9万家,

处理违法违规 2.3 万家，占比 79.5%，移交公安机关 16 家，解除医保协议 109 家，暂停医保服务 1435 家，行政罚款 105 家，处罚并追回医保基金共 6.47 亿元，办结国家和省级举报线索和信访件 65 例，办结率 98.5%。

六、持续推进医药服务供给侧改革

（一）落实国家组织药品和高值医用耗材集中带量采购，推进省际联盟集中带量采购

全面落实第二、三批国家组织药品集中带量采购结果，三批集采药品 112 个中选品种平均降幅 54%，全省累计节省药品采购资金 13.34 亿元。落实国家组织冠脉支架集中带量采购，平均价格由 1.3 万元下降至 700 元，平均降幅 93%，全省预计年节约采购资金 6.92 亿元。依托京津冀等 9 省（区）合作开展人工晶体集中带量采购，中选品种平均降幅 46.4%。牵头组建“六省二区”药品价格和招采工作省际会商联动机制，启动 17 种药品和冠脉球囊集中带量采购。

（二）深化医用耗材综合治理，探索市级带量采购

在实现公立医疗机构医用耗材网上阳光采购的基础上，组建市级联盟，通过市级联合议价实现同城同价、医用耗材全省同价，医用耗材价格累计平均降幅 44%。医用耗材在省级网上阳光采购平台正式挂网采购 6 万个，医院申报采购未入库产品 8.5 万个，医疗卫生机构网上采购率达到 68.4%，处于全国领先水平。辽阳市率先开展输液器集中带量采购，平均降幅 55.65%。

（三）完善医疗服务项目价格管理，动态调整医疗服务项目价格

制定互联网复诊诊察费试行价格，新增医疗服务项目价格 141 项。动态调整 748 项医疗服务价格，其中调降乙肝五项、肿瘤标志物等 63 项价格偏高的检验类项目价格，平均降幅 23%；调增 685 项临床诊疗项目价格，平均增幅 9.6%。

重要活动

1. 医疗保障工作专题新闻发布会召开。1 月 3 日，省医疗保障局在省政府新闻发布厅举办医疗保障专题新闻发布会。省医疗保障局相关处室负责人就全面实施统一的城乡居民医保制度后的主要变化和给百姓带来的实惠、进一步减轻癌症患者医疗费用负担方面的举措、实施药品集中采购有效降低药品虚高价格方面的工作部署、加强医保基金监管的主要措施等内容回答了记者提问。

2. 召开疫情防控工作专题会议。1 月 26 日（农历正月初二），省医疗保障局党组书记、局长张秀坤在省医疗保障事务服务中心主持召开疫情防控工作专题会议，传达学习中共中央政治局常务委员会 1 月 25 日会议精神，传达国家医疗保障局和省委、省政府关于加强新型冠状病毒感染的肺炎疫情防控工作的最新部署，研究辽宁医疗保障战线疫情防控工作，局领导班子成员及局属各部门主要负责人参加了会议。

3. 省政府领导赴省医疗保障局调研医保疫情防控工作。2 月 19 日，辽宁省副省长张立林等一行四人，到省医疗保障局现场办公，调研医保疫情防控工作。省医疗保障局党组书记、局长张秀坤代表局领导班子，全面汇报了 2020 年初以来的各项工作推进情况和全年医疗保障工作安排，并重点汇报了省医疗保障局围绕“两个确保”的要求和自身职能，在打赢全省疫情防控阻击战中的主要做法、工作进展，以及加强本单位机关办公场所和办事大厅疫情防控的具体措施。

4. 召开全省医疗保障工作电视电话会议。3 月 16 日，辽宁省医疗保障工作电视电话会议在省政府人民会堂召开。会议全面总结了 2019 年全省医疗保障工作及 2020 年初以来疫情防控医疗保障工作。要求深入落实全国医疗保障工作会议、国家和辽宁省新冠肺炎疫情防控工作部署，全面部署 2020 年医疗保障工作任务。省医疗保障局党组书记、局长张秀坤及班子成员、省纪委监委驻省卫健委纪检组组长王月辉出席会议。

5. 举办全省“保障和改善民生提高医疗保障服务能力”专题培训班。7 月 6 日至 7 月 10 日，辽宁省委组织部、省委党校、省医疗保障局联合在沈阳市举办全省“保障和改善民生提高医疗保障服务能

力”专题培训班。省医疗保障局领导班子成员及局属各部门主要负责同志分别就相关负责领域改革工作进行了专题授课。各市县医疗保障局班子成员、医疗保障经办机构主要领导共70人参加了培训。

典型案例

案例一：大连持续提升医保公共服务能力

2020年，大连市医疗保障局坚持改善民生，积极回应群众关切，持续提升医保公共服务能力。

一、推进经办业务网上办理

拓展“互联网+”与大数据在医保领域的应用，在手机缴费、医疗服务、无卡消费、宣传等方面创新突破，让“群众少跑腿，数据多跑路”。医保服务平台注册达30万人，医保服务事项应上尽上，高频事项网办率达到95%，在全国副省级城市“医保服务事项互联网上线总量量化”排名中位居前列。

二、实施异地转诊自助联网结算

推出线上自主备案、就医地全市通用、备案一年有效等异地就医新政，打通群众异地就医直接结算“最后一公里”，解决了群众转外就诊难、垫资多及报销繁琐的痛点难题。2020年底，已为5100余人异地就医即时解决8600余万元垫付问题，转诊异地就医群众享受到优质医疗服务，一些群众在媒体公众号中纷纷留言点赞。

三、培育和拓展医保系统应用场景

提升参保群众医保服务体验。一是启用“掌上诊间聚合结算”系统。在诊室内完成药费、检查、治疗等医药服务项目交费工作，并实现医保个人账户、医保统筹基金及个人自付费用的一站式实时结算，极大提高就诊效率。二是启用“居家购药”系统。解决疫情管控区域内参保人员购药难题，特别是慢性病患者用药需求，实现在家购药医保支付，将优质的“互联网+”医保服务送到千家万户。三是启用公众平台客服系统。人工客服与智能问答无缝对接，月均有效会话量近4000次，消息数3.7万余条，参评客户满意度96.02%，实现不出家门就可轻松办理和查询医保事务。

案例二：阜新市坚决打赢医保脱贫攻坚战

2020年，阜新市医疗保障局全力开展医疗保障脱贫攻坚工作，全市97340名建档立卡贫困人口全部实现脱贫。

一、提高认识，强化脱贫攻坚责任机制

全市医疗保障系统把医保脱贫攻坚工作作为重大政治任务来抓，建立“一把手”负总责的工作责任制，层层压实任务，明确各工作环节的直接责任人，确保资助参保、政策落实、经办服务以及信息统计等各项工作衔接到位。紧紧抓住基本医疗、大病保险和医疗救助三重保障，突出政策落实、基金管理和“一单制”即时结算三个关键环节，突破重点和难点，推动医保脱贫攻坚工作扎实有效开展。

二、大力排查，实现应保尽保

医保部门把建档立卡贫困人口应保尽保摆在突出位置，作为打赢脱贫攻坚战的硬指标来抓。

（一）加强信息比对和动态监测

加强与扶贫部门配合，建立医疗保障扶贫动态监测工作机制，对建档立卡贫困人口参保信息定期比对，确保建档立卡贫困人口参保信息保持一致和及时更新。

（二）实施分类管理和精准服务

在2019年工作基础上，对全市97340名建档立

卡贫困人口，尤其是659名未脱贫人员参保情况再次进行全面排查，确保每一名建档立卡贫困人口参保情况和系统信息完整准确。同时对未脱贫人口建立了跟踪服务台账，实施分类管理和精准服务，在医保扶贫综合管理台账中单独标识了所患病种、病情等信息，真正实现了应保尽保和动态管理。

三、强抓落实，织密政策保障网

在确保建档立卡贫困人口充分享有基本医保普惠待遇的同时，实施大病保险、医疗救助等特惠政策。

（一）落实贫困人口资助参保

对建档立卡贫困人口参加城乡居民医保个人缴费部分给予补助，资助金额达2839万元。

（二）实施大病保险倾斜政策和重特大疾病医疗救助

全面取消建档立卡贫困人口县域内住院报销起付线。将建档立卡贫困人口大病保险起付线降至普通居民的50%，支付比例提高至70%，不设封顶线。调整重特大疾病医疗救助政策，建档立卡贫困人口患重特大疾病救助比例由65%提高至70%，年救助限额10000元/人。

（三）完善城乡居民“两病”门诊用药保障

完善城乡居民高血压、糖尿病门诊用药保障和经办流程，切实提供用药保障。2020年实现建档立卡贫困人口“两病”用药保障23.5万人次，保障金额830万元。

与此同时，开放市级定点医院门诊，并参照县级门诊执行门诊医疗倾斜政策，确保建档立卡贫困人口慢病大病患者及时获得更高水平的诊疗服务。

四、优化服务，实现“一单制”即时结算

持续优化医疗服务管理，加快升级城乡居民医保信息系统，推进“一单制”即时结算。

（一）结合整合城乡居民医保制度，完善适合建档立卡贫困人口的参保办法

利用信息化手段完成建档立卡贫困人口的身份标识、信息采集、数据匹配等工作，确保已核准有效身份信息的建档立卡贫困人口全部参保。各级医保经办机构设立指定窗口和专职工作人员负责建档立卡贫困人口参保缴费、患病就医、待遇保障、费用结算、转外就医等业务咨询和办理工作，最大限度简化办事流程和提高效率。

（二）加快推进城乡居民医保信息化建设

为加快实现建档立卡贫困人口就医便利性，在全市范围内加速推进城乡居民医保信息系统建设。2020年1月1日，全市定点医疗机构全部实现了医保住院费用“一单制”即时结算。

（三）开展上门服务与实行长处方

在推进网上服务的同时，对患有慢病、行动不便的未脱贫人口，通过组织定点医疗机构医护人员上门鉴定、诊断等方式让群众少跑腿、早受益。在新冠肺炎疫情防控期间，采取慢性病长处方、月支付限额合并使用等措施，保障建档立卡贫困人口门诊用药。

案例三：营口市打赢医保扶贫和“两病”保障攻坚战

2020年，营口市医疗保障局通过统一思想认识、强化组织保障、完善制度机制等措施压实工作责任，全力以赴做好医保扶贫和“两病”门诊用药保障工作。

一、落实“一单式”结算

全省医疗保障脱贫攻坚工作视频会议召开后，营口市组织全市医保系统干部职工集中奋战60天，全面摸排贫困人口参保状况，开展拉网式排查，做到“三个不漏”，即“镇（街道）不漏村（社区）、村（社区）不漏户、户不漏人”，为新增贫困人口参保提供托底保障。5月8日，医疗救助对象、建档立卡贫困人口在全市定点医疗机构实现了城乡居民基本医疗保险、大病保险、医疗救助“一单式”即时结算，打通了医疗救助服务困难群众“最后一公里”。

二、筑实全民“保障网”

（一）开展全方位立体化宣传活动

积极协调市委组织部发挥驻乡镇和村第一书记作用，协助做好政策宣传工作；举办城乡居民“两病”门诊用药保障政策新闻发布会；同市扶贫办联合下发医保扶贫和“两病”保障工作政策宣传文件，

并利用扶贫系统的微信公众号和微信群等进行政策宣传。市、县两级医保经办机构班子成员实行分片包干、网格化实名制宣传。全市共成立了27个政策宣传小组，出动宣传人员100余人，到社区、村、医院开展政策宣讲200余次。工作人员深入早市、农贸大集、招聘会、公园等人员密集地方设立宣传板200余个，张贴宣传海报3000余张，发放宣传单17万余份。制作了印有医保扶贫和"两病"保障政策的宣传手册、小扇子各1.8万份，送到每个贫困户家里。同时邀请网红村支书，用接地气的话语，制作政策宣传视频和音频，在快手、抖音等新媒体上宣传，并发动各村干部将录制的音频利用大喇叭进行宣传。在市局门户网站开通"医保扶贫"和门诊"两病"专栏，利用市局官方微信公众号、各县区电视台和当地知名微信公众号开展宣传。

（二）主动上门服务

全面落实医保扶贫政策，统筹基本医保、大病保险和医疗救助制度综合保障，梯次降低贫困人口负担。加强动态监测和精准参保，将贫困人口纳入医疗保障覆盖范围，实现应保尽保。适时将符合条件的乡镇卫生院全部纳入扶贫定点，方便贫困人口就医。启动建档立卡人员门诊慢性病、"两病"主动服务模式。组织医务人员深入全市各个乡镇对1144名未脱贫人口进行门诊特慢病和"两病"鉴定，对行动不便的贫困人口主动上门服务。对已脱贫但年人均收入在5000元以下贫困人口开展"两病"诊断和签约服务。2020年8月底，患有"两病"的7761名贫困人口全部纳入保障范围。

（三）深入一线调研

针对偏远地区患者"两病"诊断难问题，结合基本公共卫生服务慢病管理档案较为齐全（可以作为诊断依据）的实际，及时请示省局领导同意后，采用慢病管理档案资料作为第二种诊断办法开展诊断工作，短时间内有效提升了签约备案和就诊人数。另外，针对一级医院服务范围问题，及时放开签约备案和收治权限，确保了"同城无异地"。

三、创新工作方法

（一）部门联动，信息先行

对全市个人参保及信息录入进行实时监控，建立与民政、扶贫等部门医保扶贫信息"直通车"，及时与公安、扶贫等部门沟通衔接，定期同脱贫攻坚数据库进行数据交换，实时反馈修改，保证贫困人口参保及待遇落实精准无误。同时，定期组织人员对贫困人口进行入室调查，核验身份信息，确保参保覆盖面、资助落实率、数据精准度及时更新，有效避免断保、漏保和重复参保。2020年，建档立卡贫困人口信息比对31111人，脱贫清退3545人，新增贫困人口425人，系统在册27141人。全市30261名建档立卡贫困人口全员实时参保，资助参保费用909万元。贫困人口通过基本医保报销32462人次，共计5010万元，医保扶贫倾斜支出1760万元。

（二）"两病"鉴定覆盖全员

对贫困人口门诊"两病"鉴定工作由申请鉴定调整为主动鉴定，通过采取筛查信息系统就医记录纳入一批，家庭医生鉴定纳入一批，历史病历评定纳入一批，集中鉴定纳入一批，实现脱贫享受政策人员筛查全覆盖。全市132420名参保居民纳入高血压糖尿病门诊用药保障范围。就诊人次达78421人次，政策范围内费用817万元，医保基金支出437万元。

（三）"两病"用药向"互联网+"延伸

积极支持营口"博爱医药电商小镇"建设，为"蜗牛快药"平台开通医保支付功能接口。城乡居民"两病"参保人员可以通过个人账户实现网上购药，享受送药上门服务。

吉 林 省

工作综述

2020 年，吉林省医疗保障局统筹推进疫情防控和医保事业改革发展，全年全省基本医疗保险基金收入 353.14 亿元，基金支出 273.80 亿元，基金累计结存 480.56 亿元。其中职工医保统筹基金累计结存 242.44 亿元，职工医保个人账户累计结存 120.98 亿元，城乡居民医保基金结存 117.14 亿元。

一、完善医保制度体系

省医疗保障局会同 15 个厅局制定了省级工作清单，明确了任务分工和落实措施。

（一）提高居民筹资标准，推进市级统筹

将城乡居民医保政府补助标准由 2019 年的每人每年 520 元提高到 550 元，同步提高个人缴费标准，对困难人群继续给予分类资助参保。以省政府文件形式部署推进医疗保险市级统筹，明确了提升统筹层次、基金统收统支的步骤和基本政策，为进一步增强医保基金互助共济和抗风险能力提供了制度保障。

（二）健全完善居民大病保险和医疗救助

健全居民大病保险制度，调整统一了大病保险分段报销标准，提高起始报销比例至 60%。进一步健全完善医疗救助制度，推进医疗救助“一站式”服务，扩大医疗救助资金筹集规模。与此同时，“舒缓疗护”制度、长期护理保险制度试点稳步推进。

（三）强化目录管理

整合全省医保诊疗和医用耗材目录，进一步强化基本医保药品目录管理，完成省增药品第一批消化工作。规范统一基本医保院内制剂目录，完成医疗机构院内制剂医保准入谈判，制剂价格平均降幅 14.53%。全面取消村卫生室普通门诊统筹起付标准，参保人员政策获得感进一步增强。

二、做好疫情防控医疗保障工作

省医疗保障局强化打赢疫情防控阻击战组织领导，助力联防联控，出实招、讲实效。

（一）落实“两个确保”

确保患者不因费用问题影响就医，确保收治机构不因支付政策影响救治。向承担救治任务的定点医院预付医保基金 1.23 亿元，并建立了医疗费用综合保障机制，减轻新冠肺炎患者个人负担。

（二）建立监测机制，调整支付范围

建立疫情防控相关药品价格和供应保障监测机制，开通了药品耗材采购“绿色通道”。调整了医保支付范围，将新冠病毒核酸检测、远程单学科会诊及多学科会诊纳入医保支付范围。

（三）优化疫情期间经办服务

全面实行“非必须、不窗口”经办服务模式，对异地就医患者实行先救治后结算。

（四）支持企业复工复产

2 月—6 月，全省减征职工基本医保缴费金额 16.60 亿元，计划完成金额 14.42 亿元，完成计划比例 115.1%。涉及单位 42770 家，涉及人数 143.72 万人。2 月—12 月缓缴金额 5.68 亿元，涉及单位 8862 家。

三、医保脱贫攻坚

省医疗保障局把做好贫困人口的医疗保障作为政治任务，奋力夺取医保脱贫攻坚的全面胜利。

（一）强化组织领导和责任落实

制作了医保扶贫领域“一单清”、工作推进施工图和医保报销“流程图”；建立了分级负责工作机制和领导定点包保、处室（单位）定点联系市州机制。与扶贫、公安等部门建立信息动态交换机制，对贫困人口信息进行核查比对，加强数据监测，全力确保贫困人口应保尽保。

（二）强化政策落实和巡视反馈问题的整改

落实贫困人口医保待遇倾斜政策。实行乡村两级定点医疗机构报销额度通用，取消村卫生室报销起付线。

全面推进巡视反馈问题整改，针对村卫生室医保报销问题，建立了先垫付报销、记账后结算机制，设立乡村两级定点医疗机构扶贫周转金、落实家庭医生医保付费与绩效考核挂钩等措施，以及多轮宣传培训，如期实现了全省定点村卫生室“能开展、会开展、愿开展”医保报销业务的整改目标。

（三）强化服务和扶贫政策宣传

全省贫困人口实现了市域内报销结算“一站式、一窗口、一单制”。深入开展医保扶贫政策宣传，制作医保扶贫“大喇叭”以及宣传海报等；地方医保部门组建了由村医、村干部参加的网络互动工作群，随时答疑解惑。

四、加强基金监管

省医疗保障局着眼于保持打击欺诈骗保高压态势，全力做好飞行检查，加强典型案例公开曝光力度，不断织密扎牢医保基金监管制度笼子。

（一）制定立法计划，加强专项治理

向省政府上报了2021年基金监管立法计划，加快基金监管立法步伐。在全省范围内开展专项治理抽检，对相关地区开展飞行检查，对乡村医疗机构开展专项检查，对医保经办机构和定点医院进行抽查复查，并对省级抽查工作情况开展了“回头看”，持续保持打击欺诈骗保高压态势。

（二）推动形成多部门协同和全社会参与的监管合力

成立了医保、卫生、审计、公安、药监等组成的打击欺诈骗取医保基金专项整治省级抽查领导小组。从省人大代表、政协委员和新闻媒体等群体中选取50名代表，担任社会监督员，积极引导社会形成共识，支持动员社会各界参与医保基金监管工作。

（三）加强宣传力度，营造良好舆论氛围

在全省范围内开展了打击欺诈骗保集中宣传月活动，通过电视台、网站、微信公众号等手段，曝光欺诈骗保典型案例，宣传举报奖励政策。

五、深化支付方式改革

省医疗保障局着眼于解决医疗保障高质量发展中遇到的实际问题，深化医保支付方式改革。

（一）推进DRG和DIP付费试点

吉林市在国家试点城市支付改革评估中成为第一批通过评估的试点城市，并已开展模拟付费。辽源市成为区域点数法总额预算和按病种分值付费（DIP）国家试点地区，试点工作顺利进展。

（二）扩大按病种支付范围

共遴选了24种病种和23种日间手术纳入吉林省按病种收付费管理范围，并结合临床路径及诊疗技术规范，确定了相应的收费标准。

六、推动高值耗材集中采购改革和治理

（一）推进落实国家组织耗材集中采购中选结果落地

国家组织冠脉支架中选结果已于2020年1月1日正式执行，平均降幅92.7%，预计年节省2.6亿元。与此同时，出台了吉林省治理高值医用耗材实施方案，对这项工作作出全面部署，明确了治理目标、重点、步骤和相关措施等。

（二）建立医疗服务价格动态调整机制

按照“总量控制、结构调整、有升有降、逐步到位”的原则，稳慎推进医疗服务价格动态调整。推进国家“互联网＋”医疗服务价格相关政策落实，增加2项“互联网＋”医疗服务价格项目，推动全省“互联网＋”医疗服务降本增效、公平可及，改善患者就医体验。新增和修订了部（省）属公立医疗机构医疗服务价格项目89项。

七、提升医保经办服务能力

省医疗保障局不断强化医保信息化、法制化和经办体系建设的基础性工作，强化医保精细化管理，增强医保工作的规范性和科学性。

（一）构建医保经办服务新模式

建立了“前台综合受理、后台分类审批、统一窗口出件”的经办服务模式。制定了《吉林省医保政务服务办事指南》和《全省医疗保障部门政务服务事项清单（2020版）》，规范医疗保障经办流程、服务标准。

（二）推进医保电子凭证应用，扩展线上服务

2020年医保电子凭证在吉林省开通使用。截至2020年12月31日，全省医保电子凭证激活量达到655.63万人。与此同时，开展“互联网＋”医保服务，85%的医保服务事项实现了线上办理。

（三）启动建设医保咨询服务热线平台

启动建设全省统一的96618医保咨询服务热线平台。依托“钉钉”数字化社群运营平台，将经办人员、服务对象、服务方式和服务内容等关键要素进行有机整合，打造“一码一平台”的服务模式，建设“吉林智慧医保服务平台”。

八、推动异地就医直接结算

坚持以群众需求为导向，大力推动省内异地急诊直接结算和跨省异地就医工作。

(一)省内异地急诊直接结算全面启动

8 月 10 日，省内医保异地急诊直接结算在全省范围内全面启动，城镇职工医保和城乡居民医保参保人员可在全省 12 个统筹区就近选择医保异地定点医疗机构就医治疗，经就诊医疗机构备案核定后即可直接结算。截至 12 月 31 日，省内急诊备案通过近 2000 人次，结算 800 余人次，医保支付金额 1700 余万元。

(二)完成异地就医协同管理平台建设

异地就医协同管理平台建设，提升了异地就医管理服务水平。截至 12 月 31 日，在完成省内异地急诊直接结算的同时，跨省异地就医备案近 29 万人，结算超过 17 万人次，医保支付金额近 25 亿元。

重要活动

1. 2020 年度全省医疗保障工作会议召开。1 月 17 日，吉林省医疗保障工作会议在长春召开。会议总结 2019 年全省医疗保障工作，分析医疗保障当前的形势，部署 2020 年全省医疗保障工作任务。

2. 吉林省新冠肺炎疫情防控工作第八场新闻发布会召开。2 月 18 日，吉林省新冠肺炎疫情防控工作第八场新闻发布会在省政务大厅召开，省医疗保障局党组书记、局长杨凯参加发布会，就群众关心和社会关注的问题答记者问。

3. 首批医保基金社会监督员聘任大会暨工作对接会召开。6 月 12 日，省医疗保障局首批医保基金社会监督员聘任大会暨工作对接会在省医保局召开，省医疗保障局党组书记、局长杨凯，党组成员、副局长刘中正参加会议。

4. 全省医疗保障经办管理工作视频会议召开。6 月 29 日，2020 年吉林省医疗保障经办管理工作视频会议召开，省医疗保障局党组书记、局长杨凯，党组成员、副局长刘中正参加会议。

5. 医保电子凭证和移动支付合作金融机构签约仪式举行。7 月 24 日上午，吉林省医保电子凭证和移动支付合作金融机构签约仪式在省医疗保障局举行，省医疗保障局党组书记、局长杨凯，党组成员、副局长徐鸿斌参加仪式。

6. 全省基金监管专项治理工作调度会暨医保领域损害群众利益突出问题集中整治工作动员会议召开。8 月 25 日，2020 年吉林省基金监管专项治理工作调度会暨医保领域损害群众利益突出问题集中整治工作动员会议召开，省医疗保障局党组书记、局长杨凯，局党组成员、副局长刘中正参加会议。

典型案例

案例一：出台治理高值医用耗材实施方案

2020 年，吉林省医疗保障局联合省卫健委等 10 部门印发了《吉林省治理高值医用耗材改革实施方案》，围绕高值医用耗材价格虚高、过度使用等突出问题，疏堵并举、三医联动、综合施策，全面推进治理工作。

一、完善价格形成机制，降低高值医用耗材虚高价格

加强高值医用耗材规范化管理，执行国家统一的高值医用耗材编码标准，落实国家医保高值医用耗材分类与编码政策；建设高值医用耗材价格监测和集中采购管理平台，强化医保医用耗材目录及支付政策管理；推进高值医用耗材分类集中采购，巩固医用耗材取消价格加成改革成果。

二、规范医疗服务行为，严控高值医用耗材不合理使用

一是严格落实医疗卫生行业管理责任。完善医疗机构自我管理，加强医保定点医疗机构服务行为监督管理。二是健全监督管理机制，严肃查处违法违规行为。完善质量管理，强化流通管理，加强公立医疗机构党风廉政建设，加大违纪违法行为查处力度。

三、完善配套政策，促进行业健康发展

加大财政投入力度，合理调整医疗服务价格，继续深化医保支付方式改革，加快建立符合行业特点的薪酬制度。

案例二：健全异地就医结算管理服务体系

2020年，吉林省高度重视健全异地就医结算管理服务体系，出台了《关于切实做好2020年全省异地就医医疗费用结算工作的通知》（吉医保联〔2020〕16号）、关于印发《吉林省基本医疗保险异地就医结算业务协同管理实施细则（试行）》的通知（吉医保发〔2020〕39号）、《关于启动省内异地急诊直接结算工作的通知》（吉医保发〔2020〕46号）等文件，推进跨省门诊费用直接结算工作，实现了住院待遇全面直接结算和省内异地急诊直接结算。

一、着眼加强组织，强化“三到位”

一是责任落实到位。坚持顶层设计，统筹谋划，制定全省工作推进方案，成立专项专班，逐级落实责任，明确指标任务，压实工作担子。二是调研论证到位。先后组织全省12个统筹区、40家定点医疗机构的业务骨干进行了3轮研讨论证，对政策实施、业务操作、技术支持、硬件支撑等多个方面进行充分研究讨论，摸清底数，找全问题，出准对策。三是培训宣传到位。坚持每周召开工作视频交流会，统一研究解决工作开展过程中遇到的问题，每月召开工作调度会，各地总结汇报工作进展情况。

二、着眼突破难点，实现“三优化”

针对异地急诊直接结算工作中急诊认定难、系统对接难等问题，优化调整经办服务流程。一是优化认定方式。采取“关口前移、两步核定”的方式，将认定关口前移至定点医疗机构，在省内异地发生急诊时，第一时间启动急诊认定程序。二是优化系统建设模式。在实现系统对接时，采取“分类施策、同步推进”的工作模式，按实现方式不同将全省信息系统分为需要开发的、需要改造的和直接对接的三类。三是优化服务模式。采取参保群众“零跑动”，平台“全办理”的服务模式，依托全省异地就医直接结算平台，由定点医疗机构直接将备案材料上传，医保管理部门审核通过后，可在出院时直接结算，保证了备案材料的完整性，缩短了审核认定时间。

三、实行“清单化、手册化、模板化”工作机制

实行“清单化”台账管理，建立省内异地急诊直接结算工作台账。实行“手册化”规范操作，在系统改造过程中，制定了统一的操作说明和操作手册，让各经办机构、定点医疗机构实际操作人员随用随查。实行“模板化”推广经验，对异地就医急诊工作推进快、质量好的地区和项目，及时总结经验、树立典型、形成套路，为以后工作开展提供思路和借鉴，提高工作效率。

黑龙江省

工作综述

2020 年，黑龙江省医疗保障局聚焦做好“六稳”工作、落实“六保”任务，统筹推进疫情防控和基本民生保障工作，着力增进人民群众健康福祉。全省基本医疗保险参保 2826.98 万人，医保（含生育保险）基金当期收入 545.53 亿元，当期支出 414.70 亿元，累计结存 708.17 亿元，基金整体运行平稳。

一、织牢疫情防控保障网

省医疗保障局在全国医保系统率先（1 月 21 日）印发《关于做好新型冠状病毒感染的肺炎疫情医疗保障工作的紧急通知》，并迅速建立省、市、县三级疫情防控领导小组，累计制定实施应对疫情的政策文件 30 个，全面强化政策保障、资金保障和服务保障。

（一）采取特殊医保政策，确保患者不因费用问题影响就医

实施医保政策和财政政策综合保障，患者个人不承担医疗费用；将诊疗方案中不在医保目录内的药品和医疗服务项目，紧急纳入医保目录并按甲类项目支付；对异地就医患者，取消备案手续，实行先救治后结算；将口罩、酒精等疫情防控用品和中药预防汤剂纳入医保个人账户支付范围。

（二）强化资金保障，确保医疗机构及时救治

全省各级医保部门预拨医保专项资金 5.3 亿元，切实减轻医院垫付资金的压力。

（三）降低核酸检测价格，支持“应检尽检、愿检尽检”

在全国率先开展新型冠状病毒相关检测试剂集中采购工作，降价幅度约 70%，以此为基础 2 次降低公立医疗机构核酸检测价格，由 189 元降至不超过 109 元。

（四）开通绿色通道，保障疫情救治药品供应

对疫情防控药品开通挂网采购绿色通道，允许线下应急备案采购。建立疫情救治药品供应实时监测机制，及时解决临床急需药品供应紧张问题。

（五）引导分级诊疗，减少聚集感染风险

出台促进分级诊疗的差异化医保支付政策，相邻级别间的差距不低于 15 个百分点。2 月 21 日印发《关于新冠肺炎疫情防控期间开展“互联网＋”医疗服务的通知》，引导城乡居民合理有序就医，减少人群聚集和交叉感染风险。

（六）支持复工复产复业

对职工医保单位缴费部分实行阶段性减半征收，2020 年全省累计减征 14.1 亿元；对困难企业和灵活就业人员实行延期缴费政策，累计缓缴 9.5 亿元；对定点医疗机构提前预付医保基金 34.2 亿元，缓解医疗机构资金运行压力。

二、完成脱贫攻坚硬任务

省医疗保障局把医疗保障脱贫攻坚作为重要政治任务，举全局、全系统之力推进。

（一）持续巩固参保全覆盖，发挥三重保障整体功能

及时将动态新增贫困人口纳入保障范围，超 1.1 亿元医疗救助资金资助贫困人口参保。统筹发挥“三重保障线”功能，保持政策相对稳定，贫困人口住院医疗费用政策范围内个人自付比例降至 10%左右。

（二）优化医保结算服务，支持先诊疗后付费

全省各县（市）全面实现贫困人口住院县域内“一站式服务、一窗口办理、一单制结算”。支持先诊疗后付费，预付 8.9 亿元医保基金，为定点医疗机构开展县域内贫困人口先诊疗后付费提供资金保障。

（三）排查解决问题隐患

结合省际交叉考核和重大政策措施跟踪审计发现的问题，对医疗保障脱贫攻坚工作风险隐患进行全面排查整改。脱贫攻坚普查中，黑龙江省医疗保障相关指标全部达标。

三、提高医疗保障水平

省医疗保障局持续完善政策、统一制度、健全机制，促进医疗保障水平与经济发展水平、基金承受能力相适应。

（一）巩固参保覆盖面，推进基本医保市级统筹

2020 年 12 月底，全省基本医疗保险参保人数 2827.3 万人，比 1 月底增加 169.2 万人。推进基本医保市级统筹，12 月以省政府办公厅名义印发《关于全面做实基本医疗保险市级统筹工作的通知》，强化组织指导，着力解决县级统筹政策碎片化、基金抗风险能力弱等问题。

（二）完善城乡居民基本医保和大病保险政策

落实 2020 年国务院和省政府《政府工作报告》部署，将城乡居民基本医疗保险人均财政补助标准提高 30 元，达到每人每年不低于 550 元。将新生儿参保缴费期由 28 天延长至 90 天，为新生儿参保登记提供充足时间。全省城乡居民大病保险封顶线提高至 50 万元。

（三）规范统一全省医疗救助政策

将孤儿和事实无人抚养儿童纳入救助对象范围；明确全面开展门诊医疗救助、加大重大疾病救助力度等要求。

四、维护医疗保障基金安全

省医疗保障局坚持治标和治本并重、攻坚战和持久战并举，全力守好人民群众的“救命钱”。

（一）加强当期收不抵支地区基金运行监测预警

对 27 个当期收不抵支且累计结存不足的地区下发提示函。2020 年，全省基本医疗保险基金总收入 545.5 亿元，总支出 414.7 亿元，统筹基金累计结存 464.1 亿元。

（二）完善监管制度机制，严厉打击欺诈骗保行为

9 月 30 日，省医疗保障局、卫健、审计、公安等 8 部门联合出台《黑龙江省医疗保障基金监督管理暂行办法》，进一步织密扎牢基金监管的制度笼子。严厉打击欺诈骗保行为，采取全覆盖检查、专项治理、飞行检查、自查自纠、抽查复查等方式，积极引入第三方专业机构参与检查。2020 年，处理违规医药机构 5069 家，追回医保基金 4.18 亿元。

（三）开展集中宣传活动，营造良好社会氛围

举办“打击欺诈骗保，维护基金安全”集中宣传月活动，大力宣传医保政策法规，公开曝光典型案例，营造全社会关心和维护医保基金安全的良好氛围。

五、推动药品和医用耗材降价惠民

省医疗保障局推进药品和医用耗材招标采购制度改革，有效减轻患者负担。

（一）全面落实国家组织药品集中带量采购政策

第二批 32 个品种平均降价 53%，第三批 55 个品种平均降价 62.2%，每年可减少大量医药费用支出。

（二）探索完善药品和医用耗材价格形成机制

组织开展集采平台药品“全国最低价”价格联动；开展第二批非中选药品价格联动工作，216 个品规药品平均降价 26.6%；推动醋酸阿比特龙等 35 个品规药品平均降价 43%；4090 个高值医用耗材平均降价 10.03%。

（三）开展医用耗材区域联盟带量采购

与北京、天津等 9 省市联合开展人工晶体类高值医用耗材带量采购，平均降价 53.7%。

六、健全医保支付机制

省医疗保障局强化医保支付对医药服务的激励约束机制，更好保障参保人员权益。

（一）落实国家医保药品谈判结果

全省全年累计报销国家谈判药品 85.7 万人次，报销金额近 3.5 亿元。将感觉统合治疗项目纳入城乡居民基本医疗保险支付范围，提高残疾儿童医疗保障水平。

（二）规范协议管理

制定 2020 版全省医疗保险定点医药机构服务协议范本，细化定点医药机构的权利义务，强化违约责任，规范医药服务。

（三）深化医保支付方式改革

哈尔滨市被列为国家级 DRG 付费试点第一批模拟运行城市；国家级单病种付费典型城市齐齐哈尔市付费病种超过 1000 种；佳木斯市、伊春市、鹤岗市入选国家区域点数法总额预算和按病种分值付费试点。

七、提升医疗保障公共服务水平

聚焦解决群众操心事和烦心事，进一步完善医疗保障公共服务体系。

(一)建立经办政务服务清单制度和“好差评”制度

统一全省医疗保障经办政务服务事项,推动实现医保服务事项“无差别办理”。推进“好差评”对政务服务事项、评价对象、服务渠道的全覆盖。

(二)开展经办机构提升服务质量攻坚行动和“回头看”

强化经办机构宗旨意识,对窗口办事难、网办不便利、服务能力不足、“放管服”衔接不畅、不作为和乱作为等方面问题集中排查整治。2020 年,排查梳理各类问题 265 个,整改 253 个(余下 12 个需中长期解决)。

(三)推行医保服务“不见面”,优化异地就医结算服务

采取“网上办”“手机办”等“八个办”举措,畅通省市县三级服务热线。对门诊慢性病、特殊治疗患者实行三个月长处方医保报销,全年累计为群众“不见面”办理业务 300 余万件(次)。优化异地就医结算服务。推出异地转诊“一次备案、半年有效”、异地就医“两城一家”、肾透析异地门诊直接结算等新举措。增加跨省异地就医定点医疗机构数量至 1207 家。全年跨省异地就医直接结算 44.8 万人次,结算医疗费用 93 亿元,医保基金支出 53.8 亿元。

(四)推进传统服务方式与智能化服务创新并举

推广医保电子凭证应用,到 2020 年底,全省领取激活医保电子凭证的参保人员超过 738 万,1.3 万家定点医药机构可提供应用医保电子凭证无卡结算服务。在全国医保系统率先创建远程视频服务平台,提供“视频办”医保服务。12 月出台《关于切实方便老年人和特殊群体办理医疗保障业务的通知》,发挥传统服务方式兜底作用,推进传统服务方式与智能化服务创新并行,着力解决老年人和特殊群体在运用智能技术方面遇到的突出困难和实际需要。

(五)注重做好信访事项办理和化解

深入贯彻党的群众观点和群众路线,全年完成 282 件信访事项办理,用心用情倾听群众诉求,带着责任为群众办实事、解难事,维护群众医疗保障权益。

重要活动

1. CHS—DRG 付费国家试点城市培训会(哈尔滨站)成功举办。按照国家医疗保障局关于做好国家试点培训和监测评估的部署,由黑龙江省医疗保障局组织,哈尔滨市医疗保障局具体承办的 CHS—DRG 付费国家试点城市培训会(哈尔滨站)于 1 月 11 日在哈尔滨市第二医院举办。省 DRG 工作组相关负责同志,哈尔滨市 DRG 项目组成员及医保中心相关业务人员、试点医疗机构医保、病案、编码、临床骨干人员,牡丹江、佳木斯、鸡西、绥化市相关负责同志共计 300 余人参加此次培训。

2. 全省医疗保障工作会议召开。1 月 20 日,2020 年全省医疗保障工作会议在哈尔滨召开。会议系统总结了 2019 年工作,分析面临形势,部署 2020 年工作任务,要求进一步解放思想、改革创新,优化服务、提升能力,推进医疗保障事业高质量发展。省医疗保障局班子成员,机关全体干部,服务中心中层以上干部,各县(市、区)医疗保障局、服务中心主要负责人参加了会议。

3. 开展大学生“两城一家”异地就医直接结算工作。为完善大学生医疗保障政策措施,解决大学生放假期间在家庭所在地就医时基本医保、大病保险无法直接结算问题,4 月 1 日,省医疗保障局、省教育厅联合印发了《关于开展黑龙江省大学生“两城一家”异地就医直接结算工作的通知》,大学生在学校参保所在地和家庭所在地就医时均可以进行医疗保险直接结算。

4. 开展“打击欺诈骗保,维护基金安全”集中宣传月活动。4 月份,省医疗保障局组织全省医保系统开展以“打击欺诈骗保,维护基金安全”为主题的集中宣传月活动。省医疗保障局发放宣传海报、折页宣传单各 3 万份,致全省参保人的一封信 5000 张,致全省定点医药机构的一封信 5000 张,宣传短片影碟 100 张、典型安全书籍 285 本。各市(地)结合本地特点,创新宣传方式,运用群众喜闻乐见、通俗易懂的宣传形式,开展集中宣传。

5. 跨省电子凭证测试完毕,具备跨省就医结算

条件。黑龙江省于2020年6月组织对现有信息系统升级改造，9月完成对获取异地人员信息、入院登记、出院召回(出院全退费)、无费退院(撤销入院登记)、冲正交易、登记信息修改、费用预结算、出院结算等8个接口的测试，并通过国家医疗保障局认证。

典型案例

推动药品招标采购制度改革

2020年1月，国家组织开展第二批药品集中采购，黑龙江省加入采购联盟。4月9日，以黑龙江省人民政府药品和医用耗材集中采购领导小组名义印发《黑龙江省推进药品和医用耗材集中带量采购和使用工作实施方案》，明确了工作思路、采购范围及方式、主要措施，逐步探索建立规范化、常态化的药品和医用耗材集中采购和使用制度，持续推动药品降价。

一、主要措施

按照"国家组织、联盟采购、平台操作"的总体思路，采取以下措施，保证国家组织药品集中采购和使用工作顺利实施。

(一)招采合一，确保使用

公立医疗机构与中选生产企业按中选价格签订带量购销合同，明确各方权利义务。公立医疗机构应优先使用集中采购中选药品，确保1年内完成合同用量。

(二)保证回款，降低交易成本

医疗机构作为药款结算第一责任人，应按合同规定与企业及时结算，原则上从收货验收合格到付款不得超过30天。

(三)强化质量监管，保证药品供给

加强对中选药品生产、流通、使用全链条质量监管，药监部门将中选药品全部纳入年度药品抽检计划。

(四)加强监测考核，保证完成用量

完善省药品集中采购平台监测功能，对各公立医疗机构实际采购数据、完成情况按月进行监测。

(五)调整支付政策，引导合理用药

对通用名属于《黑龙江省基本医疗保险、工伤保险和生育保险药品目录(2017年版)》的中选药品，以集中采购价格作为医保支付标准，原则上对同一通用名下的原研药、参比制剂、通过一致性评价的仿制药，医保基金按相同的支付标准进行结算。

(六)严惩不法行为，规范市场秩序

加强部门统筹联动，严厉打击欺诈骗保、非法倒药、垄断价格等违法行为，保证中选药品在市场有序流通。

二、改革成效

(一)中选药品降价显著

黑龙江省于2019年12月19日全面执行试点扩围中选结果，25种药品平均降幅达59%，仅按照2018年全省公立医院在省药品集中采购平台上的采购数据计算，降价后，2020年全省共计可减少药品费用1.6亿元。4月20日，全省各公立医疗机构全面启动国家第二批集中采购降价药物的采购和使用工作，32种集中采购药品平均降价达78%，价格落地后黑龙江每年能节约药品费用5355万元。加上第一批集采的25种，两批集采的57种药物包括了治疗高血压、糖尿病、肿瘤等疾病的药物以及抗生素药物。其中，抗肿瘤药物阿比特龙降价金额最高，每盒降价9400元；百姓常用降糖药格列美脲降幅最高，由2.3元/片降至0.05元/片，降幅达97.8%，大大减轻了患者经济负担。

(二)带动非中选药品联动降价

为进一步降低药品价格，省医疗保障局组织开展非中选药品价格联动，2020年两次价格联动共有216个药品降价，平均降幅达11.5%。其中一些常用药大幅降价，如解热药对乙酰氨基酚片由1.98元/片降至0.05元/片，降幅达97%；抗过敏药盐酸左西替利嗪片由2元/片降至0.15元/片，降幅达92%；还有降压药坎地沙坦酯片、治疗支气管哮喘药物福多司坦片、防治结核病药物异烟肼片等降幅都达到80%以上。

上 海 市

工作综述

2020 年，上海市医疗保障局坚持以人民健康为中心，统筹疫情防控和医疗保障事业改革发展，积极谋划建设与中国特色医保制度相适应、与超大城市实际相符合的医疗保障制度体系，坚持不懈推进医保重点改革任务，不断推动医保管理提质增效，实现医保制度运行平稳、基金安全可持续、群众待遇稳步提升。

一、基本医疗保障制度平稳运行

截至 2020 年 12 月，全市基本医疗保险参保 1943.17 万人，其中职工基本医疗保险参保 1587.18 万人，城乡居民基本医疗保险参保 355.99 万人。

职工基本医疗保险基金收入 1223.10 亿元，支出 959.90 亿元，累计结存 3183.55 亿元；城乡居民基本医疗保险基金收入 94.95 亿元，支出 81.87 亿元，累计结存 23.93 亿元。

二、稳步提升市民医保待遇

（一）继续完善职工基本医保政策

在确保医保基金安全可持续基础上，继续完善上海职工基本医保政策。职工医保统筹基金最高支付限额从 53 万元提高到 55 万元，7 月 1 日完成年度转换，各项待遇标准落实到位，社会反响良好。

（二）继续调整完善城乡居民基本医保政策

城乡居民医保人均筹资标准增加 60 元，研究优化就医管理办法，进一步方便居保群众看病就医。

三、统筹疫情防控和医疗服务保障

市医疗保障局认真贯彻习近平总书记重要讲话和指示批示精神，按照统筹疫情防控和经济社会发展总体部署，围绕患者救治、支持医疗机构正常运转、助力企业复工复产等，全力加强医疗服务保障。

（一）及时出台应对疫情医疗保障政策

及时推出“医保 12 条”政策和保障常态化疫情防控八方面政策，严格落实“两个确保”。对十余个防疫急需药品优先挂网，对具有疗效的新药及时通过“阳光平台”挂网，加强价格监测，确保供应和价格平稳。会同市卫生健康部门优化慢病长处方等政策，为疫情期间慢性病患者配药提供便利。优化医保经办服务流程，推出“不见面办”“及时办”“延期办”“放心办”等举措。

（二）支持日常诊疗服务

阶段性调整医疗机构医保年终清算办法，2019 年度清算时激励内部管理情况良好的医疗机构近 9 亿元。加大支持“互联网＋医疗”发展，已将徐汇区中心医院等 32 家互联网医院纳入医保支付。

（三）实施阶段性减征缓征措施

实施阶段性减半征收、阶段性减征企业单位缴费费率 0.5 个百分点两项措施，将职工医保年度调整到每年 7 月 1 日至次年 6 月 30 日，全年为企业减轻负担约 318 亿元，有力支持企业平稳发展。

四、深入推进长三角医保一体化

市医疗保障局认真贯彻落实习近平总书记在扎实推进长三角一体化发展座谈会上关于医疗保障工作的重要指示精神，抓紧对长三角医保政策、目录等摸底调研，牵头会同苏浙皖三省拟定工作方案，得到国家医疗保障局支持认可。在三省一市医疗保障部门共同努力下，长三角医保一体化取得积极进展。

（一）推进长三角异地就医门诊费用直接结算试点

重点在覆盖面、便利度上下功夫，实现长三角全部 41 个城市和 8100 余家医疗机构全覆盖。截至 12 月底，长三角异地门诊和住院直接结算 367.70 万人次，涉及医疗费 236.63 亿元。

在长三角更高质量一体化发展深入推进的形势下，金山区医疗保障局按照上海市委提出当好“长三角更高质量一体化发展的桥头堡”的要求，深入研究跨省异地就医直接结算工作，为方便浙江平湖、海盐市民来金山就医提供保障。在复旦大学附属金山医院与平湖市医保联网结算签约正式开通运行，并成为上海市第一家与外省市实现门诊、住院医疗费点对点结算的综合医院基础上，6月，复旦大学附属金山医院、上海爱尔眼科医院与平湖市医保完成第二轮医保定点服务协议签约，医保点对点门诊费用实时结算由职工医保扩大至城乡居民医保参保人员。截至年底，复旦大学附属金山医院、上海爱尔眼科医院与平湖市、海盐县跨省异地就医直接结算门诊累计161415人次，费用共计约4652.77万元，其中医保支付2187.66万元；住院累计14329人次，费用共计约1.68亿元，其中医保支付8606.50万元。

（二）推进示范区医保一体化建设试点

上海市青浦区、嘉兴市嘉善县、苏州市吴江区三地率先实现长三角一体化示范区医保一卡通“2.0版”，示范区内群众异地门急诊就医无需备案即可直接刷卡结算，率先实现医保领域同城化。实现区域就医免备案、经办服务一站式、慢病特病结算通、网上医保在线付、异地审核协同化，成为8月份长三角一体化发展示范区开发者大会重点签约项目之一。在上海（上海交通大学医学院附属仁济医院、上海市儿童医院、上海市徐汇区中心医院），江苏（江苏省人民医院）、浙江（浙江大学医学院附属邵逸夫医院）部分医疗机构开通互联网医院医保在线支付功能。

青浦区医疗保障局立足百姓需求，对接江苏吴江、浙江嘉善医疗保障局，多次磋商示范区医保一体化建设项目，并在两省一市医疗保障局指导下于6月签署《长三角生态绿色一体化示范区医保一体化建设合作协议》。2020年，示范区医保一体化建设实现“五个率先”：一是率先实现示范区内门诊结算免备案，群众就医更便捷；二是率先实现示范区内医保服务事项统一，群众办事更舒心；三是率先实现示范区内门特慢病直接结算，重病保障更到位；四是率先实现示范区“互联网医院”异地在线结算，网上诊疗更方便；五是率先实现示范区内跨省异地医保基金联审互查，基金监管更有力。

五、全力服务国家组织药品集采工作

（一）继续承担国家“联采办”工作

上海市医疗保障局指导市医药集中招标采购事务管理所继续承担好国家组织药品集中采购和使用联合采购办公室日常工作，持续深化药品招采机制改革，得到国家层面充分肯定以及市场、医药机构普遍认可。

（二）持续组织集中采购和续签，推动常态化制度化

组织实施国家第三批药品集采，52个医保品种、3个自费药品平均降幅53%。完成首批“4＋7”到期品种续签，25个续签药品在上一轮大幅降价基础上又平均降价18%。完成国家组织第二批药品集采中选结果落地，32个中选药品平均降价53%。同时，不断完善集采工作机制，研究完善集采工作规范，开发国家集采报量系统，编制上海药品采购价格指数，推动国家药品集采工作规范化、制度化、常态化。

六、持续深化长期护理保险制度试点

坚持严控增量、优化结构，在持续开展专项治理基础上，聚焦长护险评估和服务两个关键环节抓提升，服务对象过快增长势头得到控制，截至年底，正在接受服务的老人有42.4万人。

全市各类定点护理服务机构1200余家，培育了一批连锁化、品牌化、规模化社区服务机构，基层护理站从试点之初6家增长到年底180余家。护理服务队伍不断壮大，全市共有6.8万名护理人员，其中上海市户籍占比54%，约3/4为远郊人员，有效带动就业特别是郊区农村富余劳动力转移。

将社区日间照护机构、家庭照护床位纳入支付，实现对养老服务全业态支撑。在普陀区探索商业保险公司参与经办服务，进一步促进治理创新。

七、在全市率先推出医疗费报销“一件事”

整合医疗费报销、门诊大病登记、医疗救助、退役军人信息查询等事项，6月15日，在全市“一网通办”16个“一件事”中率先上线医疗费报销“一件事”，累计办件14.64万件。市医疗保障局“一网通办”在市直机关中排名第5，持续上升。同时，依托国家医保电子凭证，结合上海“随申码”应用，配合市卫生健康部门推进医疗付费“一件事”，实现医保脱卡支付。全市医保电子凭证激活人数超过641万人，实现700余家定点医疗机构和相关互联网医院应用全覆盖。此外，为方便疫情期间群众和企业办事，完成31项医保经办事项在“一网通办”平台上线，实现医保业务“掌上办”“指尖办”。

闵行区医疗保障局主动梳理医保公共服务事项，将医保个人账户信息查询、《门诊就医记录册》申请、医保《参保凭证》打印等办理流程简易、办件频次较高的事项以自助机服务形式，纳入全区 22 家定点医疗机构医保自助经办服务，优化办事流程，克服部门间信息交互壁垒，提升协同能力，打通事项闭环，最终形成“医保服务一件事”。截至年底，医保服务“一件事”已服务 64870 人，实现减材料 50%、减时限 100%、减跑动 100%、减环节 67%。

虹口区医疗保障局通过广泛调研收集民意，强化专业指导，推进系统开发，在区内 12 家医疗机构推进“门诊大病医院直接登记”，在医生确诊并出具《门诊大病登记申请单》后，由医院门(急)诊办公室开展大病直接登记，相关数据信息同步上传至全市医疗保障系统，实现参保人员门诊大病医疗待遇在医院即时申请、即时上传和即时享受，做到数据多跑路、患者少跑腿。

八、主动服务生物医药企业高质量发展

上海市医疗保障局高度重视医保服务生物医药产业发展，针对疫情给产业带来的影响，深入企业调研 60 余次，及时帮助解决了一批现实困难和问题。一是与奉贤、宝山、静安等区、上海市外商投资协会等合作举办 6 场“医保医企面对面”活动，及时为医药企业解读政策、提供服务，与宝山、奉贤等区签订支持区域生物医药产业发展战略合作协议。二是加快新项目价格审核，做到至少每月 1 次，对已核定价格的新项目实行备案管理。全年完成新项目备案 1612 项次，发布新耗材编码 1052 条。三是围绕企业关切，持续优化“一网通办”办事流程，线上完成诊疗项目约定服务审批 58 家次，提前完成上海市政府“双减半”要求。

奉贤区医疗保障局坚持“聚焦张江、双谷联动、研产互补、服务发展”理念，着力完善产业链和支撑平台，全力推动奉贤生物医药产业高质量发展。多层次打通企业发展瓶颈，进一步提升企业发展动力；多角度解决产业“最后一公里”难题，进一步提高产业核心竞争力；多维度细化落实助力生物医药产业发展机制，进一步加强产业政策保障。通过主动作为、整合资源、跨部门合作，推动全区 38 家定点医疗机构采购 16 家奉贤医药企业产品，涉及 55 个产品、2603 万元。奉贤区 4 家企业生产的 6 个优质产品申请纳入国家医保。解决企业困难 26 条，形成建设性意见 2 个。编制《奉贤生物医药》《医疗器械产业政策汇编》宣传手册。

九、持续加强医疗保障基金综合监管

市医疗保障部门坚持把确保基金安全运行和可持续发展作为底线和生命线，通过规范制度、严格执法、优化手段、创新治理，持续提升全市医保基金监管水平。制定《上海市基本医疗保险监督管理办法》，在全国率先出台贯彻国家完善医保监管体系的实施意见。持续开展打击欺诈骗保专项行动，在全国打击欺诈骗保专项治理综合排名中位列第 3。完善基于大数据的医保智能监管，在 8 月份召开的全国中期评估会上，上海在 32 个试点区中获最高分 101.79 分。推进智能监控集中统一管理，初步研究拟定信用监督管理体系，建立医保基金社会监督员制度，形成第三方参与医保监管工作方案，不断创新医保监管模式。

杨浦区医疗保障局运用大数据手段，提升基金监管精细化水平，积极对接市医疗保障局信息系统，持续推进智能监管。2020 年建成区域化医保药品防欺诈工作信息系统(一期)，形成杨浦区“药品防欺诈知识库”和“医保药品防欺诈知识库”。一期已研发功能全面满足《医疗保障基金使用监督管理条例》中对药品分解处方、超量开药、重复开药、非持卡人开药、超适应症开药等欺诈骗保行为的基本分析，并创新探索通过对药品欺诈、非法牟利行为分析，为监督执法提供重要依据。

十、切实加强医疗保障基金绩效管理

进一步提升医保基金科学化管理水平。市医疗保障局通过深化总额预算管理框架下的医保支付方式改革、药品和耗材招采机制改革、推动实施价值导向的医保战略性购买，不断提高医保基金使用效益，为群众就医提供有力保障。2020 年，上海市医保基金运行情况良好，年度绩效综合评价职工医保、居民医保分别排名全国第一位、第二位。

十一、做好深化医保制度改革实施意见文本草拟和重点任务分解

上海市认真贯彻落实《中共中央 国务院关于深化医疗保障制度改革的意见》，结合上海超大城市实际，拟定本市《关于深化医疗保障制度改革的实施意见》，由上海市委、市政府印发。实施意见包括

八方面32条，既不折不扣贯彻落实国家要求，又结合上海实际细化完善，明确了2022年、2025年和2030年改革总体目标和重点举措。重点是改革推进待遇保障、筹资运行、医保支付、基金监管4项关键机制，协同推进医药服务供给侧改革和优化医保公共管理服务两个关键支撑。制定85项重点举措任务分工表，细化分解任务要求和责任部门，明确时间节点，确保改革有力有序推进。

与此同时，认真抓好“十三五”收官和“十四五”开局工作。认真谋划、组织多次调研座谈，广泛听取各方意见建议，形成上海市医疗保障“十四五”改革发展总体考虑。提出建设“五个医保”目标（即健康医保、价值医保、可持续医保、服务医保和智慧医保），在优化制度、完善机制、强化监管、服务大局、提升能力等方面，提出“十四五”医保改革发展重点举措。

十二、持续深化医保领域关键改革

（一）稳妥推进医保支付方式改革

2019年5月，上海市成为国家首批按疾病诊断相关分组（DRG）付费试点城市，首批试点医院包括上海交通大学医学院附属瑞金医院、复旦大学附属中山医院、上海交通大学医学院附属仁济医院、上海市第一人民医院、上海市第六人民医院5家三级医院。2020年3月起，采用“指导＋申请＋评估”的方式，积极稳妥扩大测算范围至27家三级医院。2019年7月，上海市按病种分值（DIP）付费试点率先在闵行、嘉定两区和上海交通大学医学院附属新华医院、上海市第十人民医院2家三级医院启动。2020年7月，在总结经验基础上，进一步扩展试点范围，将长宁等9个区纳入试点；10月，国家医疗保障局启动DIP付费国家试点，上海作为试点城市参与国家试点。上海DRG/DIP付费试点得到了国家医疗保障局认可，认为上海试点符合国家要求，总体目标明确，方法科学合理，推进扎实有序，被评为“进度优秀”。

（二）完善家庭医生签约服务考核评价办法

支持分级诊疗做强基层，支付2019年度家庭医生签约服务费5.7亿元。用好家庭医生签约服务优惠政策包，重点支持“1＋1＋1”（居民按照居住地为原则就近选择家庭医生进行签约，按照自身需求在全市范围内选择一家二级医院、一家三级医院进行签约）医疗机构签约组合，探索建立以家庭医生签约服务绩效考核指标（KPI）为核心的考核评价制度，以“提升基层健康管理水平、提高基金使用效率”为目标，分“有效签约”“有效服务”“有效控费”三个维度、9大类指标实施考核评价，考核结果与家庭医生签约服务经费支付挂钩。2020年把签约人群高血压、糖尿病管理成效等，创新纳入家庭医生团队考核内容。

在“新华—崇明”医联体试点以家庭医生签约服务为基础、以区域紧密型医联体为载体的按人头付费，按照“设定红线、超支分担、结余留用、分等激励”原则加强管理，促进基层医疗机构服务能力发展，引导医联体内形成合理分级诊疗秩序。

十三、率先推进高值医用耗材带量采购试点

结合临床使用和医疗市场供需实际，选择人工晶体作为本市耗材带量采购试点品种，9月15日开标。参与申报12家企业共2个产品中选，平均降幅72%，预计1年至少节约采购费用1.72亿元。预计中选结果执行后，上海市所有人工晶体类产品整体可节约采购费用2.27亿元。同步配合做好国家组织冠脉支架集中带量采购工作。此外，围绕上海深化医改要求，在支撑区域医疗中心、亚洲医学中心城市建设等多方面，进一步加大医保支持力度。

十四、全面落实“两病”门诊用药专项保障机制

按照国家医疗保障局相关工作要求，上海市医疗保障部门高度重视高血压、糖尿病（“两病”）门诊用药保障工作，多措并举，在推进“两病”门诊用药保障工作中努力实现提质增效。

（一）确保政策及时落地

按照国家医疗保障局《关于完善城乡居民高血压糖尿病门诊用药保障机制的指导意见》及《关于制定城乡居民高血压糖尿病门诊用药医保支付标准的通知》要求，2019年11月14日，上海市医疗保障局、财政局、卫生健康委、药品监管局联合印发《关于做好本市城乡居民高血压糖尿病门诊用药保障工作的通知》，明确“两病”用药支付继续按现行政策执行，确保“两病”患者门诊待遇水平不降低。在政策执行过程中，各部门协同配合、通力合作，确保各环节畅通。截至年底，城乡居民高血压患者就诊人数约58万人，就诊人次约768万人次，共发生降血压药品费用约55294万元，其中政策范围内费

用 55245 万元，医保基金支付 30053 万元；糖尿病患者就诊人数约 16 万人，就诊人次约 225 万人次，共发生降血糖药品费用 23641 万元，其中政策范围内费用 23623 万元，医保基金支付 12851 万元。

（二）不断完善协议管理

将“两病”门诊用药保障服务纳入协议管理，确保合理用药。及时将国家新增的高血压、糖尿病药品纳入本市医保报销范围。经统计，纳入医保报销的高血压药品有 1736 个品规，糖尿病药品 698 个品规。同时，按照国家统一部署，以量换价、招采合一，积极推进包括“两病”用药在内的药品集中带量采购工作；充分发挥药品采购“阳光平台”作用，全面推进实施公开挂网议价，充分运用大数据，持续推进优化短缺药品采购供应保障机制。

（三）规范长处方管理

结合《健康上海行动（2019－2030 年）》任务要求，积极配合推进家庭医生签约服务制度，推动慢性病健康社区管理等措施，规范管理服务。对诊断明确、病情平稳的签约居民可一次性配 1 至 2 个月药量（长处方）。通过家庭医生签约服务制度，提升“两病”患者高血压、糖尿病的知晓率和治疗控制率，以及“两病”患者规范管理率，并将上述要求作为有效服务的指标，纳入家庭医生签约服务费绩效考核。

重要活动

1. 研究落实国家关于应对新冠肺炎疫情医疗保障有关工作。1 月 23 日，市医疗保障局召开专题会议研究落实国家医疗保障局关于应对新冠肺炎疫情医疗保障有关工作。市医疗保障局领导班子成员夏科家、罗惠民、曹俊山、张超出席会议。

2. 启动“打击欺诈骗保 维护基金安全”集中宣传月活动。4 月 1 日起，上海市启动“打击欺诈骗保 维护基金安全”集中宣传月活动。4 月 3 日，市医疗保障局和浦东新区人民政府联合举办“打击欺诈骗保 维护基金安全”集中宣传月启动仪式暨经验交流会。市政府副秘书长、浦东新区区委副书记、区长杭迎伟，市医疗保障局局长夏科家出席活动，市医疗保障局副局长曹俊山主持。

3. 召开 2020 年医疗保障工作会议。4 月 17 日，2020 年上海市医疗保障工作会以视频会议形式召开，会议总结 2019 年上海市医疗保障工作，并对 2020 年医保重点工作进行部署。上海市副市长宗明出席会议并讲话。市医疗保障局局长夏科家作工作报告。浦东新区医疗保障局、复旦大学附属中山医院作交流发言。

4. 组织医改背景下的价值医疗专题学习会。4 月 21 日，市医疗保障局党组中心组专题学习医改背景下的价值医疗。市医疗保障局局长夏科家主持会议并讲话。学习会特邀上海市卫生和健康发展研究中心主任金春林作《医改背景下的价值医疗及其实践路径》专题辅导报告。市医疗保障局领导班子成员夏科家、罗惠民、曹俊山、张超，局系统相关同志参加。

5. 与奉贤区人民政府签订战略合作框架协议。5 月 7 日，市医疗保障局与奉贤区人民政府签订战略合作框架协议，双方从纳入医保目录、集中采购试点、医保专家指导、对接医疗机构等方面展开合作，全面支持奉贤区生物医药企业创新发展、成果转化，推动奉贤区生物医药产业高质量发展。市医疗保障局局长夏科家，奉贤区区委书记出席会议并讲话，市医疗保障局副局长罗惠民介绍协议相关内容，奉贤区委副书记、区长主持会议。

6. 联合召开长三角医保局长座谈会。6 月 19 日，沪苏浙两省一市医疗保障部门召开长三角医保局长座谈会，研究明确示范区重点工作目标。会上，上海市医疗保障局局长夏科家总结 2019 年长三角医保一体化工作成绩，深入分析研判当前新形势新要求，并对 2020 年医保一体化主要工作目标和任务进行全面部署。

7. 医保局长做客“2020 上海民生访谈”。6 月 22 日，市医疗保障局局长夏科家做客“2020 上海民生访谈”，介绍医疗保障部门进一步降低医疗费用负担举措。夏科家围绕长期护理保险、减轻患者用药费用负担、长三角异地就医门诊费用直接结算、医保办事便民举措等话题，详细回应社会关切。

8. 联合举办“医保医企面对面”系列活动之外资生物医药企业圆桌会。6 月 23 日，市医疗保障局、市外商投资协会联合举办"医保医企面对面"系列活动之外资生物医药企业圆桌会。市医疗保障局副局长罗惠民，市外商投资协会会长出席会议，本市外资生物医药企业代表参加活动。

9. 参加医疗付费"一件事"工作新闻通气会。7月3日，上海市召开医疗付费"一件事"工作新闻通气会，市卫生健康、医疗保障、发展改革等部门相关负责同志出席会议。会上，市医疗保障局相关领导介绍了国家医保电子凭证在沪落地实施的情况。医保电子凭证的使用，让医疗付费"一件事"成为方便百姓就医的"家常事"。试点工作进展顺利，已有11家市级医院、6个区111家区属医疗机构实现医保电子凭证脱卡支付，上海交通大学医学院附属仁济医院、上海市第六人民医院和闵行区、静安区开通无感信用支付，为医疗付费"减环节""减时间"，不断改善就医体验。

10. 药品集采政策与实践荣获第三届健康产业公共政策创新奇璞奖。7月13日，由市卫生健康委员会指导、中国健康产业创新平台主办的2020中国健康产业创新峰会暨第三届"奇璞奖"颁奖典礼在沪举行。上海医疗保障系统的"上海药品集中带量采购的政策与实践"从182个入围项目、32个提名创新项目中脱颖而出，获得第三届健康产业公共政策创新奇璞奖。

11. 召开医保支付改革专家聘任暨DRG国家试点付费模拟工作启动会。7月28日，市医疗保障局召开医保支付改革专家聘任暨DRG国家试点付费模拟工作启动会。市医疗保障局局长夏科家、副局长曹俊山出席会议。会议通报了上海DRG试点工作进展，进行付费模拟运行系统演示，正式启动付费模拟工作。来自试点医院、行业协会、高校智库的专家以及部分临床专家代表获聘医保支付改革专家。

12. 参加长三角生态绿色一体化发展示范区开发者大会开幕式及主论坛。8月26日，市医疗保障局局长夏科家参加长三角生态绿色一体化发展示范区开发者大会开幕式及主论坛。沪苏浙两省一市医疗保障局主要负责同志在示范区开发者大会上签订《长三角生态绿色一体化示范区医保一体化建设合作协议》，该项目被列为示范区6项重大合作项目之一。

13. 医用耗材(人工晶体类)集中采购试点产生拟中选结果。9月15日，上海市医用耗材(人工晶体类)集中采购试点产生拟中选结果。上海药事所具体承办此次集采，经依法合规、公开透明程序，共产生2个拟中选产品，预计1年至少节约采购费用1.72亿元。

14. 市政府领导赴市医疗保障局调研。9月22日，上海市副市长宗明赴市医疗保障局调研上海医保"十四五"发展规划研究编制工作。听取医保"十四五"发展规划研究编制工作情况汇报，并就医保系统服务国家战略和全市中心工作、深化"三医联动"改革、保障和改善民生等方面和与会同志进行了深入交流。市政府副秘书长顾洪辉陪同调研。上海市医疗保障局领导班子成员夏科家、罗惠民、曹俊山、张超，市卫生健康委、局系统相关干部参加调研。

15. 举行长期护理保险试点工作现场推进会。9月27日，上海市长期护理保险试点工作现场推进会在徐汇区举行。上海市副市长宗明出席会议并指出，上海市长护险试点要认真贯彻落实习近平总书记考察上海重要指示精神和"人民城市人民建，人民城市为人民"重要理念，抓好试点深化完善。市医疗保障局、民政局、卫生健康委、财政局分别通报了深化长护险试点管理、护理服务、评估管理、基金管理等方面推进情况。徐汇区政府、闵行区民政局等作交流发言。会上举行长期护理保险社会监督员聘任活动。市、区有关部门以及各区政府相关负责同志，部分市人大代表、市政协委员和专家代表参加会议。

16. 与浦发银行举行战略合作协议签约仪式。9月29日，市医疗保障局与浦发银行举行战略合作协议签约仪式。市医疗保障局局长夏科家、副局长罗惠民和浦发银行相关领导等参加。双方将围绕医保相关金融服务创新、"互联网＋医保"、医药采购阳光平台建设等领域开展密切合作，共同加强上海医疗保障体系建设。

17. 召开药品集中议价采购工作推进会。9月30日，上海市深化医药卫生体制改革领导小组办公室召开药品集中议价采购政策解读推进会，市医疗保障局副局长罗惠民参加。会议就《关于构建多方联动的药品集中采购格局鼓励和推进本市药品集中议价采购工作的试行意见》进行政策解读，部署上海推进医药集中议价采购试点工作。

18. 两项改革荣获"上海医改十大创新举措"。10月10日，由上海市深化医药卫生体制改革领导小组办公室、卫生健康委、医疗保障局指导，《解放日报》社联合上海市卫生和健康发展研究中心组织开展，上海市健康促进中心协办的第三届“上海医改十大创新举措”结果正式发布，上海医保长三角异地门诊结算、阳光平台药品带量采购获得“上海医改十大创新举措”。“开展‘打击欺诈骗取医疗保障基金’专项治理”等 17 条医改创新举措荣获提名奖。市医疗保障局局长夏科家参加发布会。

19. 举行推动宝山区生物医药产业高质量发展战略合作框架协议签约仪式暨宝山“医保医企面对面”交流座谈会。 10 月 13 日，市医疗保障局与宝山区政府推动宝山区生物医药产业高质量发展战略合作框架协议签约仪式暨宝山“医保医企面对面”交流座谈会举行。宝山区区委书记出席仪式并讲话，市医疗保障局局长夏科家与宝山区区委副书记、代区长签署战略合作协议。仪式前，召开了“医保医企面对面”交流座谈会，市医疗保障局相关同志与宝山区六家医药企业负责人进行了座谈交流。

20. 举行带量采购中选药品和医用耗材采购意向签约。 11 月 8 日，市医疗保障局在第三届进博会现场举行带量采购中选药品和医用耗材采购意向签约。上海市副市长宗明，市政府副秘书长顾洪辉，市医疗保障局局长夏科家、副局长罗惠民，中国国际进口博览局、申康医院发展中心、市卫生健康委、市药监局等部门相关领导共同出席签约仪式。本次签订采购意向的产品主要包括国家组织第三批药品集中采购和本市高值医用耗材集中采购试点的部分外资企业中选产品等，意向采购金额总计约 8.41 亿元。

21. 联合举办领导干部深化医疗保障制度改革专题研讨班。 11 月 13 日—11 月 14 日，上海市委组织部、市委党校、市医疗保障局联合举办领导干部深化医疗保障制度改革专题研讨班。上海市副市长宗明作开班动员，国家医疗保障局副局长陈金甫为研讨班授课。研讨班上，专家学者、相关委办局分管领导、各区分管副区长及市区医疗保障局负责人、市级医疗机构院长通过圆桌论坛、分组研讨等形式，共同就深化上海医保制度改革进行深入交流研讨。

22. 联合举办“医保医企面对面”活动。 12 月 9 日，市医疗保障局、静安区人民政府联合举办“医保医企面对面”活动。会议围绕上海和静安支持生物医药产业发展，邀请区内医药、医疗器械耗材企业代表开展讨论交流。市医疗保障局副局长罗惠民，静安区相关领导出席活动。静安区内医药企业代表参加活动。

23. 召开定点医疗机构专项治理“回头看”工作部署会。 12 月 23 日，上海市医疗保障、卫生健康部门召开定点医疗机构专项治理“回头看”工作部署会。贯彻落实国家医疗保障局、国家卫生健康委相关会议及文件精神，部署全市定点医疗机构专项治理“回头看”工作。市医疗保障局副局长曹俊山出席会议并讲话。市医疗保障局、卫生健康委、民政局相关部门和市医保监督所、医保中心负责人，各区医疗保障局、卫生健康委相关负责人参加会议。

24. 市政府领导赴市医疗保障局调研。 12 月 24 日，上海市副市长宗明赴市医疗保障局调研医疗保障工作，听取上海医疗保障工作情况汇报，并对做好 2021 年工作提出要求。市医疗保障局领导班子成员夏科家、罗惠民、曹俊山、张超，驻局纪检监察组领导，局系统相关干部参加会议。

25. 举行医保数字化转型专家研讨会。 12 月 25 日，市医疗保障局举行医保数字化转型专家研讨会，市医疗保障局局长夏科家出席并讲话。会议邀请来自高校及研究机构、医疗机构、科技企业及新闻媒体的专家、学者从数字技术、医院管理、互联网医疗、长期护理保险制度、人民建议等方面作交流发言。市医疗保障局领导班子成员、医疗保障系统相关干部参加会议。

典型案例

案例一：助力药品集采常态化制度化改革

按照“国家组织、联盟采购、平台操作”总体思路，在上海市医疗保障局领导下，上海市医药集中招标采购事务管理所积极承担国家组织药品集中采购和使用联合采购办公室的日常工作，建立完善各项工作机制，保障“4＋7”试点及扩围、第二批、第三批、第四批国家药品集采任务顺利完成。同时发挥示范引领作用，率先研究制定并组织落实国家集采的各项配套措施，确保中选结果平稳落地。

一、改革举措

(一)坚持“质、价、量”相结合，发挥市场机制作用

以通过仿制药质量一致性评价为质量入围的前置条件，确保入围药品质量。坚持“带量采购、量价挂钩、招采合一”的原则，发挥医保“团购”规模效应，集合联盟地区药品采购量作为标的采购量的测算技术，明确销量预期，帮助企业准确测算生产成本，在保证合理利润前提下，最大程度挤压药价虚高水分。在招标环节不预设降幅要求，避免行政干预，依靠市场竞争形成价格，充分发挥市场发现价格作用。

(二)建立健全工作机制，确保“平台操作”顺利实施

在前期准备阶段，充分发挥搭架构、摸信息作用，建立工作小组，对药品生产企业情况、历史采购和使用数据、各地市场份额、价格以及产能等，进行细致摸底和全量分析。在操作实施阶段，充分发挥定规则、促对接作用，认真制定采购文件，加强政策宣传和投标辅导，组织信息公开大会，确保公开、公平、公正。在落地执行阶段，充分发挥保供应、强监管作用，就购销合同、药品配送、质量监测、未中选品种价格调整、医保支付标准等事项明确规则。搭建“联合数据交换平台”和“中选企业库存报送系统”，及时采集各地执行情况数据，从确保质量、保证使用、保障供应、保证回款等方面，加强对执行中选结果的监测和指导。

(三)发挥示范引领作用，确保中选结果平稳落地

在质量控制方面，实施全程监管，由市药品监管部门严密跟踪，确保每批次药品的质量稳定。在供应保障方面，医疗机构简化采购流程，畅通采购渠道，配送企业做到 12 小时内响应，24 小时内配送到位。在合理用药方面，通过“阳光平台”对中选药品和未中选药品实行 1：1 的采购控制，确保中选药品优先采购，同时保障临床合理用药需求。在货款支付方面，继续采用预付方式，节约企业资金成本。在支付联动方面，适当提高未中选“价高药”的自负比例，引导参保人员使用性价比高的中选药品。

二、改革成效

(一)药品提质降价效应明显

四批国家药品集采涉及 157 个品种，中选药品价格平均降幅达到 54%。截至 2020 年，前三批国家药品集采的实际采购量已经达到协议采购量的 2.4 倍，全国范围内节约药费约 670 亿元。优质仿制药替代效应初显，群众药费负担明显降低，获得感和满意度显著提升。

(二)引领医药行业健康发展

坚持“量价挂钩、招采合一”，初步建立以市场为主导的药品价格形成机制，从机制上有效解决长期以来药品购销领域的“带金销售”弊端，真正做到供用打通、货款两清，切实挤压流通领域的药价虚高水分。引领医药营销模式从“拼关系、拼回扣”向“拼质量、拼价值”转变，助推整个医药行业供给侧转型升级和市场健康良性发展。

(三)助推“三医联动”改革

药品带量采购是深化医改的突破口。在医药方面，围绕保质量、保供应，强化全链条质量监管的相关政策。在医保方面，围绕确保使用、保证回款，坚持并优化支付标准协同、结存留用机制、预付货款等关键政策。在医疗方面，围绕保证药品使用，进一步明确临床优先选用、纳入绩效考核等操作规范和激励政策，推进医疗机构进一步规范医疗服务行为、提升医疗服务质量、改善医患关系。同时降低公立医院运行成本，为推进医疗服务价格、薪酬制度、绩效考核等综合改革创造合理空间和契机。

案例二：积极推进医保电子凭证应用

上海市医疗保障部门认真贯彻落实国家医疗保障局关于推广应用医保电子凭证的工作要求，结合上海实际，推动医保电子凭证应用推广工作全面落地实施。

一是打通就诊全流程。各部门充分沟通协调，丰富技术手段打通就诊闭环流程，方便市民享受医

保各项服务，享受“互联网＋医保”便利。市医疗保障、卫生健康、金融、大数据中心等多部门形成合力、理顺职责分工，认真研究包括身份认证、诊疗程序、缴费授信、资金结算清算等在内的各个环节，通过大数据、互联网、移动支付等多种技术手段，合力推进跨部门跨层级跨领域业务流程的革命性再造，实现更大力度减环节、减时间、减跑动，进一步提升就医便捷度。

二是多渠道广泛支持。医保电子凭证应用推广工作开展之初，市医疗保障局积极争取市大数据中心支持，签订工作协议，在报请国家医疗保障局同意后，将上海市“随申办”市民云 App 作为本地推广渠道之一，协同加强推进力度。同时，为更好地拓展应用场景、加大推广力度，在国家医疗保障局支持下，先后确定共计 20 个地方应用推广渠道。各推广渠道本着“服务群众、保障安全”的基本原则，充分发挥各自资源及优势，加大推广力度。

三是引入信用就医机制。以地方政务渠道为入口，实现“基于信用无感支付”的信用就医新型服务体系，紧密围绕“信用就医、无感支付、不排队、少往返、一网通办”，推进医保电子凭证应用。针对上海参保人员，提供医保电子凭证实名认证，经平台评估信用征信情况后，提供线上签约和额度授信。针对医疗机构，提供统一接入、身份校验、协助付费对账和征信名单共享。针对支付机构，建立第三方金融机构与各级医疗机构每日实时对账、结算机制。通过实施上述措施，医保患者排队付费由至少 3 个环节减少到 0 个，初步预计平均减少候诊排队时间 45 分钟以上。

截至 2020 年底，已完成全市所有定点医疗机构支持医保电子凭证改造工作，已有超过 640 万上海参保人员申领并激活医保电子凭证。

案例三：扎实推进 DRG/DIP 付费试点

2020 年，上海市医疗保障局认真贯彻落实《中共中央 国务院关于深化医疗保障制度改革的意见》中关于“建立管用高效的医保支付机制，推行以按病种付费为主的多元复合式医保支付方式”部署，会同市卫生健康委、财政局和申康医院发展中心持续推进改革，以深入开展 DRG 和 DIP 支付方式改革为抓手，推动建立以规范诊疗行为、加强成本控制、促进分级诊疗为核心的医保支付管理体系。

一、改革举措

2019 年 5 月，上海市成为国家首批 DRG 付费试点城市，首批试点医院包括上海交通大学医学院附属瑞金医院、复旦大学附属中山医院、上海交通大学医学院附属仁济医院、上海市第一人民医院、上海市第六人民医院 5 家三级医院；2020 年 3 月起，采用“指导＋申请＋评估”的方式，积极稳妥扩大测算范围，截至年底已覆盖 27 家三级医院。

2019 年 7 月，上海市 DIP 付费试点率先在闵行、嘉定两区和上海交通大学医学院附属新华医院、上海市第十人民医院 2 家三级医院启动。2020 年 7 月在总结经验基础上，进一步扩展试点范围，将长宁等 9 个区纳入试点。10 月，国家医疗保障局启动 DIP 付费国家试点，上海作为试点城市参与国家试点。

市医疗保障局、卫生健康委、申康医院发展中心等相关部门强化分工合作，通过创新举措，发挥各方专长优势，在较短时间内将国家 DRG/DIP 付费试点改革要求落实到位。

（一）加强组织保障

上海市领导多次专题研究，要求加快医保支付改革；成立市医疗保障局、卫生健康委、财政局、申康医院发展中心及试点医院负责人为成员的上海市付费试点工作组，协商推进试点重大政策和事项；多部门联合下发试点通知，指导各试点医院明确试点目标、试点范围、管理标准、组织架构等，为试点顺利开展做好组织保障。

（二）夯实大数据基础

市医疗保障、卫生健康等部门联合布置，并多层次开展疾病编码培训。自 2020 年 1 月起，全市医疗机构统一使用国家医保版编码上传病案首页信息；同步开展信息数据的质控管理。通过各级医疗保障、卫生健康部门及医疗机构共同努力，截至年底，全市医疗机构的全量数据上报率达到 99.9%以上，质控通过率 98.3%以上，夯实了试点运行的大数据基础。

（三）完善分组标准

对照国家技术规范，结合本市实际，通过多轮专家论证、实地调研和入组模拟，形成上海DRG/DIP分组目录，并不断优化完善，取得共识。截至年底，上海市DRG细分组（1.0版）共计867组，达到国家CHS－DRG主要诊断分类和核心分组的全覆盖要求；DIP分组目录（含综合病组）共计13069组，基本实现全市医疗机构住院病例全覆盖。

（四）搭建信息平台

构建支付改革信息服务平台，加强试点医院与医疗保障部门的数据互动。同时，使试点医院同步掌握本院入组和付费模拟情况，为促进医疗水平和病案质量，加强成本管理、提升绩效评价提供有力抓手。

（五）做好支付与监测

在医保总额预算管理框架下，与市卫生健康委、申康医院发展中心及试点医院广泛协商，科学调整权重，合理确定支付标准，落实激励约束机制。同时建立包含三大类69项细分指标的监测体系，确保试点医院保证医疗质量，加强成本控制，主动提升服务效率。

（六）落实体系支撑

通过明确“一条任务主线”（上海市DRG/DIP试点“1＋10”政策规范），培育“两个专业队伍”（医保管理经办队伍，试点咨询专家队伍），形成“三方协调机制”（与国家医疗保障局，与市卫生健康委、申康医院发展中心，与医疗机构），以项目化的方式做细做实。

二、改革成效

上海DRG/DIP付费试点得到了国家医疗保障局认可，认为上海试点符合国家要求，总体目标明确，方法科学合理，推进扎实有序，被评为“进度优秀”。通过试点改革，促进“以治病为中心”向“以人民健康为中心”转变，让参保人和医疗机构获益，医保基金支付更合理，实现三方共赢。

（一）改革良好氛围基本形成

通过广泛培训、临床专家参与论证、加强宣传引导等方式，让医疗机构、医生充分理解改革的内涵和作用。试点医院均成立了由医院主要领导牵头，医保、医务、财务、病案、信息、质控等多部门共同参与的工作组，将支付方式改革作为加强医院内涵管理、完善内部绩效考核的重要抓手。通过协同联动，强化综合监管，保障人民群众的医疗保障权益。在全市医疗服务领域，各方参与支付改革、共同协调发展的良好氛围初步形成。

（二）改革政策规范基本成熟

市医疗保障局遵循国家技术规范，充分考虑地方实际，紧紧依靠咨询专家，从总体方案、病案质控、分组规则、权重设置、结算衔接、绩效激励及审核监管等方面，建立了一套全流程的政策规范。并且秉承信息、决策、管理、服务、结果“五公开”原则，试点过程由医院全程参与，方案向医院全部公开，形成了有效的试点运行机制，获得各方充分认可。

（三）改革导向效果初步显现

2020年，上海市努力克服疫情对医院医疗服务情况变化的影响，医保支付方式改革取得一些成效：一是试点三级医院的CMI指数同比上升18.5%，说明医院更加注重疑难杂病的诊治。二是试点医疗机构更加关注成本，试点三级医院时间消耗指数同比下降2.1%。三是试点医疗机构更注意选择科学的临床诊疗路径，重点病种费用的偏离度有所降低，以胸部大手术为例，试点后，组内费用变异系数（CV值）由0.4下降为0.3。部分试点医院在2020年费用年终清算中获益。

案例四：引入综合竞价机制，对带量采购到期药品重新集采

按照党中央、国务院决策部署，市医疗保障部门在落实“带量采购、招采合一、量价挂钩”基础上，不断探索创新工作机制，推进药品集中带量采购改革。2020年，经研究讨论，上海市启动了部分带量采购到期药品的重新集采，突破性地引入综合竞价机制，鼓励综合评价较好的企业中选，结果符合预期。

一、改革背景

2015年至2017年，上海分三批对阿莫西林、头孢呋辛、依那普利等临床常用药试点带量采购。经过公开集中采购，中标品种在保证较高质量的基础上，价格平均降幅约60%。在各批次品种首轮采购周期结束后，综合考虑质量、价格、市场竞争和国家集采推进情况等，又分别进行了续签和重新招标。

2020 年，除去纳入国家集采的品种，有 11 个上海带量采购品规协议到期，部分已续签多次。针对这 11 个“原研＋过评”均不足 3 家的品规，上海医疗保障部门分情况采取续签和重新集采两种方式：对于采购周期未超过 3 年，同通用名同规格无过评仿制药或过评企业不同意以原中标价供应，而原中标企业同意原价供应的，予以续签（8 个）；对于采购周期未超过 3 年，但过评企业和原中标企业均不同意以原中标价供应的，重新集采（1 个）；对于采购周期已超过 3 年的，重新集采（2 个）。

二、改革举措

（一）工作思路

对于重新集采的 3 个品种，在保持带量采购总体原则和主要做法不变的前提下，优化调整单一竞价为综合竞价方式，不唯低价中标。

一是首轮带量采购价格发现机制已经充分显现。带量采购药品的价格通过首轮竞价机制普遍大幅下降，回归相对合理水平，如此次重新集采的阿魏酸哌嗪片，原中标价已低于 0.1 元/片，较带量采购前下降了 57%。若继续重复单一竞价做法，一方面，降价空间有限，参保人员获得感不强；另一方面，容易导致生产供应积极性降低，缩短药品正常的生命周期，面临更多“便宜没好货”的质疑。

二是上海市药品第三方评价系统提供了客观评价标准。2018 年 4 月 25 日起，上海医疗保障部门与中国医药工业信息中心共同研发的药品采购第三方评价系统上线试运行，依托中国医药工业信息中心、市医药采购两大信息平台，综合选取技术、质控、供应、创新等多方面指标，将药品价格水平以及质量相关指标转换为直观量化的评分。系统运行平稳，各方反响良好。

（二）方案内容

经充分听取市医疗机构药品集中招标采购协调管理委员会（市药招委）成员单位、药企代表、临床和药学专家等各方意见，在第三方评价系统基础上，结合国家集采的相关竞价规则，制订了综合竞价指标体系。在坚持质量综合评价和设定价格“天花板”的基础上，采用综合竞价方式确定中标药品。

一是入围条件。包括两个：质量入围，即按照原上海带量采购试点标书规定执行；价格入围，即企业申报价不高于 15 省市最低采购价。同时满足质量入围和价格入围条件的确定为入围药品。

二是综合竞价指标体系得分。药品维度满分为 100 分，其中价格水平占 40%，技术含量占 30%，临床适用性占 20%，产品市场占有情况占 10%。企业维度满分为 100 分，其中企业质量管理水平占 35%，企业药品保障供应能力占 30%，企业创新能力占 20%，企业社会责任承担占 15%，并设扣分项——企业负面信誉度占－40%。综合竞价指标体系得分为药品维度和企业维度得分之和。除价格水平等少数指标数据需要企业自主申报外，其他数据来源均为中国医药工业信息中心和上海市医药采购平台。结合国家集采的经验做法，为切实避免“唯低价是取”，单位可比价≤0.1 元的，价格水平得满分。

三是拟中选条件。入围药品符合以下两个条件的，获得拟中选资格：“单位可比价”不能高于同品种入围药品中次低“单位可比价”的 1.8 倍；综合竞价指标体系得分最高的药品。综合竞价指标体系得分相同时，按一定规则顺序确定。

三、改革成效

相比于带量采购前上海挂网价及 15 省市平均价，3 个重新集采品种中选价平均降幅都超过了 50%，团购效应依然十分明显。且遴选出的中选企业规模较大、综合实力较强，符合让百姓用上更质优价廉好药的政策预期，也再次表明了不唯低价和优化医药行业生态的导向，是进一步完善药品带量采购机制和以市场为主导的药价形成机制的重要实践。

案例五：徐汇区加快推进“互联网＋”医保服务向纵深发展

为统筹推进新冠肺炎疫情防控和各项医疗保障工作，徐汇区医疗保障局深入贯彻“人民城市人民建，人民城市为人民”重要理念，聚焦群众急难愁盼问题，着力加大推进区域内“互联网＋”医保服务试点力度，支持互联网医院在网上开辟“第二战场”，缓解了医疗机构防疫压力和群众就医焦虑，探索出一条老百姓看病就医的新路子、新模式。

一、坚持目标导向，强化组织统筹

在市医疗保障局指导和相关单位通力协作下，徐汇区中心医院成为全市首家线上医保支付的公立“互联网医院”，实现不出家门24小时随时在云端与医生面对面就诊，不用跑腿所需药品配送到家。在推进过程中，区医疗保障局坚持目标导向，狠抓推动落实。

（一）分工明确，做到组织有力

2020年2月，国家医疗保障局和国家卫生健康委联合下发《关于推进新冠肺炎疫情防控期间开展“互联网＋”医保服务的指导意见》，明确各地可将符合条件的“互联网＋”医疗服务费用纳入医保支付范围。随后上海出台操作细则，作了进一步规范，将部分常见病和慢性病患者复诊作为“互联网医院”的诊疗范围。徐汇区医疗保障局高度重视，第一时间成立专项工作领导小组，传达学习文件精神，逐条逐项深入讨论，理清经办流程，细化指导和服务措施。根据职能定位，成立沟通协调组、业务指导组和信息服务组，进行分类指导，层层压实责任，确保部署落到实处。

（二）市区联动，做到衔接有序

主动对接市区相关部门，加强协同联动，全力配合市医疗保障局实地调研徐汇区中心医院“互联网＋”医疗服务，联合区卫生健康委开展“互联网＋”医保服务试点。为医院打通诊疗关、支付关、配送关提供精细化指导服务，确保高效有序、平稳落地。

（三）细致排摸，做到指导有方

认真梳理排摸区域内实体医疗机构“互联网医院”纳保需求，指定专人负责与医院对接，全程跟踪，指导机构确保纳保申请材料的完整性、准确性。提供医保信息技术支持，协助完善线上就医流程，明确医保支付方式，严把网络信息安全技术和管理关。

二、坚持效果导向，强化探索创新

截至年底，徐汇区公立医院互联网医疗服务纳保进场占比率位居全市前列。区医保中心共受理医疗机构申请“互联网医院”10家，其中已签订补充服务协议9家；待市医保审定1家，占全市“互联网医院”纳保总数三分之一。徐汇区医疗保障局认真总结经验，联合区卫生健康委，有计划有步骤地扩大试点范围，探索“互联网＋社区医疗”的徐汇社区健康管理服务新模式。

（一）稳慎扩大试点范围，做到开发有序有效

为培育新业态新功能，优化资源配置，扩大优质医药服务供给，稳步扩大试点范围。针对区域内三级互联网医疗机构管理规范、信息化水平高、资金雄厚等特点，徐汇区医疗保障局聚焦“强发展、求突破”，科学管理，“放收结合”，鼓励机构自主研发，做优做强，充分发挥自身活力，为患者提供人性化、智能化、精准化的“互联网＋”医保服务。同时在规划设计、建设整改、测试测评、申请审核等环节全程跟踪，紧盯安全关、质量关，做到开发有序有效。从徐汇区已纳保的三级医疗机构“互联网医院”运营情况看，在信息化管理方面做到了信息流、资金流、物流全程可监控可追溯，在疫情防控中服务社会反响良好。截至年底，区域内已开展服务的“互联网医院”累计接诊患者80976人次，完成结算23136人次，结算总金额412.03万元，其中医保基金支付289.49万元，实现了核心业务云端开展、求医问药、支付配送一站到位。

（二）紧跟基层业态发展，持续推动便民惠民服务向纵深发展

根据社区卫生服务中心开展互联网医疗受门诊量、信息化水平、资金等方面限制的特点，区医疗保障部门安排专人对接，指导机构健全完善相关规章制度、设计规范复诊配药至医保结算支付的线上线下流程，成熟一家、申报一家、审定一家。截至12月底，医院核心系统通过三级等保测试的社区卫生服务中心7家，占总区域社区医院的三分之二，为夯实申请“互联网医院”纳入医保结算提供技术支撑。同时，着眼引领上海探索“互联网＋社区医疗”先行区的目标定位，进一步提升互联网在巩固社区医院分级诊疗、配药等的作用发挥，依托区域卫生信息平台，整合线上分时预约、家庭医生签约申请、在线咨询、在线复诊、药品配送、智能导诊、新冠自诊、健康档案等功能，着力打造为徐汇社区慢病患者24小时复诊配药的云平台，提升区域医保服务能力。

三、坚持问题导向，强化责任意识

未来，随着政策的细化和技术的进步，互联网医院将进一步迭代升级，徐汇区医疗保障局将紧跟时代发展步伐，主动跨前跟进，不断创新举措，努力解决难点堵点痛点，为打造信息更安全、服务更便

捷、监管更高效的互联网医疗医保支付服务提供徐汇智慧。

(一)不断探索创新,适应形势发展需要

为进一步鼓励机构大胆创新,通过有效"放管",徐汇区中心医院互联网医院于 2020 年实现企业商保付费,成为全国首家完整开通医保付费、企业商保付费和自费三种支付模式的互联网医院。徐汇区医疗保障局主动对接,加强市区联动、部门协同,强力推动已成熟互联网医院先行先试、率先领跑,为打造便捷高效的互联网医疗医保支付服务提供徐汇经验。

(二)不断提质增效,集成系统保障能力

在总结前期互联网医院试点基础上,徐汇区医疗保障局督查指导社区服务中心核心系统通过三级等保测试,探索将条件成熟的社区卫生服务中心纳入"互联网诊疗"服务,促使家庭医生的优势最大化,真正为社区参保患者提供"家门口""指尖上"的便捷诊疗服务。

(三)不断完善管理,更好服务人民群众

在市医疗保障局业务指导和大数据支持下,着重从信息安全和全流程追溯监管出发,加强政策培训宣传,加大医保基金使用监管力度,注重基金支出分析,引导规范医疗机构合理诊疗,切实提高医保基金使用效能,助推徐汇"互联网+"医保服务建设迈上新台阶。

案例六:创新探索推进长期护理保险制度发展

2016 年,上海成为全国首批 15 个长期护理保险(以下简称长护险)试点城市之一,2017 年在徐汇、普陀、金山 3 区先行启动试点,2018 年在全市推开试点。试点过程中,各区主动探索,形成了诸多创新实践。

一、普陀区探索商保参与长护险经办模式

(一)改革举措

2020 年,普陀区探索引入商保机构参与长护险经办试点,采用公开招投标方式确定商保机构。依据有序推进、逐步扩大的原则,明确时间节点,制定绩效评价指标,量化具体要求,根据任务完成情况及实际考核结果进行经办费用支付。

一是分批有序推进,确保稳妥高效。试点从 10 月正式启动,分批、有序推进。评估管理选取两个街道先行试点,服务管理选取部分定点机构先行试点,并在信息系统优化的基础上,开展全区试行。商保机构根据区医疗保障局要求开展稽核质控,同步开展评估及服务数据分析。

二是试点评估管理,规范评估过程。一方面,在设置 A、B 类评估人员基础上,增加 C 类评估人员,以第三方角色参与评估过程,评估全程摄录,为集体评审、事后监管提供视频依据;另一方面,规范评估行为,提升评估质量,通过过程信息采集、关键流程设置管理等,优化现场评估流程,同时对评估量表进行逻辑校验及比对、对评估结果与照护服务开展纠偏及人脸识别验证等,为管理部门规范评估行为提供数据支持。

三是试点服务管理,提升监管效能。一方面,优化信息系统,实施精细管理,通过实名制管理及护理员人脸识别验证、服务计划逻辑校验、服务过程签到签出关键信息判定、服务计划与服务内容比对、护理人员调查量表等,实时产生异常工单,直接生成稽核任务,有针对性地开展监督复核,提升服务管理精细化水平;另一方面,试点服务稽核,提升监管效能,开展居家护理机构服务稽核,为加强服务机构管理,规范护理服务行为,提升监管效能提供数据支撑和保障。

四是完善数据分析,探索长效治理。定期形成业务统计报表和运行分析报告,建立参保人、护理员及定点机构电子档案。基于电子档案及数据分析,探索建立机构及护理人员诚信体系,优化机构管理,促进社会治理长效机制的建立。

(二)改革成效

一是变政府独办为多层次经办,充实经办力量。引入商业保险机构参与长护险经办,可有效充实经办力量、缓解监管不足的困境,变"单打独斗"为"协同作战",通过向市场借力打造共建共治共享的治理格局。

二是助力完善长护险评估管理,优化长护险结构。商保机构参与经办试点,优化了原有评估及护理服务流程,进一步规范评估行为、统一评估手势,

提高评估过程的客观性和公正性，提升评估结果的准确度和可信度。

三是强化全过程服务监管，规范服务行为。引入商保机构参与长护险经办试点后，通过优化信息系统开发，打通长护险服务“事前、事中、事后”监管各环节，构建链条式、常态化的监管模式。

四是实施大数据分析管理，提供决策依据。通过对区内长护险运营基本情况、需求评估数据、失能护理数据等进行动态展示和分析，为长护险运行发展和政策建议提供数据支持。

二、宝山区科技赋能长护险基金监管

2020 年，宝山区医疗保障局联合第三方技术公司，运用云服务、RFID 无感知设备、智能化算法、大数据分析等技术，完成宝山区长护险“长护 e 安”三级智能监管平台建设应用。

(一)改革举措

一是用智能监管平台建成辖区居家护理机构“监管群”，全覆盖推动监管工作。“长护 e 安”首创三级监管平台模式，以一级平台(医疗保障局监控后台、大屏监控中心、移动监管 PAD)、二级平台(居家护理机构后台管理系统以及大屏监控系统)、三级平台(智能签到系统)为基本内容，实现护理全过程监管，及时发现疑似违规行为，便于机构和医保部门进行有效拦截和纠正。平台建成后，宝山区医疗保障局分“两步走”进行试运行，在首批 6 家机构试点运行成功基础上，逐步实现区域内居家定点服务机构全覆盖上线应用。

二是用实时数据真实反映居家服务“全链条”，每笔工单都有迹可循。护理员上门服务时，受护老人的 RFID 标签感应到护理员身上携带着的接收器，在后台形成了一条无感知打卡记录。在护理过程中，护理员身上的接收器如长时间停留在一个位置或长时间与 RFID 标签距离超过 10 米，将被记录为异常工单，监管后台发现异常及时采取处理措施。护理服务结束后，后台生成护理确认单，受护老人可实时进行满意度评价反馈。如遇护理员突发情况需改派单，该系统将其记为异常工单，护理机构将会对异常工单进行驳回处理。通过对服务过程全方位的详实记录，配合后台的云计算和数据分析，自动生成各类报表，方便后期监管追溯。当天全区护理员护理过程和轨迹实时以地图形式显示在大屏上，实现大数据实时动态智能监控。

三是用大数据智能监管织密医保基金“安全网”，形成全程精准跟踪闭环管理。“长护 e 安”采用的 RFID 技术可确保老人及老人的服务地址与 RFID 电子标签唯一绑定，标签以每秒 50 次—100 次的频率与接收器进行通信，只要 RFID 标签出现在接收器的有效识别范围内，就可以对其位置进行动态追踪和监控，克服了传统 GPS 定位不稳定的缺陷。护理员仅需携带迷你接收器，就能实现信息交互。监管平台根据护理员签到签出情况与结算数据比对，形成差异性报表，从而实现对护理员服务时长与服务时间的有效监管。整个过程中，护理机构在后台就可以实时查看护理员的动态轨迹，系统智能识别护理员不规范行为，机构和监管部门对异常情况可实时视频电话或者派人上门核查，及时预警干预，形成完整的管理闭环。

(二)改革成效

在应用成果方面，“长护 e 安”平台已初现成效，实现了居家护理从家中服务环节到区医疗保障局后台的全流程监管覆盖，解决了实时监控这一难点。同时探索拓展性应用，依托平台开发手机应用小程序，开展居家护理服务飞行检查、护理机构现场考核要素调查、服务对象满意度评价等工作，通过工作有机整合，在提高机构管理效能同时，大量节省管理人力成本，形成了精细、高效的管理模式，有效保障了长护险基金使用安全。

三、松江区以提质增效为重点持续完善评估管理

(一)改革举措

针对评估手势不一、评估质控较难和评估人员水平参差不齐等问题，松江区医疗保障局采取多种方式、多措并举，努力提升评估水平。

一是加强评估培训，统一评估手势。邀请上海医健卫生事务服务中心资深评估员授课，经常性开展经典案例讨论，共享问题、经验。

二是优化评估流程，提高评估质量。做到“两个必须”，要求评估人员上门评估必须留影像资料，做到要素齐全、随时备查。配备评估记录仪，取得参保人同意的前提下，记录整个评估过程。对参保人评估状态存疑的，及时采取“回头看”，再次核实参保人失能情况。规定每天评估服务人次，确保评估质量。评估量表要求书写上门评估起止时间，做到评估量表填写日期、结算日期信息三方一致，进

行长期护理保险基金结算。

三是严格评估质控，保证评估公平。遴选并组成松江区长护险专家库，发挥专家团队优势，充实长护险监管力量，重点关注初次评估、复核评估中存在的问题，随机抽取服务参保人样本、上门查看参保人评估等级和身体失能状态的匹配度情况，对评估等级和失能状态严重不符的，由区医疗保障部门发起状态评估。

四是调整评估区域，规范评估行为。对检查中发现的评估等级与参保人实际失能状态不符、个别机构服务的区域动态失能率偏高等现象，及时规避评估员职业道德风险，有针对性地对评估机构服务区域及专职评估员进行调整。

（二）改革成效

松江区从 2018 年初开始长护险试点以来，以人民健康为中心，改革辟路、创新求实、坚持制度先行，加强部门协同，健全管理机制，试点工作稳步推进。截至 2020 年底，全区享受长护险待遇人员 16946 人（其中 13885 人接受社区居家服务，3061 人接受养老机构服务）。区动态失能率 6.9%，保持在合理水平，让有需要的失能人员得到专业的长护险护理服务。同时，长护险定点机构得到长足发展，评估人员和服务人员能力不断提升，职业自豪感持续增强，为全面提升人民向往的“科创、人文、生态”现代化松江新城软实力贡献了医保力量。

江苏省

工作综述

2020年，江苏省医疗保障系统坚持以习近平新时代中国特色社会主义思想为指导，坚决贯彻中央和江苏省委省政府决策部署，坚持以人民为中心，创造性贯彻落实《中共中央 国务院关于深化医疗保障制度改革的意见》，积极有效开展疫情防控，全力推进医疗保障事业改革发展。

一、基本医疗保障制度平稳运行

至2020年末，全省基本医疗保险参保7967.74万人，参保率提高到98.5%以上。全省城镇职工基本医疗保险参保3102.25万人，其中在职职工参保2296.64万人，退休人员参保805.62万人。全年城镇职工基本医疗保险基金收入1297.75亿元；基金支出1106.15亿元。全省城乡居民基本医疗保险参保4865.49万人；城乡居民基本医疗保险基金收入500.78亿元，其中实际财政补助收入325.71亿元，人均财政补助669元，比国家规定的补助标准高119元；城乡居民医保基金支出478.73亿元。城乡居民医保筹资水平稳步提升，财政最低补助标准提高至每人每年580元，比国家规定标准高30元，全省实际平均财政补助标准达每人每年661元。城镇职工医保和城乡居民医保政策范围内住院医疗费用报销比例分别达89.1%和73.2%。

全省生育保险参保1987.11万人。享受待遇人次为127.36万人次；次均津贴为11774元；女职工次均津贴为20433元；计划生育次均津贴为2550元。

二、“两个确保”助力抗疫

全面免除确诊和疑似患者医疗费用负担，第一时间明确新冠肺炎确诊和疑似参保患者实施“先救治，后结算”政策，在3月中旬前向定点救治医疗机构拨付医保资金达33.9亿元，确保所有患者都能得到及时救治。主动调整医保政策，第一时间实施疫情防控产品直接挂网，将部分“应检尽检”费用纳入医保支付范围，落实“互联网＋”医疗服务医保支付政策，为全省疫情防控实现“全治愈、零死亡”发挥了重要保障作用。全力保障疫情期间人民群众医保服务需要，第一时间制定实施15项医保公共服务事项“不见面办”举措，全省“不见面办”超过1200万人次。积极落实惠企医保费减半征收政策，根据阶段性降低职工基本医保费率的政策要求，为参保企业纾困解难，累计减征102.7万户企业基本医疗保险费149.39亿元。

三、助力打赢医保脱贫攻坚战

全年对344.4万名困难人员参加基本医疗保险个人缴费部分进行全额资助，资助金额达11.5亿元。各设区市全面落实困难人员大病保险起付标准比普通患者降低50%、报销比例提高5—10个百分点政策。进一步规范医疗救助工作，对包括低收入人口在内的重点医疗救助对象，在政策范围内的医疗费用，经基本医保、大病保险及其他补充保险报销后，在年度最高限额内按不低于70%的比例给予救助。全年医疗救助资金支出达37.3亿元，救助困难群众1126.1万人次。建档立卡低收入人口在县域内定点医疗机构住院的个人自付费用，严格控制在低收入人口可承受范围内。

四、全面做实市级统筹平稳实施

2020年1月1日起，全省实施基本政策、待遇标准、基金管理、经办管理、定点管理、信息系统“六统一”的基本医保市级统筹制度。至2020年年末，13个设区市全部实现职工医保市级统筹，11个设区市城乡居民医保同步实现市级统筹。在推进市级统筹过程中，各地政策统一性、待遇公平性和公共服务效能得到了大幅提升。在减征降费的大背景下，全省基本医保基金累计结存同比增长超过8%，抗风险能力进一步增强。

（一）以点带面高质量落实改革任务

一是强化统一预算管理和分级责任落实。县（市）级医疗保障部门严格执行市级统一的预算方案，继续履行好扩面征缴、居民医保资金筹集和基金监督等工作责任。二是稳慎调整医保待遇。待遇政策调整涉及面广，群众关注度高。各地在统一待遇标准和制定待遇过渡办法的过程中，落实落细风险评估、预案防控和政策宣传等环节，充分公开征求各方意见，及时回应群众的合理诉求，有效防范调整过程中可能产生的风险。三是以统一医保定点管理为抓手，与推进分级诊疗、深化支付方式改革、强化基金监管等紧密结合，完善不同级别医疗机构的医保差异化支付政策，支持紧密型医联体建设等分级诊疗措施，引导群众合理有序就医。

（二）以人为本高水平提升公共服务

按照市级统筹的要求，开展医疗保障公共服务专项治理。以规范化、标准化、信息化、一体化为核心，推进全省公共服务清单和公共服务标准规范统一，统一实施综合柜员制服务，全面实施“好差评”制度，探索实施统一的全省医保服务公众热线，建立统一的全省公共服务绩效评估体系。紧紧抓住全面做实市级统筹的窗口期，加快实现设区市范围内公共服务工作流程和服务规范。以县级地区为工作单元，大力推进服务下沉，实现乡镇（街道）、村（社区）全覆盖，所有经办窗口按照统一的工作要求，及时对照、调整并落实相应的标准规范。坚持全系统一盘棋，强化执行力度，形成系统上下统一联动的工作格局，并及时做好与其他部门的沟通协作。

五、推进多层次医保体系建设

制定出台促进补充医疗保险发展的指导意见，鼓励用人单位建立职工补充医疗保险，积极发展衔接基本医保的商业补充医疗保险。建立罕见病用药保障机制，着力降低重特大疾病患者医药费用负担。

六、深化医保支付方式改革

支付方式改革试点任务稳步推进，按病种付费完成年度工作目标，各设区市按病种付费的病种数均超过 220 个，全省（不含无锡市）按病种付费的基金支出占住院统筹基金支出比例达 35.96%。疾病诊断相关分组（DRG）试点取得实效，无锡市单位医疗费用、参保个人负担率、轻症组占比均明显降低，在国家医疗保障局组织的试运行评估中数据质量位列全国第二，是全国首批获批进入 DRG 实际付费的试点城市之一。DRG 省级试点城市常州、镇江、泰州模拟运行准备基本完成。DIP 试点有效开展，淮安、镇江、宿迁被确认为 71 个国家区域点数法总额预算和按病种分值付费（DIP）试点城市。淮安、镇江、宿迁正式完成 DIP 第一批预分组。探索推进医保支付与带量采购协同机制，调整三批国家集采未中选的 402 个产品的医保支付标准，合理引导未中选产品价格逐步向中选价格趋同。

七、强化目录管理统一性

2020 年，新增的 70 个谈判药、118 种国家谈判抗癌药的全省医保基金支出 27.08 亿元，惠及 404.5 万人次，报销比例达 68.3%。制定《江苏省药品目录增补药品消化工作方案》，确定首批消化药品 111 个，完成年度消化任务。在全国率先明确“互联网＋”医疗服务临时支付政策，支持全省 105 家互联网医院为常见病、慢性病复诊病人提供“互联网＋”门诊医疗服务，并将相关费用纳入医保支付范围，已有超过 12 万人次享受医保支付的“互联网＋”医疗服务。

八、落实“两病”门诊用药保障

全面落实城乡居民高血压、糖尿病（“两病”）门诊用药保障机制，印发《关于进一步做好城乡居民“两病”门诊用药保障机制落实工作的通知》。全年“两病”门诊保障 513.7 万人，统筹基金支出 12.4 亿元，政策范围内基金支付比例超过 57%，待遇享受人数位居全国前列。

九、推进城乡居民大病保险建设

稳步推进城乡居民大病保险市级统筹，全省各统筹地区大病保险起付标准原则上由各设区市以上一年度当地居民人均可支配收入的 50%确定，按合规医疗费用高低分段确定支付比例，最低支付比例达到 60%以上，合规医疗费用越高支付比例越高，不设最高支付限额。2020 年城乡居民大病保险参保总人数为 4874.66 万人，人均筹资标准为 89 元，享受待遇人数 50.44 万人，基金支出 47.23 亿元。

十、全面建立药品医用耗材招标采购新机制

制定出台《江苏省医疗保障局关于推进药品阳光采购的实施意见》和《江苏省药品阳光采购实施细则》，大力推进公立医疗机构药品耗材阳光采购、网上议价、公开交易。全年受理审核六批4801种药品、五批2266种高值医用耗材挂网、3批1238种医用耗材备案申请。对12327个药品调整挂网价格，平均降幅5.54%，预计每年节约费用40亿。对559种急抢救和妇儿专科非专利药、242种基础大输液、1800余种"六大类"高值医用耗材挂网价统一调整，实现全省挂网价格统一。主动降低创新药挂网门槛，全年11个创新药、328个通过一致性评价的药品直接挂网销售，促进全省医药企业转型创新发展。组织完成第三轮、第四轮医用耗材联盟采购，膝关节等5个品种最高降幅96.29%，平均降幅超过65%，两轮采购节约采购资金12亿。全面执行国家组织三批药品集中采购结果，112种药品平均降幅超50%，预计每年节约费用57亿。江苏省药品(医用耗材)阳光采购和综合监管平台功能逐步显现，进一步完善平台联网、结算、再监督等功能，组织开展采购资金结算信息监管试点，分级监管效能初见成效。

十一、探索医疗服务价格调整机制

探索建立耗材带量采购与医疗服务价格调整联动机制，利用冠脉支架等医用耗材联盟带量采购形成的部分降价空间，提高心脏电生理诊疗等20个项目价格，平均提价幅度为38%。贯彻落实《江苏省中医药条例》，出台支持促进中医药发展政策，调整在宁省(部)属公立医院31个中医医疗服务项目价格，平均增幅46.2%，同步调整医保支付政策，引领各地合理调整中医医疗服务价格。

十二、加强医疗保障基金监管

组织实施医疗保障基金监管源头治理，全年共检查定点医药机构3.2万家，追回拒付基金9.47亿元，处违约金1.64亿元；处理定点医药机构1.83万家，暂停医保服务1219家，解除定点协议167家，行政处罚60家，移交司法14家；处理违规人员1504人次，移交司法63人次。出台《江苏省欺诈骗取基本医疗保险基金行政处罚裁量权适用规则(试行)》，规范行政处罚自由裁量基准。落实举报奖励制度，全年共兑现举报奖励26.6万元、奖励73人次。强化信用管理，制定《关于加强医疗保障定点医药机构信用信息管理工作的通知》，指导各地依据信用状态实施差异化监管，认定"两定"机构失信行为为99件。加大曝光宣传力度，曝光典型案例共983例。

十三、加强医保公共服务建设

组织开展公共服务专项治理，以"四化建设"为核心，"四最服务"为目标，实施全省统一的11大类32项服务事项清单，实现全省"一张清单管到底"。集全省医保公共服务统一入口、省平台统一支撑的"江苏医保云"上线运行。医保业务办理实现从线下到线上、信息平台从分散到集中、服务从人工到智能的转变，实现"掌上办""网上办"，医保公共服务进入了"互联网+"时代。全省参保群众线上只要登录一次，就可以"掌上办""网上办"所有医保公共服务事项，享受24小时"不打烊"的全天候线上医保公共服务。在全国医保系统行风建设专项评价中，江苏医保位列前三。

十四、推动异地就医直接结算

全省全年异地就医门诊直接结算率由上年的29.31%提升到71.54%。长三角异地就医门诊费用直接结算实现全覆盖，在实现与上海直接结算的基础上，4月、8月分别实现与浙江、安徽两省直接结算全覆盖，全年实现双向直接结算130.9万人次，结算金额3.4亿元。省内及长三角门特、门慢"一单制"直接结算走在全国前列，长三角"一单制"结算人次和结算量居全国试点区域首位。江苏吴江、上海青浦、浙江嘉善实现跨省异地就医免备案门诊直接结算。江苏省成为首批全面通过国家平台实现异地就医门诊直接结算工作的省份。常州等市实现省内及长三角部分地区医保关系一网通办。

重要活动

1. 召开全省医疗保障工作会议暨全省医保公共服务专项治理年部署会。3月27日,全省医疗保障工作会议暨全省医保公共服务专项治理年部署会通过视频会议形式召开,主会场设在南京,各设区市设分会场。会议总结全省2019年医疗保障工作,分析当前医疗保障面临的形势,对抓好2020年医疗保障重点工作进行部署,对全系统党风廉政建设和全面推进公共服务治理年工作作出部署安排。

2. 参加中医药价格政策座谈会。6月2日,全省中医药价格政策座谈会在南京召开,江苏省副省长陈星莺出席会议并讲话。座谈会上,省中医药管理局和省医疗保障局先后介绍了中西医结合防治新冠肺炎工作进展情况,当前中医药价格和医保政策及下一步打算;江苏省中医院等10家中医院对优化调整中医医疗服务项目价格和医保政策提出意见建议。

3. 举办全省深化医疗保障制度改革培训班。8月3日,全省深化医疗保障制度改革培训班在南京举办。各设区市医疗保障局班子全体成员、县(市)医疗保障部门主要负责同志,省医疗保障局机关各处室、省医保中心负责同志参加培训。省医疗保障局班子全体成员结合分管业务工作,分别作辅导授课。全国人大常委会委员、中国社会保障学会会长郑功成作专题授课。

4. 召开全省医疗保障工作座谈会。8月6日,全省医疗保障工作座谈会在南京召开,江苏省副省长陈星莺出席会议并讲话。省医疗保障局汇报了贯彻落实《中共中央 国务院关于深化医疗保障制度改革的意见》的工作进展情况及下一步工作安排。各设区市医疗保障局进行交流发言。

5. 三部门联合督查三市基本医保和生育保险市级统筹推进落实情况。8月18日,省医疗保障局、财政厅、国家税务总局江苏省税务局三部门组成联合督查组,对苏州、南通、盐城三市的基本医疗保险和生育保险市级统筹推进落实情况开展专项联合督查。督查组先后到三市医保经办机构实地走访,了解医保公共服务、群众体验等情况,并召开三场督查座谈会,听取市级统筹工作推进情况汇报。

6. 组织第三轮高值医用耗材组团联盟集中采购签约活动。8月25日,第三轮高值医用耗材组团联盟集中采购签约活动在南京举行。此次采取网上签约的形式,共涉及初次置换人工膝关节、人工硬脑(脊)膜、疝修补材料三个品种1058个产品,涉及28家中选企业和800多家公立医疗机构。采购结果10月1日起执行,预计每年可节约采购资金近5亿元。

7. 组织全省公立医疗机构开展第四轮医用耗材组团联盟集中采购。11月30日,全省公立医疗机构第四轮医用耗材组团联盟集中采购在南京进行。此次联盟带量采购的品种为干式胶片和吻合器。经过谈判,胶片平均降幅49.62%,最高降幅77.32%,吻合器平均降幅83.93%,最高降幅96.29%,预计全省一年可节约采购资金6.94亿元。

8. 举行"江苏医保云"上线试运行启动仪式。12月29日,"江苏医保云"上线试运行启动仪式在南京举行。"江苏医保云"是为全省参保群众定制打造的医保公共服务平台,将医保服务清单事项中应该实现"不见面"办理的事项,通过设置"我要办""我要查""我要保"三个功能板块,呈现所有医保公共服务事项,同时设置"便民服务""我的票夹""我的医保"等服务。

典型案例

案例一:推进基金监管制度机制建设

医保基金是群众看病就医的"救命钱""保命钱"。江苏医保坚决贯彻落实习近平总书记关于加强基金监管的一系列重要指示批示精神,始终把基金监管作为首要的政治任务,扎实推进基金监管源头治理，着力加强基金监管制度机制建设，切实维护基金安全运行。

一、坚持标本兼治，持续推进源头治理

医保基金管理使用涉及面广、流程长、监管难度大，源头主要集中在定点医药机构和经办机构。江苏连续两年从源头上加强监管，并将2020年确定为“基金监管源头治理年”，专门制定工作方案，系统推进监管治理。

（一）压实定点机构合规使用基金主体责任

对定点医药机构，注重压实基金合规使用主体责任。针对医药机构对新时期医保政策认识不到位、不熟悉和执行不规范等问题，分级分层组织开展医保政策培训，先后举办培训班827场，13.35万人次参加培训。针对监督检查过程中发现的违规使用医保基金的共性问题，列出了39条负面清单，划出了基金使用的“红线”，规范使用基金行为。

（二）对医保经办机构压实基金支出管理责任

对医保经办机构，注重压实基金支出管理责任。坚持“刀刃向内”，强化内控内审机制建设，压实履约稽核责任，提高稽核覆盖率，全面清查拖欠“两定”机构费用，不断加强和规范自身管理。2020年，上述两类机构自查自纠和抽查复查实现全覆盖。

二、坚持常态长效，持续推进制度体系建设

（一）加强基金监管立法

在国家医疗保障局的大力指导下，积极开展基金监管地方立法，深入开展立法调研，《江苏省医疗保障基金使用监管条例》已被列入地方立法项目。

（二）强化信用制度建设

建立健全监管机制需要依靠法律法规，诚信体系建设同样非常重要。对此，江苏对定点医药机构失信行为进行梳理，明确13类负面清单，会同省信用办制定《定点医药机构失信行为惩戒暂行办法》，从医药服务供给端强化信用管理。特别是建立健全了医保医师积分管理办法，加强考核评估。2020年，泰州市加大医保医师信用惩戒力度，处理违规医师252人，职工医保统筹基金支出同比下降2.2个百分点。

（三）建立健全智能监控制度

全省各地实现智能监控全覆盖，持续更新监管规则库，科学设定预警指标，不断提高全流程监控水平，实现实时动态监管。

（四）规范依法行政

针对执法程序、自由裁量不规范等问题，先后出台《基金监管行政处罚裁量权适用规则》《基金监管飞行检查规程》等制度，规范程序、统一裁量权，建立行刑衔接工作机制，不断提高依法监管水平。

三、坚持多措并举，持续保持打击欺诈骗保高压态势

（一）加大宣传曝光力度

全媒体、立体化组织开展集中宣传月，各类媒体开设专栏专版240个，聘请社会监督员1200多名；门户网站专设“曝光栏”，各地累计曝光案例983例，同比增长633%；兑现举报奖励资金27万元，同比增长350%。

（二）加大综合惩戒力度

整合全省监管力量，重拳出击，严查严处，实行“零容忍”。全年追回医保基金11.23亿元，较上年翻一番；解除协议167家，较上年增加64家，移送司法16件；会同省审计部门开展公立医院审计，系统梳理在落实医保政策和规范基金使用方面存在的问题，形成整改意见，不断强化医保政策的严肃性，真正让制度“带电长牙”。

案例二：创新构建药品耗材阳光采购新机制

江苏省医疗保障局自组建以来，聚焦群众看病难、看病贵等难点堵点问题，探索推进药品医用耗材带量采购，坚持以量换价，招采合一，促进药品医用耗材采购价格不断降低。在药品方面，全面执行国家组织三批药品集中采购结果，112种药品平均降幅超50%，预计年度可节约采购资金57亿；聚焦省内临床用量较大、竞争较充分且没有仿制药通过一致性评价的品种，开展首轮省级药品带量采购尝试，烟酰胺注射剂等11个品种全部谈判成功，最大降幅93%，充分竞争组平均降幅42%。在医用耗材

方面，坚持充分调研、数据分析、合理分组、规则创新，两年内组织开展 4 次省级联盟采购，膝关节等 10 个品种平均降幅 57.54%，预计年节约采购经费 20 余亿，在全国范围内已经形成了典型示范效应。

一、构建阳光采购机制，实施分类采购

全方位推进药品阳光采购，所有公立医疗机构必须在省平台阳光采购、公开交易、应采尽采。将阳光挂网药品具体划分为 8 种类型，每一类型均制定相适应的挂网要求，不同类型挂网要求间保持适度差异，引导企业理性挂网，应挂尽挂。为充分保障临床需求，针对平台无挂网但临床特需的药品开辟备案通道，形成分类采购新格局。同时，以阳光挂网议价采购为基础，聚焦重点品种开展带量采购，降低虚高价格。

二、推进以市场为主导的药品价格机制形成

深入落实"放管服"改革要求，降低挂网门槛，缩短挂网周期，开辟药品挂网上市的"快车道"，充分调动企业积极性、主动性。药品挂网后，由医疗机构和企业在平台挂网价下自主采购、自主议价，实现"真量换实价"，充分体现市场在价格形成中的决定性作用，加快建立以市场为主导的药品价格形成机制。同时，通过加强对价格执行情况的监测分析、监督管理和建立失信惩戒管理制度等举措，进一步加强事中事后监管，更好发挥政府作用。

三、突出强调药品质量安全

要求所有在江苏省申请挂网的药品必须提供药品质量承诺书，承诺书内容包括近 2 年内申报药品无省级(含)以上药品监督管理部门质量检验不合格记录，申报企业无因质量问题被省级(含)以上药品监督管理部门处罚记录。对出现质量问题的药品，予以暂停或撤销挂网，并列入不良记录。

四、支持医药产业创新发展

进一步放宽创新药品挂网要求，明确创新药可直接挂网；明确通过一致性评价的仿制药可按全国最低价直接挂网；明确近 1 年内新批准注册药品，经谈判后可直接挂网。此举充分体现鼓励和引导创新的导向，将有力支持创新产品加快在江苏挂网上市，促进医药企业转型创新，也有利于让广大患者尽早用上新药好药。

五、推动医保、医疗、医药联动改革

建立医疗机构"结余留用、合理超支分担"的激励约束机制，医疗机构按要求议价降低药品价格后，当年医保总额不调减。通过阳光采购，企业实现产品快速挂网，议价成功后直接获得进入医疗机构的资格和采购量订单，减少交易成本。医保在议价降低价格后，可相应调整支付标准，有利于优化基金支出结构，整体实现"三医联动"，进一步降低患者药费负担，群众也得到了实惠。

六、建立健全综合监管体系

强化省平台监管与监测，实现省平台与公立医疗机构采购系统或 HIS 系统直接对接，强化对药品招、采、配、用、管的全覆盖。强化部门监管责任，明确相关部门监管职责，切实保障药品的供应、质量、配送、使用和回款。压实医疗机构采购使用责任，公立医疗机构应建立健全药品采购和使用的内部管理制度，医疗机构按规定议价并按协议采购、使用和回款。明确企业诚信履约职责，建立健全生产经营企业失信惩戒管理制度，对企业虚报材料、串通报价、出现质量问题、供应不及时等行为给予相应处理并列入不良记录。

案例三：南京市精细化管理赋能医用防疫物资直接采购

为解决支援湖北医院和在宁重点医院新冠疫情防疫物资供应困难，南京市疫情联防联控指挥部决定，由南京市医疗保障局负责，组织市医药集中采购保障中心，开展医用紧缺防疫物资直接采购。南京市医疗保障局临危受命，迅速成立局防疫物资供应保障工作专班，实体化、精细化、全天候开展直接采购，累计采购调配防疫物资 200.03 万件，有效缓解医疗机构物资紧缺状况，为打赢疫情防控阻击战贡献了南京医保力量，受到上级关注、媒体广泛关注和医院、患者的高度评价。

一、完善“一个平台”，精准匹配供需

积极实践习近平总书记在深改委第十二次会议上“要鼓励运用大数据、人工智能、云计算等数字技术，在疫情监测分析、病毒溯源、防控救治、资源调配等方面发挥更好支撑作用”的要求，依托南京医用耗材(药品)阳光监管平台，探索运用“大数据”技术，科学精准地开展防疫物资信息共享和供需匹配。

(一)整合供应渠道

依托医疗保障部门资金流量稳定、结算程序快捷等优势，梳理阳光监管平台上已有耗材供货企业信息，开展直接采购。相比普通采购，形成了规模效应，降低了采购成本，相比市场同期价格，节约近800万元。

(二)监测物资需求

1月28日，上线阳光监管平台新冠肺炎防疫物资信息供应保障模块，动态监测医疗机构防疫药品和耗材的库存量、需求量、采购量。收集并发布五大类36种新冠肺炎防疫物资货源信息1372条，涉及541家生产供应企业，实现与市卫生健康部门、各定点医疗机构的信息共享。

(三)“大厅”匹配供需

2月20日，率先开发并上线“防疫物资采购调配大厅”阳光监管平台版和“我的南京”App，精准匹配企业供应端和医院需求端信息数据，公开透明交易紧缺防疫物资，实现防疫物资采购到货情况、价格水平等数据全天候精准监管。

二、活用“三项政策”，精准激发动力

急用活用医用紧缺防疫物资直接采购授权机制，激发各方采购动力，形成政策制定快、落地快、兑现快的管理闭环，确保政策落地效能“不衰减”。

(一)开通企业“绿色通道”

对提供符合标准产品的生产(配送)企业，开通进入医用耗材采购目录和产品备案“绿色通道”，并迅速兑现优惠政策，对15家公司17个产品予以直接挂网采购，对4家企业131个产品开通产品备案“绿色通道”。

(二)放开医院“采购红线”

疫情防控期间，允许公立医疗机构线下采购未在省平台挂网的疫情防控药品和医用耗材，允许二级、三级医疗机构突破上年度采购总金额1%、2%的应急采购限制。

(三)建立贡献“白名单”

对疫情防控物资采购中有突出贡献的医疗机构、采购单位、供应单位、社会组织及个人，纳入“白名单”，予以通报表扬。

三、建立“五大机制”，精准规范流程

(一)制定分配调度指南

依托南京医用耗材阳光监管平台，汇总南京地区医疗机构物资数据，分析医院下单、企业到货、需求缺口、实际分配情况，制定并按日发布《医用紧缺防疫物资采购分配调度指南》，提高采购的科学性和针对性。

(二)建立价格决策机制

以库存天数为紧缺指标，“红区”物资随行就市，其余防疫物资按照中标价格设定审批阈值，中标价3倍以下的，由局专班采购组做出采购决策；中标价3倍以上5倍以下的，由局专班研究决策；5倍以上报市指挥部决策，确保采购行为规范高效。

(三)建立物资分配机制

制定《关于医用紧缺防疫物资分配管理的意见》，按照“先保前线、再保一线，兼顾面上”的原则，以医疗机构承担抗疫任务轻重设定保障优先级，科学合理分配物资，同步公开库存和分配情况。

(四)建立配送合作机制

与三家国企签订配送合作协议，由专业公司负责防疫物资采购配送，确保采购防疫物资质量达标、配送及时、结算快捷。

(五)建立收付款机制

制定《医用防疫物资付款流程》和《医用防疫物资收款流程》，规范收付款的原则、流程、需要递交的凭证材料、审批权限等，确保收付款安全合规。

案例四：无锡市稳步推进 DRG 付费国家试点

无锡市于 2020 年 1 月在试点医院试行总额控制下的按疾病诊断相关分组（DRG）为主的多元复合医保支付。依托试点先行、观察点跟进模式，取得显著成效，获评全国医疗保障经办精细化管理服务典型案例优秀奖。

一、改革举措

（一）加强组织保障

一是强化组织保障，打造强力后盾。成立 DRG 付费国家试点工作领导小组，市委副书记、市长担任组长；组建技术标准、医院指导、联网信息、培训评估等小组。

二是建立工作机制，形成工作合力。市医疗保障局作为牵头部门，定期召开联席会议，定期发布试点工作通报，讨论并解决遇到的问题，推动试点稳步进行。截至 2020 年年底，共发布 7 期工作通报。

三是完善配套制度，明确时间节点。制定 DRG 付费国家试点工作实施方案，发布 DRG 付费结算办法、考核办法和经办规程等配套制度，健全无锡特色的 DRG 付费体系。付费办法创新采取区域总额、浮动费率、全病组付费、基础病组、极值排序模式、年终清算机制方式，实现平稳改革和防范 DRG 支付后的政策风险。

（二）落实标准执行国家分组

一是两项试点融合，率先落实标准。作为医保信息业务编码测试应用地区，无锡两项国家试点融合促进，2020 年 3 月率先切换应用国家医疗保障版疾病诊断和手术操作编码等标准，同年 5 月试点医院按照国家医疗保障版编码标准上传结算清单，并使用结算清单数据按 DRG 结算，整体入组率 99.84%。

二是紧跟国家要求，规范开展分组。按照国家分组规范，完成 2017 年至 2020 年 6 月历史病案首页数据、结算清单数据以及医保结算数据的采集和编码映射，测算数据 125 万余份，确定分组 556 组，经国家技术指导组评估，符合国家 CHS－DRG 分组规范，评分位列试点城市第二。

三是引入专业团队，开展效果评估。与相关院校开展《无锡市 DRG 付费国家试点改革效果评估》研究，对照国家试点要求，开展第三方评估督导，指导 DRG 付费国家试点工作开展。

（三）加强监管防范制度风险

一是依托信息化建设，搭建监管平台。搭建 DRG 付费管理信息平台，实现全过程闭环管理，并根据主要诊断、次要诊断和诊疗手术操作填报规则以及结算清单信息和医保结算数据间的关联，归纳设置逻辑校验规则，实现数据实时上传校验质控。

二是引入第三方机构，加强病案核查。在前期开展 DRG 专项核查提升病案填写质量基础上，引入第三方参与病案审核，解决人手不足问题，完成 2020 年前三季度 DRG 病案检查，核查 7286 份。对涉及高编高靠病例，按协议处理。

三是强化协议管理，实施专项检查。在 2020 年协议中，增加 DRG 结算专项内容。同时开展分解住院检查，对同病种短时间办理出入院的现象进行专项检查，实施直接扣费处理。

（四）正向引导提升工作水平

一是强化业务培训，加强人才储备。在前期开展十余期培训基础上，依托国家医疗保障局专家和本地专家，开展 3 期大型培训、5 期本地专家培训和 2 期面向机构的线上培训，覆盖医保部门、试点和观察点机构人员，培养了一支业务熟悉、研判精准的本地团队，增强知识储备和工作实效。

二是注重宣传交流，营造良好氛围。建立“无锡市 DRG 数据质量管理交流群”，对试点和观察点医院在填报中遇到的问题，安排本地专家解答，并有国家 DRG 专家保障。

三是整体协同配合，强化内部管理。2019 年试运行期间，按月向试点医院出具支付情况表，定期开总结会，分析数据指标情况，引导医院合理调整收治结构，发展自身学科特色，加强管理。2020 年，实现试点医院 DRG 绩效分析院端实时反馈，医疗机构可实时查询数据指标情况。医保和医院的协同配合，促进医院从“被动管理”转为“主动作为”。

二、改革成效

（一）有力促进医院精细化管理

与 2019 年相比，2020 年试点医院 DRG 绩效指标明显改善。费用消耗指数同比下降 0.0971,时间消耗指数同比下降 0.0289。医技、药品、耗材消耗指数同比下降 0.1042、0.1355、0.2812。DRG 改革在促进医院管理精细化等方面的作用逐步显现。

（二）有效降低患者负担

2020 年,试点医院参保人员住院单位权重实际医疗费用同比降低 916.31 元,控费成效显著。试点医院参保人个人医疗费用负担率 12.30%,较上年下降 0.41 个百分点。DRG 付费发挥了医保支付的杠杆作用,控制不合理医疗费用,助力患者用更合理的价格享受高质量的服务。

（三）显著提升基金购买质量

2020 年,试点医院按 DRG 付费总额占住院结算总额 76.76%。14 家医院实现城镇职工医保资金结存,结存 1.7 亿元;7 家医院实现城乡居民医保资金结存,结存 1524 万元。经年终初步清算,职工医保支付率比上年提高 5.72 个百分点;居民医保支付率比上年提高 8.56 个百分点。

试点医院 CMI（出院病人例均权重）较上年提高 0.0992,收治病例难度明显提升。试点医院基础组占比由 2019 年的 9.59%下降到 6.94%,三级医院基础组占比由 2019 年的 8.16%下降到 5.58%。试点医院中三级医院人次和费用占比下降 3.53%和 3.70%。DRG 付费助推了分级诊疗,发挥了基金的价值调控和付费导向作用。

案例五：南通市长护险为失能家庭撑起“保护伞”

一、改革背景

南通是全国闻名的长寿之乡,也是全国老龄化程度最高的城市之一,1983 年即进入老龄化社会。2020 年,南通户籍人口为 756.06 万人,其中 60 周岁以上老年人口达到 236.02 万人,占户籍人口的 31.2%。

“一人失能,全家失衡”。为解决以老年人为主体的失能人数逐年增多、失能人员长期护理保障不足等问题,2015 年起,南通在全国先行先试,将长期护理保险作为独立的“第六险”列入社会保障制度体系;2016 年 6 月,南通市被国家确定为 15 个长期护理保险制度试点城市之一。经过 5 年多的探索实践,逐步形成了集“机构照护、居家服务、辅具支持、预防管控”四位一体的长期护理保险“南通模式”,为 720 万参保人建立了兜底屏障,助 4.2 万失能家庭撑起“保护伞”。

二、改革举措

南通市长期护理保险制度是按照独立的社会保险险种和保基本、全覆盖、可持续的属性设计,既坚持制度的公平性、社会统筹共济和政府职责,也突出制度的效率性、发展可持续性和个人责任,与基本医疗保险制度既相对独立又有效衔接。

（一）保障覆盖全民化

在市区先行先试的基础上,按照政策、经办、信息、标准、待遇、服务“六统一”的原则,明确将全市域参加基本医疗保险的职工和居民统一纳入制度保障,实现全生命周期、职工和居民、城市和农村的全覆盖。截至 12 月底,全市享受长期护理保险待遇 4.2 万人,全年上门服务 72.17 万人次。

（二）筹资渠道多元化

建立个人缴费、财政补助、基金划转、社会捐赠等多渠道的筹资方式,标准为每人每年 100 元,其中个人缴纳 30 元,医保统筹基金筹集 30 元,政府补助 40 元。城镇职工可以从其医保个人账户中直接划拨,城乡居民在每年缴纳医疗保险费时同时缴纳,困难群体及未成年人由财政全额补助。2016 年至 2020 年,市本级财政直接投入 2.8 亿元,占基金总量的 45%。

（三）待遇保障差异化

待遇重点向重度失能人员倾斜,对重度失能人员在医疗机构、养老机构照护床位接受照护服务的,基金床日支付标准分别为 70 元/天、50 元/天。如失能人员选择居家照料,可在 11 种服务“套餐”、13 项个性化项目中进行“点餐”服务,由专业照护服务机构每周上门服务 3 至 4 次。探索辅助器具的租赁服务,居家失能人员在年度限额 8000 元以内,通过适配评估取得辅助器具使用计划书的,按照基金和个人 8∶2 的比例享受辅具服务。同时,定点培训机构或居家照护服务机构可免费为失能人员家庭成员提供失能人员喂食、口腔护理、翻身拍背等护理技能培训,让失能人员更有尊严更有质量的生活。

(四)经办管理专业化

采用购买第三方服务和政府监督相结合的管理模式,公开招标遴选商业保险公司,与市医保经办机构签订第三方合作协议,实行风险共担、事务共办、管理费率固定、年度考核退出的管理机制。由第三方组建市护理保险服务中心,聘用专职工作人员,承办失能失智人员申请受理,组织上门评估、待遇给付、服务监督等经办事项。研发护理保险管理系统和手机 App,实现受理、评定、监管、评价等全程智能化,失能评定、辅具配送、义工服务、稽核调查等全业务流程线上线下有机融合。

此外,对 60 岁以上的老年人,通过宣传、讲座增强老年人失能失智防范意识,提高预防能力;对 70 周岁以上的老年人按计划、分阶段采用统一的失能失智预防风险评估工具和判断标准开展评估;对筛选出的高风险人员,由专业机构上门进行个性化干预,开展老年保健体操、防跌倒体操、口腔体操、营养管理等预防护理服务,提升老年人的生活质量。

三、改革成效

南通市实施长期护理保险制度后,护理从家政式的粗放型向精细化、专业化的照护转变,定点机构在需求侧引导下服务质量提升、经营管理规范,实现了服务能力提升、群众受益、行业发展的良性循环。

(一)群众获得感不断提升

无论因年老、疾病还是伤残导致的失能人员,均同等纳入保障对象,提供生活照料、医疗护理、临终关怀等专业服务保障,使患者活得有尊严,家庭负担有减轻。

(二)社会治理水平不断提高

基本医保与长期护理保险无缝衔接,病情稳定的长期失能人员可以转移定点机构或居家接受专业生活照料和医疗护理,实现照料护理与疾病治疗的无缝接续,促进医疗资源和医保资金的集约利用。在照护机构的失能人员中,有 19% 是从医疗机构迁入照护机构的,次均医疗费用由 18436 元(医疗机构)降为 745 元(护理院、养老院),累计节约医药费用 2.73 亿元。

(三)经济社会效益不断显现

基金向定点机构支付,为企业发展提供稳定的购方需求预期,有利于撬动社会资本投资养老服务产业和照护人才培养。全市定点护理保险服务机构从 2016 年初的 2 家增加到 250 余家,投资总额超 23.6 亿元,吸纳就业超 10000 人,为南通经济社会高质量发展注入了新活力。

案例六:淮安市实施医保支付精细化管理

一、改革背景

淮安市自 2003 年探索开展总额控制下以按病种付费为主的医保支付方式改革,减轻了参保群众的就医负担,保障了医保基金的收支平衡,促进了医疗机构的良性竞争和可持续发展,在全国产生了一定影响。2019 年 1 月淮安市医疗保障局成立后,持续深化支付方式改革,完善与医改相配套的管理措施,实施总额控制下的病种分值付费的医保基金精细化管理新方向。先后被列为江苏省“病种分值付费省级试点工作牵头示范市”“区域点数法总额预算和按病种分值付费(DIP)”国家试点市。2020 年 1 月 17 日,国家医疗保障局召开党组中心组学习会议,研究讨论使用区域点数法开展医保总额付费相关工作,淮安市受邀参会并介绍“探索总额控制下的按病种分值付费为主的多元复合式医保支付方式”工作。

二、改革举措

(一)完善定点医药机构协议管理考核

将支付方式改革要求及时纳入“两定机构”协议管理的内容,完善定点医药机构协议管理考核工作。遵循公开透明、统一管理、分级负责,优化服务、强化监管等原则,将协议履行结果与医院病种分值结算绩效系数、病种分值结算奖励上限挂钩,突出行为规范、服务质量和费用控制考核评价,完善定点医药机构退出机制。打造智能监管系统,在淮安市医保智能监控系统中嵌入“纪委监委监督”模块,强化数据筛查比对,及时核查数据异常信息,实施预警监督、线索处置、通报曝光、专职监督等机制,进一步提高监管质效。

(二)创新完善考核体系和分值测算方法

2020年联合市卫生健康部门出台并实施年度结算改进办法,不断完善与总额控制相适应的考核体系,建立健全总额控制激励约束机制,提高医保基金使用效率。对定点医疗机构结算系数实行基础系数与绩效指标、病案首页数据规范上传、重点工作完成等情况相结合,进行年度动态调整制定。

突破原有病种分值测算方式,广泛征求县区及各医疗机构的意见,加大改革力度。一是丰富病种分值。在充分征求定点医院意见的基础上,重新统计制定1837个病种,其中409个病种按主要操作方式的费用差异区分出1073个治疗方式,形成2501个病种分值。二是科学设置系数。在充分考虑定点医院等级和功能定位等因素的基础上,细分出三甲综合、三级其他、二甲综合、二级其他、一级及未定级医院等五个类别,根据不同类别医院间同病种的费用比例关系,设定结算基础系数。三是扶持特色专科。按照三甲综合医院系数对特色专科医院医保费用进行结算,扶持中医发展,制定39个中医综合治疗分值。四是支付方式多元。将日间手术病种扩大至12类19个病种;对部分康复、需长期住院的项目按日分值进行结算。五是助力分级诊疗。将慢性胃炎、高血压、糖尿病等16个适合基层收治的住院病种,统一系数进行结算,探索运用医保支付杠杆助推分级诊疗制度取得实效。六是改进结算机制。市内定点医疗机构全部实行"总额控制、分月预付、年终决算"的办法,减轻医疗机构垫资压力。

(三)承担国家试点工作

2020年12月,印发《淮安市区域点数法总额预算和按病种分值付费国家试点工作实施方案》,倒排工期,分解任务,明确步骤。一是紧抓重点。收集全市符合条件的医疗机构2018年—2020年病案数据179万余条,经校验审核后按照国家医疗保障局分组方法进行再次分组,结合前期国家医疗保障局反馈的DIP预分组目录,将再分组的结果向医疗机构进行反馈,充分征求临床和病案部门的意见,落实本地化反馈。全面推进医疗保障信息业务编码标准贯彻执行,对县区医疗机构进行编码贯标业务培训。"两定机构"(定点医疗机构、定点零售药店)和三类人员(医保医师、护士、药师)的5项编码数据已实现全量维护、动态维护,组织相关定点医疗机构对"疾病诊断及手术操作、医疗服务项目、医保药品、日间手术和门诊慢特病"等5项编码数据进行维护。二是破解难点。针对定点医疗机构填报的病案首页数据存在不规范、不完整等情况,组织经办机构和定点医疗机构集中改造病案首页采集系统接口,进一步强化数据填报的时效性和准确度。三是信息支撑。对照国家试点工作方案要求,加强信息系统建设。在前期充分调研的基础上,通过招投标的方式采购电子病案首页采集系统、DIP结算系统。

淮安市将在全面掌握DIP付费技术内涵和工作要求的基础上,按照上级部署和要求,贯彻落实国家试点方案,制定完善支付标准、监管措施等配套政策:一是将支付机制和监管机制作为重要工具和管理手段,调节和监督医疗服务供方行为,充分运用大数据智能管理,建立医院的现代数据治理机制,将医疗行为可量化、可比较。二是坚持以人民健康为中心,积极融入健康中国战略,加强部门联动配合,注重政策衔接,推动医疗服务模式实现从"重治病"到"重防病"的转变。

三、改革成效

2020年,淮安市按病种分值付费的统筹基金支出占住院统筹基金支出83%,切实减少了医疗机构抢收病人、推诿病人、分解住院等情形。医保经办管理实现了由被动向主动、由微观到宏观的转变。

(一)费用增速更加平缓,医保基金略有结存

淮安市区职工医保次均住院医疗费用由2003年的8644.37元增长至2020年的13139.92元,年均增幅仅为2.5%,明显低于全国和全省同期年均增幅,医保统筹基金当期结存率始终维持在1%—3%的合理水平,2020年基金结存率为1.44%。

(二)诊疗行为更加规范,助力健康事业发展

2020年度,对医院的住院决算整体结付率为98.47%,其中,以三甲医院结算情况为例,成本控制好的医院住院费用结付率达到105.47%,结算奖励7741764.45元;而管理较差的只有98.06%,结算扣款391255.94元。

(三)保障能力更加显著,切实维护患者权益

统筹基金支出增长过快的势头得到有效控制,统筹基金收入的增长充分用于提高保障水平,减轻个人负担。职工医保个人自付比例(全口径,含丙类)一直维持在17%—18%之间。改革工作坚持以

参保群众为中心，提升保障水平，防范减少了医疗机构推诿扯皮、转嫁费用等负面情况，有效维护了参保患者的权益。

（四）竞争环境更加有序，经办管理转向宏观

在支付方式改革的引导下，淮安形成了公平有序的医疗机构竞争环境，各定点医疗机构主动优化管理，合理控制医疗费用。医保经办管理实现了由被动到主动、由微观“明细审核”到宏观“诊断审核”的转变。

（五）多方关系更加融洽，推动改革更可持续

按病种分值付费较以往的结算付费方式更加科学，这种付费方式平衡兼顾了医疗机构、患者和医疗保障部门三方的诉求，有效促进了医、患、保三方关系趋于和谐，进而推动医保支付方式改革的平稳可持续发展。

浙 江 省

工作综述

2020年，浙江省医疗保障局坚持以人民为中心的发展思想，抓改革、惠民生、强基础，完善制度体系，深化医保领域改革，强化基金监管，努力提升经办服务质量，全面推进医疗保障事业发展。截至2020年底，全省基本医疗保险参保5556.53万人。其中，城镇职工参保2579.49万人、城乡居民参保2977.04万人，户籍参保率99.75%。全省医保基金平稳运行，收支预算执行基本平稳。职工基本医疗保险基金（含生育保险）收入1221.09亿元、支出938.45亿元，累计结存2223.7亿元，统筹基金可支付27.8个月；城乡居民基本医疗保险基金收入476.73亿元、支出404.55亿元，累计结存239.01亿元，可支付7.0个月。疫情期间，全省累计预拨医保基金近12亿元。支持企业复工复产，全省减征医疗保险费154亿元。截至2020年底，全省有医保定点医药机构21605个。其中，定点医疗机构9990个（三级179个、二级443个、一级及以下9368个），定点零售药店11615个。

一、加快夯实医保基础

（一）推进法治医保建设

省医疗保障局认真履行法治建设第一责任人职责，专题研究法治政府建设工作，组织集体学法，落实法律知识考试，落实行政执法证件管理，执法人员持证率达100%。推进《浙江省医疗保障条例》颁布，并先后出台规范性文件合法性审核备案、重大行政决策程序、行政处罚程序、信用管理等4项规定；制定局党组理论学习中心组学习制度、党组“三重一大”决策事项工作规定、机关合同管理、内部审计管理、政府信息公开、行政调解、以案释法等7项制度；编制局机关重大决策、普法责任、公平竞争审查标准、重大执法和审核流程、执法规范准则、执法设备管理、处罚事项裁量基准等7张清单，初步形成医保依法行政制度体系框架。

（二）加快智慧医保建设

省医疗保障局在局信息平台建设工程可行性研究报告的基础上，比照国家医疗保障局信息平台有关标准，编制“智慧医保”工程初步设计报告，进一步理清浙江省“智慧医保”信息系统的部署环境、总体架构、网络方案、系统功能组成等系统建设相关要件。同时，会同省大数据局，初步拟定浙江省“智慧医保”信息系统部署的云资源需求，进行数据库选型论证，为“智慧医保”信息系统的建设部署开展基础架构的研究。为落地初步设计报告中的网络方案，省医疗保障局联合省内主要通信运营商，编制“智慧医保”网络方案，确定“智慧医保”信息系统联网原则。

（三）推进高端智库建设

浙江大学医疗保障大数据和政策研究中心成立一年多来，围绕智慧医疗、公共服务评价、医保政策评估开展深入研究。开展以患者体验为核心的“好医院排行榜”研究，推出“浙里管”慢性病管理App，每周向全省医疗保障部门推送全球医疗保障大数据简报等。研究中心对于制定科学有效的医疗保障发展规划和重大政策、确定重点工程实施项目及其实施方案、促进医保基金安全可持续发展等，提供了重要智力支撑。

二、完善医疗保障制度体系

（一）加强省域顶层制度设计

12月6日，以省委、省政府名义正式出台《关于深化医疗保障制度改革的实施意见》，提出公平医保、精准医保、数字医保、赋能医保、绩效医保、法治医保等“六个医保”建设的总体规划，引领浙江省医保工作进入高质量发展阶段。

（二）推进基本医保市级统筹

6月，省医疗保障局在深入调研、广泛征求建议的基础上，确定绍兴、舟山为市级统筹省级试点城市。12月上旬，根据省委、省政府《关于深化医疗保障制度改革的实施意见》,明确到 2022 年,全面做实基本医疗保险市级统筹。12 月下旬,绍兴、舟山两市全面做实基本医疗保险市级统筹试点方案,经省政府同意后启动实施。

(三)做好医保扶贫工作

7 月,省医疗保障局会同省民政厅等 5 部门出台《关于高质量做好医疗保障精准扶贫工作的通知》,充分发挥医疗救助对困难人员的兜底保障作用。全面开展医保审计问题整改、医保扶贫和医疗救助工作自查自纠和联合督导,推动工作落实落细。加强医保扶贫宣传,制作浙江医保扶贫画册。11 月,印发《关于全力做好困难人员高额医疗费用化解工作的通知》,督促各地医保部门切实有效推动困难人员高额医疗费用化解工作。12 月,上年度全省 2460 名高额医疗费用困难人员全部清零。围绕打造医保经办最便捷省份和"最多跑一次"改革要求,省医疗保障局会同省民政厅,促进医疗救助对象信息实现实时共享。截至年底,全省困难群众参保资助 119.51 万人,资助资金 6.65 亿元;医疗救助困难群众 848.21 万人次,支出医疗救助资金约 15.84 亿元,为困难群众减轻医疗负担。

(四)促进商业补充医疗保险发展

10 月,省医疗保障局联合省财政厅、税务局、浙江银保监局等多部门出台《关于促进商业补充医疗保险发展 进一步完善多层次医疗保障体系的指导意见》,鼓励商业补充医疗保险对重特大疾病倾斜,发挥梯次减负功能,使其成为构建多层次医疗保障体系,解决因病致贫、因病返贫问题的有力补充。

(五)加强慢性病门诊保障

省医疗保障局继续落实《关于建立健全城乡居民医保慢性病门诊保障制度的指导意见》,放宽慢性病门诊配药时限,全面推行慢性病连续处方,根据病情需要,将慢性病一次处方医保用药量从 4 周延长到 12 周。针对疫情期间慢性病群众购药不便的痛点,推出慢性病线上复诊、医保线上支付和线下药品配送服务,运用"互联网+医疗"服务推动慢病精准管理。推动长兴县与浙江大学医保大数据和政策研究中心签署合作协议,以慢病管理为切入点,打造全省首个"互联网+医保"示范县。与省卫生健康委、财政厅联合出台《关于加强高血压糖尿病全周期健康管理推进分级诊疗改革的通知》,推动全省 22 个改革先行地区"两病"患者管理达到"两提高、两稳定、两降低"目标。

(六)明确生育保险政策

省医疗保障局起草《浙江省生育保险暂行规定修订(征求意见稿)》,明确国家对生育保险的顶层要求、《浙江省生育保险暂行规定》现阶段仍适用的政策、浙江省《关于全面推进生育保险和职工医疗保险合并实施方案》明确的政策均保持不变。截至 2020 年底,全省生育保险参保人数 2067 万人,待遇享受 137.87 万人次,生育保险基金支出 68.20 亿元。

(七)推进长期护理保险试点

省医疗保障局稳步推进长期护理保险试点工作,指导国家试点城市宁波开展试点。委托第三方对宁波、嘉兴等 5 个长期护理保险试点地区政策运行情况开展综合评估,形成评估报告。全面总结浙江省长期护理保险试点工作成效、分析存在的问题,研究"十四五"期间推进长期护理保险试点的措施和目标。

(八)调整医保药品目录

省医疗保障局会同省人社厅出台《关于执行〈国家基本医疗保险、工伤保险和生育保险药品目录〉有关事项的通知》。全省基本医疗保险、工伤保险和生育保险统一执行《国家基本医疗保险、工伤保险和生育保险药品目录(2020 年版)》。6 月 16 日,发布《浙江省医疗保障局关于执行国家医保药品目录相关管理要求的通知》,将部分药品于 2020 年 6 月 30 日调整出浙江省医保支付范围。12 月 22 日,省医疗保障局制定出台《浙江省医院制剂支付管理暂行办法》,完成浙江省医院制剂目录制定工作,共计 662 个医院制剂纳入浙江省医保支付范围。此外,新冠疫情期间,省医疗保障局将国家卫生健康委《新型冠状病毒感染的肺炎诊疗方案》覆盖的药品和服务项目全部临时纳入医保基金支付范围。

(九)加强罕见病用药管理

6 月 23 日,省医疗保障局发布《浙江省医疗保障局关于发布罕见病特殊药品谈判结果的公告》,经省级医疗机构和设区市医保部门推荐、专家遴选和准入谈判,将治疗庞贝病、法布雷病等罕见病所需的美而赞(阿糖苷酶 α)、法布赞(阿加糖酶 β)等 2 种药品纳入浙江省罕见病用药保障支付范围。2020 年,全省罕见病正常结算 56 人、364 人次,结算医疗费用 2688 万元,涉及罕见病基金 2374 万元。

三、深入推进各项改革

(一)率先全省推进医保支付方式改革

一是推进全省 DRG 支付方式改革。4 月 1 日,全省统一应用国家医保版疾病诊断编码(ICD-10)、手术操作编码(ICD-9-CM-3),5 月 18 日印发《浙江省基本医疗保险住院费用 DRGs 点数付费实施细则(试行)》,8 月 13 日制定发布了《浙江省医疗保障局疾病诊断相关分组(ZJ-DRG)细分组目录(1.0)版》,全省病组入组率超过 95%。12 月,组织开展了全省各市 DRGs 点数付费改革交叉评估工作。完善 DRG 支付政策,研究制定了中医药支持政策,建立了达芬奇、激光飞秒、TOMO 、TAVI 等新技术及床日费用支付标准,初步建立了总额预算协商机制、风险共担机制、基金分配机制、中医激励机制、病组权重调整机制和重大事项专家决策机制。二是同步开展门诊结合家庭医生签约按人头付费改革试点。5 月 13 日,批复同意金华市医保门诊按人头包干结合 APG 点数法付费改革列入省级试点。金华市、台州市、慈溪市、安吉县等地门诊付费改革均取得成效。

(二)深化医疗服务价格改革

一是省医疗保障局会同省卫健委出台新冠病毒检测价格政策,设立新型冠状病毒核酸检测、新型冠状病毒 IgG 抗体(包括总抗体)检测、新型冠状病毒 IgM 抗体检测 3 个项目,明确项目名称、内涵、价格标准及医保支付类别等。二是动态调整医疗服务价格,根据医用耗材集中采购情况,调整新冠病毒检测、冠脉介入、冠脉搭桥、髋关节置换等 29 个项目医疗服务价格,调整幅度为 20%-50%。三是深化医疗服务领域供给侧结构性改革,会同省卫健委启动新增医疗服务价格项目立项工作。结合在杭省级公立医院医疗服务价格改革实施情况监测分析项目,指导浙江财经大学开展浙江省公立医院医疗服务价格动态调整机制研究,形成《在杭省级公立医院医疗服务价格动态调整机制研究》报告。四是出台《关于完善“互联网+”医疗服务价格和医保支付政策的通知》,健全浙江省“互联网+”医疗服务价格项目管理及价格形成机制,明确“互联网+”医疗服务的医保支付实行准入管理;会同省卫健委发布《浙江省第一批“互联网+”医疗服务价格项目等有关事项的通知》,包括互联网诊疗、远程会诊、远程监测 3 类 8 个项目,统一全省“互联网+”医疗服务项目及收费标准,其中互联网复诊按医保甲类标准纳入支付。

(三)推进药械集中采购改革

一是省医疗保障局于 6 月制定实施《提升药品集中采购平台功能推进医保药品支付标准全覆盖改革方案》,完善平台准入退出机制,探索公立医疗机构自行采购制度,开发完成公立医疗机构自行采购系统、民营医疗机构和零售药店采购系统,同时完善医保药品支付标准制度体系,所有定点民营医疗机构和公立医疗机构执行相同的医保药品支付标准和医疗服务医保支付政策,堵塞了非招标药品价格畸高的漏洞,9 月 1 日开始实施后首批符合准入条件挂网的有 2659 个药品,有 1300 多个产品退出在线交易。二是开展省级医用耗材集中带量采购。8 月,首轮选择冠脉介入球囊、骨科髋关节 2 类医用耗材开展带量采购,24 个企业 137 个(套)产品中标,冠脉介入球囊平均降幅 62%,最大降幅 91%,骨科髋关节平均降幅 35%,最大降幅 87%,临床使用量 70%以上的进口主流产品价格从 3.5 万元左右下降至 2.8 万元左右,预计年可节约采购费用 2 亿多元。三是开展新冠病毒检测试剂集中采购,10 家企业 22 个产品中标,平均降幅 42%,最大降幅 74%。四是开展省级部分药品集中带量采购,6 个品种平均降幅 36%,最大降幅 92%,预计年可节约采购费用 3 亿多元。五是贯彻实施国家组织药品集中带量采购中选结果,第一批 25 个中选品种首年总体完成率为 173%;第二批 32 个中选品种自 4 月 28 日开始实施至 12 月 31 日,已完成约定采购量的 114%;第三批 56 个中选品种自 11 月 10 日开始实施至 12 月 31 日,已完成约定采购量的 28%。

(四)完善药械采购平台功能

一是进一步扩充在线交易药品和拓展平台服务交易主体功能。组织开展在线交易药品目录梳理排查,新增(澄清)药品基础库产品 8000 余个;经申报、梳理和挂网等工作,在线交易产品数从 1.4 万个增加到 1.7 万个,其中医保目录品种新增 1014 个,从 2466 个增加到 3480 个;完成了全省 1.2 万家民营医疗机构和零售药店上线。二是加强新冠肺炎疫情防控药械供应保障相关工作,第一时间开通防疫药械挂网采购绿色通道,先后共挂网 17 个批次 900 余个产品,新冠病毒检测试剂挂网 61 个产品。三是强化短缺药品保供稳价常态化监管,监测药品采购价格与药品配送率异常变化情况,共约谈 95 个产品的相关企业，对异常变动情况及时上报。开展药械质量信息排查，药品方面暂停 10 家生产企业的 10 个产品交易，医用耗材方面暂停 17 家企业的 99 个产品在线交易。四是积极落实国家标准化战略，结合 15 项医保信息业务编码标准，对药械采购流程进行优化再造，不断加强信息安全的保障工作，努力打破医保内外的业务壁垒和技术瓶颈，初步实现从“数字采购平台”向“数智采购平台”的转变。2020 年，浙江省药械采购平台上参与交易的医疗卫生机构 1160 余家。药品采购平台基础库产品 7.1 万个，交易产品 1.5 万个，涉及企业 2300 余家，全年采购订单 1200 万份，采购金额 636 亿元；医用耗材采购平台基础库产品 22.4 万个，交易产品 18.3 万个，涉及企业 4600 余家，全年采购订单 93.7 万份，采购金额 224 亿元。

四、医保基金平稳运行

(一)加强基金预算管理

省医疗保障局统一全省预算编制相关口径和原则，挖掘预算编制影响因素和相关制度，采取市县分级审核、省级集中汇审方式，提升了预算的准确性、完整性和科学性。做好医保基金预算执行数据审核，督查提升数据质量和报送及时性。启动开展基于权责发生制的医保基金报表体系研究，组织衢州市医疗保障局、浙江省管理会计应用创新研究中心共同参与设计报表体系框架结构，促进业务与财务融合。印发《浙江省医疗保障局关于全力支持打赢疫情防控和复工复产两场硬仗确保医保基金收支平稳运行的通知》，指导各地做好基本医疗保险费阶段性减征、缓缴工作。加强基金运行风险预警，印发《浙江省医疗保障局办公室关于进一步加强 2020 年医疗保障基金风险防控工作的通知》，强化各地主体责任。

(二)开展打击欺诈骗保

10 月，省医疗保障局出台《浙江省医疗保障信用管理办法(试行)》，推动医疗保障信用监管责任体系构建，推行守信联合激励和失信联合惩戒。年内，省医疗保障局深化基金监管三年行动计划，联合省卫健委以定点医疗机构为重点，全面开展自查自纠、抽查复查；组织 11 个设区市对 30 家大型定点医疗机构开展飞行检查；开展“打击欺诈骗保，维护基金安全”集中宣传月活动；配合国家医保局开展飞行检查等，多措并举进一步巩固打击欺诈骗保高压态势。全面推行多部门联合执法，推进数字技术在医保行政执法领域深度应用，推进“浙政钉”掌上执法等新平台、新技术应用。2020 年全省检查定点医药机构 21463 个，处理违法违规违约医药机构 18183 家、参保人员 1257 人，追回医保基金损失 11.03 亿元；暂停医保服务 941 家，解除医保服务协议 215 家，行政处罚 32 家，暂停医保卡结算 11 人，媒体公开通报医药机构 742 家、参保人 40 人；26 家定点医药机构和 52 名参保人员涉嫌欺诈骗保被移送司法机关处理。

(三)推进“两试点一示范”建设

省医疗保障局指导杭州、湖州、温州、绍兴、金华、衢州等 6 个“两试点一示范”城市，高质量推进试点(示范点)建设工作，在国家医疗保障局组织的中期评估中 6 个试点市均取得优秀成绩。杭州市组建医疗保障稽查支队，开发移动端非现场管理系统，强化第三方巡查和社会义务监督工作，建立多部门联合监管机制，推进智慧监管、大数据监管，不断实现医保全过程监控。湖州市成立医疗保障反欺诈中心、开发湖州城市大脑医保驾驶舱，注重源头防治、各方共治、数据智治、依法严治，建立多层次、立体化的基金监管体系。温州市全面推进信用体系建设试点工作，建立医疗保障领域全主体、全流程采信、评信、用信、修信管理，实现从以罚为主的单一监管，转向多场景应用、有奖有惩的新型监管，实施守信激励和失信处罚。绍兴市定点零售药店信用监管模式成为全省样板，是国内首个市域内统一进销存集中管理、统一信用云药店平台、统一监管数据上云、统一信用评价计分的试点城市。金华市着力建设基于病组点数法(DRGs)大数据基金监管平台，实现监管方式从合规性向合理性拓展，覆盖 DRGs 支付体系全流程的智能监管。衢州市通过建设智能风控、智能监控、智能审核“三智”融合的医保“云管家”，构建基金监管长效机制，以智能风控为核心，实现基金风险“全掌握”；以智能监控为基础，实现基金监管“全覆盖”；以智能审核为要件，实现基金管控“全流程”。

(四)开展基金绩效评价

省医疗保障局积极探索构建科学的绩效评价指标体系，取得初步效果。与浙江大学组建团队，研究医保基金绩效评价指标体系，初步构建了绩效评价的指标框架等。选定嘉兴市为全省绩效评价体系建设试点，开展反复测算，并进行结果论证，确保绩效评价体系的科学性和可信度。经过多次专家论证并扩大测试，修改完善指标体系。11 月，省医疗保障局印发了《浙江省基本医疗保险基金绩效评价管理办法（试行）》。明确从基金收入质量、待遇保障质量、基金支出效率、基金结余质量、医疗协同质量、预算执行质量、基金监管质量和满意度评价 8 大维度，按照客观公正、科学规范和激励约束原则，量化评价各地的医保基金绩效管理水平。

五、便捷医保经办服务

（一）医保办事精简优化

省医疗保障局持续深化医保领域“最多跑一次”改革，从规范办事流程、加快“互联网＋医保”发展、推动区域融合入手，通过流程再造和数字赋能，着力打造“医保办事最便捷省份”。一是统一全省经办服务体系。全面推进医保经办标准化建设，对标兄弟省市，统一全省医保经办事项，制定医保经办事项“领跑者”标准，医保政务服务 2.0 全面上线，省市县三级主要跑改指标领跑全国。二是推进“出生”“助残扶残”“军人退役”“机关事业单位人员”等个人、企业全生命周期管理“一件事”集成改革，推动跨层级、跨部门、跨业务协同办理。三是加快推进“互联网＋医保”发展。推进“电子凭证、电子病历、电子票据”应用，推出医保移动支付，打通零星报销和转移接续线上办理的难点和堵点，医保经办事项全部实现“网上办”“掌上办”。全省全年医保经办事项网办量 1390 万余件，网办率 94.1％。四是全面完成医疗保障 3＋N“一站式”结算，实现基本医疗保险、大病保险、医疗救助以及工会互助、军人优抚保障等其他医疗待遇刷卡即时结算。

（二）标准化建设加快推进

全省医保经办标准化建设工作取得显著成效。一是浙江省医疗保障标准化技术委员会筹建申请获得省市场监管局发文同意，进入挂网征集专家委员阶段。11 月和 12 月，分别发布《浙江省医疗保障服务标准体系》《医疗救助服务规范》两项标准。二是加速推进浙江省医疗保障标准化技术委员会建设，建立标准化技术委员会专家库，组建长期护理保险、经办服务事项、稽核体系、基金统计等专业工作组或分委会。三是 11 月，《医疗保障统计指标体系》省标立项。四是 12 月，《长期护理保险失能等级评价指标》《长期护理保险护理服务供给规范》省标立项，并加快推进经办服务事项、稽核体系省级标准的立项。五是推动已颁布的《医疗救助服务规范》省级标准全面落地。

（三）长三角一体化加速发展

一是推进跨省门诊费用直接结算。8 月，牵头完成与安徽省的实地正式库测试，顺利实现两省门诊费用直接结算。至此，全面实现江浙沪皖门诊费用直接结算互联互通。12 月，浙江省接入国家直接结算系统，跨入全国联网时代。2020 年，浙江省参保人员前往上海、江苏、安徽异地就医门诊直接结算 75.81 万人次，发生医疗费用 19846.96 万元，同比增长 267.30％和 302.63％；上海、江苏、安徽参保人来浙异地就医门诊直接结算 11.03 万人次，发生医疗费用 1941.62 万元，同比增长 876.11％、897.95％。二是持续扩大异地定点范围。截至年底，浙江省长三角异地就医门诊直接结算定点医疗机构 2288 家。三是推进长三角地区医保关系转移接续“一网通办”，牵头制定办事指南、业务规程和技术方案，协同长三角区域合作办公室完成跨省医保关系转移接续平台搭建，实现省市平台、业务系统与跨省医保关系转移接续平台的互联互通。11 月 25 日，长三角示范区嘉兴市嘉善县完成首单医保关系转移接续，标志着长三角（浙沪）医保关系转接平台正式运行；12 月，浙江 11 个地市全面实现浙沪双向医保关系转移接续“一网通办”。

（四）深入推进跨省异地就医结算

完善省内门诊规定（特殊）病种异地就医直接结算工作。5 月底，全部实现省内异地就医门诊规定病种的直接结算。2020 年，省内异地直接结算 1190.73 万人次，其中门诊 1133.49 万人次，住院 57.24 万人次，发生医疗费用 128.38 亿元。跨省门诊直接结算 86.84 万人次，发生医疗费用 2.18 亿元。跨省住院直接结算 24.81 万人次，发生医疗费用 57.43 亿元。

重要活动

1. 2020 年浙江省医疗保障工作视频会议召开。2 月 25 日，2020 年浙江省医疗保障工作视频会议顺利召开。会议总结了 2019 年全省医疗保障工作，分析当前医疗保障面临的形势，研究部署 2020 年医疗保障任务目标。省医疗保障局党组书记、局长杨烨作工作报告，局党组副书记、副局长王广兵主持会议并作会议小结。

2. 开展打击欺诈骗保集中宣传月活动。4 月 1 日至 30 日，浙江省开展打击欺诈骗保集中宣传月活动。活动期间，全省曝光典型案例 506 件，微信朋友圈转发量 282.4 万人次，微视频在线观看量达 572.7 万次，参加“云”培训 30.9 万人，广播播放 74.5 万次，发放海报 37.3 万份，宣传折页 129.99 万份。

3. 省政府领导赴金华市调研。5 月 25 日至 26 日，省人民政府副省长成岳冲赴金华市调研重大疾病补充性医疗保险制度建设和实践情况。省医疗保障局党组书记、局长杨烨参加调研。

4. 重特大疾病保障工作座谈会召开。6 月 5 日，省人民政府副省长成岳冲主持召开重特大疾病保障工作座谈会，专题研究如何加强重特大疾病保险制度建设，完善浙江省多层次医疗保障制度。省人民政府副秘书长蔡晓春，省医疗保障局党组书记、局长杨烨等参加座谈会。

5. 长三角地区医保一体化工作座谈会召开。6 月 19 日，长三角地区医保一体化工作座谈会在浙江湖州召开。会议总结了过去一年长三角医保一体化工作成绩，对 2020 年医保一体化主要工作目标和任务进行了全面部署。上海、浙江、江苏、安徽医疗保障局主要负责人参会。

6. 省政协领导调研浙江省医保工作。6 月 30 日，中国人民政治协商会议浙江省委员会副主席周国辉到省医疗保障局召开座谈会，调研医疗保障和医共体建设工作。省医疗保障局党组书记、局长杨烨参加座谈会。

7. 省医疗保障局召开全省医疗保障半年度工作会。7 月 23 日，省医疗保障局召开全省医疗保障半年度工作会议。会议总结回顾了上半年全省医疗保障工作，分析当前医疗保障面临的形势和挑战，研究部署下半年工作任务。省医疗保障局党组书记、局长杨烨出席会议并讲话。

8. 全国首个医疗保障反欺诈中心在湖州成立。7 月 24 日，湖州挂牌成立全国首家医疗保障反欺诈中心，承担日常医保基金监督检查、参保人员外伤稽核调查、投诉举报案件的核查处理、稽核内审等方面职能。

9. 浙江与安徽实现门诊费用双向直接结算。8 月，浙江与安徽实现两地门诊费用双向直接结算。至此，长三角地区全面实现三省一市之间门诊费用直接结算系统的互联互通。

10. 长三角一体化示范区异地就医免备案第一刷实现。8 月 20 日，长三角一体化示范区异地就医免备案第一刷在嘉善县第一人民医院和上海中山医院青浦分院同时实现，嘉善县、青浦区正式完成了示范区医保一体化免备案直接结算工作。

11. 浙江省定点零售药店信用监管建设现场推进会召开。8 月 31 日，浙江省定点零售药店信用监管建设现场推进会在绍兴市召开，省医疗保障局党组书记、局长杨烨出席会议并讲话。

12. 省政府领导赴舟山、绍兴调研。10 月 14 日和 10 月 21 日，浙江省人民政府副省长成岳冲分别赴舟山、绍兴调研指导基本医疗保险市级统筹工作，省医疗保障局党组书记、局长杨烨参加调研。

13. 第三届进博会浙江省医疗物资意向采购签约会举行。11 月 6 日，第三届中国国际进口博览会浙江省医疗物资意向采购签约会在杭州市举行。浙江省医疗保障局党组成员、副局长、一级巡视员龚源昌出席签约会。浙江省药械采购中心代表公立医疗机构与 8 家进口医用耗材供应商签订了采购意向协议，意向成交金额共计 94 亿元人民币，较上年增幅约 20.5%。

14. 浙江省深化医改意见出台。12 月 9 日，《中共浙江省委 浙江省人民政府关于深化医疗保障制度改革的实施意见》出台，提出推进公平医保、精准医保、赋能医保、数字医保、绩效医保、法治医保改革。

15. 浙江省《医疗救助服务规范》发布。12月30日，经浙江省市场监督管理局批准，DB33/T 2297—2020《医疗救助服务规范》作为浙江省医保领域的第一项省级地方标准发布，2021年1月30日开始实施。

典型案例

案例一：浙江省全面推行住院医疗服务DRGs点数付费改革

一、改革背景

浙江省全面推行住院医疗服务DRGs点数付费改革，基于多种因素的综合思考。一是医保基金存在中长期收支不平衡风险。由于医保基金支出增速居高不下，且医保基金收入增幅明显下降，基金收支平衡拐点已经出现，中长期平衡风险进一步加大。二是传统付费方式不适应新时期医保管理需求。按项目付费缺乏对医疗机构和医疗行为的利益调控，对过度医疗缺乏有效控制手段，单纯总额控制过于简单粗暴，造成医保基金效用边际递减，迫切需要通过支付方式改革，进一步规范医疗服务行为，激发医院和医生参与医保控费的内生动力。三是浙江有坚实的改革基础。2016年起，金华、衢州、台州、德清、瑞安等市县开展DRG点数付费改革试点取得了良好成效，积累了丰富经验。且浙江省信息化基础较好，2016年二级以上公立医院全面推行DRG管理，医疗机构对DRG有比较成熟的认识和操作能力，且在智能医保管理下，医保数据质量适应DRG付费需求。

二、主要做法

2019年6月28日，浙江省委改革委审议通过《关于推进全省县域医共体基本医疗保险支付方式改革的意见》，在全面总结金华等地试点经验基础上，提出2020年开始全省统一实施住院医疗费用按DRGs结合点数付费改革。随后相继制定出台《浙江省基本医疗保险住院费用DRGs点数付费暂行办法》《浙江省省级及杭州市基本医疗保险住院费用DRGs点数付费实施细则（试行）》《浙江省医疗保障疾病诊断相关分组（ZJ—DRG）细分组目录（1.0版）》等政策文件，完成DRGs点数付费政策设计。

（一）实现“三个全覆盖”

一是区域全覆盖，将全省所有开展住院服务的医疗机构纳入DRGs点数付费改革范围。二是费用全覆盖，将本省所有参保人员发生的医疗费用和本省范围所有医疗机构发生的住院医疗费用全部纳入付费改革范围。三是点数全覆盖，除正常入组病例外，对于无法用DRGs规则进行分组的“床日”及“特病单议”等病例，全部统一折算成相应点数，计入年度总点数，纳入总额预算管理。

（二）建立六个工作机制

一是预算协商机制。医保、卫健、财政、医疗机构建立谈判协商机制，合理确定当年医保基金支出增长率和预算总额。二是责任共担机制。统筹区医保基金年度决算出现结余或超支的，在分析原因、厘清责任的基础上，由医疗机构和医保基金按一定比例留用或分担。三是基金分配机制。建立病组基准点数、总点数及点值的完整计算规则。四是专家评议机制。以临床专家为主建立省市两级DRGs专家团队，确定特殊病例如新技术病例、特病单议病例的支付标准。五是中医支持机制。支持中医医疗机构的发展，以中医治疗率为核心，设置DRGs付费中医激励系数，给予中医医疗机构一定补偿。六是权重调节机制。根据医院等级、历史合理费用、CMI值、个人负担水平、人头人次比等情况设定病组的权重。同时，积极支持“医学高峰”建设，对达芬奇机器人手术、TOMO治疗、TAVI手术和飞秒激光手术等医疗新技术病例建立激励机制，给予一定的点数补偿。

（三）建立五维度监管机制

建立涵盖组织管理和制度建设、病案质量与目录管理、医疗质量及行为规范、资源使用效率及DRG费用控制、患者满意度五个维度的DRGs点数付费监管和绩效评估机制，加强评估结果运用，评估结果纳入年度清算范围。

三、主要成效

一是总额预算机制全面形成。全面建立医保住院基金总额预算形成机制，通过医保与财政、卫健、医疗机构协商谈判确定区域预算总额，并按照“超支分担、结余留用”建立激励约束机制。

二是基金支出不合理增长势头得到遏制。2020年全省医保住院基金支出增速控制在7%以内，相较改革前，住院费用高速增长态势得到了有效遏制。

三是执行统一的DRG分组，医疗机构认可度高。2020年全省采集病例数1631万，入组病例数1613万，各市DRG组数平均916组，ADRG组数平均365组，平均入组率99.12%。医疗机构对统一执行ZJ－DRG1.0认同度较高，专家评估后认为浙江省分组水平已超过欧美国家早期DRG分组水平，满足当前医保付费需求。

四是医疗机构提质控费内生动力已经产生。医疗机构普遍重视DRGs支付方式改革，医保管理理念发生改变，由被动管理转为主动管理。医疗机构特别是三级医疗机构普遍建立多部门协同的医保DRGs治理体系，加强病案首页质量管理，主动开展医保版标准编码应用，定期开展医疗费用及病组运行情况分析，部分医疗机构探索建立基于医保DRGs支付的员工绩效考核管理，医务人员成本控制意识有所增强。

五是参保人员满意度提高。初步评估结果显示，2020年，全省住院月次均费用下降5个百分点，参保人员医疗负担有所下降，医保范围内费用占全部医疗费用比例有所提高，药品、耗材收入结构日趋合理，群众就医负担逐步减轻，患者调查满意度提高。

六是医保经办机构廉政风险下降。DRGs点数付费改革采用区域总额预算管理，预算总额不再细分到每家医疗机构，医保经办机构的廉政风险下降。

案例二：浙江省强化数字赋能构建医保关系转移接续“高铁网”

一、改革背景

以往办理省内转移接续的过程比较繁琐，需要参保人两头跑、多次跑。由于信息不对称、办理程序不统一等问题，即便各地医保经办部门全力操作，依然存在办理周期长、流程不透明、转入转出地对接不到位等弊端，影响流动人员及时享受职工医保待遇。2020年，浙江省医保部门不断深化医疗保障领域“最多跑一次”改革，认真梳理群众最关心的医疗保障领域“难点、堵点、痛点”问题，奋力打造医保经办最便捷省份。

二、主要做法

（一）打造转移接续“调度台”

搭建全省统一的数据共享交互平台，保障业务信息精准流转。按照省级统建、市级接入、省市联动、协同共享的原则，搭建省平台，制定全省统一的技术、数据、接口标准，实现以“浙里办”服务专区为主入口，政务服务网、经办服务窗口为辅的多元化申请渠道，通过连接省大数据局、各市级医保业务系统三级技术架构的信息交互，完成省内医保关系转接业务信息的精准流转。

一是申请入口操作简易。申请人只需在“浙里办”App或政务服务网“转移接续办理”模块选择转入地和转出地统筹区，确认或修改联系方式后即可提交申请。二是前置校验提高效率。省平台收到申请后，即时启动数据前置校验功能，将申请人信息实时下发至转入、转出地经办机构核实，通过与统筹区业务系统的数据交互完成校验，并实时反馈给申请人，切实提高医保关系转接事项的有效办结率。三是办件流转全程可控。受理成功的办件通过省平台下发，实现转入转出经办机构双向流转办理，转移数据和表单信息落入各自业务系统，整个办件过程流转顺畅，申请人全程可见，办结材料还可下载存档。四是办理时限大幅缩短。由于实现全程网办，申请人从两头跑、寄快递变成数字化流转，实现了服务环节透明、经办过程可控，大幅缩短了办事时限。

（二）打造转移接续“监测网”

省医疗保障局制定全省统一的转接经办规程，确保转接过程全程可控，并制定《浙江省基本医疗保险关系转移接续业务经办规程（试行）》，统一规范浙江省内医保关系转接业务申请受理、流转步骤、办理时限以及数据传递的标准，省内医保转移接续实现业务标准化、经办规范化。打通办件流程进度全链路，构建全省统一的监控催办系统，建立办理到期预警机制和催办功能。省平台通过可视化图表形式，查阅办件的流转路径以及每个节点的办结时间，对办事进度查阅、催办，并通过短信告知具体经办人，催促其及时办理，提升经办效率。

为确保省平台高效运行，省医疗保障局还将各地实施转移接续联办情况，纳入各级医保经办机构日常考核评价体系。将省内转移接续事项联办率、省平台办理率和办结率三个主要指标作为考评依据，从数据传递质量、电子表单格式以及办件进度跟踪等多维度进行考核，为医保转接经办提质增效。

（三）打造转移接续“信息室”

建立长效协同的沟通机制，实现省内转接快速联动。坚持长效沟通，强化技术协同。自项目启动实施以来，省医疗保障局和各地市严格按照职责分工和计划安排，统筹推进各项对接工作。一是制定了技术实施方案和业务经办标准，召开全省启动会议。二是坚持试点先行，选择宁波、金华市级统筹基础较好的两市作为试点先行先试，为全省推行夯实基础。三是组织全省经办业务培训，解读经办规程、流程节点和实施方案。四是组建省内医保关系转接业务、技术工作群，及时讨论和反馈问题，提高内部沟通效率。通过建立常态化的长效协同沟通机制，实现全省 11 个地市的快速联动。

（四）打造转移接续“接驳站”

拓展医保转移接续成果，实现长三角转移接续互联互通。在全面做实浙江省内医保关系转移接续全程网办、掌办的基础上，浙江按照长三角地区“一网通办”工作要求，着力打造长三角地区医保关系转接“跨省通办”。目前，浙江作为牵头省份，已经制定了技术实施方案、业务经办规程和办事指南。2020 年 12 月 18 日，浙江所有地市与上海实现了浙沪双向医保关系转移接续的上线运行。

三、主要成效

通过数字赋能，浙江搭建医保数据共享交换省级平台和“浙里办”医疗保障服务专区，实现了省内基本医保关系转移接续数据全程网办、“全省通办”，形成了省内医保关系转移接续申请渠道多元化、数据表单流转信息化、办件进度透明化的“全省通办”服务模式，整个办理过程可监控，超期办结可溯源，构建了具有浙江医保标识度的医保关系转移接续“高铁网”。截至 2020 年 12 月底，省平台累计受理省内转接 11.18 万人次，办结率 100%，平均办结时限 1.66 个工作日。跨省医保关系转接申请 215 人次，其中上海市静安区转杭州市单笔办结时限仅为 3 分钟，刷新了跨省医保关系转移接续的全国最短时限。

案例三：杭州市“医保支付限额”整治非招标药品高价乱象

杭州市医疗保障局以医保协议为抓手，通过加强协议管理，精准定位高价药品，科学制定计算模型等举措，强化整治高价药品，切实减轻患者用药负担，不断增强人民群众就医获得感。

一、背景

医保药品目录内已纳入省药械采购平台的药品有相应的支付标准，但未纳入省药械采购平台的药品（以下简称非招标药品）仍无明确标准，存在用药混乱、药价虚高等情况。2019 年通过抽查杭州市医保列支费用排名靠前的 19 种西药和 30 种中成药（共计 176 个品规）发现，西药价格加成率最高达到 330%，最低仍有 60%；中成药价格加成率最高达到 66 倍，最低仍有 90%。虽然通过对华蟾素等高价药品的专项整治，起到了一定的成效，但治标不治本，小金丸、西黄丸等高价药品层出不穷。

2020 年初，杭州市医疗保障局在全省率先实行医保非招标药品支付限价措施，疏堵并举、标本兼治，非招标药品高价乱象整治效果显著。下半年，浙江省医疗保障局出台了《浙江省提升药品集中采购平台功能推进医保药品支付标准全覆盖改革方案》，自 2020 年 9 月 1 日起，所有纳入省药械采购平台在线交易的医保目录内药品（不含自行采购药品），均纳入医保药品支付范围，并确定了医保药品支付标准。

二、主要做法

（一）完善管控，全面加强协议管理

通过协议约定明确医保药品价格管理具体要求，循序渐进实现药品控价。一是补充协议，试点运行。2019 年 9 月，杭州市医疗保障局与部分定点医药机构签订补充协议，明确药品最高加价率，对上传药品费用予以限制，高价药乱象得到初步控制。二是明确标准，全面施行。2019 年 12 月修订新版医保服务协议，明确医保经办机构可对药品费用存在异常的定点医药机构制定最高支付限额，全面铺开高价药整治。三是持续推进，合理定价。以新版医保服务协议为基础，细化名单确立、材料收集、数据测算、结果公示、维护发布、动态监测等 6 项限额流程，优化药品上传费用限价规则，确保限额制定全流程公开透明、科学合理。

（二）多措并举，精准定位限额药品

采用“重点突破”与“多重筛查”相结合的模式，分阶段、分批次对易被滥用的非招标药品制定支付限额。一是定期排序重点关注。筛选医药费用发生排名靠前的非临床必需药品并对其重点关注。2020 年为中成药费用发生情况排名靠前的西黄丸胶囊制定支付限额后，平均医疗费用降幅达 17.42%。二是实时监测及时处理。借助大数据分析平台，筛选短期内费用波动幅度较大或与同类招标药品差价较大的药品予以限额。某企业生产的规格为 6g 的当归补血丸 2019 年 10 月平均单价 135.15 元，12 月上涨至 192 元。实行支付限额后，2020 年费用较 2019 年四季度降幅 77.95%。三是日常监督跟踪限额。对日常监督中发现的滥用严重的药品进行限额。对检查发现的某企业生产的规格为 15g 小建中颗粒进行限额，支付价格由均价 87.12 元下降至 36.74 元。

（三）加强分析，科学设置限额标准

以保障民生、科学合理、动态平衡、严格管理为原则，结合数据分析手段，科学设置药品支付限额标准。一是搭建模型，综合验算。通过选定参照品、利用差比价规则建立科学计算模型开展自动计算支付限额，采用日服用量、实际发生费用加权平均等多种方式进补充测算、综合评价，着力减少偏差，确保价格结果真实合理。二是参照定价，动态平衡。合理选用定价参照品，优先选用有浙江省集中招标采购中标价的药品，其次选用有全国最低中标价药品。对通用名下存在多个参照品的药品，按照生产企业相同、规格相同、剂型相同、在同一剂型包内的顺序依次选择。通过分类分层、横向对比、综合分析等方式保证支付限额符合市场价格规律。

三、主要成效

制定医保支付限额有效遏制非招标药品价格异常上涨势头，引导医药机构优先使用纳入省药械采购平台挂网采购的药品，“高价药”整治效果显著，促进医药市场有序竞争、健康发展。

（一）非招标药品费用降幅明显

2020 年 3 月杭州市第一批非招标药品实施支付限额。实行后两个月内，18 种非招标药品（145 个非招标编码）中，西药总费用较上一年平均下降 33.18%，使用数量下降 16.73%，均价下降 19.75%；中成药总费用下降 68.07%，使用数量下降 44.7%，均价下降 42.26%。

（二）非招标药滥用现象得到有效遏制

杭州市 2020 年在用药品编码共计 20217 个，其中非招标药品编码占比 33.74%，较 2019 年下降 12.46%。2020 年 3 月至 4 月，杭州市主城区定点医药机构发生药品列支医疗费共计 19.18 亿元，其中非招标药品医疗费用 1.76 亿，月均列支费用较上年下降 61.92%，占比下降 40.77%，节约医保基金约 2.86 亿。

（三）高价非招标药品种类及占比明显下降

2020 年 3 月至 4 月，杭州市主城区定点医药机构使用的超过 200 元的高价非招标药品共计 51 个，列支金额 866.95 万元，高价非招标药品种类占 0.9%，列支金额占 4.93%，占比分别较 2019 年下降 59.82%、78.02%。

案例四：嘉兴市以医保基金绩效评价助推医疗保障高质量发展

嘉兴市医保局 2019 年挂牌成立以来，以医保历史数据为基础，聘请专业学术团队，积极探索医保基金绩效评价，被列入浙江省医保基金管理绩效评价唯一试点城市。

一、改革背景

嘉兴市探索医保基金绩效评价，基于问题导向与目标导向相统一的思考。一是近两年医保基金收入明显放缓，但基金支出仍保持较大规模快速增长，给医保筹资和待遇支付带来了巨大挑战。二是待遇需求高涨与支付能力不足的矛盾突出，给基金带来了巨大压力。三是全市6个统筹区各自建设独立的医保信息系统，存在着业务编码不统一、应用数据不共享、异地联网难度大等问题，政策碎片化严重，制约了统计口径、分析研判的精准性，阻碍了医保事业健康可持续发展，精细化管理层级低。四是医保领域违法违规行为频发，但监管能力不足，需要尽快弥补。为此，嘉兴市自2020年3月起，通过指标设定，数据收集计算，全面开展对2019年医保基金运行情况的绩效评价，其目标是为医疗保障事业高质量发展赋能。

二、主要做法

(一)科学设计指标架构

按照"预算精准、负担合理、运行高效"的建设目标，以县(市、区)为基本评价单位，分职工医保和城乡居民医保两个险种，设置了包括产出效益、管理质量和社会效益等三个方面8项内容的18个具体指标。

一是突出产出效益导向。设置反映基金收入、待遇保障、基金支出和基金结余质量四大指标，评价各县(市、区)10项绩效，权重61%，归集30多项基础数据，监测各县(市、区)医保基金使用质量，引导各地把保障参保人待遇放到首要位置。

二是突出精准管理导向。设置反映医疗协同、预算执行和基金监管等三大指标，评价各县(市、区)7项绩效，归集20多项基础数据，引导各地加强政策和管理协同，增强预算编制和执行的严肃性，提高基金监管的覆盖面和工作力度，权重29%。

三是突出医保服务导向。以医保政策宣传评价、窗口服务满意度和打击医保基金欺诈行为知晓率三个维度11项内容，委托市统计局开展满意度调查，促进医保工作更好地满足参保人的医疗需求，权重10%。

(二)科学运用绩效评价

为规范绩效评价工作，嘉兴市2020年7月制定出台《基本医疗保险基金绩效评价管理办法》。

一是明确绩效评价的对象和方法。绩效评价的对象为嘉兴市6个县(市、区)的职工和城乡居民基本医疗保险基金(含大病保险基金)；绩效评价通过定量与定性评价相结合，综合运用目标比较法、历史比较法、横向比较法等方法。

二是明确绩效评价评分标准。绩效评价采取量化打分方式，试行总分100分制，按照职工医保和城乡居民医保各50%权重折算；根据评价具体指标分别设置评分标准。

三是明确绩效评价的工作程序。包括制定方案、县(市、区)自评、市级评价和结果公布等四个阶段，每个阶段均明确相应的工作职责和任务，实行非年度指标的季度监测、半年通报和全部指标的年度评价。

四是明确绩效评价的结果应用。绩效分为优、良、合格和不合格四个档次，建立反馈与整改制度，对评价综合排名靠前的县(市、区)给予通报表扬，并抄送同级人民政府。

三、取得成效

(一)通过绩效目标挤出不合理支出"水分"

以人均基金支出增速控制在10%以内为目标导向，采取针对性措施，基金支出从2018年之前每年20%以上的增长率，下降到7%以内。2019年，全市基本医保基金支出增长率从2018年24.8%降至6.23%，下降18.57个百分点，从原高于全省平均8.1个百分点，降至低于全省平均6.77个百分点。2020年，基本医保基金支出增长率为3.39%，较2019年又下降2.84个百分点，医保基金支出逐步步入良性发展轨道。

(二)通过指标制衡纠正全方位管理"偏科"

指标设计时充分考虑了相互制衡因素，如住院实际报销率，一方面设置绩效目标值，另一方面与人均筹资相匹配，人均筹资更需要与在岗职工平均工资和居民可支配收入相符，避免因追求高报销率而过度增加单位、群众的筹资负担。

(三)通过评价结果树立一体化统筹"导向"

通过对2019年绩效进行模拟评价，全市所有县(市、区)均在80分以上，与嘉兴市统筹城乡和医保一体化发展比较均衡的实际相符，印证了评价指标体系的科学性，但也暴露出不少短板和问题，一些指标还很不均衡。嘉兴市医保局通过进一步统一全市医保政策、加大医保基金监管力度等举措，逐项补齐短板，2020年各县(市、区)评价得分均提高到90分左右。通过评价结果的深入应用，对全市政策调整、加强运行管理发挥了积极作用。

案例五：定点零售药店信用数字化监管绍兴模式

绍兴市以定点零售药店为突破口，先行先试，构建“1+3+1”医保基金监管信用体系，实现了医保基金监管政府数字化转型的“信用引领、云上智治”，为全国定点零售药店信用监管提供了可操作、可复制的“绍兴模式”。

一、改革背景

在信用社会化深入发展的背景下，信用监管成为社会体系建设工作中重要的一项综合应用。绍兴市委市政府高度重视医保基金监管工作，2019 年 5 月，绍兴被列为全国基金监管信用体系建设试点城市。2019 年 8 月，绍兴市十个部门联动推进信用体系建设。2020 年 6 月，定点零售药店信用监管模式上升到全市范围推广，实现全市一盘棋。

二、主要做法

构建的“1+3+1”医保基金信用监管体系，其具体内容为“开发一套评价体系、创新三大监管模式、联通一个应用平台”。

（一）开发一套信用评价体系

按照长三角一体化的战略定位，绍兴市结合信用评价指标体系的维度、结构和权重等相关因素，开发设计出 6 大类 19 子项共 58 条信用评价指标，信用评价分为 A、B、C、D、E 五个等级，对定点零售药店实施标准化信用评价管理。

（二）创新三大监管模式

一是创新“智慧医保+云上智治”监管模式。在全市定点零售药店统一安装视频探头，视频影像和进销存数据实时上传至“绍兴市政务云（阿里云）”，形成全市统一的智慧监管业务信息库。二是创新“智慧医保+纪法协同”监管模式。在全国首创纪法协同监管机制，联合纪委、监委出台《关于强化监督检查有力维护医保基金安全的通知》，建立欺诈骗保案件双向移送机制。三是创新“智慧医保+枫桥经验”监管模式。结合枫桥经验，建立医保社会监督员制度，全市共组建医保社会监督员队伍 510 名，实现网格化管理。

（三）联通一个应用平台

将信用评价结果纳入信息共享平台，通过云端共享，形成不同部门间信息互通、结果互认、力量叠加的多场景运用，充分发挥守信激励和“一处违法，处处受限”的联合惩戒作用。

三、改革成效

绍兴医保基金信用监管体系，在推进医保领域政府数字化转型、有效遏制基金不合理增长、科学配置监管执法力量、助力新冠疫情防疫等方面起到显著作用。

（一）助推医保领域数字化改革

全市推行的信用监管系统对药店的进销存数据、销售行为实行 24 小时监管，交易前后三分钟数据上云保存。同时整合市场监管、税务等部门的有关职能，实现信息互联共享，有力推进医保领域的数字化转型。

（二）降低基金支出增长速度

信用监管系统上线后，全市定点零售药店 2019 年医保统筹基金支付金额增长率为 31 %，2020 年增长率为 17%，同比下降 14 个百分点，基金支出节约 6845 万元，有效降低基金支出增长速度。

（三）优化监管执法力量配置

全市定点零售药店基金支出约占总基金 13% 左右，而监管精力却要耗费 60% 以上。通过信用监管，可减少对定点零售药店的人员投入，集中力量对定点医疗机构进行重点监管，实现执法力量的科学配置。

（四）助力防疫复工精准高效

新冠疫情防控期间，利用信用监管系统，对定点零售药店所有医保药品的销售价格、行为进行管控。同时与中国农业银行合作开发“药店 e 贷”产品，截至 2020 年底，已对 17 家药店放贷 1584 万元，解决部分定点药店资金周转难等问题。

安徽省

工作综述

2020年，安徽省全面落实省委省政府和国家医疗保障局各项决策部署，统筹推进疫情防控和经济社会发展，做好“六稳”工作，落实“六保”任务，推进医疗保障各项重点工作取得积极成效。截至年底，全省基本医疗保险（以下简称基本医保）参保6704.60万人，参保率稳定在99%左右。其中，职工基本医疗保险（以下简称职工医保）参保951.62万人，城乡居民基本医疗保险（以下简称居民医保）参保5752.97万人。全省基本医保基金（含生育保险）总收入803.15亿元，支出735.36亿元，累计结存778.59亿元。

一、服务新冠肺炎疫情防控

（一）救治经费“两个确保”

为做好新冠肺炎医疗救治工作，省医疗保障局在全国率先出台多项疫情期间特殊救治保障政策，确保患者不因费用问题影响就医，确保收治医院不因支付政策影响救治。2020年1月22日，省医疗保障局与财政厅联合印发《关于做好新型冠状病毒感染肺炎救治保障工作的通知》，将新冠肺炎确诊患者纳入特殊保障范围。1月26日，省医疗保障局印发《关于应对新型冠状病毒感染疫情临时新增基本医疗保险医疗服务项目的通知》，新增新冠肺炎核酸检测、抗体检测等11个医疗服务项目，并纳入医保支付范围。1月28日，省医疗保障局会同省财政厅、省卫生健康委联合印发《关于做好新型冠状病毒感染的肺炎疫情医疗保障工作的补充通知》，将新冠肺炎特殊保障范围扩大到疑似患者。1月31日，省医疗保障局印发《关于做好疫情防控期间医保门诊慢性病等服务管理工作的通知》，为医保门诊慢性病患者提供“五项便利”。2月1日，省医疗保障局印发《关于做好新型冠状病毒感染的肺炎患者医保费用结算工作的通知》，要求按照“先救治、留信息、再清算”的原则做好前期结算工作，减轻医疗机构工作负担。3月2日，省医疗保障局会财政厅、卫生健康委印发《关于进一步明确新冠肺炎医疗保障有关事项的通知》，将各级各类医疗机构发现的符合卫生健康部门新冠肺炎诊疗方案的疑似病例，在医疗机构隔离期间发生的医疗费用纳入新冠肺炎特殊保障范围。4月29日，省医疗保障局印发《关于调整完善新型冠状病毒核酸检测和抗体检测项目价格和医保支付政策的通知》。2020年全省合计预拨医保专项救治资金3.18亿元，共结算新冠肺炎疫情患者（含疑似病例）4281人次，医保基金支出2333.4万元。

（二）落实经办服务“五个办”

2月6日，省医疗保障局和税务局印发《关于优化医疗保障经办服务 推动新型冠状病毒感染的肺炎疫情防控工作的通知》，推进医保经办服务“不见面办”“及时办”“便民办”“延期办”和“放心办”，实现疫情期间服务不间断、人员少聚集。

（三）阶段性实施“减延缓”

3月27日，省医疗保障局、财政厅、税务局印发《关于阶段性减征省直职工基本医疗保险费的通知》，阶段性实施全省职工医保缴费“减延缓”政策。2020年全省累计为15.43万家企业减负29.61亿元，助力企业复工复产。

（四）检测试剂省级集中招采

为保障全省新冠病毒相关检测试剂的正常供应和使用，促进相关检测试剂价格回归合理水平，5月29日，省医疗保障局采取“四价联动法”开展省级集中采购，核酸检测试剂、抗体检测试剂产品挂网限价与医疗机构原实际采购价相比，平均降价幅度达83%和67%，核酸检测费用从疫情初期的400元/次降至77元/次以内。

二、助力精准脱贫攻坚

（一）实现贫困人口“基本医疗有保障”

3月24日，省医疗保障局印发《关于决战决胜脱贫攻坚“抗疫情、补短板、促攻坚”专项行动方案》,要求在全省组织开展决战决胜脱贫攻坚“抗疫情、补短板、促攻坚”专项行动,全面摸清贫困人口新冠肺炎患者、贫困人口及贫困边缘人口参保基础数据,动态清零未参保问题。3月27日,省医疗保障局、财政厅、卫生健康委、扶贫办印发《关于坚决完成医疗保障脱贫攻坚硬任务的实施意见》,健全贫困人口参保缴费核查联动机制,完善贫困人口分类资助参保政策,对特困人员全额资助,对低保对象及其他贫困人口全额资助。6月2日,省医疗保障局印发《关于进一步做好2020年农村建档立卡贫困人口参保缴费工作的通知》,推动稳定实现农村建档立卡贫困人口全部纳入基本医疗保障制度覆盖范围。7月29日,省医疗保障局会同财政厅、卫生健康委、省税务局、扶贫办印发《关于高质量打赢医疗保障脱贫攻坚战的通知》,组织各地努力克服新冠肺炎疫情和洪涝灾害影响,确保现行标准下贫困人口基本医疗有保障。

截至年底,全省共通过医疗救助资金资助337.35万贫困人口参保,资助金额8.43亿元,贫困人口全部纳入基本医保、大病保障和医疗救助三重保障制度覆盖范围。在待遇支付方面,全年全省贫困人口共计131.88万人次享受住院综合医保报销待遇,医保支付80.53亿元;共计595.88万人次享受门诊慢性病综合医保报销待遇,医保支付22.94亿元。

(二)整改扶贫问题,治理过度保障

一是全面整改巡视反馈问题。针对中央专项巡视“回头看”指出的健康扶贫问题,省医疗保障局配合卫生健康部门抓好问题整改,并印发《中共安徽省医疗保障局党组关于中央脱贫攻坚专项巡视“回头看”反馈问题及其他医保扶贫问题整改工作方案》,建立医保扶贫问题整改台账,全部认领、全面整改。4月—6月,全省开展健康扶贫过度保障问题治理。

二是完善门诊慢特病管理服务。6月23日,省医疗保障局、卫生健康委、扶贫办印发《关于进一步加强贫困人口慢性病医保管理服务工作的通知》,要求规范贫困人口门诊慢特病鉴定管理。

三是组织开展精准提升行动。11月6日,省医疗保障局印发《安徽省贫困人口医药费报销质量精准提升行动实施方案》,要求科学合理确定贫困户医药费报销比例标准,力戒福利化倾向。

截至年底,全省贫困人口住院费用、门诊慢特病费用实际报销比例较2017年分别回落了5.41个百分点、2.59个百分点。

三、完善筹资和待遇保障

(一)部署居民医保工作

8月7日,省医疗保障局、财政厅、税务局、扶贫办联合印发《关于做好2020年城乡居民医疗保障工作的通知》,明确了2020年全省居民医保人均财政补助标准和个人缴费标准同步新增30元,分别达到550元和280元。同时,印发《关于进一步做好长江(安徽段)退捕渔民医疗保障工作的通知》推动全省30421名退捕渔民全部纳入居民医保覆盖范围,支持打赢长江禁捕退捕攻坚战。

(二)优化门诊保障政策

一是落实高血压、糖尿病(以下简称“两病”)门诊待遇保障。截至2020年底,全省1105.1万人次享受“两病”门诊用药保障待遇,政策范围内门诊药费报销比例稳定在50%以上。

二是优化门诊慢性病保障政策,规范慢性病用药管理。全省为门诊慢性病群众提供3个月“长处方”、网上受理鉴定申请等五项便利服务。

三是制定印发《安徽省基本医疗保险门诊慢性病、特殊病管理办法(试行)》,统一全省基本医保病种管理、病种认定,保障待遇等政策。

四、完善医保目录动态调整

(一)健全目录调出机制,实现与国家同步

2020年1月1日起,全面执行2019年版国家医保药品目录。同时,国家医疗保障局要求,原省级药品目录按规定调增的乙类药品,应在三年内按4∶4∶2的比例逐步消化。6月28日,省医疗保障局会同人社厅出台《关于做好部分药品先期调出〈安徽省基本医疗保险、工伤保险和生育保险药品目录〉的通知》,将347个国家按规定程序调出的药品、4个协议期满未成功续约的药品、7个省增补但被国家卫生健康部门列入重点监控的药品调出省医保支付范围。《安徽省基本医疗保险慢性病门诊用药目录》内的相同药品,同步调出医保支付范围。

(二)将部分中药配方颗粒纳入本省医保目录

根据省市场监管局、药品监管局、经信厅、卫生健康委、省中医药局、医疗保障局6部门联合印发《关于进一步完善我省中药配方颗粒试点研究有关事项的通知》相关要求,3月25日和7月24日,省医疗保障局分别印发《关于公布第二批纳入我省医保支付范围中药配方颗粒品种目录的通知》《关于公布第三批纳入我省医保支付范围中药配方颗粒品种目录的通知》,将部分中药配方颗粒纳入安徽省医保支付范围。

(三)完成2020年目录消化任务指标

9月22日,省医疗保障局会同人社厅联合印发《关于做好我省基本医保、工伤保险和生育保险药品目录原省级增补乙类药品2020年消化工作的通知》,将159个安徽省医药集中采购平台2019年度采购量为"零"的原省增补药品,自2021年1月1日起调出目录。加之2020年6月底调出的7个原省增补但被国家卫生健康部门列入重点监控的药品,2020年度共调出原省级增补药品166个,占待消化品种的40.39%。

五、持续推进医保支付方式改革

2020年6月9日,省医疗保障局印发《关于开展基层医疗机构适宜日间病床收治病种医保结算试点工作的通知》选择11个县(市)开展适宜日间病床治疗病种试点,探索建立符合基层群众就医习惯的支付方式,引导患者到基层就医,促进分级诊疗。6月10日,印发《关于开展基本医保区域总额预算管理下按病种分值(点数)付费试点工作的通知》,选择芜湖、宣城、安庆3个市开展按病种分值(点数)付费试点;6月20日,省医疗保障局印发《关于加强紧密型县域医共体基本医保基金拨付监督管理的通知》,建立账户共管、压茬拨付、联合审核、激励约束、监督问责等机制,加强紧密型县域医共体医保基金监督管理。11月3日,按照国家医疗保障局统一部署,宿州、阜阳、淮南、芜湖、宣城、黄山6个市被国家医疗保障局确定为区域点数法总额预算和按病种分值(DIP)付费国家试点城市,试点城市数全国第二,此外安庆市继续作为DIP付费省级试点城市,按照国家统一的技术规范和要求,同步推进相关试点工作。11月10日,合肥市按疾病诊断相关分组(DRG)付费国家试点工作,通过DRG付费国家试点技术指导组评估,成为第一批开展模拟付费的城市。

六、加强医保基金监管

(一)开展专项治理行动

在省纪委监委的指导下,省医疗保障局与卫生健康委联合开展以"两机构一账户"(即医保经办机构、定点医疗机构和紧密型医共体医保基金账户管理单位)自查自纠、部门抽查复查为主要形式的专项治理行动,对全省所有定点医疗机构2018年1月1日至2020年5月31日期间的医保基金使用情况进行全覆盖检查。省、市、县三级医疗保障部门共检查定点医药机构19783家(未统计村卫生室),处理协议医药机构7068家,其中暂停医保服务协议530家、解除医保服务协议150家,6家定点医药机构有关责任人和18名参保人被移送司法处理。追回医保基金11.2亿元。向53人发放举报奖励4.42万元,公布典型案例927起。

(二)督导查办骗保事件

针对媒体报道太和县多家医院骗保问题,按照省委、省政府和国家医疗保障局领导批示要求,省医疗保障局与卫生健康委组成联合检查督导组,督导阜阳市太和县彻底查清违规事实,严格依法依规处理。同时部署开展定点医疗机构专项治理及"回头看"专项排查,进一步完善基金监管长效机制。

(三)完善基金监管制度

一是建立部门联席会议机制。建立起由省医疗保障局牵头、15个部门共同参与的医保基金监管部门联席会议制度,建立重大案件联合调查、重要情况通报反馈、调查结果移交、违法违规行为联合惩戒等工作机制。

二是加强对基金追回全流程的规范管理。4月29日,省医疗保障局联合财政厅出台《安徽省医疗保障监管查处基金追回流程管理暂行办法》,全流程规范监管查处应追回基金的认定、缴拨、核算、分配、使用等工作,解决医保监管查处基金追回的"最后一公里"问题。

三是规范管理行政处罚自由裁量权。11月26日,省医疗保障局印发《安徽省医疗保障行政处罚自由裁量权适用规则(试行)》,通过规范自由裁量权管理,强化权力监督制约,维护定点医药机构和参保人员的合法权益。

七、开展药品耗材集中带量采购

(一)推广耗材集采试点经验

为了让医疗保障改革成果惠及更多患者,6月29日,省医疗保障局等四部门联合印发《关于推广高值医用耗材集中带量采购试点经验的实施办法》,在全省范围内全面推广骨科脊柱类、眼科人工晶体类带量采购成果。8 月,组织省第二批高值医用耗材带量采购谈判议价,240 个骨科关节类产品价格平均降幅 81.97%,其中 160 个进口产品降幅 81.3%;73 个心脏起搏器类产品价格平均降幅 46.75%,其中 68 个进口产品降幅 44.7%,实现进口与国产"同谈同降"。经测算,第二批中选的两类产品年节约采购资金为 6.71 亿元。

(二)落实国家药品集采成果

2020 年,安徽省继续落实国家药品集采成果,国家第一批集采试点扩围 25 种药品全部完成首年约定采购量,并产生联动降价效应;第二批 32 种药品自 5 月起执行,26 种药品完成首年约定采购量,剩余 6 种药品平均完成 69%,采购进度超过预期;第三批 55 种药品中选结果于 11 月下旬在全省落地执行。经测算,全省执行国家三批集采中选结果后,年度可节约采购费用约 16.9 亿元。

(三)开展未过评药品谈判议价

面对未过评药品"质杂价乱"的现状,全省创新招采机制,选取相同药理功效的整类药品进行分类谈判,形成质量层次与市场价格综合评价体系,探索开展"未过评"药品省级带量采购谈判议价。10 月,在 29 个头孢菌素类"未过评"药品试点成功的基础上,又选取呼吸系统用药、抑酸药、肝胆疾病用药及医学影像对比剂四大类开展全省公立医疗机构临床常用药品带量采购,最终有 60 个产品谈判成功,平均降幅 50.26%,其中最高降幅达 76.55%。经测算,全省年度可节约药品费用约 5.06 亿元。

八、完善医疗服务价格体系

(一)调整基层医疗机构诊疗费标准

全省调整基层医疗机构一般诊疗费标准,乡镇卫生院和社区卫生服务中心一般诊疗费由每门诊人次 10 元调整到 11 元,行政村卫生室和社区卫生服务站一般诊疗费由每门诊人次 6 元调整到 7 元。

(二)调整儿科服务价格项目加收政策

为体现医疗技术服务价值,调整 6 岁以下儿童医疗服务价格项目加收政策,加收比例统一由"20%"调整为"30%"。

(三)授权新医疗服务价格项目自主定价

为促进新医疗技术尽快进入临床使用,授权省属公立医疗机构对 86 个新医疗服务价格项自主制定试行价格。

(四)新增疫情防控相关医疗服务价格项目

在全国率先临时新增"新冠肺炎核酸检测、抗体检测、互联网远程诊察费"等 11 个新冠肺炎防控相关的医疗服务价格项目。

(五)完善"互联网+"等医疗服务价格项目

为满足临床新技术应用需求,全省新增医疗服务价格项目 47 个;在已有同步远程病理会诊等 8 个"互联网+"医疗服务价格项目的基础上,完善"互联网+"医疗服务价格和医保支付政策;为支持长三角医疗一体化发展,同意复旦大学附属儿科医院专家在国家儿童区域医疗中心(安徽省儿童医院)开展医疗服务,门诊诊察费执行上海市政府指导价。

(六)落实特需医疗服务

为满足多层次医疗服务需求,2020 年 11 月 3 日,省卫生健康委、医疗保障局联合印发《关于同意省立医院开展特需专家门诊和特需体检医疗服务的批复》,同意省立医院开展特需专家门诊和特需体检医疗服务,第一档特需专家门诊诊察费不超过 300 元/人次,第二档特需专家门诊诊察费不超过 150 元/人次;特需体检费用在实际体检项目(不含 PET-CT 及特需床位费)收费基础上加收不超过 100%。

(七)支持国家儿童区域医疗中心发展

为支持国家儿童区域医疗中心发展,快速提升与先进地区儿科同质化水平和疑难病症诊治能力,2020 年 11 月 9 日,省医疗保障局印发《关于完善儿童国家区域医疗中心医疗服务价格的批复》,一是同意复旦大学附属儿科医院专家在国家儿童区域医疗中心(复旦大学附属儿科安徽医院、安徽省儿童医院)开展医疗服务,门诊诊察费执行复旦大学附属儿科医院政府指导价;二是对安徽省基本医疗保险医疗服务项目目录里未开展无价格而输出医院有政府指导价的项目,同意国家儿童区域医疗中心按照《关于授权省属公立医疗机构制定新开展医疗服务试行价格的通知》规定,自主制定试行价格,经省医疗保障局、卫生健康委核实后执行,并开辟国家儿童区域医疗中心自主制定试行价格绿色通道,确保其申报项目在临床快速应用。

九、优化医保公共管理服务

(一)推进长三角异地就医门诊费用直接结算

9 月底,安徽省实现长三角地区异地就医门诊费用直接结算双向互联互通。截至年底,全省与长三角地区 7223 家定点医疗机构实现普通门诊异地就医直接结算，作为参保地累计结算 78027 人次，发生医疗费用 2271.62 万元；作为就医地累计结算 1231 人次，发生医疗费用 31.26 万元。10 月 13 日，省医疗保障局印发《安徽省扎实推进长三角医疗保障更高质量一体化发展工作方案》，明确了长三角医保一体化下一步的工作思路、目标要求以及推进措施。

（二）优化各项公共服务

12 月 31 日，省医疗保障局印发《关于深入推进医疗保障系统“放管服”改革 进一步提升医保经办服务质量的通知》，要求全省医疗保障系统围绕群众办事的堵点、难点和痛点问题，对医保服务进行全面细致大排查，进一步提升医保经办服务质量，强化经办服务监督、优化便民服务措施。

一是推进医保服务“一网通办”。8 月 31 日，省医疗保障局印发《安徽省医疗保障经办政务服务事项清单及办事指南》，12 项医保服务上线安徽省一体化政务服务平台——皖事通办，实现“一站式服务、一窗口办理、一单制结算”。

二是加强服务窗口标准化建设。8 月 31 日，省医疗保障局印发《安徽省医疗保障经办服务管理规程（试行）》，并推出经办窗口服务规范，要求实施医保经办服务“好差评”制度，实现医保政务服务事项、评价对象、服务渠道全覆盖。

（三）推进智慧医保建设

4 月 17 日，省发展改革委《关于安徽省医疗保障信息平台项目立项的复函》同意建设安徽省医疗保障信息平台项目。2020 年，省医疗保障局完成省级医保平台建设的总体架构和顶层规划，项目可行性研究报告获国家医疗保障局批复，设计方案通过专家评审。

（四）推广医保电子凭证应用

2020 年全省医保电子凭证激活 2746.04 万人、激活率 41.5%、激活率排名全国第 3，全省医保结算由“卡时代”迈入“码时代”。8 月 25 日，推出医保电子凭证省内异地就医结算服务，参保人只需出示医保电子凭证就可以在参保地区以外的省内其他地区现场完成医保结算。

重要活动

1. 启动全省医保基金安全宣传月活动。4 月是全国“打击欺诈骗保，维护基金安全”集中宣传月。考虑到疫情防控等因素，安徽省改为以线上宣传为主。各地医疗保障部门宣传医保政策、曝光典型案例、公布举报电话，通过网络媒体发布打击欺诈骗保相关政策法规，通过微信公众号推送宣传材料，多渠道开展有奖答题活动。活动期间，线上关注量达 242.2 万人次，参加有奖答题活动 13.4 万人次，发放奖金 5 万余元。

2. 全省医疗保障工作电视电话会议召开。4 月 8 日，安徽省医疗保障局组织召开全省医疗保障工作暨党风廉政建设工作电视电话会议。会议总结了 2019 年全省医疗保障工作，部署了 2020 年全省医疗保障和系统党风廉政建设重点工作任务。

3. 全省打击欺诈骗保专项治理工作动员部署电视电话会议召开。4 月 20 日，省医疗保障局组织召开全省打击欺诈骗保专项治理工作动员部署电视电话会议，部署全省打击欺诈骗保专项治理工作。省监委负责同志参会，并对专项治理工作提出要求。

4. 省属公立医疗机构部分常用药品及第二批抗癌药带量采购谈判签约仪式举行。4 月 26 日，省属公立医疗机构部分常用药品及第二批抗癌药带量采购谈判成功签约仪式在合肥市举行，来自 26 个药品生产企业代表与 18 家省属公立医疗机构采购联合体牵头单位——中科大附一院（安徽省立医院）签订了谈判成功药品确认书。

5. 医保电子凭证上线启动仪式举行。4 月 30 日，安徽省暨合肥市医保电子凭证合肥医保便民服务平台上线启动仪式在合肥市政务中心阳光大厅举行。开通仪式现场，国家医疗保障局局长胡静林视频致辞，省、市领导共同启动开通仪式，宣布安徽省暨合肥医保电子凭证、合肥医保便民服务平台正式上线。

6. 长三角异地门诊费用直接结算通道全面开通。11 月 5 日，安徽省全面开通长三角异地门诊费用直接结算通道，真正实现长三角地区 41 个城市和 6631 家医疗机构门诊费用直接结算的“两个全覆盖”。

7. 省政府领导到省医疗保障局调研。 11 月 26 日，安徽省副省长周喜安一行深入省医疗保障局调研指导工作，周喜安要求省医疗保障局要秉持医保基金是人民群众生命线的理念继续保持医保基金强有力的监管态势，着力打造人性化的医保经办服务，稳慎推进医保信息平台建设，强化医疗保障政策宣传。

8. 全省定点医疗机构专项治理“回头看”工作视频会议召开。 12 月 18 日，安徽省医疗保障局召开全省定点医疗机构专项治理“回头看”工作视频会议。会议传达了省委主要领导、省政府有关领导的批示要求，贯彻国家医疗保障局定点医疗机构专项治理“回头看”工作视频会议精神，研究部署下一步打击欺诈骗保工作。

典型案例

案例一：全省稳定实现贫困人口基本医保全覆盖

安徽省持续健全医保扶贫工作机制，克服新冠肺炎疫情和洪涝灾害影响，不断把医保扶贫工作做细做实，稳定实现贫困人口基本医疗保障制度全面覆盖。

一、实现贫困人口应保尽保

（一）完善制度设计

为确保完成医保脱贫攻坚硬任务，2020 年 3 月 27 日，省医疗保障局会同财政厅、卫生健康委和扶贫办印发《关于坚决完成医疗保障脱贫攻坚硬任务的实施意见》。7 月 29 日，省医疗保障局、财政厅、卫生健康委、税务局和扶贫办印发《关于高质量打赢医疗保障脱贫攻坚战的通知》。

（二）抗疫扶贫“两手抓”

在新冠肺炎疫情期间，全省医疗保障系统组织开展决战决胜脱贫攻坚“抗疫情、补短板、促攻坚”专项行动，建立健全贫困人口参保核查联动机制，全面摸清贫困人口新冠肺炎患者、贫困人口及贫困边缘人口参保基础数据，动态清零未参保问题。

（三）参保对象分类资助

全省对贫困人口参保实行分类资助，其中特困人员全额资助，低保对象及其他贫困人口按照 80% 至 90% 定额资助。截至 2020 年底，全省医疗救助资金共资助 337.35 万贫困人口参保，资助金额 8.43 亿元，贫困人口全部纳入基本医疗保障制度覆盖范围。

二、扶贫政策精准实施

全省 70 个有扶贫开发任务的县（市、区）统一执行省定医保扶贫政策；严格执行由省医疗保障局、财政厅、卫生健康委和扶贫办制定印发的《安徽省健康脱贫综合医疗保障负面清单》；根据省医疗保障局、卫生健康委和扶贫办印发的《关于进一步加强贫困人口慢性病医保管理服务工作的通知》，不断优化完善贫困人口门诊慢特病鉴定管理，确保贫困人口在医保联网的定点医疗机构就医实行“一站式”即时结算。

三、织密筑牢保障网

为了不让百姓“病根”变“穷根”，全省在基本医保的基础上，通过大病保险倾斜支付、医疗救助托底保障等，发挥多层次医疗保障制度综合防贫减贫功能。2020 年全省 131.88 万人次享受住院综合医保报销待遇，医保综合支付 80.53 亿元；595.88 万人次享受门诊慢性病综合医保报销待遇，医保综合支付 22.94 亿元。

案例二：安徽省共享医用耗材集中带量采购红利

一、改革背景

为贯彻落实党中央、国务院《关于深化医疗保障制度改革的意见》，充分发挥药品、医用耗材集中带量采购在深化医药服务供给侧改革中的引领作用，推进“三医联动”改革，2020 年 7 月 15 日，省医疗保障局、卫生健康委、财政厅、药监局联合印发《安徽省公立医疗机构高值医用耗材集中带量采购谈判议价实施方案》，确定由安徽省医药集中采购服务中心（以下简称“省药采服务中心”）承担集中带量采购谈判议价具体工作。

二、改革举措

（一）创新保障机制

安徽省充分释放新一轮政府机构改革红利，发挥医保基金战略性购买作用，“由买单人点菜”，将高值医用耗材集中采购与医保基金支付政策有机融合，运用市场机制实现带量采购、量价挂钩、公平竞争。同时，全省深入贯彻落实习近平总书记关于“两个允许”（即允许医疗卫生机构突破现行事业单位工资调控水平，允许医疗服务收入扣除成本并按规定提取各项基金后主要用于人员奖励）的重要指示，探索重构医用耗材行业格局，着力构建患者医疗费用负担降低、医疗服务行为规范性提高、企业营商环境持续优化的“一降一提一优化”行业新格局。

（二）完善工作举措

全省采用“以量划杠，带量集采，组套竞争，三步降价”四位一体模式，针对试点高值医用耗材特点，提出“组套分组法”和“双向比质比价法”：前者以临床需求为导向，将产品组成套开展采购，避免“主材降价辅材补”；后者以大数据为依托，发挥临床专业优势，着力破解医用耗材尚无质量一致性评价体系、难以比较价格等行业难题，避免“劣币驱逐良币”。

（三）加强督导执行

建立调研督导机制，省医疗保障局开展赴企业和医疗机构的大范围、深层次调研督导，并会同卫生健康和药监等部门，在生产、配送、使用、支付四端持续发力，确保改革政策落地。

三、改革成效

（一）高值耗材大幅降价

8 月 14 日，安徽省第二批高值医用耗材骨科关节类、心脏起搏器类集中带量采购完成，骨科关节类 240 个产品价格平均降幅 81.97%（国产产品平均降价 83.2%，进口产品平均降价 81.3%），心脏起搏器类 73 个产品价格平均降幅 46.75%（国产产品平均降价 55.9%，进口产品平均降价 44.7%）；进口产品和国产产品同时降价，一些单品价格降幅达到 97%。

（二）共享红利目标实现

在耗材大幅降价的同时，各方共享红利的改革目标也得到了基本实现。一是产品价格降低直接促成患者医疗费用负担减轻。二是通过落实“两个允许”，医疗机构参与改革的积极性提高，第一批带量采购中选产品（骨科脊柱类和人工晶体）执行期内使用量较基准期（2018 年度）上升 126.6%，更多低价优质的中选产品进入临床，医疗服务行为更加规范。三是企业营商环境持续优化，具体表现为：企业产品进院难和带金销售问题得以根除，流通环境得以净化；医院回款周期从半年以上缩短至 90 天内，经营成本大幅降低；产品实现以价换量，以第一批中选产品为例，其市场占有率从基准期的 71.8% 提高到执行期内的 98.8%。

案例三：安徽省持续保持基金监管高压态势

2020 年，安徽省加快推进医保基金监管制度体系改革，严厉打击各种欺诈骗保行为。全省各级医疗保障部门全年共检查定点医药机构 19783 家（不含村卫生室），处理协议医药机构 7068 家，其中暂停协议 530 家、解除协议 150 家，6 家定点医药机构有关责任人和 18 名参保人被移送司法处理，追回医保基金 11.2 亿元，共向 53 人发放举报奖励 44169 元，公布典型案例 927 起。

一、以专项治理为主线，保持监管高压态势

（一）自查自纠与抽查复查相结合

在省纪委监委的指导下，省医疗保障局与卫生健康委联合开展以“两机构一账户”（即医保经办机构、定点医药机构和紧密型医共体医保基金账户管理单位）自查自纠、部门抽查复查为主要形式的专项治理行动。运用大数据分析手段，对 2018 年 1 月 1 日至 2020 年 5 月 31 日期间的医保基金使用情况进行全面核查。全省定点医药机构自查违规医疗总费用共计 5.14 亿元，涉及医保基金 3.2 亿元，扣除以往已经查处的费用，追回医保基金 2.56 亿元。在抽查复查阶段，省医疗保障局、卫生健康委先后组织对 20 个省属医疗机构和 16 个市（每市 5 家机构）的医疗机构开展了现场检查。

（二）开展专项治理“回头看”

太和县欺诈骗保案件发生后，省医疗保障局按照国家医疗保障局统一部署和省委省政府领导批示要求，在全省范围内举一反三，开展专项治理“回头看”，通过按周调度、包保督导、交叉检查等方式，推进“回头看”各项任务落实落细。全省共排查有住院资质的定点医疗机构 3606 家，实现 100%全覆盖检查，查出涉嫌欺诈骗保定点医疗机构 85 家（其中虚构医疗服务 54 家、诱导住院 31 家），对情节严重的 12 家定点医疗机构直接解除医保服务协议，对情节较为严重的 52 家定点医疗机构暂停医保服务协议、责令整改，移交司法处理 5 家、移送纪委监委处理 1 家，追回医保基金 973.41 万元，扣除违约金 638.58 万元，行政处罚 38.81 万元。同时，在重点查处诱导住院和虚构医疗服务的基础上，安徽省共计对违规使用医保基金的 516 家定点医药机构予以通报批评，约谈 632 家机构负责人，处理涉事医保协议医师 270 人次。

二、以集中宣传月为契机，筑牢监管思想防线

（一）组织多项线上宣传

4 月，省医疗保障局在全省范围内开展“打击欺诈骗保，维护基金安全”集中宣传月活动，宣传医保政策、曝光典型案例、公布举报电话。考虑到疫情防控等因素，宣传月活动主要以线上为主，通过网络媒体发布打击欺诈骗保相关政策法规，通过微信公众号推送集中宣传月相关宣传材料，并在多个渠道开展有奖答题活动。活动期间，宣传月线上关注量达 242.2 万人次，参加有奖答题活动 13.4 万人次，发放奖金 5 万余元。

（二）编印多种学习材料

为指导医护人员学习，省医疗保障局结合 2020 年专项治理学习教育阶段任务，梳理汇总出 23 个主要医保政策文件下发定点医疗机构；同时编印欺诈骗保案例选编，下发各级医疗保障局和定点医疗机构，并要求定点机构签订合理使用医保基金承诺书。

三、以业务培训为抓手，强化监管队伍能力建设

（一）举办全省业务培训

6 月 18 日—19 日，省医疗保障局通过“云培训”方式举办全省基金监管业务骨干线上培训。培训班上，相关人员分别就医保领域行政执法、医保大数据筛查、医保药品目录、医保诊疗项目目录、专项治理方案等内容进行深入讲解。来自各市、县医疗保障局和定点医药机构共计 8000 余人次收听收看了培训直播。

（二）参与组织飞行检查

在集中培训的基础上，抽调各市、县基金监管骨干全程参与国家医疗保障局组织的飞行检查和省医疗保障局组织的异地交叉互查，以实战促提升，全面提高省、市、县三级医疗保障部门基金监管队伍能力水平。

四、以常态长效为目标，加强监管制度建设

（一）建立联合工作机制

2020 年，安徽省建立了由省医疗保障局牵头、15 个部门参与的医疗保障基金监管部门联席会议制度，建立起重大案件联合调查、重要情况通报反馈、调查结果移交、违法违规行为联合惩戒等工作机制。

（二）规范追回流程管理

4 月，省医疗保障局联合财政厅出台《安徽省医疗保障监管查处基金追回流程管理暂行办法》，规范应追回基金的认定、缴拨、核算、监管等方面的流程管理，解决医保监管“最后一公里”问题。

（三）规范自由裁量权管理

为更好地维护定点医药机构和参保人员的合法权益，11 月，省医疗保障局印发《安徽省医疗保障行政处罚自由裁量权适用规则（试行）》，规范自由裁量权管理、强化权力监督制约。

案例四：宣城市创新合作推动长三角医保一体化发展

宣城市医疗保障部门认真贯彻落实习近平总书记关于推动长三角实现更高质量一体化发展的重要指示和在扎实推进长三角一体化发展座谈会上的重要讲话精神，创新机制、加大投入、积极合作、协同监管，扎实推动长三角医保一体化发展。2020年，宣城市接入跨省异地就医直接结算定点医疗机构共48家；在苏浙沪等长三角地区41个城市主要医疗机构住院异地就医直接结算达8710人次，结算费用达2.33亿元，医保基金支付1.59亿元。

一、多措并举，异地结算更加便捷

为更好地方便群众异地就医，提升群众幸福感、满意度，宣城市多举措打造异地结算“直通车”。

（一）实现全市定点机构互联互通

完成市级医保数据中心、“三保合一”医保信息系统建设，实现全市医保数据集成。全面做实居民医保、职工医保和生育保险基金市级统筹。全市1911家定点医药机构互联互通，实现网上直接结算。实行异地门诊直接结算接口改造“周通报”机制，按时完成全市定点医疗机构接口改造。

（二）精简手续更加便民

大力宣传备案“掌上办”，将异地备案小程序宣传推广纳入全市医保事业发展考核。开通电话、邮件、网上等备案方式，落实每日“清零”制度，确保群众网上申报备案及时审批。推进13个医保政务事项网上办，充分发挥国家异地备案小程序、微信公众号等平台作用，逐步实现企业和群众长三角地区医保服务事项由线下向线上转变。

（三）打通异地结算“肠梗阻”

定期召开医保联席会议，着力解决异地结算的难点、痛点、堵点问题。为保证长三角地区异地就医费用结算及时，宣城市开展基金拨付。6月29日，宣城市在全省率先完成原新农合跨省异地就医直接结算资金清算工作。

二、多方联动，异地合作更加紧密

为不断提升异地结算服务效率，打造合作双赢“共享路”，宣城市主动与长三角省市对接，加强合作交流。

（一）融入长三角一体化

6月19日，宣城市医疗保障部门参加2020年长三角地区医保一体化工作座谈会，签订《长三角产业合作区医疗保障协同发展框架协议》，探索建立医疗保障跨区域服务、医保支付信息共享等五项跨区域机制。

（二）精准对接谋发展

宣城市多次组织有关人员赴长三角地区（包括浙江省金华市、湖州市，江苏省常州市等地）考察对接支付方式改革、药品集中招采、医疗服务价格动态调整等工作，推进医用耗材治理改革跨区域合作交流和政策研究。同时，积极与上海市医疗保障局等单位对接洽谈，推进上海市长期护理保险在宣城市结算。

（三）加强衔接促合作

市医疗保障局积极推进本地医疗机构与长三角地区医疗机构建立合作关系。宣城市宣州区、广德市（注：县级市）等地医疗机构与江苏省南京市、浙江省杭州市部分医院建立医联体合作关系，实行医保专家与医疗资源的共享，通过智力优势互补，让参保群众就地就近享受优质医疗资源，减少医保基金支出。

三、多管齐下，异地监管更加有力

宣城市不断创新监管举措，全方位提升基金监管水平，维护医保基金“钱袋子”。

（一）深入实施“双控”综合考评

2020年4月，市医疗保障局印发《宣城市医疗保障“双控”综合考评办法（试行）》，要求在全省率先实施医保违规行为和医疗费用增长“双控”综合考评，对异地就医和异地医疗费用不合理增长进行全面评估预警。

（二）扎实开展医疗费用联审互查

针对全市参保群众在长三角地区异地就医的频次高、时间短等特点，市医疗保障局积极与上海市虹口区，江苏省无锡市、常州市，浙江省湖州市等地探索建立了长三角产业合作区医疗保障协同发展基金监管联动机制，畅通长三角地区异地结算费用联审互查渠道，并在此基础上严格费用审核、协查，对异地就医的电子票据、大额费用(超 3 万元)进行真实性核查。2020 年通过电话、函询、实地调查等方式对长三角地区异地就医产生的医疗费用累计稽核 1757 人次，涉及医疗费用 7363.65 万元。

(三)夯实协议管理根基

宣城市坚持协议管理，把异地就医费用结算与本地医药机构管理纳入全年重点工作，同部署、同落实、同检查、同考核，真正做到“两手抓、两手硬”。

案例五：安庆市慢病申报实现全流程智慧化办理

安庆市医疗保障局在 2020 年聚焦慢病管理服务中的办结时限长、参保对象提交材料杂多等堵点、难点和痛点问题，通过创新举措、整合资源，以信息技术为支撑，推行“慢性病申请鉴定全程网办”智慧化经办服务。

以往的慢性病申报需要经过参保对象填写申请表、提交纸质病历资料、送交医保服务窗口、经办部门组织医疗专家组集中审核等多个环节，整个流程下来往往需要两个月才能办结，服务对象满意度不高。2020 年，安庆市运用“互联网＋医保服务”思维，延伸医保服务窗口，整合医疗机构病案室、临床专家等资源，申请人可以通过“安庆医保”微信公众号、医疗保障局官方网站等线上渠道申请，办结时限大幅缩减，服务效能提升明显。

一、疏通慢病申报“堵点”

针对参保人员在办理慢性病资格鉴定过程中来回跑路、申报材料专业性强、意见大等问题，市医疗保障部门及时疏通“堵点”。

(一)通过“掌上办”让参保人员“零跑腿”

市医疗保障局在“安庆医保”微信公众号网上办事大厅上开创“慢性病申报”版块，线上直达，无需跑腿即可完成申请并可随时查询事项办理进度。

(二)简化鉴定材料，让申报业务容易办

参保对象通过拍照等方式上传病历资料、身份证明等材料就可以申报慢性病资格，无需提交任何纸质版材料。若参保对象在本地协议医疗机构有过住院记录则只需填报“住院号”，其余材料都交由医疗机构病案室专业人员根据申请病种有针对性地提供。

(三)经办服务“零等待”、随时办

互联网不仅突破了经办服务的时间和空间限制，也分流了经办窗口的服务压力。通过互联网技术，全市参保人员在任何时间或地点都能办理慢病网络申报，随时办、“零等待”成为现实。

二、破除慢病鉴定“难点”

医保体制改革后，安庆市医保服务中心在编人员 24 人，服务全市 72.98 万名参保人。按照改革前全市慢病待遇办理情况推算，改革后全市年慢病申请人次将达到 2.5 万，原有慢性病鉴定方式处理能力压力较大。针对此类情况，安庆市医疗保障局将慢病病种鉴定工作直接分散到各协议医疗机构慢病鉴定专家，变集中审核为随时“掌上”鉴定，慢病待遇资格办结时限由原 45 个工作日缩短至 10 个工作日。

慢病网络鉴定的开通，充分调动了患者、医疗和医保三方的协同参与。通过在线申请、在线鉴定、在线开通待遇实现多方联动、闭环管理，形成以慢性病患者为中心的完整服务链。

三、解决慢病监管“痛点”

为适应医保基金监管的新形势，安庆市充分运用大数据信息技术手段，在采集参保人员相关病历资料的同时，同步建立参保人和医保医师电子信用档案。慢病档案资料由协议医疗机构病案室上传，病种鉴定则由系统随机分配医疗专家审核，这种做法杜绝了资料造假和人情请托，从流程设置上防范了不正之风，确保慢病鉴定从申请到结果判定，始终保证阳光操作、有迹可循。

福建省

工作综述

2020年，面对新冠肺炎疫情的挑战和错综复杂的形势，福建省医疗保障部门统筹推进疫情防控和医疗保障改革发展，精准实施医保扶贫政策，强化医保兜底保障责任，减轻人民群众就医负担，圆满完成“十三五”期间各项任务。

一、基本医保制度平稳运行

全省基本医疗保险参保3840.47万人，参保率保持在95%以上。其中，城镇职工基本医疗保险参保893.13万人，城乡居民基本医疗保险参保2947.35万人。医保基金运行平稳，截至12月底，全省职工基本医疗保险基金（含生育）总收入（不含上解下拨）377.66亿元，总支出（不含上解下拨）314.60亿元，累计结存763.98亿元。全省城乡居民基本医疗保险基金总收入（不含上解下拨）247.11亿元，总支出（不含上解下拨）239.94亿元，累计结存102.91亿元。

二、全力抗击新冠肺炎疫情

坚持人民至上、生命至上，把疫情防控作为首要政治任务，以“七个确保”（即确保动员部署到位、患者放心就医、医疗机构放心救治、药品供应保障、联防联控到位、各项服务不间断、工作平稳有序）为抓手，对标对表落实疫情防控医疗保障责任。

（一）第一时间落实“两个确保”

第一时间响应落实国家医疗保障局“两个确保”要求。采取医保和财政综合保障，确保患者放心就医，及时预付基金保障“先救治、后付费”，确保医疗机构放心救治。全省共预付基金12.07亿元，结算患者798人，医疗总费用1316.43万元。

（二）落深落细疫情防控保障措施

统筹做好药品耗材供应保障、优化疫情经办服务、强化联防联控等措施，开展检测试剂集中采购，促进核酸检测、抗体检测试剂分别降价75.67%、43.57%。

（三）全力支持复工复产和复商复市

实行企业医保缴费减征缓征，2月至6月阶段性降低企业单位缴纳职工基本医疗保险费，共计减征医保缴费30.66亿元。对生产经营困难的中小企业叠加缓缴政策，2月至10月累计缓缴4.78亿元，助力实现“六稳”“六保”任务。

三、决战决胜医保脱贫攻坚

深入实施医疗保障扶贫三年行动计划，对符合条件的贫困人员全额资助参保，实现应保尽保。按照“多重保障、梯次减负”的原则，新增膀胱癌、卵巢癌、肾癌等3种大病纳入“第二道”补助，及时将因疫情新增困难人群纳入精准扶贫医疗补助范围。2020年全省共有9.48万建档立卡贫困人口享受补助政策，平均报销比例从78.3%提高到90.86%。着力打通农村医保服务“最后一公里”，全省2201个贫困村医保服务全覆盖。各地结合实际探索精准扶贫举措，泉州市建立医保脱贫攻坚“365”工作法，三明市探索实施“124”+“四个办”医保扶贫机制等，助力全面完成医保脱贫攻坚任务。

四、加强医疗保障制度建设

出台福建省《贯彻落实〈中共中央 国务院关于深化医疗保障制度改革的意见〉的八条措施》，加快构建多层次医疗保障体系，不断织牢织密医保兜底网。整合完善医保基础制度，全面完成职工基本医疗保险与生育保险合并实施，实现“两险”合并缴费、基金合并运行、业务统一办理，并延长生育津贴发放天数至不少于128天。2020年7月起率先实行职工基本医保个人账户家庭共济，全省家庭共济账户已开通11.4万户，划入共济资金3.4亿元。稳步提升基金统筹层次，巩固深化职工医保基金省级统筹，继续开展职工医保基金省级统筹调剂，共有8个统筹区受益8.81亿元，调剂后各统筹区年人均拥有基金量差从1256元下降到758元。完善医疗救助制度。对特困人员、低保对象、建档立卡贫困人口等第一、二类困难人群参加城乡居民医保个人缴费部分予以全额资助，对医疗救助对象实施特殊门诊救助、住院救助、一次性定额救助和特重大疾病补助等多层次救助。

五、稳步提高医疗保障水平

国家新版医保药品目录于 2020 年 1 月 1 日起实施，其中新增 123 个国家谈判药品纳入医保目录。出台国家谈判药品单列门诊统筹支付政策，将 20 种药品纳入门诊报销范围。城乡居民高血压、糖尿病门诊用药政策落地落实。职工医保、居民医保住院政策范围内报销比例分别为 85.97%、65.04 %，分别比 2016 年提高 0.69 和 3.19 个百分点，医保便民惠民效应不断扩大，群众获得感、幸福感、安全感不断增强。

六、“三医联动”改革持续深化

贯彻落实福建省委、省政府《关于全面推广“三明经验”深化医药卫生体制改革的意见》，进一步发挥医保战略性购买作用，统筹推进药品耗材采购、医保支付制度、医疗服务价格改革，力促“三医联动”改革实现“全联”与“深动”。

（一）建立药品耗材集中带量采购常态化机制

在落实国家药品集中带量采购任务的基础上，分批分类探索开展药品和医用耗材省级集中带量采购，动态调整药品最高销售限价，完善以市场为主导的药品价格形成机制，一年可节约医药费用 30.06 亿元。其中，国家“4＋7”集采节约费用 12.29 亿元，第二批国家集采节约费用 9.01 亿元，开展 13 种未通过一致性评价药品省级带量集中采购，平均降幅 66.39%，节约费用约 5.96 亿元；4 类医用耗材（包含高耗和普耗）省级集中带量采购，平均降幅 52.86%，节约费用 2.8 亿元。完善药品耗材改革激励机制，在患者享受改革红利的基础上，对医疗机构采购中选药品结存资金按照不超过 50%部分予以奖励。

（二）深化医保支付制度改革

推行按病种和按疾病诊断相关分组（DRG）收付费改革，省市 3 所医院（福建省协和医院、福州市第一医院、厦门市第一医院）DRG 收付费试点落地实施平稳，并将试点范围扩大至省属、福州、厦门等 5 家医院。南平市成为国家首批 DRG 付费试点模拟运行城市，厦门、莆田、龙岩、宁德四市纳入国家区域点数法总额预算和按病种分值付费试点。全省按病种收付费病种数 1381 多个，县级按病种收付费出院占比 59%。医保药品支付标准规则修订完善。41 个县域医共体实行医保打包支付成效初显，县域内基层诊疗人次占比达 60.6%。同时，结合福建省药品采购改革，探索建立药品支付标准形成机制，出台福建省医保药品支付标准制定规则，统一规范医保药品支付标准。

（三）完善医疗服务价格管理

完善医疗服务价格项目，厘清价格项目内涵边界，进一步理顺比价关系。对 22 项检验类项目、3 项手术操作类除外内容和 8 项放疗类项目计价单位进行梳理规范，调整 54 项中医诊疗项目价格和 8 项放疗类项目价格，核定 38 项新增医疗服务项目价格，出台规范家庭病床服务收费政策，调整上门医疗服务项目价格 2 项。“十三五”期间，全省各地共调价 50 次，调整金额达 52.08 亿元，医疗服务价格调整取得阶段性成效，医院收入结构正逐步优化和趋于合理，价格的导向作用逐步体现。

七、筑牢医保基金安全防线

扎实开展日常监管和专项治理，开展医保经办机构和定点医疗机构专项治理，现场检查定点医药机构 13495 家，追回医保基金 5.87 亿元。创新医保基金监管，持续推进全省和福州、厦门“两试点一示范”建设，探索建立医保信用体系，统一智能监控系统，创新网格化监管和医保服务站现场监管，引入第三方力量开展监管，三项试点（示范）工作在 2020 年国家中期评估中均获得优秀等次。加强监管能力建设。配备医疗保障基金监测力量，在福建省医疗保障电子结算中心增加医保数据监测职能，开展医疗保障大数据监测评估。2020 年 4 月，在全省组织开展“打击欺诈骗保 维护基金安全”集中宣传月系列活动，进一步营造社会共同参与医保监督的良好氛围。

八、医保治理能力全面提升

（一）优化医保经办服务

以打造窗口服务品牌为抓手，实行“简化办”“马上办”“就近办”和疫情期间“不见面办”，共取消办事材料 8 项，简化 10 项，压缩时限 5 项，精简率达 60%。全面推广“窗口综合柜员制”，基本实现“一窗受理、全城通办”，成为全国服务范例。

(二)推进国家医保信息化试点省建设

开展省级医保信息平台招标工作，在全国率先探索互联网医院诊疗医保网上结算服务，1170余万参保人员激活医保电子凭证，在全国位居前列。

(三)深化“放管服”改革

推进省市经办业务协同，11752个村卫生所开通医保服务，基本实现“村村通”。简化异地就医备案流程，省内异地联网定点医疗机构达1975家。2020年跨省异地就医住院直接结算11.06万人次，结算费用24.9亿元，医保基金支付13亿元。

(四)深化闽台医保融合发展

在莆田市设立大陆首家台胞医保服务中心的基础上，进一步推广至厦门、漳州、泉州等地，为台胞在大陆就医产生医疗费用回台报销提供“一站式”代办服务，实现台胞在闽就医不回台即可报销。

(五)加强医保行风建设

出台福建省医疗保障政务服务事项清单和办事指南。全面实行医保服务“好差评”制度，主动公开监督投诉电话，开展医保服务站品牌创建活动。福建省在国家医疗保障局政务服务“好差评”制度建设会议上作经验交流发言。

(六)构建医疗保障沟通机构

构建医疗保障与人大代表、政协委员、医疗机构、参保人、药企、新闻媒体等五大沟通机制，积极开门问计，提升医保治理体系和治理能力现代化水平。

重要活动

1. 在线医保结算服务首次试点上线。3月3日，福建省级机关互联网医院成为全国首家使用医保电子凭证实现医保在线结算的互联网医院，在线医保结算服务首次试点上线。该项互联网医疗服务不但实现了医保结算，还能对个人现金部分进行在线支付，实现在线医保身份认证、脱卡结算、互联网复诊、处方续方、医保自动结算、药品送到家等“互联网+”医保服务，让民众足不出户就能享受到医保可报销的在线诊疗服务，极大方便疫情期间患者就医。

2. 执行第二批国家组织药品集中采购和福建省药品集中带量采购中选结果视频宣讲培训开班。4月16日，福建省执行第二批国家组织药品集中采购和福建省药品集中带量采购中选结果视频宣讲培训开班。培训班由省医疗保障局、卫生健康委、药监局联合开展，培训班对药品集中带量采购相关文件进行了解读，并进行了工作部署。

3. 福建省医疗保障研究院揭牌成立。7月8日，福建省医疗保障研究院揭牌成立。福建省医疗保障研究院是在全国成立的第四家省级医保研究机构，将对应政府医保部门建立相应的研究团队，主要在医保待遇保障机制、筹资运行机制、医保支付机制、基金监管机制、药品(耗材)集中带量采购制度、医药服务价格形成机制等领域进行重点研究，并承担医保业务培训交流以及人才队伍培养等工作任务，为进一步深化福建省医保制度改革，发挥医保专业研究机构为医保部门科学决策提供技术支撑的作用。

4. 省政府领导到省医疗保障局调研。7月10日，福建省副省长郭宁宁到省医疗保障局调研，看望慰问干部职工，详细了解福建省打击欺诈骗保投诉举报相关工作情况，听取医疗保障工作汇报，并提五点工作要求：一是践行初心使命，切实增强医保工作责任感和使命感；二是积极探索创新，持续深化医保制度改革；三是聚焦民生保障，提升医疗保障服务水平；四是加强信息化建设，加快构建安全高效智慧的医保平台；五是坚持党建统领，全方位推动医保工作高质量发展。

5. 省领导到省医疗保障局调研。8月5日，福建省委书记于伟国到省医疗保障局调研，看望慰问干部职工，并就福建省贯彻落实《中共中央 国务院关于深化医疗保障制度改革的意见》和福建省八条措施，以及《中共福建省委 福建省人民政府关于全面推广“三明经验”深化医药卫生体制改革的意见》(1+8文件)有关情况进行调研。

6. 亮相第三届数字中国建设峰会，展示医保信息化建设成果。10月12日，国家医疗保障局与福建省医疗保障局以“智慧医保 服务民生”为主题亮相第三届数字中国建设峰会，对外展示医保信息化建设成果。峰会期间，福建省省长王宁、副省长郭宁宁参观了“智慧医保”展馆，现场观摩医保线上便民服务，并充分肯定了全省医保信息化建设成效。

典型案例

案例一：积极推进药耗集中带量采购工作实践

以药品领域改革为突破口，围绕“降药价、建机制、促改革”，福建医保不断健全药品(医用耗材)采购机制，稳步推进集中带量采购常态化运行，更好地保障群众用药需求，初步取得良好成效。

一、探索开展非一致性评价药品集中带量采购

福建首次开展 14 种非一致性评价药品省级集中带量采购工作，其中 13 种药品集采成功，平均降幅 66.39%，预计一年可节约药费 5.96 亿元。

(一)坚持带量采购，着力保障需求

以全省公立医疗机构年度同一通用名仿制药品总用量的 70%估算约定采购量开展带量采购。同时为确保相关工作稳妥推进，在约定采购量之外还留有一定空间，允许医生、患者选择其他非中选药品，以保障多元化的市场需求。

(二)坚持质量标准，保障供应安全

按照国家提出的“综合医改试点省份要率先探索对未纳入国家组织集中采购的药品开展带量采购”的要求，福建省将省级集采的药品范围界定为“部分采购金额较大、竞争充分、临床使用成熟、同一通用名尚未有仿制药通过质量和疗效一致性评价的药品”。针对临床、群众最为关注的非过评产品质量问题，在产品遴选、企业准入、强化部门责任等多环节予以重点关注，保障中选药品质量供应安全。

(三)坚持机制创新，降低疫情影响

省级药品带量采购所有产品申报、企业报价均通过平台远程操作，编制操作手册并通过工作群进行讲解，同时进一步优化平台操作界面并安排时段进行模拟报价，让企业熟悉报价系统，确保指引清晰、功能友好。为减少疫情对集采工作的影响，仔细掌握产品批件情况，对所有符合报名资质的企业实行全程跟踪，落实落细各项服务工作，在企业报名、产品报价的各个时间节点及时通过电话进行提醒，强化服务指导。

二、探索分类开展耗材集中带量采购工作

为进一步推进医用耗材采购制度改革，降低医用耗材采购价格，省医疗保障局联合省卫生健康委、药监局试点开展人工关节、留置针、超声刀、镇痛泵等 4 类医用耗材省级集中带量采购，4 类品种中选产品平均降幅 52.86%，预计一年可节约医疗费用 2.8 亿元。

(一)兼顾高耗普耗，分类精准施策

统筹考虑减轻患者个人负担与提高医保基金使用效率，同步探索普耗、高耗带量采购。在医用耗材目前尚无统一质量评价标准的情况下，加强临床沟通，深入剖析产品特性，多渠道搜集各类采购使用及价格信息，科学制定采购方案。在竞价规则方面，在强化大数据分析基础上合理设置降幅要求，同时根据组内产品数量、价格差异及竞争态势明确淘汰规则，促使各类医用耗材在确保临床需求的基础上，产品价格得到较大幅度下降。

(二)坚持带量采购，着力保障需求

始终坚持带量采购这个着力点，各类耗材约定采购量按照上年度总用量的 70%进行测算，各医疗机构按所有中选产品采购总量不少于上年度同类耗材用量的 70%，各中选产品采购量不少于本机构上年度同产品用量的 50%确定采购任务，将采购任务落实到参与集中带量采购的每一家医院。医疗机构在完成约定采购量之外，还留有一定空间允许医生、患者选择其他非中选医用耗材，以保障多元化的市场需求。

(三)实行货款代结，促进企业降价

在实行全省药品货款医保代结算的基础上，将集中带量采购的中选医用耗材产品货款纳入医保代结算范围。各公立医疗机构通过平台采购中选产品，当地医保经办机构于每月 15 日前按合同规定

向企业支付上一月的医用耗材产品货款。大幅缩短回款周期，显著降低企业财务成本，减轻企业现金流压力，将代结算和带量采购结合起来，促使企业进一步降价。

案例二：加快推进医保领域信用管理

一、改革举措

（一）制定信用管理规则

2019年10月，福建省医疗保障局出台《关于印发〈福建省医保基金监管方式创新试点实施方案〉的通知》，把推进医疗保障领域信用管理，建立以信用为基础的新型监管体制列为福建省医保基金监管方式创新试点的重要内容。

2020年5月，发布《福建省医疗保障领域信用管理暂行办法》（下称《暂行办法》），从6月1日正式在全省医疗保障领域实行信用管理。《暂行办法》由正文及附件两部分组成。正文部分包括总则、信息归集原则、信用奖惩原则、医疗保障定点医疗机构信用评价、医疗保障定点零售药店信用评价、药品（医用耗材）生产配送企业信用评价、人员类信用主体管理、附则等八章48条内容。附件部分主要包括《福建省定点零售药店信用评分标准》《福建省定点医疗机构信用评分标准》《药品流通企业信用评分标准》《医用耗材流通企业信用评分标准》《药品生产企业信用评分标准》《医用耗材生产企业信用评分标准》等6类评分标准。

（二）建立信用信息系统

在福建省医疗保障基金监管平台单独建立"信用管理系统"，系统包括信用归集、信用管理、统计分析、审核审批、系统管理等功能模块，制定统一规范的信用评价系统业务流程，由福建省医疗保障局和各统筹区分级使用和管理。

（三）强化评价结果应用

根据信用管理奖惩规定，做实医保信用评价结果应用，对不同信用等级的信用主体进行差异化管理。

二、改革特点

（一）医保领域全覆盖

将全省18000多家基本医疗保险定点医药机构、2000多家参与福建省药械集中采购的生产配送企业和近4000万参保人员、20多万提供医疗服务的医务人员全部纳入医疗保障信用管理，实现了所有涉及医保服务行为的主体都受到医保信用的约束作用。

（二）激励与惩戒并举

实行守信激励、失信惩戒机制，根据不同的信用采取不同的监管方式，信用最差的将被取消医保定点资格。

（三）信用评价差异化

针对不同的信用主体，分类制定标准、规范、评价指标体系和信用等级，确保信用评价公正、客观。

（四）信用归集自动化

建立医疗保障信用管理系统，制定统一规范的信用评价系统业务流程，信用管理系统根据设定的规则自动生成信用扣分，从而产生信用级别。

三、改革成效

（一）推动基金监管能力提升和监管长效机制形成

以医保领域信用体系建设试点工作为契机，将医保信用体系建设与智能监控、监督检查、协议管理等医保基金监管实际工作相结合，实现对监管各项工作的全面赋能，切实做到"检查有依据、处理有根据、管理有工具"，提升医保监管能力和监管效率。

（二）提升医保基金使用效率

根据信用管理奖惩规定，做实医保信用评价结果应用，对不同信用等级的信用主体进行分类管理。医疗保障领域信用管理设置了明确的惩罚措施，将信用管理与检查频次、基金总控、社会曝光等相挂钩，加大了信用主体失信成本，从而降低了信用主体违法违规冲动，提升了医保基金使用效率，维护了基金安全。

（三）助力社会信用体系建设

将医疗保障领域的信用信息与省发改、公安、财政、人力社保、卫生健康、市场监管、药监等部门和省公共信用信息平台的信用信息互联互通，并依法依规在"信用中国（福建）"网站向社会公开，形成强大的信用威慑，促进医疗保障领域行业自律与规范，积极助力社会信用体系建设。

案例三：福州市率先建成慢病患者网上配药直接结算系统

在新冠疫情防控期间，针对慢性病患者配药买药不方便的问题，福州市在全省率先开展电子处方流转试点和定点零售药店扫码结算的基础上，在全国率先建成慢性病患者网上配药直接结算系统——"云药房"。试点推出网上药店医保在线结算服务，打造领码、下单、结算、配送的全流程线上办理模式，实现患者足不出户"一键下单、扫码领药"。

一、创新服务模式，提升购药新体验

为了让广大参保职工购药更加便捷高效，福州市医疗保障局持续改革创新，优化结算流程，打造购药新模式。

（一）搭建扫码结算平台

在全省率先推进定点零售药店移动应用平台建设，对接国家医疗保障局医保电子凭证，完善手机端医保身份的实名实人认证机制，参保职工购药时，可直接扫码结算。截至 2020 年，全市 2082 家定点零售药店全面开通扫码购药功能，已有 3.21 万参保人员在定点零售药店扫码结算购药，结算交易 6.78 万次，结算金额 606.6 万元，在省内位居前列。

（二）启动定点药店配药结算试点

根据国家医疗保障局、国家卫生健康委《关于推进新冠肺炎疫情防控期间开展"互联网＋"医保服务的指导意见》精神，3 月 6 日，福州市在全省率先探索，在部分实体定点零售药店启动慢性病患者购药统筹基金直接结算试点，实现患者在定点药店直接快速办理配药结算，极大方便了疫情期间患者就医。

（三）打造网上配药结算系统

3 月 20 日，福州市再次推出便民服务"升级版"，上线"云药房"平台，率先试点推出网上药店医保在线结算服务。经特殊病种备案且近 6 个月内有医保门诊药品结算记录的高血压、糖尿病参保患者，若有长处方续方需求的，可通过"福州市医疗保障局"微信公众号登录"云药房"平台，享受直接下达订单、在线医保结算、快递配送上门等便利服务，并享有与在社区卫生服务中心取药同等的报销待遇。3 月 20 日，全国首单医保在线结算在福州"云药房"完成。

二、严格准入条件，服务标准不打折

为了确保服务质量，切实增强群众就医购药的体验，福州市严格规定"云药房"三个试点条件：一是具备互联网药品销售资质，能提供药品监督、通信管理等部门核发的有效证书或备案凭证。二是在福州市设立客服中心，具备独立对外提供 7×24 小时在线服务的能力，并在福州市配套医保定点实体药店，且具备自有配送药品能力（试点阶段配送范围暂定四城区）。三是具备与福州市医保处方流转管理服务平台互联互通的条件，同意服从医疗保障部门进销存数据实时上传等监管规定。同时，明确规定"云药房"线上提供长处方续方配药服务的，药品价格不得高于福建省药品阳光采购的最高限价，医保信息系统将进行实时监督。

三、智能数字监管，用药基金双安全

为确保患者用药和医保基金安全，福州市探索国家医保电子凭证便民服务应用场景，创新应用了三项技术：一是智能审核。采用事前智能审核模式，通过人脸识别、社保卡密码验证等，在线实现审方药师和购药人的身份认证。二是智能预警。针对门诊特殊病种医保备案、近 6 个月医保药品结算记录，以及是否重复、过量配药等要素，完善医保信息系统的智能判断和实时预警。三是智能监管。实现医保电子凭证平台、电子处方平台、网上定点药店系统、实体药店等信息平台的互联互通，完善订单配送流程监管以及购药人医保电子凭证的扫码认证和信息回传等技术方案，确保全流程数据可留痕、可追溯，实现业务闭环管理。

案例四：厦门市全面推行医保支付模式改革

2017 年起，厦门市医疗保障局全面推行总额预算下的点数法支付方式改革，经过多年实践，取得了显著成效。截至 2020 年 6 月，全市基层医疗机构门诊费用增幅从 42％锐减至 3％，住院费用同比增

幅下降近10%，实现医保基金总体可控、医疗机构转型提质、参保患者负担减轻的“三方共赢”局面。

一、改革背景

（一）医保基金的持续性较弱

近年来，由于医疗保障力度不断加大、人口老龄化加剧、医保支付范围扩围、医疗机构扩张以及上缴调剂金等因素，医保基金支出快速增加。同时，由于落实全国性减税降费政策等因素，医保基金收入持续减少，尤其是因新冠疫情影响实施医保费减半征收政策，全市统筹基金可支付月数濒临国家规定的安全线，医保基金运行面临风险。

（二）费用支付的精细度不高

传统的医保资金支付模式较为粗放，对同一个等级的医疗机构，不分病种及治疗难易程度，均按病人住院次数结算医保费用，导致看小病、轻病更能获取收益，容易出现大病小治、分解治疗次数甚至推诿病人等情况，既影响医疗机构技术创新的积极性，也造成参保群众就医体验感不佳。

（三）分级诊疗的助推力不足

由于“看小病更赚钱”，大型医疗机构利用资源和技术优势与基层医疗机构争病人，“虹吸效应”持续显现；基层医疗机构则在承接疾病预防、慢病管理、疾病康复等职能上积极性不足。

二、改革举措

（一）以收定支，控住支付总额

改变过去全年预算额度直接分配到每一个医疗机构的做法，年初根据基金收入情况量入为出，不搞赤字预算，实现医保基金收支年度平衡。借鉴“工分制”思路，年中把医疗机构工作量、服务量全部转化为“点数”，年终再根据预算总盘子及点数总量计算点数单价，据此折算各医疗机构的全年医保费用。点数总量大的，相应可分配到更多的医保资金。

（二）分类计酬，推进提质增效

在门诊和住院两大板块同步推进“点数法”改革，着力在点数分类计酬上下功夫，推进医疗机构提质增效。按质论价，结合行业认可的CMI（病例组合）指数进行优化，医疗机构收治的重病、难病越多，CMI指数就越高，医疗保障部门相应提高该机构的分配系数。多劳多得，门诊首创“医疗服务能力点数法”，通过医保人脸识别核身系统“刷脸”获取医生实际服务时长，结合考虑医师职称、执业类别及医疗机构所在区域、所属类别等综合因素确定其服务点数。医师实际工作量越多，则医疗机构服务能力越强，获得的相应点数越多，年底分配额度就越高。优劳多得，预先设定全市4473个住院病种相应的支付点数，大病分值高、点数就多。此外，对精神类疾病、癌症晚期治疗等8个日均费用稳定且需长期住院的病种，采用按床日付费方式，破解医疗机构推诿长期住院病人的难题；对单次住院超20万的超高费用，建立专家审核机制予以优先保障，有效解决大病分解治或大病不治等问题。

（三）完善配套，提高基金效益

为使有限的医保资金发挥更大的使用效益，着力在三方面完善配套措施。一是加强质量考核，建立医疗机构质量评价指标体系，利用大数据分析人均费用增长、重复就诊情况等重要指标运行情况，根据评价结果调整医保支付额度。二是推动行业共管，定期组织行业专家就病例病案、诊疗规范、收费项目等开展合规性、合理性审查，疑难案例由专家作评价，由“部门单管”转向“行业共管”，提升了基金精准支付水平。三是激励主动控费，建立基层医疗机构家庭医生签约管理、药品集中采购、医联体建设等重点工作结存留用机制，对促进健康管理、主动控费等节约的医保基金，明确由医疗机构留用。通过多渠道、精准化的补偿奖励，推动分级诊疗落地，促使医疗机构对医保基金管理从“要我控”转向“我要控”。

三、改革成效

通过改革，厦门市医保管理不断走向精细化、精准化，以较低的征缴收入满足了全市420多万参保人较高的医疗保障需求，医疗、医保、患者需求得到可持续保障。

（一）医保基金安全不断增强

改革后，医保部门不再对单家医疗机构下达医保费用总控指标，限制了自由裁量权，压缩了权力寻租空间，基金支出总体可控，运行更加安全。全市定点医疗机构医保费用增幅逐年下降，由改革前的17.72%下降至-0.39%，可持续发展的后劲得到明显提升。

（二）医疗机构转型提质加速

行业内逐步形成“重劳务、重技术、重成本”的发展共识，医疗机构主动依据自身功能定位，深耕学科优势、做强特色科室，从追求“大而全”向“规模适度、特色突出”转变。由于管理有效、服务提升，厦门市医疗机构每年获得医保各类奖励政策指标奖励约 7000 万元，实现了医疗机构收入和医疗服务水平相适应。

（三）百姓就医体验持续改善

厦门市参保职工、居民就医现金自费的比例分别下降 3.12％、4.02％，群众就医负担有所下降。通过“刷脸”精准聚焦服务方，规范了医师执业，剔除“挂证”医生 1000 多人次，群众就医安全得到保障。改革前推诿病人、分解住院等乱象得到极大改善，相关投诉大幅减少，群众就医获得感持续提升。

江 西 省

工作综述

2020 年,江西省统筹推进疫情防控和江西医保“1235”工程(即聚焦全面建立中国特色医疗保障制度这条工作主线;坚决打赢医保扶贫攻坚战和打击欺诈骗保持久战两场硬仗;推进支付方式、药品耗材集采和定点医药机构监管三项改革;加快智慧医保、公平医保、阳光医保、满意医保和责任医保五项建设)落地落实,全省医疗保障事业在平稳开局的基础上实现新发展。截至 2020 年底,全省基本医疗保险(以下简称基本医保)参保 4779.97 万人,其中职工基本医疗保险(以下简称职工医保)参保 599.03 万人,城乡居民基本医疗保险(以下简称居民医保)参保 4180.94 万人,参保覆盖率稳定在 95%以上。

一、确保基金运行平稳

全省基本医保基金(含生育保险)总收入 623.8 亿元、总支出 555.79 亿元,累计结存 675.6 亿元。其中,职工医保(含生育保险)基金累计结存 389.22 亿元,居民医保基金累计结存 286.38 亿元。全省医保基金运行总体平稳、安全可控。

(一)推动市级统收统支

为推进全省医保制度公平可持续发展,提高医保基金使用效率和抗风险能力,5 月 15 日,省政府办公厅转发《江西省推进医疗保险基金市级统收统支工作的指导意见》。省医疗保障局于 6 月 8 日和 10 月 23 日先后印发《关于做好医疗保险基金市级统收统支工作的通知》《关于建立全省医疗保险基金市级统收统支工作调度通报制度的通知》,明确时间节点、压实工作职责。截至年底,全省各设区市均已正式印发医保基金市级统收统支方案,全面达成 2021 年正式实施的预期目标。其中,赣州市在全省率先实现医保部门市以下垂直管理。

(二)加强预警监测分析

为加强基金预算管理和风险预警,省医疗保障局运用 2019 年基金年报和统计年报数据指标,拟定 2020 年医疗保障形势分析报告,并编制成资料手册;建立医疗保障基金报表和医疗保障统计报表的报送及分析机制,通过对关键指标的提取分析,及时了解各统筹地区基金运行情况,为管理决策提供可靠依据;落实国家医疗保障局关于开展季度形势分析工作要求,会同各处室及局属单位完成季度形势分析工作,为基金安全稳定运行提供数据支撑。

(三)完善基金管理制度

根据《中央财政医疗救助补助资金管理办法》《中央财政城乡居民基本医疗保险补助资金管理办法》《关于印发基本公共卫生服务等 5 项补助资金管理办法的通知》等相关规定,省医疗保障局、财政厅、卫生健康委、中医药管理局于 7 月 10 日共同制定《医疗服务与保障能力提升补助资金管理办法》,为全省医疗保障资金管理提供具体依据。

(四)研究建立绩效评价指标体系

为推动医保制度更加高效运行、稳健持续,省医疗保障局推动研究基金管理量化考核的绩效评价指标体系,旨在提升基金管理系统治理、综合治理和精细治理能力。

二、助力新冠疫情防控

疫情发生后,第一时间成立由省、市、县三级医疗保障局主要负责同志任组长的疫情防控医疗保障领导小组,层层压实领导责任;第一时间出台疫情医疗救治保障政策措施;第一时间调度全省医疗保障系统疫情救治保障工作;第一时间开辟救治费用、药品挂网、经办服务、待遇保障和核酸检测“五条通道”;第一时间落实省疫情联防联控成员单位任务,为打赢疫情防控阻击战贡献江西医保力量。12 月 30 日,省医疗保障局医药服务管理处获评“江西省抗击新冠肺炎疫情先进集体”称号。

(一)开辟医疗救治费用“放心通道”

通过出台“医保+财政兜底”免费救治政策、动态调整医保支付政策和预付专项医保基金,确保患者不因费用问题影响就医、收治医院不因支付政策影响救治。2020 年省医疗保障局累计向全省 109 家定点救治医院预付医保基金 3.95 亿元，完成结算新冠肺炎患者(含疑似)3020 人次，医疗总费用 4347 万元，医保基金支付 2456.83 万元，医保平均支付比例 56.51%。8 月 25 日，省医疗保障局在全国新冠肺炎医保费用结算工作视频调度会上因申报费用结算率 100%获通报表扬。

(二)开辟应急药品保障“紧急通道”

对列入疫情相关预防、诊断、治疗等临床技术指南的药品，实行直接挂网采购；对未在全省采购平台挂网的药品实行先采购、再补办手续；对国家药监局批准上市的新型冠状病毒核酸检测试剂盒开放挂网绿色通道；将防护穿戴用品和体温计等相关产品纳入挂网采购目录；对紧缺医用防护药品耗材价格实行动态监测。疫情发生后，全省共对 66 家企业的 α 干扰素等 12 种药品共 98 个产品实施紧急挂网采购，疫情相关药品网上采购总数量累计 2083.80 万盒(瓶)，总金额 5.5 亿元；先后将新型冠状病毒核酸检测试剂 31 个产品、防护穿戴用品 791 个产品紧急纳入阳光挂网采购。同时，还通过强化新冠肺炎检测医疗服务项目立项定价和开展相关医用耗材跨省联盟集采，将新冠核酸检测整体费用下降至全国最低水平的 65 元。

(三)开辟医保经办服务“绿色通道”

为最大限度降低人员聚集带来的感染风险，全省医保经办服务推行备案查询“网上办、掌上办”，咨询交流“电话办、线上办”，报销业务“邮寄办、帮代办”，结算业务“系统办、预付办”，大厅服务“预约办、放宽办”等“十个办”便民举措，并加大医保政策解读和宣传引导。在疫情防控紧要阶段，江西省、市两级医保经办机构共为参保群众办理业务 24513 笔，其中“不见面办”16484 笔，占总业务量的 67.25%。截至 6 月底，各级医疗保障部门发布与疫情防控相关信息达 2000 多条。

(四)开辟医保待遇保障“减压通道”

为保障群众医保待遇、助力企业复工复产，江西省出台并落实“减征缓缴”和“长处方”政策，对职工医保单位缴费部分实行 3 个月“减半征收”；对因疫情影响未能按时缴费的企业、灵活就业人员和城乡居民，延长缴费期限至疫情解除后 3 个月；将高血压、糖尿病等慢性病患者处方用药量放宽至 3 个月。2020 年全省累计为企业减负 16.27 亿元，其中 3 个月“减半征收”政策为 6.17 万家企业降费 9.30 亿元；受理 6.67 万家企业缓缴医保费申请，缓缴金额 6.97 亿元。

(五)开辟核酸检测费用“保障通道”

为贯彻落实《国务院应对新型冠状病毒感染肺炎疫情联防联控机制关于做好新冠肺炎疫情常态化防控工作的指导意见》，11 月 18 日，省医疗保障局会同财政厅、卫生健康委向省政府报送了《关于应检尽检“八类人群”新冠病毒核酸检测费用资金来源的请示》，经省政府批准后，三部门于 12 月 4 日联合印发《关于进一步做好新冠病毒核酸检测费用保障工作的通知》，将八类人群中的密切接触者、发热门诊患者、新住院患者、境外入境人员中的参保人员核酸检测费用临时纳入医保支付范围，与财政费用共同实施联合保障。

三、落实参保缴费，提升待遇保障

(一)做好医保参保缴费

8 月 7 日，省医疗保障局会同财政厅、税务局出台《关于落实国家医疗保障局 财政部 国家税务总局关于做好 2020 年城乡居民基本医疗保障工作的通知》。2020 年全省居民医保筹资标准为不低于每人 830 元，其中财政补助标准在 2019 年基础上新增 30 元，达到每人每年不低于 550 元，个人缴费标准在 2019 年基础上新增 30 元，达到每人每年 280 元。

为做好贫困群众参保工作、切实提高参保便捷程度，省医疗保障局加强与民政、财政、卫生健康等部门的信息共享和数据比对，按照《江西省人民政府关于实施支持农业转移人口市民化若干财政政策的意见》要求，落实持居住证参保政策，推进基本医保应保尽保。

(二)推进职工医保政策统一

聚焦职工医保筹资不规范、待遇不均衡等问题，12 月 2 日，以省政府办公厅名义出台《关于统一规范职工基本医疗保险和大病保险政策的实施意见》，在全省构建缴费标准、缴费年限、费用补缴、个人账户、住院医疗待遇和大病保险待遇、个人先行自付比例等六个方面统一规范的职工医保和大病保险制度，提升全省职工医疗保障制度规范化、标准化水平。政策统一后，职工医保单位缴费费率由全省平均 7.4%降低为 6.8%，据估算可减少用人单位缴费负担 25.5 亿元。

（三）打赢医保脱贫攻坚战

2020年，省医疗保障局系统集成推出20项医保扶贫“政策包”，包括全面取消贫困群众大病保险封顶线，起付线再降低50%，报销比例提高到65%；27种门诊特殊慢性病治疗费用纳入医保基金保障范围，等等。截至年底，全省281.6万农村建档立卡贫困人口和36.2万城镇贫困群众实现应保尽保；城乡贫困群众住院医疗费用通过基本医保、大病保险和医疗救助三重保障报销比例达73.58%，加上重大疾病补充保险等政策，整体报销比例达到90%。全省贫困人口基本医保住院报销金额38.3亿元，大病保险住院报销金额5.5亿元，医疗救助住院救助金额4亿元。全省1686个定点乡镇卫生院门诊统筹开通率100%，11327个产权公有村卫生室即时结算率100%，“长处方”报销率100%。省医疗保障局待遇保障处获评2020年全省脱贫攻坚组织创新奖。

四、深化医药服务管理改革

（一）深化医保支付方式改革

7月7日，省医疗保障局印发《江西省医疗保障局关于进一步推进我省基本医疗保险支付方式改革的通知》，推动全省范围内普遍实施按病种（病组）付费为主的适应不同疾病、不同服务特点的多元复合式医保支付方式。8月4日—5日，省医疗保障局举办由全省线上线下3000余人参加的支付方式改革培训班，邀请全国医保系统的领导和专家授课，讲解按疾病诊断相关分组（DRG）付费和基于大数据的按病种分值（DIP）付费方式。

在全面推进DRG和DIP支付方式改革国家试点工作方面，上饶市DRG国家试点工作稳步推进，在模拟运行前的评估中排名全国第7；启动赣州市、宜春市、鹰潭市等三个统筹区的DIP国家改革试点；支持南昌市、新余市医保支付方式改革升级扩面；推动其他统筹地区开展按病种付费为主的多元复合式医保支付方式改革探索实践。

（二）推进定点医药机构管理

省医疗保障局不断完善定点医药机构管理制度，指导全省开展定点医药机构评估准入工作。截至年底，全省共有医保定点医药机构27289家，其中定点医疗机构18891家（三级116家、二级530家、一级及以下18245家），定点零售药店8398家。

不断推进定点医药机构管理改革，在各统筹区开展定点医药机构准入和退出机制、定点零售药店规范化管理、中医定点医疗机构管理、“互联网+医疗”新模式、定点医疗机构医保精细化管理和定点医疗机构年度绩效考核机制等一系列管理改革。

（三）支持“江西中医药”品牌发展

为促进全省中医药产业发展，省医疗保障局于5月18日印发《关于助力打造江西中医药品牌服务中医药强省战略的通知》，推出16条具体举措，从医药机构准入、中医药使用、支付方式改革、发挥中医药治疗独特优势和政策宣传五个方面，支持打造“江西中医药”品牌。截至年底，全省将325家中医医疗机构、7182家可以提供中医药服务的零售药店纳入医保定点范围，107家养老机构中的内设医疗机构纳入异地就医定点范围；1101个中药饮片、120个中医类医疗机构制剂、78个中医医疗服务项目纳入医保支付范围。

五、深化药品耗材集中招采改革

（一）跟进国家药品集中带量采购

4月11日，全省所有公立医疗机构和驻赣军队医疗机构全面执行第二批国家组织药品集中带量采购中选结果的32个中选药品36个品规，采购价格平均降幅71.46%，最大降幅96.43%。截至年底，中选药品采购数量占约定采购量的比例为241.17%，占同品规药品采购数量的87.36%；中选药品采购金额1.16亿元，占同品规药品采购金额的62.83%；对比上年网上采购均价，节约资金3.72亿元。

11月20日，全省全面执行第三批国家组织药品集中带量采购中选结果55个品种77个品规，采购价格平均降幅70.53%，最大降幅97.04%；按照中选企业数量对应的比例计算约定采购量，采购金额从3.95亿元下降至0.71亿元，节约资金3.24亿元。

（二）探索未过评药品带量采购

在落实国家组织药品集中采购和使用试点的同时，省医疗保障局根据国家医疗保障局的统一部署和省政府有关要求，遴选部分采购量大、采购金额高、竞争比较充分的未过评药品，探索开展省级药品带量采购工作：研究制定“双信封”综合评审和“一品双中选”规则，引入市场竞争机制；在全国首次探索引入药品质量检验指标对未过评药品进行质量把关，同时对企业实力和供应能力等指标进行综合评审。12月1日，江西省公布第一批省级未过评药品带量采购中选结果，6 个品种 7 个品规 10 家企业中选，其中 3 家为原研药企业，中选价格最高下降 96.33%，平均下降 59.49%，原研药降幅全部超过 30%。

（三）推动医用耗材带量采购

为确保国家组织冠脉支架集中带量采购中选结果顺利落地实施，12 月 23 日，江西省印发《关于做好我省国家组织冠脉支架集中带量采购和使用工作的通知》，提出自 2021 年 1 月 1 日起，在全省落地执行首批国家组织冠脉支架中选结果，中选产品均价从 1.3 万元左右大幅下降至 700 元左右，预计年节约资金 1.9 亿元。同时，江西省与广东等省市组成跨省联盟，开展动脉球囊扩张导管类医用耗材集采，扩张球囊平均降幅 92%，药物球囊平均降幅 44%，据估算年可节约资金 1.12 亿元。

六、强化医保基金监管

省医疗保障局全面贯彻落实习近平总书记关于加强医保基金监管的批示指示精神，深入推进打击欺诈骗保工作。2020 年全省共检查定点医药机构 27298 家，处理违规定点医药机构 16687 家，占定点机构总数的 61.13%；处理违规参保人员 209 人，移交司法机关 51 例。全年共追回资金 7.23 亿元，追回资金占基金支出的比例在全国排名第 10。

（一）改革引领与监管创新相结合

一是加强监管顶层设计。12 月 11 日，省政府办公厅印发《江西省深化医疗保障基金监管制度体系改革的实施方案》，明确了到 2025 年全省基金监管制度体系改革路线图、任务书。

二是抓好监管试点示范。推动全省列入国家医保基金监管"两试点一示范"的 5 个城市顺利通过国家中期评估，宜春市、高安市、赣州市和南昌市获得优秀等次。

三是完善综合监管制度。10 月 10 日，省医疗保障局联合公安厅制定《江西省涉嫌医疗保险欺诈犯罪案件查处和移送工作办法》，推动打击欺诈骗保行刑衔接。11 月 18 日，省医疗保障局联合财政厅印发《关于追回违规医疗保障基金有关事项的通知》，明确违规医保基金退回路径；积极争取省委政法委支持，将"打击欺诈骗保违法行为、维护医保基金安全"列入对设区市 2020 年度平安建设考评。

（二）常态化监管与深入式检查相结合

通过建立健全现场检查和随机抽查相衔接的全方位监督检查机制，实现每年定点医药机构检查覆盖率 100%的目标。通过压实定点医药机构自查自纠责任，2020 年全省定点医药机构主动退回医保基金 8341 万元。省医疗保障局联合卫生健康委开展专项治理，全年对 732 家定点医药机构和 47 家经办机构开展设区市交叉检查，追回违规资金 7556 万元，同时配合审计署、省审计厅开展全省医保基金审计。推动设立省本级定点零售药店监测点，开展省本级用人单位参保登记行政检查、定点医药机构医保基金使用情况专项检查，督促被检单位补缴保费 543 万元，追回违规资金 1107 万元。选派全省 47 名监管干部参与国家和省级飞行检查，以案促学、以检代训。全力配合做好国家飞行检查中发现南昌市、上饶市和吉安市反馈问题整改，共追回资金 1.18 亿元。探索向保险公司、会计师事务所等第三方购买服务并邀请医疗业务收入全省排名前 10 的医疗机构相关专家、社会监督员参与省级飞行检查，2020 年共赴 11 个地市检查 14 家二级以上医疗机构、180 家一级及以下医疗机构，追回资金 5069 万元。

（三）广泛宣传与社会监督相结合

一是充分发挥宣传教育防控违规功能。2020 年全省开展集中宣传月"春雷行动"，共印发宣传折页 72.83 万份、张贴和播放宣传标语 2.48 万条、开展政策宣讲 1530 场次；同时对违规问题突出的定点连锁药店负责人进行集中预警提醒，前移监管关口，强化社会监督和行业自律。全省基金监管工作宣传内容在各类新闻媒体的年阅读点击量达到 3000 万人次。

二是鼓励社会各界参与基金监管。畅通举报投诉渠道，全年兑现举报奖励 57 例、发放奖励金 4.2 万元；同时从人大代表、政协委员、新闻工作者和医药医保专家中选聘产生 69 名社会监督员，强化政府监管与社会监督的良性互动。

七、优化医保公共管理服务

（一）推进医保信息化建设

一是启动医保信息平台建设。作为国家首批医保信息化试点省份之一，江西省医保信息平台可研报告已获国家医疗保障局和省发改委立项批复，并于 11 月 13 日进入财审阶段，预计在 2021 年内建成。

二是推广应用国家医保电子凭证。截至 2020

年底，赣州市、抚州市和上饶市已实现在“赣服通”、支付宝、微信等渠道展码应用，全省共有556万参保人激活医保电子凭证，接入定点医药机构数超1000家，全省医保服务由“卡时代”进入了“码时代”。

三是做好现有医保信息系统的运维工作。省医疗保障局协调省人社厅信息中心为现有系统的平稳运行提供服务，并多次与省人社厅信息中心、省信息中心等有关专家研讨多险系统硬件移交运维事宜，保障经办业务正常开展。

四是加强网络安全保障。全省开展各类医保信息系统等级保护测评，安排专人及时接收省委网信办各项预警通告，委托省人社厅信息中心开展对医保信息系统专项网络安全检查，全年修复各项系统漏洞共163个。

（二）统一医保经办服务事项

按照“申办材料最少、办事流程最简、办理时限最短、服务质量最优”的要求，省医疗保障局对全省医保经办政务服务事项进行了全面系统梳理，并于8月5日印发《江西省医疗保障经办政务服务事项清单》（以下简称《清单》），实现全省30项医保经办业务在事项名称、事项编码、办理材料、办理时限、办理环节和服务标准上的“六统一”。

《清单》出台后，30项业务办理材料总体压缩35%，最多的从8项减少到2项，面向参保群众和参保单位的26项办事材料均不超过5种，11项做到“一证办理”。医保经办查询类和异地就医备案等业务可依托“赣服通”“12345”政务服务热线医保专席和微信小程序等线上平台实现“一次不跑”，另外24项实现“只跑一次”。业务办理时限总体缩减27%，最多的从90天减少到20个工作日，面向参保群众和参保单位的26项服务事项即时办结率为54%，最长不超过30个工作日。

（三）推进“好差评”制度全覆盖

截至年底，全省12个统筹地区全部完成了“好差评”系统建设并投入使用，实现医保政务服务事项、评价对象和服务渠道的“三个全覆盖”。全省医疗保障部门通过宣传海报、官网官微和短信推送等方式和渠道，提升群众对医保服务的知晓度与认可度，引导和鼓励办事群众和参保单位对经办机构的服务机制、服务效率、服务态度和服务水平开展评价，切实提高参评率。

全省医保系统全年共收到24万余条“好差评”评价数据，好评率达到99.99%，差评整改率100%。同时，利用“好差评”打分评价功能，聚焦“好评”经验，正视“差评”问题，针对差评反映的问题找准症结、督促整改，并将评价结果作为全省行风建设评价重点考核内容和全省医保经办政务服务清单调整依据。

（四）推进公共服务一体化

为进一步深化医保领域“放管服”改革，提升省本级参保人员就医购药可及性，优化医药机构企业营商环境，省医疗保障局于8月7日制定印发《省本级与南昌市定点医药机构同城互认工作方案》，将省本级定点医药机构评估准入权限下放至南昌市医疗保障局，并开展定点医药机构省市“同城互认”工作。经申请后符合条件的定点机构共计597家，其中医疗机构203家、零售药店394家，进一步推动了公共服务一体化，方便群众就医购药。同时，将门诊特殊慢性病审核认定权限下放至三级公立定点医院，参保人可在医院就诊期间直接办理相关备案手续，做到本地确诊的门诊特殊慢性病待遇申报“一次不跑”，其他门诊特殊慢性病种待遇申报“只跑一次”。将特殊药品使用备案、转诊转院备案、意外伤害备案等服务事项的权限下放到定点医疗机构，实现多项备案业务“一次不跑”。

（五）完善异地就医直接结算

全省持续推进异地就医备案线上办理，不断扩大异地定点医疗机构范围。截至2020年底，全省有11个统筹区接入国家异地就医备案小程序试点，全省共有异地定点医疗机构967家（含跨省异地定点医疗机构814家）和异地定点零售药店997家。全省参保人员全年跨省异地就医直接结算21.52万人次，直接结算金额29.13亿元，同比分别增长14.01%和13.60%。外省参保人员在江西省直接结算1.65万人次，直接结算金额1.39亿元，同比分别增长13.80%和35.06%。省内异地就医直接结算160.18万人次，直接结算金额33.80亿元，同比分别增长71.76%和46.26%。省本级、南昌、鹰潭、赣州、吉安和抚州市6个统筹区主动承接国家门诊费用跨省直接结算试点。

重要活动

1. 局党组部署开展疫情应对和救治保障工作。 1月22日，省医疗保障局召开局党组(扩大)会议，传达学习习近平总书记关于新型冠状病毒感染肺炎疫情的重要指示精神，传达学习党中央、国务院和省委、省政府以及国家医疗保障局批示指示精神和工作要求，部署全省医疗保障系统救治保障工作。

2. 全省医疗保障工作电视电话会议召开。 3月6日，省医疗保障局召开全省医疗保障工作暨全省医疗保障系统党风廉政建设工作电视电话会议。会议传达学习《关于深化医疗保障制度改革的意见》文件精神，传达学习省委、省政府主要领导近期对医疗保障工作指示批示精神，贯彻落实全国医疗保障工作会议精神，总结组建运行一年来的工作，分析面临的形势挑战，压实党风廉政建设责任，统筹推进疫情防控和江西医保“1235”工程落地落实落效。

3. 启动开展2020年打击欺诈骗保集中宣传月“春雷行动”。 4月8日，江西省正式启动打击欺诈骗保集中宣传月“春雷行动”。行动持续一个月，通过一部宣传片、一个电视专辑、一分钟专题广播、一个官网专栏、一份折页、一张海报、一条广告、一本案例、一套宣传标语和一次实地宣讲等“十个一”线上线下联动的宣传方式，解答群众疑问，营造全社会自觉维护医保基金安全、自觉抵制欺诈骗保的氛围。

4.《医保进行时》融媒体专栏正式开播。 4月10日，由江西广播电视台经济生活频道与省医疗保障局合作开办的全新栏目《医保进行时》正式上线。《医保进行时》是全省首档融媒体医保宣传专栏，旨在通过该专栏发布权威医保信息，解读医保政策，宣传江西医保“1235”工程，展现全省医保工作经验做法，听取服务对象的意见和呼声。

5. 省药品耗材集采联席会议联络员会议召开。 5月15日上午，省医疗保障局组织召开省药品医用耗材集中采购联席会议2020年第1次联络员会议。省医疗保障局、卫生健康委、发改委、科技厅、工信厅、财政厅、人社厅、商务厅、审计厅、市场监管局、药监局和国家统计局江西调查总队等成员单位的联络员参会。会议听取了省医疗保障局关于全省“4＋7”试点扩围25个药品中选结果前4个月执行情况的汇报；研究讨论了全省未过评药品带量采购综合评审规则、新冠病毒检测试剂联盟集中采购工作；研究了下一阶段工作安排。

6. 省内部分定点零售药店提醒座谈会召开。 为加强对定点零售药店的协同监管和社会监督，促进诚信守规经营，5月15日，省医疗保障局召开江西省部分定点零售药店提醒座谈会，15家定点连锁药店负责人参加座谈会。按照“开门办医保”的理念，座谈会还邀请了省发改委、药监局和南昌市医疗保障局相关职能处室负责同志，以及2名全国人大代表、1名省政协委员参加。

7. 全省医保扶贫问题整改工作视频调度会召开。 5月28日，省医疗保障局召开全省医保扶贫问题整改工作视频调度会。会议通报了全省医保扶贫问题整改工作进展，7个设区市、7个县(市、区)医疗保障部门的负责同志就落实中央脱贫攻坚专项巡视“回头看”反馈意见、脱贫攻坚成效考核发现问题、“不忘初心、牢记使命”主题教育检视问题整改工作作交流发言。

8. 省定点医疗机构规范使用医保基金行为专项治理工作部署会召开。 6月30日，省医疗保障局、卫生健康委联合召开全省医保定点医疗机构规范使用医保基金行为专项治理工作部署会。会议通报了上半年全省打击欺诈骗保专项治理工作情况，并就进一步做好当前医保基金监管具体工作进行了部署。

9. 省政协领导到省医疗保障局调研。 6月30日，江西省政协副主席刘卫平率中医药产业传承与创新发展对策研究专题协商课题组到省医疗保障局开展调研座谈。课题组指出，江西省中药材资源丰富、产业链较为完整、中医药企业主力军正在崛起，省医疗保障局要深入学习贯彻习近平总书记关于中医药工作的重要论述，落实省委、省政府关于加快中医药强省建设的决策部署，落实好《关于助力打造江西中医药品牌服务中医药强省战略的通知》16条举措，探索既不增加医保基金负担、又能为群众提供有效中医医疗服务的新路子。

10.“十四五”医保事业发展规划编制工作中期

推进会召开。7月21日，省医疗保障局召开“十四五”医保事业发展规划编制工作中期推进会，会议通报了《江西省“十四五”医疗保障事业发展规划（征求意见稿）》起草的背景、把握的原则和主要过程，布置了下一步“十四五”规划编制的重点工作。

11.“两费”一体化征缴工作协调会召开。7月23日，省医疗保障局会同税务局召开江西省城乡居民基本养老保险费和基本医疗保险费一体化征缴工作协调会。会议听取了省税务局关于“两费”一体化征缴及修改居民医保跨年度征缴政策的情况介绍，听取了省医疗保障局关于修改居民医保跨年度征缴政策可能产生的问题及可行性分析的介绍。

12. 省政府领导到省医疗保障局调研智慧医保建设工作。9月2日，江西省副省长孙菊生赴省医疗保障局调研全省“智慧医保”建设工作。他强调，“智慧医保”建设是全省医疗保障事业高质量发展的重要工程，要以鼓励创新、包容审慎的原则，推动互联网与医疗、公共卫生、药品供应保障等深度融合，不断增强群众在医疗领域的获得感、幸福感和安全感。

13. 全省药品带量采购报价信息公开大会召开。9月28日，江西省药品医用耗材集中采购联席会议办公室（以下简称“联席会议办公室”）在南昌组织召开全省药品带量采购报价信息公开大会。国家医疗保障局专家、省联席会议成员单位代表、纪检监察部门代表、公证人员，以及来自近120家医药企业的代表共150余人参会。会上，联席会议办公室对各家医药企业的报价信息进行集中公布，企业代表在现场对报价信息予以确认。

14. 2020年度省级基金监管飞行检查工作部署会召开。为提升2020年度省级基金监管飞行检查的针对性和实效性，确保工作质量和效果，10月26日，省医疗保障局组织召开2020年度省级基金监管飞行检查工作部署会。会上，省医疗保障局基金监管处对飞行检查的工作规范和注意事项进行了讲解。

15. 全省门诊费用跨省直接结算试点工作推进视频会召开。11月4日，省医疗保障局组织召开全省门诊费用跨省直接结算试点工作推进暨异地就医重点工作调度视频会。会议传达了全国门诊费用跨省直接结算试点工作推进会精神，解读了《国家医保局财政部关于推进门诊费用跨省直接结算试点工作的通知》工作要求，通报了全省异地就医重点工作进展情况，介绍了江西省作为参保省和就医省当年前三季度异地就医结算情况，以及国家备案小程序上线、异地定点医院覆盖率、异地就医清算资金收支等异地就医重点工作开展情况。

16. 全省医疗保障系统干部能力提升专题培训班举办。11月18日—20日，省医疗保障局举办全省医疗保障系统干部能力提升专题培训班。此次培训采取“线上＋线下”相结合的方式举办。局机关全体工作人员、局属单位相关人员在主会场参训，各设区市、县医保部门全体干部和局属单位相关人员在分会场参训。培训班邀请全国医保系统多位干部、专家围绕医保待遇政策、药品招标采购、医疗服务价格、医保基金绩效管理、飞行检查等内容作专题授课。

17. 开展“打通医保为民惠民最后一公里”专题调研。为全面推动各项医保政策落地落实、打通医保为民惠民“最后一公里”，11月23日—27日，省医疗保障局派出两个调研组赴南昌、九江、景德镇、宜春和新余等地开展了为期五天的专题调研。

18. 全省定点医疗机构专项治理“回头看”视频会议召开。12月22日，省医疗保障局、卫生健康委联合召开全省定点医疗机构专项治理“回头看”工作视频会议，传达国家医疗保障局和国家卫生健康委联合召开的定点医疗机构专项治理“回头看”工作视频会议精神，对全省定点医疗机构专项治理“回头看”工作进行动员部署。

典型案例

案例一：江西省全力推进医保基金市级统筹

2020年2月25日，《中共中央 国务院关于深化医疗保障制度改革的意见》明确提出要“巩固提高统筹层次。按照制度政策统一、基金统收统支、管理服务一体的标准，全面做实基本医疗保险市地级统筹。

探索推进市地级以下医疗保障部门垂直管理。鼓励有条件的省(自治区、直辖市)按照分级管理、责任共担、统筹调剂、预算考核的思路,推进省级统筹。”

5月15日,江西省政府办公厅转发了《关于推进医疗保险基金市级统收统支工作意见》,全面实施全省做实市级统筹改革。为贯彻落实好国家和省级决策部署,加快推进全省医保制度公平可持续发展,不断提高医保基金使用效率和抗风险能力,6月8日,省医疗保障局下发《关于做好医疗保险基金市级统收统支工作的通知》(以下简称《通知》),优化工作机制、严化工作节点、细化工作要求。

一、压实工作责任

省医疗保障局在实地调研、学习考察、反复商讨的基础上,会同财政厅、税务局和中国人民银行南昌中心支行等部门,制定并通过省政府办公厅转发《江西省推进医疗保险基金市级统收统支工作意见》,要求各设区市加紧研究制定本地实施方案,确保2021年1月1日全面实现市级统收统支。

二、夯实工作基础

《通知》明确市、县两级主要职责,其中试行垂直管理的设区市实行医保业务管理服务属地化,要求各地把握基金结存确认上划节点、财政补助资金拨付节点、医保费征缴入库节点、医保基金支付结算节点和医保基金统收统支启动实施节点等“五个节点”,建立市级统筹统收统支工作联席会议机制、基金征缴激励机制、基金运行监管机制、县医疗保险经办工作年度综合考核机制和市县两级基金超支分担机制“五个机制”。

三、抓实工作试点

省医疗保障局立足现有条件,将赣州市列入江西省医疗保险市级统筹市县(区)一体化管理试点城市,并与省委编办沟通对接,批复同意赣州市实行市级以下医疗保障部门垂直管理。

赣州市医疗保障局第一时间与组织、编制、财政、人社、税务和银保监等有关部门对接联系,成立工作专班。从6月1日赣州市政府出台《全面做实医保市级统筹工作推进方案》,到9月9日正式印发关于《赣州市医疗保障市级统筹改革实施方案》的通知,市医疗保障局在三个多月的时间里完成了对各县(市、区)医保政策、经办流程、医保基金、人员编制、资产和负债的调查摸底工作,并联合财政、审计等部门组织开展医保基金全面自查,为政策方案顺利出台打下基础。12月28日,市医疗保障局直属分局和各县(市、区)分局共18个分局集中挂牌,实现管理和经办服务一体化工作格局。

四、严实工作作风

省医疗保障局把推进市级统筹工作纳入全省医疗保障工作绩效评价体系予以考核,并将考评结果作为中央医疗保障服务能力提升补助资金分配的一个重要考虑因素。10月23日,省医疗保障局下发《关于建立全省医疗保险基金市级统收统支工作调度通报制度的通知》,采取“半月一上报、一月一通报”的形式,对各设区市政策制度和工作机制建立情况、基金结存确认和上划情况、财政补助资金拨付情况、医保费征缴入库情况和医保基金支付结算情况等进行调度通报,确保全省11个设区市自2021年1月1日起正式实施医保基金统收统支。

案例二:“三个精准”打赢医保扶贫总决战

江西省医疗保障局牢记习近平总书记关于脱贫攻坚的重要论述,认真贯彻落实党中央、国务院关于决战决胜脱贫攻坚的重要决策部署,按照省委、省政府“一鼓作气打赢脱贫攻坚收官之战,确保与全国同步全面建成小康社会”的要求,把医保扶贫作为机构组建以来的首要政治任务和开局硬仗来抓,紧紧围绕“基本医疗有保障”目标任务,在全省医疗保障系统打响医保扶贫总决战。

一、精准识别,贫困人口基本医保全面覆盖

抓住数据对比、参保标识和结果筛查三个环节,做到贫困人口随时认定、随时标识、随时参保和随时享受待遇“四个随时”。截至2020年底,全省281.6万建档立卡贫困人口实现应保尽保。

(一)做好横向纵向数据比对

全省各级医保部门不仅每月主动横向对接同级扶贫部门,获取本地区贫困人口数据,精准掌握

总体参保情况；同时还会对省、市、县间的参保数据进行纵向比对，实现贫困人口参保数据上下一致。不仅如此，江西省将经扶贫部门认定的建档立卡已脱贫但不稳定户、收入略高于建档立卡贫困户的边缘户信息都录入医保业务信息系统，做好人员身份标识，密切关注其发生的医疗费用情况，并将就医信息及时共享给扶贫、民政、卫生健康等部门，共同做好动态监测、及时帮扶。

（二）做好贫困人口参保标识

全省各级医保部门主动与扶贫、民政、残联等相关部门对接，对获取的建档立卡贫困户、低保对象、特困人员、重度残疾等贫困人员信息与医保系统信息进行逐一比对，核实无误后的数据在业务系统中完成身份增减、清洗和标识，确保贫困人口参保数据准确、人员身份标识无误。

（三）做好贫困人口参保结果筛查

动员村组干部、驻村干部和帮扶干部逐户逐人进行排查，对未在当地参保贫困人口的入学、参军、异地参保和参加职工医保等情况进行核实，确保建档立卡贫困家庭必到、贫困人口必访、参保信息必核。对全省3.6万名脱贫不稳定户按照“四个不摘”（即摘帽不摘责任、摘帽不摘政策、摘帽不摘帮扶、摘帽不摘监管）要求，采取“脱贫不脱政策”，继续享受医保扶贫待遇；同时通过村组干部动员参保，将5.1万名边缘易致贫户纳入居民医保保障范围。

二、精准帮扶，贫困人口医保政策全面落实

落实落细医保待遇向贫困人口适度倾斜政策，发挥基本医保、大病保险、医疗救助梯次减负功能。2020年全省贫困人口基本医保住院报销金额38.3亿元，大病保险住院报销金额5.5亿元，医疗救助住院救助金额4.0亿元，有效防范了因病致贫、因病返贫风险。

（一）强化政策设计

江西省先后出台了《医疗保障扶贫三年行动实施意见（2018－2020年）》《决战决胜脱贫攻坚全省医保扶贫“总决战”工作方案》等25项文件，为医保扶贫工作提供了政策支持和制度保障。全省系统集成推出20项医保扶贫“政策包”，涵盖贫困人口参保缴费、待遇享受、经办服务全过程，同时建立城乡居民高血压、糖尿病门诊用药保障机制。

（二）强化待遇落实

全面执行居民医保门诊统筹政策，取消贫困人口大病保险封顶线、起付线降低50%、报销比例提高到65%；贫困人口医疗救助报销比例不低于70%。经基本医保、大病保险和医疗救助三重保障，全省贫困人口住院费用报销比例控制在90%。同时，全省扩大专项救治病种，对“儿童两病”（即白血病和先天性心脏病）等10种大病专项救治，对贫困人口患食道癌等25种重大疾病实施专项救治，提升重大疾病保障水平。

（三）强化疫情灾情期间待遇保障

落实贫困人口新冠肺炎医疗费用豁免政策，开展对确诊和疑似患者实施免费救治，确保贫困患者得到及时有效的治疗。疫情期间，全省各级医保部门累计向107家定点救治医院预付医保基金3.95亿元，有效防范贫困人口因资金问题而影响治疗等情况的发生。

三、精准发力，医保扶贫短板弱项全面补齐

江西省按照“较真碰硬‘督’、凝心聚力‘战’、从严务实‘改’”的要求，聚焦短板弱项，于6月9日完成了各项反馈考核指出问题的销号清零，全省定点乡镇卫生院门诊统筹开通率达100%、产权公有村卫生室即时结算率达100%、疫情灾情期间“长处方”报销率达100%。

（一）加强组织领导抓整改

为确保中央巡视“回头看”反馈问题、“不忘初心、牢记使命”主题教育检视问题和成效考核指出问题的整改按时清零，江西省三级医疗保障部门第一时间成立由主要负责同志任组长的整改工作领导小组，制定下发《全省医保扶贫挂牌督战方案》，细化了13个方面工作内容，明确了各级部门职责定位，推动各级项项抓落实、件件促完成。

（二）强化督促指导抓整改

4月下旬，省医疗保障局全体班子成员分别带队，深入部分重点督战县和督战村，开展第一轮医保扶贫“总决战”督战调研。5月上旬，省、市两级医疗保障部门联动，采取“四不一直”方式（即不发通知、不听汇报、不用陪同接待、不预定检查点，直插基层现场），对基层落实门诊统筹、即时结算等工作开展第二轮暗访调研。6月下旬和7月上旬，全省组织市、县医疗保障部门开展问题整改落实情况自查和交叉调研检查，推动各项政策落地落实。

（三）聚焦问题抓整改

全省大力推行“一线工作法”，按照“精力聚焦

在一线、力量下沉在一线、措施落实在一线、问题解决在一线”要求，落实属地责任，明确市、县两级医疗保障部门做到贫困户参保信息必核、不能即时结算的产权公有村卫生室必查、存在问题必改。

案例三：江西省探索开展未过评药品带量采购

党中央、国务院和江西省委、省政府高度重视药品医用耗材集中带量采购工作。2020 年元旦，习近平总书记在新年贺词中讲到“老百姓常用的许多药品降价了”，高度肯定了药品集中采购工作。按照国家医疗保障局工作部署，国家在组织针对过评(已通过仿制药质量和疗效一致性评价)药品的集采工作同时，鼓励地方探索未过评药品带量采购工作。

在省委省政府的领导、国家医疗保障局的指导和省药品医用耗材集中采购联席会议成员单位支持下，江西省推进做好品种遴选、制定评审规则、完善发布采购文件、举行报价信息公开大会、交叉开展综合评审等各项工作，并于 12 月 2 日正式公布了全省首批未过评药品带量采购的综合评审中选结果。

一、主要做法

(一)引入质量指标，破解评价难题

为避免出现“劣币驱逐良币”，江西省在开展首批未过评药品集中带量采购时，在全国首次探索引入药品质量检验指标，将对未过评药品的质量打分作为综合评审的重要依据。指标主要包括三大类：一是与药品质量疗效有关的指标，如生物等效性、欧美日上市情况、发明专利、是否涉及重大新药创制等；二是与企业生产供应有关的指标，如生产质量体系认证、药品质量检验能力、企业排名、配送率、医疗机构覆盖率等；三是与药品质控质检有关的指标，结合国家药典，对含量测定、pH 值、有关物质、含量均匀度、装量差异、水分、微生物限度等技术参数进行评价。

(二)试行“双中选”，兼顾质量价格

为满足不同病情、不同患者和不同医疗机构的多样化需求，江西省设定综合评审规则，取经济技术标与商务标综合评分最高和报价最低的 2 家企业中选；对于同一通用名的竞价药品，在评审入围企业中选取报价最低的 1 家企业和综合评审得分最高的 1 家企业中选，分别取全省年度采购计划的 50% 和 25% 为年度约定采购量。这样可以确保全省未过评药品集中采购中既有临床效果易被群众认可且价格相对合理的原研药中选，又有质量较好且价格较为合理的仿制药中选。

江西省首批共 6 个品种 7 个通用名的 11 个产品中选，其中 3 个为原研产品，5 个为全国百强企业产品，3 个为国内优质企业产品。中选药品价格平均降幅与国家组织药品集采降幅相当，其中原研药降幅全都超过 30%。

(三)利用三种制度，确保公平公开

通过三种手段确保未过评药品的采购全过程公开、公平、严谨：一是评审规则和评审结果两公开，让采购全程“晒在阳光下”，公开接受社会各界监督；二是经济技术标和商务标评审“两交叉”，最大限度减少人为干预因素，确保结果公平公正；三是不良记录和公示质量“两必核”，最大限度减少评审工作中的误差和失误，保障带量采购行为规范严谨。

二、工作成效

2020 年 12 月，江西省顺利完成全省首批未过评药品带量采购工作，共 6 个品种、10 家企业中选，其中 3 家为原研药企业；中选价格最高下降 96.33%，平均下降 59.49%，原研药降幅全都超过 30%。按照年约定采购量计算，全省采购金额将从原来的 2.41 亿元降至 1.34 亿元，节约资金 1.07 亿元。

案例四：赣州市开展医保基金监管信用体系建设试点

根据国家医疗保障局《关于开展医保基金监管“两试点一示范”工作的通知》精神，2019 年 5 月，赣州市获批成为全国医保基金监管信用体系建设试点城市。试点工作开展以来，在省医疗保障局的指导之下，赣州市紧扣试点要求，构建布局医保基金监管信用体系，初步形成了具有赣州特色的信用监管模式，在2020年7月国家中期评估中获得“优秀”等次。

一、一体推进构建试点工作机制

医保基金监管信用体系建设是一项系统工程。赣州市着力构建政府总揽、医保牵头、各部门和医疗机构广泛参与的试点工作机制，形成一体化推进试点的合力。

（一）建立“1＋12”试点工作联席会议机制

建立由市政府领导挂帅，医疗保障局牵头，发改、公安等12个部门组成的市医保信用体系建设国家试点工作联席会议机制，并制发工作方案。截至2020年底，已召开4次联席会议，统筹协调解决试点过程中的难点问题。把医保信用体系建设纳入赣州市社会信用体系建设重点项目予以推进。将市医疗保障部门由社会信用体系建设B级单位调整为A级单位，打通信用数据共享互认通道。成立赣州市医疗保障研究院，为试点工作提供项目支持和智力支撑。

（二）构建“2＋6”试点制度框架

试点工作开展以来，全市先后出台《赣州市医疗保障信用管理暂行办法》和《赣州市医疗保障定点医疗机构信用评定与管理暂行办法》两项办法，配套实施定点医药机构信用信息报告、动态调整、协议管理、“双随机一公开”等六个制度，确保试点工作全环节有章可循。

二、两端发力筑牢信用基础

全市以定点医疗机构信用体系为重点，大力推进信用指标和平台体系建设，初步建立起科学合理的医保基金监管信用体系。

（一）从对象端发力，加强信用建设动态管理

2020年全市2412家定点医疗机构医保基金支出66.69亿元，占总支出的74.4％。通过加强定点医疗机构信用建设动态管理机制，强化对定点医疗机构事前准入信用评估、事中信用动态调整、事后违法失信退出的全流程动态管理，全市退出定点服务52家、暂停37家；其中赣州市康复医院、赣州经开区地段医院因被纳入社会信用“黑名单”，被取消2020年度定点服务资格。

（二）从平台端发力，搭建信用评价指标体系

一是细化信用评价指标体系。由高校、政府部门、定点医疗机构等组成项目组，对指标的设定、权重、取值和周期进行多轮次论证和试评分，确定一级指标7项、二级指标23项、三级指标63项。在数据来源上，46％由医疗机构线上填报，24％由平台对接抓取，30％由执法人员录入。与此同时，根据全市民营医疗机构占比达61％的实际，拟定民营医疗机构专用指标5项并赋予政策红利，极大提高了民营医疗机构主动参与试点的积极性。

二是构建“一体两翼”医保信用平台。赣州市依托市医疗保障信用信息平台，与市公共信用信息平台和国家企业信用信息公示系统（江西）进行数据对接，形成信用数据共享格局，横向拓展至49个市直部门，纵向延伸至20个县（市、区）政府，为全面评估提供了数据支撑。截至2020年底，赣州市医疗保障信用信息平台收集基础数据2.329亿条，完成全市583家定点医疗机构信用评分报告。

三、三管齐下开创监管新局面

赣州市从奖惩、规范和教育三方面入手，全面加强医保基金监管，织密医保基金监管信用体系的安全网。

（一）从联合奖惩入手，构建信用监管新体系

将信用评价结果与预算管理、检查稽核、定点协议管理、公立医院院长年薪制考核、医疗机构年度校验等相关联，并在联席会议成员单位间实施信息共享、分类奖惩。截至2020年底，联席会议成员单位间共享红名单10条、黑名单22条、行政处罚信息640条和“经营异常名录”126条。以赣州市爱尔眼科医院为例，因其连续被医疗保障和市场监管部门处罚，医疗保障信用相应扣分，人社部门于2020年6月取消其“困难企业资格”认定及相关待遇享受。

（二）从规范引导入手，打造行业信用自律新模式

通过加强信用体系规范化建设，全市基本建立起“机构自治、行业自律、社会监督”的信用自律模式，定点医疗机构信用自律意识普遍增强。根据智能审核监控监测反馈的情况，2020年全市检出疑似违规数据29935条，同比下降60.9％；基本医保基金总支出44.86亿元，增幅同比下降5.39％。

（三）从宣传教育入手，展现特色信用教育新成效

全市通过制作发布《警钟长鸣护基金》兴国山歌和《山鹰斗老刁》情景剧、开展在线有奖答题、召开新闻发布会等形式，不断加强对基金监管政策和

诚信经营知识的宣传。对信用评价指标异常和有违法失信风险的定点医疗机构，及时召开信用提醒约谈会、下发提醒函。

通过开展各式各样的诚信教育，全市上下践行信用医保的氛围日益浓厚。

案例五：南昌市推行按病种分值付费试点

为增强医保、医疗、医药联动改革的整体性、系统性和协同性，保障群众获得高质量、有效率、能负担的医药服务，南昌市从 2013 年开始实施“通过预算管理在总量控制下的以病种分值付费为主、按床日付费等为辅”的复合型住院费用付费办法。2019 年，南昌市根据《国务院办公厅关于进一步深化基本医疗保险支付方式改革的指导意见》文件要求，以及全市医保管理工作的实际需要，在全市病种分值结算政策总体框架上深化支付方式改革，引入 CHS－DRG 分组工具、费用系数调整工具等一系列创新举措。2020 年 2 月，《南昌市医疗保险定点医疗机构住院费用支付管理办法》正式印发，开启新一轮支付方式改革。

一、主要做法

2020 年，南昌市在深化支付方式改革设计之初就明确了改革思路：坚持“一个基调”，即提炼病种分值结算的成功经验，保留主体框架，在病种分值付费政策基础上提升，引入“大数据技术＋病组分值付费”；做到“三个兼顾”，即兼顾医院发展、兼顾医保控费、兼顾参保患者待遇保障；把握“平稳过渡”，即尊重历史数据，利用大数据技术对改革内容进行多次测算，保障全市定点医疗机构在支付方式改革过程中实现平稳过渡。

（一）支付工具升级

为进一步精准付费和控费，南昌市将原病种分值结算办法中的病种分值按 CHS－DRG 版分组方案，将患者的年龄、疾病诊断、合并症、并发症、治疗方式、病症严重程度及转归等因素纳入考量范围，实现对国家医保版诊断和手术编码的全覆盖；按照国家医保版 ADRG 目录，采用大数据病例组合方法，对全市历史三年结算情况及医疗机构病案数据进行多次测算，对全市常用病种进行分组并确定分值。从原覆盖全市 50％的病种分值升级到覆盖全市 94.3％的病组分值，提升全市医保精细管理水平。

（二）控费思路升级

根据《国务院办公厅关于进一步深化基本医疗保险支付方式改革的指导意见》（国办发〔2017〕55 号），全市将参保患者的医疗总费用作为分值测算依据。为防止医疗费用转嫁给参保患者，充分保障参保患者待遇水平，全市还将患者负担费用纳入总控范围。

（三）调控工具升级

全市“按病组分值付费”费用系数一改以往等级系数设置逻辑，在尊重历史数据的前提下，通过在医疗机构和病组维度合理配置系数，解决了全市所有医疗机构同一个病组同一个支付价格和全市不同等级、不同专科、不同特色医疗机构之间运行成本的差异矛盾。

二、取得成效

南昌实行按病种分值付费之后，通过依据数据分析、制度化运营、民主决策等机制，强化了医院的自我管理和自我控制，形成了医、保、患之间共存、制约、和谐的新局面，实现了从粗犷管理到精细管理、从行政管理到专业管理、从他律管理到自律管理、从博弈到双赢的四个转变。全市医保基金支出增长率由 2014 年的 26.72％下降至 2020 年的 6.35％；医疗总费用增幅从 2014 年的 28.85％下降至 2020 年的 3.43％；全市各住院医疗机构病案质量得到极大提高，病案正确率达 99.94％。

山东省

工作综述

2020年,山东省深化医疗保障制度改革,完善全民医保制度体系,加强医保基金监管,提升医疗保障和公共管理服务水平。继在2019年全国31个省(区、市)和新疆建设兵团医疗保障行风建设评价中获得第一名后,2020年山东省再获全国第一。截至2020年底,全省基本医疗保险(以下简称基本医保)参保9697.83万人,参保率稳定在95%以上,其中职工基本医疗保险(以下简称职工医保)参保2323.34万人,城乡居民基本医疗保险(以下简称居民医保)参保7374.49万人;全省医保基金(含生育保险)总收入1585.09亿元、总支出1457.09亿元,按医保基金收付实现制核算,累计结存1665.68亿元。

一、完善医保制度体系

2020年12月31日,山东省委、省政府制定出台《贯彻落实〈中共中央 国务院关于深化医疗保障制度改革的意见〉的实施意见》(以下简称《实施意见》),立足省级事权提出26项具体改革任务,要求到2025年基本完成医疗保障关键领域改革任务,到2030年全面建成多层次医疗保障制度体系,实现更好保障病有所医的目标。

《实施意见》明确并量化了总体改革目标和任务:到2025年,全省常住人口实现应保尽保;居民普通门诊报销额度在现有基础上提高50%左右,门诊慢特病医保支付比例不低于65%;职工和居民长期护理保险实现全覆盖;按疾病诊断相关分组付费、按病种分值付费在全省全面推开;基本建立起较为完善的医保监管法治体系、责任体系、制度体系、执法体系、信用体系、保障体系;各类医疗机构主要常用药品和高值医用耗材基本实现集中带量采购全覆盖;医保便民服务站点覆盖所有社区和乡村;医保经办业务全面实现“网上办”“掌上办”;实现省内异地住院联网结算乡镇区域全覆盖;全面开展普通门诊省内及跨省联网直接结算。

《实施意见》提出六方面改革举措,分别是创新长期护理保险制度、完善大病保险制度、创新医保结算方式、打造山东医保服务品牌、支持中医药传承创新发展、创新“互联网+医保+医疗+医药”综合保障服务。

二、提高筹资和待遇水平

(一)提高居民医保筹资标准

山东省2020年居民医保政府补助和个人缴费标准分别由不低于520元和250元提高到不低于550元和280元。全省2020年居民医保和职工医保政策范围内住院费用综合报销比例分别达到70%左右和80%以上。

(二)落实特定疾病待遇保障

继续落实城乡居民高血压、糖尿病(以下简称“两病”)门诊用药保障政策以及脑瘫等残疾儿童和孤独症儿童、严重精神障碍患者等医疗保障政策。城乡居民“两病”门诊用药报销比例达到50%以上。

(三)推动长期护理保险试点改革

作为全国两个长期护理保险试点重点联系省份之一,山东省政府办公厅于2017年印发《关于试行职工长期护理保险制度的意见》,要求全省16市在2020年实现职工长期护理保险全覆盖。截至2020年底,全省在实现职工长期护理保险全覆盖的基础上,青岛、东营、烟台、威海和日照等市探索推进居民长期护理保险,全省长期护理保险参保人数达到2766万人,居全国第一。

三、推进药品耗材集中带量采购改革

(一)健全完善集中带量采购政策体系

2020年9月29日,山东省政府办公厅出台《山东省药品和高值医用耗材集中带量采购实施方案》,明确集中带量采购的范围及形式,配套采取医保基金预付、结余留用、货款结算等政策,建立医保、医疗、医药等部门(单位)协调联动工作机制,确保中选产品使用、质量、供应、结算等各项政策落到

实处,建立起全省药品和医用耗材集中带量采购常态化机制。

(二)全面落实国家组织集采中选结果

4 月 15 日和 11 月 16 日,山东省先后落实国家组织第二批 32 个、第三批 55 个药品中选结果,较全省原采购价分别平均降价 74.45%、66.89%,每年可节约医药费用 14.54 亿元。

(三)推进省际联盟集采、创新开展省级集采

5 月,山东省与京津冀等建立省际联盟并开展联合带量采购,人工晶体平均降价 46%。6 月,与京津冀联合开展新冠病毒检测试剂集采,价格达到全国最低价水平。

11 月 25 日,山东省完成首批省级药品集中带量采购工作,创新采取"分组竞争、综合评审"招采模式,39 个药品平均降价 67.3%,最大降幅 98.6%,每年可节约费用 17.9 亿元。12 月 31 日,山东省完成首批高值医用耗材集中带量采购工作,首批五类高值医用耗材平均降价 66.0%,最高降幅达到 95.6%,每年可节约费用 10.63 亿元。

(四)推进市级联合采购

6 月 20 日,省医疗保障局印发《关于规范市级药品和医用耗材联合采购工作的通知》,全省 16 市推进建立采购联合体,推进省会经济圈、胶东经济圈、鲁南经济圈组成采购联盟,针对未纳入国家和省集中带量采购的品种开展联合采购,94 个药品、723 个医用耗材平均降价分别达到 22.48%、45.02%。

四、深化医保支付方式改革

(一)推进多元复合式支付方式改革

继续开展按疾病诊断相关分组(DRG)付费改革,青岛市 DRG 付费国家试点和包括济南市在内的 7 个城市 DRG 付费省级试点进入模拟运行阶段,日照市已开展 DRG 正式付费。按照国家部署,山东省于 2020 年 11 月开展按病种分值(DIP)付费改革,推进东营、淄博、潍坊、德州、济宁、泰安和滨州 7 个城市的 DIP 国家试点,全省按病种付费病种达到 150 种。日间手术医保支付在全省三级医疗机构全面推行。

(二)推进"互联网+医保"创新

6 月 18 日,山东省组织召开全省"互联网+医保+医疗+医药"慢病管理创新服务泰安现场会,推进大型医疗机构实行慢病专区管理,推动线下线上问诊、购药和送药上门一体化服务。

五、完善医疗服务价格体系

9 月 30 日,省医疗保障局会同卫生健康委印发《关于建立医疗服务价格动态调整机制的指导意见》,要求建立医疗服务价格动态调整机制,原则上每年调整一次,重点提高体现技术劳务价值的医疗服务价格,适当提高基层医疗服务价格,降低设备物耗占比较高的检查检验和大型设备治疗价格,及时将成熟的医疗新技术纳入医疗服务价格项目。

2020 年,山东省公布医疗服务项目价格 52 项,新增医疗服务价格项目 75 项、修订医疗服务价格项目 99 项,中医优势病种按病种收费增加 15 种。

六、防控新冠肺炎疫情

(一)做好疫情相关费用保障

为做好疫情防控,省医疗保障局于 1 月 28 日印发《关于进一步做好新型冠状病毒感染的肺炎医疗保障工作的通知》;6 月 5 日,会同财政厅、卫生健康委印发《关于做好新冠病毒核酸检测费用保障工作的通知》,先后将疫情防控所需药物、诊疗项目和留观、确诊、疑似人员医疗费用以及发热门诊、住院患者新冠病毒核酸检测费等纳入医保报销,取消限制条件,一律实行先救治、后收费。

(二)建立医保应急预付

2020 年初,山东省建立医保基金应急预付制度,全年累计向全省定点救治医疗机构提前拨付医保基金共 28.09 亿元;向全省所有医保定点医疗机构预拨付 1 个月医保基金共 53.38 亿元,专项用于支付医药企业货款,解决医疗机构和医药企业资金周转困难。

(三)助力企业复工复产

全省实行阶段性降低企业职工医保费和缓缴困难中小微企业医保费政策,截至 2020 年底共为 112.63 万家单位减征 117 亿元,为 1.44 万家中小微企业缓缴 17.59 亿元。

七、推进医保扶贫工作

省医疗保障局会同公安、民政、残联、大数据等部门建立 12 部门基础信息共享机制和医保扶贫综合信息管理系统,实现数据即时比对和动态管理。截至 2020 年底,全省贫困人口实现应保尽保、参保资助应补尽补、待遇政策应享尽享。2020 年,全省

贫困人口累计就医616万人次，医保支付123.46亿元；省医疗保障局待遇保障处被省委省政府评为山东省脱贫攻坚先进集体。

八、提高经办服务水平

（一）建设医保信息平台

按照国家医疗保障局部署要求，山东省推进全省医疗保障信息平台和医保骨干网络建设，2020年5月完成省级医保信息系统迁移上云，实现独立运维管理。全年完成省、市两级医保骨干网络建设。

（二）推广应用医保电子凭证

截至2020年底，全省16市全面推广应用医保电子凭证，参保群众激活人数达到3878.12万人，占全省参保人数40.45%；开展应用的定点零售药店达到30469家、占全省总数的99.02%，定点医疗机构达到16624家、占全省总数的33.37%，全省参保群众激活数量、两定机构开通数量居全国首位。

（三）推动医保服务“网上办”

推动以医保电子凭证为基础的“互联网＋医保”服务模式创新，建设医保处方流转监管平台，打通互联网诊疗线上医保结算渠道，在全国率先实现了职工医保个人账户“异地支付、一码通刷、全省通用”。通过流程再造，全省医保经办服务申办材料整体精简49.8%、办理时限整体压缩68.2%、即时办结服务事项达到58.1%，93.8%的服务事项实现网上办、掌上办，其中“鲁医保”掌办服务平台可办理18项高频医保经办业务。

（四）推进异地就医联网结算

截至2020年底，全省异地住院联网结算医疗机构达到3970家，实现乡镇区域全覆盖，与全国31个省份的4.4万多家医疗机构实现联网结算；同时成功申请加入国家首批门诊费用跨省直接结算试点及自助开通异地就医直接结算服务试点。

（五）建立便民服务站和窗口服务规范

截至2020年底，全省基层乡村和社区的便民医保服务站达到5470家。2020年11月，山东省在全国率先制定长期护理保险和标准化服务窗口建设规范等地方标准，全年培育标准化服务窗口40个。

九、打击欺诈骗保

（一）开展专项行动和专项治理

4月15日，省医疗保障局制定印发《全省医保基金使用问题自查自纠专项行动工作方案》，组织开展定点医药机构、经办机构和第三方承办机构自查自纠，全年整改问题10244个，主动退回违规基金7282.3万元。6月29日，省医疗保障局会同卫生健康委印发《全省医保定点医疗机构违规使用医保基金行为专项治理工作方案》，全面开展16市循环检查。8月24日，省医疗保障局会同发改委、市场监管局和药监局印发《关于开展医保基金“双随机、一公开”监管工作的通知》，推进医保领域联合执法。9月26日，省医疗保障局会同财政厅、卫生健康委和市场监管局共同启动对全省定点药店的双随机抽查，首批抽取274家零售药店，检查结果全部纳入市场监管平台予以公开。12月18日，省医疗保障局会同卫生健康委印发《关于开展定点医疗机构专项治理“回头看”的通知》，重点整治“假病人”“假病情”“假诊疗”等典型欺诈骗保行为。

2020年，全省共检查定点医药机构66941家，暂停或解除医保协议3977家、行政罚款417家、移交司法机关16家，追回基金15.13亿元，行政罚款2347.86万元。

（二）创新监管方式

山东省推进事前、事中、事后全过程监管。4月29日，省医疗保障局印发《关于加快推进市级医疗保障智能监控系统上线应用的通知》，9月9日印发《关于加快推进定点医药机构医保智能监控系统建设的通知》，建立全省统一的医保智能监控系统。青岛市、威海市、潍坊市和东营市通过国家“两试点一示范”建设中期评估，均获得“优秀”等次。

十、促进医养健康产业和数字经济发展

（一）支持中医药传承创新

省医疗保障局在开展调查研究、听取各方意见的基础上，于9月16日会同工信厅、财政厅、卫生健康委和药监局制定出台了《关于加强医疗保障支持中医药发展的若干措施》，从支持中医药机构发展、支持中药产业发展、支持中医诊疗技术发展等7个方面提出20条具体措施。

（二）推动中药材产业发展

2020年7月，省医疗保障局联合天津、内蒙古、辽宁等11省（区、市）医疗保障局，共同发起成立了12省（区、市）中药材采购联盟，为全国首个省际中药材采购联盟。同时，与济南市政府共同推进建设山东互联网中药材交易平台，打造面向国内外市场的中药材互联网交易中心，推动中医药产供销一体

化发展。10 月，推动世界中药(材)互联网交易中心、世界中药(材)质量检定中心、世界数字化中国医药(扁鹊)研究院落户山东。

十一、完善医保协议管理

新冠肺炎疫情期间，为方便参保人员线上就医结算，省医疗保障局联合卫生健康委于 3 月 6 日印发《关于新冠肺炎疫情防控期间积极推进“互联网＋”医保服务的通知》，明确了互联网服务价格、医保支付范围、协议管理及结算服务等规定。7 月 13 日，在全国率先制定出台《山东省互联网医院医保定点协议文本(试行)》，明确了纳入医保协议管理的互联网医院的基本条件和诊疗服务管理要求，填补了互联网医院医保管理服务规范空白。

重要活动

1. 全国首个医疗保障学院和省级医疗保障研究院在山东成立。3 月 12 日，省医疗保障局与山东第一医科大学联合举办“合作共建山东第一医科大学医疗保障学院和山东省医疗保障研究院签约活动”，成立全国首个医疗保障学院和省级医疗保障研究院。

2. 全国首个省级互联网医保大健康服务平台在山东成立。4 月 25 日，省医疗保障局、济南市政府联合主办“山东互联网医保大健康集团有限公司揭牌暨山东省互联网医保大健康服务平台启动活动”，建立全国首个互联网医保大健康服务平台。

3. 全国首个省际中药材采购联盟在山东成立。7 月 7 日，济南市政府、山东省医疗保障局联合主办“山东(济南)中医药产业创新发展项目启动活动”，成立全国首个省际中药材采购联盟，并建立起山东互联网中药材交易平台。

典型案例

案例一：山东省加快医保电子凭证推广应用

一、改革背景

医保电子凭证是参保群众办理医保业务有效身份凭证，具有方便快捷、应用丰富、全国通用、使用安全等特点。作为医保电子凭证全国试点省份，山东省于 2019 年在全国率先推广医保电子凭证和移动支付。进入 2020 年，为方便群众疫情防控期间安全就医购药，省医疗保障局加快医保电子凭证推广应用工作，发挥医保电子凭证对“互联网＋”医保服务的基础支撑作用，利用医保电子凭证快捷、安全、方便、无接触的特点，推动使用医保电子凭证扫码、刷脸进行购药、就医结算和办理医保业务。

截至 2020 年底，全省 16 个市实现医保电子凭证应用全覆盖，全省参保群众激活人数达到 3878.12 万人，占全省参保人数 40.45%；开展医保电子凭证应用的定点药店达到 3.05 万家、占全省总数的 99.02%，定点医疗机构达到 1.66 家、占全省总数的 33.37%，医保电子凭证交易支付量 2221.41 万笔。

二、具体措施

(一)构建“互联网＋医保＋医疗＋医药”综合医疗保障服务体系

2020 年 4 月，省医疗保障局基于医保电子凭证应用丰富的优势，推动建立了山东省互联网医保大健康服务平台，构建起全省统一的“互联网＋医保＋医疗＋医药”综合医疗保障服务体系。平台可针对疫情防控、失能人员、慢性病群体、困难群众及 60 岁以上老人，开展在线问诊、复诊检查、慢病续方、在线结算、咨询服务、帮办代办、送药上门一体化、专业化、链条式服务。

(二)打通互联网诊疗医保线上结算渠道

为进一步满足群众线上就医购药需求，省医疗保障局以医保电子凭证为基础，在 2020 年 3 月开发建成了省医保处方流转平台，实现了基于医保电子凭证的互联网诊疗医保线上结算服务。就医患者在完成线上挂号、就诊、医生开具处方后，可直接使用手机通过医保电子凭证在线上进行医保结算。截至2020年底，济南市、青岛市、潍坊市和泰安市部分医疗机构已开展互联网诊疗医保线上结算服务。

（三）职工医保个人账户实现全省异地支付

为满足省内流动人口异地就医购药需求，解决长期以来职工医保个人账户异地支付定点医药机构扩面难、虚实账户并存对账难等问题，2020年6月，山东省通过省市联动，建立起全省职工医保个人账户异地支付系统，实现基于医保电子凭证的个人账户“异地支付、全省通用”。截至2020年底，全省已有20936家定点医药机构支持医保个人账户异地支付，其中定点零售药店16734家、定点医疗机构4202家。

（四）推动医保服务“掌上办”“网上办”

为方便参保人在手机上办理各项医保业务，2020年1月，省医疗保障局依托微信、支付宝等第三方平台开发建设了“鲁医保”掌办服务平台小程序，向参保人统一提供医疗保险关系转移、门诊慢性病资格确认备案、生育医疗费结算和津贴申领等18项高频业务服务。截至2020年底，“鲁医保”使用量已经达到866万人次。

同时，全省推进医保高频民生服务事项省内及跨省通办工作，2020年底实现医疗保险关系转入等14项业务“全省通办”，医保电子凭证申领业务“跨省通办”。

案例二：山东省创新开展省级首批药品集中带量采购

为深入贯彻落实《中共中央 国务院关于深化医疗保障制度改革的意见》，深化医药服务供给侧改革，完善药品和高值医用耗材价格形成机制，减轻群众医药费用负担，山东将全省药品集中带量采购纳入省委深改委2020年工作要点。2020年9月29日，省政府办公厅印发《山东省药品和高值医用耗材集中带量采购实施方案》，省医疗保障局成立工作专班，创新开展首批药品省级集中带量采购。

一、创新制度设计

（一）创新品种遴选方式

全省采取销售数量占比和销售金额占比综合赋分的办法，组织专家从挂网交易的5500余种通用名药品中，遴选确定了40种医疗机构用量大、患者受众面广、涵盖心脑血管、消化、呼吸、肿瘤等多个临床学科的药品。这些药品2019年全省采购规模近50亿元，在2020年全国各省药品一次性带量采购中，山东省带量采购规模最大、品种数量最多。

（二）创新划分评审分组

为保障质量、疗效和市场认可度等相对均等的药品能够实现同组竞争，防止“劣币”驱逐“良币”，在经过大量数据分析、反复推演并征求各方面意见基础上，全省对同通用名药品申报企业按质量、疗效差异和市场认可度等因素划分为两个评审组，原研药、通过一致性评价的仿制药、获得发达国家出口认证的药品等纳入第一评审组，其他药品则纳入第二评审组。

（三）创新实施综合评审

为保证药品质量和及时供应，防止恶意竞价，全省采用综合评审机制。对申报企业在3家及以上的品种，根据企业报价、市场占有率和医疗机构覆盖率等因素进行综合评审，以综合得分由高到低确定中选企业，最大限度保障评审指标客观、全面，评审结果公平、公正。

（四）创新降价引导机制

针对申报在企业1家或2家的评审组，组织专家参照纳入集采40个药品同层次评审组平均降幅情况，与申报企业进行议价，接受降幅即中选，不接受降幅的视同放弃。若申报企业1家或2家的评审组经议价未产生中选结果，则该评审组医疗机构上报需求量的50%划入同通用名另一评审组约定采购量基数，用“量价挂钩”的机制引导企业降价。

二、精心组织实施

山东省药品集中带量采购的品种遴选、规则论证、现场开标等每个环节均制定了详细的工作方案，并全程在纪检部门监督下进行。2020年10月10日，山东省发布采购公告，吸引了368家企业的1075个产品参与申报。经过组织企业申报资质材料、专家资质审核、市场占有率和医疗机构覆盖率计分测算、申报信息公示等程序，11月25日正式开标。

开标现场全程向媒体公开，并邀请公证机构现场公证。经过企业报价解密、现场议价等环节，最终 39 种药品共有 73 家企业的 160 个产品拟中选，价格平均下降 67.3%，最大降幅 98.6%；产生中选结果的 39 种药品全省医疗机构需求量为 12.87 亿片（粒、支），按 60%—70% 的约定采购量计算，预计每年至少能为全省节约医保基金和患者医药费用 17.9 亿元。

三、保障落地见效

为保障集采药品顺利落地，山东省采取了以下五项措施。一是明确支付标准，中选药品以中选价作为支付标准，价格高于中选价格的非中选药品，将医保个人首先自付比例提高 10 个百分点。二是落实医保基金预付政策，按不低于中选品种合同约定采购金额的 50% 预付给医疗机构。三是加快推进医保基金与医药企业直接结算，降低企业交易成本，破解医疗机构拖欠药款问题。四是落实医保基金结余留用政策，提升医疗机构和医务人员参与药品集中带量采购改革的积极性。五是强化部门协调联动，加强中选药品使用、质量和供应监管，防止降价降质、招而不采、采而不用。

案例三：山东省设立医保工作站向基层延伸服务网络

2020 年，为进一步优化医保公共服务体系，加快推动省、市、县、乡全覆盖的经办体系建设，提高医保经办服务便捷性，省医疗保障部门推进服务下沉基层，实现医保窗口向基层延伸。截至 2020 年底，全省建成并挂牌独立运行医保工作站 5470 家。

一、纵向下沉服务网络

根据各地经济状况、行政区划、人口规模等因素，全省按需整合人员、设施等资源，运用信息化技术，以乡镇（街道）政务服务中心为依托，推进乡镇级、村级医保工作站建设。医保工作站在开展参保登记、待遇审核、门诊慢性病申报结算等经办业务的同时，将医保政策宣传、参保动员、资料收集等职能纳入服务范畴，并配合县区医保经办机构加强对属地医疗机构的管理。过去一些村民在办理慢性病相关业务时需要长途跋涉几十公里，从村居赶往县域市民服务中心医保经办窗口，路上往返就要整整 1 天时间。医保工作者建立后，村民只需把办理材料交至村居工作站，不用出村就能办好慢性病业务申请。

乡镇、村居医保工作站的建立，有效延伸了原有的省、市、县三级经办机构框架设置与服务范围，构建形成了省内五级医保经办服务“四梁八柱”。

二、横向拓展覆盖范围

省医疗保障部门利用金融机构、定点医药机构和大型企业辐射范围广、自身资源丰富的优势，不断拓展医保工作站覆盖范围。

（一）拓展至银行网点

在县域、镇街建设银行、农村商业银行、农业银行等多家金融机构的多个网点设立医保工作站、医保业务办理窗口或医保社保联合缴费服务点，为群众提供医保个人账户明细与余额查询，以及医保电子凭证密码修改、重置等业务服务，其中银行自助区提供 24 小时不打烊服务。同时，医疗保障部门与人社部门协调设立的医保社保联合缴费服务点，还可以确保参保群众办理征缴业务“只进一扇门”。

（二）拓展至定点医疗机构

利用医疗机构多方面优势条件，省医疗保障部门在县级医院、乡镇（街道）卫生院、村（社区）卫生所设立医保工作站，为参保群众提供职工生育补助金申领、生育诊疗费手工报销等服务。原来在办理领取生育待遇业务时，参保职工生育后需持相关资料前往当地医保服务大厅排队办理，等候时间较长且资料不全时还需多次往返。医保工作站建立后，参保职工在办理出院手续时就能一并办理生育待遇申领和新生儿参保等相关业务，时限压缩 90% 以上。

（三）拓展至定点企业

省医疗保障部门依托大型或职工密集型企业社保中心建立医保工作站，定向为企业职工提供医保缴费、转诊、政策咨询、待遇查询等服务。以中国铁路济南局集团有限公司医保工作站为例，由于工作时间不一致、地域跨度大等因素，该公司员工在医保业务办理方面存在诸多不便。企业医保工作站的设立，畅通了企业内部医保经办渠道，节约了时间成本和经济成本，5万余名职工直接享受到医保工作站带来的便利。

（四）拓展至定点药店

以济南市漱玉平民大药房医保工作站为例，该药店群众认可度高，人员流动性大，分店覆盖范围广，将医保工作站建在该药店并及时跟进督导检查，不仅扩展了医保业务辐射范围，为广大群众提供更加便利的医保服务，也对规范企业自身管理、广泛宣传医保政策起到了积极作用。

三、完善优化配套措施

在推动医保工作站建设的基础上，省医疗保障局不断优化完善工作站的各项配套管理措施。在制度建设方面，推动各地规范统一规章制度、服务标准与办理流程，实现靠制度管人，依制度办事。在人员管理方面，推动各地灵活采用建立公益性岗位、合作单位派驻等形式设立专兼职医保经办人员，加强站点经办队伍建设。在信息化建设方面，与大数据、财政等部门沟通，利用“医保能力提升”专项资金，建好信息化基础设施，加快省内五级医保经办服务建设。在站点宣传方面，推动各市制作统一制式的医保工作站标志标牌，规章制度、服务标准、业务流程全部上墙，进一步提高群众知晓率。

案例四：打造DRG付费的日照模式

一、改革背景

为健全医保支付机制，激发医疗机构规范行为、控制成本的内生动力，2019年5月，国家医疗保障局启动按疾病诊断相关分组（DRG）付费试点，山东省在组织青岛市参加国家试点的同时，首批选取10个市开展DRG付费省级试点，日照市位列其中。经过10个月的模拟付费运行，日照市于2020年11月在全省率先开展职工医保DRG实际付费。

二、主要做法

在被确定为DRG付费省级试点城市后，日照市立足实际推进试点建设，严格执行《国家医疗保障DRG（CHS－DRG）分组方案》和《医疗保障疾病诊断相关分组（CHS－DRG）细分组方案（1.0版）》，按照统一的分组操作指南并结合日照市实际情况制定了本地的DRG细分组方案，并于2020年1月－10月在全市选取了五家三级医院和六家二级医院的真实场景模拟运行，按月收集数据，提高数据质量，不断修正和完善分组规范和标准，通过组织开展模拟运行督导和评估，做好实际付费启动的各项准备工作。

（一）引导降低轻症入院率

根据模拟运行情况，市医疗保障局及时调整全市本地化的DRG分组，筛选出15个轻症病组及19个相关组，设立总控组和监控组，实行权重数总量控制和监控，引导医院提高入院病人质量。

（二）鼓励医院收治疑难重症

日照市将部分优先和重点发展的重点学科、特色专业（以急危重难和外科手术病例为主）相关的38个DRG组设置为激励组，通过提高付费权重鼓励医院积极收治疑难重症病例，提升医疗服务能力。

（三）化解医疗服务不足

同步建立费用极高病例补偿机制，实行日常结算、年终清算两重补偿，防范医院推诿重病人、服务不足等不良行为。

（四）支持中医药健康发展

增设中医激励病组、开展中医集团清算、结余差别补偿等方式，加大对中医药事业支持力度，努力打造符合日照实际、具有日照特色、解决日照问题的日照方案。

三、改革经验

（一）严守国家规范，打造本地特色

日照市在严格落实国家标准规范基础上，依据本市DRG病组特点，全国首创阶梯分组法，将DRG分组划分为总控组、监控组、正常组和激励组四类，通过实施不同的管理策略，对各组设定不同监控指标，定期进行指标监测分析，实现了管理的本地化，引导试点医院高质量发展。同时在制定费用权重、标化权重、付费权重的过程中，日照方案重点突出医疗服务性收入占比，优化医院收入结构，付费费率按照同级医院“同病、同治、同价”原则，试点医院付费费率采取级别费率，依据医院等级和基本医保险种，各按两个级别确定费率，遵循了本地实际付费情况，保障了支付政策延续性和稳定性。

（二）加强培训，推进配套政策改革

2020 年模拟运行期间，日照市以平均每月一次的培训节奏安排各项培训议题，对全市医疗保障部门，试点医院院长、分管院长、医保办主任、质控科长、医务科长、财务科长、信息科长分批次开展轮训。

与此同时，全市还在统筹推进配套改革，实现 DRG 付费与配套改革的相互补充、相互促进。一是监测分析试点医院医疗费用，实行“月通报”“季分析”“年总结”并开展函询，试点医院成本管控意识、成本管理和核算能力显著提高。二是加强对医保三个目录的精细化管理，通过全面梳理、定向清理、统一编码、配套支付标准等措施精细管理医保系统三个目录库，对医疗服务项目目录采用统一的物价编码并维护支付标准，推动目录管理与 DRG 付费有效衔接。三是精准进行合理用药药品监控工作，对全市二级以上公立医院使用的国家和市级重点监控药品情况，月月逐个药品、逐家医院进行统计分析、排名通报，并实行协议管理。2020 年减轻群众相关药品费用负担 6000 余万元，维护了群众健康权益，规范了医疗机构诊疗行为。

（三）强化技术支撑，建成结算平台

2020 年，日照市建成全市 DRG 统一结算平台，包括 DRG 数据采集管理、DRG 分组管理、DRG 结算管理三大核心模块。同时，平台以 DRG 分组器为核心，通过大数据分析等多种手段，实现病案首页数据采集、病案智能质量控制、DRG 病案分组、DRG 分组结算的多种功能。DRG 统一结算平台通过配置日照本地化 CHS－DRG 分组器及结算支付规则，实现对试点医院病例的数据处理、病案校验、DRG 分组及 DRG 付费结算等一系列功能，实现 DRG 付费全流程信息化管理。

河南省

工作综述

2020年，河南省医疗保障局坚持以人民为中心，统筹疫情防控和医保事业发展，不断完善医疗保障制度体系，坚持不懈推进重大改革，持续推动医保管理提质增效。全省基本医疗保险参保10349.51万人。全省职工医保基金（含生育保险）收入520.54亿元，实际支出426.65亿元。城乡居民医保基金收入703.84亿元，实际支出679.93亿元。

一、抗击新冠疫情发挥积极作用

省医疗保障局将保障人民生命安全和身体健康作为首要任务，迅速反应，科学决策，在疫情救治和常态化防控方面作出积极贡献。

（一）出台疫情防控医保政策

一是明确医保待遇。省医疗保障局会同省财政厅、卫生健康委等部门联合转发了国家三部委《关于做好新冠肺炎疫情医疗保障的通知》等6个文件，并印发《关于做好确认为新冠肺炎参保患者医疗保障工作的紧急通知》，明确疫情防控和医疗救治的医保政策。对凡是新冠肺炎诊疗方案内的药品和医疗服务项目，不在医保目录范围的，全部临时纳入医保目录范围。二是落实“两个确保”。新冠肺炎患者发生的医疗费用，实行“先救治后结算”。在基本医保、大病保险、医疗救助等政策范围内的费用报销后，个人负担部分由财政兜底补助，确保患者不因费用问题影响就医。提前向新冠肺炎救治定点医疗机构拨付专项医保基金，用于新冠肺炎患者的救治，专项费用不占用当年的总额预算指标，确保收治医院不因支付政策影响救治。2020年，累计结算全省新冠肺炎确诊病例、疑似患者和无症状感染者6466人次，医保支付3800余万元。向医疗机构预付医保基金12.1亿元，特别向与湖北相邻的南阳市和信阳市分别预拨了1.3亿元和2.19亿元。三是制定采购政策。对于卫生健康部门新冠肺炎诊疗方案覆盖的药品和医用耗材，相关企业可以按照规定随时增补挂网；省药品集中采购平台上无企业挂网或未列入河南省集中采购目录的，医疗机构可按规定自主备案采购，确保让患者尽快尽早用上新冠肺炎救治药品。开展新冠病毒检测相关试剂集中采购，核酸检测试剂价格降幅达90%。

（二）落实经办服务“五个办”

一是优化服务手段。通过微信公众号、网站等多种媒介向社会发布倡议书、公告，明确网上办理事项、办理流程等，参保人员慢性病申请、异地就医备案、居民医保缴费等业务均可通过网上办理。二是实行“长处方”管理。合理增加门诊重特大疾病、慢性病等单次处方用药量，减少患者到医疗机构就诊配药次数，保障参保患者长期用药需求。三是放宽业务办理时限。对受疫情影响无法按时缴纳基本医疗保险费的，允许疫情结束后补办补缴，不影响参保人员享受待遇。为了保障没有及时办理社保卡的参保人员便捷就医，疫情防控期间，城乡居民医保报销系统采用身份证号码验证报销与社保卡读卡报销同步进行的临时政策，全力解决群众就医购药和慢性病患者的取药问题。

（三）阶段性减征职工医保费

助力企业复工复产，为保就业、促稳定提供有力支持。省医疗保障局会同省人社厅等部门联合出台《关于阶段性减免企业社会保险费的实施意见》，自2月起，各统筹地区根据基金运行情况和实际工作需要，对企业职工基本医疗保险单位缴费部分实行减半征收，减征期限不超过5个月。2－6月，河南省阶段性减征职工医保费30.63亿元。

二、决战决胜医保扶贫取得显著成效

全省医保系统尽锐出战，科学谋划，精准施策，圆满完成医保脱贫攻坚目标任务。

（一）做实做细贫困人口应保尽保工作

健全完善动态调整、部门联动、重点人群动态

监测和参保信息管理"四个机制",精准识别,动态管理,推动实现贫困人口应保尽保和参保动态全覆盖。

(二)做实做细三重保障梯次减负工作

不断完善基本医保、大病保险、医疗救助政策,实施三重保障综合发力、梯次减负,从制度上确保"两不愁三保障"中的"基本医疗有保障"医保扶贫目标如期实现。全年医保扶贫政策惠及贫困人口1061.41万人次,减轻贫困人口医疗费用负担148.13亿元。

(三)做实做细医疗救助即时结算工作

在全省范围内全面实行县域内医疗救助"一站式"即时结算服务,实现不同医疗保障制度间就医信息资源共享,提高对"急难"对象的救助时效。对全省医疗救助政策实施情况进行摸底调查,详细了解各地现行的医疗救助政策执行情况、保障对象、救助标准,为规范和完善重大疾病医疗保险和救助制度奠定基础。

三、药品集中招标采购取得突破

在落实国家集中采购的基础上,积极推进省级药品耗材集中带量采购,探索开展跨区域联盟和省内联盟集中带量采购。

(一)推进国家组织药品耗材集采在本省全面落地

国家组织药品集中采购前三批中选药品已先后在河南省顺利落地实施,可节约费用约69.63亿元。首批国家组织集中采购的高值医用耗材冠脉支架集中采购落地执行,每年可节约费用约11.37亿元。

(二)推进省级和省内片区联盟集采取得实效

省级集中带量采购首批选取了29种药品和人工晶体、留置针两类医用耗材。29种药品最终中选27种,平均降幅70.71%。两类医用耗材平均降幅66.5%。省内组织协调省辖市组成5个片区联盟,健全规范联盟采购试点各项工作措施和协作机制,做到高效联动,协同有序,其中焦作牵头的豫北片区5种医用耗材平均降幅75%,漯河牵头的中部联盟6种医用耗材平均降幅45%。

(三)推进跨省联盟医用耗材招采落地见效

与重庆、云南、贵州联合开展吻合器、补片、胶片三类医用耗材集中带量采购,平均降幅达64.77%。与广东等省份组成采购联盟联合开展冠脉球囊、新冠检测配套耗材等集中带量采购,平均降幅92.23%。

(四)推进价格联动取得明显成效

通过开展药品省际价格联动和医用耗材省内价格联动,使全省药品采购限价平均下降14%。

综合来看,通过以上措施的落实,全省预计每年可节约药品、医用耗材费用110亿元以上,人民群众医药费用负担将显著下降。

四、医保基金监管力度不断加大

全省各级医保部门不断织密扎牢医保基金监管制度笼子,持续保持高压态势,切实维护基金安全,取得阶段性成果。

(一)抓制度完善,织密监管防线

一是规范处室内部业务办理流程。通过建立分片管理制度、举报线索转办案件制度、案卷评审制度、学习调研制度等,使监管全流程逐渐实现以制度为依据的规范运行。二是强化定期督导。建立了月报告、年通报督导制度。三是压实监管责任,实行划片管理责任制。四是构建政府主导、部门协同、第三方参与、社会监督的"米"字型监管架构,即构建纵向贯通、横向协同、多方参与的监管模式。五是统一规范全省行政监督检查制度,制定下发《河南省医疗保障行政处罚程序暂行规定》《河南省医疗保障飞行检查工作规范》《河南省欺诈骗取医疗保障基金行为举报线索案件办理工作规范》等制度,制定《"双随机一公开"监管工作实施意见》,起草《河南省人民政府办公厅关于推进医疗保障基金监管制度体系改革的实施意见》。这些规范性文件的出台实施,为全省行政监督检查工作的开展提供了统一的制度依据。

(二)抓宣传引导,营造监管氛围

一是通过集中宣传月活动,采取线上与线下相结合、传统媒体与新媒体相结合等方法,开展多种形式的集中造势宣传,强化基金监管的社会意识。二是通过加强日常宣传,走进定点医院、定点药店、街道社区、乡镇村庄等,开展常态化宣传。同时,将现场检查与政策宣传融为一体,现场检查到哪里,政策宣传就跟进到哪里。在集中宣传和常态化宣传中,投放公益广告700个、云视听新媒体22期、发放宣传资料(光盘、折页、海报)320万份、宣传专题稿件420余篇、制作宣传栏720个。三是通过案件曝光强化震慑效力,全年曝光违规违法案例千余件，创历史之最，初步收到“不敢骗”之效。

（三）抓能力保障，提升监管水平

一是开展集中培训。省医疗保障局与卫健、纪检部门联合举办河南省医保基金监管政策业务培训班，第一次把培训范围扩大到县。二是开展以工代训。倡导学中干、干中学，坚持以老带新、以强带弱，鼓励各市县参考省局孵化式培训，提高基金监管实战技能。三是抽调全省基金监管专业执法人员、第三方力量执行国家飞行检查任务和对口援疆任务，先后赴上海、广东、新疆哈密等地开展检查，培养专家型执法人员。

（四）抓专项治理，巩固监管成效

省医疗保障局联合卫健部门出台了《规范使用医保基金行为专项治理工作方案》，成立 18 个检查组，对 18 个市级经办机构和 36 家大型定点医疗机构进行全面穿透式交叉检查。12 月底在全省范围内开展为期 40 天的专项治理“回头看”工作，对全省所有医保定点医疗机构存在的“诱导住院”和“虚假住院”问题进行专项检查。全年全省共受理举报线索案件 49 条，已全部办结，做到件件有落实，事事有回音。

（五）继续推进“两试点一示范”工作

督导指导安阳、开封、信阳三市分别推进创新监管方式试点、监管信用体系建设试点和医保智能监控示范点建设，开封、安阳试点工作在国家中期评估中受到通报表扬。督导各地联合当地相关职能部门，综合运用各种检查方式，实现对辖区内所有定点医药机构检查全覆盖。

全年全省共检查定点医药机构 25067 家，共处理违法违规定点医药机构 24817 家。其中，解除服务协议 223 家，暂停服务协议 1053 家，移交司法机关 18 家，行政罚款 401 家，拒付和追缴医保基金 11.96 亿元。

五、医保领域改革取得新进展

全省各级医保部门奋力推进医保重点领域改革，切实强化基金使用管理，全面增强医保基金抗风险能力。

（一）全面做实市级统筹

省政府办公厅印发《关于全面做实基本医疗保险和生育保险市级统筹的意见》，实现基本政策、待遇标准、基金管理、经办管理、定点管理、信息系统“六统一”，重点解决市级以下基本医疗保险制度发展不平衡、基金结余分布不均衡、基金共济能力和抗风险能力弱等问题。截至 12 月底，开封、新乡、鹤壁、安阳、周口、漯河、驻马店、焦作等 8 市先后印发了实施方案。

（二）支付方式改革持续深化

一是全省全面实施基本医疗保险基金总额预算管理，协助推进紧密型县域医共体建设中的医保支付工作，控制医疗费用不合理增长，初步形成了总额预算基础上的多元复合式支付方式。二是有序推进 DRG 支付方式改革。安阳市连续两年被评为国家 DRG 付费试点优秀单位，并在开封、周口、漯河、驻马店、济源示范区、兰考、新蔡等 7 个统筹地区推行 DRG 付费改革。三是推进 DIP 付费试点。申报焦作、商丘 2 个省辖市开展区域点数法总额预算和按病种分值（DIP）付费国家试点，探索符合本省实际的医保支付方式改革实践经验。

（三）顺利完成省级增补药品消化工作

通过采集各地医保结算数据，研究待消化药品医保基金支付金额及使用情况，经过多方详细论证，决定采取一次性消化方案，即自 2021 年 1 月 1 日起一次性将省级增补药品调出，率先完成省级增补医保药品消化工作。

（四）落实高血压、糖尿病门诊用药保障政策

筛选高血压、糖尿病“两病”药品数据，逐一进行分类整理，规范剂型、规格等信息，按照测算程序和要求对每一个药品反复测算与验证，并将测算结果与周边省份支付标准进行比对。征求相关单位意见，召开专家论证会，最终形成河南省“两病”门诊用药医保支付标准。涉及“两病”药品 105 种（共计 177 个品规），其中高血压药品 54 种（93 个品规）、糖尿病药品 51 种（84 个品规）。经国家医疗保障局审核备案后，省医疗保障局办公室制定《关于印发河南省第一批城乡居民高血压糖尿病门诊用药医保支付标准的通知》，下发全省实施。截至 2020 年底，全省城乡居民高血压、糖尿病门诊就诊累计 1780.1 万人次，医保报销 15.9 亿元，政策内报销比分别达到 66.8%和 67.6%。

（五）居民门诊统筹全面推进

在全省全面开展城乡居民门诊统筹，做好新旧政策衔接，强化基金使用管理，进一步提升医保基金互助共济能力。南阳、济源等地在村卫生室开展了门诊统筹的直接报销，得到广大居民的认可。实施以来，全省门诊统筹报销 1.12 亿人次，统筹基金

支付 37.52 亿元。

(六)医疗服务价格管理体制更加规范

对历年来医疗机构申报的遗留新增项目申请开展审核调研,先后评审确定新增和修订医疗服务价格项目 135 个。开封、鹤壁、信阳等地积极开展医疗服务价格动态调整,让医疗服务价格向医务人员劳动价值回归。

(七)长期护理保险试点启动实施

在长期护理保险扩大试点方案中,开封市被列为第二批试点城市。为此,省医疗保障局加强专项工作调度,定期研究会商试点进展情况,指导开封市科学测算,学习借鉴兄弟省份试点城市的经验,如期编制完成了试点实施方案。通过试点,探索以互助共济方式筹集资金、为长期失能人员的基本生活照料和与之密切相关的医疗护理提供服务或资金保障。合理划分筹资责任和保障责任,逐步形成可持续发展的运行机制,做好与相关社会保障制度及商业保险的功能衔接,提升保障效能和管理水平。结合当地实际,完善政策框架,加强长期护理服务体系建设,为下一步在全省范围内全面展开奠定基础。

六、医保工作基础进一步夯实

全省各级医保部门践行为民宗旨,优化经办服务,医疗保障事业高质量发展的基础更加牢固。

(一)深化医保制度改革出台省级顶层设计

省医疗保障局深刻领会党中央、国务院《关于深化医疗保障制度改革的意见》精神,准确把握医保制度改革思想,结合本省实际,提出九项具体落实措施。保持与深化医保改革相关的省直 21 个厅局密切沟通,吸收合理建议,反复协商达成共识。经过 20 多轮修改完善,形成河南省《关于深化医疗保障制度改革的实施意见》,送审稿已经省政府 111 次常务会议、省委第 186 次常委会议审议通过。

(二)“行风建设年专项行动”取得新成效

以“行风建设年专项行动”为抓手,以落实“好差评”制度为牵引,深入发掘典型经验,加大问题整改力度,经办服务质量不断提升。郑州市医保中心探索城乡居民医保服务“一窗口办结”,安阳市、驻马店市探索“综合窗口”全流程办理机制,业务办理效率明显提升。开封、信阳、平顶山、商丘、濮阳、漯河等地经办服务群众满意度全年稳定在 95%以上。

(三)“放管服”改革取得新突破

2020 年,全省各地医保部门深入贯彻落实《河南省医疗保障经办政务服务事项清单(试行)》和《河南省医疗保障经办政务服务事项办事指南(试行)》,简化办事流程,提供“一站式”服务,参保群众办理业务更加便捷。新乡市在全省率先推出医保网上办事大厅,郑州市 15 个医保业务上线“郑好办 App”。

(四)信息化建设取得新进展

在成立省级医保统计分析中心、建立健全全省医保信息化建设队伍的基础上,扎实推进全省医保信息平台的立项工作。全面推广医保电子凭证应用,在全国率先实现电子凭证异地就医结算功能。截至 2020 年底,全省医保电子凭证激活人数超过 2500 万人,扫码结算超过 2 万人次,并在全省所有定点医药机构开通了扫描结算功能。

重要活动

1. 全省医疗保障工作会议召开。1 月 16 日,全省医疗保障工作会议在郑州召开。会议总结 2019 年全省医疗保障工作,分析全省医疗保障面临的新形势,安排部署 2020 年医疗保障工作任务。

2.“打击欺诈骗保,维护基金安全”宣传月活动启动。4 月 10 日,“打击欺诈骗保 维护基金安全”集中宣传月活动在全省全面启动。省医疗保障局、郑州市医疗保障局、省电视台、医院代表、药店代表等做表态发言。

3. 河南省医疗保障经办机构挂牌。5 月 12 日,河南省医疗保障服务中心、稽核中心、统计分析中心揭牌仪式在郑州举行。省政府副秘书长黄东升出席活动并致辞,仪式由省医疗保障局党组书记、局长郑子健主持。

4. 河南省医疗保障专家库建立。8 月 10 日,《河南省医疗保障局关于建立河南省医疗保障专家库的通知》印发,提出筹建河南省医疗保障专家库。专家库设定了西医专业 96 个、中医专业 21 个,以及医保管理、法律财务专业等20个，对接35家省管医院、学校及相关单位和28个统筹地区，完成了全省医保专家上报、统计、汇总等工作，共收录各类专家13387名。

5. 河南省首次医用耗材集中带量采购顺利开标。10月26日，河南省首次医用耗材集中带量采购顺利开标。中选医用耗材平均降幅70.29%，多个产品中选价创全国新低。其中，人工晶体8个分组平均降幅为56.3%；留置针8个分组平均降幅为76.6%。

6. 全省医保电子凭证激活推广培训会召开。11月16日，省医疗保障局召开全省医保电子凭证激活推广培训会，标志着河南省将全面推广医保电子凭证。推介会上，省医疗保障局相关负责人介绍了医保电子凭证推广应用的意义、目标和工作任务，详细解释了医保电子凭证线上线下的激活场景、激活渠道、推广方式和激励措施等。

7. 全省定点医疗机构专项治理"回头看"工作视频会议召开。12月22日，省医疗保障局联合省卫生健康委召开定点医疗机构专项治理"回头看"工作视频会议，并制定下发《关于开展全省定点医疗机构专项治理"回头看"实施方案》。专项治理"回头看"共持续40天，巩固了年度打击欺诈骗保专项治理成果。

典型案例

案例一：安阳市推动医保基金监管方式创新

2019年5月，安阳市被确定为基金监管方式创新试点城市。试点一年来，安阳市积极探索创新监管方式，推动医疗保障基金监管工作取得新突破。

一、主要做法

安阳市医疗保障局紧紧围绕搭建"一个平台"、落实"四个保障"、建立"六个机制"的工作目标，全力推进监管方式创新。

（一）搭建"一个平台"

把引入第三方参与基金监管作为切入点，以商业保险机构为依托，联合信息技术服务机构共同搭建医保审核平台，挂牌成立"安阳市医疗保障第三方审核服务中心"。一是建立了医保智能审核系统。截至2020年底，首批市直8家三级医院和11家二级医院已全部纳入智能审核系统，上线审核规则16条。二是建立了医保实时监控系统。将医保审核监管由事中事后审核转变为事前提醒。截至2020年底，15家市直二级以上医疗机构已首批实行实时监控。三是开展对DRG分组付费结算费用审核。按照国家DRG付费相关要求和安阳市DRG结算办法，重点对高套分值、分解住院、转移费用等进行审核。四是加强数据统计分析应用。形成《安阳市2018—2019年度医保基金数据监控报告》，为实施医保反欺诈监管提供了有力支撑。2020年，经第三方审核发现并核实追回医保基金1000多万元。

（二）落实"四个保障"

一是组织保障。市政府成立由主要领导任组长、主管副市长任副组长，市医保、卫健、公安等相关部门负责人为成员的领导小组，统筹协调解决工作中的矛盾和问题。二是经费保障。市医疗保障局多次与财政部门沟通协调，将120万元专项经费列入当年财政预算，保障试点工作顺利开展。三是人员保障。市医疗保障局积极沟通协调，从市场监管局行政执法机构划转10名执法人员从事基金监管工作，为提升监管能力提供人力保障。四是制度保障。2020年6月17日，安阳市制定出台《第三方审核服务中心操作规程》《第三方评审裁定管理办法》《第三方审核服务中心管理考核办法》等规章制度，为开展监管方式创新提供了制度保障。

（三）建立"六个机制"

一是建立了绩效激励机制。将第三方审核服务成效与经费拨付挂钩，依据提供线索实际查实追缴医保基金到账金额为基数，按比例拨付绩效激励资金。二是建立了部门联动工作机制。2020年1月20日，市医疗保障局联合发改、财政、卫健、市场等部门，通过开展联合检查、联合惩戒、信息共享等协作，初步形成监管合力。三是建立了信用评价机制。市医疗保障局制定印发《医疗保障信用管理办法》《医疗保障信用分级分类管理办法》《医疗保障“黑名单”管理制度》等文件，为建立监管长效机制奠定基础。四是建立了社会监督机制。2020 年 7 月 30 日，市医疗保障局制定了《医疗保障社会监督员管理制度》《医疗保障社会监督工作计划》。建立了包括市人大代表、政协委员等 20 名各界人士组成的监督员队伍，社会监督机制初步形成。五是建立了行刑衔接机制。2019 年 12 月 27 日，市医疗保障局制定了《安阳市医疗保障局行政执法与刑事司法衔接工作制度》，为打击欺诈骗保案件快速移交建立了制度保障。六是建立了举报奖励机制。2019 年 11 月 18 日，市医疗保障局与财政部门联合印发《举报奖励暂行办法实施细则》，明确和规范了投诉举报受理范围、奖励标准和处罚种类等相关内容，使举报奖励工作有章可循。

二、取得成效

（一）绩效激励机制初见成效

2020 年 7—12 月，第三方审核服务中心根据医保信息系统的医疗数据，对全市各医疗机构住院人次、人均费用、人次人头比、平均住院天数等指标进行横向、纵向比较，建立数据模型并初步锁定违规线索。经核实追回医保基金 1352 万元，按照管理考核办法规定，给予第三方绩效激励费 91 余万元。

（二）部门联动机制逐步形成合力

一是与卫健部门联合开展全市定点医疗机构专项治理“回头看”活动。2020 年，全市共检查医疗机构 256 家，查处违规费用 461239.45 元，约谈 11 家，限期整改 33 家，公开曝光 1 家。二是充分发挥行政执法与刑事司法衔接工作机制作用。截至年底，共移交公安机关涉嫌欺诈骗保案件 7 起。三是加大联合奖惩力度。2020 年疫情期间，市医疗保障局、市场监督管理局对散布虚假涨价信息、哄抬物价行为的 5 家定点药店进行联合惩戒。

（三）医保信用评价扎实开展

截至 2020 年底，全市定点医药机构签订承诺书 1414 份，医保医师签订承诺书 6611 份，并上传至市信用信息共享平台，接受社会监督。同时将评价为 A 级（信用优秀）的 99 家定点医疗机构、366 家定点零售药店列入红名单管理，并推送至“信用中国（河南安阳）”信用平台，积极在全市营造遵纪守法、诚信执业的“诚信医保”氛围。

（四）社会监督工作有声有色

市医疗保障局召开社会监督员座谈会，征求加强医保基金监管的意见建议四大类 12 条，划分责任、明确要求，抓好意见建议的落实。同时，按照活动计划，积极组织监督员参与医保基金的监督检查，取得较好效果。

案例二：濮阳市开展地市级药品集中带量采购

为进一步降低药品虚高价格，减轻患者医疗费用负担，濮阳市在落实国家药品集中带量采购中选结果的同时，于 2019 年 10 月起独立开展大规模、多品种药品集中带量采购，取得了阶段性成效。

一、主要做法

（一）明确工作思路

按照“市级组织、联盟采购、平台操作”的总体思路，市级拟定政策措施并监督实施，全市医疗机构组成联盟，委托代理，承担具体招标事宜，实施集中带量采购。

（二）制定采购目录

在制定采购目录时，利用国家、省、市三级集中带量采购的窗口期，打破传统的确定路径，根据濮阳市 2018 年度医疗机构药品使用目录，遴选出采购金额高、用量大的 200 个品种及基础输液类药品（国家集中带量采购、谈判、重点监控的、濮阳市重点监控的除外）确定濮阳市采购目录。

（三）制定三方监督实施方案

成立由市医保局、司法局（公证处）、卫健委为成员的三方监督小组，并邀请市纪委监委和驻市卫健委纪检监察组对本次报价、解密、议价环节进行现场监督，保证全程在阳光下进行。

（四）制定投标限价原则

设定基准价，取全国省级最低中标/挂网价；结合本次带量给出明确量及保证 30 天回款，要求在基准价的基础上，药品再降低 6%、基础输液类药品再降低 10%作为投标限价；要求中选价格不高于医院现采购价；兼顾质量，不唯低价中标，同组价差不高于1.8倍。

(五)制定质量层次划分规则

结合濮阳市实际,将原研药、专利药品、通过一致性评价的仿制药、监测期内新药等确定为第一质量层次,其他通过GMP认证药品和其他进口非专利药品为第二质量层次。

二、取得效果

(一)采购品种实现预期

濮阳市本次带量采购范围为200个用量大的药品品种、5个基础输液类药品品种,共涉及318个品规。2020年4月28日,中选结果公布。最终有100个企业的130个品种中选(药品125个、基础输液类5个),涉及225个品规。

(二)采购效果"两降一升"

相较于基准价,中选产品的平均降幅19.49%,最高降幅96.21%,相较于河南省挂网价,中选产品的平均降幅为15.54%,最高降幅70%。

濮阳市药品集中带量采购按照医疗机构上年药品使用量的70%估算总量,基金预付比例按合同约定采购总金额的30%进行预付。坚持带量采购、以量换价,招采合一、保证使用,确保质量、保障供应,基金预付、及时回款原则,确保此次招采工作的顺利开展。

中选结果于2020年7月1日执行,截至12月31日,实际采购总金额为8913.27万元,约节约采购资金近3000万元,采购资金下降约33%,初步实现了医保费用和参保群众个人负担双下降、患者满意度大幅提升的"两降一升"目标。

案例三:开封市推进医保信用体系试点建设

2019年5月,开封市被列为国家医保基金监管信用体系建设试点城市。一年多来,开封市以制度为核心、以应用为关键、以数据为基础、以平台为抓手、以行业为支撑,通过信用体系、智能监控、监管创新"三位一体"推进,构建医保基金监管新格局。

一、主要做法

(一)社商合作有序推进试点

一是党政领导高度重视。市政府成立以市长为组长、分管副市长为副组长,医保、卫健、市场监管、发改等相关部门参加的医保信用体系建设领导小组。通过组建工作专班,明确工作任务和职责,高效有序推进医保信用体系建设工作。二是充实医保基金监管专职队伍。增设开封市医疗保障稽核中心,机构编制7人,缓解了医保基金监管人员严重不足的问题。三是社会参与协同推进。选择300余名医保、医疗专家,组建医保基金监管工作专家库。积极探索政府购买服务,引入商业保险公司等力量,参与医保基金监管。建立医保社会监督员制度,充分发挥群防群治经验,组建医保监督员队伍。

(二)出台信用评价配套文件

在2019年出台《开封市医保基金监管信用体系建设国家试点工作实施方案》的基础上,2020年,开封市医疗保障局陆续出台《关于成立医保基金监管信用体系"国家试点"建设工作组的通知》《开封市医疗保障协议医师管理暂行办法》《开封市医疗保障基金信用管理暂行办法》等文件,旨在形成统一完备的医保信用管理制度,覆盖事前、事中、事后信用监管全环节,确保信用体系建设有法可依、有章可循。

(三)构建本地化标准化的指标体系

基于国家医保局印发的《医疗保障基金监管信用评价指标操作手册(定点医疗机构/A类)》,开封市创新构建满意度评价、场景监控和智能监控等本地化指标。其中,动态实时监测指标20项,实现指标的动静结合,并设立一票否决制度,凡被医保取消定点医疗机构资格的,一律纳入最低评价等级,并对社会公示。截至2020年底,开封市医疗机构评价指标包含6项一级指标、23项二级指标和64项三级指标,基本实现评价全场景、全流程覆盖。其中,特别引入参保人对医药服务的满意度评价,并设置较大权重,将参保人获得感作为对医药机构评价的重要考核指标。

(四)打出医保基金监管"组合拳"

一是依托医保医疗知识库,智能监控系统构建预警和审核联动监管机制。截至2020年底,已启用88条规则。二是运用互联网+视频监控、人脸识别、智能视觉等高新技术,场景监控系统针对购药、诊疗、住院等医疗服务,实现诊疗数据和服务影像的实时比对、同步在线监控,收集和锁定违法违规证据。通过智能监控系统和场景监控系统全程线上线下联动，实现对“两定”机构实时监管，最终达到事前预警、事中控制和事后追溯的全对象、全过程、全方位智能监管效果。截至 2020 年底，市医保信用体系已实现与“信用开封”、医保智能监控、场景监控、核心业务等多系统实时数据对接、交换共享，已从智能监控和日常检查中获取数据 3357 条，从医保结算记录获取数据 12 亿条，均转化为相关评价指标数值，影响主体评级结果。

（五）建立信用联合奖惩机制

充分应用信用评价结果，采取与医保总额预算管理、基金考核支付、医保资格、结算方式、监管强度、新闻媒体等相结合的医保信用奖惩措施，落实信用结果应用。同时，与市政府社会信用体系建设工作领导小组信息互通、结果互认，做好与大数据局对接，通过行政性惩戒、司法性惩戒、市场性惩戒、社会性惩戒等方式实施联合惩戒，形成“一处失信、处处被动”联合惩戒机制。

二、工作成效

（一）完成试点医院全指标全流程评价

2020 年，全市统筹区内定点医药机构 930 家（统计到乡镇卫生院级别），实现检查全覆盖。查处违规违约 813 家，共计追回医保基金 4671.18 万元。

截至 2020 年底，已完成 22 家试点医院全指标、全流程评价，其中 A 级 11 家，B 级 10 家，D 级 1 家。评价结果纳入医疗机构协议管理，与医疗机构总额控制年终考核指标及稽核频次挂钩，提高医保基金监管力度。

（二）基金监管方式趋于科学

通过信用体系建设、智能监控及医保基金监管创新“三位一体”的制度设计，开封市医疗费用已有下降。经随机抽取 22 家试点医院中 4 家医院 2020 年 10 月、11 月的数据对比分析发现，住院人次均有下降。医保基金监管方式向科学化迈进一大步，初步实现变“堵”为“疏堵”结合、变“罚”为“奖惩”结合。

案例四：邓州市紧抓县域医共体建设

邓州市地处河南省西南部，为河南省直管县（市），2020 年全市参保 157.3 万人。近年来，邓州市医疗保障局抓住县域医共体建设契机，在医共体框架下对支付方式、管理权限、基金管理等方面进行改革和探索，取得一定成效。

一、实行按病种付费，推进支付方式改革

为缓解医保基金支付压力，实现基金效率最大化，邓州市通过支付方式改革，实行以按病种付费为主的复合式医保支付体系，初步实现患者、医院、医保基金“三赢”的效果。

（一）总体布局由“简”入“难”

选择风险相对可控、技术成熟，不会产生并发症的日间手术进行定额结算，重度精神病患者从按人头付费改为按床日付费，两者作为突破口进行探索。按照“先行试点、逐步启动、完善制度、全面推广”的步骤试行，积累经验后逐步拓宽。截至 2020 年底，老年性白内障等 45 个病种已实行医保定额支付，全年实现就诊 15770 人次，总医疗费用 7405 万元，医保补偿费用 3838 万元。

（二）工作推进由“上”至“下”

选择基础条件好、住院人次多的两家二级甲等综合医院作为先行试点，逐步向下延伸至乡镇卫生院，开展单病种定额支付。截至 2020 年底，实现从市直二级甲等医院到乡镇卫生院全市定点医疗机构全面覆盖。同时，实现信息化管理，将病种临床路径录入信息系统，对路径执行情况进行动态监控，推动按病种付费工作全面开展。

（三）难点突破由“点”到“面”

在治疗模式上，由单一诊疗项目模式发展至多个治疗项目模式可选。截至 2020 年底，已拥有 140 余个可选项，其中 80 余个选项在临床得到较为广泛的应用。在病种拓展上，由从住院病种中选择发展到从门诊疾病中选择作为单病种。同时，完善定额退出机制，针对患者付费高于支付标准的情况，由诊断医生出具证明，退出定额支付，以普通住院方式进行结算；针对患者付费低于标准的情况，直接以普通住院方式进行结算，减少资金支出。

2020 年，全市执行按病种付费 1.6 万例，节约医保基金 2100 万元；按执行床日付费 4770 例，节约基金 680 万元；实行日间手术 756 例，节约基金 210 万元。

二、创新管理办法，推进管理权限改革

为明确医共体管理职责，建立科学合理管理机制，提高医共体提质控费积极性，邓州市通过转变职能，推进医共体管理权限改革，达到参保群众满意、节约基金支出的效果。

(一)转诊权限下放

转诊工作一直以来都是管理中的难点、医保基金支出的热点，其中上转在外诊中占据了较大比例。为制止不合理上转，减少医保基金支出，邓州市将转诊转院权限下放至三个医共体，按区域划分进行服务，按照“总额预算，包干使用，结余留用，超支不补”的基金分配原则，由医共体统一制定合理转诊标准，根据患者病情，采取科室初诊、专家会诊鉴定等措施，引导病人有序就诊，杜绝不合理的转诊要求。通过医共体牵头医院与乡镇卫生院实行科室共建、人才培训、专家下乡坐诊、援建帮扶等形式，引导优质医疗资源下沉，提升基层医疗卫生服务能力。2020 年比上年减少上转 4612 人次，节约基金 4600 万元。

(二)制定控费激励机制

邓州市结合实际建立医保管理激励机制。对拥有特色专科、具备高新技术和专业技术人才、能诊疗高风险危重疑难疾病、能减少患者向上级医疗机构转诊并吸引患者从上级医疗机构回诊的医疗机构，对比上级医疗机构医疗费用，根据节约医保基金额度，按照一定比例进行奖励。2020 年，对 6 家符合奖励条件的医疗机构进行奖励，对照省级医疗机构及地市级医疗机构同等诊疗项目费用，节约医保基金支出 1720 万元。

(三)引入第三方监管服务

公开招标审核一家商保公司和一家会计师事务所作为第三方监管服务方，两家公司选派专业人员进驻三个医共体，发挥人力资源、网络、专业技术等方面优势，开展常态化日常监管工作。配合医共体、医保部门开展重点检查、专项抽查、举报检查、现场监督检查等工作。2020 年，通过第三方累计巡查医疗机构 369 家，专项巡查 27 次；外伤核查 4339 人次，异地核查 211 件；专家审核 260 件，追回违规资金 326 万元。

三、完善监管机制，推进基金管理改革

以基金监管作为重点，加大对医共体医保基金的全方位监管考核评价，发挥医保基金的使用效率，保障基金安全。

(一)建立基金分配约束机制

对医共体实行医保基金总额预算管理，建立“总额控制、结余留用、超支不补”的激励约束机制。以市域内城乡居民基本医保当年筹资总额为基数，预留一定比例风险调剂金、质量保证金和大病保险资金，按三个医共体覆盖参保居民数量、近三年医保基金运行情况及相关指标合理确定年度预算额度，分配至各个医共体，实行年初预算、按月付费、年终清算。在医共体总额预算框架下，同时将各个医共体的预付总额分解到各个成员医院，实行实时跟踪管理，确保风险可控。

(二)建立基金监管监督机制

一是建立医共体“医保基金监管特派员”制度，选派业务骨干进驻各医共体参与医保基金监管工作。二是建立账户共管机制，督促各医共体要发挥参与控费管理的“龙头”作用，做好内部监督和医保基金的合理分配，防范风险，共同承担医保基金监督责任。三是建立运行管理制度，对医共体医保基金审批使用、结余分配进行审核。四是建立监督检查机制，协调组织各医共体通过集中检查、日常检查、专项检查、实地检查、随机检查等形式，对医共体成员单位进行全面监督检查。2020 年，对全市定点医疗机构进行各项监督检查 230 余次，取消 2 家定点医疗机构医保服务资格，暂停 15 名医生医保服务，对 6 名违规医生提出警告，拒付违规资金 1978 万元。

(三)建立基金考核奖惩机制

由医保局、三个医共体和第三方监管人员对医共体及成员单位进行考核，将考核结果与当年医共体质量保证金返还、年终医保基金清算、结余资金分配、次年医保基金总体预算安排等挂钩，严格实行奖惩兑现制度。促使医共体及成员单位建立起自我管理约束机制，提高医疗机构和医务人员主动控费积极性和内生动力。实现医院对医疗费用由“要我管”到“我要管”，医保局对基金支出由“怕超支”到“放心用”的转变。

湖 北 省

工作综述

2020 年是湖北历史上极不平凡的一年，湖北省医疗保障局统筹推进疫情防控和医保改革发展，持续深化医保重点领域改革，精准落实医保扶贫政策，强化基本医疗保障责任，人民群众医保获得感不断提升。全省基本医疗保险参保 5582.98 万人，基本医保基金(含生育)当期收入 943.87 亿元，当期支出 780.16 亿元，累计结存 933.69 亿元。

一、规划全省医保改革

《中共中央 国务院关于深化医疗保障制度改革的意见》出台后，湖北省研究拟定了《关于全省深化医疗保障制度改革的若干措施(草案)》，于 2020 年 12 月 4 日以省委省政府名义印发实施。结合湖北省实际，提出未来五年的发展目标、重要指标、重大工程和重点措施，着手编制"十四五"医保规划。

二、助力疫情防控

(一)迅速出台"两个确保"政策

确保患者不因费用问题影响就医，确保收治医院不因支付政策影响救治。全力支持疫情防控工作大局，为武汉保卫战、湖北保卫战取得重大战略性成果，全面打赢疫情防控阻击战筑起坚实的医疗保障"防线"。疫情前期紧急预拨专项救治金 30.48 亿元，提前清算 2019 年医保基金、预付上半年预算额度 116.53 亿元。将火神山医院、雷神山医院等纳入医保定点。对救治急需药品和检测项目先挂网后审核、先使用后申报，保障救治机构正常运转。

(二)三次降低核酸检测价格

核酸检测由 180 元/次降至 80 元/次，抗体检测由 50 元/项降至 25 元/项。将核酸检测纳入医保支付，启动检测试剂盒集采工作，核酸和抗体试剂盒价格分别下降 81%和 72%，节约费用约 24 亿元。

(三)优化医保经办服务

紧急建成全省互联网医保服务平台和智慧医保 App，配套出台医疗服务价格和医保支付政策。完善重症慢病保障措施，扩大定点药店至 1676 家。简化转诊手续，延长门诊慢病处方药量，建立"社区＋街道＋职能部门＋药店"联动机制。

(四)支持企业复工复产

全省共减征职工医保单位缴费 42.65 亿元，涉及企业 19.88 万户、参保人员 473.38 万人；缓征职工医保单位缴费 10.54 亿元，涉及企业 1.68 万户，有力推动了复工复产。湖北省在全国医保工作会议上作了经验交流，4 个单位、11 名个人获评全国医保系统抗疫先进集体和先进个人，4 人获评省政府表彰的疫情防控先进个人。

三、落实脱贫攻坚硬任务

(一)紧盯目标，全面落实参保任务

紧盯将贫困人口全部纳入基本医保、大病保险、医疗救助制度保障范围的目标任务，开展医疗保障脱贫攻坚专项行动。坚持问题导向，紧盯目标标准，逐一核实贫困人口参保状态，对异地参保、参军、入学、服刑等特殊群体参保情况实行"一人一档"。2020 年，将扶贫部门动态调整后的 562.77 万建档立卡贫困人口全部纳入基本医疗保障范围，实现了"照单全收、不落一人"。

(二)对标对表，全面落实医保倾斜待遇

对标国家医保扶贫政策，按照省政府《关于进一步完善保障农村贫困人口基本医疗的若干措施》规定，严格执行贫困人口"县域内""政策范围内"的基本医疗保障，全面落实大病保险、医疗救助倾斜政策，减轻贫困人口医疗费用负担。2020 年，湖北省贫困人口住院 169.02 万人次，医疗总费用 98.31 亿元，贫困人口住院实际报销比为 87.33%，实现贫困人口基本医疗有保障目标。

四、落实药品耗材集采

(一)落实国家组织集采结果

全省积极落地实施国家药品集采结果，第二批

32个品种平均降幅65.50%,年节约经费2.03亿元;第三批55个中选药品平均降幅75.68%,年节约费用3.8亿元。在全国率先组织对试点扩围的第一批25个品种进行竞价续约,受到国家医疗保障局肯定。国家集采的冠脉支架也在湖北省落地实施。

(二)完善省级联盟采购机制

委托武汉市开展胰岛素、重点监控合理用药药品等集中带量采购。其中,全省首批33种药品集中带量采购,113个产品中选,与全国最低价相比,最高降幅85.38%,平均降幅31.51%;与湖北省挂网价相比,最高降幅96.24%,平均降幅36.94%。在全国率先开展胰岛素带量谈判工作,6家企业中最高降幅28.09%,全部品规平均降幅4.58%。国内降幅大的胰岛素生产企业获得较大用量,打破了胰岛素不可替代的神话。2020年开展30个重点监控合理用药药品集中议价,议价成功中选品种15个,在全省范围内执行,中选品种平均降幅42.7%,年降低药品费用14.61亿元。在全省组织首批医用耗材集中带量采购,冠脉扩张球囊、一次性精密输液器、医用胶片3类医用耗材平均降价85%,冠脉扩张球囊降价96%,预计共节约资金6.5亿元。带量采购在减轻群众负担、净化行业生态、促进医疗行为规范方面起到了积极作用。

五、深入推进支付方式改革试点

推荐宜昌、荆州列为DIP国家试点;确定十堰、黄冈等地为按病种分值付费省级试点地区;遴选应城市、黄梅县、鹤峰县等开展县域医共体支付方式综合改革试点。加大向政府汇报力度,成立疾病诊断相关分组(DRG)付费国家及省试点工作指导组。及时协助解决在试点过程中存在的权重调整、费率确定等核心问题,加快推进试点进程。同时,通过总额控制、病种赋值的办法,有效提高了医疗机构控制成本积极性。

六、推进医药服务管理改革

(一)规范管理,剔除医保药品目录“神药”

通过集中议价方式降低价格,“神药”(安全无效用量大的药品)采购量平均下降86.55%,采购金额平均下降84.61%,其中最高降幅达94.30%。截至年底,采购数量排名前10的药品中已经没有“神药”。

将国家基本医保药品目录、谈判药品同时纳入湖北省医保支付范围,对谈判用药自付比例、管理方式进行修订完善,打通了门诊、药店购药“双通道”。将谈判药品配备使用情况纳入医保协议管理,对不配备和被参保患者投诉举报的,扣减治疗保证费用,确保谈判药品全面落地。采取准入管理办法,将经认定的省内试点企业中药配方颗粒纳入医保支付。

(二)完善医药服务管理办法

认真落实《湖北省基本医疗保险诊疗项目调整暂行办法》,建立新增诊疗项目动态调整机制。制定印发《湖北省医疗机构制剂纳入医保支付范围的管理办法(试行)》和《紧密型县域医疗卫生共同体医保监测考核指标体系(试行)的通知》,进一步完善医药服务管理措施。

七、完善待遇保障和筹资机制

(一)加强和改进参保工作

从参保扩面、待遇衔接、清理重复参保、财政补助资金管理等方面,对建档立卡贫困人员、大中专学生、新生儿、退役军人、新就业形态从业人员等人群进行规范,解决常见的参保问题。

(二)推进做实居民医保市级统筹

2020年,各地市均印发实施方案,结合2021年度城乡居民参保缴费,开始对基金实行统收统支,全面实现市州范围内的基金共济。

(三)加大医疗救助力度

全年资助参保6.8亿元,直接救助18.97亿元,医疗救助托底保障功能有效发挥。

(四)完善“两病”用药保障机制

4月24日,印发《完善城乡居民高血压糖尿病门诊用药保障机制工作重点任务细化分工方案》,确保“两病”用药保障相关政策落地落实。截至年底,全省“两病”门诊用药保障待遇受益340.1万人次,其中高血压225.8万人次、糖尿病114.3万人次。医保基金共计支出3.4亿元,其中高血压支出1.8亿元,糖尿病支出1.5亿元。

(五)进一步规范“两险”合并实施

督促相关市州及时整改生育保险缴费时间在统筹区之间不互认、没有全面实施住院分娩医疗费用按病种付费等问题,并就有些地区生育保险支出增长较快的问题加强分析和监管,确保基金安全平稳运行。

（六）持续深化长护险试点

针对荆门市在前期试点工作中相继暴露出动态筹资比较滞后、待遇水平相对偏高、评定标准偏于主观、失能等级划分不够细致等问题，指导进一步完善试点政策，确定了“增筹资、明标准、降待遇”的调整思路，确保制度运行总体平稳。截至年底，荆门市参保 251 万人，申报 21840 人次，享受待遇 9700 余人次。

八、推进医疗服务价格改革

（一）建立医疗服务价格动态调整机制

按照“患者负担总体不增加、医保基金可接受、医疗机构发展可持续”总要求，以“设置启动条件、评估触发实施、有升有降调价、医保支付衔接、跟踪监测考核”的基本路径建立湖北省医疗服务价格调整机制，逐步理顺不同地区、不同级别医疗机构之间和各项医疗服务项目的比价关系，促进医疗行业高质量发展。

（二）进一步规范价格管理

进一步规范《全国医疗服务价格项目规范（2012 年版）》价格管理。以问题为导向，明确 2012 年版项目试行期由医院自主定价，正式价格由省级统一制定并全省执行。同时做好价格政策衔接，推进医药服务供给侧改革。

（三）完善医疗服务价格项目管理

经专家评审、第三方成本调查等政府定价程序，将一些达不到预期诊疗效果或已逐步淘汰的试行项目淘汰，转正了部分经过两年试行期的新增医疗服务项目，确定了抗谷氨酸受体抗体检测等 59 项医疗服务项目的正式价格。为规范医疗机构“互联网＋”医疗服务价格行为，制定远程心电监测等 7 项“互联网＋”医疗服务项目的试行价格。同时，对医院申报的 142 项新增医疗服务价格项目进行了资料完整性审核和技术准入审核，组织专家对其中初审通过的 82 项医疗服务价格项目开展了评审工作。新增医疗服务项目坚持鼓励创新和使用适宜技术相结合的原则，提升患者获得感。对于诊疗目的不明确、诊疗效果不明显不确切、不符合卫生经济学要求以及性价比不合理的项目，不作为新增医疗服务项目。启动湖北省医学影像类医疗服务价格项目定价方式改革试点，将原来打包定价收费改为以技术劳务价格和耗材价格分开定价，在体现医务人员技术劳务价值前提下，通过带量采购降低耗材价格，节约医保资金。按国家医疗保障局要求，在湖北省启动人体器官移植类特需医疗项目价格改革试点。

九、加强医保基金监管

（一）严厉打击欺诈骗保行为

将 2019 年吉林省打击欺诈骗保专项治理联合抽查复查移交的问题线索，移交各市州进行自查、核查、认定。2020 年，全省共检查定点医药机构 26481 家（其中，定点医疗机构 10500 家，定点药店 15981 家），实现了现场检查全覆盖。暂停定点资格 800 家，解除医保协议 115 家，拒付（追回医保资金）3104 家（三级医疗机构 190 家，二级 487 家，一级及以下 1609 家，药店 818 家），移交司法机关 6 家，行政处罚 416 家，约谈 2272 家，限期整改 2363 家，通报批评 908 家。处理违法违规参保个人 514 例，其中约谈 40 人，暂停医保卡结算 408 人，移交司法机关 14 人，违规金额 181.72 万元。处理经办机构人员 1 例，共追回资金 109823.83 万元。从检查违规金额占比来看，三级医院占 51.34％，二级医院占 34.39％，一级医院及以下占 13.34％，药店占 0.66％，参保人占 0.27％，民办医院占 20.41％（民办违规主要发生在一级及以下医疗机构）。

（二）开展骨科高值耗材专项整治

针对骨科高值医用耗材使用乱象凸显的现状，组织行业专家和专业人才，开展医疗机构骨科高值耗材使用基线调查和后续查处。对公安部门移交的问题病例，聚焦重点、精准出击、靶向发力，认真开展问题核查。

（三）创新医保基金监管方式

推进《湖北省医疗保障基金使用监督管理条例》列入省人大 2021 年立法项目。通过片区检查试点，强化基金监管长效机制，形成监管力量多元化、手段多种化、方式多样化，建立行政、医学、财务、数据、律师等多方参与的“五位一体”基金监管模式。医保基金专家监督员队伍由 100 名专家组成，充分发挥专家监督员在决策咨询、政策建议、对策制定等方面的作用。这种监管模式在全国属首创，作用发挥明显，在省属医院形成了较好影响。

十、优化医保公共管理服务

（一）推进医保经办“互联网＋政务服务”改革

推动建立全省医保经办政务服务事项清单制

度，统一10类28项清单和服务指南，进一步精简证明材料，压缩办理时限；联合推进并实现城乡居民参保登记等8个事项的“一网通办”；联合公安、人社等部门，开展医保服务“一事联办”，将新生儿参保登记与落户同步办理等，参保群众办事更加便捷高效。

（二）深化医保经办机构行风建设

开展医保系统行风建设全面自查和整改，组织对全省医保经办服务窗口进行抽查暗访，开展群众满意度调查（满意度90.5%），合力推动纠建并举，促使全系统行风持续向好。

（三）规范医保经办机构审核结算

开展全省规范医保经办机构审核结算专项治理，对治理内容、责任单位、工作重点等提出明确要求，全省经办机构审核结算工作得到有效规范。

（四）完善异地就医结算机制

全省全年异地就医住院费用直接结算47.62万人次，医疗总费用122.04亿元。推进异地门诊费用直接结算试点，制定了工作方案，确定了试点单位，宜昌市上线运行。建立省内异地就医预付金制度，由省本级直接向医疗机构拨付结算费用，提升了异地费用结算效率。优化异地就医结算服务，参保人可以通过国家异地服务平台微信小程序和省政务网办理异地备案；明确了医疗收费原始票据遗失报销解决办法，解决了参保人遗失发票无法报销的问题；优化异地费用结算资料申报，取消寄送发票规定，减轻了医疗机构工作量。

十一、医保信息化标准化建设

（一）推进医保信息平台建设

2020年，湖北省医保信息平台建设项目招标工作已完成。新的信息平台建成后将有效解决标准不统一、数据不互认等难题，大幅提升医保服务能力和水平。15项医保信息业务编码贯标工作按照国家局统一进度要求推进，这将为推进湖北省医保信息化建设和医保治理体系及治理能力现代化建设提供数据标准支撑。

（二）推广医保电子凭证激活应用

截至年底，全省已激活969.26万人，激活率近20%。宜昌市作为湖北省试点，已率先实现参保人在线下“两定”机构使用电子凭证扫码结算。全市激活医保电子凭证70.2万人，开通医保电子凭证支付医院22家、零售药店460家，通过医保电子凭证支付11.5万笔，支付医疗费用1412.22万元。

重要活动

1. 省医疗保障局参加“新型冠状病毒感染的肺炎疫情防控工作”新闻发布会第四场。省医疗保障局党组成员、副局长刘松林参加“新型冠状病毒感染的肺炎疫情防控工作”新闻发布会第四场，介绍医保助力抗疫工作情况。

2. 武汉市与火神山医院签订医疗保险服务协议。国家、省医疗保障局要求武汉市医疗保障局主动对接、加快进度，确保火神山医院建成之时同步纳入医保定点。2月3日，武汉市医保中心在省医疗保障局的指导下，与火神山医院签订医疗保险服务协议，将火神山医院纳入武汉市医保定点。

3. 湖北省药品耗材集中带量采购工作新闻通气会召开。8月21日上午，省医疗保障局举行湖北省药品耗材集中带量采购工作新闻通气会，介绍国家组织药品集中采购政策在湖北省的落地情况，以及湖北省药品、医用耗材集中带量采购的相关工作。

4. 全省医保待遇保障工作会议在荆门召开。8月28日，全省医保待遇保障工作会议在荆门召开。省医疗保障局党组成员、副局长刘松林出席会议。各市州、直管市、神农架林区医疗保障局分管待遇保障工作的局领导和相关处（科）室负责同志参加会议。武汉、荆州、黄冈、十堰、荆门、咸宁、仙桃、恩施州医疗保障局作交流发言，各市州围绕如何做好城乡居民基本医疗保险市级统筹工作进行了讨论交流。

5. 上海市、湖北省两地医疗保障局签订医疗保障精细化管理合作备忘录。11月20日上午，上海市、湖北省两地医疗保障局签订医疗保障精细化管理合作备忘录，主要在深化医疗保障制度改革、医药集中招标采购、医保信息化建设、医保经办管理服务、医保业务沟通等方面开展交流合作。

典型案例

案例一：医保改革助力疫情防控取得决定性成果

面对突如其来的新冠肺炎疫情，在人民群众健康遭遇威胁的关键时刻，湖北省医疗保障局坚决贯彻党中央国务院决策部署，不折不扣落实国家医疗保障局及省委省政府工作要求，积极主动参与抗疫斗争，助力疫情防控取得决定性成果。

一、政策保障

出台“两个确保”政策，确保患者不因费用问题影响就医，确保收治医院不因支付政策影响救治，全力支持疫情防控工作大局，为武汉保卫战、湖北保卫战取得决定性成果、为全面打赢疫情防控阻击战筑起坚实的医疗保障“防线”。

二、资金保障

疫情初期，省医疗保障局及时向医疗机构提前预拨上半年总额预算资金，全省共预拨专项救治资金 30.48 亿元，预拨 2020 年上半年总额预算资金 116.53 亿元。有充足的医保基金做支撑、做后盾，定点救治医院心无旁骛，全力投入患者救治。

三、及时行动

第一时间将火神山、雷神山等医院纳入医保定点，将新冠肺炎药品服务全部临时纳入医保支付范围，将确诊和疑似患者治疗期间的核酸、抗体检测费用纳入医保支付范围；第一时间对新冠肺炎防治诊疗指南药品和医疗服务检测项目开通绿色通道，实行先挂网后审核、先试用后申报；第一时间启动新冠病毒相关检测试剂盒集中采购工作，核酸和抗体试剂盒价格分别下降 81% 和 72%，截至 2020 年底共检测 3464.74 万人次，全省节约检测费用 24 亿。及时新增一批疫情防护类医疗服务价格项目，临时将非新冠患者核酸、抗体检测项目纳入医保支付范围，减轻参保群众检测费用负担。

四、打好“组合拳”

建立应急价格监测日报机制，保障防疫药品和用品市场价格稳定。优化疫情期间医保服务方式，紧急建成全省互联网医保服务平台和智慧医保 App，配套出台医疗服务价格和医保支付政策。完善重症慢病保障措施，扩大定点药店至 1676 家。简化转诊手续，延长门诊慢病处方药量，建立“社区＋街道＋职能部门＋药店”联动机制。各级医保经办机构确保疫情期间服务不断、标准不降，做到“不见面办”“及时办”“便民办”“延期办”“放心办”。助力疫情防控常态化下企业复工复产，切实减轻企业负担，全省职工医保单位缴费减缓征 53.19 亿元，惠及企业 21.56 万户。

树牢常态化精准防控意识，出台医疗保障疫情防控应急预案，不断完善常态化精准防控和局部应急处置相结合的工作机制，稳定疫情期间行之有效的防控措施。

案例二：创新医保基金监管方式

为贯彻落实中央深改委《关于推进医疗保障基金监管制度体系改革的指导意见》要求，进一步改革完善医保基金监管体制、强化社会监督，切实保护好人民群众的“救命钱”，湖北省医疗保障局创新医保基金监管方式，在全国首创医保基金专家监督员制度。

首批医保基金专家监督员分为医保政策法规、临床、药学、物价、护理、药品耗材、财务审计、检验影像、科技信息等 8 个专家组。专家监督员 60% 为医院一线医疗专家骨干，10% 为大专院校研究领域与医保基金监管相关的教授，20% 为医药企业代表，10% 为医保基金监管一线办案人员。专家监督员均熟悉医疗保障相关政策，是医疗保险、会计审计、医疗医药、法律咨询等专业领域的优秀专业骨干，具有一定的学术影响力和一线医保基金监管实践经验。

为建立健全医保基金专家监督员制度，省医疗保障局制定《关于建立医保基金专家监督员制度的实施方案》，明确医保基金专家监督员队伍组成方式、基本条件、选拔程序、主要职责、工作制度以及考核保障等，确保专家监督员制度落地落实。

专家监督员制度充分发挥相关行业专家优势参与基金监管，完善医保基金监管体制机制，进一步提升医保基金监管治理能力现代化和专业化水平。随着这项制度的建立健全，湖北省医保基金监管工作不单单停留在医保行政部门监管层面，而是发动社会专业力量参与，使得医保基金监管工作更具广泛性、精准性、专业性和公正性。

医保基金专家监督员主要职责包括监督定点医疗机构和定点零售药店及工作人员、医保经办机构及工作人员、参保人员是否遵守医保基金管理法规；协助建立医保基金使用重点环节、重点领域风险防控机制；参与医保政策、规章制度、协议文本的制定、咨询，及时反映社会各界对医保基金监管的意见和建议；提供违法违规举报线索，协助查处医疗保障领域违法违规案件；协助湖北省打击欺诈骗取医保基金专项治理工作领导小组做好医保政策、医保服务流程及相关手续办理的宣传解释工作；参与打击欺诈骗保抽查检查以及对涉嫌欺诈骗保案件的审理；参与对医保政策执行、医疗服务项目收费、临床诊疗行为等方面的监管，发现深层次问题；参与课题调研、建议报送、总结交流，搭建医保基金智能化监管平台等工作，为省委省政府提供有价值的建议和调研成果；配合和协助医保部门开展基金监管工作等方面。

2020 年，共对抽查复查的 960 家医疗机构移交的 700 多个问题线索，依法依规进行了认定处理。这种监管模式在全国属首创，作用发挥明显，在省属医院形成了较好影响。

案例三：武汉集中带量采购胰岛素类药品

武汉市医保局于 2020 年初启动胰岛素类药品集中带量采购工作，从谈判议价到落地执行进行了积极的探索创新。

一、改革背景

据统计，2020 年全国胰岛素类药物已有超过 280 亿元市场规模，其中重组人胰岛素约 1.7 亿支/年，胰岛素类似物约 1.8 亿支/年，对医保基金的占用额度极高。

因为糖尿病的渐进性和不可逆转性，患者的胰岛素用量会随着病情加重而逐渐增大。同时，胰岛素类药品作为生物制品，不同厂家的相同品规药物的治疗反应性相差甚大，患者对药物的依从性较强，品牌忠诚度较高，药物可替代性较差。另外胰岛素类药品的生产企业较少，竞争不充分。这些因素导致胰岛素类药品一度被视为价格谈判的禁区。

胰岛素类似物有着更优秀的治疗效果和更低的副反应率，已经快速取代了人胰岛素药品的市场。外资企业产品占据了胰岛素类似物药品 86% 的市场份额，对市场具有垄断趋势，具有操控市场价格的能力，已经威胁到国家基本用药安全。维护医保基金安全，增加企业竞争，避免在关键时刻被外资企业“卡脖子”，开展胰岛素类药品的集中带量采购十分必要。

二、主要做法

（一）准确收集既往用量

为避免医院上报数量不充分，武汉市建立数据比对机制。通过收集医疗机构上报药品数量、提取省公共资源交易中心线上采购药品数量和导出市医保系统的各医疗机构结算数量，对胰岛素的品种、用量进行综合比对，对数量相差较大的医疗机构进行再次核对，使采购药品类型、采购量的统计更加准确。

（二）制定工作配套方案

武汉市借鉴国家“4＋7”带量采购经验，研究起草市胰岛素集中带量采购工作方案，发布《关于发布胰岛素类药品分组及采购量的通知》《关于武汉市胰岛素类药品带量议价的通知》《武汉市胰岛素类药品带量议价细则》《胰岛素类药品现场议价谈判企业清单》等一系列方案，公示了现行用量，明确了药品分组规则、议价规则、报价方式。

（三）科学合并药品组别

发挥专家智囊作用，多次组织临床、药学专家，反复论证药品组别合并。根据胰岛素的作用原理，将同作用时间不同通用名称、不同规格胰岛素为同一议价组;将预混比例不同的胰岛素归为同一议价组;将带预充装置和不带预充装置(笔芯等)的胰岛素归为同一议价组(预充装置为一次性包装的,加价最高不超过 8 元)。最终将 48 种胰岛素类药品分为人胰岛素类药品(其下又分为短效胰岛素、预混胰岛素、中效胰岛素、长效胰岛素)和胰岛素类似物药品(其下又分为短效胰岛素类似物、预混胰岛素类似物、(超)长效胰岛素类似物)两大类 7 个组进行议价谈判。

(四)妥善制定议价规则

一是执行量价挂钩。以各个通用名下产品上年的实际采购量为基数。在一组中,当某个企业的产品只有一个流水号时,企业在全国最低价基础上降价 5%的,获得该企业该产品上年采购量的 70%;降幅达到 10%的,获得该企业该产品上年采购量的 90%。当某一组同一企业的产品流水号≥2 个时,以加权降幅计算给量梯度,即将每个流水号产品的降价金额乘以该产品的销量,再将该企业多个产品的降价总金额求和,去除以该企业多个产品的销量总和,计算出该企业的平均降幅,以此降幅计算量价关系。

二是降价即可获量。胰岛素类药品带量采购未设最低降幅标准,产品只要降价了就有机会进场,但是降幅或加权降幅未达到 5%的,该企业只能获得低于上年采购量 50%的量,具体数字由专家根据降幅确定。

三是设置替代用量池。在上述情况下,企业因降价幅度不到位而未获得的量,统一纳入替代用量池,以分给降价最多的企业。具体是,以该组降价绝对值或加权降价绝对值为标准排序,由高到低取前 3 名分别获得替代用量池的 50%、30%、20%的量。

四是将新增病人纳入通盘考虑。将武汉地区每年新增的胰岛素治疗患者的预估用量,在分配时分给该组别中降价绝对值最大的药品。

(五)合理规定报价方式

申报企业须在规定时间内,根据本组用量量价关系及基金预付财务成本降低等因素测算降价幅度。采用现场谈判方式议价,企业在规定时间内与专家组达成一致视为议价成功。同组同企业不同通用名、不同规格、不同包装形式(如笔芯、预充、畅充等)保持合理价差。同组同企业不同规格价差原则上不得大于 5%,对于超过 5%的,专家组根据病人使用情况调整该企业该品规采购量。避免企业之间恶性竞争。

(六)科学组建谈判团队

因为胰岛素类药品的特殊性,必须邀请医务人员参与谈判全过程。谈判专家组由医保、医院管理、内分泌、临床药学等 5 位专家组成。同时,谈判过程邀请了医院代表全程参与见证,并录音录像,保证谈判过程科学公正。

(七)多轮开展谈判议价

根据议价规则,分组进行现场谈判议价。虽然 8 家胰岛素类药品生产企业全部报名参加了议价(外企包括诺和诺德、赛诺菲、礼来,国内企业包括甘李药业、通化东宝、珠海联邦、哈尔滨誉衡、合肥天麦 5 家)。但是多数厂家均将胰岛素生产企业少、没有区分质量层次和不容易替代性作为谈判筹码,大多不愿降价,或者仅降价几分钱。经过 12 小时的艰难谈判,终于达到了议价的目标,即在保持武汉市胰岛素市场稳定的前提下,尽可能地压低了药物价格。

三、成果效益

议价结果显示,合资企业平均降幅大于国内企业,在价格上缩小了合资企业与国内企业之间的价差。通过科学分组,解决了胰岛素的可替代问题,提高了医保工作的科学性、合理性及规范性。国内企业替代合资企业的产品,有力避免了关键时期被国外"卡脖子"的可能。降幅越大,市场份额越大,体现了量价挂钩的原则。48 个品规的胰岛素类制剂、最终谈判成功 36 个,12 个品规未谈判成功。与全国最低价相比,最高降幅 28.09%,平均降幅 4.58%。各药企最终谈判结果分别为:诺和诺德最高降幅 2%,平均降幅 1.146%;礼来最高降幅 7%,平均降幅 3.7%;赛诺菲最高降幅 4.5%,平均降幅 4.5%;通化东宝降幅 1%;甘李药业降幅 0.4%;合肥天麦最高降幅 28.09%,平均降幅 19.06%;珠海联邦和哈尔滨誉衡弃标。国内降幅大的企业和赛洛菲获得较大用量,诺和诺德约 20 万支用量被降幅大的同组企业替代。

案例四：襄阳创新医保基金监管方式

湖北省襄阳市是汉江流域中心城市，全市常住人口568万，基本医保参保率为96.3%。根据2019年5月国家医疗保障局《关于开展医保基金监管“两试点一示范”工作的通知》(医保办发〔2019〕17号)，襄阳市试点创新医保基金监管方式，取得了阶段性成果。2020年8月通过国家医保局基金监管司中期验收，评定为“优秀”。

一、加强组织领导，凝聚监管合力

一是党委政府重视。襄阳市各级党委政府高度重视医保基金安全运行情况，提高政治站位，把基金监管方式创新上升到国家治理体系和治理能力现代化的高度来认识推进。市政府分管市长担任“襄阳市医保基金监管方式创新领导小组”组长，纪委监委助力，开展专项工作巡察，启动问责程序，为推进试点工作提供了坚强组织保证。

二是强化部门联动。建立了公安、卫健、市场监管、财政、发改等多部门参与医保基金监管的制度。通过制定落实《襄阳市医疗保障局行政处罚案件审核委员会审核办法》《医保基金监管联合执法工作制度》等，解决重点难点问题。

三是建立社会监督机制。出台了《关于建立医保基金社会监督员制度的实施方案》，面向社会公开征集社会监督员，对定点医药机构、经办机构、参保人员等进行广泛深入监督。

2020年11月3日全面启动襄阳市骨科高值耗材专项整治、医疗机构规范使用医保基金行为、精神科收费专项检查等工作。由襄阳市医保局、市卫生健康委员会、市市场监管局、市公安局、湖北省药监局襄阳分局组成联合检查组，从襄阳市抽调骨干力量，请第三方专业机构共计121人组成12个检查组，对全市医保定点医疗机构开展为期25天的全覆盖检查。共计检查医疗机构212家，其中三级医疗机构10家(含专科三级)、二级医疗机构47家、一级医疗机构155家，发现涉嫌违规金额2266.5万元。

二、探索引入第三方机构参与基金监管

通过政府购买服务的方式引入第三方机构，发挥医疗质量评估机构的专业优势，参与基金监管。制定出台《襄阳市医保局购买第三方机构服务考核办法(试行)》和《襄阳市医保基金监管第三方工作绩效评价办法和指标体系》，为开展服务提供了政策保障和制度约束。通过“一体系一办法”规范管理第三方机构，制定考核追究责任制，提升审核效能。第三方专业机构主要通过大数据采集和分析比对、财务审计、现场巡查身份识别等方式开展监管工作。

(一)大数据采集和分析比对

对基金运行、两定机构进销存情况监控，通过数据分析比对，实现智能审核。上线智能稽核服务、知识库建设、智能审核服务、大数据反欺诈服务四项功能，发挥实时监测及分析预警的作用。上线“两定”机构进销存监控服务、基金运行监控服务、基础数据服务。

(二)财务审计

通过专项审计和年度审计，结合大数据分析，提升检查效率。针对国家医保目录执行、谈判药品落地等、基金征缴、医保基金日常结算、总额预算管理、资金结算情况、按制度和服务协议规定给定点医药机构资金拨付情况等，对试点范围内的定点医疗机构开展财务及进销存的审计工作，依据大数据的审核规则库和进销存信息对重点药品及医用耗材进行审核，确保高效完成审核工作。

(三)现场巡查身份识别

以云端生物特征识别技术为支撑，通过对参保患者、医师就医诊疗全过程监控，实行全方位无感知身份识别，对纳入黑名单人员实行重点监控。在医疗机构重点科室、护士站、药房窗口、商业药店结算柜台等布设人脸专用摄像头及实名核验设备，相应核验数据回传至大数据分析系统进行分析。采用人脸识别技术结合患者实名身份信息，通过公安部“互联网+可信身份认证平台”进行技术对接，获取权威实人实名核验结果，从而实现实人就医、人卡一致，减少挂床住院、盗刷医保卡、冒名就医等欺诈骗取医保基金行为发生。

(四)抽查、审核重点医疗文书

通过智能审核引擎系统，定期抽查可疑病历，开展审核服务。两次全覆盖病例审核，对97家医疗机构地理位置、医院级别、全年结算量等信息，根据区域制定了详细的工作计划，提取了城镇职工和城乡居民住院结算数据和费用明细数据，定位违规问题，并根据疑点问题确定抽取病历名单。

湖南省

工作综述

2020年,湖南医保系统以改革创新为动力,不断提升医保治理能力和服务水平,推进医疗保障事业取得新发展。全省基本医疗保险参保6731.82万人,整体参保率97%。全省城镇职工医保(含生育保险)基金总收入416.21亿元,总支出339.88亿元,累计结存662.1亿元。全省城乡居民医保基金总收入478.71亿元,总支出460.22亿元,累计结存248.6亿元。

一、全力做好疫情防控医疗保障工作

(一)提前安排医保结算基金

疫情期间,全省各级医保部门坚决做到“两个确保”,提前向医疗机构拨付医保基金10.55亿元,并及时做好费用结算。截至2020年底,全省结算新冠肺炎确诊患者1017例,医疗总费用3347.71万元,人均3.29万元,平均报销比例50.71%;结算新冠肺炎疑似患者1780例,医疗总费用895.98万元,人均5033元,平均报销比例51.78%。

(二)切实保障救治药品供应

开辟药品采购“绿色通道”,对国家新冠肺炎诊疗方案收载药品,暂时取消原采购政策的条款限制,鼓励生产企业申报挂网,增补纳入采购范围。疫情防控期间,共有108个药品生产企业申报174个药品完成审核,通过“绿色通道”直接挂网采购,平台采购数量149.70万盒,采购金额6367.41万元。

(三)及时出台新冠肺炎检测筛查医保政策

临时设立新冠肺炎核酸和抗体检测价格项目,纳入住院医保基金支付范围,并执行甲类报销政策。其中,核酸检测三级医院收费标准50元/人次,二级医院43元/人次;抗体检测三级医院25元/人次,二级医院21元/人次。与广东、江西、广西、重庆、云南5省市组建了区域采购联盟,对广东省牵头招标的中标产品开展集中采购,最低中标价格为13.08元/人份;相较省内之前最高采购价格120元/人份,降幅89.1%。

(四)支持企业复工复产

出台全省阶段性减征及缓缴职工基本医疗保险费政策,缓解疫情对企业发展带来的资金压力。全省共减征参保单位职工医保费28.80亿元。

二、完善基本医疗保险参保缴费制度

(一)统一城乡居民参保缴费标准

2020年城乡居民基本医疗保险人均财政补助标准新增30元,达到每人每年不低于550元。2021年个人缴费标准提高30元,达到每人每年280元。

(二)统一全省职工基本医保和生育保险月缴费基准值

7月12日,省医疗保障局会同有关部门联合印发《关于确定2020年度全省城镇职工基本医疗保险和生育保险月缴费基准值的通知》,明确2020年度全省城镇职工基本医疗保险和生育保险月缴费基准值为5054元。

(三)降低省本级职工基本医保单位缴费费率

建立城镇职工基本医保缴费费率动态调整机制,将省本级城镇职工基本医保单位缴费费率从2020年9月1日起由8%降低为7%,同时规定城镇职工基本医保待遇保障水平不降低。

三、高质量打赢医疗保障扶贫收官战

(一)实现贫困人口100%参保

加强与扶贫、民政、残联等部门的协调配合,按月比对基础数据,全面清理摸排贫困人员(建档立卡贫困人员、城乡低保对象、特困人员、贫困残疾人、兜底保障对象)参保情况,全面落实资助参保政策。全省576.76万建档立卡贫困人口实现全部参保。

(二)落实落细医保扶贫政策

坚持城乡居民基本医保、大病保险、医疗救助综合保障按标施策,梯次减轻贫困人口负担,确保

贫困人口参保率100%、医保扶贫"一站式"结算资金到位率100%。

(三)做好医保扶贫"一站式"结算

落实"一窗口办理,一单式结算",让信息多跑路,让群众少跑腿。全省医保扶贫"一站式"结算共计112.91万人,241.36万人次,结算医疗总费用118.78亿元,报销总金额102.06亿元,综合报销比例达到85.92%。

四、扎实推动医药集中带量采购

(一)落实国家组织药品集中采购

第一批25个国家集采药品从2019年12月29日起执行,平均降幅54%,截至2020年底,全省采购执行进度为185.39%,年度实际节约医保基金2.8亿元;第二批32个国家集采药品从2020年5月1日起执行,平均降幅52%,截至2020年底,全省采购执行进度为65.86%。

(二)开展省级药品带量采购

全面完成抗菌药物专项采购,充分保障了全省抗菌药物临床用药需求,154个中标药品实行带量采购,实现了抗菌药物全覆盖;保障药品质量,154个药品中,高质量层次有38个,占25%,基本药物58个、占38%;显著降低了药品价格,在全国最低价基础上,中标药品价格平均降幅达到35%,最高降幅达到88%,静态测算每年可节省药费支出17亿元。此次专项采购从2020年5月1日起执行,截至2020年底,全省3053家医疗机构共采购抗菌药物19.23亿元,与上年同期采购总金额31.38亿元相比,下降38.72%。

(三)稳妥推进市州药品带量采购试点

确定株洲市为省医药带量采购试点城市,由株洲牵头,湘潭、岳阳、常德、邵阳共同参与,选取21个品种组织开展省内市州联盟带量采购,中标产品33个(第一层次5个,第二层次28个),第一质量层次平均降幅6.23%,第二质量层次平均降幅61.15%,最高降幅达90%。

(四)开展医用耗材带量采购

11月9日,省医疗保障局联合有关部门研究出台《湖南省2020年度医疗机构部分医用耗材集中带量采购方案》,选取吻合器类、骨科创伤类和冠脉扩张球囊类等3类高值医用耗材实施带量采购,预计中标产品整体降幅将超过65%。此外,各市州也开展医用耗材集中采购工作。常德和衡阳开展低值医用耗材和检验试剂集中采购,常德30814个中标品种平均降价18.32%,医疗收入中耗材占比由20.94%下降到17.86%;衡阳53506个中标品种降价明显,检验试剂平均降幅33%,低值医用耗材平均降幅12%。湘西州选取骨科类高值医用耗材开展带量采购,价格平均降幅42.2%,个别品种降幅达90%;开展低值医用耗材限价采购,1165个品种平均降价52.4%,最高降幅89.8%。

五、全面推进医保市级统筹

湖南省全面推进医保市级统筹,确保2021年1月1日起,全省医保市级统筹全面实施。

(一)实现医保基金市级统收统支

全省14个市州全部出台基本医疗保险市级统筹实施办法和风险储备基金管理办法,组织开展基金审计,推动县区基金归集市级财政专户,更好地发挥医疗保险"大数法则"效应,显著增强基金整体抗风险能力。

(二)初步实现基本政策统一

各地全面梳理医保政策,根据国家和湖南省医保有关法规政策,结合当地经济发展水平和基金承受能力,合理确定具体政策标准。长沙、永州、湘潭、衡阳、邵阳、益阳、娄底、张家界等8市专门发文调整统一医保基本政策,初步解决市级统筹之前医保政策碎片化问题,促进参保人员公平享受医保待遇,增进制度的公平性。

(三)大力推进业务流程统一

各地积极探索建立市州、县市区一体化工作流程和分工协作机制,研究制定统一的基本医疗保险和生育保险参保登记、缴费申报、基金征缴、待遇支付、异地就医结算、医保关系转移接续等工作程序和服务标准,提升医保经办服务水平。

(四)加快信息系统统一

全省统一的医保信息系统建设正在紧锣密鼓地推进。为适应市级统筹需要,永州、益阳、衡阳、娄底等市采取"过渡升级改造"的方式,统一规范市级结算平台。

六、加强医保基金监管

(一)营造基金监管的良好社会氛围

4月,省医疗保障局以"打击欺诈骗保,维护基金安全"为主题,组织开展基金监管宣传月活动,提高人民群众和全社会对基金监管工作的知晓度;制作视频，警示、引导医务人员自觉规范服务行为。活动期间，全省共发放宣传手册 323.13 万份，张贴海报、展板、横幅等 25.2 万张，刊发新闻报道 106 条，专题访谈节目 29 个，微博、微信等自媒体宣传 317.58 万次，发送短信 215.8 万条。

（二）保持打击欺诈骗保高压态势

2020 年，全省共检查定点医药机构 23965 家，处理医药机构 23422 家。其中，暂停协议 344 家，解除协议 73 家，行政处罚 368 家，移交司法机关 11 家；追回医保基金损失及处罚金 15.9 亿元。部分市州打击欺诈骗保力度大，效果显著。长沙全年检查定点医药机构 4954 家，挽回基金损失 1.39 亿元；郴州实现了监督检查全覆盖，挽回基金损失 9139.2 万元；衡阳检查定点医药机构 3295 家次，挽回基金损失 1.35 亿元；永州挽回基金损失 1.38 亿元；娄底组织协议医药机构自查自纠，挽回基金损失 1.27 亿元。

（三）创新完善医保基金监管机制

一是建立健全基金监管内控制度，进一步加强医保经办机构内部管理，防范和化解基金出口风险。二是建立社会监督员制度，引入医保基金社会监管力量，组建由各级人大代表、政协委员及市州医保局 46 名优秀代表组成的社会监督队伍，动员社会各界参与医保基金监管。三是探索建立医保、卫健、公安、药监等部门的协同监管机制，形成监管合力。2020 年，全省医保基金监管成效明显。医疗机构医保违规金额明显减少且控费效果明显，全年飞行检查发现的违规资金率为 0.64%，较 2019 年下降 2 个百分点；部省属医院均次医疗费用较 2019 年下降 2.23%。

七、加强医保药品目录管理

（一）及时消化省增医保药品目录

根据国家医疗保障局的统一要求，推进省级增补医保药品消化工作。湖南省按照 40% 的比例开展消化期药品调整，核准消化 168 个品种。

（二）进一步扩大特药目录范围

2 月 25 日，出台《关于将部分药品纳入我省医疗保险特殊药品使用管理范围的通知》，将 31 个临床必须、疗效确切、价格昂贵，治疗周期长的治疗性药品纳入全省特药使用管理，明确了医保支付标准。

（三）开展特药续（签）约谈判

将 27 个特药品种续（签）约纳入湖南省医疗保险特殊药品使用管理范围。通过谈判降价，每年可节约医保基金支出 5000 万元。

（四）统一全省医院制剂医保目录

出台《湖南省基本医疗保险和生育保险医疗机构制剂目录（2021 版）》，收录制剂 584 种，统一了目录制定和调整权限，明确了纳入原则和支付标准，建立了谈判协商和动态调整机制。

八、深化医保支付方式改革

（一）深化 DRG 试点

湘潭、郴州顺利通过模拟运行评估。其中，湘潭在国家试点监测评估中被评定为“进度优秀”，郴州承办了国家医保局 DRG 试点政策培训会，各项工作受到高度认可。通过试点，两市试点医院的病案数据质量显著提升，湘潭医疗机构主要诊断选择正确率达 80.17%，同比提升 6.84%，主要手术选择正确率达 90.59%，同比提升 30.67%；郴州医疗机构平均质控通过率达 97.6%，平均入组率达 91.3%，实现了所有试点医院质控通过率超 95%。医疗服务管理质量显著提升，湘潭医疗机构平均轻症住院人次同比下降 6.56%，总病例数同比减少 27.04%，总费用同比减少 22.02%，试点医院收治的疑难重症患者逐步增多。

（二）开展 DIP 试点

根据国家医疗保障局有关要求，常德、益阳、邵阳被纳入国家 DIP 付费改革试点范围，省医疗保障局研究制定了《湖南省区域点数法总额预算和按病种分值付费试点工作实施方案》，成立了 DIP 试点工作领导小组，统筹推进这项工作，用 1 至 2 年时间，将点数法与区域总额预算相结合，实现住院以按病种分值付费为主的多元复合支付方式，促进医疗资源的有效利用。

九、完善医疗服务价格管理

（一）规范“互联网＋”医疗服务项目价格管理

6 月 19 日，出台《关于完善“互联网＋”医疗服务价格和医保支付政策的实施意见》，明确了“互联网＋”医疗服务项目价格制定原则、制定权限、管理办法和医保支付范围。5 月 12 日，会同卫健部门出台了《关于公布我省第一批“互联网＋”医疗服务试行项目的通知》，确定 7 项医疗服务为省第一批“互联网＋”医疗服务试行项目。

（二）开展特需医疗服务项目备案

按照总量控制、规模管理的原则，建立在长沙的省部属医院特需医疗服务项目管理台账，完成30个特需医疗服务项目备案审批，核定新增12个特需医疗服务项目。

（三）开展医疗服务项目修订

12月25日，省医疗保障局出台《关于修订部分医疗服务价格项目的通知》，对179项医疗服务项目内涵、除外内容等进行修订。

十、稳步推进医保信息平台建设

（一）推广“湘医保”（医保电子凭证）

完成“湘医保”服务平台内容建设，并于7月9日举行“湘医保”启用仪式。截至年底，全省个人医保电子凭证激活量超过1000万人，试点应用定点医药机构达1万多家，在线支付13.33万笔、支付总金额1517.97万元。打通微信、支付宝和14家合作银行激活渠道，在长沙、株洲、湘潭和省直单位开展个人账户异地消费流转试点，推广医保电子凭证移动支付功能场景应用。“湘医保”逐步成为全省医保政务服务的“绿色通道”。

（二）推进项目设计和建设

组织开展可研设计调研，全面摸清业务事项底数，制定了药品追溯、政务一体化、电子票据应用等重点工作建设方案，推进核心业务骨干网络规划设计，已完成项目设计、立项、财评和总集监理招标。同步推进标准化建设，全省11项医保信息编码标准维护完成率100%。

十一、持续优化医保经办服务

（一）统一规范全省医保经办服务事项

按照“四最”（服务质量最优、所需材料最少、办理时限最短、办事流程最简）、“六统一”（统一事项名称、统一事项编码、统一办理材料、统一办理时限、统一办理环节、统一服务标准）的要求，出台全省医保经办政务服务事项清单和办事指南，努力解决医疗保障民生领域“难点、堵点、痛点”问题，提高办事效率。省本级经办机构实现申请材料精简60%，办理环节精简40%，平均办理时限缩短50%。

（二）大力推进医保经办便民服务

省本级医保经办机构于5月起正式入驻省政务服务中心医保窗口，按照“前台受理，后台办理”原则，实现一站式办理。12月21日，省医疗保障局出台《湖南省医疗保障窗口服务人员行为规范》，规范全省各级经办窗口业务管理，提高服务质量，全面推进“好差评”制度，健全投诉举报制度，提升群众满意度。

（三）进一步优化异地就医服务

扩大跨省异地就医联网医疗机构覆盖面，简化跨省异地就医人员备案流程，及时做好费用结算。2020年全省跨省异地就医直接结算15.16万人次，累计接入跨省定点医疗机构963家。

重要活动

1. 开展“打击欺诈骗保，维护基金安全”集中宣传月活动。4—5月，在全省范围组织开展“打击欺诈骗保，维护基金安全”集中宣传月活动。活动期间，全省共计发放宣传资料323.13万份，张贴悬挂海报、展板横幅25.2万张；报纸杂志刊发新闻报道106条、专题专访节目29个；电视播出新闻报道550条，专题访问节目33个；微信自媒体、微博宣传等317.58万次，营造了打击欺诈骗保、维护医保基金安全的浓厚氛围。

2. “湘医保”电子凭证服务平台正式启用。7月9日，“湘医保”（电子凭证）服务平台启用仪式在湖南省医疗保障局举行。

3. 省医药集中采购联席会议召开。7月9日，省人民政府副省长、省医药集中采购联席会议总召集人吴桂英在省医疗保障局主持召开省医药集中采购联席会议。

4. 2020年上半年全省医疗保障工作座谈会召开。7月22日，2020年上半年全省医疗保障工作座谈会在长沙召开。会议总结了上半年全省医保系统的工作，分析了当前形势，部署了下半年重点目标任务。省医疗保障局党组书记、局长王运柏作总结讲话。

5. 启动“双随机一公开”医保基金监管飞行检查。9月21日，省医疗保障局和省卫健委共同启动

“双随机一公开”2020 年医疗保障基金监管飞行检查。由省医保局党组成员、副局长伍国用带队，医保、卫健、公安、人社、药监等相关领域工作人员近 300 人参与，对长沙市内 14 家部省属公立医院进行为期一周的检查。

6. 全省基本医疗保险市级统筹工作现场推进会召开。 11 月 26 日，全省基本医疗保险市级统筹工作现场推进会在永州市政务服务中心召开，会议总结全省基本医疗保险市级统筹上一阶段工作，安排部署下阶段重点任务。省人民政府副省长吴桂英出席会议并讲话。

典型案例

案例一：株洲市打通“两病”用药“最后一公里”

株洲市自 2019 年底启动城乡居民高血压、糖尿病(以下简称“两病”)门诊用药保障工作以来，针对“两病”工作中出现的宣传力度不够、申报认定不便、基层药品短缺等难点堵点，出台精细化管理“两病”工作的六项举措，全面打通各种难点、堵点，方便患者就医、购药、报销，“两病”工作取得明显成效。

一、精准宣传，政策直达患者

实施精准宣传，由签约家庭医生将政策点对点宣传到所有“两病”患者。基层医疗机构通过电子显示屏、印发宣传单、宣传画册、村(社区)板报墙报等载体，将“两病”政策宣传到村(社区)到户。通过媒体宣传、网络宣传、合作银行和保险公司平台宣传等方式，全方位、立体化宣传“两病”门诊用药保障政策，在乡镇卫生院设立“两病”门诊用药专项保障政策宣传点，直接为“两病”患者提供政策咨询。

二、关口前移，家庭医生初筛

简化流程，实施精准申报。参保患者直接由家庭医生代填申请表，代办“两病”登记，患者只需签字确认即可完成“两病”申报。基层医疗机构建立了“两病”网上申报微信群，没有签约家庭医生的参保患者可将本人基本信息和相关病历资料上传至微信群，由基层医务人员进行初步筛选，符合条件的可直接预约主治医师就诊和购药。

三、主动服务，共享基卫数据

优化认定流程，“两病”患者可在基层医疗机构享受“两病”申报、认定、购药“零等待”即时服务。一是将审核权下放至基层医疗机构，无需由医保部门审批，只需将审核资料建档备查。二是所有流程都在基层医疗机构一次性完成，“两病”患者自通过认定当月起享受门诊保障待遇，待遇享受期一年一定。三是县市区医保部门加强医保信息系统与卫健部门基卫系统衔接，全面比对已纳入“两病”规范管理的患者和已享受“两病”门诊用药保障人员信息，将未享受医保待遇的“两病”患者全部纳入家庭医生签约服务及“两病”保障范围。

四、保障需求，实行送药上门

经认定后符合条件的“两病”患者，可直接与家庭医生服务团队签约，建立电子健康档案和基础电子信息台账，由家庭医生开具符合规定的“两病”门诊用药，按医保政策报销药品费用。对行动不便的建档立卡贫困“两病”患者实施送药上门服务，由基层医疗机构医保报账员承担系统录入名单、上传相关资料、打印用药清单、送药上门并告知用药注意事项及代收自付部分费用等职责。截至 2020 年底，株洲市共为 9921 名贫困“两病”患者开展送药服务，贫困群众足不出户就能享受“两病”门诊用药专项保障，提高了获得感。

五、强化考核，中选药品优先

株洲市医疗保障局加强对“两病”门诊用药集中带量采购中选药品使用的考核。一方面，要求配送药商及时足量将中选药品配送到基层医疗机构；另一方面，要求基层医疗机构优先使用中选药品，并将配送到位、使用比例情况纳入服务协议考核。由于中选药品疗效佳、降价幅度大、能报销，2020 年基层医疗机构使用量较 2019 年同期增长 2 倍以上。

以株洲市天元区黄某为例，之前每月在药店购买某公司阿卡波糖片 3 盒，月花费 133.38 元，没有报销待遇；“两病”政策出台后，每月在社区卫生服务中心购买另一公司的阿卡波糖片 3 盒，月费用 16.26 元，医保基金支付 11.38 元，个人负担 4.88 元。个人负担的医疗费用由 2019 年的 1600.56 元减少到 2020 年的 58.56 元。随着带量采购中选药品全面落地，患者负担大幅减轻，获得感大幅提升。

六、创设“医联体药柜”，确保买得到

县市区医保、卫健部门积极配合，通过医联体为基层医疗机构配送药品，解决了城乡居民在基层就诊，部分药品无法在基层购买的问题。以区域内三级医院作为区域医疗中心，各基层医疗机构与之签订协议，在基层医疗机构设立“医联体药柜”配送非基药药品，上级医院医生坐诊基层医疗机构，通过基层医疗机构与上级医院共同为居民服务，确保“两病”患者能服用质优价廉的药品，享受水平更高的医疗服务。2020 年，湖南省城乡居民“两病”用药 138 个品种，“医联体”基层医疗机构能提供约 90% 品种的药品。

通过家庭医生签约服务和“两病”政策的引导，株洲市“两病”患者在家门口就可以享受优质的医疗服务。截至 2020 年 12 月 31 日，株洲市城乡居民“两病”门诊用药保障，高血压享受 16.68 万人，降血压药品费用 1775.17 万元，基金支付 1068.38 万元；糖尿病享受 9.01 万人，降血糖药品费用 2306.87 万元，基金支付 1465.6 万元。

案例二：湘潭市通过医保智能监控实现精细化监管

一、改革背景

湘潭市职工医保退休人员比例过高，该人群慢性疾病多、重复住院率高，占全部医疗支出的 70% 以上。且定点医药机构点多面广，逐利动机强，医保监管人员不足，传统的监管模式已无法应对层出不穷的违规违约行为。

针对以上痛点难点问题，湘潭市 2019 年 7 月启动医保智能监控国家示范城市建设工作，着力打造智能场景监控、智能审核、药品耗材进销存监控、大数据统计分析、DRG 专家远程监管服务平台“五位一体”智能监控平台。从对医药机构的监管延伸到参保人员、对费用的控制延伸到诊疗行为、事后监管延伸到事前监管，实现全天候、全过程、全覆盖、无死角的智能监控。

二、主要做法及成效

（一）应用智能场景监控，保障诊疗行为真实性

医保智能场景监控管理系统通过锁定参保人员就医购药等关键场景，运用人脸识别、视频分析等技术鉴别就医购药行为，从实时、实地、实人、实物、实事五个方面进行监控，多维度促进诊疗行为的真实性。各项智能场景监控子系统对住院、门诊实质性治疗、特门特药购药、普通购药多种医疗场景各有侧重。

一是委托购药认证子系统，重点治理冒名购药和刷卡套现问题。截至 2020 年底，特殊病种委托购药功能已在 42 家诊所上线，服务对象覆盖全市 6.7 万名患者，系统上线后基本杜绝参保人员死亡后他人持卡购药、套现等违规行为发生。

二是入出院核验子系统，重点监控参保病人入院后医疗行为全过程。截至 2020 年底，已有两家试点医院使用入出科登记、日常查床、在院抽查、请假登记等子系统功能，实现监控设备 7×24 小时不间断运行，治理冒名住院、虚假医疗等违规行为。

三是手机远程查房子系统，重点治理冒名住院和挂床住院问题。采用“互联网＋人脸识别”技术下发查房指令，系统随机抽取住院患者，医院限时拍照上传患者在床照片，同时比对社会保障卡，实现即时远程查房。截至 2020 年底，已全覆盖有住院业务的医疗机构。2020 年市本级共查处违规定点医疗机构 53 家，拒付费用 17 万余元，医院在床率保持在 90% 以上。

（二）应用智能审核系统，保障费用支付合理性

该系统通过临床知识库、“三个目录”和医疗服务价格数据库，实现对全市发生统筹费用的定点医疗机构智能审核全覆盖。

一是完善评审规则。将现场稽核以及专项检查、病历评审发现的普遍问题编制成新规则并实行动态管理。截至 2020 年底，已制定评审规则 26 条，其中通用规则 19 条，本地化规则 7 条，共计 28864

条内涵。

二是确保评审公正。该系统审核范围全覆盖、多维度，脱敏敏感信息，全程盲审。初审、复审和终审相分离，解决了人工抽查病例的人为干预和海量数据的核对。2020 年共查处违规医疗单据 15000 余条，拒付费用 580 余万元。系统上线后医疗机构用药、检查指征更为明确，医疗服务收费更为规范。

（三）应用进销存监管，保障核查结果准确性

针对医药机构虚假销售和串换药品的违规行为，通过医药机构上传的全量销售数据、库存数据、医保上传数据，进行大数据分析和对比，能够实时发现库存异常、价格异常、销售异常的情况。

（四）应用大数据分析系统，提高实地核查针对性

利用大数据统计分析系统，每月对医保基金支出同比、环比数据进行分析，量化定点医疗机构住院费用组成、住院费用增长等结构分析，重点监测总费用、均次费用、人次增长较快及重复住院率过高的医疗机构，并剖析增长原因，对超指标医疗机构按照“红、橙、黄”三个等级进行预警提示，针对性采取控费措施，预防基金滥用。

（五）应用 DRG 专家远程监管平台，确保 DRG 数据可靠性

湘潭市建立 DRG 专家远程监管服务平台，上级部门可远程智能检查结算清单，对病案首页、医保结算清单进行内涵质控，识别主诊断选择错误、多编高套等问题，自动筛选疑似问题病案。截至 2020 年底，二、三级医院病案上传已达 100%，病案诊断、手术操作准确率达到 80%以上，较之前明显提升。

2020 年全市拒付定点医药机构违规违约费用共计 5547.22 万元，暂停协议 40 家，解除协议 10 家，主动申请取消医保住院业务 7 家，向公安机关移送 3 例案件，向市场监管部门移交 83 家次问题线索，向民政部门移交 1 例，处理医保医师 6 人。

案例三：长沙市搭建反欺诈数据平台探索基金监管新模式

2019 年 6 月，长沙市被确定为基金监管方式创新试点城市后，探索实施“行刑衔接”“政企协作”“警企协作”联合打击机制，引入第三方数据公司，搭建反欺诈数据平台，打通医保、公安数据壁垒，以数据为核心，探索医保基金监管新模式。

一、加强协作配合，构建政警企联动新机制

长沙市医疗保障局通过与市公安局、数据科技公司签署三方合作备忘录，建立“反医疗欺诈大数据实验室”，实现办公同地、线索同享、数据同用、案件同查、队伍同建、统一公开。“五同一公开”以反医疗欺诈实验室大数据研判为基础，用数据说话、数据决策，实现以往依靠人、人盯人监管向数据监管模式转变，提升监管效率。

（一）办公同地

公安机关在长沙市医疗保障局设立“工作联络室”，抽调副支队长和干警 2 人，定期与省医疗保障局监管部门协商，办公场地合一。

（二）线索同享

就医保行政执法、公安办案中涉及的各自立案标准，建立线索共享机制。截至 2020 年底，已移送 8 家医院至公安侦查，115 人被采取强制措施，其中有 8 名医院负责人，95 名责任人和 12 名参保人员。

（三）数据同用

在保证安全前提下，将参保人员待遇享受数据、公安机关的居民人口数据，实时传送至第三方进行比对分析，实现互通共享，提升打击精准度。

（四）案件同查

对大案要案，医保在查处欺诈骗保线索时，公安给予政策支持；公安在查处欺诈骗保案件时，医保给予专业支持；对特别复杂案件，邀请公检法会商。

（五）队伍同建

积极组织开展联合培训，邀请检察、法院、高校等多渠道专家授课，提升执法人员线索发现、现场查处、案件移送等各方面能力。

（六）统一公开

医保部门、公安部门按照统一口径、统一途径的原则，对于典型案件两部门同步对社会发布通报。

二、强化数据研判，实施精准打击新举措

构建“12348”治理体系。1，即搭建一个反医疗

欺诈大数据实验室;2,即构建医保医疗监督管理信息共享、公安反医疗欺诈大数据“两平台”;3,即融合政务内网、公安网、互联网“三网数据”;4,即覆盖基金监管预防、发现、查处、追责“四个关键环节”;8,即建设好数据中心、共享中心、模型中心、画像中心、预警中心、行刑管理中心、线索举证中心、业务应用中心“八大中心”。由此,探索出一套打击欺诈骗保新模式,构建全流程、全周期、精细化监管体系,编织高效、严实、系统、集成数据监管网。

(一)人员信息分析,区分虚假身份

反欺诈大数据实验室将门诊、住院、购药信息汇聚成数据库,联动公安人口、婚姻、户籍、从业、出行等信息,通过数据采集、清洗、转换,形成主题库、专题库,并与医院抓拍患者图像自动进行人脸数据与证件数据比对。如人证不一致,即时区分虚假身份,通过预警模型报警,杜绝虚假、冒名住院问题。

(二)运动轨迹分析,区分虚假住院

与公安天网工程融合复用,采用场景监控、人脸识别、身份认证等手段,分析就医人员飞机、高铁等出行数据,建立运动轨迹模型,强化对多次就医、死亡骗保、住院外出等虚假住院打击力度。

(三)地理信息匹配,区分虚假刷卡

将银行医保刷卡数据连接到云平台,通过识别结算记录、抓拍结算画面、结算画面时间与刷卡流水碰撞比对,监控刷卡违规。截至2020年底,筛查出10例套现行为,对5家医院进行精准检查,追回300多万元。

三、净化行业生态,营造医保治理新篇章

(一)彰显打击威力

2020年,在长沙市纪委监委牵头下,联合公安、卫健部门,通过平台对14家省部属医院和276家市区县属医院数据交叉碰撞,发现33家三级医院、65家二级医院和192家一级医院的住院患者住院期间存在酒店住宿、外出等疑似违规行为,涉及6741人次。

(二)助推诚信建设

通过平台分析后查实的骗保单位和个人,纳入“黑名单”通报,同步纳入长沙市社会信用体系,形成失信联合惩戒。截至2020年底,已有1家医院和22名个人纳入“黑名单”,其中是单位的5年内不得申请医保定点,是个人的不得在医疗行业从事管理和临床工作。

(三)营造良好氛围

平台筹建后,长沙市医疗保障局坚持以大数据研判开路,以行刑衔接为抓手,以三方联动为助力,遏制大处方、违规收费等行为。市本级医院住院总人次和基金统筹支付金额均呈下降趋势,特别是民营医院2019年和2020年职工医保住院人次较上年分别下降29.95%、11.64%,职工医保基金支出分别下降19.49%、10.07%,全市行业风气明显好转,规范作用初步呈现,一些规模小、水平差、滥用基金的民营医院主动关门停业,行业生态逐步转好。

案例四:花垣县精准实施医保扶贫

花垣县在医保扶贫中,围绕实现“基本医疗有保障”精准发力,为实现全县贫困人口全部脱贫、顺利摘掉“国家深度贫困县”帽子作出医保贡献。

一、主要做法

(一)精准对象,澄清底子

加强医保对象精细化动态管理,精准解决“要扶谁”的问题。一是坚持“每周一比对”。强化部门协作,完善医保扶贫基础数据库,建立部门数据比对机制,每周进行一次动态比对,做到摸清参保底数到人、动态调整标志到人、精准台账管理到人。二是坚持“每月一走访”。每个乡镇明确一名医保扶贫专干,全面、有序组织医保扶贫问题排查和整改落实“回头看”,以村寨为单位,细致核实贫困人口参保报销情况。三是坚持“定期一清理”。加强自付医疗费用情况的监测,将自付医疗费用在5000元以上的贫困人口和1万元以上的非贫困人口的情况反馈到各个乡镇,综合施策,防止因病新增致贫返贫风险。

(二)精准政策,靶向帮扶

完善和落实医保扶贫系列政策,精准帮扶的要点,疏解工作的堵点,帮到群众的痛点。一是参保补贴温暖民心。认真落实分类资助参保政策,对农村五保、重度残疾人等特困人员全额资助,对建档立卡贫困户参保资助超过 50%，每年落实参保补贴 2000 余万元，做到贫困群众应保尽保。二是报销倾斜为民减负。坚决执行上级有关决策部署，对贫困人口实施基本医疗保险、大病保险、医疗救助综合保障政策。2020 年度全县贫困人口住院综合补偿 27628 人次，补偿金额 1.33 亿元。三是兜底帮扶为民解难。出台政策，对因患大病个人自付医疗费用过高确实无法负担的，可再申请政府专项救助，真正兜牢医保扶贫的底子。

（三）精准服务，亲民惠民

在“怎么扶”的问题上，努力用精准服务的“温度”提升群众“满意度”。一是力推政策宣传“零遗漏”。以“线上＋线下”结合方式，大力宣传医保政策，采取发放医保扶贫政策明白卡、关注微信公众号、激活电子医保卡、集中宣讲、政府门户网站、为民村级微信群等“互联网＋”形式，提高政策知晓率。二是力推一站结算“零跑腿”。开通医保“一站式”结算服务网络，简化贫困户就医报销流程，推行“一站式服务、一窗口办理、一单制结算”，在县域内定点医疗机构实行“先诊疗后付费”，为群众省力、省钱、省心。三是力推服务下沉“零距离”。发挥乡镇卫生院、家庭医生作用，打造服务中心村级延伸窗口，设立村级医保结算平台，实行医保代办，门诊、“两病”用药送药上门等贴心服务。

二、取得成效

通过“一站式服务、一窗口办理、一单制结算”，群众省时、省力、省心；线上＋线下等宣传方式提高贫困人口对医保扶贫政策知晓率。通过建立与国扶系统、民政系统、残联系统数据一周一比对、一周一通报、一周一清零的工作机制，全县农村建档立卡贫困户 77313 人，100%动态参保，100%报销比例达标，100%享受一站式结算，医保扶贫政策实现全覆盖。2020 年全县因病致贫人口从 2014 年的 20777 人下降到 396 人，有效化解了因病致贫、因病返贫风险。

广 东 省

工作综述

2020年,广东省医疗保障局以改革为统揽、以民生为重点、以党建为保障,全力推进疫情防控常态化条件下的医疗保障工作,医保事业发展取得新成效。截至年底,全省基本医疗保险(以下简称基本医保)参保1.099亿人,其中职工基本医疗保险(以下简称职工医保)参保4578.14万人,城乡居民基本医疗保险(以下简称居民医保)参保6413.3万人。全省基本医保基金(含生育保险)总收入2205.58亿元,支出1870亿元,累计结存3664.62亿元。

一、落实重点改革任务

(一)加强顶层设计

根据《中共中央 国务院关于深化医疗保障制度改革的意见》(以下简称《意见》),省委、省政府于2020年12月28日印发《广东省深化医疗保障制度改革若干措施》,明确了全省未来十年的医疗保障改革顶层规划。

(二)推进省级统筹

摸查地市政策,学习海南、福建等省份的省级统筹工作思路,构建多维度测算模型,规范全省政策调整,起草省级统筹实施方案并听取各市和兄弟单位的意见建议。

(三)制度分类保障

贯彻落实《意见》,在《广东省深化医疗保障制度改革若干措施》中明确提出"职工和城乡居民分类保障,待遇与缴费挂钩,基金分别建账、分账核算"。省医疗保障局指导深圳等6市做实做细职工和居民医保分类保障工作,2020年12月,6市出台分类保障实施方案,从制度安排上实现了职工医保和居民医保的分类保障,并加快修订配套文件,做实做细分类保障工作。

(四)完善筹资分担和待遇保障

在缴费和待遇方面,2020年全省居民医保财政补助提高到每人每年550元以上,个人缴费标准提高到每人每年280元以上;全省职工医保和居民医保政策范围内报销比例继续稳定在87%、76%,最高支付限额分别提高到80万元和68万元。

(五)省直医保正式运行

从1月1日起,广东省省直医保正式运行,保障待遇全面提升、经办服务便捷优化、基金管理精准高效,标志着广东省公费医疗制度正式结束。

(六)按病种分值付费改革先行示范

7月,《广东省医疗保障局关于印发广东省医保支付制度评议组织议事规则的通知》印发,提出建立医保支付制度评议组织。12月,《广东省基本医疗保险按病种分值付费统一病种分值库》印发,要求制定全省统一的病种分值库,完善基层病种和中医特色病种。

10月,国家医疗保障局在广州市召开全国性会议,会上广东省作了按病种分值付费改革的典型经验发言,广东试点成为全国示范样板。

(七)推进信息化建设

一是上线医保信息平台。9月2日,《广东省医疗保障局关于广东省医疗保障信息平台第一批(试点)地市上线的通知》印发,确定韶关市、汕尾市和中山市为全省医保信息统一平台的第一批(试点)上线地市。汕尾市于11月1日正式上线。

二是全面推广医保电子凭证应用。截至年底,全省激活医保电子凭证3560万张,居全国首位;上线定点医药机构2.6万家、支付1209.21万笔、支付金额13.03亿元。

二、开展疫情防控保障

(一)落实医疗费用保障

广东省第一时间将新冠肺炎确诊和疑似参保患者的全部医疗费用纳入保障范围。2020年全省预付医疗机构新冠疫情费用22.32亿元,确诊患者平均报销比例达94.5%,疑似患者平均报销比例达91%,位居全国前列。

(二)开展医保降费为企业减压

全省连续出台减半征收、降低费率、延期缴费等一系列政策,支持企业复工复产。2020 年,广东省共为企业减轻职工医保缴费负担 350 亿元,其中,减半征收阶段为企业减负 185 亿元、阶段性降费阶段为企业减负 165 亿元。

(三)联盟采购降低新冠检测价格

5 月 21 日,广东省组织六省(市、自治区)开展新冠病毒检测试剂区域联盟采购,核酸和抗体(总抗)试剂平均降幅为 81.84%和 69.67%,并将检测试剂降价部分用于下调核酸和抗体检测项目价格。全省新冠核酸检测均价降至 75 元/人份,平均降幅 47.5%。

(四)畅通医保服务通道

为优化疫情期间医保经办服务,全省将“互联网+”医疗服务费用纳入医保支付范围,推行日常业务“网上办”、费用结算“系统办”、咨询交流“电话办”。

(五)发挥定点零售药店“哨点”作用

全省做好定点零售药店购买发热咳嗽药品人员信息登记报告工作,五次组织各地医疗保障部门对未执行登记报告制度的医保定点零售药店进行专项核查处理。

三、完善待遇保障

(一)推动门诊大病保障

在做好住院和普通门诊保障工作的基础上,全省在 2020 年狠抓门诊大病保障,于 10 月印发《关于印发〈广东省基本医疗保险门诊特定病种管理办法〉的通知》,门诊特定病种范围从原有 28 个病种扩大到 52 个,耐多药肺结核、肺动脉高压等疾病纳入门诊特定病种保障范围。在全省统一执行 52 个病种范围的基础上,各地已开展但不在此次省规定范围内的门特病种可继续保障,各病种不设起付线,政策范围内支付比例应不低于普通门诊统筹标准,其中精神分裂症等 10 个病种支付比例参照住院标准执行,各病种年度最高支付限额由各市确定。

(二)落实“两病”门诊用药保障

全面落实高血压、糖尿病(以下简称“两病”)门诊用药保障,截至年底,全省“两病”参保人受益 3346.11 万人次,医保基金支出 19.38 亿元。

(三)做好“两险”合并

继续做好生育保险与职工医保合并实施工作,全年共有 201 万人次享受生育保险待遇,职工医保(含生育保险)基金中生育医疗费及生育津贴支出 119.13 亿元。

(四)保障大病医疗需求

形成覆盖职工和城乡居民、政策统一、相互衔接的大病保险制度,大病保险起付线降低到年度居民人均可支配收入的 50%,政策范围内支付比例提高至不低于 60%。

(五)提高救助水平

持续开展医保扶贫工作,把牢医疗救助保障底线。2020 年,全省共支出医疗救助资金 34.47 亿元(其中,8.53 亿元用于资助困难群众参加基本医保,资助参保人数 404.63 万人;25.94 亿元用于门诊和住院救助,救助困难群众 457.81 万人次)。强化医疗救助“一站式”结算。

(六)开展长期护理保险试点

作为全国首批、省内唯一的长期护理保险制度试点城市,广州市于 2017 年 8 月开始试点实施长期护理保险制度。省医疗保障局挂牌成立后,指导广州市结合试点实际,进一步修改完善长期护理保险制度。截至 2020 年底,全市长期护理保险覆盖 844.2 万名职工参保人员,累计共有 2.53 万人享受相关待遇,基金支付 7.89 亿元,符合规定的长期护理费用基金支付率为 84%。

四、推动“三医联动”改革

(一)推进紧密型医联体医保支付方式综合改革试点

2 月,省医疗保障局印发《关于阳西县继续作为省级紧密型县域医共体医保支付方式综合改革试点的函》,继续培育阳西县改革试点。12 月,印发《关于申报和平县实施紧密型县域医共体医保支付方式综合改革试点的复函》,新增和平县作为试点。其间,委托中山大学专家团队开展试点绩效评估工作,形成绩效评估报告。

(二)推进药品和医用耗材带量采购

7 月 15 日,省医疗保障局出台《关于做好药品和医用耗材采购工作的指导意见》,坚持招采合一、带量采购,发挥医药集团采购的规模效应。2020 年全省药品集团采购 824.9 亿元,降价 130 亿元;三批共 112 个国家集采药品平均降幅 68.75%,降价 62.95 亿元;牵头省际联盟开展球囊集团采购,降价 7.5 亿元。国家集采冠脉支架在全省落地,可节约采购费用约10亿元。

（三）开展定点医疗机构医药服务评价试点

4月，印发《广东省医疗保障局开展基本医疗保险定点医疗机构医药服务评价试点工作方案》，选择珠海、汕头、韶关、梅州、惠州、湛江、云浮等7个城市的部分医疗机构开展评价试点，建立突出行为规范、服务质量、费用控制和群众满意度等四个维度的医保医药服务评价体系，通过形成服务排名和评价报告，推进医疗机构医保服务健康发展。

（四）做好医保药品保障工作

为进一步保障参保人基本用药需求，省医疗保障局根据《基本医疗保险用药管理暂行办法》（国家医疗保障局令第1号），于12月印发《广东省基本医疗保险用药管理暂行办法》。同时，全省按国家部署做好国家谈判药品落地工作，2020年共有313.48万人次享受国谈药保障待遇。

（五）建立新增医疗服务价格项目立项和退出机制

11月3日，省医疗保障局印发《关于新增医疗服务价格项目管理暂行办法的通知》和配套政策，全年公布纳入省基本医疗服务价格项目172个、纳入市场调节价项目51个、新增项目24个、修订价格项目99个、取消项目1个。

（六）建立医疗服务价格动态调整机制

5月24日，省医疗保障局印发《关于建立公立医疗机构医疗服务价格动态调整机制的指导意见》，指导佛山市、梅州市和揭阳市动态调整医疗服务价格，优化医疗服务价格结构，理顺比价关系。

（七）推动中医药发展

9月2日，省医疗保障局印发《关于促进中医药发展的指导意见》，将针灸、骨科康复、治疗性推拿等中医项目纳入医保支付范围，对同病同效的中医治疗病例给予西医治疗病例相同的支付标准。

五、夯实事业发展基础

（一）强化规划法制能力

开展广东省医疗保障事业发展“十四五”规划编制；出台《广东省医疗保障系统全面推行行政执法公示制度执法全过程记录制度重大执法决定法制审核制度实施方案（试行）》；制定《广东省医疗保障局权责清单》并做好动态调整；加强对规范性文件和重大决策的法治审查。

（二）强化医保标准化信息化能力

一是依托省政务云完成医保专区和专网建设。医保专区建设工作于2020年5月完成“独立AZ（医保行业隔离区）”主节点第一批资源交付工作，并于2020底完成下发第一批资源。截至2020年11月，医保专网建设工作完成22个节点（含省局）的建设任务，建成全省医保专网（省市专线）工作。铺开地市的VPN设备部署，满足非专线的接入需求，截至2020年底完成了韶关节点。

二是推进国家15项信息业务编码标准在全省的动态维护和落地应用。按照国家医疗保障局要求，结合本省实际情况，2020年12月，省医疗保障局制定《广东省贯彻执行15项医疗保障信息业务编码标准实施方案》，成立工作专班，指导地市全面开展“统一规划、统一分类、统一编码、统一维护、统一发布、统一管理”的医保信息业务编码贯标工作。

（三）强化公共服务能力

实施全省统一政务服务事项清单，开展医保经办服务“好差评”，通过数据共享实现医保业务办理所需材料数量总体压缩超过30%，医保业务办理时间整体压缩超过20%。做好退役军人医疗保障工作，全年办理退役军人医保关系转移接续8.2万人次。

（四）推进异地就医门诊医疗费用直接结算

在做好住院费用异地就医直接结算的基础上，12月30日，省医疗保障局、财政厅印发《关于全面开展省内异地就医门诊医疗费用直接结算工作的通知》，推进省内和跨省异地就医门诊医疗费用直接结算。截至2020年底，全省异地就医结算156.73万人次，医保基金支付200.23亿元。

六、强化医保基金监管

（一）建立联席会议制度

省医疗保障局牵头落实《国务院办公厅关于推进医疗保障基金监管制度体系改革的指导意见》改革任务。10月11日，省医疗保障局联合公安厅、卫生健康委等六部门下发《关于建立广东省医疗保障基金综合监管部门间联席会议的通知》，提出建立省医保基金综合监管部门间联席会议制度，促进部门相互配合、联合监管，推进信息共享和互联互通，健全打击欺诈骗保协同执法、行刑衔接、“一案多查”“一案多处”工作机制。

（二）推进“两试点一示范”落地

省医疗保障局多次开展“两试点一示范”专题调研，现场督导试点示范点建设，督促指导试点示范地区按照国家医疗保障局要求，按时按质完成建设任务。

广州市推动医保智能监控示范点建设，在提升智能监控功能、开展基于大数据病种分组系统的智能监控、丰富智能监控手段等方面取得阶段性成果，其人脸识别技术和多角度预警的应用，实现了对基金的高效监管；深圳市启动基金监管诚信体系建设试点，在建立信用管理标准和规范、制定出台信用评价指标体系、建立事前事中事后全流程医保信用监管机制等方面初见成效；湛江市创新基金监管方式试点，成立“第三方支付评审服务中心”作为独立的社会化专业审核服务机构，推动业务经办与基金监管对接。2020 年 8 月，三地通过了国家医疗保障局组织的试点示范点中期评估，评估结果广州市、深圳市优秀，湛江良好。

（三）开展基金监管专项治理

省医疗保障局在全省开展“打击欺诈骗保、维护基金安全”集中宣传和基金监管专项治理，持续保持打击欺诈骗保高压态势。2020 年共检查定点医药机构 38831 家，处理违规机构数 16765 家（其中移交司法机关 13 家），拒付和追回医保基金共 6.51 亿元；处理违规医保经办机构 2 家，全部移交司法机关处理。

重要活动

1. 省医保事业管理中心挂牌运行。1 月 1 日，广东省医疗保障事业管理中心正式挂牌运行，副省长张光军出席揭牌仪式。该机构是省医疗保障局所属正处级公益一类事业单位，主要承担全省统一的医疗保险、生育保险、医疗救助等医保经办管理、异地就医费用结算、医保定点机构协议管理和结算、医保经办机构内控管理和风险防范等工作；承担基本医保省级统筹相关工作；协助拟定医药价格及医保相关医药管理服务的技术标准规范、医保支付标准谈判等工作；协助药品耗材的招标采购经办管理工作；承担省医疗保障局交办的其他任务。

2. 广东省医保电子凭证上线启动仪式举行。1 月 11 日，省医疗保障局在广州市举行“广东省医保电子凭证上线启动仪式”，国家医疗保障局副局长施子海、广东省副省长张光军出席启动仪式并讲话。

3. 省委常委会专题学习深改意见。4 月 23 日，广东省委常委会专题学习《中共中央 国务院关于深化医疗保障制度改革的意见》。省委书记李希要求坚决贯彻落实中央关于医保制度改革的决策部署，扎实推动各项任务落地落实，加快构建以基本医保为主体的多层次医疗保障体系，推进基本医保省级统筹。

4. 国家统一医疗保障信息平台在粤上线。11 月 1 日，国家统一医疗保障信息平台在广东省汕尾市成功上线，广东省成为国家统一医疗保障信息平台在全国首个落地应用的省份。

5. 广东省五市成为新一轮支付方式改革国家试点城市。11 月 3 日，广州市、深圳市、珠海市、汕头市和河源市被确定为区域点数法总额预算和按病种分值付费国家试点城市。

6. 广东省医药服务质量评价中心揭牌。12 月 2 日，省医疗保障局在广州市召开省医疗保障医药专家委员会会议暨医药服务质量评价中心揭牌仪式，全省约 560 名中西医临床专家将为医疗保障工作提供专家智慧和专家力量，推进医药服务供给侧改革，提高医药质量评价，充分发挥临床专家的作用，探索医保共建共治共享社会治理新格局。

典型案例

案例一：“五统一”推进国家医保信息平台建设

一、改革背景

为加强医疗保障信息化建设，高标准建设全国统一、高效、兼容、便捷的信息系统，提高医保治理能力和治理体系现代化水平，2019 年 3 月，国家医疗保障局印发《关于开展医疗保障信息化建设试点工作的通知》（医保发〔2019〕22 号），明确广东省为医疗保障信息化建设试点省份之一。

广东省医疗保障局成立网络安全和信息化领导小组。2020 年 5 月,省政务服务数据管理局批复省医保信息平台项目立项;7 月,省医疗保障局印发《广东省医疗保障信息平台建设指南》,决定在省级集中部署国家医保信息平台(以下简称国家平台);9 月在中山市召开现场会,正式启动国家平台的建设;11 月,汕尾市在全国率先上线国家平台,随后,中山市和韶关市也相继上线。

二、主要做法

在信息平台建设过程中,广东省严格遵循国家医疗保障局的统一部署和全省“数字政府”的整体要求,按照“五统一”原则开展工作。

(一)统一顶层设计

广东省坚定贯彻国家医疗保障局所明确的医保信息化全国“一盘棋”的指导思想,规划全省“一张网、一张图、一盘棋”新格局,统筹建设“数据省级集中、平台省级部署”的医保信息平台。依托国家医疗保障局下发的全国统一的技术体系、平台架构、中台服务、业务子系统及配套标准规范,根据已有功能“应用尽用”、差异功能“能配则配”、特色功能“最小必须”原则,要求全省各地按照国家平台的流程和规范开展医保业务,如有不符合的,按照国家要求进行调整,推动医保信息平台实现全省统一。

(二)统一组织管理

项目建设伊始,省医疗保障局就打造好确保信息平台项目规范建设的“四驾马车”,统筹全省信息平台建设工作:一是根据《广东省医疗保障信息平台建设指南》,明确项目建设目标、建设原则和建设范围,界定省、市建设边界和工作任务;二是出台《广东省医疗保障信息平台建设项目总体设计方案》,从业务模型和技术架构上进行细化约束,指导平台的后续设计开发;三是出台《广东省医疗保障信息平台建设项目总体实施方案》,明确项目实施原则、组织模式、总体计划和实施路径,规划系统上线切换、运维和运营方案,指导项目按计划推进实施;四是根据《广东省医疗保障信息平台建设项目管理办法》,建立项目全生命周期管理制度,确保多方在统一的项目管理体系下高效运作。

不仅如此,统一的理念还体现在对平台建设厂商的组织管理上。省医疗保障局通过联合招标的方式,让各子项目的中标厂商形成利益共同体;项目启动后,组成联合项目工作组,打破公司边界,打造融合、高效、扁平化项目组织架构,确保各方协同推进、步调一致。

(三)统一需求管理

需求分析是系统开发前明确开发要求、开发目标的必要准备工作。尤其面对医保信息平台建设这样的大工程,由于其本身需要实现功能的复杂性,加之各地市医保信息化建设参差不齐、医保政策各有差异,做好需求分析就显得尤为重要。为此,广东省在全省集中统一建设的前提下,建立需求管理机制和需求原则,建立省级集中需求组,对各地市需求进行统一管控和分析,并将其划分为五类管理。

一是政策类需求。尽可能采用国家医疗保障局统一系统提供的算法配置能力去适配各地政策差异性,确实无法配置的个性政策通过调用中台接口、核心业务子系统接口,按国家医疗保障局的建设标准进行扩建,以保证信息平台需要满足各地政策需求。

二是办理材料类需求。根据国家医疗保障局统一的政务服务事项清单,结合电子证照应用和承诺制容缺受理,对各地市目前业务办理不合理的材料需求,全部予以取消。

三是办理流程类需求。严格遵守国家统一平台的系统功能流程,地市业务经办流程向国家平台靠拢,推动全省统一业务经办规程和流程。

四是方便工作类需求。对各地市优化前台业务经办以及日常工作便捷所需的需求进行统一梳理和整合,按照全省统一的标准予以系统优化。

五是公共服务类需求。梳理各地公共服务需求,提供全省统一的公共服务渠道和服务事项;各地个性化的服务渠道和服务事项,则基于省统一服务接口和地市数据回流库扩展实现。

(四)统一工作程序

医保信息平台建设是一项复杂的系统性工程,需要有统一、标准化的工作程序保证上线工作平稳进行。省医疗保障局以汕尾市、中山市和韶关市上线为契机,研究制订了地市上线实施统一工作标准,明确了各阶段标准化工作流程和文件模板。整个实施工作划分为组织准备、基础设施准备、现状收集调研、医保政策适配、医药机构对接、三大目录匹配、用户测试和培训、数据迁移、上线前准备及上线运行十大步骤。

(五)统一编码标准

医保信息业务标准编码是医保信息平台运行的前提和基础,也是国家平台上线的前提条件,更是参保人待遇享受准确结算的重要保障。省医疗保障局结合本省实际工作情况,于 2020 年 11 月开始制定医保信息业务编码标准化工作实施方案,按照国家医疗保障局"统一分类、统一维护、统一编码、统一发布、统一管理"的总体要求推进 15 项业务编码贯标工作。具体实施中,由省级贯标工作组根据全省原执行的药品、耗材、医疗服务项目目录编码与国家标准编码进行一一映射匹配,完成编码映射后统一下发地市执行。

三、取得成效

(一)为国家平台在其他地市上线打造了"广东模式"

2020 年 11 月,广东省汕尾市在全国率先上线国家平台后,省医疗保障局第一时间梳理问题、总结经验,结合中山市和韶关市的上线经验,完善地市上线实施的统一工作标准,明确各阶段标准化工作流程和文件模板,使得后续地市上线实施工作有据可依、有规可循、统一输出,极大降低了系统切换可能带来的风险,为广东省其他地市的信息平台上线提供了可借鉴、可参考的案例,打造了医保信息平台建设的"广东模式"。

(二)为优化完善信息平台贡献了"广东智慧"

汕尾市、中山市和韶关市在国家平台上线过程中,广东省结合信息项目组技术人员开发测试,以及医保经办机构、定点医药机构和参保人的使用体验,为进一步完善国家平台及时提出了意见建议,贡献了"广东智慧"。

实践证明,国家平台性能优良,大规模就诊并发高峰期门诊、住院费用结算时间大约在 1 秒钟左右,比旧系统普遍提速 2 倍以上;国家平台系统功能强大,可支持多样化的待遇和支付算法及流程编排,能够实现各统筹区医保政策差异化配置;国家平台部署指南科学,作为全国参保人最多的省份,广东省采取省级集中部署模式并实现稳定运行,从一个侧面证明了国家平台在任何省份均可以实现省级部署。

(三)为国家平台全国上线创造了"广东经验"

一是创新部署模式。广东省医保信息平台建设采取"统分结合"的部署模式,将就医结算和中心经办业务分离,建立全省集中的就诊结算区,就医结算与非就医结算相关应用独立部署,确保了就医结算的稳定高效。

二是坚持标准化和信息化无缝衔接。省医疗保障局率先制订医保信息业务编码标准化实施方案,严格按照"省对国家、市对省、两定对医保"的步骤开展编码映射工作,做到上线时医保新老数据无缝对接、安全完整迁移,定点医药机构结算前端无感应用、群众看病结算不影响、待遇享受无差错。

三是推进项目实施流程规范化。广东省将整个实施工作划分为十大步骤,固化标准化流程和模板,为国家出台统一平台实施指引提供了借鉴。

案例二:广州市首创开展基于大数据按病种分值付费改革

医保支付方式改革是世界公认的难题,是保障参保人权益、调节医疗服务行为、引导医疗资源配置的重要杠杆。广州市深入贯彻党中央、国务院决策部署,将大数据、智能化应用于医保支付,自 2018 年起创新实践基于大数据的按病种分值付费改革,实现医保支付及监管一体化模式,引导医疗机构规范服务、提升医疗质量,提高医保基金使用效率和群众获得感。2020 年,广州市按病种分值付费工作经验获全国推广。

一、改革背景

广州市参保人多、医疗机构多、统筹基金支出多,医疗机构在技术能力、服务质量和收治患者严重程度方面的差异较大,需在医保精准支付、精细化管理的基础上实施医保基金战略性购买。

改革前,广州市对住院费用实行"总额预算+次均定额"的医保支付方式,以医疗机构为单位下达总额和定额标准。单一的定额标准无法准确反映不同疾病和治疗方式之间的资源消耗情况,难以激励医疗机构在疾病诊疗上提高服务效率、合理控制成本。为此,要进一步深化医保支付改革,在加强医保基金管理、保障参保人基本医疗需求和体现医疗技术价值之间取得平衡,进一步提高基金使用效率。

二、主要做法

(一)建立标准体系,实现医保精准支付

广州市归集全市医疗机构近三年的住院病例,应用大数据方法,按照“疾病诊断+治疗方式”分组,形成“大病重病分值高、小病轻病分值低”的病种分值;分析临床真实数据和病种分值,建立医疗服务行为标准,形成支付、监控、评价医疗服务的“度量衡”标准体系;实施区域点数法总额预算,科学设定全市医保总额预算“大盘子”,不再对每家医疗机构下达总额指标,而是根据年度医保支付总额和全市总分值计算分值单价,按照分值单价、年度分值、系数、考核结果等综合确定医疗机构的医保支付金额,实现对医疗机构的标准化支付。按病种分值付费改革后,医保支付管理重点从原来的“分蛋糕”(将基金分解到医疗机构)转变为引导医疗机构在公开透明规则下“争蛋糕”(将收入与标准化的服务量挂钩),激励医疗机构更加注重医疗和服务质量。

(二)创新监管方式,推动医保精细化管理

广州市构建智能监控体系,将“大数据+监管”理念融入付费体系全流程,使病种分值付费和过程监管置于同一套数据框架内,一体化运行。利用病种分值相关基础数据、运行数据、规则政策集成智能化大数据知识库,数据实时更新,归类累加并自动转化为支付和监管信息,实现精准查询、监测分析、主动预警、动态反馈、远程监管等功能。智能监控系统精准查询、监测分析和快速预警,自动向医疗机构推送费用运行数据、预警数据,引导医疗机构加强自我管理,主动纠正不合理行为,促进医保、医疗相向而行。运用人脸识别技术开展参保人身份核验,防范虚假住院、冒名住院,实现住院医疗机构远程监管全覆盖。建立“智能审核+人工审核+专家评审”机制,实现对所有医保结算数据的全面审核以及医疗费用和医疗质量的精细化管理。

(三)建立协商激励机制,提高医保治理能力

在支付方式改革的基础上,广州市进一步健全医疗保障部门与医疗机构间公开平等的协商机制。2020 年,广州市建立起医保支付评议组织制度,最大范围吸纳医疗卫生系统意见建议,促进形成共建、共治、共享的医保治理新格局,不断完善被各方接受参与的医保支付制度,使支付体系更加科学精准。基于真实数据,吸纳医疗机构和专家建议,广州市于 2020 年动态调整病种分值目录库,完善符合本地实际的系数指标,引导医疗机构合理定位,支持高水平医院发展,支持基层诊疗和医养结合,保障住院参保人就医需求。

与此同时,实施“结余留用,超支分担”激励政策,可以引导医疗机构从“被动”的控费变成“主动”的成本管控,增强医疗机构合理控制成本的内生动力,不断提高医疗机构参与医保支付方式改革的积极性。

三、实施成效

通过医保支付方式改革,建立“总额预算支持正常增长、病种分值实现精准支付、结余留用体现激励机制、综合监管提升服务水平”的治理体系,在广州地区住院需求不断增长的情况下,全市参保人住院人次增长率和人均住院次数从 2018 年到 2020 年呈逐年下降趋势。

医疗机构通过优化流程、合理诊疗,获得较为理想的支付结果,三级医院更加聚焦疑难杂症、基层医院解决常见病就医需求。从职工医保获得结余费用的医疗机构从改革前的 51 家提高到 2020 年的 179 家,推动医疗机构良性发展。

案例三:肇庆市狠抓医保扶贫助力实施乡村振兴

2020 年,肇庆市医疗保障系统坚持以人民健康为中心,聚焦“两不愁三保障”中的医疗保障问题,全力推进医保行业扶贫,广泛发动社会各方力量组成医保扶贫遍访志愿服务队,开展医保扶贫遍访行动和贫困对象“回头看”“回头帮”,为全市高质量打赢脱贫攻坚战作出了医保贡献。

一、基本情况

截至 2020 年底,肇庆市 37504 户、88204 名贫困人口全部实现脱贫,111 个省定贫困村全部达标退出,贫困发生率由帮扶伊始的 3.08%下降到 0。

2020 年全市基本医保参保率稳定在 98%以上,贫困人口 100%参加基本医保、100%享受政府资助参保、100%按规定享受基本医保和医疗救助待遇;

三重制度综合保障下,困难群众医疗费用政策范围内报销比例稳定在80%左右。

二、主要措施

(一)落实应保尽保和三重保障

一是全面落实资助参保,实现应保尽保。肇庆市逐步推进贫困人口“随时认定、随时标识、随时参保、随时享受救助”,对特困供养人员、孤儿、城乡最低生活保障对象、建档立卡贫困户、低收入救助对象等困难群体的居民医保个人缴费部分给予全额资助。截至2020年底,全市资助困难群体参保19.8万人,资助金额5148万元。

二是巩固和扩大基本医保覆盖面。2020年全市基本医保参保人数为414.95万人,占常住人口数的99.10%;居民医保各级财政补助标准从2019年的520元/人提高到550元/人,中央、省、市、县四级财政补助资金全部足额拨付到位;2021年城乡居民医保征缴工作顺利完成,困难人群已按时全额资助参保。

三是提高居民医保待遇水平。全市参保居民在一级医院、二级医院和三级医院的住院报销比例分别提高到90%、80%和70%;普通门诊统筹支付比例为50%,特殊门诊报销病种扩大到25种。

四是实施大病保险倾斜政策。全市对困难群体实施大病保险“一降一提一扩”倾斜政策,推出下调大病保险起付标准、提高支付比例、扩大最高支付限额、不设封顶、市内市外就医支付比例相同等优惠措施。居民大病保险特困供养人员起付标准下调80%,对超过起付标准以上部分的合规医疗费用报销比例统一为80%;建档立卡贫困人员、最低生活保障对象起付标准下调70%,对超过起付标准以上部分的合规医疗费用报销比例统一为75%。2020年全市医疗救助对象共计1.77万人次享受了大病保险待遇,待遇支付金额3388.4万元。

五是不断完善医疗救助制度。肇庆市对城乡特困供养人员和孤儿按照100%的比例救助;对城乡低保对象、建档立卡贫困户、低收入救助对象按照80%的比例给予救助,且最高支付限额不设封顶线;对于经基本医保、大病保险和医疗救助报销三重保障后,个人负担的总医疗费用仍然过重且影响基本生活的参保人开展“二次救助”,具体办法是,对其一个自然年度在定点医疗机构就医的累计个人负担超过5000元以上的部分按50%比例给予救助,每人每年累计救助不超过5万元。

六是打通困难群众“就医最后一公里”。肇庆市以创新医保治理体系为主线,实现市内、省内和跨省的异地就医三重保障“一站式”结算。2020年全市共有42.58万人次享受医疗救助待遇,医疗救助结算费用共计1.01亿元,医疗救助“一站式”直接支付8805万元。

(二)开展医保扶贫遍访行动

2020年,肇庆市医疗保障局在省、市、县、镇、村五级联动下,联合市扶贫办组织成立由相关爱心医疗机构成立的医保扶贫遍访行动志愿服务队,对全市未脱贫退出的1010户扶贫户进行遍访和扶贫对象“回头看”“回头帮”,全年累计出动人员5855人次,筹集爱心物资、产品共计115万元。

案例四:佛山市实现医疗救助市级规范统一

一、出台市级文件

2020年4月1日,佛山市人民政府办公室印发《佛山市医疗救助办法》(以下简称《救助办法》),明确了救助对象的类别、待遇及申请条件,并在降低救助门槛、简化救助流程、扩大救助范围、提升救助待遇的基础上,实现救助对象、救助标准和救助服务的市级规范统一。《救助办法》的出台,标志着佛山市是全省第一个实现基本医保和医疗救助统一衔接的城市。

二、实施分类救助

《救助办法》将佛山市医疗救助的对象分为重点医疗救助对象(包括本市户籍最低生活保障对象、最低生活保障临界对象、特困供养人员、孤儿)和其他医疗救助对象(包括因病致贫救助对象、0—14周岁急性白血病或先天性心脏病儿童救助对象)。

三、完善标准体系

(一)明确救助标准

《救助办法》取消了原有救助对象诊治普通门

诊疾病需自付累计 1000 元以上才能救助的限制；将低保与低保临界对象的普通门诊和门慢门特救助比例由 80％提高到 90％，门慢门特救助年度救助限额由 2 万元提高到 3 万元；将特困供养人员普通门诊和门慢门特救助比例由 80％提高到 100％，普通门诊年度救助限额由 1 万元提高到无限额，门慢门特救助年度救助限额由 2 万元提高到无限额。

（二）鼓励社会力量投入

《救助办法》还鼓励单位和个人等社会力量通过捐赠、设立帮扶项目、创办服务机构、提供志愿服务等方式参与医疗救助，并鼓励社会慈善机构募集罕见病救助资金、设立罕见病救助项目，共同关爱和帮扶罕见病困难患者。

截至 2020 年底，佛山市门诊慢性病种和门诊特定病种累计救助 42630 人次，发生医疗费用总额 3396.26 万元，其中基本医保核报 2568.83 万元、大病保险核报 138.7 万元、医疗救助 615.53 万元，个人支付 73.19 万元；住院救助 9470 人次，发生医疗费用总额 14302.8 万元，其中基本医保核报 9325.81 万元、大病保险核报 679.91 万元、住院医疗救助 3877.95 万元，个人支付 419.13 万元。

案例五：河源市实现线上门诊诊查费纳入医保报销

一、改革背景

2020 年初，为贯彻落实党中央、国务院“采取切实有效的防控措施，坚决遏制疫情蔓延势头”的重要指示批示精神，河源市发挥互联网诊疗优势，将线上门诊诊查费纳入医保报销范围，与线下门诊诊查费同样报销 6 元，从而降低疫情期间就医群众到缴费窗口聚集挂号时的交叉感染风险。

二、主要做法

（一）提高站位，落实疫情防控

河源市从减少群众聚集挂号交叉感染风险的高度，用切实有效的措施防控疫情蔓延。市医疗保障局与市委改革办积极沟通，将“线上门诊诊查费纳入医保报销范围”列为 2020 年民生微改革项目。

（二）广泛调研，制定改革方案

为确保改革工作顺利推进，市医疗保障局对全市具有线上挂号功能的城市公立医院进行了摸底调研并登记造册，通过调研，全市具有线上挂号功能的城市公立医院共有 13 家。市医疗保障局主要领导亲自率队到部分医院开展调研，听取并收集医院改造系统方面的意见建议，最终形成改革方案。

（三）强化沟通，加强部门协作

在疫情特殊时期，为加快推动改革落地，市医疗保障局作为牵头部门，于 3 月 5 日召集市社保局、相关城市公立医院和系统开发技术人员研讨相关技术和操作上的细节问题。就“参保人挂号未就诊”“挂号诊查费清算”“技术开发”等问题进行了讨论，在达成破题对策的同时，明确要在 3 月底前完成信息系统技术改造，并形成了会议纪要。

（四）各司其职，确保改革落地

参与改革的各部门各司其职、协同配合，确保了改革措施如期落地。4 月 1 日，市人民医院实现线上诊查费纳入医保报销范围。

三、改革成效

（一）减少群众排队交叉感染风险

截至 6 月 30 日，全市 13 家城市公立医院已全部实现线上门诊诊查费纳入医疗保险报销，在减少群众挂号聚集的同时引导患者合理分流。

（二）减少群众医疗费用支出

改革前，就医群众只有在线下到窗口排队才能减免 6 元的挂号费；改革后，网上挂号费也能同步减免。截至 2020 年底，全市线上挂号 20.87 万人次，医保报销诊查费 125.22 万元。

（三）推动医院信息化建设

推行线上诊查费纳入医保报销，需要医院拥有网上挂号系统（很多医院都是利用微信公众号挂号），同时系统接口还要能与市医保经办机构的系统实现对接。此项改革推动了全市公立医院的信息化建设，极大提升了服务就医群众的能力水平。

广西壮族自治区

工作综述

2020 年，广西各级医保部门着力完善基本医疗保障制度，持续深化重点领域改革，精准实施医保扶贫，扎实做好疫情防控救治保障，推进各项重点工作有序开展。截至 2020 年 12 月底，广西基本医疗保险参保 5217.24 万人，基本医保基金（含生育保险）总收入 680.93 亿元，总支出 607.44 亿元，职工医保统筹基金（含生育保险）累计结存可支付月数 18 个月、城乡居民医保基金累计结存可支付月数 13 个月。医保基金运行总体平稳，基本实现人人享有基本医疗保障的目标。

一、绘制改革蓝图

为深入贯彻落实中共中央、国务院印发的《关于深化医疗保障制度改革的意见》精神，广西壮族自治区医疗保障局（以下简称为自治区医保局）代拟的广西《关于深化医疗保障制度改革的实施意见》，于 2020 年 10 月 14 日由自治区党委、自治区人民政府印发。自治区医保局把学习贯彻党的十九届五中全会精神与做好国家和自治区深改意见明确的各项重点工作结合起来，精心做好广西医疗保障“十四五”规划编制工作。

二、打赢两场硬仗

（一）打赢疫情防控阻击战

为打赢新冠肺炎疫情防控阻击战，自治区医保局通过预拨 2.59 亿元医保基金、制定 19 项相关医保政策、开辟医保“绿色通道”、“团购”检测试剂、减征缓缴医保费、推行医保服务“五个办”和调整医疗服务价格等一系列举措，扎实做到“两个确保”。截至 2020 年 12 月底，广西完成疫情相关就医结算 3759 人次，医疗费用 1747.26 万元，医保平均报销比例约 70%；实际减少新冠肺炎检测费用负担 8.62 亿元；共为 14.6 万家单位减征缓缴医保费约 34.6 亿元，助力企业复工复产。

（二）打赢医保脱贫攻坚战

创新建立广西医保扶贫系统化工作机制，医保脱贫攻坚战圆满收官。一是医保扶贫目标任务全面完成。截至 2020 年 12 月底，广西符合参保条件的 635.32 万建档立卡贫困人口实现基本医保、大病保险、医疗救助“三重保障”全覆盖，参保率达到 100%。二是贫困人口门诊慢性病待遇应享尽享。截至 12 月底，广西建档立卡贫困人口办理门诊特殊慢性病卡人数达 80.24 万人。三是因病致贫返贫预警监测机制逐步建立。创建了广西贫困人口和边缘户就医的医保结算信息监测数据库，实施动态监测。截至年底，已对广西贫困人口医疗费用结算数据 524 万条进行初步分析研判，及时预警贫困人口因病返贫风险。

三、推进重点改革

（一）深化药品耗材集中带量采购制度改革

一是通过实行国家、自治区药品集中带量采购，共有 126 个品种 187 个品规中选，平均降幅达 58.91%，年减少群众用药费负担 22.92 亿元；实施耗材集采，冠脉支架从“万元时代”进入“百元时代”，平均降幅达 93%。二是启动广西药品集团采购（第二批）相关工作，共计 100 个药品品种 229 个品规列入采购范围。三是积极参与重庆、陕西、广东牵头的省际药品耗材联盟带量采购，扩大带量采购品种范围。四是实施药品采购省级价格联动机制，全区分三批实施药品省级价格联动，累计完成 1787 个品种的价格调整，平均降幅 13.78%，预计节约采购资金 7.24 亿元。五是具备招标、采购、交易、结算功能一体化的省级药品耗材采购平台初步运行，实现了医保部门对招采、交易、支付、结算、供应配送的全链条管理，提高招标采购的工作效能。

（二）深化医保支付方式改革

2020 年，广西全区在上年基础上持续深入推进 DRG 付费方式改革。一是建立改革基础数据库。

整理规范全区436家二级及以上定点医疗机构住院历史病案数据1100万例，对标国家标准，组织专家论证，确定广西1008个DRG细分组。二是持续提升病案数据质量。制作病案编码视频培训教材（51个学时），挂载专项培训网页供广西各级各类人员在线学习；举办“医保DRG付费病案信息编写竞赛”，夯实DRG付费改革基础。三是稳步推进国家试点工作。梧州市通过DRG付费国家试点评估验收，并开展模拟运行。四是做好改革制度设计。自治区医保局印发《广西基本医疗保险住院医疗费用DRG付费暂行办法》《广西基本医疗保险DRG分组权重方案（1.0版）》，截至年底，广西已有175家二级及以上定点医疗机构开展DRG付费模拟运行。

（三）深化医药服务价格改革

一是在落实取消医用耗材加成政策的基础上，出台《关于取消医用耗材加成调整部分医疗服务项目价格的通知》，共计调整595个项目价格。应对新冠肺炎疫情，及时调整提高了呼吸、护理、病理等100个医疗服务项目价格，补偿了公立医疗机构因取消医用耗材加成和应对疫情而减少的合理收入。二是出台落实国家“互联网＋”医疗有关政策，对广西医疗服务价格项目管理、价格机制以及医保支付政策进行规范，确保公立医疗机构有偿提供“互联网＋”医疗服务有章可循。三是开展规范现行医疗服务价格项目政策工作，对105项医疗服务项目进行修订。四是完善新增医疗服务价格项目政策，进一步简化申报流程，支持医疗新技术尽快进入临床，截至2020年底，共发放新增医疗项目收费代码168项。

四、维护基金安全

广西各级医保部门始终保持打击欺诈骗保高压态势，健全监管机制，不断创新和完善监管方式，通过飞行检查等方式集中力量加强医保基金监督管理。自治区本级为国家医疗保障基金监管方式创新试点地区。2020年，自治区医保局开展行业规范和自律建设，聚焦重点、分类施策，探索医保信用管理新模式，实行“事前—事中—事后”全流程闭环监管，提升了监管效率，保障了监管实效。南宁市为国家医保基金监管信用体系建设试点地区。南宁市医保局通过建立“医保基金管理机制”与“医保主体信用评价”双机制，搭建“1中台＋4系统”的医保基金监管平台，构建全市医保业务、基金监管一体化闭环流程，建立完善医保参与各方相互监督、自觉规范的运行机制，打造基于信用管理的创新型医保基金监管模式。自治区医保局梳理印发医保基金监管94项常见违规问题清单，组织开展打击欺诈骗保专项治理自查自纠监督检查工作，全年全区共检查定点医药机构12285家，查处6584家，共追回医疗保障基金8.33亿余元。

五、落实重点工作

（一）完善待遇保障机制

一是出台《关于完善广西城乡居民大病保险制度的通知》，从保障范围、起付标准、支付比例、筹资标准、招标管理、盈亏分担机制、“一站式”服务及监督管理等八个方面实现全区大病保险政策统一，消除大病保险统筹区间待遇差和待遇攀比等问题。二是进一步完善城乡居民基本医疗保险制度，增加门诊统筹支付限额、扩大门诊医疗统筹服务点，提高门诊统筹保障水平；实行可持居住证参保，扩大政策覆盖范围；规范严重精神障碍病种、将难免流产等纳入保障范围，增强政策惠民力度。三是发挥医疗救助兜底作用，通过提高医疗救助标准、扩大医疗救助对象范围、扩大重特大疾病病种范围，增强对困难群众的医疗救助保障能力。截至年底，广西医疗救助资金支出23.32亿元，惠及困难群众764.61万人次。

（二）加强医药服务管理

一是严格执行国家医保药品管理规定。结合广西实际制定“省级增补药品三年消化方案”，2020年已完成消化任务的86%。二是动态调整目录支付范围。新增401个常规药品和97个国家谈判药品纳入医保支付范围；调整门诊特殊慢性病药品目录，实现门诊特殊慢性病29个病种、药品目录、诊疗项目“三统一”；将“壮医经筋针刺”等17项壮瑶医技法纳入医保支付范围，助力广西民族医药事业发展；将电子耳蜗植入术等项目纳入医保支付范围。三是抓实医保谈判药品落地工作。明确谈判药品的使用不纳入医保总额控制等考核指标，健全定点医药机构“双渠道”购药、定点医疗机构备药和临时采购机制，确保“谈判药进得了医保，群众真正用得上药”。2020年，广西全区191.3万人次使用谈判药品，药品总费用8.48亿元，其中基金支付63%。四是规范医疗机构制剂管理，明确纳入医保支付范围的条件、评审程序、支付标准和退出情形等。五是规范定点医疗机构委托第三方医学检测的范围、程序、结算和监督管理，降低医疗机构运行成本和减轻群众就医负担，提高区域检测能力。六是支持“互联网＋医疗”健康发展，规范“互联网＋”医疗服务价格和医保支付政策，确保医疗机构有偿提供“互联网＋”医疗服务有章可循。

（三）推进医保信息化建设

一是按照国家医疗保障局统一部署，广西医保信息平台建设项目有序推进，信息系统开发建设工作进入实施阶段。二是基本完成广西医保信息系统的剥离与切换。除柳州市外，各市已切换到全区统一的省级集中医保信息系统。三是积极推广应用医保电子凭证。截至 12 月底，广西激活医保电子凭证 726 万人，已在 13123 家定点医药机构实现医保电子凭证上线，累计结算 166.7 万人次，结算金额 1.47 亿元。

六、提升医保服务水平

（一）规范医保经办服务事项

统一医疗保障经办政务服务事项清单和群众办事指南，实现自治区－市－县三级政务服务事项无差别办理；推行减材料、减流程、减时限，提高医疗费用手工报销的便捷度，办理时限比国家规定时限减少 10 个工作日；实行“同城通办”，让群众在其统筹区范围内实现县域之间异地通办，就近可办。

（二）持续扩大异地就医直接结算范围

广西全区 12403 家定点医药机构开通异地就医直接结算服务，其中有住院床位的 1909 家定点医疗机构 100％开通跨省直接结算服务，提前完成国家扩点扩面任务，实现省（自治区）市县乡村五级异地就医直接结算“一卡通”。截至 2020 年底，自治区内外在广西异地就医直接结算累计达 2170.1 万人次，结算金额 268.4 亿元。

（三）实现区内医保关系转移接续异地通办零等待

建立医保个人账户转移资金先行划拨和定期对账清算机制，全面实现区内医保关系转移接续异地通办及线上办理。2020 年，全区线上办理转移接续业务 2391 笔，转移资金 956.59 万元。

（四）持续推进实施“村医通”工程

截至 12 月底，在广西 14268 个行政村部署 14887 台“村医通”设备，结算 1024.7 万人次，医保报销金额 2.5 亿元。农村患者在家门口就能享受医保直接结算。

（五）推动北钦防就医结算一体化改革

在北海、钦州、防城港三市区域内取消异地就医备案手续，参保人员在三市区域内就医享受与参保地同等待遇，实现三重保障“一站式”结算。北钦防就医结算一体化以来，截至 2020 年 12 月底，三市跨地区住院及门诊特殊慢性病共结算 5021 人次，结算医疗总费用 6249.06 万元，其中医保基金支付 4165.56 万元。

（六）实现新生儿出生即参保一站式服务

将新生儿参保登记服务前置到定点医疗机构服务窗口，实现新生儿直接在出生定点医疗机构办理参保、缴费并即时享受直接结算待遇。2020 年，累计 8244 名新生儿在出生定点医疗机构直接享受参保登记、缴费和直接结算住院医疗费用的一站式服务，涉及医疗费用金额 1539.14 万元，医保基金支付 625.93 万元，有效减轻新生儿患者家庭垫付医疗费用负担。

重要活动

1. 开展打击欺诈骗保“百日攻坚”专项行动。 1 月 1 日至 20 日，自治区医保局联合自治区卫生健康委、中医药管理局开展全区打击欺诈骗保、整治医疗乱象“百日攻坚”专项行动，进一步推进打击欺诈骗保和整治医疗乱象的各项重点任务。

2. DRG 付费方式改革推进会召开。 1 月 6 日，自治区医保局召开 DRG 付费方式改革推进会，拟定 DRG 付费方式改革配套政策，委托有关专家团队开展全区 DRG 付费方式改革政策课题研究，开展 DRG 病案编码员培训课程制作。

3. 自治区人民政府召开全区医疗保障工作电视电话会议。 3 月 24 日，自治区人民政府办公厅在南宁市召开全区医疗保障工作电视电话会议，会议总结 2019 年医疗保障工作，研究部署 2020 年医疗保障改革发展工作。自治区副主席黄俊华出席并讲话，自治区人民政府副秘书长唐宁主持会议。自治区医保局党组书记、局长王忠平作工作报告，南宁市、柳州市、梧州市医保局作经验交流。

4. 全区开展医保基金监管集中宣传月活动。4月8日起，全区开展为期一个月的“打击欺诈骗保 维护基金安全”集中宣传月活动。

5. 自治区政府领导调研医疗保障工作。6月17日上午，自治区人民政府副主席黄俊华到自治区医保局调研指导医疗保障制度改革工作，自治区人民政府副秘书长唐宁等随同调研。

6. 举办2020年广西病案信息(医保DRG付费)编写竞赛。7月31日，自治区医保局、卫健委、人社厅联合举办2020年广西病案信息(医保DRG付费)编写竞赛。各级医保部门组织辖区内医疗单位病案编码人员进行竞赛选拔赛，共有19支参赛队伍，38个竞赛组合，76名选手进入决赛。7月31日，编写竞赛决赛落下帷幕，1队获一等奖，4队获二等奖，5队获三等奖。

7. 全区医保扶贫工作推进会召开。8月26日，自治区医疗保障局组织召开全区医保扶贫工作推进会，总结各市县医保扶贫工作经验，指导各地做好问题整改，确保圆满完成收官之年医保扶贫的各项考核指标硬任务。

8.《关于深化医疗保障制度改革的实施意见》印发。10月14日，中共广西壮族自治区委员会、自治区人民政府印发《关于深化医疗保障制度改革的实施意见》，提出立足广西实际情况，按照“补短板、促发展、强弱项”的思路，全方位完善广西医保治理体系和提高医保治理能力。

9. 配合国家医保局开展飞行检查。10月16日至25日，自治区医保局配合国家医疗保障局赴广西飞行检查组对桂林市的2家医保经办机构、1家医养结合机构和1家承担大病保险的商保公司等进行现场检查。12月1日至4日，配合国家医疗保障局赴广西飞行检查组对2家医院进行现场检查，并督促南宁市医保局做好后续查处工作。

10. 开展广西药品集团采购(第二批)相关工作。10月31日起，自治区医疗保障局启动广西药品集团采购(第二批)竞价议价谈判工作，共计100个药品品种229个品规列入采购范围。分3批次完成113个品规的竞价及议价谈判工作，3批共有67个品规77家企业中选。

11. 广西医保DRG付费启动仪式在南宁举行。11月16日，广西按疾病诊断相关分组(DRG)付费启动仪式在广西医科大学第一附属医院举行，标志着广西深化医保支付方式改革迈入新台阶。

12. 广西三市就医结算一体化签约启动仪式暨经验介绍会举办。11月18日，北钦防就医结算一体化签约启动仪式暨经验介绍会在北海市举办。北海、钦州、防城港市医疗保障局共同签订了《北钦防医疗保障服务一体化合作协议》，三市实现跨区域就医结算与统筹区同等待遇。

13. 开展医保基金监管专项治理现场复查复核工作。12月15日至30日，自治区医疗保障局联合其他部门，赴防城港、崇左、北海、来宾、河池等市，对部分定点医疗机构及医保经办中心进行现场专项治理现场复查复核工作。

14. 开展医保基金监管专项治理“回头看”工作。12月18日起，自治区医疗保障局在全区范围内开展定点医疗机构医保基金监管专项治理“回头看”工作。

典型案例

案例一：广西打造区域就医结算一体化格局

广西以北部湾经济区北海、钦州、防城港三市为试点，构建医疗保障公共服务共享新机制，打造区域就医结算一体化格局，在全国首先实现参保人员不需办理异地就医备案，区域内就医即可享受与参保地就医购药同等待遇。

一、探索推进，确立医疗保障服务新路径

2020年7月，广西医疗保障服务一体化试点工作在北海铺开，提前3个月取消区域内异地就医转诊转院、异地就医备案手续。截至10月31日，北海市参保人员到钦州市和防城港市就医直接结算共

1559 人次,符合政策范围总费用 1749 万元,统筹基金支付总额 1166 万元,群众减少支出 247 万元,试点工作取得显著成效。

9 月 17 日,自治区医保局印发《北钦防医疗保障服务一体化工作实施方案》,三市城镇职工基本医疗保险和城乡居民基本医疗保险同步实施就医结算一体化,北钦防医保一体化取得明显突破。11 月 11 日,北钦防一体化指挥部办公室、自治区医疗保障局联合印发《北钦防就医结算一体化管理办法(试行)》,取消三市区域内异地就医备案手续,在区域内同城同结算、同待遇、同服务。此次改革包含所有医疗服务类别,惠及城镇职工、城乡居民两类参保人员 617 万人、实现 1496 家定点医药机构全覆盖。北钦防三市人民在全国率先享受区域内"零差别"医疗保障服务。

二、抓好"4321"工作措施,构建公共服务一体化格局

(一)夯实四个基础

一是统一待遇政策,强化三重保障体系。2014 年,广西出台《北部湾经济区职工基本医疗保险暂行办法》,统一了北部湾经济区职工基本医疗保险政策。2017 年统一全区城乡居民基本医疗保险政策,2019 年统一全区医疗救助政策,2020 年统一全区城乡居民大病保险制度。通过有计划、有步骤地推进实施,实现三重保障同城同待遇。二是统一信息系统,集中管理、维护和改造。在自治区医保局的统一部署下,2020 年全区各级医保部门陆续切换同一套医保信息系统,已完成 13 个统筹地区新系统切换上线,缩短对接环节,减少工作流程,为推进区域一体化发展提供技术支持。三是政务服务事项"八统一"。2020 年 9 月,全面实施广西政务服务事项清单和群众办事指南,自治区一市一县三级无差别办理医保公共服务事项,实现医保公共服务的均等化、标准化。四是提升经办管理水平,优化基金结算清算流程。出台《广西基本医疗保险异地就医医疗费用结算周转金管理办法》,建立异地就医周转金制度,统一资金管理、结算模式和支付流程。2020 年创新改革资金收付方式,推行全区异地就医资金第三方电子代扣代缴模式,进一步加快收付效率。

(二)加强三市联动

推进区域一体化发展事关北海、钦州、防城港三市及医保、财政、卫健三个部门职能。为确保工作顺利推进,自治区层面统筹协调,加强部门沟通和业务指导。在筹备前期,自治区医保局多次组织召开工作协调会,牵头研究制定《北钦防医疗保障服务一体化工作实施方案》,明确任务目标、实施时间、实施步骤和责任单位。由自治区医保局牵头,与财政、卫健部门及三市人民政府达成共识,形成《北钦防就医结算一体化管理办法(试行)》。

(三)评估两个风险

一是评估医保基金运行风险。广西医保政策规定,未经备案在自治区内异地就医报销比例降低 15%,取消区域内异地就医备案手续,将在一定程度上增加医保统筹基金支出。三市医保基金市级统筹基础扎实,职工、居民医保统筹基金可支付月数均超过 9 个月,实施一体化后基金支出增量有限,经评估,基金可支撑。二是评估就医管理风险。三市经济发展水平差距不大,钦州市医疗资源略占优势。根据三市 2015 年以来异地就医结算数据测算,三市就医需求已基本释放,就医流向较为固定,取消异地就医备案手续后就医趋势变化不大,经评估,风险基本可控。

(四)完善一个机制

完善异地就医管理协作机制,探索共建共治共享的医保治理格局。2020 年 11 月 18 日,在北海市举办北钦防就医结算一体化签约启动仪式,三市医保部门共同签订医疗保障服务一体化合作协议,约定在医疗服务管理、异地就医管理、医保基金监管等方面深入合作,依托就医地对异地就医行为进行监管,健全医疗费用协同审查机制,加强重大案件信息共享,建立联席会议领导座谈会制度,共同推动三市医保事业高水平高质量协同发展。

未来,广西将以北钦防医疗保障服务一体化为契机,继续拓展医疗保障领域的同城化,坚持以人民健康为中心,深化医疗保障制度改革,巩固提高医保基金统筹层次,为建立自治区级统筹奠定坚实基础。

案例二：广西基本医保关系转移接续业务全流程增质提效

群众办理医保关系转移接续业务流程多、耗时长、转移资金到账慢等问题突出，是迫切需要解决的难点堵点问题。自治区医疗保障事业管理中心通过统一全区通办标准、建立全区统一的信息系统和转移资金预付对账机制等措施，全面实施自治区内医保关系转移接续全流程线上办理，于2020年8月实现流动就业人员办理医保关系转移接续业务“异地通办、线上转移、资金秒到”。

一、实行异地通办、网上申报，群众办理“零跑腿”

自治区医保局于2020年8月印发《关于做好流动就业人员基本医疗保险关系转移接续有关工作的通知》，统一全区业务申报、受理和办理等流程标准，群众可通过登录广西壮族自治区医保网上服务大厅“广西医保”微信公众号进行网上申报或在自治区内任何医疗保险经办机构业务窗口申报。依托全区统一的参保信息数据库，参保群众申报业务时，无需再提供原参保地参保凭证，免去参保群众多头跑的问题，实现群众办理“零跑腿”。参保群众还能通过网上查询或扫描业务受理单二维码的形式随时掌握业务办理进度。

二、打通信息交互梗阻，接续业务全流程“线上办”

在原来的业务办理流程中，因各统筹地区间信息系统未联通，原参保地与新参保地经办机构之间需要通过邮寄的方式传递交换材料，存在耗时长和邮寄途中转移材料遗失等不确定因素。为压缩转移业务办理时间，确保转移材料及时、准确传递，广西通过建立全区统一的医保信息系统，由信息系统对申请人参保状态进行识别后，按照业务流程生成对应的转移材料并推送至相应经办机构办理，实现全部业务办理流程联网处理。通过联网处理，经办机构免去了邮寄、接收转移材料的环节，不但节省工作经费，又能实现转移接续信息即时传输和及时办理，大大缩短办理时限。

三、建立转移资金预付对账机制，转移资金“秒到账”

在压缩材料传递时间的基础上，优化业务流程，建立转移资金预付机制。转移资金未转入新参保地经办机构前，新参保地根据原参保地提供的转移基金数据，将转移资金提前划入参保群众医保个人账户中，让资金使用不受实际拨付到账的时间限制，实现新参保地办理转入当日资金“秒到账”，给急需使用转移资金就诊的参保群众带来极大便利。广西还建立了转移基金对账机制，各经办机构定期对转移资金进行批量清算，避免了零星拨付造成的对账困难等问题，提高了转移资金收付效率。

2020年8月—12月，全程线上办理自治区内医保关系转入业务1132笔、转出业务1259笔，涉及转移资金956.59万元。累计有2391人享受到“零跑腿”“秒到账”的优质快捷服务。

案例三：广西实行新生儿预参保缴费免资金垫付

以往新生儿参保登记必须等公安部门办理户口登记后，才能按照户籍身份属地办理。期间发生的医疗费用，由参保人员先行垫付，后持相关资料到医保窗口现场报销。新生儿参保登记涉及部门多、耗时长、垫付费用多，群众办事体验不佳。为解决此问题，广西医保部门联合税务部门，自2020年7月起，实现全区新生儿医保参保报销“一条龙”办结、医疗费用报销“一趟不用跑”政策措施，最大限度减轻新生儿家庭医疗费用垫付压力，最大限度缩短医疗费用报销办理时限。

一、主要做法

（一）推行预参保登记缴费

医保、税务部门以落实社会保险费征收体制改革为契机，主动联合财政、民政、扶贫等部门，组建跨部门联合攻关小组，推动系统集成，联合推出覆盖全区的新生儿医保参保报销“一条龙”办结措施。新生儿父母可以通过“微信城市服务”“广西税务 12366”微信公众号等便捷渠道缴费，在定点医院为新生儿预参保登记，出院时凭“新生儿预参保登记卡”可直接结算门诊及住院费用。同时，为保障建档立卡贫困户等特殊困难群体新生儿及时享受医保优惠待遇，医保、税务部门开辟了专门参保通道，置备专人专岗加强服务，确保特殊困难群体参保时即时享受政府补助，且报销费用能“一路绿灯”。

（二）多方面多途径合力推进

一是通过官网、公众号、新闻媒体等多种渠道进行宣传，确保新生儿家长懂政策、知流程、会缴费。二是组建医保、税务业务培训师资团队，制作标准化全流程服务手册，对全区定点医疗机构新生儿预参保登记业务进行培训。三是针对异常情况导致缴费人不能及时缴费参保问题，出台兜底政策，优先保障缴费人权益。

二、主要成效

自 2020 年 7 月上线以来，新生儿预参保缴费成效显著。

（一）百分之百“免垫付”

全区二级以上定点医疗机构均已落实新生儿医疗保险预登记政策和医疗保险业务“同城通办”。截至 12 月底，医保基金已为全区 8770 名新生儿垫付医疗费用 2112.58 万元，新生儿家庭“免垫付”率 100％。

（二）报销时间缩短，效率提升

“一条龙”服务将过去办理时长 60 天缩短至 2 天，并将参保业务从线下排队等候办理升级为线上“指尖”办理，切实免除新生儿父母“多部门跑”“来回跑”。

（三）适应新形势新要求

“一条龙”服务既满足了疫情防控常态化形势下新生儿家庭医疗费用报销“一趟不用跑”的迫切需求，也确保了新生儿能及时享受医疗保险保障，同时解决了新生儿父母垫付医疗费用的问题。

下一步，广西将继续探索落实新生儿出生即同步办好“落户参保”等相关手续。优化新生儿医保服务。整合优化新生儿医保参保报销“一条龙”服务的相关应用软件、手机 App，加快推进“一键办”集成服务和参保报销“秒批”快速服务。

案例四：梧州市精准施策提高医保结算清单数据质量

2019 年 5 月，广西梧州市被列为疾病诊断相关分组(DRG)付费国家试点。但医保结算清单数据不完整、准确率偏低等问题严重影响试点效果。2016 年—2019 年，梧州市病案首页历史数据完整率不到 85％，准确率约 75％，基本无法直接应用于 DRG 付费分组。为夯实梧州市 DRG 付费国家试点基础工作，梧州市精准施策，提高医保结算清单数据质量。

一、质控信息化，保证医保结算清单填报的完整性

2020 年，梧州市严格按照国家医疗保障基金结算清单填写规范要求，结合梧州实际，委托第三方技术公司搭建了医保结算清单质控校验平台。全市 20 家试点医疗机构统一进行了医保结算清单数据上传接口改造，通过质控平台检查其医保结算清单的完整性，检查新生儿体重等 190 项必填内容，并进行逻辑、采集标准全方位校验。

二、队伍专业化，提升数控人员业务素质

一是多层次、全覆盖培训。梧州市先后举办医保结算清单的规范填报，医保编码、主要诊断和主要手术操作的选择等专题培训 10 余场，培训人员涵盖医疗机构的医保、病案、信息等骨干，累计 2000 多人。二是以赛促学。2020 年 12 月，举办了首届“梧州市 DRG 付费医保结算清单编写评比竞赛”，在竞赛中增强医护人员“学编码、用编码、会编码”的业务技能。三是通过现场带教、跟班学习等，培养一支本地医保数控骨干队伍，包括编码、数据质控等方面 100 多名专业人才。四是组建市级病案质控中心，承担全市医疗机构病历质量的监督管理、质量控制、人员培训和业务指导，并参与分组逻辑验证、权重论证、病案检查等工作。

三、检查常态化，巩固医保结算清单数据质量

2020 年，梧州市按月度、季度常态化开展医保结算清单质量检查，检查方式包括专家现场抽查、医疗机构自查和复查等，以“检查—反馈—整改—

再检查—再提升”的循环模式，并将数据分析结果等反馈各医疗机构，以此巩固提高医保结算清单数据质量。

四、管理指标量化，提高医保基金使用效率

一是将医保结算清单管理指标量化，为DRG实际付费夯实数据基础，促进医保基金结算清单数据“质”与“量”稳步提升。2020年共收集20家试点医院病案首页数据275579人次，占医保出院人次比例100%，占比与历史数据相比提高64%。梧州市主要诊断选择正确率和分组效能不断提升，2020年主要诊断选择正确率85%，较2019年提高10个百分点，DRG入组率95.73%。二是医保结算清单数据质控工作为试点医疗机构DRG绩效评价提供了量化指标，试点医疗机构绩效评价得到优化，促进医疗资源合理利用。以梧州市中医医院为例，实施模拟运行期间，该院费用消耗指数下降3.6%，时间消耗指数下降6.47%，CMI(技术难度)提升7.4%。三是拓宽医保基金监管有效手段。通过医保基金结算清单大数据分析，可以轻而易举查找出高编高套诊断、放宽指征入院、诊疗过度或病历书写不规范等问题病例。2020年，梧州市从DRG管理信息平台和数据校验质控平台、病案检查中共发现2450条问题数据。医疗机构针对问题举一反三进行自查自纠，违规行为得到遏制。

下一步，梧州市将从大数据着手，在DRG付费国家试点工作中深入分析医疗保障基金结算清单数据，在医疗监管监测、精细化管理等方面发挥更大作用，实现医保基金的精细化支付。

案例五：玉林市提高医保门诊慢性病管理服务效能

玉林市医保局紧贴群众需求，针对基本医疗门诊慢性病资格确认、待遇享受等管理服务的薄弱环节，通过强化宣传先导、精简服务流程、下沉服务事项、提升服务效率推进基本医疗保险门诊慢性病管理服务，取得一定成效。2020年，全市办理门诊特殊慢性病卡10.78万人次，全市门诊特殊慢性病就医报销189.21万人次，实际报销比例达83.41%。

一、精简服务流程

一是资格确认当场办。进行医保信息系统改造，在门诊慢性病定点认定医院上线院端申办门诊慢性病功能模块，医院进行门慢认定后，将符合条件的参保患者信息录入医保信息系统，即可当场获得资格确认。二是确认材料不重复。针对近两年有住院病史但未办证的参保人员，简化办卡手续，不用再重复递交体检材料，只需持相关材料交定点医院认定后即可办证。三是年审流程自动化。优化门诊特殊慢性病年审流程，把门诊特殊慢性病年审业务由医保经办窗口办理调整为医保系统自动年审，减少群众跑腿，方便参保患者享受门诊特殊慢性病待遇。

二、下沉服务事项

一是下放高血压、糖尿病“两病”认定权限。玉林市基层公共卫生服务机构建设不断完善，大部分基层医疗机构具备对高血压、糖尿病的诊断和治疗条件。为此，市医保局及卫健委联合出台文件，授权全市医保定点范围内具备认定条件的基层乡镇卫生院、社区卫生服务中心开展“两病”的认定和备案工作，不再限于二级及以上医疗机构，方便了住在边远地区的参保病人进行“两病”备案认定。二是现场认定、上门认定。针对偏远乡镇，组织二级及以上具有认定资格的医院派医疗专家小组下沉服务，逐个乡镇、分批次进村入户为疑似慢性病患者进行现场认定；针对卧床患者、行动困难人员，组织二级及二级以上定点医疗机构组建鉴定专家评审小组逐户上门体检进行认定。三是积极实现“村医通”全覆盖。通过“村医通”、医保信息系统在符合条件的所有村卫生室开通门诊特殊慢性病待遇直接结算服务，打通门慢就医“最后一公里”，方便门慢参保患者享受门慢待遇。

三、提升服务效率

一是延长“两病”用药处方周期。严格按照疾病的医学界定标准，根据病情需要和医师处方管理有关规定，将“两病”一次处方医保用药量从4周延长到12周。二是保障药品供应和使用。联合卫健委、市场监督局等部门确保药品质量和供应，要求医疗机构优先使用集中采购中选药品，不得以费用

控制、药占比、医疗机构用药品种规格数量要求、药事委员会审定等为由影响中选药品的供应保障与合理使用。三是衔接家庭医生签约服务政策。创新家庭医生签约服务绩效考核机制，完善家庭医生签约服务管理办法，压实签约医师责任，要求签约医师按时进行门慢随访、入户送药、健康教育，满足参保患者门诊就医取药需求，将医保门诊特殊慢性病疑似病例筛查、报销等医保工作纳入签约服务内容，如绩效考核中发现服务不到位，相应扣除家庭医师专项补助资金。

四、强化宣传先导

一是多渠道、高频次强化宣传。通过电视、报纸、新媒体等渠道广泛开展医保宣传，印制医保政策宣传手册，说明门诊特殊慢性病待遇享受资格确认流程和报销比例。2020 年以来召开医疗保障新闻发布会 1 次，电视报纸等宣传 12 次，发放医保政策宣传手册 20 万册。2020 年报送信息 68 条，各级各类媒体发表稿件 28 篇。二是创新医保政策宣传模式。充分利用家庭医生覆盖基层的优势，加强家庭医生医保政策培训力度，让他们在日常服务工作中将医保政策直接宣传到签约服务的群众。在医疗服务中，家庭医生通过用药指导、建立患者健康档案等措施，使患者对医保政策从“一知半解”转变至“知晓会用”。

海南省

工作综述

2020年,海南省医疗保障工作通过统一制度、完善政策、健全机制、提升服务,不断深化医疗保障制度改革,保障全省人民群众的基本医疗需求,服务海南自贸港建设。全省参加基本医疗保险934.04万人,基本医保(含生育保险)基金总收入152.50亿元,总支出130.32亿元,累计结存222.09亿元。其中,全省城镇职工医保(含生育保险)参保250.09万人,基金当期收入95.38亿元,当期支出77.43亿元,累计结存177.70亿元;全省城乡居民医保参保683.95万人,基金当期收入57.12亿元,当期支出52.89亿元,累计结存44.39亿元。

一、实行医保基金省级统筹

1月1日起,海南省实施医保基金全省统收统支。在全省范围内实行统一基金收支管理,预决算管理,城镇从业人员和城乡居民医保待遇政策,统一基金收缴、核算、拨付等经办服务,统一责任分担机制,统一信息系统的"六统一"管理模式。医保基金互助共济作用和使用效率得到提高,基金整体抗风险能力进一步增强。

(一)完善筹资分担和调整机制

通过完善筹资分担和调整机制,均衡个人、用人单位、政府三方筹资缴费责任。出台《2020年度海南省基本医疗保险基金统收统支工作考核方案》,省政府将统收统支纳入对市县政府高质量发展考核评价体系。

(二)归集市县医保基金由省级统一管理

将原本分属市县管理的医保基金148.5亿元(含省本级)归集到省级财政专户统一管理使用,最大程度增强全省医疗保险基金互助共济和抵御风险的能力。截至2020年底,海南省医保基金累计结存222.09亿元。其中,城镇职工医保基金累计结存177.70亿元,可支付医疗保险待遇27个月,城乡居民医保基金累计结存44.39亿元,可支付医疗保险待遇11个月,均超过国家规定的医保基金安全运行标准范围。

(三)清理历年拖欠医疗费用

从省级医保基金预借4.3亿元,用于支付部分市县财政承担历年拖欠的医疗费用,共清欠定点医疗机构医疗费用17.18亿元。

(四)加强基金预算管理

科学编制医疗保障基金收支预算,按季度申请,按月份支付,并强化执行监督,确保基金可持续。

二、待遇保障更加公平适度

省医疗保障局坚持应保尽保、应助尽助、保障基本,基本医疗保障制度依法覆盖全民,2020年全省基本医保参保934.04万人,参保率稳定在95%以上。城乡统一的多层次医疗保障体系基本形成。

(一)城乡居民医保实现省级统收统支

统一全省城乡居民基本医疗保险制度,医保基金实现省级层面统收统支的统筹,并进一步扩大了参保范围,取得海南省居住证的人员均可参保,享受同等待遇。

(二)统一全省门诊慢特病政策

对全省基本医疗保险部分门诊慢性特殊疾病的定额标准和病种进行了统一,在原有36种门诊慢性特殊疾病病种基础上新增4个,并提高慢性肾功能衰竭等病种待遇标准。研究解决门诊慢性特殊疾病城乡居民医保缴费、退费、入院前门诊费用报销、意外伤害住院报销等问题。

(三)完善职工大额医疗费用补助政策

会同省财政厅联合印发《海南省城镇从业人员大额医疗费用补助实施办法》,大额医疗费用补助实行分段报销政策,年最高报销限额30万元,解决职工医保缴费与待遇水平"倒挂"的问题。

(四)建立适应海南自贸港建设的商保项目

服务海南自贸港建设,积极推进高层次人才商业健康团体保险项目落地工作,为2383名高层次人才投保1036.2万元人才商业健康团体保险。

三、疫情防控工作有力有效

省医疗保障局迅速出台了一系列政策措施，疫情防控医疗保障工作取得良好成效。省医疗保障系统两名同志获得全国医疗保障系统抗击新冠肺炎疫情先进个人。

（一）组织领导和“两个确保”迅速到位

第一时间成立局疫情防控领导小组，采取一系列措施落实省委省政府和国家医疗保障局工作部署，确保患者不因费用问题影响就医、确保收治医院不因支付政策影响救治。预拨定点医疗机构专项资金 18.93 亿元。

（二）迅速落实“应检尽检、愿检尽检”相关要求

落实疫情防控工作要求，临时新增新冠病毒核酸检测医疗服务价格项目，并适时进行动态调整，通过联盟集中采购，新冠病毒检测试剂及其配套耗材平均降幅 85％以上，满足疫情防控“应检尽检、愿检尽检”的要求。

（三）减征缓缴医保费，支持复工复产

疫情防控期间，出台政策明确用人单位和个人可以延期办理职工参保缴费等业务，并阶段性减征各类企业医保参保费 11.63 亿元，支持海南企业复工复产。

（四）适应疫情防控，创新经办服务

疫情防控期间，出台门诊特殊性疾病长处方管理等政策，实行“不见面办”“及时办”“便民办”“延期办”和“放心办”，实现服务不间断、人员少聚集。

四、助力脱贫攻坚

全省各级医保部门紧紧围绕“两不愁三保障”脱贫攻坚目标，以政策精准落实、责任精准落实、工作环环落实，切实化解贫困人口因病致贫返贫风险，为海南省脱贫攻坚战取得全面胜利作出积极贡献。

（一）明确方向、目标和重点

印发了《海南省医疗保障扶贫 2020 年工作要点》《海南省关于 2019 年国家脱贫攻坚成效考核和脱贫攻坚“回头看”排查通报问题及本省自查发现问题整改工作方案》和《海南省医疗保障局关于学习贯彻习近平总书记在决战决胜脱贫攻坚座谈会上重要讲话做好 2020 年医保扶贫工作的通知》，进一步明确全年医保扶贫工作的方向、目标和重点任务。

（二）实施综合保障，守牢应保尽保底线

紧紧围绕“基本医疗有保障”目标，建立完善贫困人口综合医疗保障体系，守牢应保尽保底线。全省 62.8 万名建档立卡贫困人员全部参加基本医保和大病保险，参保覆盖率 100％。

（三）发挥大病保险倾斜、医疗救助托底功能

通过大病保险倾斜支付、医疗救助托底保障等，发挥多层次医疗保障综合防贫、减贫功能，确保贫困人口待遇应享尽享、应助尽助。全年惠及全省贫困人口就医 19.44 万人次，减轻医疗费用负担 8.37 亿元。

（四）加强调研、督导、考核，促责任落实

年中、年末分别开展全省医疗保障扶贫督导考核，组织多个工作督导组分片区深入全省各市县调研、督导、考核，要求各市县政府落实属地管理责任，及时全面落实问题整改，确保医保扶贫各项工作在基层做细做实。

五、深化医保支付方式改革

省医疗保障局完善医保目录，分类推进医保支付方式改革，构建总额预算基础上的按病种付费为主多元复合支付方式，提升医保基金使用效率，规范医疗服务行为，更好保障参保人员权益。

（一）调整和完善医保目录

落实 2019 年版国家医保目录，全年调出药品 84 种，节约基金 8000 多万元。国家谈判药落地实施，节约医保基金和老百姓药费支出 6000 多万元。

（二）DRG 和 DIP 国家试点有序推进

儋州市按疾病诊断相关分组（DRG）付费国家试点进入模拟运行阶段。三亚市区域点数法总额预算和按病种分值付费（DIP）国家试点工作顺利启动

（三）适应医联体的支付机制改革取得成效

三亚市“区域医保总额预付＋紧密型医联体”医改模式获得了“第一届海南省改革和制度创新奖”二等奖。琼海市、昌江县、保亭县等紧密型县域医共体内按人头总额预付试点改革推进顺利。

（四）调整和规范部分诊疗项目和付费标准

规范定点医疗机构开展顺产镇痛分娩项目，调整精神病类疾病按住院床日付费标准。

六、完善医保基金监管体系

从建立医保基金运行风险预警机制、完善举报制度、推进智能监控、规范经办稽核、部门联动综合监管、建设诚信体系、实施“省级飞检”、加大打击欺

诈骗保力度等多方面，构建起多维监管机制，依法严厉查处医疗保障领域违法违规行为，确保医保基金安全平稳运行。

（一）推进基金监管制度规范完善

制定出台多项政策文件，规范完善基金监管制度，依法行政执法水平有效提升。在此基础上，对全省2015至2019年度医疗保障基金运行使用情况进行专项审计，全面摸清底数。

（二）督查定点医疗机构实现全覆盖

通过开展专项检查、飞行检查、交叉检查等方式，实现对全省定点医疗机构监督检查全覆盖。

（三）智能监控示范省工作取得新成果

推动医保基金智能监控示范省工作，顺利完成国家中期评估，获评优良等级。2020年6月，全省统一集中的城乡居民医保智能监控系统建成投入使用。

（四）宣传月活动有声有色

组织开展“打击欺诈骗保，维护基金安全”集中宣传月活动，设置宣传服务点180余个，悬挂宣传横幅2600余条，粘贴宣传海报8400余张，发放宣传折页22万余份，其他宣传物品（购物袋、扇子）5000余份。

七、完善药品供应保障体系

深入推进招采制度改革，落实国家集中采购中选结果，积极参加省际联盟带量采购，不断减轻群众就医负担。

（一）国家组织药品集中采购、省际联盟采购中选结果落地降价效果显著

国家组织药品集中带量采购三个批次共计112种药品，在海南省平均降幅51.8%、61.5%、85.3%，2020年节约采购资金7.7亿元。参加省际联盟集中采购药品32种。

参加省际联盟集中采购人工晶体、冠脉扩张球囊平均降幅44%、85.32%，预计节约采购资金5100万元。与此同时，海南省药品耗材招采平台挂网药品23850个品种、医用耗材698064个产品，全年交易总金额55.24亿元。同时，配合卫健部门做好短缺药挂网和采购有关管理工作。

（二）全省医药价格综合监管服务系统上线运行

9月，上线试运行全省医药价格综合监管服务系统，对全省600多家医疗机构和2250多家企业开展数据分析，建立起监测预警和信用评价机制。

（三）完善创新药物优先挂网支持机制

增补民族药、中药饮片、院内制剂目录等，推动海南重大新药创制及国家科技重大专项成果转移转化。

八、推进医疗服务价格改革

（一）坚持医疗服务价格改革原则和目标

省医疗保障局坚持“总量控制、结构调整、有升有降、逐步到位”原则，优化医疗资源配置，进一步完善与经济社会发展水平相适应，与医疗服务有效供给相匹配，与医保基金负担和人民群众承受能力相协调的医疗服务价格形成机制。

（二）完善多类医疗服务项目管理制度

一是建立每半年新增医疗服务价格审批机制，新增医疗服务价格项目67项。二是将中医治未病服务项目细化为五大类236项，并实行分级分类管理，对部分中医治未病医疗服务价格暂由医疗机构自主制定。三是出台《海南省公立医疗机构特需医疗服务管理暂行办法》，批准8家公立医疗机构开展特需医疗服务。四是印发海南省第一批“互联网＋”医疗服务价格，制定13个“互联网＋”医疗服务项目价格和医保支付政策。

（三）启动新版医疗服务价格修订工作

充分调研，启动海南省新版医疗服务价格修订工作，进一步统一、理顺和规范全省医疗服务价格。

九、信息化和标准化建设

作为全国首批医保信息化建设试点省份，海南围绕自贸港建设中心任务，高起点推进医保信息平台整合和标准化建设。

（一）医保信息平台建设成效显著

一是建成了适应全省统筹、城乡统一的城乡居民基本医保信息系统（医保信息平台一期项目），并于1月1日正式上线，有力保障了医保政策落地，进一步优化了经办流程，拓宽了多元化服务渠道。二是7月21日，一揽子完成了医疗保障信息平台二期总体招标采购工作并全面启动建设。海南省医保信息化标准化建设在全国绩效考核中名列第三。三是以医保信息平台二期为基础性和先导性工程的全省“三医联动一张网”项目进展顺利。

（二）医保电子凭证推广应用取得新进展

全省展码激活174.18万人，完成338家定点医疗机构应用落地工作。在国家医保公共服务平台

App 中开通地方专区，全省医保结算可实现无卡支付。

(三)国家医保业务编码标准化建设有序推进

推进 15 项国家医疗保障业务编码标准化建设，搭建动态维护平台，持续推进编码维护、更新、对照、映射等工作，加快推进赋码映射后的落地应用。

十、提升医保公共服务水平

对标海南自贸港建设，不断完善医保公共服务体系，为全省人民提供优质、高效、便捷的医疗保障服务。

(一)实现“村医通”便民服务

“村医通”便民服务工程是海南省委、省政府 2020 年为民办实事八大事项之一。省医疗保障局通过试点运行、培训部署和推广实施，在全省 317 个乡镇卫生院、64 个社区卫生服务中心(站)、2292 个村卫生室配备了功能多元的“村医通”智能终端，打通了医保直接结算“最后一公里”，实现医保实时联网结算、快捷缴纳城乡居民医保费和智能监管，在国家医保局智能监控示范点评估与国家扶贫考核组检查中得到好评。

(二)开展“好差评”促进行风建设

全省实施医保经办服务“好差评”制度，加强行风建设。推进“互联网＋政务效能”与政务服务“一网通办”，开展综合柜员制和“一网一门一次”改革。

(三)全面推进跨省就医直接结算服务

将符合条件的 233 家定点医疗机构全部接入国家异地就医管理系统，开展门诊费用跨省异地就医直接结算试点，与天津、内蒙古以及山西等试点地区进行联调测试。全年国家平台异地就医结算 48498 人次，医保基金支付 7.05 亿元。

重要活动

1. 海南省城乡居民基本医疗保险信息系统上线启用。1 月 1 日 8 时，海南省城乡居民基本医疗保险信息系统(医保信息平台一期项目)正式上线启用。该系统整合了原 4 套征缴系统、5 套城乡居民医疗保险和新型农村合作医疗待遇系统，形成了全省统一的城乡居民医疗保险信息系统，实现了城乡医保数据省级集中管理，服务向下延伸。同时，也实现了城镇居民医保和新农合的整合。进一步优化了城乡居民基本医疗保险业务经办流程，能更好为全省广大城乡居民提供方便快捷的就医结算等服务。

2. 海南医保基金全省统筹统收统支改革新闻发布会召开。1 月 3 日下午，海南省新闻办举行医保基金全省统筹统收统支改革新闻发布会。省医疗保障局、财政厅、卫生健康委员会、国家税务总局海南省税务局、省医疗保险服务中心有关领导出席新闻发布会，并就《海南省基本医疗保险基金统收统支管理暂行办法》等有关医保政策进行介绍解读和回答记者提问。

3. 海南省医药价格综合监管服务系统上线试运行启动会召开。9 月 18 日下午，省医疗保障局组织召开海南省医药价格综合监管服务系统上线试运行启动会。省医疗保障局、卫健委、公共资源交易服务中心、海口市医疗保障局和部分一二三级医疗机构有关业务部门负责同志，有关药品医用耗材生产经营企业和第三方监测服务公司代表参加启动会。

4. 海南省医保电子凭证上线启动新闻发布会召开。12 月 18 日，海南省召开医保电子凭证上线启动新闻发布会，大力推进国家医保电子凭证便民应用落地。省医疗保障局党组成员、副局长吴正一，省医疗保险服务中心一级调研员李向阳，海口市医疗保障局局长富天放，三亚市医疗保障局局长严连勇，省医疗保障局综合处三级调研员王衎介绍了相关情况，并回答记者提问。

典型案例

案例一：率先实施医保基金省级统筹统收统支

2020年1月1日，海南省率先在全国实施医保基金全省统收统支，这是海南继“一脚油门踩到底”、财政集中支付、省直管市县等重大改革后，自贸区港建设的又一项重要制度创新。

一、主要做法

（一）统一基金收支管理

一是设立省级医疗保险财政专户。省级医疗保险财政专户下设城镇从业人员基本医疗保险统收统支基金子账户和城乡居民基本医疗保险统收统支基金子账户，主要用于接收相应的基金收入，并根据预算和用款计划及时拨付基金。在省级和市县经办机构分别设立医疗保险待遇支出账户，用于医保待遇拨付等。二是基金统一征缴。基本医疗保险费由税务部门分级征收并直接缴入同级国库，按旬划转至省级财政专户，再按险种全省统一分账管理。三是统一基金拨付。基本医疗保险待遇实行用款计划管理，各经办机构按季度申请，经省医保、财政部门联合审核后按月拨付。

（二）加强基本医疗保险基金风险管理

从建立基金运行风险预警机制、完善举报制度、推进智能监控、规范经办稽核、部门联动综合监管、建设诚信体系、实施“省级飞检”、加大打击欺诈骗保工作力度等多方面，构建起多维、有效的监管机制，依法严厉查处医疗保障领域违法违规行为。2020年，共检查定点医疗机构467家，处理违法违规定点医疗机构353家，追回医保基金共计6247.69万元，行政罚款45.62万元，确保医保基金安全平稳运行。

（三）建立责任分担及考核奖惩机制

统一全省基本医疗保险政策、经办工作流程和服务规范，建设对接国家平台全省一体化的医疗保障信息系统。建立基金运行风险预警机制和基金监管问责机制，出台《统收统支工作考核奖惩办法》，将基金预算、参保扩面、基金征缴、财政补贴、待遇支付、基金监管等执行情况指标细化量化，并纳入省政府对市县政府高质量发展考核评价体系，考核结果与确定来年各市县转移支付额度相挂钩。

二、实践效果

实行省级统筹以后，医保基金互助共济作用和使用效率得到了明显提高，基金整体抗风险能力进一步增强。

（一）医保基金互助共济和抵御风险能力提升

实施医保基金全省统收统支，将原本分属市县管理的医保基金，归集到省里统一管理使用，进一步做大了海南省医保基金池的存量和增量，最大程度地增强全省医疗保险基金互助共济和抵御风险的能力。截至2020年底，海南省医保基金累计结存222.09亿元。其中，城镇职工医保基金累计结余177.70亿元，可支付医疗保险待遇27个月，城乡居民医保基金累计结余44.39亿元，可支付医疗保险待遇11个月，均超过国家规定的医保基金安全运行标准范围。

（二）有效解决医疗费用拖欠问题

省级统筹之前，由于农垦系统退休人员整建制移交地方管理等历史原因，造成部分市县医保基金当期收不抵支，很多地区因财力不济无法补足基金缺口，医保基金拖欠定点医疗机构医疗费用问题时有发生。全省统收统支后，各级定点医疗机构只要及时申报医疗费用，经办机构45个工作日内务必完成审核支付工作。2020年清欠全省定点医疗机构医疗费用17.18亿元，彻底解决了长期拖欠定点医疗机构医疗费用问题。

（三）参保人的幸福感和获得感进一步增强

一方面，统收统支后全省进一步统一医保待遇政策和业务经办，解决了以往因地区间经济发展水平不平衡，导致各市县参保人员缴费标准一样，享受医疗保险待遇却不一样，参保幸福感、获得感有差异的问题。另一方面，有效解决了原城镇居民医保无普通门诊统筹、原新农合进口药物不能报销等问题。同时，为适应省级统筹，统一了全省基本医疗保险政策、经办工作流程和服务规范，建设对接了国家平台全省一体化的医疗保障信息系统，从而进一步优化了医保公共服务。

案例二：提升跨省异地就医结算工作便捷度

2020年，海南省坚持以提升异地就医结算便捷度为目标，积极创新异地结算工作机制，不断简化优化经办服务流程，加快落实异地就医结算工作。

一、在定点医疗机构扩面上求创新

在全面取消“两定”行政审批实践经验基础上，取消“两定”资格审查，进一步简化手续、优化营商环境。医保经办机构在与医保定点机构签订服务协议并向同级医保行政部门备案后，可直接取得医保定点资格。集中力量逐一排查尚未接入国家跨省异地就医管理子系统的定点医疗机构，建立工作台账，对条件成熟的医疗机构一对一专程进行测试和改造，将符合条件的公立和社会办定点医疗机构一视同仁纳入国家跨省异地就医管理子系统，享受同样的医保政策、管理和服务。2020年，海南省异地定点医疗机构新增143家，总数达233家，实现符合条件的三、二级医疗机构全覆盖，一级以上定点医院接入率达100%。

二、在优化备案服务载体上求创新

针对群众反映异地就医备案程序繁琐、时间过长等问题，海南省进一步优化异地就医线上备案服务工作。5月26日，海南省正式上线国家异地就医微信小程序备案和国家医保服务平台App备案，线上备案渠道覆盖了全省各市县。同时，对省异地平台审核模块进行升级改造，把符合条件的异地长期居住人员（包括异地安置人员）通过微信小程序进行备案的数据，采取系统自动审核，大大提高了备案审核的便捷度和工作效率。

三、在完善互动协同机制上求创新

建立健全医保费用全域协查机制。对全省各市县经办机构跨省异地就医协同业务权限进行配置，并指导市县通过跨省异地就医子系统开展异地费用协查、问题协同处理和信息共享业务，全面提升各市县医保经办机构业务处理能力，形成职责明晰、流程统一的跨省异地就医业务协同管理体系。

进一步强化监管手段。全省经办机构对于一次性跨省住院医疗费用超过3万元（含3万元）的疑似费用，可以登录国家平台提出费用协查申请，通过提交待协查参保人员的身份证号码、姓名、性别、医疗服务机构名称、住院号、发票号码、入院日期、出院日期、费用总额等必要信息，待就医地医保部门接到费用协查申请即可协助核查，并将核查结果及时上传至国家平台，省内经办机构即可查看就医地医保部门反馈的协查结果。

2020年全省65213人的备案信息上传至国家异地就医结算系统，通过国家平台异地就医结算共55889人次，总医疗费125495万元，医保基金支付81513万元。

重庆市

工作综述

2020年是重庆医疗保障事业发展提质增效的一年。全市医疗保障系统扛责担责，医保扶贫、疫情防控、支付制度改革、基金监管、“两病”门诊用药保障等重点工作深入落实，药品集中带量采购、医药价格等改革稳步推进，公共管理服务能力稳步提升，有效确保了全市人民基本医疗有保障。

一、基本医疗保险制度平稳运行

截至2020年底，全市基本医疗保险参保3266.74万人，其中城镇职工基本医疗保险参保766.98万人，城乡居民基本医疗保险参保2499.76万人，参保率持续稳定在95%以上；生育保险参保人数505.79万人。基本医保基金收入539.89亿元，支出469.75亿元，累计结存514.95亿元。城镇职工基本医保统筹基金可支付月数为6.44个月，较上年末升高1.18个月；城乡居民基本医保基金可支付月数为11.05个月，较上年末升高0.53个月。全市职工医保政策范围内报销比例为83%，城乡居民医保住院（二级及以下医疗机构）政策范围内报销比例为66%。

二、健全完善医疗保障体系

（一）织密扎牢多层次医疗保障网

重庆市委市政府于12月30日印发《关于深化医疗保障制度改革的实施意见》，明确2025年和2030年全市医保领域改革总体目标。研究完善待遇保障、筹资运行、医保支付、基金监管、医药服务供给侧改革、医疗保障公共管理服务等重点领域改革举措。支持发展补充医保、推动商业保险公司参与医保经办服务。深化基本医保、职工大额、居民大病、医疗救助“一站式、一单制”结算。全面推进参保基础数据清查，深化与市公安、税务部门的参保登记信息实时比对和数据实时交互机制，依托全国参保登记管理系统平台做好参保情况比对分析，强化全民参保。

（二）积极构建“一盘棋”协同格局

制定《重庆市医疗保障局关于全面实施预算绩效管理的实施意见》，印发《重庆市医疗保险基金预算绩效评价工作方案》，明确市、区县两级绩效管理范围，构建全市范围内财政资金、医疗救助资金、医保基金全覆盖绩效管理格局，完善预算、执行、监督全过程绩效管理链条。推进“一区两群”医疗保障政策制定、工作改革、队伍建设“一盘棋”联动、“一股绳”发力。联动市卫生健康、公安、药监、财政、人力社保等部门建立信息共享、联动处置机制，形成工作合力。助推成渝地区双城经济圈建设，与四川省医疗保障局签署战略合作备忘录，川渝异地就医直接结算范围不断扩大，川渝区域带量采购联盟顺利建立，药品和医用耗材挂网信息、医保专家库实现共享共用，基金监管联合飞行检查有效实施，职工医保缴费年限转移互认等工作稳步推进。

三、助力打赢疫情防控阻击战

重点围绕“两个确保”“应检尽检”，全力落实国家医疗保障局基金拨付要求，及时预付专项医保基金1.6亿元；畅通治疗药械挂网绿色通道，简化谈判药品使用程序，加强信息监测追溯，强化药品保供稳价；及时制定新冠病毒核酸检测、抗体测定项目价格，开展检测试剂集中带量采购，2020年6月19日起将符合条件的新冠病毒“应检尽检”费用纳入医保报销。推进“不见面”异地就医备案，优化特病办理模式。实施企业职工基本医保单位缴费部分减半征收及缓缴政策，全市共减征18.26亿元、缓征21.11亿元。万州、渝中、合川等区县及时预拨专项基金、积极兑现减负政策、简化特病办理流程、实施无卡结算、加强政策宣传，受到辖区企业和居民肯定。

四、坚决打赢医保脱贫攻坚战

根据国家医疗保障局医保扶贫工作总体安排，

在重庆市委市政府精准扶贫总体框架下，围绕贫困人口“基本医疗有保障”工作目标，压茬推进“定点攻坚战”“百日大会战”“收官大决战”三大战役，确保全市贫困人口应保尽保、应助尽助。截至 2020 年底，各级各类巡视考核督查反馈的 17 个问题全部按要求完成整改销号，国家五年脱贫攻坚成效考核顺利通过，《重庆市医保扶贫三年行动方案》圆满收官。全市 167.15 万建档立卡贫困人口中，除去已核清按政策无需在重庆市参保的 1.55 万人和正在办理参保手续的动态新增的 0.31 万人外，其余 165.29 万人全部参加基本医疗保险；全市建档立卡贫困人口患病住院 61.07 万人次，发生医保政策范围内医疗费用 23 亿元，累计报销居民医保、大病保险、医疗救助费用 18.75 亿元。在工作推进过程中，合川、江津等区县通过强化组织领导、数据比对、考核监督等措施精准施策，有效确保了辖区内贫困人口应保尽保、应助尽助。

五、持续保持打击欺诈骗保高压态势

参与并全面推广“以案四改”（以案改治理、以案改监管、以案改制度、以案改作风）试点经验，持续开展打击欺诈骗保专项整治，采取“市级飞检”“川渝飞检”、部门联合专项治理、市级抽查督导、区县片区交叉检查、第三方核查等方式强化立体监管。全市检查定点医药机构 2.3 万家，现场检查覆盖率达 100%，媒体公开曝光医保违规案件 1156 例，暂停医保服务 1117 家、解除定点协议 1069 家、行政处罚 45 家、移交司法机关骗保案件 59 件，共追回医保基金资金 3.05 亿元、处罚违约金 3.53 亿元、行政罚款 106.81 万元、落实举报奖励 10.6 万元。各区县积极作为，南岸区在“以案四改”推动监管、渝中区在基金精细化监管、大足区在村卫生室专项治理、垫江县在清理公职人员入股民营医疗机构、奉节县在“行刑衔接”等方面作了大量工作，取得较好成效。

六、深化“两病”门诊用药保障

以放宽准入条件、扩大保障范围为抓手，印发《关于深化城乡居民医保高血压、糖尿病门诊用药保障试点工作的通知》，选定 11 个区县在 2020 年 10 月至 12 月期间开展试点。按项目付费试点区县参保人在定点医疗机构发生的诊查费、检验检查费等按规定比例进行报销；在基础费用段使用控制血压或血糖的集采药品的，报销比例提高至 100%，发生的医疗费用不设起付线。按人头付费试点区县参保人在签约医疗机构发生的药品费用由医保经办机构根据签约服务人数，分别按高血压每人每月 30 元、糖尿病每人每月 70 元标准予以支付，参保人无需另行支付。截至 2020 年底，全市约 160 万人纳入保障范围，享受门诊用药保障 102.9 万人，基金支出 14.7 亿元。在试点中，渝中区积极推进“互联网＋医保”服务，为“两病”（高血压、糖尿病）网上诊疗结算和用药保障打下坚实基础；北碚、永川等区县积极践行早干预、早治疗原则，通过降低治疗机构门槛、鉴定“即时办”等措施，有效提升参保群众获得感。

七、落实国家新版医保药品目录

在确保平稳过渡前提下，积极协调各方，严格落实从 2020 年 1 月 1 日起全面执行 2019 年版国家医保药品目录及 2019 年国家谈判药品的国家要求。重庆市地方增补医保药品消化方案经充分调研、广泛征求意见、按程序公示并报市政府同意，387 个药品将在 3 年内依次按 50%、30%、20% 的比例消化完毕，其中 13 个纳入国家重点监控范围的药品已于 2020 年 6 月 1 日被调整出重庆市医保支付范围。与此同时，各区县认真履行管理职责，积极加强“两定”机构协议管理，渝中、九龙坡、沙坪坝、永川、巫山等区县管理成效较为明显。

八、深化药品和医用耗材集中带量采购

全面贯彻落实国家组织药品耗材集中带量采购和使用，第二批国家集采 32 个中选药品价格平均降幅 53%，全市节约药品费用 5.45 亿元；第三批国家集采 55 个中选药品价格平均降幅 53%，全市节约药品费用 8.33 亿元；国家组织冠脉支架集采落地前期准备有序进行，预计全市节约费用 2.2 亿元。开展渝黔滇豫四省市耗材联合带量采购，3 类医用耗材 34 个产品分组平均降幅达 64.77%，最高降幅为 97.76%，全市节约费用 1 亿元。开展渝黔滇湘桂五省市常用药品联合带量采购，15 个品种 187 个品规平均降幅达 54.2%，最高降幅 83.54%，全市节约费用 5.06 亿元。参加广东省组织的新冠病毒检测试剂区域联盟采购，价格平均降低 84%，全市节省费用 4.8 亿元。与贵州、海南组成采购联盟，开展心脏冠脉扩张球囊集中带量采购，中选产品总体降

幅达 85.32%，全市节约费用约 1 亿元。建立医疗机构使用集采中选药品激励机制，会同市财政局印发《贯彻落实国家组织药品集中采购工作中医保资金结余留用的实施意见》，157 家医疗机构核算结存留用资金约 6200 万元（其中，最高的陆军军医大学西南医院达 890 万元）。万州、南岸、长寿、沙坪坝等区县在医保资金结存留用成效发挥方面效果较为明显。

九、建立完善医药价格形成机制

建立医保支付标准与采购价格协同机制，重庆市政府办公厅印发《关于完善药品交易采购机制的实施意见》，推动实现挂网价、交易价、支付价三价合一。建立全市药品价格常态化监测监管机制，选定 329 个价格监测点，对 100 余种常用或短缺药品开展监测，对 9 家药品企业下达《药品价格供应异常函询通知书》，企业主动下调挂网价格。动态调整急抢救类短缺药品医保支付标准，对 38 个急抢救类短缺药品予以医保支付标准调整。

十、协同推进医药服务供给侧改革

印发《重庆市医药价格和招采信用评价实施办法》，公布失信事项目录清单和信用评价裁量基准等。报经市政府同意，成立重庆市药品交易监督管理委员会，对药品耗材集中招标采购、医疗服务项目价格调整、新增医疗服务价格项目审批等工作进行业务重塑，规范市区两级管理行为、厘清职能边界，建立插手干预药品耗材集中采购登记报告制度。加快新增医疗服务价格项目审批，2020 年 7 月公布静脉药物集中配置等 116 项新增医疗服务价格项目，分别在 21 家医疗机构开展为期两年的试行；积极开展新增医疗服务价格项目备案，首批 30 家医疗机构备案参照试行 1428 个新增医疗服务价格项目。2020 年 11 月公布“互联网复诊费”等 9 个“互联网+”医疗服务价格项目及医保支付政策，将于 2021 年 1 月 1 日起全部纳入医保报销。

十一、稳步推进 DRG 付费改革试点

按照国家医疗保障局工作部署，完成 DRG 付费国家试点重庆项目基本建设，结合重庆市近 3 年医疗机构历史数据情况初步形成 758 个细分组，建设形成 DRG 付费支付系统，研究制定重庆市 DRG 付费结算办法、经办规程、考核办法等相关配套文件。2020 年 11 月通过 DRG 付费国家技术指导组评估，作为第一批模拟运行城市于 12 月 1 日启动模拟运行。

十二、大力推进“西南五省”一体化门诊结算试点

在 2019 年底开通上线门诊异地联网直接结算基础上，实现西南片区五省市慢性特病门诊异地联网结算，先期上线糖尿病、高血压两个病种直接结算功能。2020 年，全市新增跨省门诊直接结算医药机构 5083 家，总数达 5109 家；重庆市参保人市外门诊就医结算 7.6 万人次，基金支付 1387.5 万元；外省市参保人来渝门诊直接结算 2.08 万人次，基金支付 173.5 万元。工作推进中，荣昌、江北、渝北、北碚、两江新区等区县在问题协同处理、支持配合方面发挥了积极作用。

十三、稳步推进长期护理保险试点

组织第三方机构对大渡口、巴南、垫江、石柱 4 个区县长期护理保险制度试点情况开展阶段性评估总结，对制度框架和经办服务措施予以完善定型，为试点推开做好准备。大渡口区建立商保公司纠纷调解和应急处理调解机制，制定应急处置预案，摸排潜在风险点，完善多级预警、递进处置体系。巴南区委托市第一社会福利院在全市率先撰写长期护理保险居家护理服务和集中护理服务专题培训教材。截至 2020 年底，试点区县共参保 62.28 万人，基金收入 7496 万元，签订协议护理机构 19 家，参保人申请失能评定 1581 人、享受待遇 1344 人、支付待遇 1510 万元。

十四、提升信息化支撑能力

圆满完成医保信息系统迁移工作，实现参保群众无感就医、平滑过渡。公共服务平台上线运行，率先在全国完成可研报告编制并通过国家医疗保障局备案，完成集成、网络等第一阶段招标，启动 8 个子系统软件招标，全市医保骨干专网成功组网，云数据 A 中心投入运行，建设医保大数据主题库，与市人力社保、公安、税务部门达成数据共享协议。医保电子凭证全面推广，参保人可通过“国家医保服务平台”App、“渝快办”“重庆医保”微信公众号、支付宝小程序、合作银行等多渠道申领激活，实现扫码就医购药、医保查询、异地就医备案、电子特病

证展示等功能。截至 2020 年底，全市实现医保电子凭证激活 687.79 万人，2 万余家定点医药机构开通扫码支付功能。渝中、两江新区、巴南医保电子凭证应用推广位居全市区县前列。

十五、优化公共服务能力

从政策、系统、经办三个层面对办事流程进行全面梳理，精简办理材料 15 项，缩短办理时限业务 9 项。按照“六统一、四个最”要求，建立全市统一的医保政务服务清单，同步发布《重庆医保公共服务事项服务指南》，36 项业务实现“最多跑一次”。合川区率先探索建立参保、待遇两类“综合窗口”，实现 55 项参保业务、53 项待遇业务“一窗通办”。全力推进公共服务“网上办”，截至 2020 年底，“网上办”业务累计达到 26 项，在服务清单“最多跑一次”基础上，进一步实现“一次不用跑”。深入开展行风建设，出台医保政务服务“好差评”实施办法，确保每项服务事项都可评价，每个经办服务窗口、平台和人员都接受评价，每个办事单位和群众都能自愿自主真实评价。打造“医保随时在您身边”品牌，先后在永川、大渡口、渝北、南岸、九龙坡、开州、垫江、南川 8 个区县及重庆医科大学附属第二医院、附属第三医院设立 16 个医保服务站，累计服务群众 2 万余人次，办结事项 6700 余件。永川作为重庆市首个设立医保服务站的区县，不断探索医保精细服务新模式，获全国医保经办精细化管理服务典型案例优秀奖。

十六、扎实推进医保法治建设

成立法治建设工作领导小组，制定《重庆市医疗保障局行政规范性文件管理实施办法》，完成 241 件存量规范性文件和重庆市医疗保障局成立以来的 80 件规范性文件清理，完成“七五”普法总结验收和全市法治政府建设总结评估，实现全市各区县医疗保障部门基金监管执法人员持证执法。

重要活动

1. 国家智慧医保实验室落户重庆。 1 月 15 日，国家医疗保障局局长胡静林，重庆市委副书记、市长唐良智共同签订《国家医疗保障局 重庆市人民政府关于共建国家智慧医保实验室的合作备忘录》，国家智慧医保实验室正式落户重庆。实验室作为支撑、服务、引领全国医保信息化建设的重要力量，坚持“以一域服务全局”理念，承担医保信息化科技研发测试运维能力建设、新技术应用验证平台、创新研究成果转化和人才队伍建设等重要任务。重庆市副市长屈谦、国家医疗保障局副局长施子海出席活动。

2. 签订《川渝医疗保障战略合作备忘录》。 4 月 15 日，重庆市医疗保障局与四川省医疗保障局在重庆潼南区签订《川渝医疗保障战略合作备忘录》，双方一致决定在推进跨省异地就医直接联网结算、药品及医用耗材招标采购、药品及医用耗材挂网信息共享、医疗服务项目价格协同、医保基金监管、医保信息平台建设、医保专家库共享共用、医保付费方式改革协同、医保“三个目录”协同、探索医保缴费年限跨省转移互认等 10 个方面携手合作，助力成渝地区双城经济圈建设，提升参保群众医疗保障获得感。

3. 重庆智慧医保开放协同创新平台列入重点示范项目。 为有序开展新一代人工智能创新发展试验区建设，5 月 15 日，重庆智慧医保开放协同创新平台列入重庆建设国家新一代人工智能试验区重点示范项目。

4. 举行信息共享合作签约仪式。 6 月 5 日，重庆市医疗保障局、市公安局举行信息共享合作签约仪式，共同管好用好医保基金。双方决定本着“信息共享、优势互补”原则，深化在打击欺诈骗保、提供便民高效服务、加强网络安全等领域的合作；充分发挥医疗保障和公安部门在各自领域信息化建设和数据资源优势，进一步深化合作，消除“信息孤岛”，对管好用好老百姓“看病钱”“救命钱”、丰富“互联网＋医保服务”等具有重要意义。

5. 成立国家智慧医保实验室重庆协调工作组。 6 月 24 日，国家智慧医保实验室重庆协调工作组正式成立，重庆市副市长屈谦任组长，10 个市级相关部门和两江新区管委会为成员。工作组重点协调解决实验室建设和运行过程中的重难点问题，促进实验室在渝加快建设，以重庆智慧和力量更好地服务全国医保信息化建设。

6. 开展渝黔滇豫四省市耗材联合带量采购。8月13日，渝黔滇豫四省市组成医用耗材采购联盟，成功开展吻合器、补片、胶片3类医用耗材集中带量采购。通过竞价和议价，共34个产品分组，全部竞价议价成功，平均降幅达64.77%，最高降幅为97.76%，全市节省费用约1亿元。

7. 医保服务站正式开展试点工作。9月7日，重庆市医疗保障局驻重庆医科大学附属第二医院和附属第三医院医保服务站正式开展试点工作。服务站主要承担医保政策咨询、信息查询、个人账户关联、异地备案、"特病"办理、"两病"办理、诊疗项目事前审批、举报投诉受理等职能。服务站通过服务延伸、流程节点改造，解决真实场景下参保人就医和"三医联动"中的难点堵点问题，建立医保与医院之间快速沟通协调处理机制，打通服务群众"最后一公里"。

8. 开展渝黔滇湘桂五省市区第一批常用药品联合带量采购。11月25日，渝黔滇湘桂五省市区组成采购联盟，成功开展第一批常用药品联合带量采购，共中选15个品种、187个品规，平均降幅达54.2%，最高降幅达83.54%，全市节省费用约5.06亿元。

9. 与重庆市药品监督管理局签署合作协议。12月30日，重庆市医疗保障局与市药品监督管理局签署《工作合作协议》，聚焦数据信息共享、协同开展检查、互派交流学习等方面，建立紧密合作关系，充分发挥医疗保障、药监部门在各自领域的职能优势，合力推进保障和改善民生工作，切实增进人民福祉。

典型案例

案例一：国家智慧医保实验室在渝落户

为促进全国医保信息平台早日建成投用，解决建设过程中的突出瓶颈和痛点，有效发挥国家医疗保障局在全国医保信息化建设中的领导管理优势和重庆市在数字经济方面的产业优势，重庆市医疗保障局积极争取汇报，国家医疗保障局与重庆市政府决定共建国家智慧医保实验室(下称实验室)。2020年1月15日，《共建国家智慧医保实验室合作备忘录》签约仪式暨实验室揭牌仪式在重庆举行。

一、改革举措

(一)高位推动，构建全方位组织保障体系

一是国家医疗保障局局长胡静林、副局长施子海多次当面听取实验室进展情况汇报。2020年11月23日，国家智慧医保实验室协调工作小组会议在重庆市召开，国家医疗保障局副局长施子海、重庆市副市长屈谦出席会议并听取了国家智慧医保实验室工作汇报，双方共商共谋实验室下一步发展。二是重庆市政府高度重视实验室建设，重庆市市长唐良智实地调研实验室并作出批示指示，并将实验室纳入2021年重庆市政府工作报告和全市"十四五"规划高位推进。三是成立以分管副市长为组长，11个相关职能部门为成员单位的实验室重庆协调工作小组，先后两次召开会议，研究部署实验室项目立项、资金预算、设施建设、医保电子凭证应用推广、医保主题数据库等重点工作，保障了实验室各项建设快速推进。四是重庆市医疗保障局搭建领导专班，将实验室建设作为"一把手"工程，先后12次召开会议研究实验室相关工作，督导重点任务，加快推进实验室各项重点建设任务。

(二)协调联动，一体化推进医保信息化建设

发挥实验室工作团队参与国家医保信息化建设管理优势，助推重庆医保信息化加快建设，在最短时间完成最复杂的医保数据迁移，可研报告率先通过国家医疗保障局备案，全面完成招标工作，云数据A中心建成投用，全市医保骨干网络组网成功，系统软件正式进入研发阶段。

二、改革成效

(一)实验室重点建设任务按期完成

一是实验平台全面建成投用。在国家医疗保

障局指导下，明确实验平台配置规模、机房选址。经过 3 个多月紧张施工，截至 2020 年底，实验平台 624 台服务器、217 台网络安全设备及云平台部署全面建成，联通国家医疗保障局机房专线链路，全面为国家医疗保障局提供医保信息平台开发、测试基础环境资源支撑，为四川省、吉林省和新疆生产建设兵团等地提供医保信息平台上线资源支持，为河北、北京、海南等地提供跨省异地就医联调测试支持，开展第三方云平台适配测试工作。完成地方平台数据库选型测试论证，形成论证报告并为相关省市提供技术参考。二是完成基础保障设施建设。实验室定址重庆两江新区水星科技大厦，总面积 3300 余平方米，建成核心功能区、办公区、培训实操区和配套服务区等 6 个功能区，主要用于日常办公和开展创新研究。

（二）实验室人才队伍建设迈出坚实步伐

一是组织架构更加明晰。明确《国家智慧医保实验室职能设置、内设部门和人员配置方案》，进一步细化组织架构和管理人员，组建 40 余人专业团队，高效支撑国家医疗保障局及重庆、青海、广东、贵州等地医保信息化建设工作。加强人员日常培训，多次邀请行业专家为实验室工作人员开展培训授课，组织参观学习重庆本地知名互联网企业。二是承办 2 期全国医保信息化建设培训会，参会人员涉及 32 个省市的 200 余人次，实验室人才培养中心的定位更加明确，功能作用逐步发挥。

（三）实验室内部管理规范有序

一是实验室规划编制和各项运行机制建设扎实推进。完成《实验室发展规划方案（2020—2022)》，正式印发《实验室职能设置、内设部门和人员配置方案》《实验室管理暂行办法》，实验室运行持续规范有序。二是重庆药品交易所助力实验室建设机制进一步理顺。完成购买重庆药品交易所助力实验室建设服务，会同市财政局出台购买服务绩效管理考核办法，切实发挥好考核“指挥棒”作用。三是着力提升“智慧医保”内涵建设。完成以全国医保信息化建设“一盘棋”总体规划及建设成果为核心的展示体验区建设和实验室纪录片拍摄，方便社会各界直观感受“智慧医保”带来的高效便捷，擦亮“智慧医保”品牌。

案例二：忠县医保积极推动流程重塑再造

重庆市忠县医疗保障局始终坚持以人民为中心的发展理念，坚持把协调解决群众疑点难点问题作为工作的重点来抓，简化特病申报手续、优化特病办理流程、提高特病办理效率。对特病申报、鉴定时间、鉴定医院、发证方式等 6 大方面进行优化调整，着力实现特病申报方式“多元化”，特病鉴定“快捷化”，特病发证“灵活化”。特殊疾病门诊医疗证办理时限由 2 个月缩短至 15 日内，部分病种实现 1 个工作日办结。

一、改革举措

（一）精心安排，科学谋划

为切实简化特病办理流程、提高特病办理效率，提升经办服务能力，2020 年 9 月，忠县医疗保障局印发《忠县医疗保险特殊疾病经办服务工作方案》，对目标要求、组织领导、基本原则、工作措施等方面作了周密部署安排，紧紧围绕“六统一”（统一事项名称、统一办理材料、统一办理地点、统一办理时限、统一办理环节、统一服务标准）和“四最”（服务质量最优、所需材料最少、办理时限最短、办事流程最简），聚焦医疗保险特殊疾病门诊经办管理服务的难点、堵点、痛点问题，提出了解决问题的时间表和路线图。

（二）认真研究，坚守底线

由于国家医疗保障局将特殊疾病门诊医疗证办理确定为中风险医保经办业务，忠县医疗保障局在调整特殊疾病门诊经办流程中，始终坚持准入标准不降低、鉴定机构级别不降低、鉴定医师级别不降低的要求。坚持特病门诊日常管理定病种、定治疗项目、定药品范围和定医疗机构的“四定”原则，多次召开会议，反复讨论，对特殊疾病门诊经办服务事项作了重大改进，提出了初步方案。

（三）博采众议，集思广益

2020 年 9 月 3 日，由忠县医疗保障局组织县人民医院、县中医院分管医保工作的负责人召开优化特殊疾病门诊经办管理服务专题会，对特病办理环节、办理手续等进行深入研究，结合医疗机构工作实际，提出了缩短鉴定时间的具体办法，达成了初步共识。9月9日，县医疗保障局组织召开特殊疾病门诊经办管理服务整改工作会。邀请市级人大代表、县级人大代表、县卫生健康委、县人民医院、县中医医院及部分基层医疗机构负责人等参与方案讨论。

（四）措施到位，成效明显

建立指定三级医疗机构鉴定“快捷通道”办理特病证；县内鉴定医疗机构对结核病、精神类疾病、恶性肿瘤的放（化）疗和镇痛治疗，肾脏、肝脏、心脏瓣膜、造血干细胞移植术后的抗排异治疗，肾功能衰竭的门诊透析治疗等病种实行随到随鉴定的“绿色通道”，实现1个工作日内办理特病证。其余特殊疾病病种鉴定办证时间由2个月缩短至15日内。主要采取“一扩大、两统一、三改进”模式，优化特殊疾病门诊经办服务。

一是扩大鉴定医院。将忠县中医院纳入居民医保、职工医保特病鉴定医院。将县疾控中心纳入艾滋病机会性感染特病鉴定机构。扩大县外市内鉴定医院范围，新增三峡中心医院等12家医疗机构作为特病鉴定医院。具备相应资质和条件的市内鉴定医院均可开展相应的特病病种诊断鉴定，扩大了市内鉴定医院鉴定病种范围，方便患者就近就医鉴定。

二是统一申办材料。首次明确近2年内二级及以上公立医疗机构门诊病史资料作为忠县特病申报资料。加大居民医保高血压的保障力度，患者可按《关于完善城乡居民高血压糖尿病门诊用药保障机制的通知》规定，享受门诊用药专项待遇保障范围。探索申报资料“承诺制”，居民医保高血压患者申请享受门诊用药专项待遇，由提供病史资料的基层医院承诺真实性，患者不需再到鉴定机构鉴定，由鉴定机构按照相关流程直接备案。整合申报鉴定表，将《医疗保险特殊疾病申报表》《医疗保险特殊疾病诊断证明书》整合为《医疗保险特殊疾病申报诊断鉴定表》，精简手续，坚持高效便民。

三是统一申报地点。将特病申办窗口前移，特病资料由原向县医保事务中心特病窗口申报受理，调整为直接向鉴定医疗机构（县人民医院、县中医院、三峡民康医院、县疾控中心）申报办理，减少经办环节，办理时间缩短15天左右。

四是改进检查形式。推行检查结果互认，对提供病史资料已达到特病准入标准的指标，同一检查检验鉴定医院不得要求患者重复检查，凭病史资料直接鉴定，切实减轻群众费用负担。

五是改进鉴定模式。建立“绿色通道”，对重点人群、重点病种，实行特事特办。结核病、恶性肿瘤放（化）疗和镇痛治疗，肾脏、肝脏、心脏瓣膜、造血干细胞移植术后的抗排异治疗，肾功能衰竭的门诊透析治疗等特病病种实行随到随鉴定，医院办理时限为1个工作日。加大鉴定频率，根据不同医疗机构实际情况，调整集中鉴定时间，县人民医院和县中医院由每月组织一次集中鉴定，调整为每7个工作日开展一次鉴定，每月共3次。特病鉴定次数的增加，将缩短鉴定等待时间20天左右。

六是改进发证方式。在指定的特病鉴定医院资格鉴定合格的和属于“绿色通道”类型的特病人员，经县医保事务中心现场复审合格后，及时制发《医疗保险特殊疾病门诊医疗证》。参加日常鉴定合格的特病人员，由鉴定机构统一送县医保事务中心，经复审合格后，5个工作日内制发《医疗保险特殊疾病门诊医疗证》，发放方式采取“双通道”，即可由参保人或其委托人到县医保事务中心直接领取，也可分发到自愿选择的居住地就近基层卫生院领取，实现就近就地领证。精神类疾病、艾滋病实行在符合条件的医疗机构当场鉴定、发证。

二、改革成效

通过全面梳理特病门诊经办服务管理环节存在的问题，推进医保服务观念再造、实施流程重构重塑，大胆破旧立新，精准对接发展所需、民心所向，实现精细化管理、便捷化服务、平台化操作。全力推进医保工作“三改进”（改进经办流程、改进服务方式、改进服务意识），实现了群众“三转变”（变“揪心”为“舒心”、变“糟心”为“暖心”、变“烦心”为“省心”），助民坐上医保经办服务“直通车”，打造医保政务服务新形象。

四川省

工作综述

2020 年，四川省各级医保部门统筹推进新冠肺炎疫情防控和各项医保重大改革，推动医保工作向纵深发展。2020 年全省基本医疗保险参保 8591.68 万人，参保率稳定保持在 98%以上；基本医疗保险（含生育保险）基金收入 1356.53 亿元，支出 1107.51 亿元，累计结存 1943.14 亿元，总体保持良好运行状态。

一、奋力抗击新冠疫情

面对突如其来的新冠肺炎疫情，全省各级医保部门始终把保障群众生命安全和身体健康放在第一位，从免除医疗费用、保障药械供应、支持复工复产、方便参保就医等方面发力，“确保患者不因费用问题影响就医、确保收治医疗机构不因支付政策影响救治”，在助力全省抗疫大局、助推经济社会发展秩序恢复等方面充分发挥了医保“定心丸”作用。

（一）全力做好救治费用保障

省医疗保障局会同卫健、财政等部门出台一系列政策，建立救治费用保障机制，推出扩大支付范围、未参保患者“即参即享”、异地就医“先救治后清算”等政策组合拳，实现了“两个确保”目标任务。及时向全省各级定点救治机构预拨医保资金 6.97 亿元，2020 年，全省共结算确诊和疑似患者医疗费用 2886 人次，医保支付比例达到 65%。

（二）坚决保障防疫药械供应

一是第一时间开通抗疫物资挂网“绿色通道”，第一时间将核酸检测试剂产品挂网，开展抗疫物资应急监测，确保药械有序供应和价格平稳。二是调减新冠核酸和抗体检测项目价格，分别下降 40%和 60%。组织开展集中采购，推动检测试剂价格平均下降 85%。三是协调 490 家药械企业为省内医疗机构紧急供应防治药械 3.2 万件，组织各级医保部门干部积极采购医用物资，帮助解决药械短缺的“燃眉之急”，有效保障治疗抢救工作顺利开展。

（三）全面优化医保经办服务

按照“特事特办、急事急办”原则，开辟“快速服务通道”，加快办理集中收治新冠肺炎患者医疗机构的协议管理、定点确立、资金拨付和结算。合理延长申报缴费时限，对因受疫情影响无法按时办理参保缴费、权益变更等业务的单位和个人，允许在疫情结束后 3 个月内补办补缴。对在川的外省异地就医人员适当放宽备案条件，将门特患者处方药用量时间延长至 3 个月，确保有关人员得到及时、有效、安全的医保待遇。全面提供“六个办”服务，开通“四川医保”手机 App，减少参保患者看病取药跑腿次数、降低感染风险，确保疫情期间服务不中断、参保人员权益不受影响。

（四）大力支持企业复工复产

省医疗保障局会同相关部门印发《关于阶段性减征职工基本医疗保险费的通知》，选定全省 20 个统筹区，对各类企业、以单位方式参保个体工商户、民办非企业单位、社会团体等社会组织职工医保单位缴费部分实行减半征收。截至 2020 年 6 月底共计减征职工医保费 64.34 亿元，有力支持企业复工复产。

二、做实做细医保扶贫

四川省各级医保部门坚持精准精细做好贫困人口的参保核查、落实待遇、经办服务等工作。

（一）巩固贫困人口基本医疗保障

进一步构筑“三重保障”网，继续将所有建档立卡贫困人口纳入基本医保、大病保险、医疗救助“三重制度”综合保障范围，全年资助贫困人口参保 492.83 万人，减轻个人缴费负担 12.6 亿元。

（二）挂牌督战助推全域脱贫摘帽

聚焦凉山州 7 个深度贫困县医保扶贫领域，省医疗保障局脱贫攻坚领导小组挂牌督战医保扶贫工作，督促整改有关问题 8530 件。凉山州医保部门查摆整改问题，助力 7 个深度贫困县摘帽脱贫，医保工作以"零问题、零反馈"的成绩通过国家第三方考核验收和省际交叉检查，助力全省如期实现全域脱贫摘帽。

（三）实现贫困人口"一站式"结算服务

2020年7月，四川省全面实现贫困人口在省内住院基本医保、大病保险、医疗救助费用"一站式"结算，解决贫困人口就医垫钱、跑路报销问题。

三、推动医保跨区域协同发展

省医疗保障局会同周边省份、指导省内各地，谋划和推动医保事业跨区域协同发展。

（一）积极融入成渝地区双城经济圈建设

2020年4月，省医疗保障局与重庆市医疗保障局签订川渝医保战略合作备忘录，在跨省异地就医直接结算、联盟药械招采等10个重点领域开展合作。四川省内遂宁、泸州、广安、达州、资阳等地积极响应战略号召，与相关毗邻重庆区（县）签订医保合作协议，形成成渝地区双城经济圈医疗保障事业协同发展新格局。

（二）共建西部医保建设示范区

四川省医疗保障局会同重庆、云南、贵州、西藏医保局，联合签订西南五省（市、区）医保战略合作备忘录，选定跨省异地就医直接结算、药械联盟带量采购、医疗服务项目价格协同等9个重点合作方面，推动西南片区医保领域改革发展更加协同一体，共同建设西部领先、全国一流的医保改革发展示范区。

（三）加快省内医保事业趋同发展

按照四川省委、省政府推进成德眉资（成都、德阳、眉山、资阳）同城化战略部署，四川省医疗保障局指导成都、德阳、眉山、资阳4市医保部门推动医保同城化发展，先后签订《成德眉资医疗保障同城化发展暨成都都市圈建设战略合作备忘录》《基金监管同城化合作协议》，制定3年行动计划，加快构建制度政策统一、经办服务统一、监管机制统一、信息系统统一的医保治理和服务体系。根据省内五大经济区划片安排，强化经济区内部一体化发展，经济区内各市（州）均签订医保协同发展框架协议，加快医保跨市级统筹区趋同化发展，为逐步探索推进省级统筹打下基础。

四、健全完善制度体系

围绕"病有所医、医有所保"目标，加快构建和完善多层次医疗保障体系，满足群众多元健康需求，提升医保治理水平。

（一）不断完善基本医保制度

一是在省本级建立生育保险制度，在全省进一步全面做实生育保险与职工医保合并实施。启动职工个人账户跨统筹区共济使用改革，截至2020年底，14个统筹区已实现在异地就医结算平台共济使用。二是全面实行居民医保门诊统筹，切实减轻居民门诊医疗费用负担。三是抓好"两病"门诊用药保障，截至2020年底全省就诊人次达1220.9万人次，基金支出25.3亿元。

（二）强化医疗救助兜底保障

全面落实分类资助参保政策，精准实施重点救助对象住院救助、慢性病或重特大疾病困难患者门诊救助。2020年，全省门诊救助困难群众79万人次，支出1.56亿元；住院救助困难群众215.46万人次，支出22.25亿元。

五、推进医药服务供给侧改革

四川省各级医保部门常态化推进药品、医用耗材集中带量采购和使用，动态调整医疗服务价格，推动医药价格趋于合理，进一步缓解群众看病贵问题。

（一）持续推进药械带量集采

一是平稳落地三批次国家药品集采结果，集采药品品种数扩大到112个，中选药品平均降价50%以上，预计为全省节约采购资金40.6亿元。二是联合其他7省（市、区）建立"六省二区"会商联动机制，在全国率先以常态化省际联盟的形式牵头开展2个医用耗材和17种药品集采。三是以四川省人民政府办公厅名义印发《关于进一步完善药品和医用耗材集中采购制度的指导意见》，并出台配套管理办法，初步形成四川省"1＋N"招采政策体系，基本建成资金流、物流、信息流"三流合一"管理的阳光招采平台，药械采购过程更加公正透明。

（二）优化医药服务价格形成机制

一是持续开展新增医疗服务项目申报、评审和定价工作，新增和修订77项医疗服务价格。二是在全国率先启动医疗服务价格动态调整机制研究，全省调整项目价格1721项。三是完善"互联网＋"医疗服务价格和医保支付政策，2020年1月起正式执行第一批4项"互联网＋"医疗服务项目试行价格及医保支付政策，促进医疗服务向线上延伸。

（三）深化医保支付方式改革

一是加快推进 DRG 付费试点。截至 2020 年底，四川省内国家级和省级 DRG 试点统筹区达到 14 个，攀枝花、眉山、广元、成都已正式开展医保结算，并取得初步成效，扭转了区域内基金支出不合理增长势头；省本级、自贡、达州、绵阳即将模拟运行或正式结算。二是启动 DIP 试点工作。泸州、德阳、南充三市成为区域点数法总额预算和按病种分值（DIP）付费国家试点城市，凉山州成为省级试点地区。三是支持县域紧密型医共体发展。2020 年 6 月，省医疗保障局出台《关于推进紧密型县域医疗卫生共同体医疗保障管理改革的意见（试行）》，对实现了“五统一”（统一人员管理、统一财务管理、统一信息系统、统一医保结算、统一考核监管）的医共体实行“一个总额付费、结余留用、超支不补”医保管理改革，配合家庭医生医保签约服务包等措施，引导医共体向强基层、便群众、省费用、降负担方向发展。

（四）强化群众基本用药保障

全省各级医保部门扎实做好国家新版药品目录和谈判药品落地执行工作，全年 118 个国家谈判药品合计报销 43 万余人次，报销金额 9.53 亿元，总体报销比例约 63%。同时，稳妥实施省级增补药品消化工作，制定工作方案，明确三年消化安排，平稳完成本年度 98 个省级增补品种调出工作。

六、狠抓监管治理，维护基金安全

全省各级医保部门坚持把打击欺诈骗保、维护基金安全作为医保工作的生命线，以专项治理带动整体推进，以示范创新驱动监管升级，以区域合作促进质效提升。

（一）完善监管制度建设

四川省对接落实国务院办公厅《关于推进医疗保障基金监管制度体系改革的意见》，以四川省人民政府办公厅名义于 2020 年 12 月印发《关于推进医疗保障基金监管制度体系改革的实施意见》，研究制定医保基金监管社会监督员管理办法，医保监管机制更加严密有力。

（二）深入开展专项治理

省级层面对 174 家医药机构开展飞行检查和抽查复查，2020 年全省各级医保部门共检查定点医药机构 47090 家，实现监督检查全覆盖，处理违法违规医药机构 37660 家，追回医保基金本金及处罚违约金共计 15.04 亿元。

（三）创新监管治理方式

泸州、广安、成都、德阳等 4 个基金监管“两试点一示范”地区顺利通过国家中期评估。并积极开展区域监管合作，省医疗保障局联合重庆市医疗保障局开展川渝联合飞检 2 次。成德眉资 4 市实现医保基金监管同城化，成都平原经济区、川东北经济区、川南经济区、攀西经济区分别建立基金监管协同联动机制。

七、优化医保公共服务

全省各级医保部门大力加强医疗保障公共服务标准化规范化建设，医保服务时效性、便捷性、可及性进一步提升。

（一）巩固提升经办水平

一是印发全省统一的医疗保障经办服务事项清单和办事指南，提升经办服务标准化、规范化水平。二是完成企业职工基本医疗保险费征管职责划转改革。三是将医保经办服务列入全省乡镇属地责任事项清单，积极推进经办服务下沉，市（州）域范围内实现“一站式服务、一窗口办理、一单制结算”。四是完善“两定”机构协议管理，大幅精简并统一全省医药机构申请定点材料，申请定点业务办结时限压缩至 60 个工作日以内。五是建成全省医疗救助资金审批信息系统，实现阳光审批阳光发放。六是开展参保清理，治理重复参保，规范参保管理。七是推进“互联网＋”医保服务，医保服务事项网办率持续提升。八是深化行风建设，四川省行风建设专项评价荣获全国第四名。

（二）持续拓展异地就医服务

一是完成异地就医扩面任务，截至 2020 年底，全省开通跨省、省内异地就医住院费用直接结算医院 3307 家、3827 家。二是稳步推进西南片区门诊费用跨省直接结算试点，19 个统筹区开通普通门诊和药店购药跨省直接结算业务。三是建成全省特殊药品省内异地直接结算系统，省本级、成都、乐山和阿坝 4 地已率先上线有关业务。

（三）加快推进医保信息化建设

一是全省医保一体化大数据平台项目顺利通过国家医保局和省发改委项目立项和初设方案批复，四川信息化建设综合考核排名全国前列。二是高质量做好国家 15 套编码标准的贯彻维护，完成国家测试验证试点任务。三是加快推广应用医保电子凭证，组织近 150 家网络媒体开展集中宣传月活动，截至 2020 年底全省申领人数达到 1270 万人。

重要活动

1. 2020 年全省医疗保障工作会在成都召开。 1 月 15 日—16 日，全省医疗保障工作会议在成都召开，会议总结了 2019 年全省医疗保障工作成效，安排部署了 2020 年工作任务，成都等 9 个市(州)医保局作交流发言，全省 21 个市(州)医保局、凉山州 7 个贫困县医保局主要负责人参加会议。

2. 成德眉资启动医保同城化发展。 5 月 22 日，成都、德阳、眉山、资阳四市医保局在成都签订《成德眉资医疗保障同城化战略合作备忘录》《成德眉资医疗保障基金监管同城化合作协议》，并正式启动医保基金同城化监管工作。

3. 省政府领导调研医疗保障工作。 8 月 12 日，四川省人民政府副省长杨兴平赴四川省医疗保障局调研全省医疗保障工作推进情况，先后走访了省医疗保障事务中心、省医疗保险异地结算中心和省医保局机关，召开工作座谈会听取情况汇报，对省医保局各项工作给予肯定，并对下一步医保重点工作提出指导和要求。

4. 四川、重庆深化川渝医保战略合作。 9 月 17 日，四川省医疗保障局、重庆市医疗保障局在成都共同召开川渝医保战略合作推进会，相互通报工作开展情况，共同部署安排下一步重点合作任务。

5. 西南五省(市、区)加快拓展跨省门诊费用直接结算工作。 9 月 18 日，四川省医疗保险研究会组织召开西南片区门诊慢特病异地就医结算研讨会，在跨省门诊费用直接结算工作基础上加快拓展慢特病结算业务。四川省、重庆市、贵州省、云南省、西藏自治区以及成都市、贵阳市、昆明市医保局相关同志参加会议。

6. 谋划开展西南五省(市、区)医保战略合作。 9 月 18 日，经四川省医疗保障局邀请召集，重庆、贵州、云南、西藏以及成都、贵阳、昆明等地医保局积极响应，由主要领导亲自带队，参加西南五省(市、区)医保局长圆桌会议，围绕推动西南片区医保一体化发展进行研讨，决定建立健全西南片区医保工作协同联动机制，常态化、制度化开展交流合作，加快促进西南片区医保待遇水平趋同化、规范标准统一化、公共服务均等化。

7. 四川牵头建立“六省二区”药械集采省际联盟。 9 月 30 日，四川省医疗保障局联合相关省(市、自治区)医疗保障局，印发《四川等 8 省区医疗保障局关于开展省际联盟药品集中带量采购工作的公告》《四川等 7 省区医疗保障局关于开展省际联盟冠脉扩张球囊集中带量采购工作的公告》《四川等 3 省市区医疗保障局关于开展省际联盟人工晶体集中带量采购工作的公告》3 个公告，协商一致开展 2020 年省际联盟药品集中带量采购工作。

8. 省政府领导赴泸州市调研医疗保障工作。 10 月 26 日—27 日，四川省人民政府副省长杨兴平赴泸州市调研医疗保障和重点项目建设工作，深入了解泸州基层医疗卫生机构管理信息平台建设、家庭医生签约服务、医保基金监管、异地就医直接结算等工作情况。

9. 西南五省(市、区)医保局正式签订战略合作备忘录。 11 月 4 日，四川、重庆、贵州、云南、西藏五省(市、自治区)医疗保障局签订战略合作备忘录，携手推进西南片区医疗保障制度改革，加快提升医保现代化治理体系和治理能力，逐步推进区域一体化发展。

典型案例

案例一：成都市高质量推进长期照护保险试点

作为全国首批长期护理保险试点城市，2017 年 7 月以来，成都市坚持发挥医疗保障链接、拓展、延伸作用，统筹兼顾、精准施策、多方协同，创新构建城乡一体的制度框架体系、便民利民的服务供给体系、高效管用的经办服务体系、资源撬动的产业促进体系，切实保障了失能人员基本生活权益，促进了照护服务新产业发展，更好满足人民群众对美好生活向往。

一、改革背景

成都市属于老龄化较为严重地区，户籍人口中60岁以上老年人比重常年高达20%以上，明显高于全国平均水平。由于高龄化和慢性病高发，老年人失能风险加剧。据测算，成都市有近5万重度失能人员。失能人员的长期照护服务不仅成为沉重的家庭负担，更成为经济社会可持续发展必须面临和亟待解决的问题。让失能人员得到长期专业的照护服务，保障他们的生命质量和生存尊严，是全民共享改革成果的制度践行，也是全面建成小康社会民生需求的真切回应。2016年6月，成都市被列为全国首批开展长期照护保险试点城市之一。2017年7月，成都市在城镇职工中先行试点长期照护保险，2020年5月，成都市人民政府印发《关于深化长期照护保险制度试点的实施意见》，提出将长护保险制度扩大到成年城乡居民，并于2021年起实施。

二、主要做法

（一）创新便民利民的服务供给体系

2020年7月起，成都市在全国率先建立照护服务从业人员规范化培训制度，为居家照护的失能人员提供社会支持类上门服务。尊重亲情照护传统，鼓励专业提升品质。同时，开发“蓉城照护”App，实现线上线下服务有机融合，参保群众足不出户即可办理业务。

（二）创新高效管用的经办服务体系

成都市探索建立长期照护保险智能管理系统，实现无盲区、全链条、实时在线监管，提高监管效能。2020年6月，以公开招标方式分片区委托7家商业保险公司承办具体业务，建立科学、合理的经办考核和结算办法，鼓励商业保险公司提升经办效率，提供优质服务。

（三）创新医保撬动资源能力

创设照护服务包，规范照护服务标准，支持上门服务新业态发展，通过购买服务方式为市场主体助力、创造更多市场机会，在全国招引优质照护机构80余家，为全市提供照护产业相关岗位3万余个，赋能成都照护服务新产业发展。

三、主要成效

成都市试点工作成效突出，引发社会反响良好，各经办片区收到群众赠送锦旗、感谢信300余件。成都市制定的成人失能评定标准，在试点城市中率先获批地方标准，为国家制定全国长期照护保险失能评定标准提供了有益参考。截至2020年底，成都市长期照护保险制度覆盖参保人员近1364万人，累计受理失能认定申请4.60万人，评估通过3.42万人；支付待遇59.92万人次，7.29亿元。

案例二：攀枝花市推进DRG付费为主的医保支付改革

攀枝花市2018年3月在全省率先启动实施医保基金总额预算控制下的按疾病诊断相关分组（DRG）结合点数法付费改革，并在2019年5月被列为DRG付费国家试点城市之一。经过两年多的运行，实现了城镇职工医保统筹基金当期结余由“负”到“正”的顺变，初步建成“机制健全、全面覆盖、强化监管、保证质量、控制成本、规范诊疗”的DRG付费管理体系。

一、改革背景

攀枝花市常住人口123.6万，老龄化特征明显。2018年城镇职工供养比1.59∶1。2010年以来基本医疗保险参保率一直稳定在97%以上，扩面几无空间，基金收入增速放缓。加之因医疗资源相对过剩和不合理诊疗行为等因素导致医疗费用连年快速上涨，带动医保统筹基金支出以平均每年18%左右的幅度增长。至2017年底，职工医保统筹基金已连续4年当期收不抵支，缺口巨大，控费形势严峻，深化医保支付方式改革势在必行。

二、主要做法

（一）狠下功夫抓实三化建设

攀枝花市医疗保障局通过系统标准化、机制规范化、经办统一化，确保改革试点科学推进。在系统标准化方面，2018年6月，建立全市统一的医保“三目录”、疾病诊断和手术操作编码等基础库，实现标准化上传病案数据、电子病历，同时建立标准的网络硬件环境。在机制规范化方面，规范建立第三方服务机制，形成“结余留用、合理超支分担”激励机制，建立病组分组、基金分配等协商合作机制，医保、医疗、医药“三医联动”共商推进改革。在经办统一化方面，2018 年 12 月印发全市统一总控实施方案，统一 DRG 付费操作系统，统一病组反馈复核规程，统一基金预付清算办法。

（二）逐步完善推进“三化管理”

攀枝花市医疗保障局通过硬化协议管理、强化智能监管、细化考核办法，不断提升基金监管能力，确保改革试点推进安全可控。在硬化协议管理方面，将医疗服务质量监管和考核、费用拨付和清算等纳入协议管理。在强化智能监管方面，完善医保智能审核和监控系统，新增 6 条至 32 条医保智能审核规则，探索建立适应 DRG 付费的智审及监管体系。在细化考核办法方面，修订完善年度综合考评办法，初步实现了由费用单控向费用、质量“双控”的转变。

（三）以问题为导向健全配套措施

攀枝花市医疗保障局以高新技术发展、危急重症救治、中医传统医疗、长病住院付费问题为导向，建立健全配套措施，推动以 DRG 付费为主的多元复合医保支付方式改革持续深入。在构建整体框架方面，在 DRG 付费模式下，印发《进一步支持打造区域医疗高地建设工作方案》，分别从挖潜、提效、扩能、安全四个维度促进攀枝花市区域医疗高地建设。在引导发展医疗技术方面，相继印发支持开展高新医疗技术、收治危重疑难杂症、高精尖医疗技术等管理试行办法。在扶持传统医疗提升绩效方面，在全省率先开展按中医疗效价值 DRG 付费，将日间手术纳入 DRG 付费管理。在解决长期住院结算方面，在医保总额控制下，将安宁疗护按床日付费折算成点数，并纳入 DRG 付费。

三、改革成效

（一）实现区域内“三个覆盖”

攀枝花市 DRG 付费实现城镇职工医保、城乡居民医保险种全覆盖；除严重精神病外的病种全覆盖；全市 75 家有住院条件的医疗机构全覆盖。

（二）区域内基金支出实现合理增长

经过两年多运行，全市医保统筹基金支出增长得到有效控制，城镇职工医保 2017 年全市住院统筹基金实际支出 6.1 亿元，2020 年按 DRG 付费后下降至 5.39 亿元，下降 12%；城乡居民医保 2018 年全市住院费用实际发生 3.87 亿元，2020 年为 4.03 亿元，仅增长 4%，一改过去高位增长态势。

（三）医疗机构主动控费意识增强

2020 年全市医疗机构住院总费用、次均住院费用、平均住院日均在合理增长范围内。城镇职工医保住院总费用同比下降 2.46%，次均费用同比仅上升 1.89%，平均住院日下降 4.3%。城乡居民住院总费用同比下降 2.7%，次均住院费用同比上升 7.47%，平均住院日下降 5.11%。多数医疗机构的药占比、检查占比也呈下降趋势。

（四）促进医疗机构转型升级

DRG 付费引领“三医联动”，促进医疗机构从以规模扩张外延发展为主向规模适度内涵建设为主转变，医院管理理念从粗放型管理向注重精细化、质量效益提升为主转变，合理检查、合理用药、合理治疗变为医疗机构主动行为。

案例三：雅安市开展“车载医保”服务模式

为解决偏远地区群众看病难、看病贵、报账难的问题，深入推进健康扶贫工程，雅安市于 2019 年 9 月创新开展“车载流动医院”试点，将医保报账结算服务嵌入流动医院，形成了独特的“车载医保”模式。通过搭载“车载流动医院”进村入户开展公共医疗卫生服务，让偏远山区群众在家门口就能享受到看病、开药、报账等门诊“一条龙”服务，打通山区群众医疗服务和医保报账“最后一公里”。试点率先在宝兴县实施，后陆续在多个县区开展建设，截至 2020 年底，已覆盖 60 个乡镇。2020 年，累计服务 4700 余人次，医保结算 2700 余人次，涉及医药费 75000 余元，获得广大群众一致好评。

一、改革背景

雅安市位于四川盆地西缘，下辖两区六县。受地理环境区位的影响，部分县区村组山高路远，居住分散，离中心城区远，村卫生室离群众近，但缺医少药，乡镇卫生院可看病结算，但多数群众居住在高腰山一带，公共交通极不方便，山区老百姓“看病难、看病贵”的问题尤为突出，难在不能在家门口看得上病、看得好病，贵在治疗地点离家太远产生的差旅、食宿费用和一人治疗多人照顾衍生的其他费用。

二、主要做法及成效

（一）强根基，实现优质医疗资源进村

一是整合医疗设备，送医上门。整合全市乡镇卫生院现有救护车并新采购 23 辆，作为车载流动医保服务专用车。根据就医需求，在车内配备医保刷卡器等基础医疗设备，构建一体式车载医疗服务平台，让山区群众在家就能享受和医院无差别的基本医疗服务。二是整合医疗力量，送药上门。整合医疗机构医护和后勤管理人员，组建由 1 名诊疗医生、1 名药剂师、1 名医保报账员（汉源县另配 1 名护士）组成的“微型”医疗组，对小病患者现场诊疗抓药，对大病重病患者及时向县级或市级医院送诊，实现现场看病诊疗和取药报账“一站式”服务。

（二）搭桥梁，实现户外移动就医服务

一是破除系统“栓塞”。通过政府购买服务，与中国移动合作，利用 4G 无线网络设备，把公共卫生服务平台、卫健诊疗系统、医保报账系统三大系统接轨并联，实现挂号收费、就医、检查、取药、医保报销、公共卫生服务等“一站”运行。二是破除政策“梗阻”。通过三大系统接轨并联，车载流动医保实现现场医保报账，只需群众拿出社会保障卡或身份证等证件，就可以按乡（镇）卫生院的就医政策标准报账。三是破除服务“门槛”。强化医保和卫健部门的合作，实现信息互联互通互享，突破医保报账只能到医院医保窗口进行的限制，解决山区群众“看病衍生费用及看病贵、小病拖成重症”的问题，真正实现打通为民服务最后一公里。经测算，2020 年累计减少山区群众就医开支 50 余万元。

（三）畅脉络，实现常态服务模式转变

一是坚持“三医联动”。将医疗、医保、医药改革与现阶段工作相结合，以“车载流动医院—车载医保”为服务平台，进村入户开展医保政策服务，打破“医疗和公卫各走各道，各唱各调，医防两张皮”的现象，真正实现“三医联动”。二是开展“主动服务”。针对服务群众的个性化需求、患者疾病类别，积极推动优质医疗资源下沉。借助“流动车轮”开展特殊疾病、“两病”门诊摸排及建档立卡贫困人员政策报销宣传工作，彻底改变固定的服务模式，更加精准服务群众。截至 2020 年底，共开展健康教育讲座 120 余次，发放宣传资料 7800 余份，免费测血糖 8000 余人次，测血压 12000 余人次。

案例四：古蔺县创新实施医保基层网格化治理

一、改革背景

泸州市古蔺县属国家级贫困县，城镇化率低，人口分布散，为实现基金监管和经办服务全覆盖，彻底消除监管盲区，用网格化管理思维推动医保基金监管。2020 年，古蔺县充分运用全县网格化服务管理体系建设成果，通过信息化手段有效整合资源，创新推出“3＋1＋N”医疗保障基层网格化管理模式，即：建立 3 级监管体系，开发 1 个监管平台，落实 N 个工作举措，抓住了监管的“牛鼻子”，实现监管全覆盖、信息全收集、服务全下沉、责任全落实。

二、主要做法

（一）“3”即构建三级网格体系

古蔺县构建县、乡镇（街道）、村（社区）三级医保基金网格化服务管理体系。县医保局建立一级网格，乡镇（街道）建立二级网格，行政村（社区）建立三级网格，实现分级负责、无缝对接、责任到人、全面覆盖。通过网格化、信息化手段，建立基层医保基金监管系统，第一时间收集各类欺诈骗保信息，第一时间处理欺诈骗保行为，确保医保基金安全平稳高效运行。截至 2020 年底，古蔺县设县级网格 1 个、网格员 9 名，实行乡镇分片包干，对口联系制；设乡镇（街道）网格 23 个，各乡镇（街道）设医保服务中心 1 个，县医保局根据各镇（街）人口数，派驻 1 至 3 名工作人员到乡镇（街道）医保中心，作为镇（街）级网格员，实行双重管理机制，目前乡镇（街道）共有网格员 44 名；设 285 个村（社区）级网格、网格员 338 名，三级网格员做到宣传员、情报员、监管员、服务员“四员合一”，下沉医保经办服务，为群众提供“零距离”医保服务。同时，建立健全网格管理制度体系，实现监督检查从“个案打击”升级为“集成式”管理长效机制。制定了《古蔺县医保基金监管网格化服务管理实施细则》《古蔺县医保基金监管网格化服务管理考核办法》《古蔺县定点医药机构医保工作职责和管理制度》等系列制度，使经办机构、医药机构有规可依、有章可循，实现县域医疗机构、零售药店、参保人员、基金管理人员的全方位、全域式闭环管理。

(二)“1”即开发医保监管 App

充分利用“互联网＋医保”，开发医保网格移动巡查 App，内置业务经办、经办查询及基层服务三大板块，设置医保在院核查、社会事件上报、辅助医保调查、举报投诉、参保催缴、信息查询、变更上报、就医信息查询、为民咨询、咨询回复、政策宣传等 11 项功能。建立直达到村、联系到户、监管到人的“半小时监管圈”，实现基层网格员对医保基金全方位、全覆盖、无缝隙监管。同时，通过网格员深入基层、服务下延，实现医保服务人在“网”上走，事在“格”中办，推动“一网一格治理，一点一滴守护”。通过“线上线下”联动，形成“一线政策宣传、一线信息收集、一线依法监管、一线为民代办”的医保服务监管运行新模式。

(三)“N”即打好医保监管“组合拳”

一是部门联动监管。充分利用社会治安综合治理平台，结合市域社会治理现代化试点工作，建立医保和政法部门资源共享、信息互联互通机制。

二是将医保基金监管及网格化服务管理纳入乡镇(街道)目标考核。对基金监管办理不重视、不落实，导致群众反响强烈的，进行严格考核问责。

三是聚焦工作职责、系统操作流程、信息核查录入处理、医保政策解读等，加强业务培训，全面提升网格员队伍业务素质。

四是充分利用新媒体、赶集、坝坝会、宣传车等形式，广泛宣传医疗保障相关政策，强化定点医药机构有关人员和参保群众法治意识，引导人民群众主动参与医保基金监督，营造良好社会氛围。

五是常态化分析医药机构大数据，对费用异常和超指标的医疗机构实行“红、黄”卡纠错警示，对存在风险的医药机构负责人开展“一对一”约谈，并开展跟踪监管。

六是建立法律顾问参与机制，聘请专业律师为基金监管提供全覆盖法律服务。

三、取得成效

(一)医保服务更贴心

2020 年，通过网格员上报数据 52311 条，其中社会事件 13550 条、协助调查 31 条、人员信息维护 33114 条、为民咨询 1360 条、为民代办 4256 件。

(二)基金监管更有力

截至 2020 年底，共检查医药机构 677 家次，发现违规医药机构 132 家次，发放处理意见书 103 份，扣除违规费用 176.35 万元，停网整改 6 家，行政处罚 3 家，移送公安机关案件 2 起，移送纪委案件 1 起；二、三级网格对一级网格下发的 506 条疑点数据真实性核查，成功阻止意欲违规报销 36 余人，涉及金额 40 万余元；发现冒名住院 2 人，涉及金额 3.1 万元。

贵州省

工作综述

2020年，贵州省医疗保障局一手抓疫情防控，一手抓脱贫攻坚和医疗保障各项工作落实。医疗保障管理体制改革、政策体系建设取得重大进展。城乡居民医保整合、医保管理市级统筹、医保药品目录调整、医保基金监管、药品和耗材集中带量采购等重点工作全面完成。医保支付方式改革、长期护理保险、门诊费用跨省直接结算等国家试点在贵州扎实稳步推进。医保信息化建设等基础建设取得新进展。全省参加基本医疗保险4194.35万人，基本医保(含生育保险)基金总收入534.27亿元，总支出431.08亿元，累计结存548.26亿元。其中，全省城镇职工医保(含生育保险)参保475.49万人，基金当期收入220.53亿元，当期支出174.44亿元，累计结存305.60亿元；全省城乡居民医保参保3718.87万人，基金当期收入313.74亿元，当期支出256.65亿元，累计结存242.66亿元。全省医保基金运行总体安全平稳。

一、围绕"基本医疗有保障"开展医保精准扶贫

2020年，省医疗保障局始终坚持把医保脱贫攻坚作为工作的重中之重，紧紧围绕"基本医疗有保障"目标任务，精准开展医保扶贫工作。

(一)以精准识别落实应保尽保

省医保局会同卫健、扶贫、财政等部门建立参保对象精准识别机制，严格落实基本医保、大病保险、医疗救助三重保障，建立完善"一站式、一单清"便民服务体系，确保动态应保尽保、应助尽助、应报尽报。

(二)以精准宣传促进应保尽保

医保部门创新政策宣传方式，以强化个人参保责任为着力点，以分类、分层、分人、分片的"四分法"为方略，全面做好入户动员，并为每个贫困户制作"基本医疗有保障"上墙"明白栏"，方便群众随时查阅，接受各方监督。

通过精准识别和精准入户的宣传，全省建档立卡贫困人口参保784.44万人。其中，在贫困人口认定地参加城乡居民医保的768.32万人，参加职工医保8.12万人，异地参加城乡居民医保7.63万人，参军(服刑)等其他参保人员0.37万人。因死亡、失联等合理化原因未参保109人，实现当期建档立卡贫困人口动态应保尽保。累计资助参保缴费797.31万人，资助资金10.14亿元。就医补偿共计1694.94万人次，补偿资金共计67.28亿元，其中住院保障156.73万人次，补偿资金60.44亿元。

二、助力打赢疫情防控阻击战

省医疗保障局按照国家医保局"两个确保"要求，及时调整医保政策予以特殊保障，确保患者不因费用问题影响就医、确保定点救治医疗机构不因支付政策影响救治。

(一)特事特办，动态调整目录

将国家诊疗方案中非目录内药品、诊疗项目动态纳入医保支付；开通药品和医用耗材采购绿色通道，未在贵州省挂网的可先行应急采购使用；开展新冠病毒相关检测试剂集中招标采购，降幅约81.49%。

(二)实行"先救治，后结算"

新冠肺炎患者个人无需先行自付费用，实行"先救治、后结算"政策。将参保群众的发热门诊和住院核酸检测费用，由医保基金和财政资金按8∶2比例分担，减轻"应检尽检"费用负担。临时取消患者异地就医报销比例调减规定。

(三)实行医保基金专项预付

共向109家定点救治医疗机构累计预拨资金4.483亿元，共为623人次新冠肺炎患者结算医疗费用，医保基金支付合计452.73万元。对救治患者发生的医疗费用，不纳入医疗机构医保总额控制。

(四)阶段性减征职工基本医疗保险费

全省共有8.27万家参保单位、354.18万参保

个人享受减半征收医保费政策，共减征 26.03 亿元，有力支持复工复产。

三、提高居民医保筹资和保障水平

（一）筹资标准提高，报销比例稳中有升

城乡居民医保政府补助标准提高到 550 元/人，个人缴费标准提高到 250 元/人。城乡居民医保政策范围内报销比例为 76%。居民门诊统筹支付比例原则上为 60%左右，最高支付限额不高于 600 元。城乡居民大病保险报销比例最低档由 50%提高到 60%。

（二）“两病”门诊用药保障政策落实

完善城乡居民高血压、糖尿病“两病”门诊用药保障制度，将“两病”患者门诊规定使用药品费用纳入基金支付范围，年分别限额报销 800 元和 1200 元，切实减轻“两病”患者的门诊就医负担。全年全省共保障城乡居民高血压患者 181.11 万人次，基本医保报销 8768.52 万元，平均报销比例 62.19%；保障城乡居民糖尿病患者 107.37 万人次，基本医保报销 12986.42 万元，平均报销比例 60.23%。

四、加大医保基金监管力度

（一）健全完善监管政策措施

省医疗保障局出台了《基金监管飞行检查规程》《基金监管投诉举报办理规程（试行）》等政策措施，建立打击欺诈骗保要情报告制度和举报线索督办、反馈机制。与此同时，各市州也积极完善监管措施。贵阳市探索推进定点零售药店医保信用体系建设试点，黔东南州建立城乡居民医保基金绩效监测评价体系，安顺市建立医保基金监管专家库，遵义市扎实做好国家“医保智能监控”示范点建设，铜仁市通过智能审核监控维护医保基金安全，黔西南州积极探索推进智慧医保建设，等等。全省医保监管政策和管理举措不断完善。

（二）开展打击欺诈骗保专项治理和“回头看”行动

组织开展飞行检查、交叉检查，严肃查处违法违规行为，实现对定点医药机构监督检查全覆盖，同时广泛开展打击欺诈骗保政策宣传，营造不敢骗、不能骗的良好氛围。全省共检查定点医药机构 18477 家，处理 7748 家，累计追回资金 3.9 亿元。开展智能监控，有效遏制费用不合理增长，累计拒付医保基金 1400 余万元。

五、推进药品耗材集中采购改革

省医疗保障局积极完善药品耗材招标采购政策，推动医疗、医保、医药“三医联动”改革。

（一）推动国家集采药品耗材在贵州落地

国家集中采购中选的 112 个品种 162 个药品，在贵州平均降幅为 70%，最高降幅为 97%，预计每年节约资金 5.8 亿元。冠脉支架降幅 90%以上，预计每年节约资金 1.7 亿元。同时，对群众反映强烈价格虚高的药品，开展专项核查整治，169 个药品平均降幅达到 24.24%，最高降幅 77.05%。

（二）积极开展联盟采购

牵头联合重庆市、海南省开展冠脉球囊带量采购，综合降幅 85.32%。预计每年为三省节约医保基金 1.90 亿元，得到了国家医保局肯定。主动与重庆、云南、河南对补片、吻合器和胶片三个品种开展带量采购，平均降幅分别为 73.13%、79.64%、48.97%。加入陕西省牵头组织的人工晶体带量采购，平均降幅为 44%，有效降低耗材虚高价格。

（三）取消耗材加成与调整医疗服务价格同步推进

在取消医用耗材加成的同时，通过调整医疗服务价格，让医疗机构因取消医用耗材加成减少的收入得到合理补偿。截至 2020 年 12 月底，全省共调整医疗服务项目价格 7076 项。遵义市采取价格平移方式调整医疗服务价格。

六、推进医保支付方式改革

（一）推进 DRG 和 DIP 付费试点

省医疗保障局积极推行以按病种付费为主的多元复合式支付方式改革，将 25 个重大疾病 193 项按病种付费扩展到城乡居民全体参保人员。与此同时，稳步推进国家和省级 DRG 支付方式改革试点，六盘水市在实现 13 家二级以上公立医院实际付费的基础上全面升级，取得明显成效。积极推行 DIP 区域点数法总额预算管理和按病种分值付费试点工作，毕节市、遵义市、黔南州作为国家试点城市，积极推进试点工作。

（二）探索推进中医支付方式改革

遵义市、黔南州开展中医药适宜技术和优势病种支付方式改革试点，进一步发挥中医药特色优势，减轻群众就医费用负担。支持鼓励各地积极探索，黔南州全面推行 215 个西医按病种付费、重性精神疾病按床日付费、乡村一般诊疗费按人头付费的复合型医保支付方式改革。黔西南州实施基本医疗保险按日间手术支付改革，铜仁市试点医共体区域总额预算。

七、提升医保公共服务能力

（一）以行风建设促进服务效率提升

省医疗保障局大力推进系统行风建设，优化服务流程，7 项医保服务事项实现全省通办，全省医保政务服务“好差评”位居全国第三。

（二）跨省就医备案结算更加便捷

全面开通异地就医住院直接结算，省本级铁路和电力系统参保人员在西南片区实现跨省门诊费用直接结算，黔西南州率先实现西南片区门诊慢特病费用跨省直接结算。省本级、贵阳、遵义、六盘水、毕节等取消了职工医保省内异地就医备案手续。2020 年，全省参保人员跨省异地就医直接结算 6.05 万人次，结算金额 8.64 亿元；外省参保人员在贵州省异地就医直接结算 1.68 万人次，结算金额 1.37 亿元。在全国率先开通 12393 医保服务热线，搭建起医保“连心桥”。在全省范围内统一了定点医药机构标识标牌，为参保群众提供更规范、更安全的医疗保障服务。

八、加强信息化建设

（一）全省医保信息系统基本实现集中统一管理

省医疗保障局按照国家医疗保障局的统一部署，扎实推进全省医保信息系统建设。5 月，全面完成与原信息系统的数据拆分迁移，实现医保数据系统的自主管理。在此基础上分批次完成各统筹区信息系统迁移整合，基本实现全省医保信息系统的集中统一管理。积极推进医保业务专网的建设和接入，在 4 月建成覆盖全省的省市县三级骨干网络，在实施各统筹区原新农合信息系统迁移整合同时，完成全省医保专网接入，基本实现自建医保专网的全省覆盖。

（二）推进全省医保信息平台建设

完成 14 个应用系统的招标、数据 A 中心的建设，并按照要求做好国家版新医保信息平台上线的各项准备工作。

（三）推广医保电子凭证应用

6 月 12 日，启动贵州省医保电子凭证的使用和推广工作，为群众提供线上购药、移动支付、扫脸支付、诊间支付等服务。实现了对 15 项编码标准动态维护，持续开展医保疾病诊断和手术操作分类与代码、医疗服务项目分类与代码编码标准动态维护。

九、健全机构建设

6 月，省级医疗保障事务中心、医保基金运行服务中心、医疗保障异地结算中心组建完毕。9 个市（州）、88 个县（市、区、特区）划转了医保经办机构。全省医疗保障管理服务体系基本建成，各项工作平稳衔接、有序推进。贵州省医疗保障局机关、事业单位共有编制 104 名，实有在编人员 76 人。其中：行政编制 33 名、工勤编制 3 名，行政在编 29 人、工勤在编 3 人；省医疗保障事务中心（参公管理）共有编制 32 名，在编 26 人；省医保基金运行服务中心共有编制 20 名，在编 12 人；省医疗保障异地结算中心共有编制 16 名，在编 9 人。全省 9 个市（州）、88 个县（市、区）共有医疗保障行政部门 97 个，核定行政编制 641 名，实有在编人员 606 人；共有所属事业单位 147 个，核定编制 2948 名，实有在编人员 2410 人。

重要活动

1. 全省医疗保障脱贫攻坚挂牌督战启动培训暨医保扶贫工作调度会议召开。1 月 17 日，全省医疗保障脱贫攻坚挂牌督战启动培训暨医保扶贫工作调度会议在贵阳召开，省医疗保障局党组成员、副局长陈榆参加会议。会议通报了 2019 年度全省医疗保障扶贫工作运行情况，安排部署医保扶贫督战工作和近期医保扶贫重点工作。

2. 全省医疗保障工作视频会议召开。2 月 21 日，全省医疗保障工作视频会议在贵阳召开，会议开至县。省医疗保障局党组书记、局长宋宇峰参加会议，总结 2019 年医疗保障工作，安排部署 2020 年工作。

3. 全省医疗保障扶贫挂牌督战工作视频会议召开。3 月 3 日，全省医疗保障扶贫挂牌督战工作视频会议在贵阳召开，省医疗保障局党组书记、局长宋宇峰参加会议，对全省医疗保障系统坚决打赢疫情防控阻击战和医保扶贫攻坚战以及进一步做好城乡居民基本医保集中征缴工作进行再部署。

4. 全省医保信息化建设工作推进及培训电视电话会议召开。6月1日，2020年全省医保信息化建设工作推进及培训电视电话会议在贵阳召开。省医疗保障局党组书记、局长宋宇峰出席会议，会议要求全面完成全省城乡医保信息系统整合工作。

5. 全省医疗保障系统2020年党风廉政建设和反腐败工作会议召开。10月16日，全省医疗保障系统2020年党风廉政建设和反腐败工作会议在贵阳召开。省医疗保障局党组书记、局长吕劲松出席会议。会议回顾了2019年以来医疗保障系统党风廉政建设和反腐败工作，深入分析当前全面从严治党面临的形势与任务，对年底前的重点工作作了部署安排。

6. 药品生产经营企业政策宣讲培训会举办。11月19日，省医疗保障局会同省工业和信息化厅、商务厅、卫生健康委、市场监督管理局、药品监督管理局、公共资源交易中心等部门，组织第二批、第三批国家组织药品集中采购中选产品生产企业、配送企业进行座谈及政策宣讲培训，听取生产经营企业在药品供应方面的意见和建议。

7. 贵州省区域点数法总额预算和按病种分值付费试点工作调度会召开。11月20日，省医疗保障局召开贵州省区域点数法总额预算和按病种分值付费试点工作调度会，省医疗保障局党组成员、副局长陈榆出席会议，会议听取各地试点改革工作思路和下步工作打算，紧紧围绕本省国家区域点数法总额预算和按病种分值付费试点工作开展专题讨论，并对下步国家要求采集报送历史数据等工作作出安排部署。

典型案例

案例一：推行高值医用耗材集中带量采购

以2019年数据为例，贵州省城镇职工基本医疗保险、城乡居民医疗保险基金支出413.65亿元，其中药品支出113.34亿元，占总医保基金支出费用的27.4%；医用耗材支出56.26亿元，占总医保基金支出费用的13.6%。

省医疗保障局自2018年11月组建以来，在做好药品降价采购的同时，又于2020年9月在全国率先实施冠脉球囊集中带量采购，以“小切口”破题高值医用耗材价格虚高，为贵州乃至全国提供了成功经验。

一、创新举措

（一）打破原有采购方式，实行跨省集约式采购

通过“带量采购、量价挂钩、以量换价”的方式统一集中采购，打破过去由各级医疗机构自行议价采购的方式，杜绝通过多层代理销售、层层加价行为，切实降低耗材虚高价格。2019年，冠脉球囊在贵州省的使用量大概为34000枚，要想最大限度获得价格优惠，就要在用量上给予企业更多份额。经过分析研判，第一时间向重庆市、海南省发出邀请，两省（市）欣然同意参与，最终结成黔渝琼三省采购联盟，以各省每年70%的用量之和（约50800枚）进行带量采购，增加了议价筹码，以量换取更优价格。

（二）打破原有竞价模式，实行同平台公开竞争

只有符合市场规律，让市场来决定，才能确保集中带量采购模式行稳致远，推动医药产业高质量健康发展。此次冠脉球囊带量采购，打破原来通过推广、销售等因素主导的竞价模式，通过政府搭建平台，坚持以市场为主导，同时兼顾医疗机构和参保患者使用习惯，由多机构、多位临床专家选择优质品牌，以及同等质量水平的产品放在同一平台公平竞争，企业自愿参加自主报价，主导部门不对价格做强制性限制，只明确竞价结果直接与销量挂钩，价格越低的产品能获得更多市场份额，让企业在公平、公正、公开的市场竞争中产生中标价格。

（三）打破原有资金拨付方式，实行医保资金预拨

针对因医疗机构费用结算压力而导致配送企业供货“不及时、不充分”问题，实行耗材集中采购

医保资金预拨，对参加耗材集中采购和使用、且在集中采购合同期内的二级及以上定点医疗机构，按上年度向所在地医保部门申报并通过审核的月均应拨付费用的 20%预拨付费用。每年 12 月份，医保部门对当年预付款进行清算，并根据当年度各定点医疗机构的应拨付费用，核算下年度定点医疗机构参与耗材集中采购工作的预付款额度，确保基金安全、高效。

（四）打破原有粗放监管模式，实行全链条透明监管

依托药品耗材供应链信息管理平台，构建药品耗材采购全链条管理系统，实施“招标、采购、配送、使用、结算、支付”全流程监控管理，加强耗材全周期监督，对生产和配送企业纳入诚信管理，对诚信评分较低的取消其供应资格并淘汰出局，最终形成闭环监管，促进采购交易公开透明，降低耗材虚高价格，减轻群众医疗费用负担。贵州省自实施高值医用耗材集中带量采购以来，中标产品中均未发现质量问题，价格普遍低于周边省（市）平均水平。

二、主要成效

（一）节约医保资金

由政府部门搭平台，医疗机构、企业唱戏，是贵州省推进医疗保障治理体系和治理能力现代化的重大实践。通过这次集中带量采购，预计每年能为医保节约资金 8400 万元，为三省市医保节约资金 1.90 亿元。

（二）减轻患者负担

在开展集中带量采购前，冠脉球囊在贵州省的市场平均价格高达 3000 多元，这使得部分经济条件差的患者不得不因为高昂的医疗费用放弃救治。此次冠脉球囊带量采购后，平均降价超过 85%，中选价格在 200—550 元之间，极大减轻患者的医疗费用负担。

（三）获得更高水平的医疗卫生服务

通过集中带量采购，挤掉耗材虚高水分，为下一步调整医疗服务价格腾出空间，为推动医保、医疗、医药“三医”联动改革打下坚实基础，将有助于医疗服务价格回归医生医疗服务的价值本身，医疗机构能够更好地专注于治病救人，让人民群众获得更高水平的医疗卫生服务。

（四）促进医药产业高质量健康发展

看似价格降低会减少企业的利润空间，但实际上此前部分医用耗材价格中包含了很多推广、销售方面的费用。集中带量采购后，这部分推广、销售费用对于中标企业来说将不再需要支出，企业可以把更多资金、精力投入到新产品研发、质量管理、成本控制中去，将过去企业跑医疗机构的间接竞争转变为阳光下直接的价格、品质竞争，有助于医药产业高质量健康发展。

案例二：黔南州中医优势病种支付方式改革

黔南州医疗保障局以“四定”模式创新探索中医优势病种支付方式改革，实现了“中医得发展、患者得实惠、医保减支出”三方共赢目标。2020 年 9 月 4 日省医疗保障局正式批复同意黔南州纳入省级中医药适宜技术和优势病种支付方式改革试点地区。

一、创新措施

（一）聚焦中医优势，定“病种”

深入贯彻落实《黔南布依族苗族自治州民族医药保护发展条例》，结合人民群众对中医药及民族医药服务需求和事业发展需要，在充分调研和论证的基础上，选择黔南州中医医院、荔波县中医院、都匀不争堂中医医院、瓮安袁庆礼中医院等 4 家中医治疗基础较好且具有代表性的中医医院，开展中医优势病种按病种付费试点。按照“中医药优势突出，临床路径明确，诊疗方案成熟，临床疗效突出，治疗费用稳定，治疗风险可控，疗效与西医药疗效相近或优于西医药疗效”的原则，将锁骨骨折、髌骨骨折、中风等 19 个中医优势病种纳入试点范围。

（二）聚焦中医流程，定“标准”

一是合理确定定价标准。按照“合理补偿成本、平衡收支结余、兼顾承受能力”的原则，通过对试点病种住院病案数据和医保结算数据分析，对比中西医治疗方式下单病种的收费差距，以各病种次均费用为基数，按照临床诊疗路径，综合中医劳务价值、物价上涨、基金承受能力等因素，同时考虑到不同级别医院医疗服务价格差异，通过谈判方式分别确定各试点医院中医优势病种的收费标准。二

是严格执行收费标准。遵循"总额包干,超支不补,节余留用"原则,建立中医单病种收费定额包干制度,除应由患者承担的救护车使用费、取暖费(含空调费)、陪床费等服务设施费用,以及患者自愿选择家化式病房、特需病房等病房所产生的超出普通病房标准的床位费用之外,医疗机构不得在单病种收费标准外另行收费。三是规范落实支付标准。推行病种定额结算制度,将19个中医优势病种纳入定额结算,患者根据不同级别医院差异化报销比例支付费用,即三级医院城乡居民医保支付70%,个人自付30%,三级以下医院城乡居民医保支付80%,个人自付20%。

(三)聚焦中医效果,定"诊疗"

按照"质量优先、成本控制"的原则,科学制定各病种诊疗方案,凡接诊符合临床路径准入条件的病种,均纳入临床路径管理,入径率不低于70%,完成率要达到90%以上。严格遵循疾病诊疗方案、临床路径等行业技术标准规范医疗机构诊疗行为,不得以无故变换疾病诊断等方式规避临床路径管理;不得推诿病人、分解住院、放宽入院指征;不得无故终止治疗、缩短住院时间、减少病种临床路径或规范化治疗方案中包含的诊疗项目与服务内容、降低服务质量;不得以各种形式转嫁医疗费用,包括不得向门诊转嫁费用,不得将应在住院期间实施的医学检查移至入院前进行,不得让患者外出购药、检查、治疗等,变相增加患者负担。

(四)聚焦中医行风,定"监管"

一是建立动态监管制度。结合开展打击欺诈骗保专项治理行动,定期对试点医院中医优势病种基金运行情况进行动态监管,同时组建中医优势病种按病种付费管理专家组,分析研判试点医院中医优势病种治疗相关数据,并对其推进按病种付费改革工作进行考核评估。二是建立区域共管制度。将医疗机构执行按病种付费情况,纳入县(市)医保部门城乡居民区域总额预算绩效管理考核指标,定期对医疗机构按病种付费实际发生费用、定额结算等情况进行监督管理,年终对政策执行情况、协议管理情况进行考核。三是建立社会监督制度。建立中医优势病种相关信息公开公示制度,将按病种付费的疾病名称、定额标准等相关内容,在医院醒目位置、科室醒目位置进行公示,主动接受社会监督。同时在实施按病种治疗前,要将收付费标准、临床路径和治疗规范、进入和退出机制等相关信息告知患者,保证患者知情权和选择权。

二、主要成效

(一)特色中医得发展

在中医优势病种按病种付费的医保政策杠杆和引导作用下,传统中医药及民族医药特色优势得以发挥,民间单方验方得以传承,有力促进了黔南州特色中医药及民族医药事业发展。如纵向与试点改革前纯中医治疗相比,腓骨骨折次均治疗费用增长了400元,桡骨骨折次均治疗费用增长了900元。荔波县中医医院开展中医优势病种按病种定额付费以来,按照"总额包干,超支不补,节余留用"原则,节约留存资金7.5万元。

(二)参保患者得实惠

一是群众就医费用大幅降低。由于所选病种中医药优势突出、临床路径明确、诊疗方案成熟、临床疗效突出,减少了不必要的检查化验、药品、医用耗材等费用,与应用西医技术相比,患者负担大幅降低。如横向与纯西医治疗相比,腓骨骨折次均治疗费用从8928元降低至1800元,桡骨骨折次均治疗费用从9609元降低至2500元。二是患者就医获得感显著增强。除费用明显降低外,采用中医治疗,具有不开刀、创伤小、痛苦少等显著优势,使患者就医获得感显著增强。

(三)医保基金得节约

定额付费遵循"总额包干,超支不补,节余留用"原则,对于医疗机构的单病种费用支付,实际发生费用低于规定包干金额的,医保基金和参保患者均按规定的包干金额支付,从源头上有效促使医疗机构主动严控不合理费用,防止过度医疗的问题出现,降低了医保基金的支出。

案例三:遵义市医保"诊间付"便民服务改革

长期以来,群众看病就医挂号时间长、候诊时间长、缴费时间长、就诊时间短(以下简称"三长一短")等"看病难""看病繁"问题突出,既是各级人大代表、政协委员反映的焦点问题,也是人民群众迫切希望解决的难点问题。遵义市医疗保障局自2019年2月1日成立以来，探索形成了“三统一”“一打通”工作法，率先在全省启动医保“诊间付”便民服务工作并取得一定成效，为解决群众看病就医“三长一短”问题找到了新路径。

一、主要做法

主要做法是“三统一”“一打通”。

(一)统一政策

按照国家、省医疗保障政策，深入调查研究，报请市政府印发了《遵义市城乡居民基本医疗保险实施办法》，顺利实现城乡居民医保制度整合和市级统筹，结束了多年来原新农合、城镇居民医保“二元结构”历史的同时，为开展医保诊间支付项目奠定了政策基础。

(二)统一系统

成功跻身“全国医保信息化试点城市”“全国医保基金智能监控示范城市”，率先在全省建成了“三保合一”的“全民医保信息系统”，“遵义市医疗保障数据中心”具备了数据存储、集成应用、融合共享等功能，为开展医保诊间支付项目提供了有力信息系统支撑。

(三)统一步调

从2020年3月开始，在七家医疗机构开展试点工作，积累了成功经验。5月13日，遵义市医疗保障局联合市卫生健康局印发了《关于进一步做好医保诊间支付扩面的通知》，明确了扩面范围、时间要求、基本原则、建设内容、筹资渠道、工作要求和建设指南，为9月30日前全市县级以上公立医疗机构开展医保诊间支付项目提供了参考“蓝本”。

(四)“一打通”

市医疗保障局在“遵义医保”微信公众号专门开设诊间支付便民服务，全市所有医保定点医疗机构均可免费链接，实现了与医保、医院、银联、互联网等互联互通。群众可通过身份证、社保卡、电子社保卡等多种方式迅速完成预约挂号、就医，提供了微信、支付宝、银联、社保卡等多种支付方式，既满足了不同人群诊间支付需求，又实现了参保患者符合报销规定的诊疗费用直接报销。通过此举，解决了群众就医需要不断关注医疗机构微信公众号的烦恼，通过扫描就诊单二维码，可详细了解费用支付明细，实现了“手机扫一扫，报销全明了”。

二、工作成效

人民群众就医的获得感、幸福感和满意度提升。通过开展医保诊间支付便民服务，有效解决了群众就医反复排队缴费问题，极大缩短了时间。

医疗机构管理水平和效益提升。通过开展医保诊间支付便民服务，医疗机构的管理水平明显提高，让群众享受到“有温度的医疗”。同时，可极大减少收费员数量，降低医疗机构运行成本，推动建立现代医院管理制度，促进医疗机构持续健康发展。

案例四：习水县基层医保经办服务体系改革

为贯彻落实《中共中央国务院关于深化医疗保障制度改革的意见》精神，习水县医保局按照省、市医保局在习水调研指导时提出的针对基层医保经办服务人员数量不足、服务能力不高等现实问题，推进县乡村医保经办全覆盖，将医疗保障经办服务改革纳入年度工作重点，按1名干部服务1.5万参保群众的人员配置标准，县医保服务中心增设60个编制，派驻26个乡镇(街道)医保分中心，实施垂直管理。紧紧围绕“三分政策，七分经办”精准发力，以提升医疗保障公共服务能力为目标，扎实推进城乡居民医保业务“就近办、马上办、最多跑一次”。

一、主要措施

(一)抓平台搭建，强服务保障

制定印发《习水县城乡居民医保业务全县通办实施方案》《县级公立医院创建医保服务站(试点)实施方案》等政策文件，建立起以县政务服务中心为枢纽，县医院、县中医院2个医保服务站为横向补充，27个乡镇(街道)医保服务窗口为主阵地，240余个行政村卫生室及其他医疗机构为辐射的基层医保经办“1＋2＋27＋N”体系。以“一网一窗一平台”为载体全力打造横到边、纵到底的服务型医保窗口，实现参保群众“急难愁盼”问题就近解决。

(二)抓制度建设，强管理规范

强化内控建设，严格执行《习水县医保局制度

(试行)汇编》32 条工作制度和医保窗口“六项制度”。细化岗位职能职责,实行定岗定责定人,按照《全国医疗保障经办政务服务事项清单》,结合实际下沉参保登记、异地就医备案等 11 项医保经办事项,规范开展医保业务。县级层面以 3 次全系统党风廉政警示约谈为契机,按季度开展督导、指导,确保基层医保经办窗口服务群众取得实效。

(三)抓干部培训,强能力素质

强化医保经办队伍能力建设,打造“四有四能”(即“心中有理想、肩上有担当、身上有本领、脚下有定力和开口能说、提笔能写、提问能答、遇事能解”)队伍。拓宽线上线下途径,采取领学和自学的方式,开展每周理论学习和业务培训,提升干部政治素养和业务素质。2020 年,开展干部集中培训 9 场(次)500 余人次、下乡轮训 6 轮(次)1228 人次和跟班学习 30 余人次。基层医保干部业务能力有了较大程度的提高。

(四)抓行风建设,强服务质量

建立完善“好差评”制度,实现医保经办评价、核实、整改、反馈、复核、监督全流程衔接,确保服务满意度。狠抓行风建设,严格执行医保政务服务事项“六统一”要求,全面推行“六个一”服务规范和严格落实“六个零”(即“一张笑脸相迎、一句您好问候、一杯热茶暖心、一把椅子让座、一片真情办事、一声慢走送行”和服务受理“零推诿”、服务事项“零积压”、服务方式“零距离”、服务程序“零违规”、服务质量“零差错”、服务结果“零投诉”);全面启用零星报销扫描设备,压缩零星结报时限;推广使用医保电子凭证超过 23 万余人;县级两家公立医院推行诊间支付,定点医药机构(含村级)全面推行结算“一站式、一单清”,提升医保经办服务质量。2020 年,共办理医保服务事项 7.02 万件,办结率 100%,获得好评 1456 件,差评 2 件(为重复办件),整改 2 件,整改率 100%。

(五)抓政策宣传,强舆论引导

按照“分级、分类、分区域、全覆盖”要求,通过召开群众会、新媒体宣传和“千医进万家”等形式开展政策宣传,回应群众关切,正确引导舆论。2020 年,召开群众会 100 余场,乡镇集中指导培训 6 次,通过以会代训的方式对定点医药机构、医保经办人员开展政策培训 6 场 2300 余人次,微信公众号发布政策解读 45 篇,解答“12345”政府热线平台信息 741 条,发放医保政策宣传折页 11 万册,不断提高参保群众政策知晓率,群众满意度和获得感大幅提升。

二、工作成效

(一)参保群众满意度明显增强

一是群众办理医保事务更便捷,由原来统一到县医保大厅办理事务转为乡镇“家门口”办理,“全县通办”让群众就近办理,各项医保事务办理更方便快捷。二是群众办理医保事务的成本大大降低。习水县参保人口 70 余万,按照日常办理事务估算,可为群众节约办事成本(差旅生活)数百万元。三是参保群众满意度明显增强。除办事快捷、成本降低,采取网上办、电话办、上门办等方式,参保群众的获得感、幸福感、安全感和满意度明显提高,参保积极性增强。

(二)医保部门服务管理能力明显提高

通过搭平台、建机制、强管理、勤培训、广宣传等措施,实施资源下沉,服务下移,使医保部门内部管理更加严密,与各医药机构和参保群众的联系更加紧密,基金监管网格化治理探索提上日程,医保征收更加有力,基金支出更加安全,经办服务能力大提高,基金监管力度更强,医保改革成效更显著。

案例五:榕江县高质量推进医保扶贫

2020 年,榕江县医保局认真贯彻落实中央、省、州医保扶贫政策,紧紧围绕医保扶贫核心指标,以超前的意识打好“组合拳”,在“应保尽保、应助尽助、应报尽报”的要求下,精益求精,高质量推进医保扶贫工作,为全县脱贫攻坚筑牢医疗保障屏障。

一、打好数据“精准拳”,参保管理不漏一人

按照“应保尽保”的要求,每月与扶贫部门开展数据比对 2 次以上,在医保系统、国办系统建档立卡贫困人口“身份证+姓名”信息双匹配的基础上,同步做到税务系统信息双匹配,实现“扶贫、医保和税务”三系统数据动态一致,确保参保管理不漏一人。

2020年全县建档立卡贫困人口139008人，纳入参保系统管理137171人，纳入合理化原因未参保系统管理1837人，数据实现了精准管理，实现了动态应保尽保。

二、打好资金“统筹拳”，参保资助全部覆盖

按照“应助尽助”的要求，统筹医疗救助、计生和优抚对象扶助资金，对建档立卡贫困人口全部落实参保资助，在县内参保的通过差额缴费方式现场兑现，对动态新增人员在调整前已全额参保和合理化原因未在县内参加城乡居民医保的，及时将资助资金打入资助对象“一卡通”账户，实现财政资助资金及时兑现到位。2020年，累计资助建档立卡贫困人口参保140922人1738万元，实现了参保资助全覆盖。

三、打好主动“服务拳”，医保待遇及时兑现

按照“应报尽报”的要求，强化主动服务，在全面执行州域内住院费用三重医疗保障“一站式”直接结算、医疗费用“一单清”的基础上，每月排查州域外住院直补医疗救助未覆盖人员名单，由各乡镇(街道、社区服务中心)收集个案申请材料，医疗救助从申请办理事项变为主动排查兑现。2020年，主动开展排查15次，兑现医疗救助2086人次409万元。

四、打好扶贫“成色拳”，特殊人群全部参保

在建档立卡贫困人口应保尽保的基础上，积极关注边缘户、低保户等特殊人群，通过下发工作提示单，强化政策宣传力度，积极引导边缘户、低保户等特殊人群参保。2020年，边缘户、低保户等全部参加城乡居民医保，同时，参照建档立卡贫困户资助标准对边缘户落实参保资助，切实提高全县医保扶贫成色。

五、打好监测“预警拳”，因病返贫有效遏制

定期对合理化原因参加职工医保人员、高校毕业生等续保情况进行动态监测，及时将断保的99人纳入动态参保，做到不脱保。每周对建档立卡贫困人口单次住院个人自付4000元和普通人群单次住院个人自付10000元以上数据纳入风险监测，并反馈民政部门、扶贫部门进行监测和落实相关政策。出台《榕江县巩固脱贫成果推行“防贫保”工作实施方案》，对建档立卡贫困人口和边缘户住院个人自付费用累计超过5000元以上人群分段按比例进行扶助。2020年，对因病致贫返贫保险扶助160人69万元，有效遏制了因病致贫返贫现象发生。

云南省

工作综述

2020年，云南省医疗保障系统统筹推进新冠肺炎疫情防控与医疗保障事业改革发展，疫情防控取得阶段性战略成果，医疗保障改革发展取得新成效。全省医保电子凭证激活率排名全国第五，瑞丽市医疗保障局被评为全国医疗保障系统抗击新冠肺炎疫情先进集体。截至2020年底，全省基本医疗保险(以下简称基本医保)参保4581.25万人，参保率稳定在95%以上。其中，职工基本医疗保险(以下简称职工医保)参保548.42万人，城乡居民基本医疗保险(以下简称居民医保)参保4032.83万人。全省基本医保基金(含生育保险)总收入685.18亿元，支出571.06亿元，累计结存733.7亿元。

一、推进医保制度深化改革

(一)出台全省顶层设计改革方案

11月2日，云南省委、省政府为贯彻落实党中央、国务院《关于深化医疗保障制度改革的意见》，联系本省实际，印发《关于深化医疗保障制度改革的实施意见》，全面部署全省医疗保障制度改革工作，提出25项改革任务和50余条具有云南特色的改革创新举措，搭建起未来10年全省医保制度改革的“四梁八柱”。

(二)落实国家部署，推进三项改革

一是推进生育保险与职工基本医疗保险合并实施。1月19日，省医疗保障局办公室印发《进一步落实好近期医疗保障相关政策的紧急通知》，着力解决了生育保险和职工医保合并实施启动后参保征缴、待遇享受、关系转移等问题，全面平稳地推进了生育保险和职工医保合并实施落实落地。二是贯彻落实国家部署，完善城乡居民高血压、糖尿病门诊用药保障。三是根据国家医疗保障局和财政部联合发布的《关于扩大长期护理保险制度试点的指导意见》，昆明市成为国家长期护理保险制度新增试点城市。省医疗保障局指导昆明市推进试点工作。12月29日，昆明市人民政府印发《关于全面开展长期护理保险制度试点工作方案》，全力推进全市长期护理保险制度试点工作。

(三)统一职工和城乡居民门诊特慢病管理

6月9日，省医疗保障局会同卫生健康委印发《关于统一全省基本医疗保险门诊特殊病慢性病病种管理服务工作的通知》，在全国率先统一城镇职工和城乡居民门诊特慢病保障病种及用药范围。

(四)完善城乡居民住院分娩政策

11月12日，省医疗保障局会同卫生健康委印发《关于调整完善城乡居民住院分娩医疗保障待遇的通知》，在现行城乡居民孕产妇住院分娩医疗保障基础上，调整完善待遇保障标准，提高保障水平。

(五)规范企业补充医疗保险

11月18日，省医疗保障局印发《关于规范企业补充医疗保险的通知》，支持企业自主建立补充医疗保险，支持商业健康保险发展。

(六)推进中药饮片纳入医保

12月11日，省医疗保障局印发《关于调整全省基本医疗保险部分门诊特殊病慢性病用药范围的通知》，将中药配方颗粒与中药饮片按甲类支付并纳入门诊特慢病用药范围。截至12月底，全省已纳入中药饮片14.29万条，其中配方颗粒1.01万条。

二、抗击新冠肺炎疫情

(一)落实“两个确保”

围绕“确保患者不因费用问题影响就医、确保收治医疗机构不因支付政策影响救治”，1月23日，云南省医疗保障局会同财政厅印发《关于做好新型冠状病毒感染肺炎医疗保障工作的紧急通知》，在全国率先出台10条报销政策，对新冠肺炎确诊和疑似患者一律免费救治，医保支付90%。2020年全省累计结算确诊和疑似病例2404人次，结算医疗费用1096.47万元，医保支付986.61万元。累计向定点救治医院预拨医保资金3.86亿元。

（二）支持企业复工复产

按照常态化防控疫情和支持企业复工复产的要求，全省对救治资金清算、新冠病毒抗体测定医疗服务价格、境外回国人员和外籍人员医保支付、减征缓缴医保费、优化经办服务等作出明确规定。2020 年全省减征缓缴职工医保费 28.83 亿元，瑞丽市医疗保障局被评为全国医疗保障系统抗击新冠肺炎疫情先进集体，全省医保系统 2 名同志被评为全国医疗保障系统抗击新冠肺炎疫情先进个人，省医疗保障局医药服务管理处被评为全省抗疫先进集体。

三、做实做细医保扶贫

（一）全面部署医保扶贫“总攻战”

3 月 5 日，省医疗保障局印发《云南省决战决胜脱贫攻坚医保扶贫“总攻战”工作方案的通知》，打响医保扶贫“总攻战”。通过医保扶贫监控系统统筹调度并全面分析全省建档立卡贫困人口参保筹资、待遇兑现、经办服务等各类信息，建立贫困人口身份信息比对机制；接力实施“百日攻坚”“百日提升”“百日巩固”专项行动，做好参保核查、待遇落实、经办服务等工作，全面完成各类问题整改。

（二）落实贫困人口三重保障

截至 2020 年底，全省 756.15 万建档立卡贫困人口实现基本医保、大病保险和医疗救助全覆盖，看病就医省内“一站式”结算，待遇及时兑现，住院实际报销比例达 89.45%。省医疗保障局待遇保障处被评为 2020 年全省扶贫先进集体，1 名干部被评为全国脱贫攻坚先进个人。

四、深化医药服务供给侧改革

（一）推进药品耗材集中采购改革

一是参加国家组织药品耗材集中采购。2020 年云南省先后参加 4 个批次国家组织药品集中带量采购、1 个批次国家组织高值医用耗材集中带量采购，落地 3 个批次 112 个国家药品和 10 个冠脉支架中选产品。二是组织开展 4 个批次的跨省联盟带量采购、1 个批次州市级高值医用耗材集中带量采购、1 个批次州市级中药配方颗粒集中带量采购。全年药品、耗材中选价格大幅降低，最高降幅达 98.38%，平均降价 60%左右，全省每年可节约采购资金 23 亿元。三是建立省级药品和医用耗材动态挂网机制。

（二）推进公立医疗机构医疗服务价格调整

启动昆明地区公立医疗机构医疗服务价格调整，玉溪、曲靖、普洱、保山、红河、大理、丽江、文山、楚雄、昭通等 10 个州市完成至少一轮医疗服务价格调整。

（三）支持“互联网＋医疗”发展

9 月 30 日，省医疗保障局会同卫生健康委印发《关于制定互联网医疗服务项目试行价格（第一批）的通知》，支持“互联网＋医疗”发展，促进医疗服务向线上延伸。

（四）实行村卫生室药品采购资金预付制度

2020 年全省共预拨 8725 家村卫生室药品采购周转金 1.42 亿元，解决基层医疗卫生机构采购垫资问题，保障药品及时供应。

五、推进支付方式改革

昆明市按疾病诊断相关分组（DRG）国家试点工作进入模拟运行阶段。区域点数法总额预算和按病种分值付费（DIP）试点有序启动，昭通市和文山州被列入国家试点。全省 16 个统筹区开展按病种付费。全省 42 个国家紧密型医共体建设试点县（市、区）中，有 41 个启动打包付费改革。

六、强化基金监管治理

（一）推进监管制度体系改革

云南省人民政府办公厅于 12 月 17 日印发《推进医疗保障基金监管制度体系改革重点任务清单》。省医疗保障局先后于 3 月 17 日和 7 月 23 日印发《云南省医疗保障基金监管省内飞行检查办法的通知》《医保费用审核规则（第一批）（试行）》，规范基金监管飞行检查规程，减少自由裁量权；并于 12 月 2 日印发《做好云南省定点医疗机构医保基金监管信用评价的意见》，推动构建以信用为基础的新型监管机制。

（二）实施基金运行绩效管理

云南省全面实施预算绩效管理，健全基金运行风险评估和预警机制，提高基金运行监测评估专业化能力水平。2020 年省本级和昆明、西双版纳、迪庆、红河、保山等 5 个州市组建基金监测评估中心或信息中心。

（三）依法追究欺诈骗保行为责任

2020 年全省共检查定点医药机构 3.3 万家，处理违规定点医药机构 1.79 万家，追回医保基金

6.83 亿元，兑现举报奖励 2.79 万元，公开曝光典型案例 465 例。曲靖、楚雄、昭通 3 个州市综合指标及追回资金占比单项指标均排名全省前三。

（四）排查整治脱贫攻坚期间转嫁医疗费用问题

省医疗保障局于 4 月 6 日印发《关于决战决胜脱贫攻坚期间严查转嫁医疗费用行为的通知》，聚焦定点医疗机构转嫁建档立卡贫困人口医疗费用问题，通过数据筛查、访谈询问、现场走访等方式收集线索，运用专项核查、异地协查等措施开展整治行动。全年共排查转嫁医疗费用问题线索 28 起，涉及建档立卡贫困人口 19 人，督促退回 81.06 万元。

七、优化医保公共服务

（一）加快推进全省智慧医保建设

推进全省统一的医保信息业务编码应用，开展 15 类编码的标准化工作。

（二）推广应用医保电子凭证

在全国率先实现刷脸认证、扫二维码结算、医院诊间结算、建档立卡贫困人口三重保障“一站式”结算等功能。2020 年全省医保电子凭证累计激活 1596 万人，排名全国第五。西双版纳州在全省率先完成 30%以上激活量，曲靖市后来居上，截至 12 月底，激活量排名全省第一。

（三）统一全省经办政务服务事项清单

明确全省医疗保障经办政务服务事项清单 31 项，将特慢病门诊待遇审核下沉至定点医疗机构直接办理。

（四）完善异地就医直接结算服务

实现与西南五省跨省异地就医普通门诊直接结算；以高血压、糖尿病门诊用药保障为突破口，于 2020 年 9 月在全国率先启动西南片区门诊特慢病费用跨省直接结算试点工作。

重要活动

1. 国家集中采购中选药品使用专题座谈会召开。为全面推进国家集中采购药品落实落地、确保患者用药需求，1 月 21 日，省医疗保障局召集昆明地区 10 家大型医疗机构，召开国家集中采购中选药品使用专题座谈会议。

2. 全省医保脱贫攻坚总攻战电视电话会议召开。3 月 10 日，省医疗保障局召开全省医保脱贫攻坚总攻战电视电话会议，学习贯彻习近平总书记重要讲话精神，动员部署全省医保扶贫“决战决胜百日总攻坚”行动。

3. “打击欺诈骗保维护基金安全”集中宣传月启动。3 月 31 日，省医疗保障局举行“打击欺诈骗保，维护基金安全”集中宣传月启动仪式，正式拉开全省医保系统为期一个月的集中宣传活动序幕。此次集中宣传活动与全省打击欺诈骗保专项行动月同步实施。

4. 云南省医保电子凭证正式上线。5 月 15 日，云南省医保电子凭证正式上线启用，在全国率先实现刷脸认证、扫二维码结算、医院诊间结算、建档立卡贫困人口三重保障“一站式”结算等功能。全省正式进入“互联网＋医保”时代。

5. 全省医保电子凭证推广工作电视电话会议召开。12 月 4 日，省医疗保障局召开全省医保电子凭证推广工作电视电话会议。会议强调，要全面提高全省医保标准化、信息化、智能化水平，为构建新时期全省医保现代化治理和均等化服务发挥重要支撑作用。

典型案例

案例一：云南省“五字诀”打赢医保脱贫攻坚战

截至 2019 年底，云南省仍有未脱贫人口 44.20 万，是全国医保扶贫目标人群数量最多、任务最艰巨、脱贫难度最大的主战场之一。截至 2019 年底，全省还有因病致贫返贫 3.35 万户、12.25 万人，占未脱贫总人口的27.71%;近60%的因病致贫返贫人口集中在全省27个深度贫困县,剩余脱贫任务十分艰巨。面对2020年脱贫交账和疫情冲击的“双重压力”,全省医保系统坚决贯彻落实习近平总书记关于决战决胜脱贫攻坚和再次考察云南时的重要讲话精神,把医保扶贫作为首要政治任务,聚力攻克最后堡垒。

一、工作部署安排“快”

全国决战决胜脱贫攻坚座谈会后,省医疗保障局立即召开局党组会贯彻落实会议精神。3月5日,省医疗保障局印发《云南省决战决胜脱贫攻坚医保扶贫“总攻战”工作方案》(以下简称《工作方案》)。3月10日,召开全省脱贫攻坚医保扶贫总攻战电视电话会议,落实省、市、县三级局长负责制,实行挂牌督战责任制。

为确保医保脱贫攻坚总攻战取得全面胜利,云南省组建省、市(州)、县医保部门医保扶贫指挥部,抽调专人集中办公,通过开发部署医保扶贫监测系统、开通视频指挥专线、制定工作规则流程、开展全省贫困人口医保扶贫大调度,实现工作任务第一时间下达、参保筹资第一时间反馈、政策运行第一时间分析、问题短板第一时间发现的上下实时联动、整体统筹推进的工作格局。

二、贫困人口参保“准”

依托扶贫数据共享平台和医保扶贫监测系统,做到各级医保、扶贫等部门间的紧密联动。截至2020年6月底,实现“四清楚”:一是全省建立贫困人口信息比对机制,完成对2912个存在一人多号、人号不一等身份证号异常的贫困人口信息比对工作,确保参保底数清楚;二是建立贫困人口参保动态标识机制,动态完成68422名建档立卡贫困人口的参保标识,确保参保状态清楚;三是建立贫困人口参保缴费核查机制,及时发现2334名实际缴费金额与缴费标准不符,以及9075名未完成缴费的贫困人口,按照统筹区进行分解,协调税务部门,依托村组干部、驻村队员和帮扶对象,做到足额收缴到位,确保参保问题清楚;四是建立贫困人口参保属性核对机制,对29862名死亡、服刑、服役、参加职工医保、异地参加居民医保的贫困人口实现逐一核对、逐一标识,确保参保结果清楚。

截至2020年底,全省建档立卡贫困人口参保任务全面落实到位,实现基本医保、大病保险、医疗救助全覆盖。

三、医保扶贫政策“稳”

实现“四防止”:一是保持现行医保扶贫待遇政策连续稳定,防止“翻烧饼”;二是保持贫困人口每人每年180元定额资助参保政策,防止出现参保不缴费;三是合理引导健康扶贫社会慈善公益基金对罹患大病重病贫困人口给予生活补助,防止保障叠加、过度保障;四是建立未转诊转院复审机制,由统筹区医保部门联合卫生健康部门,对结算系统初审不符合转诊转院规定的住院费用进行复审,防止因急重症未逐级转诊的贫困人口出现保障不足。

2020年全省贫困人口享受门诊待遇2786.64万人次,享受住院待遇181.13万人次,报销住院医疗费用72.09亿元,基本医保、大病保险、医疗救助三重保障报销比例89.45%;全省健康扶贫30条医保政策保持连续稳定,并与周边省份基本一致。

四、查找解决问题“实”

针对中央巡视“回头看”和国务院扶贫开发领导小组对全省脱贫攻坚成效考核时指出的“部分符合条件的建档立卡贫困户慢病患者没有办理慢病卡”问题,云南省制定整改方案,采取全面排查、完善慢病管理机制、强化监管推进按人头打包付费“三步法”,对纳入卫生健康部门管理的建档立卡贫困慢病患者实行在医疗机构直接办、在医保窗口即时办,做到慢病卡及时办理。2020年全省贫困人口共享受特殊病、慢病门诊待遇104.28万人次,医保基金支付3.7亿元。

坚持督战一体,做到全省各级医保扶贫工作者既是“督战员”也是“战斗员”。通过“看、查、访、谈、研、帮”等工作方式,省医保系统共查找出7个方面20余条问题,通过制定清单、责任到人、限定时限和销号管理等办法,确保及时清零。

坚持问题导向。4月2日,省医疗保障局会同财政厅印发《关于医疗救助实行异地就医“一站式”直接结算的通知》,升级改造异地结算系统,满足基本医保、大病保险、医疗救助县域外“一站式”直接结算条件,进一步解决贫困人口异地就医垫资问题。

五、作风纪律执纪“严”

结合医保系统行风建设，省医疗保障局列出问题清单，落实“有问题没有发现就是失职，发现问题不整改就是渎职”的工作倒查机制，对各级督查巡查和审计工作中发现指出的贫困人口参保、待遇落实和“一站式”结算等方面的问题，做到第一时间核实、第一时间上报、第一时间整改；对填报国家医保扶贫调度数据质量不高的32个县进行约谈，督促一一整改到位；相关地区调整了人员、充实了力量，工作作风明显转变。

案例二：昭通市“五坚持”做好医保扶贫

云南省昭通市所辖的11个县(市、区)中有10个贫困县，其中深度贫困县7个；全市共有建档立卡贫困户(以下简称卡户)人口185.07万人，其中因病致贫返贫20余万人。2020年，昭通市医疗保障局聚焦脱贫攻坚总目标，做实医疗保障扶贫，为决战决胜脱贫攻坚、与全省全国同步实现小康提供保障。

一、坚持以参保为第一要务

一是通过动态管控，确保100%参保。昭通市坚持市、县、乡、村、组“一盘棋”思想，发挥镇村组干部、驻村扶贫干部和挂钩帮扶干部主力军作用，每月入户走访摸实情，及时开展信息比对，将全市9589名新生儿及时纳入参保，将服刑、服役、死亡、异地参保等特殊情况逐一建立台账清单。

二是重点保障易地搬迁人员参保。“十三五”以来，全市累计搬迁35.47万人，其中卡户30.69万人。为预防过渡期管理真空，防止易地搬迁卡户漏保断保，全市采取“人迁户不迁”措施，继续由迁出地落实参保责任，迁入地迁出地强化信息共享，在保障政策连续性的同时做到无一人漏保断保。

二、坚持以脱贫为第一目标

一是打通医保信息系统与医院收费系统，实现自动识别卡户身份，从系统内部杜绝医疗机构收取押金，将先诊疗后付费、“一站式”结算等政策落到实处。

二是每月对自负费用超过农村人均可支配收入的患者信息进行筛查，综合分析研判、逐户排查风险、分类落实保障。

三、坚持以人民为中心

一是对未规范转诊转院的贫困人口开展危急重症审核认定，将其中符合条件的通过回补方式给予救助。截至12月底，全省回补救助3000余人次、金额1300余万元，做到既严格执行政策规定，又精细精准开展工作。

二是开展“一事一议”医疗救助，对全市420余名存在因病致贫风险的易致贫人口实施医疗救助，防止因病致贫返贫发生。2020年全市卡户中符合转诊转院规范的患者实际报销比例达88.56%。

四、坚持以服务为宗旨

一是将特慢病门诊待遇申报、转诊转院业务下沉至定点医疗机构，实现“现场办”。

二是简化肺结核、重性精神病申报流程，及时纳入特慢病管理。

三是落实降血压、降血糖用药保障，保障基层门诊慢病用药供应。

2020年全市特慢病申报人数达11.35万人，较2019年增长115%。

五、坚持以问题为导向

一是始终坚持问题导向，不回避矛盾、不逃避问题，以问题促落实、促整改、促发展，确保医保扶贫工作不走偏、不走样。

二是通过实地调研、参与省医疗保障局问题排除等方式，全市对标对表，细化整改措施，明确责任到人，确保各类各渠道发现的七个方面20余项问题全部清零。

案例三：昆明市医保基金监管取得实效

2020 年，昆明市实现对定点医药机构监督检查全覆盖，全年处理定点医药机构 1820 家，其中暂停医保服务 25 家、解除医保服务协议 24 家、移交司法机关 1 家、行政罚款 2 家，追回医保基金 7836.29 万元；查处违规参保人员 91 人，其中约谈 49 人、暂停医保卡结算 4 人、移交司法机关 4 人，追回基金 42.51 万元。全市通过媒体公开曝光医保违规违法案例 204 例，兑现举报奖励金额 3200 元。

一、强化政府监管

昆明市委、市政府主要领导多次对医保基金监管工作出批示、指示。12 月 22 日，全市医保基金监管工作会召开，省医疗保障局局长、市政府常务副市长、分管卫生健康工作的副市长出席，各县区政府分管领导参加。这是机构改革以来昆明市政府召开的第一次也是高规格的医保基金监管专项工作会议。

二、强化专项治理

一是开展个人账户支付疫情防控用品费用专项检查。市医疗保障局对全市 3384 家定点医药机构进行检查，共筛查使用个人账户支付疫情防控用品数据 61.1 万条，对存在问题督促整改。

二是开展扶贫领域医疗费用核查。市医疗保障局对 2020 年转嫁建档立卡贫困人口住院期间医疗费用问题进行整治，发现 13834 例（项）不合理医疗行为，追回医保基金 249.01 万元。

三是开展打击欺诈骗保专项治理行动。2020 年 4 月，市医疗保障局会同卫生健康委印发《昆明市开展打击欺诈骗保分类专项治理行动工作方案》，按照“谁签约谁负责”原则在全市开展专项治理。专项治理分为自查自纠和抽查复查两个阶段推进实施，自查自纠阶段初查金额 1287.39 万元，其中已做事实认定的合计 999.55 万元（拟退回费用）；抽查复查阶段，全市共抽取 4 家民营医疗机构和 2 家乡镇卫生院进行抽检查复，初查违规金额 8691.8 万元，其中已做事实认定的合计 2855.58 万元。不仅如此，市医疗保障局还联合省医保中心与相关第三方机构，对全市 25 家三级公立医疗机构开展全覆盖式医保基金专项治理检查，初查违规金额 7334.95 万元，其中已做违规事实认定的合计 1634.23 万元。截至 2020 年底，由昆明市本级查处的 17 家三级公立医院已全部查处完毕，查处违规金额共计 5457.28 万元。

四是开展专项治理“回头看”。2020 年全市共检查定点医疗机构 424 家，处理违规机构 51 家，追回医保基金 60.75 万元。

三、强化宣传力度

为了让政策法规走进千家万户，昆明市医疗保障局在 2020 年共投入宣传资金 30 万元，全年共计张贴海报 7164 张、发放折页 53018 份，电视台宣传 426 次，广播报道 2531 次，视频播放 30107 次，微信、短信推送 63425 条，公开曝光欺诈骗保典型案例 46 起，在全市营造自觉维护医保基金安全、自觉抵制欺诈骗保的社会氛围。

四、强化创新意识

作为国家基金监管方式创新试点城市，昆明市 2020 年通过第三方监管服务机构查处违规定点医药机构 190 家，共计追回医保基金 3312.69 万元。同时，昆明市还将第三方机构参与基金监管的经费纳入政府购买服务目录，于 6 月 11 日在全国率先制定《第三方机构参与医保基金监管工作规程》，并将所有合作的保险公司审核人员纳入医保社会监督员统一管理。

案例四：楚雄州打通服务群众“最后一公里”

2020 年，楚雄州医疗保障局坚持以人民为中心发展思想，不断提升服务水平、强化监督管理、创新便民举措、提升服务效能，切实打通服务群众“最后一公里”。

一、提升服务水平

为不断提高经办人员业务素质，楚雄州建立了学习型机关讲堂学习制度，以政策和业务为重点，坚持每周一讲、每周一考。2020 年全州共计开展机关讲堂 21 讲，800 余人次参加测试，做到问题解答清楚、流程描述清晰、业务无错办理。

为进一步减轻群众办事负担，楚雄州落实业务经办清单编制，及时公示办事指南和服务流程，严格落实“好差评”，切实做到一次性告知制、首问负责制和限时办结制。经过调整，全州服务事项证明材料减少 30%以上，单个事项办理时限压缩 50%以上，部门“最多跑一次”事项和即办事项占比均超过 50%，“一门”进驻率达 79%，网上可办率达 100%，全程网办率超过 50%。

二、强化监督管理

为健全医保定点医药机构协议监管，楚雄州于 2020 年修订《楚雄州医疗保险定点医药机构协议管理规定》，提出服务协议一年一签，根据上年协议执行过程中出现的新情况和新问题，及时修改完善协议条款，同时建立定点医疗机构退出机制。

对医保经办机构，楚雄州制定了《楚雄州医疗保险经办机构内部控制制度》，推动建立运作规范、管理科学、监控有效、考评严格的内部控制体系，确保医保基金安全高效，让参保群众放心。

三、创新便民举措

一是开展特殊病慢性病门诊就诊购药配送“一站式”服务。为解决全州特殊病慢性病参保患者在定点医院“开药难”“多次跑”等问题，楚雄州设立了全省首家特慢病专业药房，按照全覆盖、包配送、保供应的要求，建立特慢病药品销售配送服务机制，实现线上线下一体化、全程化服务。

二是拓展网上办事服务。在全州 30 项医保政务服务事项中，政务服务“一网通办”事项 28 项，占比 93.6%；“一部手机办事通”事项 21 项，占比 70%。同时，医保电子凭证实现全面推广，并在全省率先实现医保个人账户收入划账实时提醒，医保电子凭证知晓度和使用率持续提升。

三是优化新冠肺炎患者“一站式”结算服务。州医疗保障局坚决落实“两个确保”要求，在全省率先实现新冠肺炎确诊和疑似病例州内外就医费用“一站式”结算。截至 2020 年底，全州“一站式”直接结算共 69 人次 33.07 万元。

四是优化老年人医保服务。楚雄州坚持传统服务方式与智能化服务创新并行优化，于 2020 年制定出台了就近办、帮办代办、送药上门等 13 条敬老亲老举措，解决在医保公共服务中老年人不会上网、不会使用智能手机等“数字鸿沟”问题。

五是开通保费到期提醒服务。为避免参保人漏保断保，通过短信提醒方式，为缴费即将到期的参保人及时推送提醒。

案例五：曲靖市推广医保电子凭证应用

曲靖市医疗保障局贯彻落实国家和省、市关于大力推广医保电子凭证应用的部署要求，全力推进医保电子凭证推广工作并拿下三个全省第一：截至 2020 年底，激活人数 216.9 万人，激活量全省第一；激活率 36.5%，居全省第一；联通医药机构 3111 家，覆盖率全省第一。

一、提升政治站位

9 月 20 日，曲靖市人民政府组织全市医保电子凭证启动仪式。9 月 28 日，市人民政府办公室印发《关于激活应用医保电子凭证的通知》，明确工作目标责任、安排时间进度、强化监督落实，高位推动医保电子凭证的推广应用工作。

二、压实主体责任

市医疗保障局通过组织召开专题会议、组织医保电子凭证推广专班，明确局领导和科室负责人分片包干，并与各县（市、区）医疗保障局签订责任书，压实主体责任，把医保电子凭证激活摆到重要议事日程。

三、打通应用场景

全市深入开展医保信息系统（包括中心端和定点医药机构端）医保电子凭证接口的改造和测试工作。为落实医保电子凭证接口升级，督促各级定点医药机构 HIS 系统改造，协调第三方公司主动对接定点医药机构。截至 2020 年底，全市已有 3111 家定点医药机构上线医保电子凭证。为确保工作顺利落地，曲靖市还申请了刷脸设备和扫码设备，全年完成了1700多家村卫生室的设备部署上线，为实现一码结算、跨地域通用奠定基础。

四、形成攻坚态势

市医疗保障局与各单位协调联动，协调市教体局联合发文，在全市各级各类学校深入组织动员培训，开展"学生促家长""小手拉大手"激活医保电子凭证活动；组织业务人员针对较大规模学校开展医保电子凭证业务培训。经过多方推广，2020年12月24日，全市医保电子凭证日激活量11.6万人，居全省第一；25日—27日连续三日激活量超过10万人，进一步加快激活进度。

五、营造宣传氛围

为提升社会认知度，市医疗保障局印制1.8万余份《激活医保电子凭证流程操作指南》，深入广泛宣传医保电子凭证的应用范围及意义。各定点医药机构张贴海报并安排专人指导；各县医疗保障局安排专人深入到乡、村两级，通过各类宣传媒体如大喇叭、广播电视、新媒体等进行全覆盖宣传发动。

西藏自治区

工作综述

2020年,西藏自治区医疗保障部门坚决贯彻习近平总书记关于西藏工作的重要论述和新时代党的治藏方略,坚决贯彻党中央、国务院和自治区党委、政府决策部署,以着力解决好群众最急最盼最忧的紧迫问题为切入点和突破口,攻坚克难、砥砺前行,各项重点工作取得显著成效。

一、基本医疗保险制度平稳运行

截至2020年底,全区城镇职工基本医疗保险参保50.42万人,城乡居民基本医疗保险参保292.33万人。城镇职工基本医疗保险基金收入44.76亿元,支出22.04亿元,累计结存136.95亿元;城乡居民基本医疗保险基金收入21.63亿元,支出10.89亿元,首次实现收支平衡。

二、制度体系更趋完善

(一)城乡居民基本医疗保险制度整合平稳顺利

根据《西藏自治区人民政府办公厅关于进一步做好城乡居民基本医疗保险制度整合工作的通知》精神,各地(市)结合实际陆续完善出台配套政策,并迅速启动参保登记工作,为制度整合后的平稳运行奠定了坚实基础。2020年,城乡居民基本医疗保险财政补助标准提高至年人均585元,个人缴费标准按档次分别提高至每人每年90元、150元、280元,实现与全国同步提标;城乡居民基本医疗保险基金首次实现收支平衡。

(二)深化医疗保障制度改革总体框架初步搭建

坚持问题导向、目标导向、结果导向,围绕加快建成覆盖全民、城乡统筹、权责清晰、保障适度、可持续的多层次医疗保障体系目标,根据《中共中央国务院关于深化医疗保障制度改革的意见》精神,起草完成西藏自治区深化医疗保障制度改革实施意见,已进入报审阶段。

(三)全区“十四五”医疗保障事业发展规划编制有序推进

结合医疗保障事业发展方向,拟定西藏自治区“十四五”时期医疗保障事业发展总体思路和主要指标,并纳入自治区规划纲要,同时列入全区国民经济和社会发展“十四五”专项规划,制定工作方案,启动规划编制前期工作。

三、全力做好疫情防控

自新型冠状病毒肺炎疫情发生以来,全区医疗保障部门牢固树立以人民为中心的思想,把人民群众生命安全和身体健康放在第一位,在疫情防控医疗保障方面,始终做到守土有责、守土尽责、守土担责,以扎实有力的举措全力做好疫情防控。

(一)待遇政策落实到位

坚决落实和响应“两个确保”要求,对确诊和疑似患者医疗费用实施综合保障政策,对城乡居民确诊患者不执行异地转外就医住院比例降低10%的调减政策。第一时间将符合新冠肺炎诊疗方案以及自治区药监部门审批备案的144种藏药制剂纳入医保基金支付范围。向全区定点救治医院累计拨付810万元预付金。及时出台和调整新冠病毒核酸检测和抗体检测服务项目价格。

(二)药品保障有力有效

一是开通“绿色通道”。根据疫情防控救治需要,将诊疗方案中涉及的相关药品,以及自治区内各级医疗机构报送的部分急需药品,纳入自治区临时应急采购范围,并对采购清单实行动态调整。按照“特事特办”原则,建立诊疗方案覆盖药品的集中采购“绿色通道”,对未在自治区药品集中采购网上挂网的救治急需药品,药品生产企业可随时申请挂网。未挂网期间,医疗机构因救治危重症确诊患者急需相关药品的,可先采购后备案,确保用药需要。积极协调相关企业和社会力量为全区定点救治医疗机构统一组织调配87种约17.7万件抗疫特需药品。

二是加强沟通协调。一方面,全区各级医疗保障部门早预判、早介入、早部署,积极与各医疗机构和配送企业沟通,全面掌握防控救治药品使用和配送情况。另一方面,针对自治区药品配送企业普遍反映的疫情防控救治所需药品库存紧张,而本地无生产企业又无法从内地企业调配药品的实际困难,及时请示自治区人民政府,以政府名义发函北京、上海、重庆、四川等省(区、市)人民政府,恳请帮助协调当地药品生产企业解决自治区相关药品紧缺的问题。针对疫情防控特殊时期药品配送运输困难的情况,积极协调自治区公安、交通等部门,切实解决药品配送不及时的问题。

三是精准及时调配。在督促指导各地(市)医疗保障部门实地调查并全面掌握各医疗机构疫情防控救治急需药品库存数量和计划使用量基础上,进一步与药品配送企业对接协调,要求各配送企业对订单及时做出响应,充分调动各方资源,多渠道组织货源,对调配到的药品由自治区医疗保障部门统一调拨,以优先精准保障全区定点救治医疗机构所需药品的供应。相继已为全区 13 家定点救治医疗机构统一组织调配了 α-干扰素、甲泼尼龙等 65 种药品(涉及品规 76 个)约 45640 盒(箱、袋、支),有效保障了自治区疫情防控救治工作的顺利进行。

(三)积极支持企业复工复产

会同自治区财政、税务部门落实阶段性减征职工基本医疗保险费政策,明确自 2020 年 2 月至 6 月减半征收城镇职工基本医疗保险单位缴费部分,累计减征约 8.78 亿元,为促进复工复产、落实"六稳""六保"措施提供了有力保障。由于疫情防控工作中表现突出,那曲市医疗保障局仓琼同志被评选表彰为"全国医疗保障系统抗击新冠肺炎疫情先进个人"。

四、全力支持打赢脱贫攻坚战

全力做好全区建档立卡贫困人口等重点群体医疗保障工作,狠抓政策落实、工作落实、责任落实,不断提高全区医疗保障水平,着力解决贫困人口因病致贫、因病返贫问题,全力以赴助力打赢脱贫攻坚战。

(一)加强组织领导

组织召开全区医疗保障脱贫攻坚问题整改工作推进会,全面安排部署医疗保障脱贫攻坚相关问题整改工作。成立自治区医疗保障局脱贫攻坚领导小组,组建脱贫攻坚督战专班,制定印发《西藏自治区医疗保障局 2020 年脱贫攻坚工作要点》《西藏自治区医疗保障局关于开展脱贫攻坚自查自纠暨挂牌督战的实施方案》和《西藏自治区医疗保障局党组班子成员脱贫攻坚联系点工作制度(试行)》。党组成员分赴 7 地(市)对 35 个县(区)实地调研督战,对 39 个县(区)逐一进行视频督战,实现全区 74 个县(区)医疗保障脱贫攻坚督战全覆盖。期间,还对 2019 年完成脱贫任务的 19 个县和国家督察检查涉及的 6 个县再次进行了调度和指导。

(二)实现应保尽保

以重点解决"两不愁三保障"为目标,在会同自治区卫生健康、扶贫、民政等部门进行数据比对、完善身份标识工作基础上,全面摸清参保底数,并将贫困人口全部纳入基本医保、大病保险、医疗救助覆盖范围,实现应保尽保。

(三)落实贫困人口参保财政补贴政策

明确对参加城乡居民基本医疗保险的贫困人员,每人每年个人缴费部分由政府给予补贴。同时,将建档立卡贫困户作为医疗救助对象,对特困人员参保缴费给予全额补贴,对建档立卡贫困户参保缴费给予定额补贴。

(四)"先诊疗后付费"政策覆盖所有县区

联合自治区卫生健康等部门印发《关于共同解决好向贫困人口收取医疗费用押金和相关垫付费用等问题的通知》,明确对贫困人员实行"先诊疗后付费"制度,全区 74 个县(区)均实现了县域内农牧区贫困住院患者"先诊疗后付费"。

(五)建立健全医保扶贫长效机制

为进一步做好全区建档立卡人员基本医疗保险各项工作,确保参保人员数据在医保、扶贫系统及时更新,制定印发《关于进一步完善建档立卡人员动态管理信息比对与共享机制的通知》。为坚决打赢脱贫攻坚战,减轻农牧民群众大病医疗费用负担,精准防范和解决因病致贫、因病返贫问题,及时出台《西藏自治区医疗保障局防止因病致贫、因病返贫工作方案(试行)》,为困难群众真脱贫、脱真贫构筑起有力有效的医疗保障防线。

五、有力推动基金监管

(一)专项治理行动深入开展

组织签订基本医疗保险定点医疗机构医保服

务承诺书，开展2020年打击欺诈骗保专项治理、自查自纠以及“回头看”工作，实现自治区本级定点医药机构监督检查全覆盖。联合自治区卫生健康部门和第三方专业机构，分赴拉萨、林芝、昌都、那曲四市开展飞行检查。全区累计检查定点医药机构1029家，暂停医保服务协议11家，解除医保服务协议3家，约谈85家，下达整改通知书52家，追回医保资金2000余万元，对欺诈骗保行为形成了强大震慑力。

（二）基金监管长效机制逐步健全

建立医疗保障基金社会监督员制度，首期聘请37名监督员共同参与医保基金监管。建立基金监管重大案情曝光和打击欺诈骗保工作联席会议制度，强化社会舆论监督，推动形成综合监管、联合惩治、社会共治的基金监管工作格局。

（三）舆论宣传氛围浓厚

利用《西藏日报》《西藏商报》等主要媒体公布各级医疗保障部门举报方式和举报渠道，开展“帮你认清欺诈骗保行为”“举报奖励你问我答”“欺诈骗保行为后果介绍”“基金监督处负责人专访”等主题宣传共计12期，增强了定点医药机构和参保人员法制意识，营造了全社会共同关注、共同参与维护医保基金安全的良好氛围。

六、扎实推动药品医用耗材集中带量采购制度改革

（一）落实国家组织集中采购中选结果

2020年，先后落实国家组织集中采购第二、三批共计87个药品品种中选结果。初步统计，国家集采第二批32个品种中选价格，与2018年采购价相比，最大降幅达98.44%，平均降幅84.59%，预计可节约医保基金约3000万元。国家集采第三批55个品种中选价格，与2019年采购价相比，最大降幅达98.84%，平均降幅83.12%，预计可节约医保基金约4900万元。

（二）推进省际联盟带量采购有序开展

在前期与四川省医疗保障局签订《药械采购战略合作框架协议》基础上，实现与四川省采购平台互联互通、数据共享，并共同开展新形势下药械联合采购。同时，会同四川、辽宁、吉林、黑龙江、海南、山西、内蒙古建立“六省二区”药品价格和招标采购工作省际会商联动工作机制，协同推进医药服务供给侧改革，进一步促进药品和医用耗材价格回归合理水平。截至2020年12月，已经公布了17个药品品种和1个高值医用耗材（冠脉扩张球囊）的中选结果，其中11个中选药品平均价格降幅58.05%，最大降幅91.69%；冠脉扩张球囊平均降幅89.9%，最高降幅93.3%。

七、稳妥推进支付方式改革

联合自治区相关部门印发《关于印发〈西藏自治区关于进一步深化基本医疗保险支付方式改革的实施方案〉的通知》，积极探索基于医保基金收支预算管理和医保付费总额控制基础上的适应不同疾病、不同服务特点的多元复合式医保支付方式。拉萨、日喀则确定为区域点数法总额预算和按病种分值（DIP）付费试点城市，试点工作稳步推进。

八、公共服务建设更上台阶

（一）医疗保障信息平台建设加快推进

完成全区7地（市）城乡居民医疗保障信息系统开发建设和上线运行，区内74个县（区）基本实现基本医保、大病保险和医疗救助一站式服务、一单制结算，医保报销实现从“纸与笔”到“光与电”的飞跃。与商业银行签订开展医保电子凭证移动支付服务合作协议，医保电子凭证内部测试版本已开发完成，正开展业务流程测试、展码等工作。

（二）跨省异地就医直接结算工作进展顺利

西藏自治区跨省异地就医平台正式接入国家平台和西南片区门诊平台，实现与全国其他所有省份住院联网实时结算和云贵川渝门诊联网实时结算。截至2020年底，产生跨省异地结算业务200余笔，报销金额350余万元，跨省异地就医直接结算取得实质性进展。

（三）医保经办服务高效规范

制定并实施全区统一的医疗保障经办政务服务事项清单和办事指南，为参保人员提供精准化、精细化服务。创新服务理念，坚持便民利民，探索将疫情防控期间尝试性、临时性经办服务措施制度化、常态化，提升参保人员在医保经办服务过程中的满意度和幸福感。

重要活动

1. 首例新冠肺炎患者治愈出院个人无需承担治疗期间医疗费用。2月12日，自治区首例新冠肺炎患者治愈出院。为坚决贯彻落实“两个确保”的总体要求，治疗期间，自治区医疗保障局加强与定点救治医院的沟通联系，每日了解掌握患者的用药情况及费用支出等情况，从前期拨付给定点救治医院的预付金中足额垫付医疗费用。为做好患者医疗保障待遇报销工作，一方面积极与国家医疗保障局联系，详细了解跨省异地就医患者救治流程及救治政策；另一方面主动与患者籍贯所在地的湖北省随州市和随县两级医疗保障部门沟通，核实参保情况，了解当地报销政策。通过精细化的医保服务工作，首例治愈患者个人不承担治疗期间的医疗费用，国家政策圆满落实。

2. 召开全区医疗保障工作会议。3月25日，西藏自治区医疗保障工作电视电话会议在拉萨召开。自治区副主席罗梅出席会议并讲话，自治区医疗保障局党组书记、副局长泽丽主持会议并作工作报告。会议深入贯彻落实全国医疗保障工作会议精神，总结2019年医疗保障工作，分析研判形势，结合学习贯彻《中共中央 国务院关于深化医疗保障制度改革的意见》精神，安排部署2020年重点任务。

3. 跨省异地就医门诊结算平台与全国异地就医平台成功对接。3月30日，西藏自治区异地就医平台正式接入国家平台和西南片区门诊平台，实现与全国其他所有省份住院联网实时结算，并且实现和云贵川渝门诊联网实时结算。参保人可在备案地所有已接入国家平台的定点医疗机构就医，自治区异地就医平台同时支持自治区职工和居民住院业务。西南五省异地就医平台已于9月20日切换至国家异地就医平台。9月21日，自治区医疗保障局与四川省医疗保障局在林芝市进行跨省异地就医门诊交叉实测工作，共完成四川省与成都市社保卡在林芝市定点医药机构的4个门诊交易测试和5个住院交易测试，实地测试已全部通过，标志着西藏自治区异地就医结算平台已成功接入升级版国家异地就医结算平台。

4. 首批37位医疗保障社会监督员正式上岗。9月22日，自治区医疗保障局组织召开医疗保障社会监督员培训班暨聘书颁发仪式，标志着自治区首批37位医疗保障社会监督员正式上岗。首批医疗保障社会监督员由自治区各行各业中热爱公益事业、关心医保事业发展、有一定社会影响力和较强公信力的社会人士组成。监督员的工作职责主要包括：积极宣传普及医疗保障相关法律法规政策，引导群众参与社会共治；对包括定点医疗机构、定点零售药店、商保承办机构、医保经办机构等在内的使用医保基金对象开展监督；反映医保基金监管中存在的问题、意见和建议等。

典型案例

全力助力打赢脱贫攻坚战

2020年，西藏自治区医疗保障局以重点解决“两不愁三保障”中的“基本医疗有保障”为目标，全力做好全区建档立卡贫困人口等重点群体的医疗保障工作，狠抓政策落实、工作落实、责任落实，不断提高全区医疗保障水平，着力解决贫困人口因病致贫、因病返贫等问题，全力以赴助力打赢脱贫攻坚战。西藏自治区医疗保障局政工人事处荣获“全国脱贫攻坚先进集体”称号。

一、改革举措

（一）强化组织领导

组织召开全区医疗保障脱贫攻坚问题整改工作推进会，全面安排部署医疗保障脱贫攻坚相关问题整改工作。成立自治区医疗保障局脱贫攻坚领导小组，组建脱贫攻坚督战专班。制定印发《西藏自治区医疗保障局2020年脱贫攻坚工作要点》《西藏自治区医疗保障局关于开展脱贫攻坚自查自纠暨挂牌督战的实施方案》和《西藏自治区医疗保障局党组班子成员脱贫攻坚联系点工作制度（试行）》。党组成员分赴7地（市）对35个县（区）实地调研督战，对39个县（区）逐一进行视频督战，实现全区74个县（区）医疗保障脱贫攻坚督战全覆盖。期间，还对2019年完成脱贫任务的19个县和国家督察检查涉及的6个县再次进行了调度和指导。

（二）实现贫困人口应保尽保

以重点解决"两不愁三保障"为目标，在会同自治区卫生健康、扶贫、民政等部门进行数据比对、完善身份标识基础上，全面摸清参保底数，并将贫困人口全部纳入基本医保、大病保险、医疗救助覆盖范围，实现应保尽保。

（三）落实贫困人口参保财政补贴政策

明确对参加城乡居民基本医疗保险的贫困人员，每人每年个人缴费部分由政府给予补贴。同时，将建档立卡贫困户作为医疗救助对象，对特困人员参保缴费给予全额补贴，对建档立卡贫困户参保缴费给予定额补贴。

（四）"先诊疗后付费"政策覆盖所有县区

联合自治区卫生健康等部门印发了《关于共同解决好向贫困人口收取医疗费用押金和相关垫付费用等问题的通知》，明确对贫困人员实行"先诊疗后付费"制度，全区74个县（区）均实现了县域内农牧区贫困住院患者"先诊疗后付费"。

（五）建立健全医保扶贫长效机制

为进一步做好全区建档立卡人员基本医疗保险各项工作，确保参保人员数据在医保、扶贫系统及时更新，制定印发《关于进一步完善建档立卡人员动态管理信息比对与共享机制的通知》。为坚决打赢脱贫攻坚战，减轻农牧民群众大病医疗费用负担，精准防范和解决因病致贫、因病返贫问题，及时出台《西藏自治区医疗保障局防止因病致贫、因病返贫工作方案（试行）》，为困难群众真脱贫、脱真贫构筑起有力有效的医疗保障防线。

二、改革成效

医疗救助政策向贫困人口倾斜，普通和重特大医疗救助限额分别较原有规定提高4万元和5万元，达到每年10万元和20万元。对重特大疾病亟待解决的个案不受封顶线限制，充分利用社会救助协调工作机制，根据救助对象困难程度等因素一事一议、专题研究、限时解决。进一步减轻农牧民群众大病医疗费用负担，精准防范和解决因病致贫、因病返贫问题。

截至2020年11月，全区贫困人口就医37425人次，基本医保报销20251万元，大病保险赔付1210万元，医疗救助支出2003万元。自开展驻村扶贫工作以来，自治区医疗保障局克服人员严重缺乏等现实困难，选派优秀干部参加驻村扶贫工作，驻村人员帮助群众修建桥梁1座（项目资金95万元），筹集物资折价约20000余元。为结对帮扶群众临时突发性困难捐钱捐物，先后捐款33300元，并积极帮助所驻村点群众查找致贫原因，寻找致富门路，解决贫困问题。

陕西省

工作综述

2020 年，陕西省医疗保障局坚持以人民为中心的发展思想，认真贯彻《中共中央 国务院关于深化医疗保障制度改革的意见》，落实省委省政府部署，推动医疗保障事业取得新发展。截至年底，全省基本医疗保险（以下简称基本医保）参保 3899.75 万人，其中职工基本医疗保险（以下简称职工医保）参保 742.21 万人，城乡居民基本医疗保险（以下简称居民医保）参保 3157.53 万人。2020 年全省医保基金（含生育保险）收入 630.7 亿元，支出 469.58 亿元，累计结存 704.81 亿元，基金运行安全平稳。

一、保障疫情防控

（一）落实“两个确保”

面对突如其来的新冠疫情，省医疗保障局第一时间出台相关医保政策，确保患者不因费用问题影响就医，确保定点医疗机构不因医保总额预算管理规定影响救治。同时，结合新冠肺炎疫情防控工作实际，全省探索建立了对新冠肺炎确诊和疑似患者的医疗费用豁免制度，有针对性地免除了确诊和疑似患者医保支付目录、限定支付范围和用药量等限制性条款。2020 年全省结算新冠肺炎病例 1690 人次（含确诊和疑似病例），总费用 1848.45 万元，基金支付 829.04 万元。

（二）启动医保服务绿色通道

全省启动疫情期间药品价格应急动态监测工作，开通疫情防控药品、耗材挂网绿色通道，确保医疗机构用药需求。在 2020 年集中缴费期之后开通并两次延长参保缴费补办窗口期，最大限度满足群众需求。

（三）实施减征缓征医保费政策

全省在包括西安市在内的 6 个统筹基金累计结存可支付月数大于 6 个月的统筹地区，实行对职工医保企业缴费部分减半征收政策，减征期限最长 5 个月。同时，全省执行缓缴政策，缓缴期限最长 6 个月，缓缴期间免收滞纳金。全省减征政策惠及 8.3 万户企业，为企业减负 25.72 亿元。

二、推进医保扶贫

（一）确保贫困人口应保尽保

全省全面落实党中央、国务院和省委、省政府关于打赢脱贫攻坚的决策部署，做好医保扶贫“三排查三清零”（即抓政策落实排查，促脱贫任务清零；抓存在问题排查，促整改任务清零；抓长效机制排查，确保漏点短板清零）工作，通过开展参保任务清零行动、拉网式排查、优化办事流程，实现全省建档立卡贫困人口、“边缘户”100%参加基本医保和大病保险。全省落实参保资助政策，做好“一站式”结算服务，确保各项医保扶贫政策落实到位。加强与乡村振兴战略相衔接，结合健全重特大疾病医疗保险和救助制度，探索建立医保扶贫长效机制。

（二）减轻贫困人口医疗费用负担

2020 年全省贫困人口就诊 660 万人次，医保为民减负超过 40 亿元，三重制度综合保障下贫困人口政策范围内住院费用报销比例达到 80%以上。省医疗保障局扶贫办获 2020 年陕西省脱贫攻坚组织创新奖。

三、完善医保政策体系

（一）完善“两病”门诊用药保障机制

2020 年 3 月，省医疗保障局、财政厅、卫生健康委、药监局联合印发《完善陕西省城乡居民高血压糖尿病门诊用药保障机制工作重点任务分工方案》的通知，明确各部门高血压、糖尿病（以下简称“两病”）工作任务分工和牵头配合单位。省医疗保障局将“两病”门诊用药保障作为全局重要工作纳入医保督导内容进行督导落实。全省全年享受“两病”门诊用药保障的参保人员共计 418.86 万人次，政策范围内支付比例分别为 63%和 62%。

（二）落实医疗救助托底保障

全省坚持基本救助标准和保障范围，2020 年累计医疗救助192.53万人次，救助金额7.14亿元。

（三）推进生育保险和职工医保合并实施

省医疗保障局调度督导各地生育保险和职工医保合并实施情况，确保实现生育保险和职工医保统一参保登记、统一基金征缴和管理等政策要求，实现生育保险覆盖面扩大、企业和个人事务性负担减轻的工作目标。

（四）做好退役士兵社保转移接续

推进全省部分退役士兵社保接续工作，2020年全省登记退役士兵社保接续13.3万人，医保审核13.3万人，完成率100%。

（五）推进长期护理保险试点

按照国家医疗保障局扩大长期护理保险制度试点的要求，省医疗保障局会同省财政厅，指导汉中市制定并上报《汉中市长期护理保险试点工作方案》和《汉中市长期护理保险实施办法（试行）》，全面做好启动试点各项准备工作。12月8日—9日，省医疗保障局组织召开全省长期护理保险工作培训会。

四、加强标准化信息化法治化建设

（一）推进信息化项目平台建设

省医疗保障局于7月31日完成医保系统单位人员、定点医药机构和病种等15项医保业务编码的维护工作，并于9月底完成医保信息化项目平台建设第一批招标工作，各承建企业正式进场，项目建设有序推进。

（二）推广医保电子凭证应用

全省完成了医保电子凭证中台部署和12个统筹区3.3万多家定点医药机构的电子凭证应用接入工作。截至2020年底，全省已有超过794.8万名参保人员激活使用医保电子凭证，陕西省医保服务从“卡时代”正式迈入“码时代”。

（三）强化医保法治建设

为提高医保治理法治化水平，省医疗保障局自2020年4月起聘请专业律师事务所提供法律顾问服务，旨在为重大行政决策制定、日常合同审核、行政复议案咨询提供专业法律意见。8月19日，省医疗保障局邀请专家授课讲解《中华人民共和国民法典》。省医疗保障局被省委依法治省办评为2020年度全省学法用法考试优秀单位。

（四）编制全省医保“十四五”规划

2020年10月，省医疗保障局启动“十四五”规划编制，并向国家医疗保障局、省政府报送全省医保“十四五”规划基本思路和主要内容。

五、强化基金监管

（一）实施基金绩效管理

组织做好医保转移支付资金绩效评价工作，形成《陕西省医疗保障局2019年度中央深度贫困地区医疗救助自评报告》《陕西省医疗保障局2019年度中央医疗救助自评报告》《2019年城乡居民医保补助资金绩效自评报告》，报送国家医疗保障局。

（二）零容忍打击欺诈骗保

开展以“打击欺诈骗保 维护基金安全”为主题的宣传活动，深入开展飞行检查。2020年省医疗保障局对全省35530家定点医药机构开展了全覆盖现场检查，查处定点医药机构7416家，其中解除协议68家、暂停服务协议473家、移交司法机关1家，处理违规参保人员95人，共追回医保基金8.64亿元。

（三）开展审计整改

完成2019年全省医保基金审计整改工作，接受审计署对2020年全省医保基金收支情况的审计；以审计整改为契机，举一反三、强化跟踪、标本兼治，完善政策和监管体系。

六、深化医保支付改革和药品目录管理

（一）推进医保支付方式改革

加快推进医保支付方式改革。西安市按疾病诊断相关分组（DRG）付费、韩城市区域点数法总额预算和按病种分值付费国家试点稳步开展，全省各统筹区按病种付费病种均达到100个以上。

为深入了解各地支付方式改革情况，省医疗保障局于2020年3月开展支付方式改革进展情况督导调研，并于6月印发《关于报送各统筹地区医保定点医疗机构协议管理和支付方式改革工作情况的通知》。9月11日，省医疗保障局组织召开全省支付方式改革座谈会，安排部署下阶段医保支付方式改革工作，明确各地要严格落实医保支付方式改革总体要求，准确把握总额控制、按病种付费、DRG付费试点等工作重点。同月，省医疗保障局会同西安交通大学举办支付方式改革关键技术研讨会，交流省内外医疗保障部门和定点医疗机构推进支付方式改革的特色经验，探索支付方式改革新路径。与此同时，为加强支付方式改革调度，省医疗保障局以“工作动态”形式，介绍省内医保支付创新做法，

截至2020年底已发布四期。

(二)完善药品目录管理

自1月1日起,全面执行统一的医保药品目录,出台国家谈判药品分类管理政策,优化药品目录结构,提高基金支付效率。2020年全省118种国家谈判药品累计报销30.87万人次,为群众减负3.31亿元。

七、深化医药价格和集中招采制度改革

(一)完善集中带量采购配套政策

在推进第二、三批国家组织药品集中采购品种在本省落地工作中,为确保中选药品供应充足、配送及时,省医疗保障局不断完善集中带量采购配套政策,并于4月提出探索由医保部门与医药企业直接结算中选药品货款。截至2020年底,全省有141家医疗机构实现了医保基金与医药企业直接结算,直接结算金额786万元。

(二)试点医用耗材带量采购

8月,陕西省牵头组织甘肃、海南、湖南等11省(区、兵团)组成省际联盟,开展人工晶体带量采购,中选价平均降幅44%,最高降幅达到85%,一年可节约采购资金3.1亿元。

(三)开展"未过评"药品省际联盟招采

2020年12月,组织省际联盟开展未通过质量和疗效一致性评价的药品招采工作,涉及12种临床常用药,中选品规41个,平均降幅为63%,最高降幅为94.7%,预计每年可为全省公立医疗机构节约采购资金1.41亿元。

(四)深化医疗服务价格改革

持续推进全省公立医疗机构取消医用耗材加成调整医疗服务价格政策落地见效。自1月起,省医疗保障局对各地取消医用耗材加成、调整医疗服务价格工作进行了督导检查,对执行情况进行动态监测,推动完善医疗服务价格政策。为实现优质医疗资源跨区域流动,满足群众就医需求,省医疗保障局于4月出台"互联网+"医疗服务项目价格。

八、提升医保经办服务水平

(一)加强行风建设

省医疗保障局于4月印发《关于建立全省医疗保障系统行风建设长效机制的实施办法》。11月,出台《陕西省医疗保障政务服务"好差评"工作制度(试行)》,开展创建"优质服务窗口"活动,旨在改进工作作风、优化服务流程、规范服务行为。在2020年全国医保政务服务"好差评"制度建设评估中,陕西省取得97分,排名全国前十。

(二)实现"互联网+"医保结算

推进"互联网+"医保线上结算。截至2020年底,省本级6家定点医疗机构和654家定点零售药店可通过"互联网+"医保提供门诊服务。

(三)推进异地就医结算

建立健全跨省异地就医业务系统管理机制。截至2020年底,包括西安市在内的多个统筹区已实现异地备案业务在线办理。2020年全省跨省定点医疗机构938家,异地就医备案47.13万人次,异地住院58.38万人次,结算总费用93.72亿元,医保报销51.88亿元;异地门诊及药店购药16.27万人次,个人账户刷卡直接结算3224.66万元。

重要活动

1. 省领导听取疫情期间医保工作情况汇报。2月12日,陕西省委常委、常务副省长梁桂主持召开专题会议,听取省医疗保障局关于做好新冠肺炎疫情医疗保障工作情况汇报。

2. 全省医疗保障工作视频会议召开。3月5日,省医疗保障工作视频会议召开。会议要求,要坚持把疫情防控工作作为当前最重要最紧迫的政治任务,全力抓好疫情防控医疗救助保障工作,确保患者不因费用问题影响就医,确保医院不因支付政策影响救治。做好疫情防控相关药品、耗材挂网采购和价格监测,优化经办流程,简化办事手续,助力企业复工复产,支持经济社会发展。

3. 确定首批开展"互联网+"医保结算定点医疗机构名单。5月9日,通过系统测试和联调,陕西省最终确定西安交通大学第一附属医院、空军军医大学第二附属医院(唐都医院)和陕西省人民医院为全省首批开展"互联网+"医保结算定点医疗机构。

4. 落实国家药品集采和取消医用耗材加成工作座谈会召开。6月9日，落实国家组织药品集采和取消医用耗材加成工作座谈会在西安市召开。会议听取了各市（区）落实国家组织药品集中采购和使用、取消医用耗材加成调整医疗服务价格工作进展（完成）情况汇报，以及对下一步全省集中带量采购高值、普通医用耗材和“未过评”药品的意见建议。

5. 省医疗保障经办服务中心更名授牌及省医疗保险基金中心授牌。6月29日，省医疗保障局举办省医疗保障经办服务中心更名授牌及省医疗保险基金中心授牌仪式。陕西省医疗保险基金中心为省医疗保障局所属正处级公益一类事业单位，主要职责是承担全省医保基金预决算业务；承担全省医保信息系统开发、应用和维护业务；承担全省医保基金运行情况检查分析和受理违反协议规定的投诉及举报业务；指导各市县（区）医保基金监控等信息化业务。

6. 省深化医疗保障制度改革座谈会召开。8月20日，为了深入贯彻党的十九大关于全面建立中国特色医疗保障制度的决策部署，推进医疗保障治理体系和治理能力现代化，省医疗保障局组织召开深化医疗保障制度改革座谈会，面对面听取西安交通大学、西北大学等专家学者和12个市（区）医疗保障部门负责同志对医保制度改革的意见建议。

7. 全省基本医保支付方式改革座谈会召开。9月11日，全省基本医疗保险支付方式改革座谈会在汉中市召开。会议要求各市对标《陕西省人民政府办公厅关于印发省进一步深化基本医疗保险支付方式改革实施方案的通知》改革任务，查找差距并提出落实措施，倒排时间表、建立月报制度，确保年底前完成不少于100个病种结算的目标，并逐步建立总额控制下的按病种、按定额、按床日、按项目付费的多元复合式支付方式改革。

8. 省医疗保障局扶贫办获省脱贫攻坚组织创新奖。10月17日，陕西省脱贫攻坚领导小组在西安市召开2020年陕西省脱贫攻坚表彰大会暨先进事迹报告会，省医疗保障局扶贫办获2020年陕西省脱贫攻坚组织创新奖。

9. 全省长期护理保险制度试点培训会召开。12月8日—9日，省医疗保障局在汉中市召开全省长期护理保险制度试点培训会，贯彻落实国家医疗保障局《关于扩大长期护理保险制度试点的指导意见》精神，深入解读扩大试点政策、介绍分析前期试点经验。省、市（区）医疗保障局相关处（科）室负责人50余人参加培训。

典型案例

案例一：陕西牵头11省（区、兵团）联盟集采人工晶体平均降价44%

一、改革背景

2019年7月19日，《国务院办公厅关于印发治理高值医用耗材改革方案的通知》（国办发〔2019〕37号），要求按照带量采购、量价挂钩、促进市场竞争等原则探索高值医用耗材分类集中采购，积极探索跨省联盟采购。自此，药品和医用耗材招标采购由各地单打独斗式的招采模式向多元化、集团化采购过渡，实现区域联合采购已经成为发展趋势。

随着人口老龄化进程加快加深，我国白内障发病率不断提高，人工晶体临床用量越来越大，因其价格高昂，相关治疗所带来的经济负担愈发沉重。为降低患者负担、实现医保基金战略性购买，陕西省于2020年牵头组织11省（区、兵团）联盟集采人工晶体，全省高值医用耗材带量采购工作自此正式开展。

二、取得成效

2020年8月15日，陕西省牵头组织11省（区、兵团）（包括陕西、宁夏、甘肃、青海、新疆、新疆生产建设兵团、湖南、广西、贵州、海南）组成的省际联盟，公布了首次组织开展的人工晶体带量采购中选结果：在参与带量采购的22家企业中，产生中选企业18家；在申报的100个人工晶体品规中，有56个中选；在价格方面，与联盟各省区原采购价相比，平均降幅44%，最高降幅85%。按约定采购量计算，联盟地区一年可节约采购资金3.1亿元。

三、主要做法

(一)科学合理分组

根据联盟地区公立医疗机构人工晶体上一年度采购和使用情况,省际联盟组织眼科临床专家进行4次论证,最终按产品功能属性、原理和性能功效划分组别,明确质量高、价格优的产品导向,确定了17个组(单焦晶体11组、多焦晶体4组、散光晶体2组)在联盟药械采购平台对外公告,接受企业申报。

(二)落实量价挂钩

明确三级公立医疗机构(含军队医院)、具备开展人工晶体相关手术资格的二级公立医疗机构(含军队医院)均参与带量采购,并鼓励医保定点社会办医疗机构积极参与。以联盟地区上一年度人工晶体实际使用量的70%作为约定采购量,在采购中实行量价挂钩、以量换价,中选产品的价格与采购数量按比例挂钩,中选产品降价越多,收获的市场份额越大。

(三)兼顾质价平衡

明确对竞标产品数超过6个的产品组,分两个标段进行投标:第一标段为商务标,按照企业规模、产品质量安全性、市场占有率、服务与培训和供应保障能力等5个维度对申报产品的质量进行评价,淘汰低分产品;第二标段为经济标,对第一标段的入围产品进行竞价,高价者淘汰、低价者中选。对组内竞争不充分的产品采取“专家议价谈判”方式确定中选产品。

(四)尊重地区差异

省际联盟地跨西北、西南、中南三个地理分区,各地医疗机构在使用人工晶体产品时也有较大差异。因此,省际联盟在公立医疗机构人工晶体约定采购量的分配上,允许各省(区、兵团)有不同的产品组合选择,既维护联盟地区中选产品的统一性,又兼顾各地区的差异性,为中选产品落地营造良好环境。

案例二:延安市推行医保支付改革打造医保发展新引擎

为深化医保制度改革,助推“三医联动”,按照国家和省级部署要求,延安市医疗保障局加快推进总额控制下以按病种付费为主的多元复合式医保支付方式改革,变被动买单为主动作为,激发医疗机构主动规范行为,降低成本、合理收治、控制医疗费用不合理增长,切实提高医保基金使用效率。截至2020年底,全市总额控制下的多元复合式医保支付方式体系初步建成,支付标准更加科学合理,促使医疗机构为患者提供更好的医疗服务。

一、改革背景

延安市有关部门早在2018年就印发了《关于医疗保险按病种结算有关问题的通知》,提出在全市二级及以上医院执行110个病种住院费用按病种付费。但由于出台政策前调研不够深入、测算不够精确、病种标准未能与医院谈判协商等原因,在按病种付费过程中出现了同级医院同病不同价、病种标准制定不够科学、政策落实执行不够到位等问题。

《中共中央 国务院关于深化医疗保障制度改革的意见》出台后,延安市委、市政府结合实际,于2020年10月印发了《延安市深化医疗保障制度改革的实施方案》,提出要建立管用高效的医保支付机制,为全市医保支付方式改革提供了制度安排。新组建的市医疗保障局在进一步加强基本医保基金预算管理的基础上,按照“控基金”和“提质量”相统一,坚持以收定支、收支平衡、略有结余的原则,全面推进完善总额控制下以病种付费为主的多元复合式医保支付方式改革,着力保障全市参保人员基本医疗需求,切实筑牢保障底线。

二、主要做法

(一)先行先试,按病种付费改革成效初显

市医疗保障局通过“一选两算一谈判”的方式试点推行以“一条路径”(即临床路径)为主的按病种付费改革。“一选”指由医疗机构根据自身能力和水平,自主选择出院病例较多、治疗方法相对成熟、疗效确切、个体差异较小、以手术治疗为主的病种;“两算”指由定点医疗机构和医保经办机构分别对选定的病种按照临床路径进行费用测算;“一谈判”指由医保经办机构与定点医疗机构就病种定额标准测算情况进行谈判,确定最终病种付费定额标准。2020年5月,全市首批选取30个病种在延安大学附属医院、市人民医院、市中医院、市妇女儿童医院、博爱医院等五所定点医疗机构试点执行按病种付费。同时完善了住院费用按病种付费的适用范围、结算方式、结算质量管理、结算监督管理等制度。

(二)稳步推进,多元化复合式支付体系初步建立

2020 年 11 月,结合五家试点定点医疗机构运行情况,延安市将选取的 30 个按病种付费病种执行范围扩大到全市二级及以上医疗机构。2020 年底,根据按病种付费执行情况,市医疗保障局、卫生健康委员会、财政局联合印发《关于将急性支气管炎等 87 个病种纳入病种付费的通知》,要求全市二级及以上定点医疗机构及参照二级收费的民营医疗机构共推行 117 个病种住院费用按病种付费。另外,在延安怡康精神病专科医院开展精神分裂症、分裂情感性障碍、双向情感障碍 3 个病种住院医疗费用按床日付费;选取职工 46 个病种、居民 52 个病种在门诊开展按人头付费。延安市总额控制下的多元化复合式医保支付体系初步形成。

(三)多措并举,确保支付方式改革落地见效

为确保医保支付方式改革平稳落地执行,市医疗保障局多措并举,保障改革。

一是将医保支付方式改革执行情况纳入对定点医疗机构“五规范”(即规范抗生素使用、规范贵重药品的使用、规范特殊材料的使用、规范各类项目的检查、规范外伤患者的管理)常态化检查范围;定点医疗机构在支付方式改革过程中,以“应纳尽纳”为基本原则,将符合按病种、按床日付费结算条件的病种纳入其中,对应纳入按病种付费病种而未纳入的定点医院所产生的费用,医保基金不予支付,对已纳入按病种、按床日付费后又退出的病例进行严格审核,并合理制定退出率。

二是完善全市医保医师管理,把医保支付方式改革执行情况作为医保医师个人积分和惩戒管理的重要方面,对故意规避按病种付费或将不符合退出条件而退出按病种付费的违规医保医师在个人年度医保医师评分时给予扣 3 分处理。

三是将次均费用、人均费用、转诊转院率、稽查违规率、患者投诉率和患者满意度等指标纳入定点医疗机构服务协议考核内容,考核结果直接与定点医疗机构医保基金的拨付比例及下一年度定点确认挂钩。

四是建立智能监控系统与进销存系统的数据接口,利用智能化技术防止定点医疗机构降低医疗服务质量,进一步加强对医保支付改革中的数据真实性进行判定,同时提取定点医疗机构药品和医用耗材进销存数据,分析药品和医用耗材销售情况,确保医保支付行为真实合理。

三、主要成效

截至 2020 年底,全市共执行按病种付费病种 117 个,累计 2000 余人次;同比按项目付费,医保基金支付费用下降 23.95%。全市初步形成医患保联动的综合治理机制、促使医保基金收支平衡的长效机制和促进医疗机构控费提质的内生机制。

案例三：铜川市探索按疾病诊断相关分组(DRG)付费改革

一、改革背景

按照《陕西省人民政府办公厅关于进一步深化基本医保支付方式改革实施方案的通知》《关于印发按疾病诊断相关分组付费省级试点城市名单的通知》精神,铜川市连续多年积极探索符合本地实际的付费方式。2019 年 7 月,铜川市被确定为按疾病诊断相关分组(DRG)付费省级试点城市。2020 年,全市 6 家医疗机构启动 DRG 付费试点,住院医疗费用增长趋势得到明显控制。

二、主要做法

(一)领导重视,制度先行

市委、市政府高度重视全市支付方式改革工作,自 2019 年起,连续两年将其列为全市深化改革重点工作任务。市有关部门出台多个文件,明确了 DRG 付费试点的具体实施方案和管理实施细则。

(二)模拟运行符合制度预期

从 2020 年 1 月 1 日起,铜川市 DRG 付费进入模拟运行阶段,选取市人民医院、市人民医院(南院)、矿务局中心医院、北京中医药大学孙思邈医院、市中医医院、耀州区人民医院等 6 家医院参与模拟运行工作。根据模拟试行文件开发 DRG 系统,医院通过 DRG 系统按规定时间(即患者出院结算 6 个工作日内)完成院内病案质控、上传并确认住院病案首页信息,同时由核心系统将每月的医保结算数据通过回流中心将数据传至 DRG 系统,由 DRG 系统将医院病案

首页数据及医保结算数据通过字段进行拟合，形成最终分组的依据，并将病例分组情况及基金模拟支付金额反馈至试点医院。经过半年的分析评估和年终数据分析，6 家试点医疗机构就诊住院总病历 61909 例，入组病例数据 61061 例，入组率为 98.63%，其中按 DRG 付费结算（含病例进入目标性总控组）病例共计 52528 例，占比 84.85%，总体运行情况平稳，模拟运行情况符合制度预期。

（三）分组标准平稳过渡至国家版

2020 年 6 月，《国家医疗保障疾病诊断相关分组（CHS－DRG）细分组方案（1.0 版）》下发，铜川市重新提取全市 26 家二级及以上医疗机构近三年病案首页数据和医保结算数据，完成数据拟合、清洗及标准化处理，对第一批 CHS－DRG 分组结果及权重费率重新进行了测算，并针对存在问题进行了反馈、沟通和纠正处理，同时对 DRG 分组情况及 DRG 结算系统进行业务培训。2020 年底，出台《铜川市基本医疗保险按疾病诊断相关分组（DRG）付费实施方案》，DRG 付费遵循“年度预算、总额控制（区域）、月度预付、年终清算”的原则，实行职工医保和居民医保（含补充保险）基金统一管理、分开运行、单独核算、分别付费。按照“试点先行、稳妥推进、逐步扩大”的工作推进原则，实施模拟运行的 6 家定点医疗机构开始 DRG 正式付费。

三、主要成效

（一）院端管理更加科学

在总额预算下，实行“年度预算、总额控制（区域）、月度预付、年终清算”的政策，通过对临床过程相似、资源消耗相近的疾病组进行打包付费，倒逼医院坚持质量和效益并重，突出成本核算，转变服务行为，主动控制费用、降低成本，提高治疗服务质量。DRG 付费实施以来，6 家试点医疗机构组织了多次 DRG 付费专题培训，招录了一批专业的编码人员进行编码，运用病案入组率、例均费用、平均住院日、药占比、耗材占比等多维度指标进行院内考核，院端管理更加精细科学。

（二）绩效指标更加优化

铜川市构建了一整套科学全面的绩效指标，通过各项数据分析，对医院医疗服务广度（DRG 覆盖组数）、医疗服务整体技术难度（CMI 值）、危急重病例救治能力进行科学可量化的考核与评价，并通过跟踪监测分析不断优化指标设置，有效减少不合理诊疗费用、减轻群众医疗负担。

（三）基金效率不断提升

通过加强对医保基金的预算管理、收支管理和运行分析及切实有效的谈判协商机制，市医疗保障局较好地掌握了医保费用支付的主动权，促进医疗机构加强管理、提高效率、降低成本，有效遏制过度医疗。同时，全市不断完善智能监控审核系统，设置审核规则 424 条，其中医保政策 376 条、循征医学 48 条，全面推进以循证医学和临床路径为核心的全流程智能审核监管体系。2020 年全市 6 家试点医疗机构职工医保住院例均费用较上年下降 5.5%；居民医保住院例均费用增长趋势也在逐渐放缓。

案例四：安康市创新服务方式 提升异地就医服务能力

一、改革背景

安康市位于陕西省东南部，南依巴山、北靠秦岭，辖 1 区 9 县，常住人口 266.89 万，户籍人员 305 万。随着全市人员流动性不断增大，在外地务工、退休后随子女居住异地的情况越来越多，异地就医需求日益增加。异地就医直接结算成为全市医保工作的一项重要任务。

在互联网和大数据技术飞速发展的时代背景下，安康市创新经办管理方式，依托信息化建设做好异地就医直接结算工作，推动全市医保工作迈上新台阶。

二、主要措施

（一）创新工作思路

针对参保群众反映强烈的“异地就医结算难”问题，市医疗保障局通过调研测算，联合财政等部门印发《安康市城乡居民基本医疗保险市级统筹办法实施细则》，要求从 2020 年 1 月 1 日起提高结算定额和年度报销限额，改进支付结算方式，统一市县（区）参保、待遇、医疗服务标准和财务管理；同时加快医保信息系统建设，全力打通异地就医直接结算渠道，使参保群众在全国就医结算享受同一服务。

（二）试点刷卡定点

为满足全省异地参保人员的就医购药需求，安康市在2020年6月开通了省内异地普通门诊就医和药店购药结算业务，将市级5家医疗机构定为异地刷卡定点机构，将18家零售药店定为异地刷卡定点药店，方便参保群众异地就医购药。

（三）规范经办管理

为规范异地就医直接结算、确保医保基金安全，安康市于2020年先后制定了包括《异地就医实时结算经办规程（试行）》《异地就医购药结算财务管理制度》《城乡居民异地就医费用审核与结算制度（试行）》在内的九项制度，在规范转院备案、异地就医结算流程的同时，保障了医疗费用按时清算，取消了原来需要就医地提供的所有证明资料和签章。

（四）加大政策宣传

为确保异地就医结算工作顺畅落实，全市还在2020年不断加大宣传力度，利用微信公众号、报刊、电视、电子屏等媒体宣传政策，并将相关政策、文件、制度汇编成册，发放到参保群众，让利民政策深入人心。

三、工作成效

安康市以办好人民群众治病就医的事情为目标，创新经办管理方式，在2020年全面实现了省内外异地就医联网实时结算，彻底解决了参保人员异地就医垫付费用大、报销周期长、办理过程往返奔波“跑腿”、就医监管难等问题。全市参保职工和居民全年异地就医3.62万人次、医保基金支付3.94亿元。

案例五：渭南市临渭区推进经办服务提质增效

2020年，临渭区医疗保障局贯彻落实上级各项决策部署，持续推动各项基本医保政策落实落地，通过强宣传、重管理、优服务、抓落实，推动新时代医保经办工作再上新台阶，充分保障了全区广大参保人员门诊、慢病、“两病”、住院等医疗保障需求。

一、构建医保服务体系和医疗服务网络

区医疗保障局自2019年3月挂牌成立后，按照“一局三中心”（局机关、区职工医保经办中心、区居民医保经办中心、药品采购与结算管理中心）的服务经办模式，全系统93名干部职工承担全区所有医保经办服务工作。在管理体制和经办服务体系基本成型的同时，区医疗保障局还对全区772家（含村卫生室）定点医药机构分层级建设了医疗服务网络，满足参保群众不同层次的就医需求。

二、提升医保服务能力，营造良好社会氛围

（一）创新培训方式

为不断提高工作水平和为民服务能力，区医疗保障局于2020年在全系统组织开展了为期4个月的“股长小课堂”集中培训活动，通过现场辅导、答疑解惑、相互讨论等多种形式，促进干部队伍提升综合服务能力。

（二）政策宣传到村到户到人

按照“接地气、靠实际、重实效”的原则，临渭区在2020年以打击欺诈骗保宣传月活动为载体，结合居民医保费征缴和医保扶贫等各项宣传活动，建立医保政策宣传员队伍、组织医疗机构“签约服务”宣传（定点医疗机构对就诊病人进行面对面政策宣教），通过多渠道、多角度、多层次开展宣传，使医保政策宣传到村到户到人，在实现政策咨询不出村的同时，提升医保政策的知晓率、满意度和透明度。

（三）强化社会舆论引导

区医疗保障局利用电视、网络、广播等媒介，立足工作实际，紧贴社会热点，精选宣传内容，发布多项权威医保政务信息，让更多网友、群众及时了解国家医保惠民政策。2020年全区共发布宣传稿件140余篇，在省市主流媒体刊登文章20余篇。

三、夯实制度基础，提供“准快实”的服务

（一）在制度建设上出实招

区医疗保障局在2020年先后出台《临渭区医疗保险基金监管工作实施方案》《关于进一步做好医保基金监管工作的通知》《关于规范城乡居民医疗保险业务经办流程的通知》等文件，完善基金监管机制、规范医药机构协议管理内容、量化检查考评标准、优化经办服务环节和流程，切实做到有章可

循、依规办事，打造专业化、信息化、标准化的医保经办服务体系。

（二）在服务下沉上做文章

临渭区把高血压和糖尿病（以下简称“两病”）认定机构下沉到乡镇卫生院，把村卫生室纳入“两病”报销机构，开放信息平台权限，打破户籍限制，实现市域内“两病”待遇通办，变“群众奔波”为“信息快跑”。同时将外伤鉴定下沉各直通车医院，简化外伤住院患者办事流程，实现外伤住院患者“一站式”结算。

（三）在精简资料上下功夫

全区按照“四最一中心”（即服务质量最优、提供材料最少、办事时限最短、办事流程最简和坚持以人民群众为中心）的经办服务要求，全面梳理服务事项，简化环节和手续，精简申报资料，优化个人账户退费、转诊转院备案、慢性病续签等办理流程，服务时间整体缩短 30％以上。

（四）在创新机制上求突破

全区门诊慢性病患者在就近的医疗机构将申请或报销资料进行初审上传，经医保经办中心线上审核，即可实现秒批秒办。依托智慧医保信息化建设，将医保、医疗机构、患者联为一体，打造慢特病服务一体化的医保经办模式，推进医保管理科学化、智能化、高效化建设，打通群众办事“最后一公里”。

四、围绕“三提升”优化服务方式

（一）提升服务质量

围绕群众办事的热点、难点和堵点问题，建立由经办机构前台对业务单据进行初审、后台审核人员进行复核、稽核人员进行内审、行政机关进行监督的管理体系。公开办事指南和服务流程，推行一次性告知制、首问负责制、限时办结制和服务承诺制，实现业务咨询“四告知、一指导”（即告知群众政策规定、所需资料、业务流程和办理时限，指导群众填写业务表格）。持续深化“最多跑一次”改革，不断升级窗口服务质量，提升医保经办服务标准化水平。

（二）提高服务效率

新冠肺炎疫情期间，临渭区实行网上办理缴费、异地就医备案及参保信息查询等业务，对不能在“网上办”“掌上办”“电话办”的事项和群体，开设专门应急经办窗口，安排专人进行业务办理，确保经办线上线下“不断档”，服务质量“不打折”。

（三）提高群众满意度

全区落实“好差评”制度，升级经办窗口服务质量，在区行政服务中心设置医保咨询引导台，配备医保工作首席专员；将职工医保、居民医保、大病保险、医疗救助等医保经办窗口设置在同一区域，实现“一站式”办结；同时在经办窗口增设添置医药箱、雨伞、饮水机、老花镜等便民服务项目。

甘肃省

工作综述

2020年是“十三五”和脱贫攻坚收官之年。甘肃省各级医疗保障部门贯彻落实党中央、国务院和省委省政府决策部署，奋力推进各项重点任务落实，全省医保事业改革发展取得显著成效。全省基本医疗保险参保2590.4万人，参保率97.84%(以常住人口数为基数)。2020年，全省医保基金收入(含生育保险)343.33亿元，基金支出(含生育保险)283.95亿元。

一、疫情防控举措得力

(一)落实“两个确保”

新冠肺炎疫情暴发后，省医疗保障局从政治高度迅速落实国家有关政策措施，将确保患者不因费用问题影响就医、确保收治医院不因支付政策影响救治的“两个确保”，作为打赢新冠疫情防控阻击战的政策利剑落实落地。为此，全省各级医保部门及时预拨医保专项资金2.3亿元用于“两个确保”，推动实现“早发现、早报告、早隔离、早治疗”。累计结算治愈确诊和疑似患者203人，医疗总费用266.4万元，基本医保基金支付203.23万元，财政补助63.18万元。同时，紧急开通药品采购绿色通道和防控物资应急采购通道，优化医保经办服务，为打赢疫情防控阻击战做出医保应有贡献。

(二)减征、缓征医保费助力企业复工复产

累计为全省37168家企业减征城镇职工医疗保险费12.36亿元，为316家企业缓征城镇职工医疗保险费6389.59万元，为促进复工复产、保持就业稳定提供了强有力的政策保障。

二、脱贫攻坚精准施策

全省各级医保部门始终将医保扶贫作为最大的政治任务，推动脱贫攻坚责任、政策和工作落实，完成各项硬任务。

(一)挂牌督战抓落实

省医疗保障局成立由局班子成员带队的4个督战组，分批次对8个未脱贫县和其他重点县挂牌督战，逐村逐户逐人“过筛子”，全面落实城乡居民基本医保市级统筹，着力攻坚“参保全覆盖”“资助全落实”“待遇全享受”和“一站式”结算等4项硬任务，构建基本医保公平普惠、大病保险有倾斜、医疗救助有托底的三重保障体系。

(二)冲刺清零补短板

省医疗保障局结合全省脱贫攻坚检视清零行动统一部署，全面梳理扶贫工作中存在的突出问题，分别于2020年2月5日和11月26日制定印发《医疗保障脱贫攻坚冲刺清零后续行动方案》《关于切实抓好全省检视清零行动发现问题整改的通知》等文件，精细化开展排查整改，确保各类短板弱项全部按期清零。

(三)加强考核固成果

省医疗保障局对照省级考核要求，印发《医疗保障脱贫攻坚成效考核主要内容和评价方法》。各级医保部门通过大数据与人工相结合、互查与自查相结合的方式，对各项医保扶贫指标进行量化赋分，分层考核，进一步巩固脱贫攻坚成果。

(四)配合普查保质量

省医疗保障局配合国家统计局甘肃调查总队，研究制定普查方案，建立省、市、县三级值班联动制度，做好普查指标和政策跟进解释，顺利完成两批60个县区国家普查验收。2020年，全省574.95万建档立卡贫困人口实现全参保、全资助，全面落实“一站式”结算，政策范围内住院报销比例达到89.8%，全省最后8个贫困县的医保扶贫指标全部达标，并顺利通过脱贫验收。

三、基金监管标本兼治

(一)加强制度建设

省医疗保障局印发《推进医疗保障基金监管制度体系改革的实施意见》《甘肃省医疗保障基金监督检查管理规定》《甘肃省医疗保障基金社会监督

员管理办法》等政策文件，规范完善基金监管制度，提升依法行政执法水平。

(二)联合开展专项行动

省医疗保障局联合省纪委监委、省卫健委等部门持续开展“打击欺诈骗保专项行动”。全省共检查定点医药机构 9690 家，查处 4338 家，集体约谈 65 家省直定点医疗机构负责人，暂停医保刷卡 216 家，解除协议 38 家，追回、扣减医保基金和行政罚款约 2.1 亿元，公布省直定点医药机构行政处罚情况 9 起，查处举报线索 27 件，有效遏制了欺诈骗保势头。

四、待遇保障注重落实

(一)全面实施市级统筹

从 2020 年 1 月起，全省 14 个市州城乡居民基本医疗保险全部由县区统筹提升到市级统筹，实现制度政策统一、基金统收统支、管理服务一体，医保基金结存更趋安全合理。

(二)待遇保障水平稳步提升

城乡居民基本医疗保险人均筹资标准达到 800 元，城乡居民大病医疗保险人均筹资标准达到 90 元；城镇职工住院费用政策范围内报销比例为 76.2%，城乡居民住院费用经基本医疗保险、大病保险报销后，政策范围内报销比例 72.2%，经过“三重制度”综合保障，建档立卡贫困人口政策范围内报销比例为 89.8%。

(三)完善待遇保障政策

一是落实城乡居民高血压、糖尿病门诊用药保障机制。积极推进“两病”门诊专项保障政策的规范管理，通过建立“两病”参保人员台账、强化基层服务、优化结算规程等方式，确保待遇落地落实。二是将 5 种严重精神障碍疾病纳入门诊慢特病基本医疗保障，城乡居民门诊慢特病保障病种达到 50 种。三是合并实施生育保险和职工基本医保，完善新生儿参保和军队文职人员参保缴费机制，完成全省部分退役士兵医保接续。四是甘南州被确定为长期护理保险国家试点，积极探索建立适应经济发展水平和老龄化发展趋势的长期护理保险制度。

五、推进集中采购和阳光挂网

(一)集中带量采购成效凸显

一是积极推进国家组织集中带量采购三批 112 个中选药品、首批冠脉支架 10 个中选结果落地执行。中选药品价格平均降幅 54%，最高降幅 96%；700 个同通用名药品主动降价，平均降幅 30%以上。2020 年三批带量采购药品实际节约费用超过 10 亿元。全省第一批 25 个药品约定采购量全部完成。首批集采冠脉支架平均降幅 93%，最高降幅 96.79%，按照全省意向采购量计算，年可节约资金 1.3 亿元。二是积极参加省际联盟公立医疗机构跨区域联合人工晶体带量采购，11 月中选的 46 种人工晶体在甘肃省落地执行，平均降幅 53.26%，最高降幅达到 84.21%，年可节约资金 1185.7 万元。

(二)医用耗材网上采购规范运行

通过“挂网目录管理”“三色九段线价格管理”和“动态调整”的阳光挂网采购机制，降低了医用耗材虚高价格，提高了交易各方阳光采购的积极性。2020 年，全省高值医用耗材共有 1500 家企业的 5.14 万个产品挂网，累计采购金额 85.76 亿元；体外诊断试剂共有 770 家企业的 2.1 万个产品挂网，累计采购金额 13.68 亿元。

六、医药管理有序推进

(一)药品目录调整有序

省医疗保障局在做好 2019 版国家药品目录落地实施的基础上，按照省级权限将有地方标准的 44 个中药饮片和 27 个民族药品调整纳入甘肃省医保支付范围，并对中药饮片全部实行“甲类”支付。

(二)谈判药品及时落地

通过简化经办流程、监督医药机构，使患者能够买得上、用得上、可报销谈判药品。2020 年，甘肃省使用谈判药品共 16.1 万人次，药品总费用 6.2 亿元，医保基金报销 4.1 亿元，人均报销比例 66%以上，切实减轻了广大群众的用药负担。

(三)支付方式改革稳步推进

全省继续推行按人头、按病种、总额预付等相结合的复合式支付方式。庆阳市按照国家医疗保障局部署扎实推进 DRG 试点，2020 年已进入模拟运行阶段。此外，陇南、武威、定西三市被纳入 DIP 付费国家试点，金昌、天水被列入 DRG 付费省级试点，各试点地区稳步推进支付方式改革。

七、公共服务水平明显提升

一是省医疗保障局于 2020 年 8 月 31 日印发《甘肃省医疗保障经办政务服务清单及办事指南》，通过建立清单制度、统一办事指南等方式，规范医疗保障经办政务服务。二是大力推进医疗保障行风建设，落实“好差评”制度，推行“承诺制”容缺办理，大幅压减材料、缩减流程、提高效率，实现基本医保、大病保险、医疗救助“一站式”结算和村卫生室即时结报，提升了全省医保经办服务水平。三是开通了“甘肃医保服务平台”，办事程序简化，办理时间压缩，提升了经办服务水平。

八、信息化建设取得进展

一是对原有信息系统进行全面升级改造，对8个拟脱贫县2551家村卫生室开展全面核查，为各地配备用于医保访问的PSAM卡10747张，配发刷卡器3134台，实现了全省定点医疗机构“一站式”结算和村卫生室即时结报。二是完成医疗保障信息平台建设项目的审批、招标等工作，平台建设工作已于2020年10月全面开展。三是启动医保电子凭证试点工作，实现同时支持刷脸和刷二维码进行医保结算。截至2020年底，全省120多家定点医院、1500多家定点零售药店已接入医保电子凭证系统，400多万参保群众激活医保电子凭证，医保直接结算50多万笔。

九、政策宣传多措并举

各级医保部门充分发挥驻村工作队、乡村医务人员、经办服务3支队伍作用，通过入户宣传、网络和媒体宣传等多种手段，开展“医保政策百日播报”“医保政策大宣讲”和“我身边的医保扶贫故事”专项活动，高频次、广覆盖、全方位开展政策宣传，提升了广大干部群众的政策知晓率和满意度。全省共有政策宣讲队263支、宣传干部1053名，对乡镇医保专干、驻村工作队、村医等人员开展宣讲培训5211场次、32.77万人次；发放各类医保扶贫政策宣传资料600多万册，张贴海报2.8万余张，摆放展板、设置宣传专栏2.6万多个。

重要活动

1. 召开全省医疗保障脱贫攻坚工作视频推进会。2月28日，召开全省医疗保障脱贫攻坚工作视频推进会，部署全省医保系统统筹推进疫情防控和医保扶贫工作，并就阶段性减征职工基本医疗保险费、支持企业复工复产工作进行安排。

2. 开展“打击欺诈骗保 维护基金安全”集中宣传月活动。4月1日，甘肃省全面启动以“打击欺诈骗保，维护基金安全”为主题的集中宣传月活动。宣传月期间，印发《2020年甘肃省开展严厉查处医疗机构和经办机构套取骗取医保基金行为专项治理工作实施方案》，在全省范围内开展专项治理工作。4月27日，曝光2019年以来甘肃省打击欺诈骗保的10起典型案例。

3. 甘肃省医保电子凭证试点上线启动仪式举行。4月3日，省医疗保障局在兰大二院举行甘肃省医保电子凭证试点上线启动仪式。甘肃省成为全国第一家调用国家医保局电子凭证中台的人脸识别能力，实现医保刷脸直接结算的省份。省医保局党组书记、局长金中杰出席仪式并讲话。

4. 举行医疗保障基金社会监督员聘任仪式。4月15日，省医疗保障局举行医疗保障基金社会监督员聘任仪式，决定聘任16名志愿者担任医疗保障基金社会监督员。省医疗保障局党组成员、副局长冯连宝出席仪式并讲话。

5. 甘肃省医疗保障服务中心网上经办大厅上线。10月1日，省直医保参保单位网上经办大厅、定点医药机构经办大厅、个人网上经办大厅正式上线运行。

6. 印发《关于深化医疗保障制度改革的实施意见》。11月4日，甘肃省委、省政府印发《关于深化医疗保障制度改革的实施意见》，明确到2030年全面建成多层次医疗保障制度体系的总体目标，以及待遇保障、筹资运行、医保支付、基金监管、医药服务供给、医疗保障服务等6个方面的改革任务。

7. 开展2020年专项治理省级抽查复查和全省定点医疗机构专项治理“回头看”。11月14—25日，由省医疗保障局、卫生健康委、药监局带队，财政厅、公安厅联合参与，采取听取汇报、查阅资料、数据分析、现场查看等方法，对金昌、庆阳、陇南所辖市本级医保经办机构及部分定点医疗机构专项治理情况进行抽查复查，进一步规范两类机构医疗和服务行为。12月21日，召开全省定点医疗机构专项治理"回头看"视频会议，围绕紧盯"诱导住院、虚假住院"两个治理重点，在全省范围内迅速开展定点医疗机构专项治理"回头看"工作。

8."甘肃省医疗保障研究院"揭牌仪式举行。 11 月 27 日，省医疗保障局与兰州大学共同签署《战略框架合作协议》，并举行"甘肃省医疗保障研究院"揭牌仪式。副省长何伟和兰州大学校长严纯华共同为"甘肃省医疗保障研究院"揭牌，省医疗保障局副局长冯连宝、兰州大学副校长沙勇忠分别作为双方代表签订协议。

9. 全省 2021 年医疗保障待遇政策研讨会召开。 12 月 19 日，省医疗保障局召开全省 2021 年医疗保障待遇政策研讨会，对当年全省医疗保障筹资和待遇保障基本情况、问题和建议进行研讨。省医疗保障局党组成员、副局长、二级巡视员谢宝成出席会议，全省各市州医保局相关负责人参加研讨。

典型案例

案例一：甘肃省扎实推进药品集中带量采购

国家组织药品集中带量采购是党中央、国务院的重大改革决策，旨在以更多的采购量推进药品供应企业主动降价，实现挤压药价水分、减轻患者负担的改革目标。甘肃省贯彻落实国家部署，扎实推进药品集中带量采购和使用的落实。

一、三个环节科学测算约定采购量

精准确定中选药品的约定采购量，是有效平衡实际采购量和医疗机构需求量、确保国家组织药品集中带量采购政策实施的重要前提。省医疗保障局从三个方面入手确定约定采购量。

（一）以实际发生量为依据

在统计确定全省公立医疗机构药品用量时，甘肃省在药采平台开发上线了带量采购药品数据上报模块，利用信息化手段，对全省医疗机构 2018 年同通用名药品采购量进行统计，以实际发生的客观数据作为衡量各医疗机构采购量的基本依据。

（二）充分考虑药品供应现状

针对中选药品的单一性与同通用名药品种类、群众用药习惯、医疗机构用药需求多样性之间的矛盾，在对各医疗机构 2018 年同通用名药品使用的种类、数量进行全面分析的基础上，按照国家要求，以 2018 年采购量的 50％－70％为参照基数初步确定集中带量采购的约定采购量，为医疗机构留出 30％－50％的选择空间采购其他种类的同通用名药品，确保既能按期完成约定采购量，又能满足多样性用药需求。

（三）由医疗机构最终确认

为确保测算的采购量与各医疗机构的实际需求无缝衔接，及时将初步确定的约定采购量反馈各医疗机构，由医疗机构结合本机构实际再次进行测算，确定最终采购量并进行线上确认，实现约定采购量科学精准。

二、以支付机制调动使用中选药品积极性

（一）实施 30％预付金制度

医保部门按不低于约定采购量金额的 30％，先行向医疗机构预付医保基金，作为医疗机构向企业支付药品采购款的周转金，并规定医疗机构在按照约定采购量使用中选药品的前提下，年度预算医保基金"结余留用"，引导医疗机构积极使用中选药品。2020 年，全省高值医用耗材共有 1500 家企业的 5.14 万个产品挂网，累计采购金额 85.76 亿元；体外诊断试剂共有 770 家企业的 2.1 万个产品挂网，累计采购金额 13.68 亿元。

（二）实施差异化支付标准

针对市场上中选药品与同通用名非中选药品价格差异较大的实际，发挥医保支付标准的杠杆作用，对同通用名药品，医保基金按集中采购价格作为支付标准进行结算，使用价格高于支付标准的部分由患者自付，引导患者选用中选药品。

三、降低企业流通成本

（一）加强采购和付款监测

建设甘肃省国家集中采购中选药品结算及监测系统，引入非金融第三方在线支付模式，实现药品采购物流、信息流、资金流的"三流合一"和资金

支付情况在线实时查询监测，提升资金结算和支付效率。

（二）签订四方采购协议

利用甘肃省国家集中采购中选药品结算及监测系统，督促医疗机构、生产企业、配送企业、医保部门在结算及监测系统签订四方采购协议，并对基金预付、带量采购、30天回款、支付标准结算、保障供应等重点环节进行全链条监测，提高药品带量采购操作便捷化、监管智能化水平。

（三）落实带量采购、招采合一目标

坚持量价挂钩、保证使用、及时回款，减少企业公关、销售及压款等交易成本，引导医生和患者理性用药，推动改进药品购销模式，净化医药流通环境，改善医药行业发展生态，确保实现带量采购、招采合一的目标。

四、推动非中选企业提质降价

（一）发挥中选药品联动作用

落实带量采购药品必须通过质量和疗效一致性评价的要求，促使非中选药品企业对产品质量、产能供给和成本控制提出更高的要求，推动行业向规模化、集约化和现代化方向发展。

（二）渐进式调整支付标准

针对市场上与中选药品同通用名药品价格普遍较高的实际，按照“循序渐进、分类指导”的原则，实施渐进调整支付标准，要求非中选企业的同通用名药品价格在2—3年内下降到中选药品价格和医保支付标准。非中选企业降价后符合要求的，与中选企业同等享受基金预付和30天回款政策，切实提高非中选企业主动降价的积极性。截至2020年底，共有超700个非中选药品申请降价，平均降价幅度均超过30%，带量采购带来的降价效应逐渐显现并扩大。

甘肃省推进药品集采工作以来，通过带量采购、以量换价，减轻了患者的医疗费用负担。国家组织集中带量采购三批112个中选药品平均降幅58%，最高降幅96%，2020年实际节约费用超过10亿元。以治疗非小细胞肺癌的吉非替尼片为例，中选企业原采购价格为228元/片，中选价格为45元/片，降幅达80.26%，1个月的治疗费用可从6840元降至1350元，若按个人自付一定比例纳入乙类报销，个人仅需支付500元左右。药品带量采购让更多经济困难的患者得到了实惠，切实感受到了药品降价带来的政策红利。

案例二：甘肃医保扶贫：做实督帮改

2020年，省医疗保障局紧盯医疗保障脱贫攻坚硬任务，强化挂牌督战，督帮结合，抓好问题整改，全力推进以8个未摘帽贫困县为重点的医保扶贫工作。

一、明确目标，以督添力

2月，省医疗保障局印发《甘肃省医疗保障脱贫攻坚挂牌督战实施方案》，明确医保扶贫挂牌督战的目的、范围、内容、责任、要求和定期调度事项，全力推进医保扶贫挂牌督战行动。

任务挂牌督战。对照贫困人口脱贫、贫困村退出、贫困县摘帽、医保扶贫退出验收标准，明确将建档立卡贫困人口参保全覆盖、资助全落实、待遇全享受、定点医疗机构“一站式结算”和村卫生室“即时结报”服务等作为医保扶贫挂牌督战内容，将挂牌督战工作贯穿2020年医保脱贫攻坚全过程。

明确职责督战。明确省、市、县三级医保部门督战职责，各级医保部门一把手负总责、班子成员分兵把守、层层传导压力，确保人员到位、责任到位、工作到位、成效到位。

压茬推进督战。省医疗保障局制定《省直专责部门挂牌督战工作计划》，将各县需完成的医保扶贫督战内容、督战方式等细化分解到月，每月对督战内容落实情况进行调度，压茬推进任务落实。同时，省医疗保障局每月以“四不两直”（“不发通知、不打招呼、不听汇报、不用陪同接待、直奔基层、直插现场”）入村入户的方式，对考核验收指标进行暗访，对暗访中发现的问题及时反馈，立行立改；对一时不能解决的问题，专门研究提出解决措施。

二、督帮结合，以帮为主

为减轻基层工作负担、补齐短板，强化弱项，省医疗保障局针对市（州）县医保部门人员不足、缺乏专业干部以及乡村两级“没有腿”的现状，提出“督帮结合、以帮为主、精准施策”的督战思路，推动省市县三级协同作战。

通过培训指导“帮”。省医疗保障局先后召开 5 次全省医保扶贫工作视频调度培训会和 1 次工作座谈会，推进扶贫工作。制定《甘肃省医保扶贫台账（范本）》《甘肃省医疗保障脱贫攻坚指南》，强化工作指导，提升医保扶贫工作能力。

通过数据比对“帮”。针对基层缺乏数据处理专业人员的实际，省医疗保障局每月将全省医保信息系统参保数据与省扶贫办建档立卡贫困人口数据、税务部门征缴数据进行比对，及时将比对结果反馈各市州、县区，指导基层加快落实贫困人口参保缴费和资助工作，推动参保全覆盖任务目标的实现。同时，会同省税务局，紧盯参保动员、保费收缴、银行入账、税务部门登记、医保信息系统录入等多个参保关键环节，安排专人值守，随时响应处理参保缴费过程中的各类问题。

通过技术支撑“帮”。为稳定和巩固村卫生室“即时结报”工作，省医疗保障局筹集资金、组织技术力量，成立 8 个技术工作组，对 8 个未摘帽贫困县的 2551 家村卫生室即时结报工作逐村核查，现场帮助解决了 280 家村卫生室即时结报工作中存在的问题。其中，协调网络服务运营商修复网络故障 112 次，配置电脑参数恢复结算页面访问 90 次，联系县医保局补发更换用于医保访问的 PSAM 卡 30 张，现场培训村医使用省城乡居民医保结算管理系统进行即时结算 48 次。

三、统筹推进，以改托底

紧扣医保扶贫硬任务，统筹推进挂牌督战、冲刺清零后续行动、中央专项巡视反馈问题等各级各类反馈问题整改和国家脱贫攻坚普查等重点工作，以改托底，确保 8 个挂牌督战县医保扶贫硬任务落实落细落到位。

紧盯问题“改”。以中央脱贫攻坚专项巡视“回头看”和 2019 年度国家脱贫攻坚成效考核反馈意见中关于医保政策宣传方面的问题，迅速制定整改方案，制定《2020 年甘肃医保扶贫政策 25 问（参考模板）》《2020 年甘肃省医保扶贫明白卡（参考模板）》《2020 年甘肃医保扶贫公益宣传短信（参考模板）》和音视频宣传片，并下发市州。同时，动员全省医保系统开展“医保政策百日播报”和“医保政策大宣讲”，着力从做实干部培训和入户宣传、深化社会宣传、抓好阵地宣传等方面，广覆盖、高频次逐村逐户强化政策宣传，提升群众对医保政策的知晓率和满意度。

逐户筛查“改”。各市县医保部门协同乡村两级，以“拉网式”“过筛子”的办法和“三问、三看、三核”（“三问”即是否参保缴费、是否参保资助、是否享受医保待遇；“三看”即参保缴费凭证、资助银行流水、报销结算清单；“三核”即是否纳入参保、是否资助到位、是否足额报销）相结合的方式，逐村逐户进行筛查。对筛查出的问题由市县医保部门对照核实，按照政策规定逐一落实，即知即改，确保将建档立卡贫困人口全部纳入基本医保、大病保险、医疗救助三重保障范围。

2020 年，全省省各级医保部门全力攻克贫困堡垒，建档立卡贫困人口参保全覆盖、资助全落实、待遇全享受、“一站式”结算等 4 项硬指标全部达标，全省最后 8 个未摘帽县顺利通过退出标准验收，并顺利完成两批 60 个县区国家普查验收，第一批 52 个县区已通过国家审核验收和事后质量抽查。2020 年，全省 574.95 万建档立卡贫困人口实现全参保、全资助，全面落实“一站式”结算，政策范围内住院报销比例达到 89.8%。

青 海 省

工作综述

2020 年，青海省医疗保障局在省委省政府的坚强领导下，用心用情用力推进医疗保障事业可持续发展，取得新成绩。全年基本医保参保 563.26 万人(职工 108.54 万人、城乡居民 454.73 万人)，生育保险参保 64.16 万人。全省医保基金收入(含生育保险)126.09 亿元，支出(含生育保险)96.79 亿元。

一、扎实做好疫情防控医疗保障工作

一是落实“两个确保”。将新冠肺炎诊疗方案内的药品和医疗服务项目全部纳入医保支付范围，将 10 种民族医院制剂纳入医保，确保患者不因费用问题影响就医、收治医院不因支付政策影响救治，预拨医保基金 7.4 亿元。二是出台便民措施。推行医保业务“不见面”办理，将门诊特慢病患者开药量延长至 90 天。三是制定核酸检测收费标准及医保支付政策，核酸检测价格从 200 元/项调整为 120 元/项，抗体检测从 100 元/项调整为 50 元/项，确保应检尽检、愿检尽检。四是支持企业复工复产，及时出台阶段性减征缓缴医疗保险费政策，为各类企业减征职工医保费 3.28 亿元。

二、牵头制定青海省深化医保制度改革方案

青海省认真学习贯彻《中共中央 国务院关于深化医疗保障制度改革的意见》。省政府成立以分管副省长担任组长的医保制度改革课题调研组，深入 8 个市州 17 个县市和 30 多家医药机构开展调研，形成《青海省深化医疗保障制度改革调研报告》。在深入调研的基础上，牵头制定《青海省深化医疗保障制度改革的实施意见》，立足省情实际，提出今后十年全省医保制度改革发展目标和 30 项具体改革措施，已由省政府常务会议审议通过。

三、全力打好医保脱贫攻坚战

(一)进一步完善政策

2020 年 4 月，省医疗保障局印发《关于进一步做好医保扶贫有关工作的通知》，全面取消建档立卡贫困人口“两病”、特慢病门诊起付线，降低鉴定门槛，扩大鉴定范围，优化经办流程，确保建档立卡贫困人口及时纳入保障范围。

(二)开展“补针点睛”专项行动

4 月，省医疗保障局出台《青海省医疗保障扶贫“补针点睛”专项行动方案》，确定 7 个方面 17 项工作举措，加强扶贫的针对性、精准性，确保医保扶贫工作顺利推进。

(三)全面完成问题整改

聚焦中央专项巡视“回头看”和成效考核反馈问题，建立常态化数据核查比对机制，对贫困人口参保信息进行周对接、日通报，对新增贫困人口及时开通参保缴费“绿色通道”。全省 53.9 万建档立卡贫困人口 100%参保、100%享受医保待遇，全年贫困人口累计住院 11.8 万人次，住院费用报销比例 90%。

四、推动药品及医用耗材招采改革

(一)进一步完善药品及医用耗材招采政策

推进药品耗材货款结算方式改革。11 月，省医疗保障局出台《关于稳步推进采购药品及医用耗材货款结算方式改革意见》，全省集中采购药品耗材货款由医保部门与医药企业直接结算，改善药品流通环境，促进招采成果落地。9 月，省医疗保障局出台《青海省治理高值医用耗材改革实施方案》，着力解决高值医用耗材价格虚高、过度使用等问题。

(二)抓好药品集中采购成果落地

国家组织集中采购第一批 25 种药品完成约定采购量的 151%，节约采购资金 6800 万元；第二批 32 种药品完成约定采购量的 93%，节约采购资金 6700 万元；第三批 55 种药品 11 月 1 日起在全省执行，预计可节约采购资金 3168 万元。省级集中采购 46 种药品 11 月 1 日起全面执行，平均降价 47%，预计节约采购资金 6.86 亿元。通过国家集中采购和

连续两年省内药品集中带量采购，预计节约采购资金 10.22 亿元。

(三)推进医用耗材采购落地

青海省参加国家首次高值医用耗材集中带量采购，心脏支架国内、进口产品平均降价 92% 和 95%。参加 10 省省际联盟开展人工晶体集中采购，平均降价 44%。开展省级心脏双腔起搏器集中采购，国内、进口产品平均降价 15.48% 和 10.31%。对留置针、输液器开展集中带量采购，平均降价 78.9% 和 61.6%，预计年节约采购资金 8100 万元。此外，实施新冠病毒检测试剂挂网采购，核酸、抗体检测试剂平均降价 28.47% 和 64.74%。

五、稳步开展医疗服务价格动态调整

(一)用系统观念指导改革

实施系统性"一打三降一控二提"行动，即打击欺诈骗保，降低药品、医用耗材虚高价格和不必要的检查检验费用，控制次均住院费用不合理增长，稳步提高医疗服务价格、参保群众报付比例。

(二)从实际出发有升有降、有增有减

为科学规范调整医疗服务价格，在全国范围内公开招标，实施全省医疗服务价格动态调整专项课题研究。从 2019 年 12 月 31 日起，青海省取消公立医院耗材加成，同步提高 509 项医疗服务价格；适应新技术发展需要，新增 94 项医疗服务价格；解决医疗服务价格倒挂问题，调整规范 179 项；加强传染类、护理类、儿童康复类项目调整，提高价格 26 项；对未列入公立医院一次性材料使用管理目录的 463 项医用耗材的材质和规格进行增补。医疗服务收入在医院总收入中占比过低的问题开始扭转。

六、调整完善基本医保政策

(一)调整城乡居民医保筹资标准

2020 年 8 月，省医疗保障局联合省税务局印发《关于做好 2021 年城乡居民基本医疗保障工作的通知》，确定 2021 年城乡居民医保个人缴费标准，及时协调税务部门开展医保费征收工作。将城乡居民基本医保人均财政补助提高 30 元、达到 626 元，个人缴费 314 元，医保筹资结构进一步优化。

(二)完善城乡居民医保"两病"门诊用药保障政策

11 月，省医疗保障局印发《关于做好城乡居民高血压糖尿病门诊用药保障工作的通知》，降低"两病"鉴定门槛、提高报销比例、优化经办流程、加强政策宣传，全力推动政策落实落地。

(三)调整城乡居民医保"三个目录"个人自付比例

适当提高实际报付比例，将乙类药品目录、诊疗项目、耗材项目各段个人自付比例下调 5%，血制品和吸氧费个人自付比例下调 10%。

(四)完善门诊特殊病慢性病政策

将全省职工和居民医保门诊特慢病病种统一调整为 26 种，将血友病、恶性肿瘤、肾透析等重特大疾病门诊费用按医保住院政策报销，年最高支付限额 10 万元。

(五)降低居民医保二级医疗机构住院起付线

在海东市、玉树州开展为期一年的试点，将城乡居民医疗保险二级定点医疗机构的住院费用起付标准由 600 元降低为 300 元。

七、强化医保基金监管

(一)持续开展打击欺诈骗保专项治理

省医疗保障局联合公安、财政、卫生健康、药品监管等部门，扎实开展打击欺诈骗保专项行动，重拳打击恶意骗取医保基金违法违规行为。全省全年共核查定点医药机构 5131 家，查处违法违规定点医药机构 1810 家，解除医保协议 15 家，暂停医保刷卡结算 120 家，公开曝光 76 家，追缴到位资金 8478 万元。司法部门依法办理骗取医保基金案件 4 起。对省内 51 家定点医疗机构开展飞行检查，经检查，发现疑似违规资金 1.18 亿元。

(二)建立健全基金监管长效机制

省医保局出台系列举措完善监管长效机制。一是 10 月出台《青海省医疗保障基金监管举报线索处理暂行办法》，统一规范全省医保基金监管举报线索办理流程。二是 9 月出台《青海省医疗保障基金监管飞行检查办法(试行)》，组建省级飞行检查队伍，按照"下管一级"的原则，对定点医药机构、医保经办机构飞行检查；同月出台《政府向社会力量购买医保基金监管服务办法(试行)》，通过引入第三方力量参与基金监管，解决监管力量和能力不足问题，省财政安排资金 436 万元委托第三方开展医保基金使用检查。三是推进"双随机、一公开"监管，将全省 4150 家定点医药机构纳入名录库，组建全省医保基金执法人员名录库和协助执法人员名录库，其中执法人员 83 名、协助执法人员 1064 名。

(三)开展医保政策宣传月活动

4月中旬开始,在全省开展以“宣传医保政策、打击欺诈骗保、维护基金安全”为主题的医保政策宣传月活动。全年全省累计编印发放《青海省医疗保障政策问答》《青海省医疗保障典型案例选编》1500余册,开展“送医保政策”进社区、进乡村、进企业活动130余场次。投入10万元在主要媒体播放医保政策问答、典型案例100余篇,在青海藏语电视台、藏语广播电台开辟专栏,制作藏汉双语宣传资料、“青海方言微动漫”,多渠道播放医保政策宣传片。累计发放各类宣传资料49万份,群众对医保政策知晓率有所提高。

八、强化医药服务管理,规范医疗服务行为

(一)推进医保支付方式改革

一是稳步推进西宁DRG付费方式改革试点,完成DRG信息项目建设招标和需求调研,开展二级及以上定点医疗机构DRG培训,加强日常工作检查指导,5家试点医疗机构已进入模拟运行阶段。二是省医疗保障局于7月出台《青海省医保总额付费管理办法》,规范医保总额付费额度核定和费用清算流程,控制医疗费用不合理增长,完成2019年度省级职工医保总额控费清算工作。通过总结西宁市第一医疗集团总额付费试点经验,省医疗保障局于9月出台《关于推进县域紧密型医共体医保总额付费管理改革的实施意见》,在全省八个医共体试点县开展总额付费试点。三是对98个按病种付费和9个日间手术支付标准进行调整,将日间手术实施范围扩大到全省二级以上公立医疗机构。

(二)调整优化医保目录

一是省医疗保障局于8月印发《青海省医疗保障门诊特殊病慢性病用药目录》,明确33个特殊病慢性病病种的5000余种药品,将5种国家重点监控药品调出现行药品目录。二是调整医保医用耗材目录,将医用耗材分类由六级分类调整为四级分类,确定808种医用耗材医保支付类别,将560种纳入医保支付范围。三是促进中藏医药发展,推荐15种藏药申请纳入国家医保目录,规范中藏医院制剂纳入医保工作。

(三)规范定点医药机构纳入退出机制

4月,省医疗保障局出台《青海省医药机构医疗保障定点纳入退出管理办法(试行)》,建立医疗保障定点医药机构互认和纳入退出制度,推行医药机构“一处纳入、全省互认”“一处受罚、全省联动”制度,有效解决医药机构申请定点手续繁杂、“跑腿多”的问题。全省纳入定点医药机构692家,其中医疗机构307家,零售药店385家;全年实现互认医药机构1873家,其中医疗机构582家,零售药店1291家。

九、加快标准化信息化建设,全面提升医保公共管理服务

(一)推进医疗保障经办服务标准化

一是实行政务服务清单制度。按照“放管服”改革要求,制定《青海省医保经办政务服务事项清单》,将16类42项医保经办业务梳理为10大类28项,全省医保经办服务事项名称、事项编码、办理材料、办理时限、办理环节、服务标准向“六统一”方向迈进。二是优化医保经办流程。制定《青海省医保经办政务服务事项办理指南》和流程图,对参保缴费、信息变更、关系转移接续、异地备案、待遇核准支付等23项服务事项办理流程、办理时限进行明确规定,17项业务办理时限平均压缩至5.6个工作日,有效提升办事效率。三是抓好医保行风建设,围绕参保群众看病就医的痛点堵点难点问题,简化办事流程、改进服务方式,推行“一次告知、一表受理、一次办好”的经办方式。落实“好差评”制度,按照系统评价与书面评价相结合的方式,线上服务“一事一评”、线下服务“一次一评”,群众对医保工作的满意度持续提高。

(二)高质量推进医保信息化建设

在国家医疗保障局大力支持和省委省政府高位推动下,省医疗保障局围绕“全省一张网、服务全体参保人、规范医生一支笔、了解患者每片药”的目标,完成信息化建设项目可研立项并开工建设,建成核心业务系统并成功在西宁上线试运行。

(三)全面推广应用医保电子凭证

为加快实现医保管理服务信息化精细化,4月初,省医疗保障局选择10家公立医院和1000家药店开展医保电子凭证推广应用试点,实现“一次展码、混合支付”功能。在及时总结试点经验的基础上,遴选三家合作银行,在全省范围推广应用医保电子凭证,开通青海医保App,实现掌上咨询政策、办理业务、电子结算,青海医保从“卡时代”迈入“码时代”。截至12月底,全省181.4万人激活医保电子凭证,开通定点医药机构扫码支付3245家。

(四)持续优化异地就医直接结算服务

一是进一步简化跨省异地就医备案,依托青海医保 App 开通网上备案渠道。二是开通参保地和省外安置地“两地刷卡”业务,解决参保人员回参保地就医时无法直接享受待遇的问题。三是开通全省互认定点医疗机构“无障碍”刷卡,解决省内异地安置和工作人员就医时无法直接享受待遇的问题。四是持续完善异地就医直接结算服务,2020 年全省新增跨省异地就医备案 1.7 万人次,累计达 10.1 万人次,年内跨省异地就医直接结算 3.42 万人次,基金支付 5.43 亿元;省外安置离退休人员回青持卡结算 4.11 万人次,结算资金 1882.6 万元。

重要活动

1. 医疗保障手机 App 上线试运行。3 月 28 日,青海医疗保障手机 App 上线试运行,通过此 App 可以查询参保缴费、医疗待遇、定点医疗机构、经办机构、医保目录、医保政策等情况,App 还提供异地就医备案、医保举报、局长信箱、经办机构评价、定点医疗机构评价等服务。

2. 完成医疗保障信息平台项目招标。4 月 16 日,青海省医疗保障信息平台中标的 14 家企业公示质疑期结束,标志着青海省医疗保障信息平台项目招标工作完成,正式进入项目实施阶段。

3. 医保电子凭证上线试运行。6 月 9 日,青海省医保电子凭证在青海省第四人民医院等全省 10 家定点医疗机构和 1000 家药店上线试运行。

4. 召开全省医保基金监管工作会议。9 月 16 日,省医疗保障局召开全省医疗保障基金监管工作会议。会议通报打击欺诈骗保专项治理工作情况,并部署下一阶段专项治理工作。

5. 召开打击欺诈骗取医疗保障基金部门联席会议。9 月 29 日,全省打击欺诈骗取医疗保障基金部门联席会议在西宁召开,省医保局、公安厅、财政厅、卫健委、审计厅、税务局、省药监局等 7 部门联席会议成员及联络员参加会议。会议通报了青海省 2019 年以来打击欺诈骗取医保基金专项治理工作情况,审议讨论了《关于严厉查处违法违规使用医保基金行为的通知(征求意见稿)》,研究部署了下一步医保基金综合监管相关工作。

典型案例

案例一:青海打出药品耗材集中招采“组合拳”

2020 年,青海省医疗保障局不断完善药品和医用耗材招采政策,积极探索药品集中采购机制和以市场为主导的药品价格形成机制,药品招采工作取得新进展。

一、主要做法

(一)强化顶层设计

统筹推进全省药品和医用耗材招采改革,研究制定三种集中招采模式。一是对于国家集中带量采购的药品及医用耗材,执行国家统一价格,全面落地落实。二是对于国家尚未组织的,通过建立全省统一招采平台,由省组织开展集中带量采购。三是对于省里尚不具备带量采购条件的,通过加入省际联盟联合招采和联动全国最低价,由定点医疗机构在平台采购。

(二)建立招采机制,确保落地落实

一是制定了《青海省推进药品和医用耗材集中采购工作实施方案》《青海省治理高值医用耗材改革实施方案》,并联合卫生健康部门制定《青海省公立医疗机构药品医用耗材采购和使用考核管理办法》,建立并完善招采机制。二是成立全省公立医疗机构药品和医用耗材集中采购联盟,充分发挥采购联盟的专业、议价和规模采购优势,实行联盟带量采购、量价挂钩。三是创新招采模式,提出带量采购、挂网采购、限价挂网采购和联动带量采购等四种采购形式,分类实施,促进企业公平竞争。

（三）制定应急预案，化解风险隐患

一是组织专业人员反复论证招采方案，逐一梳理风险点，制定防控措施和应急处置预案，确保改革预期目标的实现。二是主动与医疗机构、药品生产和配送企业交流沟通，凝聚改革共识，引导生产企业积极参与招投标。三是加强廉政风险防控，局机关纪委从采购目录的制定到评审议价全程监督，做到整个招采过程公平公正、公开透明。

（四）制定配套政策，推进医疗改革

一是研究制定《关于医保药品支付政策及支付标准有关规定的通知》，将国家和青海省组织集中带量采购中选药品的价格作为制定医保支付标准的基准，建立医保支付标准动态调整机制。二是与省财政厅、卫健委联合印发《青海省稳步推进采购药品及医用耗材货款结算方式改革意见》，带量采购的药品和医用耗材的货款，由医保经办服务机构直接与配送企业结算。三是联合省财政厅印发《关于国家和省级组织药品集中采购工作中医保资金结余留用的实施意见》，定点医疗机构按照考核指标进行年度考核，完成约定采购量且考核合格的定点医疗机构，可按不高于结余测算基数50%的比例留用集采药品医保资金，主要用于集采药品实行零差率销售定点医疗机构相关人员绩效。四是研究制定《青海省医药价格和招采信用评价制度》，依托省级药品和医用耗材集中采购平台，引导医疗机构向诚信企业采购医药产品。

二、主要成效

（一）积极加入国家组织药品和医用耗材集中采购

青海省积极主动加入国家组织三批112种药品、首批高值耗材冠脉支架的集中带量采购，并全力抓好中选药品、耗材落地使用。第一批25个中选药品与青海省之前医疗机构采购价格相比，平均降幅76%，最高降幅98%，截至2020年12月底全省使用量已完成年度约定采购量的370%，节约采购资金1.03亿元。第二批32个中选药品平均降幅79%，最高降幅98%，截至2020年12月底，全省使用量已完成年度约定采购量的216%，节约采购资金9114万元。第三批55个中选药品平均降幅71%，最高降幅97%，预计年节约采购资金5300余万元。耗材方面，中选冠脉支架的价格从均价1.3万元左右下降至700元左右，与2019年相比，同企业同产品平均降价93%，国内产品平均降价92%，进口产品平均降价95%，预计全省一年可节约采购资金3500余万元。

（二）组织开展省级药品和医用耗材集中带量采购

2020年遴选采购量大、采购金额高的46种药品和留置针、输液器、双腔心脏起搏器等医用耗材开展带量采购。药品方面，中选药品最高降幅99%，平均降幅47%，预计节约年采购资金6.86亿元。耗材方面，首批采购的留置针最高降幅88.3%，平均降幅78.9%，预计节约年采购资金4200余万元；输液器最高降幅89.6%，平均降幅61.6%，预计节约年采购资金3800余万元；双腔心脏起搏器，平均降幅13%，最高降幅41%。

（三）加入省际采购联盟集中采购

针对青海省采购总量小、开展省级带量采购降价幅度有限的药品和医用耗材，积极加入省际采购联盟，发挥团购优势。参与陕西省牵头的10省采购联盟完成人工晶体带量采购，平均降幅44%，最高降幅85%。参与广东省牵头的11省采购联盟开展冠脉扩张球囊和新冠肺炎病毒检验配套医用耗材的带量采购，中选品种扩张球囊平均降幅92.23%、药物球囊平均降幅44.45%、核酸提取试剂平均降幅80%、采样器具平均降幅76%。

通过三管齐下，青海省集中采购的药品和耗材品种范围逐渐增加，预计节约采购资金10.89亿元，降低群众药费负担的同时，提高了医保基金的使用效率。

案例二：青海打造“两定”机构规范管理新模式

为进一步规范和加强医保定点医药机构的医保管理，维护参保人员权益和医保基金安全，青海省医疗保障局持续推进“放管服”改革，从优化医保服务、简化工作程序、规范管理模式等方面入手，提升医保管理水平。

一、改革背景

一方面，改革前全省没有一套标准的、完备的、系统化的“两定”机构基本医疗保险服务协议，经常会有“两定”机构通过各种途径骗取医保基金，迫切需要修订形成全省统一规范的医保协议，通过加强协议管理，织密制度“笼子”，确保医保基金安全；另一方面，过去医药机构申请医保定点时，需要按照提交申请、资料复核、组织专家考评、依考评结果按比例纳入等程序进行，环节多、周期长，亟待通过“放管服”改革，简化申请程序，方便医药机构，解决群众的操心事、烦心事。

二、主要做法及成效

(一)统一“两定”机构协议文本

省医疗保障局研究制定了全省统一的《青海省医疗保障定点医药机构服务协议》，明确双方的权利、义务、监管责任和违规处理规定，进一步规范定点医药机构医保服务行为。与过去各市州不统一的协议相比，统一了全省定点医药机构协议管理内容，且要求更加严格，内容更加详细，更具有操作性。同时，协议明确提出进一步满足群众购药需求，将慢性病特殊病患者的处方用药量延长到 60 天，放开了患者购药的额度限制。

统一医保协议后，协议管理的刚性约束和震慑效应充分显现。2020 年，全省共检查定点医药机构 4966 家，依据医疗服务协议处理定点医药机构 1513 家(其中定点医疗机构 832 家、定点零售药店 681 家)，暂停医保刷卡结算服务 88 家，解除服务协议 12 家，移交司法机关 3 家，实施行政处罚 8 家，约谈整改、通报批评 1402 家，挽回医保基金损失 7994.03 万元。在打击欺诈骗保高压震慑下，14 家定点医院主动自查自纠、上缴违规使用医保基金 124.27 万元。

(二)实行定点医药机构准入互认

省医疗保障局认真落实“放管服”改革要求，2019 年印发《关于开展全省医疗保障定点医药机构准入评价工作的通知》，打通了定点医药机构医保服务的准入通道，实行医保“自愿申请、一处评价准入、他处备案纳入”，解决了医药机构“跑腿”问题，缩短了医保准入的“等待”期限，减轻了医保经办机构工作负担。

在此基础上，2020 年，省医疗保障局印发《青海省医药机构医疗保障定点纳入退出管理办法(试行)》，简化了申报程序，扩大了定点范围，统一了纳入医保定点的标准，实行纳入互认制，规定即时受理、限时办结。2020 年，全省纳入定点医药机构 692 家，其中医疗机构 307 家，零售药店 385 家；全年实现互认医药机构 1873 家，其中医疗机构 582 家，零售药店 1291 家。

宁夏回族自治区

工作综述

2020年，宁夏回族自治区医保部门面对新冠肺炎疫情和经济下行压力，抓重点、攻难点、创亮点，统筹推进疫情防控和医疗保障事业改革发展，取得新成效。年末全区参保总人数658.76万人，其中职工医保152.95万人，城乡居民医保505.81万人。当期基金收入(含生育保险)121.34亿元，其中职工医保(含生育保险)基金收入75.07亿元，城乡居民医保基金收入46.28亿元。当期基金支出(含生育保险)99.53亿元，其中职工医保(含生育保险)基金支出60.28亿元，城乡居民医保基金支出39.25亿元;累计结存151.97亿元。

一、深化医疗保障制度改革

自治区医疗保障局持续深化医疗保障制度改革，增强制度的可持续发展后劲。

(一)完成自治区制度改革顶层设计

党中央、国务院《关于深化医疗保障制度改革的意见》出台后，自治区医保局代自治区党委、人民政府拟定了《关于深化医疗保障制度改革的实施意见》。对新时代全区医保制度改革发展作出全面设计，为全面贯彻落实深改意见提出了符合宁夏实际的目标任务、实施路径和保障措施。

(二)组织编制宁夏医疗保障“十四五”规划

组织编制《宁夏全民医疗保障“十四五”规划》，细化未来5年医保事业改革发展的具体目标、重要指标、重大工程和重要举措，明确了医疗保障高质量发展的行动指南。11月，协助国家医疗保障局在银川召开全国北方片区医疗保障规划编制工作座谈会。

(三)提升医保基金统筹层次

宁夏《全面实行基本医疗保险基金市地级统收统支的意见》于10月出台，指导全区扎实推进基本医保基金市级统收统支。城乡居民大病保险实现三家商保机构共保联办，基金实现自治区级统筹。

(四)紧盯民生难点深化改革

2020年城乡居民人均参保财政补助标准增加30元。二级医院政策范围内报销比例增加2个百分点，达到85%。将9家三级医院的132个病种日间手术纳入医保支付。会同5部门调整了全区离休干部医疗保障政策待遇。及时落实基金运行、医药服务价格调整等工作，有效防范和化解重大风险。

二、助力打赢疫情防控阻击战

自治区医疗保障局发挥医疗保障制度在应对重大公共卫生事件中的重要作用，采取一系列政策和管理措施打赢疫情防控阻击战。

(一)主动落实“两个确保”硬任务

及时调整医保支付政策，将新冠肺炎诊疗方案中的药品和诊疗项目临时纳入医保目录，在全国较早将确诊、疑似患者、发热门诊纳入医保支付，确保患者不因费用问题影响就诊。全区各级医保部门提前快速向定点救治医疗机构拨付1.7亿元医保基金，确保定点救治机构不因支付政策影响救治。截至2020年底，累计结算新冠肺炎疫病患者费用3005.15万元，医保基金支付231.41万元，财政支付2773.75万元。

(二)优化疫情防控期间经办服务

将2020年城乡居民医保缴费期延长到6月底，推行“不见面办”等6项便民措施，建立门诊长处方制度，门诊慢病处方量增加至12周。推出慢病线上复诊、医保线上支付和线下药品配送服务，既解决了慢病患者就医取药的“痛点”，又减少了人员聚集。银川市医保局推出“互联网+”医保服务，支持互联网医院开展医疗服务。

(三)做好常态化疫情防控

开通疫情防控药品采购绿色通道，明确核酸和抗体检测试剂价格，开展53项核酸和抗体检测试剂集中挂网阳光采购，确保应检尽检、愿检尽检。

（四）助力复工复产和稳就业

全区阶段性为参保单位累计减征医保缴费 4.13 亿元，为促进企业复工复产、保持就业稳定提供了政策保障。

三、助力打赢脱贫攻坚战

自治区医疗保障局把做好贫困人口医疗保障作为政治任务，采取综合措施助力脱贫攻坚战圆满收官。

（一）守住应保尽保底线

落实"本月参保缴费，次月资助到位"要求，实现了全区建档立卡贫困人口参保全覆盖、资助全享受的任务目标，贫困人口参保率连续五年保持 100%。高质量完成西吉县医保脱贫考核验收。全年累计资助贫困人口参保 73.4 万人次，资助缴费 1.84 亿元，减轻医疗费用负担 7.53 亿元，贫困患者住院费用实际报销比例为 87.5%，如期实现"基本医疗有保障"的医保脱贫目标任务。

（二）确保待遇应享尽享

持续推进贫困人口"一免一降四提高一兜底"待遇保障机制：一免，即免缴住院预付金；一降，即降低贫困患者大病保险起付线；四提高，即提高大病保险筹资标准、提高大病保险报销比例、提高贫困患者年度医疗救助最高限额、提高贫困患者医疗救助报销比例；一兜底，即实行政府兜底保障。通过实施上述政策，三重制度综合保障全面落实到位。

（三）开展防贫长效机制研究

将盐池县、隆德县确定为监测点，开展防范因病致贫返贫长效机制政策研究。西吉县、同心县、海原县的医保扶贫工作在全区比较突出。全区医保扶贫工作得到自治区领导同志的批示肯定。

四、持续完善医保支付制度改革

（一）深化支付方式改革

全区贯彻落实国家关于深化基本医疗保险支付方式改革的相关部署，积极推进以按病种付费为主的多元复合式支付方式改革。银川市探索多年的总额预算下的按病种分值付费改革继续深化与完善，为全区开展医保支付机制改革积累了丰富经验。中卫市开展的按病种分值付费、吴忠市开展的 CHS－DRG 付费试点，均实现预期效果。

（二）完善医保目录管理

建立了全区三项目录动态调整机制，确保目录调整有章可循。完成了地方增补的第一批 8 个重点监控药品退出工作。将 7451 名可开中成药处方的非中医类别执业医师信息维护到医保信息系统，支持中成药临床使用。

（三）支持县域综合医改

出台《县域紧密型医共体医保支付方式改革的实施意见》，对全区所有县的医共体实施医保支付方式改革。通过支付机制促进其增强自我管理意识，在降低成本、提升基金使用绩效和开展分级诊疗上下功夫。

五、推动价格改革和带量采购工作

（一）完善医疗服务项目价格管理

修订整合形成《三甲医院医疗服务项目价格（2020 版）》，指导各地级市修订辖区新版手册，形成全区统一的医疗服务价格项目规范，为医疗服务价格统一编码落地使用奠定基础。

（二）建立新增医疗服务价格项目管理制度

12 月制定《自治区新增医疗服务价格项目管理暂行办法》，明确医疗服务价格项目的内容边界、立项原则、程序规则等，完善审核制度，规范审核流程，促进医疗技术创新发展和临床应用。

（三）推进药品耗材集采结果和国家谈判药品落地

国家组织的三批次集采药品落地工作稳步推进，中选药品平均降幅 69.86%，预计年度可节约药品费用 3 亿多元。石嘴山市在组织报量、实施监督方面成效突出。落实国家组织冠脉支架集中采购工作，10 个中选产品价格平均降幅 93%。参加陕西省牵头的人工晶体联盟带量采购，中选的 56 个产品价格平均降幅 44%。

推进国家谈判药品落地，2020 年共发生集采药品报销 311.7 万人次，涉及药品费用总金额 1.3 亿元，医保报销 0.57 亿元。

（四）落实"两病"门诊用药保障政策

全年高血压、糖尿病"两病"门诊用药报销 332.4 万人次，涉及药品费用总金额 4.5 亿元，纳入统筹范围的总费用 3.8 亿元，医保报销 2.11 亿元，平均报销比例达 56%。

药品和耗材带量采购已经成为战略购买的有效抓手，推动"三医联动"深化、价格水分挤压、行业生态净化、医疗行为规范，进一步减轻了群众看病就医负担。

六、加强医保基金监管

（一）构建监管常态机制

7月，出台《关于欺诈骗取医疗保障基金行为处理暂行规定》等制度文件，明确了对欺诈骗保案件涉案人员处理程序和处罚措施。成立全区“双随机、一公开”领导小组并出台工作方案，强化基金检查标准化规范化建设。在全国率先开展二级以上定点公立医院医保信息公示制度，发挥了示范作用，受到国家医疗保障局通报表扬。

（二）抓好基金运行管理

强化预算绩效管理，用好用足绩效评价工具，对2019年－2020年中央转移支付资金进行全面审计和绩效评价，防范化解基金运行风险，提升了基金使用效率。

（三）提升基金治理成效

建立与卫健部门沟通协调机制，在全面开展自查自纠和问题整改的基础上，通过日常检查、交叉互查、专项核查、系统筛查、线索举报等形式，实现对辖区内定点医药机构现场检查全覆盖，配合国家飞行检查3次。组建5个检查组，对全区定点医药机构按5%的比例进行分类抽检。全年检查定点医药机构6331家，处理医药机构1504家，涉及医保违规资金9662万元。

（四）开展经办机构专项治理

10月19日—30日，在全区部署开展经办机构专项治理。首先是要求全区各级经办机构普遍开展自查自纠和自我整改，并要求写出自查自纠报告。其次是组织重点抽检，共抽检经办机构9个。通过专项治理，虽未发现重大违规违纪问题，但也找到了一些薄弱环节，明确了整改重点，起到了强化内控意识、完善内控制度、提升经办管理规范化精细化水平的作用。

（五）营造全社会关注监管氛围

4月，自治区医保局指导各地开展“打击欺诈骗保，维护基金安全”集中宣传月活动。在广泛宣传医保政策和监管措施的同时，畅通投诉举报渠道，鼓励全社会监督、举报欺诈骗保行为，全年主动公开曝光典型案件23例，实现全区举报奖励“零”突破。

七、优化医保经办服务

（一）信息化建设有新成效

经过一年多努力，宁夏医疗保障信息平台可行性研究报告于12月底通过发改委专家评审。全年医保电子凭证累计激活171万用户，交易金额超千万元。固原市、银川市、石嘴山市、盐池县等地推广使用电子凭证位居全区前列。推进医保编码维护落地，年底前在试点医疗机构完成了医保业务编码落地任务的60%。加快医保核心骨干网络搭建工作，与自治区政务服务中心12345合作，畅通医保咨询投诉渠道，半年内受理各类诉求3.6万件，确保群众办事更加便捷高效。

（二）参保扩面有新突破

截至12月底，全区基本医疗保险参保657.47万人。其中城乡居民参保人数首次突破500万大关，增幅创历年新高。西吉县、原州区、隆德县参保扩面效果位居全区前列。

（三）经办规范化有新进展

推进解决部分退役士兵社会保险接续问题，全区共为20人解决了医保关系接续。持续加强行风建设和政务服务“好差评”制度，修订了《城镇职工医疗保险经办规程》，推进经办服务规范化标准化建设。

（四）异地就医更简便

实现区内生育医疗费用、生育津贴在院端窗口“一站式”结算申领。吴忠市先行先试的示范效应明显。城乡医疗救助和基本医疗保险基金实现“一站式”结算。积极推进国家异地就医小程序备案，宁夏成为整省实现国家异地就医小程序备案的四省份之一。银川市作为全区第一个试点城市，为推广工作积累了经验。取消区内异地就医备案等八项措施，与内蒙古签订门诊费用跨省直接结算合作协议，为两个自治区参保群众跨省门诊就医提供便利。

重要活动

1. 召开全区医疗保障工作会议。3月18日，全区医疗保障工作视频会议召开。会议传达国家医疗保障工作会议精神，总结2019年工作，分析面临形势，安排2020年任务，动员全区医保系统不忘初心、牢记使命，担当新使命，奋进新征程，在新的起点上努力推进宁夏医疗保障治理体系和治理能力现代化。自治区医疗保障局党组书记、局长刘秀丽作工作报告，银川市、中卫市、盐池县、西吉县作交流发言。自治区医疗保障局领导班子成员和各处室、中心负责人在银川主会场参加会议，各市、县（区）医疗保障局干部职工在分会场参加会议。

2. 举行 2020—2022 年城乡居民大病保险承办服务框架协议签约仪式。6 月 17 日下午，宁夏回族自治区 2020—2022 年城乡居民大病保险承办服务框架协议签约仪式在自治区医疗保障局举行。自治区医疗保障局、人保财险宁夏分公司领导及有关处室人员参加了签约仪式。自治区城乡居民大病保险从 2013 年起由商业保险公司承保，每轮承保期限为 3 年。

3. 召开"十四五"规划编制调研工作座谈会。9 月 15 日下午，自治区医疗保障局组织召开"十四五"规划编制调研工作座谈会，并与首都医科大学国家医疗保障研究院共同举行宁夏全民医疗保障"十四五"规划编制签约仪式。自治区医疗保障局党组书记、局长刘秀丽，规划编制单位首都医科大学国家医疗保障研究院应亚珍副院长一行出席会议，自治区财政厅、人社厅、卫健委、公共资源交易局、银保监局、税务局、社保局相关处室负责人以及局各处室、中心负责人参加会议。

4. 医疗保障工作座谈会召开。10 月 21 日，自治区医疗保障局党组书记、局长刘秀丽主持召开医疗保障工作座谈会。各市医疗保障局长、自治区医保局各处室、中心负责人参加座谈会，并分别围绕前三季度基本医保参保缴费、医保扶贫、支付方式改革、基金监管、药品（高值耗材）带量采购和使用、行风建设等重点工作和改革任务推进情况交流发言。

5."宁夏—内蒙古门诊费用异地就医直接结算合作协议"签订仪式举行。12 月 8 日上午，宁夏回族自治区医疗保障局与内蒙古自治区医疗保障局在银川市签订"宁夏—内蒙古门诊费用异地就医直接结算合作协议"。仪式上，双方就进一步加强两区医保部门的合作进行了交流。此次合作协议的签订，标志着两区医保协作进入实质阶段。

6. 深化医疗保障制度改革实施意见新闻发布会举行。12 月 28 日，宁夏举行《关于深化医疗保障制度改革的实施意见》新闻发布会，自治区医疗保障局党组书记、局长刘秀丽，自治区医疗保障局党组成员、副局长王晓光，自治区财政厅党组成员、副厅长何天文，自治区卫生健康委员会党组成员、副主任阮越盛介绍有关情况，并回答记者提问。

典型案例

案例一：精确化管理实现贫困人口参保全覆盖

宁夏回族自治区医疗保障局在脱贫攻坚中对贫困人口参保实施精确化管理，自治区连续 4 年实现贫困人口基本医疗保险全覆盖。

一、以精细化动态管理建好贫困人口台账

以建档立卡贫困人口基本医疗保险全覆盖为目标，依托医疗保险"一站式"结算平台，建立贫困人口医疗保障"一本账"，对建档立卡贫困人口参保实施精细化管理。紧盯扶贫部门推送信息这一关键点，发挥医保信息"自治区级集中"优势，先后 8 次筛选比对并下发贫困人口未参保人员信息，为县（区）医保部门"点对点"促保提供有效支撑。截至 2020 年一季度，全区扶贫部门推送的 753870 名建档立卡人口信息，剔除死亡、服刑、参军等 1098 名不属于参保范围的人员外，医保部门核实应参保人员 752772 人，实际参保 752772 人，动态参保率达到 100%。自治区连续 4 年实现贫困人口医疗保险参保率 100%。

二、以精益化资助激发贫困人口参保动力

统筹考虑社会经济发展水平，按照《自治区医疗保障扶贫三年行动实施方案（2018—2020 年）》《关于进一步完善城乡居民基本医疗保险自治区级统筹制度的意见》等政策文件精神，逐年提高财政对建档立卡贫困人口定额资助参保标准。2020 年建档立卡贫困人口参加自治区城乡居民医疗保险

个人缴费标准为30元，政府补助250元；特困供养和二级以上重残人员个人缴费由政府全额补助280元。截至2020年3月末，全区建档立卡贫困人口累计享受基本医疗保险个人缴费补助1.84亿元。

三、以精准化部门责任提升政策宣传效果

按照“属地管理、条块结合”原则，压实责任，建立领导抓总、部门分工、市县包片、处室全程落实的责任机制，实现精准化宣传。全年先后印制宣传册、宣传海报、缴费通告等宣传资料147万余份。结合新冠肺炎疫情防控摸排工作，进村入户开展政策宣传，提高贫困人口医保政策知晓率，积极引导建档立卡贫困人口通过电子银行、“我的宁夏App”等非柜面渠道缴费。

案例二：落实医疗机构医保信息强制披露制度

为全面落实中共中央、国务院《关于深化医疗保障制度改革的意见》精神，提升医疗机构医保服务信息透明度，提高人民群众对医疗服务的知情权，自治区医疗保障局主动作为，建立医疗机构医保费用信息强制披露制度，为创新基金监管方式，促进医疗行业自律，发挥社会力量对基金安全运行的监督作用探索新路径。

一、定基调，提前谋划，科学制定公示办法

在充分调研的基础上，2019年10月，制定出台了《宁夏回族自治区基本医疗保险定点医疗机构医保信息公示办法（试行）》，确定53家二级及以上公立定点医疗机构作为试点单位。2020年进一步完善，设定住院次均费用及增长率、医保报销比例、目录外费用占比、大型设备检查率、医技检查检验费用占住院总费用比例5项综合指标，选取10个单项病种的次均费用及增长率、实际报销比例、药品费用占比、耗材费用占比、检验检查费用占比为信息公开内容，及时向社会予以公开，强化社会对医疗机构医保服务信息的监督。

二、抓质量，统一标准，准确提取公示数据

2020年，自治区医疗保障局建立联席会议制度，及时召开披露信息数据提取协调会，规范医学术语和信息语言，解决了医疗机构和第三方公司信息共享不对等、壁垒互设等问题，确保信息系统提取数据准确高效。建立数据评估制度，对异常数据及时分析研判，查摆问题，调整数据筛查计算机语言，确保数据结果的客观准确。

三、促公开，健全机制，拓宽信息公示渠道

自治区医疗保障局以线上线下相结合的方式拓宽信息公示渠道。线上通过自治区医疗保障局官网公开信息；线下及时将公示信息以简报的形式下发各统筹区及53家二级及以上公立定点医疗机构，并在各级医保经办服务大厅设置专门的公示栏，公示相关信息，提高信息知晓率，强化群众参与、社会监督的良好氛围。

四、重应用，分析成因，追踪监管异常指标

明确要求各级医保部门将信息公示结果列为考核定点医疗机构的重要内容；将公示指标作为协议管理、费用监控、监督检查的重要依据。对指标明显异常的定点医疗机构开展有针对性的检查，增强医疗机构主动控费意识，从源头上管好医生手中的一支“笔”。从而进一步健全严密有力的医保基金监管网络，保障基金安全高效、合理使用，不断增强老百姓的获得感、幸福感、安全感。

案例三：齐出五把“利剑”，力斩骗保黑手

为深入贯彻落实中央纪委和自治区纪委监委关于医保基金监管的指示批示精神，自治区医疗保障局充分借助各方优势，齐出五把“利剑”，斩断伸向人民群众“救命钱”的黑手。

一、专项治理，形成打击欺诈骗保的高压态势

印发《宁夏2020年开展打击欺诈骗保专项治理工作方案》，明确专项治理重点，按照动员部署、自查自纠、抽查复查、处理总结等分类分阶段有序推

进专项治理工作。到 12 月底,全区共检查定点医药机构 2657 家,检查占比 42.45%。共处理违法违规定点医药机构 654 家,其中拒付、追回资金 392 家,约谈、限期整改及通报批评 316 家,解除医保协议 75 家,暂停医保协议 15 家,行政罚款 8 家,移交司法机关处理 1 家。共处理违法违规参保人 168 例,其中约谈 18 人,暂停医保结算 20 人,其他违规情形 146 人次。共涉及医保违规资金 1946.08 万元。

二、建立机制,构建医保基金监管闭环

为进一步解决医疗机构内外勾结骗取医保基金的问题,自治区在建立跨部门联查监管机制、信息披露制度、举报奖励制度和推进智能监控的基础上,针对从业人员出现欺诈骗保尚未触犯刑法、相关处理处罚不够明确的现状,2020 年 7 月,自治区医疗保障局会同卫健委印发了《宁夏回族自治区欺诈骗取医疗保障基金行为处理暂行规定》。该规定对医疗保障机构、定点公立医疗机构从业人员欺诈骗保的具体行为进行界定,明确了欺诈骗保行为的具体情形和行为。从欺诈骗保的资金额度和情节的严重程度两个维度规定了处理处罚的幅度。同时,为强化医疗保障机构、定点公立医疗机构负责人的领导责任,因欺诈骗保造成不良社会影响或情节较重的,追究单位主要负责人的党风廉政建设主体责任和监督责任。

三、专家上阵,确保监督检查精准

医保基金监管专业性强,现场稽核时常涉及财会、医疗等方面的专业知识。为提升医保基金监管的专业化水平和威慑力,自治区医疗保障局 2020 年引入第三方机构,通过聘请医学专家,购买注册会计师、信息安全人员等服务,组成“专业监管团队”,开展现场稽核检查和疑似违规案件认定,提高了医保监管的精准度。

四、纪检加盟,实现“一案多查”

自治区医疗保障局与卫生健康委及驻委纪检监察组推进联合办案常态化,建立了联席会议制度、督查督办机制和疑似违规案件移送等机制。2020 年,驻自治区卫生健康委纪检监察组移交了某市康复专科医院陈某有关问题线索和马某等 3 人欺诈骗取医保基金线索。自治区医疗保障局、卫生健康委和驻委纪检监察组按照职责分工分别查处,经核查属实后,医疗保障部门追回违规医保基金并给予行政处罚,卫生健康部门处理相关违规医疗机构,纪委监委对欺诈骗保涉案人员进行纪律处分,触犯刑法的移交公安机关,做到了“一案多查”。

五、审计助力,多角度发现问题

2020 年 1 月至 4 月,自治区审计机关对自治区本级、吴忠市本级、固原市本级和中卫市本级 2019 年度医疗保险基金政策落实和基金的筹集及管理使用等情况开展了审计,对定点医疗机构骗取医保基金行为进行重点审计,发现了定点医疗机构违规收费、重复收费、低指征入院等骗取、套取医保基金行为,相关违法违规线索已由同级医疗保障部门进行后续查处。自治区医疗保障局对审计发现的问题逐项梳理,立查立改,举一反三,切实抓好审计整改各项工作。

新疆维吾尔自治区

工作综述

2020年，新疆维吾尔自治区医疗保障局坚持新发展理念，坚持以人民健康为中心，持续深化医疗保障制度改革，加快健全多层次医疗保障体系，各项工作取得新成效。

一、基本医疗保险制度平稳运行

（一）参保覆盖率保持高位稳定

全面实施全民参保计划。根据国家医疗保障局关于做好2020年基本医疗保险参保和征缴工作的要求，开展基本医疗保险应参保人数调查，指导督促各市州摸清参保底数，明确参保任务，压实工作责任。11月1日，企业和个体灵活就业人员医疗保险费征收职责划转税务部门后，与税务部门建立工作协调机制，及时改造完善信息系统，保障各族群众参保缴费和待遇享受不受影响。2020年，全区基本医疗保险参保2058.62万人，其中城镇职工基本医疗保险参保483.21万人、城乡居民基本医疗保险参保1575.42万人。全区参保率稳定在95%以上。

（二）医保基金实现总体运行平稳

全区基本医疗保险基金总体运行平稳。2020年，城镇职工基本医疗保险基金收入261.47亿元，支出205.86亿元，累计结存502.73亿元；城乡居民基本医疗保险基金收入146.27亿元，支出123.72亿元，累计结存109.68亿元。

二、全力抗击新冠肺炎疫情

坚持把疫情防控工作作为重大政治任务，压紧压实工作责任，做到“六个落实落细”，确保患者不因费用问题影响就医、确保收治医疗机构不因支付政策影响救治。

（一）落实落细医保基金预付

及时向258家医疗救治定点医院和定点医疗机构预付医保资金2.31亿元，明确确诊和疑似患者发生的医疗费用不纳入医疗救治定点医院总额预算控制指标，让医疗救治定点医院放心救治。

（二）落实落细支付政策

及时出台特殊时期医保支付规定，将国家卫生健康委《新型冠状病毒肺炎诊疗方案》覆盖的药品和医疗服务项目，全部临时性纳入医保基金支付范围。

（三）落实落细医保结算

将确诊和疑似患者发生的医疗费用全部纳入医保结算范围。截至年底，共结算两轮701人次，产生医疗总费用828.11万元，其中医保支付624.61万元，个人负担203.5万元，个人负担部分全部由财政给予补助。

（四）落实落细医保经办服务

通过“新疆医保”App、一体化在线政务服务平台等多种便民服务模式，大力推行非接触式、“不见面办理”，确保疫情期间医保经办工作平稳有序。疫情期间实施处方用药量放宽至3个月的“长处方”政策，把好事实事办到群众心坎上。自治区医疗保障局机关严格落实值班值守、体温监测、清洁消杀、通风和个人防护等防控措施，健全监测预警机制，确保疫情防控成果巩固不反弹。

（五）落实落细为民服务举措

医保部门共开通热线电话135部，累计派出医保经办人员1.8万余人次，积极参与流动医疗队工作服务群众。联合自治区卫生健康部门采取“医疗＋医保经办”模式，做好高龄老人、残疾人、困境儿童、重病大病患者等特殊困难群众的医疗保障服务，及时结算医疗费用，打通看病就医“最后一百米”。

（六）落实落细阶段性减征职工基本医保费政策

根据党中央、国务院决策部署和自治区新冠肺炎疫情防控工作指挥部印发的《自治区医疗保障局、财政厅、国家税务总局新疆维吾尔自治区税务局关于阶段性减征职工基本医疗保险费的实施意见》，对全区职工基本医疗保险单位缴费部分实行减半征收，减征期限为2020年2月至6月（5个月）。对因受疫情影响无法按时缴纳基本医疗保险费的单位和个人，缓缴政策可继续执行，期限原则上不超过6个月，缓缴期间免收滞纳金和利息。2月至6月，全区累计减征职工基本医疗保险费46.97亿元，共有3104家单位和25.92万人申请缓缴金额2.12亿元。减半征收与缓缴政策形成合力，有力支持了企业复工复产和稳就业，有力对冲了疫情对经济社会发展的影响。

三、决战决胜医保脱贫攻坚

（一）建档立卡贫困人口动态参保全覆盖

建立贫困人口参保工作台账，把贫困人口全部纳入基本医疗保险、大病保险、医疗救助等制度保障范围，确保了全区306.49万建档立卡贫困人口动态参保全覆盖；实现医疗救助、个人缴费资助全覆盖；实现基本医疗保险、大病保险、医疗救助地州市范围内“一单”结算全覆盖。

（二）稳定巩固三重制度综合保障成效

特困人员参保个人缴费全额资助；低保对象、建档立卡贫困人口定额资助，定额资助在地州市范围统一标准。大病保险实施“一降低、一提高、一取消”的倾斜支付，即贫困人口大病保险起付线较普通参保人员降低50%，报销比例提高5个百分点，取消贫困人口大病保险封顶线。医疗救助托底保障，2020年医疗救助直接结算112.24万人次，支付金额7.98亿元。

（三）建立医疗保障防贫减贫长效机制

建立贫困人口、边缘易致贫户大额医疗费用监测机制，将低收入人员纳入医疗救助范围，完善医疗救助防贫减贫功能触发机制。2020年，全区累计对6.59万大额医疗费用贫困人口、边缘易致贫户进行了再次救助，救助金额1.68亿元。经审核，对6.48万人次低收入人口进行救助，救助金额1.45亿元。

（四）做好政策接续工作

坚决落实“四不摘”要求，全面做好脱贫与乡村振兴有效衔接，继续发挥好医保扶贫政策的兜底功能，确保“脱贫不脱政策”。研究根据贫困人口身份转化情况细分待遇，推动建立医保扶贫长效机制。

四、稳步提高基本医疗保障水平

公平普惠提高城乡居民基本医保待遇，坚持和完善基本医疗保险、大病保险、医疗救助“三重保障”制度。2020年8月4日，自治区医疗保障局会同自治区财政厅、国家税务总局新疆税务局印发《关于做好2020年城乡居民基本医疗保障工作的通知》，城乡居民基本医疗保险人均筹资水平达到830元，其中财政补助标准新增30元，达到每人每年不低于550元，个人缴费标准同步提高30元，达到每人每年不低于280元。巩固大病保险保障水平，全面落实大病保险起付线降低至城乡人均可支配收入的一半，政策范围内支付比例提高到60%的政策。

五、全面落实“两病”门诊用药保障机制

贯彻落实2019年9月11日国务院常务会议精神，推动这项覆盖人群较多的支付改革加快落地惠民。截至2020年底，全区“两病”（高血压、糖尿病）门诊用药平均报销比例达到59.41%，实现了国务院常务会议提出的不低于50%的任务目标。

六、建立医保目录动态调整机制

11月24日，自治区医疗保障局会同自治区人力社保厅、兵团医疗保障局、兵团人力社保局印发《关于将接骨木等451种中药饮片、18种医疗机构制剂纳入新疆基本医疗保险、工伤保险和生育保险药品目录的通知》，将国家谈判的共计118种抗肿瘤、特殊疾病、罕见病治疗用药纳入全区医保目录范围，进一步提高基本医疗保障水平，减轻个人医疗费用负担。截至2020年底，全区共有13.25万人次使用118种谈判药，总费用为3.15亿元，医保基金支出2.35亿元。

七、全面完成深化改革任务

认真传达学习党中央、自治区党委全面深化改革委员会会议精神和工作部署，及时承接和全面完成牵头的2项改革任务，牵头研究起草了《自治区治理高值医用耗材改革实施方案》《关于深化自治区医疗保障制度改革的实施意见》。经自治区党委深改委会议审议通过，2020年7月22日，自治区人民政府办公厅印发《自治区治理高值医用耗材改革实施方案》；12月3日，自治区党委、自治区人民政府印发《关于深化自治区医疗保障制度改革的实施意见》，成为指导今后全区医疗保障改革发展的重要制度安排。

八、持续推进药品和医用耗材集中采购制度改革

充分发挥自治区药品集中采购和使用领导小组办公室职能作用，加强统筹协调，加强工作调度，国家组织三批药品集中采购的112个中选品种在自治区全面落地实施，每年为患者和医保基金减少支出约6.4亿元。2020年12月24日，自治区医疗保障局印发《关于做好自治区落实国家组织冠脉支架集中带量采购和使用有关工作的通知》，自2021年1月1日起执行国家组织冠脉支架集中采购中选结果。11月16日，自治区各医疗机构完成国家集采冠脉支架协议约定采购量的确定工作，国家集中招采新疆申报采购量为3.2万个，国家联合采购办按照80%的总量汇集，自治区参保患者和医保基金每年可节约支出约3.2亿元。

九、持续深化医保支付方式改革

乌鲁木齐市作为国家医疗保障局确定的按疾病诊断相关分组(DRG)付费试点城市，按照"顶层设计—模拟运行—实际付费"三步走的策略有序推进，2020年12月进入模拟运行阶段。积极争取国家医疗保障局支持，阿克苏地区、哈密市被国家医疗保障局确定为区域点数法总额预算和按病种分值(DIP)付费试点城市。新疆作为门诊费用跨省直接结算试点省份，从2020年11月初至2021年3月初，所有统筹地区将按时间阶段分别完成跨省异地门诊费用、药店购药费用和门诊特殊慢性病(高血压和糖尿病)费用即时结算与清算工作。与自治区卫生健康部门配合，积极推进"互联网+医疗服务"医保支付工作。多元复合付费方式有序推进并进一步扩大，乌鲁木齐、伊犁、博州等3个统筹地区开展了日间病房等付费方式，12个统筹地区建立了国家谈判药"双通道"机制。

十、稳步推进医疗服务价格改革

采取"分类推进"的方式开展医疗服务价格改革，并结合自治区经济社会发展及疫情防控工作实际，经报请自治区新冠肺炎疫情防控工作指挥部审批同意，先后4次动态调整核酸检测项目政府指导价，降低至单人单管80元/人次，核酸5合1混合检测19元/人次，核酸10合1混合检测11元/人次，助力实现"应检尽检、愿检尽检"。2020年7月16日，自治区医疗保障局会同自治区卫生健康委、兵团医疗保障局、兵团卫生健康委印发《关于修订〈新疆维吾尔自治区医疗服务价格规范(2017版)〉的通知》，共计调整了157项医疗服务价格项目，其中新增82项，修订57项，合并18项。

十一、维护医疗保障基金安全

自治区党委、政府高度重视医保基金监管工作，自治区纪委监委把打击欺诈骗保行为列入深化整治损害群众利益问题的重要内容。自治区医疗保障局认真贯彻自治区深化整治损害群众利益问题工作推进会精神，科学制定方案，分类推进整治，做实做细专项治理工作。坚持制度建设与打击震慑同步推进，织密扎牢制度笼子。落实行政执法公示、执法全过程记录、重大执法决定法制审核三项制度，全面提升监管效能。在常态化开展现场检查全覆盖的基础上，重点对定点医药机构、医保经办机构开展专项治理。加强与自治区卫生健康、公安、纪检监察等部门协作，将规范使用医保基金行为专项治理纳入整治损害群众利益问题、整治医疗乱象、扫黑除恶专项整治工作中一并推进，推动一案多查、一案多处、联合惩戒，构建共治共管格局。2020年，全区共检查定点医药机构8718家，实现全覆盖；暂停医保服务493家、解除定点服务协议247家、约谈告诫和限期整改等处理6835家次；处罚和追回医保资金3.69亿元；媒体曝光定点医药机构案例417例。

十二、优化和提升医保经办服务质量

(一)积极推进政务服务事项"一网通办"

全区15个统筹地区全部设立了医保经办机构，实行统一的医保经办政务服务事项清单及办事指南，先后取消异地就医备案居住证明、住院病历复印件等20余项证明材料。全力推进"一站服务、一窗受理、一单结算"的综合柜员制，部分业务在原办理时限基础上压缩20%。优化简化社保卡办理方式，将补办卡、信息转入等业务部署至合作银行200余家网点，实现"一站式"办结。

(二)加快推进跨省异地就医直接结算

进一步扩大定点医疗机构覆盖范围。按照"应纳尽纳"原则，将全区符合条件的医疗机构全部纳入国家跨省异地就医管理子系统。2020年，全区接入国家跨省异地就医管理子系统的定点医疗机构1559家，新疆作为参保地结算4.27万人次，医疗总

费用 9.21 亿元，其中医保基金支付 6.75 亿元；新疆作为就医地结算 1.21 万人次，医疗总费用 1.92 亿元，其中医保基金支付 1.18 亿元。

（三）大力推进医保信息化建设

根据建设全国统一的医保信息系统要求，为加快建设自治区医保信息平台，制定方案、组建专班、倒排工期、压实责任。完成“两定”机构和工作人员的信息排查核实和修订维护工作。截至 2020 年底，全区医疗保障系统医保单位赋码率达 100%，工作人员赋码率达 99.86%，“两定”机构和相关人员赋码率均达 96%以上。加快医保电子凭证推广应用，参保群众实现线下扫码、无卡结算。截至 2020 年底，全区医保电子凭证激活总数 1221.06 万，激活率为 60.69%，位居全国前列。

重要活动

1. 召开医改、卫生健康、医疗保障工作电视电话会议。 1 月 20 日，自治区人民政府召开医改、卫生健康、医疗保障工作电视电话会议，自治区人民政府副主席芒力克・斯依提出席会议并讲话。会议以习近平新时代中国特色社会主义思想为指导，聚焦社会稳定和长治久安总目标，总结 2019 年医改、卫生健康、医疗保障工作，分析目前面临的形势，部署 2020 年工作任务。

2. 举行医疗保障政策落实有关情况新闻发布会。 3 月 24 日，自治区人民政府新闻办公室举行“新疆维吾尔自治区医疗保障政策落实有关情况新闻发布会”，自治区医疗保障局副局长王志华作为新闻发言人，从阶段性减征职工基本医疗保险费、建立高血压糖尿病门诊用药保障机制、实施药品集中采购和使用试点扩围工作、全面执行新版国家医保药品目录、生育保险和职工基本医疗保险合并实施、跨省异地就医更加便捷高效等方面介绍有关情况。自治区医疗保障局相关领导回答了记者提问。共有 20 家媒体 22 人参加发布会。

3. 召开贯彻落实自治区党委“1＋3”部署要求及深化整治损害群众利益问题工作视频会议。 4 月 22 日，自治区医疗保障局召开自治区医疗保障系统贯彻落实自治区党委“1＋3”部署要求及深化整治损害群众利益问题工作视频会议。会议对全区各级医疗保障部门抓好疫情防控工作、决战决胜脱贫攻坚、深化医保改革发展、维护社会和谐稳定进行再动员再部署再落实。自治区医疗保障局党组书记盛焉江主持会议并讲话。

4. 正式启动医保电子凭证。 5 月 9 日，医保电子凭证正式上线启动，标志着新疆维吾尔自治区医保服务迈入“码时代”，全区参保人可通过“国家医保服务平台”App、“新疆医保服务平台”App、新疆医保服务平台小程序、银行 App 等多种渠道进行医保电子凭证申领和激活。截至 2020 年底，全区医保电子凭证激活总数 1221.06 万，激活率为 60.69%，位居全国前列。

5. 举行全面落实国家组织药品医用耗材集中采购工作推进情况新闻发布会。 12 月 17 日，自治区人民政府新闻办公室举行“新疆全面落实国家组织药品医用耗材集中采购工作推进情况新闻发布会”，自治区医疗保障局副局长王志华介绍了自治区执行国家组织三批药品集中采购和冠脉支架集中采购落地有关情况。自治区医疗保障局相关领导回答了记者问题。共有 18 家媒体 32 人参加会议。

典型案例

案例一：推进“两病”门诊用药保障机制全面落地

一、改革背景

为贯彻落实 2019 年 9 月 11 日国务院常务会议精神，进一步提高糖尿病、高血压（下称“两病”）患者门诊用药保障水平，新疆医疗保障部门多措并举、综合施策，破解政策衔接、患者登记、药品供应、基层服务等四方面难点，确保“两病”门诊用药保障机制落实落细落到位，不断提升人民群众获得感、幸福感、安全感。

二、改革举措

（一）破解新旧政策衔接难点

完善普通门诊统筹、特殊慢性病报销和“两病”门诊用药保障政策，准确把握目标任务、做好政策衔接，锁定用药人群、实现应保尽保，确定用药范围、落实“四个优先”，制定支付标准、防范基金风险，印发经办规程、规范服务管理，开展药品招采、做好成本控制，限定医疗机构、保障基层备药，明确任务分工、确保落地见效。2019 年 12 月前已完成全区信息系统测试并上线运行，使城乡居民即时享受到了惠民政策。

（二）破解“两病”患者登记难点

各统筹地区积极争取政府（行署）支持，建立地、县、乡、村联动机制，充分利用全民健康体检结果，组织全区县市、乡镇、村队全面排查上报城乡居民疑似高血压、糖尿病患者，确保不漏一户、不漏一人。将全民健康体检结果作为确认“两病”的参考依据，由县级医疗机构下派医务人员到乡镇卫生院、社区医疗服务中心，对符合“两病”条件的人员进行集中确认，建立档案并录入系统，提高“两病”认定效率。对 2019 年以来住院期间确诊为糖尿病、高血压的参保居民信息进行筛查比对，将未纳入“两病”或慢性病保障范围的人员名单推送至各县（市）进行核查，对符合门诊特殊慢性病的经审批后纳入慢性病保障范围，符合“两病”登记条件的及时纳入“两病”保障范围，较好地解决了申请慢性病办理时间长、流程复杂等难点、堵点问题。

（三）破解基层备药用药难点

为解决基层药品配备少的问题，自治区卫生健康部门制定了村卫生室常用药品配备指导清单，配备药品品种不低于 80 种，各地可根据实际情况增加药品品种（原则上增幅不超过 20%），各地县级卫生健康部门或县域紧密型医共体总院负责对村卫生室药品的配备、使用等进行集中采购、统一配送和用药指导。将苯磺酸氨氯地平片、辛伐他汀片、硝酸甘油片、盐酸二甲双胍等高血压、糖尿病常用药品纳入供药范围，确保不出村有药用。

（四）破解基层服务能力难点

全区统一开发系统、切换目录，对基层医疗保障部门、医疗机构经办人员和信息人员进行系统操作培训，确保县、乡工作人员熟练操作业务，确保县、乡、村所有定点医疗机构、村卫生室均能正常开展“两病”费用结算。将“两病”门诊用药保障机制纳入健康扶贫工作督促指导范围，对各县（市）、乡、村三级医疗机构“两病”登记、录入、待遇结算情况进行抽查，对存在的问题及时协调解决，打通服务群众“最后一公里”。

三、改革成效

截至 2020 年底，全区“两病”门诊用药平均报销比例达到 59.41%，实现了国务院常务会议中提出的不低于 50%的任务目标。

案例二：加大“放管服”改革提升经办服务水平

一、改革背景

根据《国务院办公厅关于建立政务服务“好差评”制度提高政务服务水平的意见》（国办发〔2019〕51 号）、《国家医疗保障局关于印发全国医疗保障经办政务服务事项清单的通知》（医保发〔2020〕18 号）要求，新疆维吾尔自治区医疗保障局印发《关于发布和实施新疆维吾尔自治区医疗保障经办政务服务事项清单及办事指南的通知》。

二、改革举措

（一）积极推进政务服务事项“一网通办”

一是全面实施医疗保障政务服务事项清单制度。2020 年 7 月 13 日，印发《关于发布和实施新疆维吾尔自治区医疗保障经办政务服务事项清单及办事指南的通知》，进一步统一和规范全区医疗保障经办政务服务事项清单及办事指南，全区 15 个统筹地区医疗保障部门结合实际进行了细化和贯彻落实，通过门户网站、微信公众号等形式公开，供群众阅读、查询、下载和使用。

二是进一步提升服务能力。指导全区医疗保障部门结合自治区政务平台建设工作，整合服务环节，精简办事材料，压缩办结时限，先后取消了单位参保信息变更登记中业务经办人员身份证复印件，单位参保登记（注销）业务中注销申请书，医疗机构申请定点协议管理(医保医师)业务中医师资格证书和医师执业证书,异地就医备案业务中居住证明等 20 余项证明材料,优化了定点医药机构到医保经办机构申报结算业务流程,取消了定点医药机构打印纸质单据到医保经办机构窗口申报的流程,定点医药机构只需在系统上提交清算申请,医保经办机构直接通过系统审核结算。

三是不断推进自治区一体化在线政务服务平台数据共享,逐步将医疗保障经办政务服务事项推送到政务平台,不断深化网上办理深度,政务服务数据目录已确定,通过数据库表方式共享,相关工作有序推进。同时,积极推进电子印章使用,按照国家电子印章标准进行了数据填报,并申请维护至自治区政务服务一体化平台,拟于 2021 年 1 月 1 日开始使用。

(二)继续推进跨省异地就医直接结算

一是进一步扩大定点医疗机构覆盖范围。按照"应纳尽纳"的原则,将自治区符合条件的医疗机构全部纳入国家跨省异地就医管理子系统,实现相同的医保政策、管理和服务,新疆参保人员可在全国 31 个省(区市)34747 家定点医疗机构实现医疗费用直接结算。自异地就医开展以来,与除西藏外的全国 30 个省(区、市)均发生了参保人员来往跨省异地就医直接结算业务。2020 年,全区接入国家跨省异地就医管理子系统的定点医疗机构有 1559 家,新疆作为参保地结算 4.27 万人次,医疗总费用 9.21 亿元,其中医保基金支付 6.75 亿元;新疆作为就医地结算 1.21 万人次,医疗总费用 1.92 亿元,其中医保基金支付 1.18 亿元。

二是稳步推进跨省异地就医门诊费用直接结算。按照国家医疗保障局、财政部《关于切实做好 2020 年跨省异地就医医疗费用结算工作的通知》(医保发〔2020〕20 号)要求,依托国家跨省异地就医管理子系统,在充分论证的基础上,按照自治区已有的跨省异地就医住院费用直接结算工作流程,开展自治区跨省异地就医门诊费用直接结算试点工作。

三是切实做好优化备案管理服务。按照《关于印发全国医疗保障经办政务服务事项清单的通知》(医保发〔2020〕18 号)要求,简化统一异地安置退休人员、异地长期居住人员、常驻异地工作人员和异地转诊人员备案服务。依托国家医保服务平台和"国家异地就医备案"App 小程序逐步实现线上备案全覆盖。全面实现"承诺制",异地就医备案"零跑腿""不见面"等线上服务。

(三)加快推广应用医保电子凭证

按照国家医疗保障局的部署,加快医保电子凭证推广应用工作,参保群众在医院窗口或者药店支付时,可出示医保电子凭证扫码结算,不用再刷医保卡。截至 2020 年底,全区医保电子凭证激活总数 1221.06 万,激活率为 60.69%。

三、改革成效

全力推进"一站服务、一窗受理、一单结算"的综合柜员制,变群众"多头办理"为"一窗受理",部分业务在原办理时限基础上压减 20%,实现"数据多跑路,群众少跑腿",为群众提供了高效、便捷的医疗保障服务。

案例三:伊犁州多措并举维护医保基金安全

一、改革背景

2020 年 7 月 13 日,国务院办公厅印发《关于推进医疗保障基金监管制度体系改革的指导意见》(国办发〔2020〕20 号)。伊犁州医疗保障局认真落实国务院、自治区关于医疗保障基金监管制度体系改革的决策部署,不断加强医保基金监管,管好、用好医保基金,确保医保基金安全、可持续平稳运行。

二、改革举措

(一)监督检查全覆盖与抓重点补短板相结合

一是全面覆盖。坚持监督检查无盲区、无死角,对医保经办机构、定点医药机构、商保承办机构监管检查实行全覆盖。2020 年 6 月,率先完成了 1562 家定点医疗机构(含村卫生室 563 家)的现场检查,覆盖率 100%。二是突出重点。对医保经办机构、公立医院、民营医院、零售药店,突出检查重点,分门别类"对症治理"。三是补齐短板。完善定点医药机构协议管理,实行定期考核、动态管理。完善医保对医疗服务行为的监控机制,监管对象由医疗机构延伸至医务人员,监管重点从医疗费用控制转向医疗费用和医疗服务绩效双控制,每月监控分析"预算金额、发生金额、住院人次、次均住院费用、总额使用率”等19项内容，对发现的问题及时进行提醒。

（二）自查自纠与抽查复查相结合

一是开展自查自纠。组织统筹区内定点医药机构对照自治区262项问题清单，逐项自查整改，分类剖析问题产生原因，明确整改措施、完成时限和责任人，做到即知即改、立行立改、全面整改。二是开展抽查复查。根据统筹区内定点医药机构自查整改情况，于2020年10月率先启动“双随机”交叉联合检查，共检查89家医疗机构，复查率10%，查处违规资金555.64万元。三是开展飞行检查。积极配合国家医疗保障局、国家卫生健康委2020年度医保基金监管第二轮飞行检查，通过主动服务、专人跟班、通报警示、限时办结等措施，完成飞行检查后续调查、核实、处理、曝光、报告等工作。组织州直定点医疗机构对照71条问题举一反三，迅速开展自查和抽查，共追回医保违规资金447.77万元，其中飞检组移交确认违规定量金额282.77万元，形成了以点带面的效应。

（三）专项治理与综合治理相结合

一是专项治理。在打击欺诈骗保专项治理的基础上，启动开展了定点机构规范使用医保基金专项治理和经办机构审核结算专项治理，综合研究部署，统筹组织实施，统一监督检查，确保专项治理取得实效。2020年，专项治理共处理定点医药机构1562家，检查率达到100%，直接追回医保基金1683.1万元。二是部门联动。定期分析研判，遇有重大线索或案件，协调有关部门会商，2020年主动向自治区卫生健康、市场监督、纪检监察等部门移交线索79条，形成一案多查、联合惩戒、专项整治的监管合力。三是智能监控。在州直二级以上医疗机构院端HIS系统中设置了门诊限药提示预警窗口，将目录限药由事后审查拒付，优化为事前提醒。2020年，通过医保端和院端智能拦截问题涉及金额达679.1万元，占伊犁州追回医保资金的40.35%，充分体现了信息化监管的效果。

（四）外部监管与内控管理相结合

一是加强曝光宣传。2020年，率先两次推行“打击欺诈骗保在线答题”活动，49.29万人浏览答题，11.51万人参与问答，宣传累计达14.37万人次。畅通群众监督渠道，完善举报奖励机制，集聚社会力量，构建监管“前哨”，2020年举报奖励处理案例19例，占全区案例数63%，媒体点名公开通报典型案件82例，形成有效震慑。二是加强内部管理。结合经办政务服务清单管理，规范完善了医保基金征缴内控、支付审核等十项内控制度，筑牢基金监管内控防线，对违反制度的经办人员严肃追责问责。各级医保经办机构密切与定点医疗机构的联系，建立定点联系制度，各医疗机构进一步完善院长负责制、医保工作管理、价格调整等内控制度，进一步提升医保管理水平和风险防控能力。三是加强工作调度。通过主动汇报积极争取，将医保基金监管纳入每月民生保障调度内容中，层层传导工作压力，累计调度9次，月调度月排名。指定专人负责线索督办、数据统计、日常联络等工作，对各县市打击欺诈骗保专项治理工作开展情况实行月报告制度，并及时通报各县市。

三、改革成效

2020年以来，伊犁州医疗保障局坚决贯彻落实习近平总书记重要指示批示精神，将基金监管置于“两个维护”和落实新时代党的治疆方略特别是社会稳定和长治久安目标大局中谋划和推进，积极推进医保基金监管体制改革，严厉打击欺诈骗保行为，维护社会公平正义，提高了各族群众的获得感、幸福感和安全感。2020年，伊犁州建立健全基本医疗保险、大病保险、医疗救助三重保障机制，职工医保、居民医保、大病保险政策范围内住院费用支付分别达到86.63%、74.18%、85.63%，城镇职工医保、城乡居民医保统筹基金累计结存可支付14个月、9个月，医保基金运行平稳，基金监管取得了阶段性成效。

案例四：昌吉州着力提升经办服务水平

一、改革背景

2020年5月，国家医疗保障局印发《全国医疗保障经办政务服务事项清单》。2020年7月，自治区印发《关于发布和实施新疆维吾尔自治区医疗保障经办政务服务事项清单及办事指南的通知》。同年8月，昌吉州印发《关于发布和实施〈昌吉回族自治州医疗保障经办政务服务事项清单及办事指南〉的通知》(下称《清单》)。《清单》的制定、发布、实施是医疗保障部门践行习近平总书记以人民为中心的发展思想、深化“放管服”改革和优化医疗保障公共服务的重要举措。昌吉州医疗保障局高度重视群众办事难点、堵点、痛点问题,针对医保手工报销材料复杂、报销等待时间长以及异地就医备案程序繁琐等问题,在国家清单和自治区清单的基础上,根据“六统一”的要求,梳理清单、重塑流程、压缩时限,用“四最”标准严格把关,发布实施了昌吉州医疗保障经办政务服务事项清单及办事指南。

二、改革举措

(一)便民服务新举措,群众办事更放心

按照推行“一次办好”改革工作要求,全面推行医保经办服务“六统一”标准,实现医保服务标准化、窗口结算一体化、服务管理流程化、业务办理集中化、急需业务快捷化,不断提升综合业务能力。对医保业务受理和结算等经办业务实现“一站式服务、一窗口办理、一单制结算”,为广大参保群众和企业提供优质高效的医疗保障服务。在全国跨省异地就医住院费用直接结算的基础上,门诊慢性病购药结算由原来25个工作日到现在直接结算,群众不再垫付购药费用,切实方便了群众,减轻了负担。建档立卡、低保特困对象等贫困人口在昌吉州内定点医院住院后实现了基本医疗保险、大病保险、医疗救助“一单式结算”,最大限度方便于民、实惠于民。2020年度共有17454人次通过“一单式结算”享受了医疗救助。

(二)服务流程再优化,群众办事更顺心

重新梳理医保经办服务事项,对外公布28项服务清单,将办理材料、办理时限和方式等通过“昌吉州医疗保障局”微信公众号予以公开,接受群众监督。主动压缩医保经办时限,经办服务事项实现即时办结的有13项,在国家和自治区要求基础上增加了2项,服务事项办理时限较国家服务清单要求压缩了5—15个工作日,平均减少了37%。拓宽医保业务申报渠道,通过开通电话、邮箱、传真、手机App、微信小程序等“网上办”“掌上办”方式,群众办理业务更便捷。现已实现25项经办服务事项“不见面办理”,实现率达89%,极大地方便参保群众。简化转诊转院备案程序,对需转往昌吉州外就诊住院治疗的城乡居民,直接由县市二级定点医疗机构审核办理,不再经过州直三级医疗机构办理;简化门诊慢性病鉴定流程,参保群众可就近到二级以上定点医疗机构提交申报材料,并办理门诊慢性病备案登记,实现了“信息多跑路,群众少跑腿”;简化生育保险费用支付流程,对做过生育登记的参保人员,在昌吉州范围内定点医疗机构做计划生育和生育手术的医疗费用,出院时在医院直接结算,不再向医疗保障部门提交报销材料。

(三)抓内控防风险,管好群众“救命钱”

完善医保基金内控管理制度,形成“以制度管权、以制度管人、按制度办事”的工作格局。昌吉州医疗保障局从组织管理、业务经办、基金财务、信息管理、档案管理、监督检查等6个方面制定内控管理制度,紧扣工作流程、办事程序,梳理出11个风险管理点,并制定了针对性防控措施。重点加强医保基金征缴和待遇支付监管,医保基金的征收、待遇支付实行初审,复核实行“双审制”。通过全面完善医保基金内控管理制度,巩固了昌吉州“全覆盖、无禁区、零容忍”的医保基金监管高压态势,促进医保基金监管从治标向治本转变,有效维护了医保基金安全。

(四)深化“放管服”改革,让群众更有获得感

认真贯彻落实“放管服”改革要求,转变工作思路,促进管理更科学。昌吉州医疗保障局重新梳理28项医保经办服务事项,取消参保群众备案地的居住证、单位外派证明等印证材料,实行“承诺制”,仅需提供有效身份证件填写异地就医登记备案表即可。依托“互联网+”线上线下均可办理,采取每年随机抽取备案人员进行稽核,既方便群众,也使监管更加科学。

三、改革成效

经办机构是医疗保障制度的具体执行者和操作者,是推动制度建设的依靠力量。昌吉州医疗保障局坚持以习近平新时代中国特色社会主义思想为指导,认真贯彻落实国务院“服出便利,服出实惠”的要求,加强制度建设,简化办事流程,压缩办理时限,全面提升服务质量和水平,让群众享受到更加便捷、更加高效的服务。始终坚持经办优质、便民利民的服务窗口目标,不断提高医疗保障水平,人民群众获得感、幸福感、安全感得到显著提升。

新疆生产建设兵团

工作综述

2020年,新疆生产建设兵团医疗保障工作认真贯彻落实国家和兵团的决策部署,以敢于担当和善于作为的态度,推动兵团医疗保障事业取得新发展。

一、基本医疗保险制度运行平稳

截至2020年底,兵团基本医疗保险参保258.13万人,其中,城镇职工基本医疗保险参保145.92万人,城乡居民基本医疗保险参保112.21万人。

医保基金运行转亏为盈,全年医疗保险基金收入70.19亿元,支出54.07亿元。其中,城镇职工基本医疗保险基金收入60.37亿元,支出46.91亿元;城乡居民基本医保人均财政补助标准和个人缴费标准均新增30元,分别达到每人每年550元和280元(其中成年居民个人缴费330元,学生儿童个人缴费230元),全年基金收入9.82亿元,支出7.16亿元。

二、完善组织机构建设

2020年7月27日,兵团医疗保障事业管理中心(兵团医药价格和招标采购中心)正式成立,参公管理,内设6个科室(均为正科级),共有编制38名。中心领导职数3名,科级职数13名。中心的职责是负责经办兵团基本医疗保险、生育保险、医疗救助、长期护理保险等医疗保障业务,承办和协调兵团大病保险、人身意外伤害保险、企事业单位补充医疗保险、离休人员和优抚对象医疗保障业务,以及承办兵团医疗保障相关的其他工作。

8月19日,兵团编办下发《关于调整兵团退休回沪定居人员医疗保险工作站隶属关系的通知》,明确将兵团退休回沪定居人员医疗保险工作站由兵团驻上海办事处管理调整为由兵团医疗保障局管理,业务上接受兵团医疗保障事业管理中心的指导,其他机构编制事宜不变。据此,9月26日,兵团医疗保障局和兵团驻上海办事处形成会议纪要,完成工作交接。

三、统筹做好疫情防控工作

制定印发《关于做好新冠肺炎医疗费用结算工作的通知》,将确诊和疑似新冠肺炎患者纳入保障范围并预付部分资金,落实"两个确保"(确保患者不因费用问题影响就医,确保收治医院不因支付政策影响救治)。累计向收治新冠肺炎患者的定点医疗机构预付医保基金5187万元,为确诊和疑似患者结算医疗费用194万元,医保基金支付74%。

制定印发《兵团关于阶段性减征职工基本医疗保险费的实施意见》。结合兵团各师市医疗保险收支情况,对兵团辖区内企业实施阶段性减征职工基本医疗保险费政策,累计为4124家企业减征医保费1.01亿元,157家企业缓缴医保费4530.01万元。

制定印发《关于优化医疗保障经办服务 推动新冠肺炎疫情防控工作的通知》。疫情防控期间,将新冠肺炎诊疗方案中的药品和诊疗项目临时纳入报销范围,分阶段大幅下调核酸检测价格,提出了经办服务"5个办"优化措施,支持门诊慢性病长处方政策,拓宽异地就医备案渠道,全力保障职工群众就医购药。门诊慢性病处方量延长至3个月,医疗费用报销时限延长到2020年12月31日。

四、完善医疗保险制度体系机制

印发《关于兵团医疗保险特殊药品实行"三定"管理和"双通道"服务的通知》,加强特殊药品规范化管理,对特殊药品的管理范围、支付标准、服务管理进行了规范和界定,方便职工群众购药。印发《关于兵团基本医疗保险定点零售药店供应门诊大病、慢性病用药有关问题的通知》,要求定点药店及时供应门诊大病和慢性病用药,确保参保群众及时享受有关待遇。印发《关于完善兵团基本医疗保险门诊慢性病有关政策的通知》,进一步提高参保群众门诊医疗保障水平,切实减轻参保人员医疗费用负担，完善兵团基本医疗保险门诊慢性病政策。2020 年度，兵团特殊药品实行“三定”管理和“双通道”服务的定点零售药店 24 家，供应门诊大病、慢性病用药的定点零售药店 195 家。

五、持续开展打击欺诈骗保专项行动

2020 年，兵团医疗保障系统组织开展 15 个统筹区全覆盖监督检查，深入推进定点医疗机构专项治理“回头看”工作。印发《关于进一步加强医疗保障基金监督管理的指导意见》，健全完善内控制度，提高基金使用绩效，确保基金运行平稳可持续。全年对 2797 家“两定”机构进行检查，实现现场检查全覆盖；追回医保资金 4374.61 万元；处理违规“两定”机构 1825 家；主动曝光典型案例 42 例；发放举报奖励金 5250 元。

六、继续做好药品耗材集中采购工作

积极落实国家组织的三批共 112 种药品集中带量采购，上线运行兵团药品和医用耗材招采平台系统。2020 年，通过兵团药品和医用耗材招采平台参与线上采购的医疗机构 211 家，累计采购量为 5531.63 万片（袋/支）。其中，国家第一批药品采购量为 3971.58 万片（袋/支），完成国家约定量的 178.02%；第二批药品采购量 1560.05 万片（袋/支），完成国家约定量的 83.95%，两批药品累计减少采购金额支出 1.3 亿元。12 月 27 日出台《关于做好兵团落实国家组织冠脉支架集中带量采购和使用工作的通知》，将从 2021 年 1 月 1 日起正式全面执行国家组织冠脉支架集中带量采购支架系统。积极参与由陕西省医疗保障局牵头组织的省际带量采购联盟，完成省际联盟组织的 15 种未过评药品集采约定采购和使用量的统计确认。

七、强化医保目录管理

会同新疆维吾尔自治区医疗保障局等部门联合印发《关于将接骨木等 451 种中药饮片、18 种医疗机构制剂纳入新疆基本医疗保险、工伤保险和生育保险药品目录的通知》《关于修订〈新疆维吾尔自治区医疗服务价格规范（2017 版）〉的通知》，新增医疗服务价格项目 82 项、修订医疗服务价格项目 57 项、合并医疗服务价格项目 18 项，并于 2020 年 9 月 16 日零时起执行。

八、推动“三医联动”改革

发挥医保对医药卫生体制改革的引领作用，印发《关于完善兵团医疗保障政策措施 促进“三医联动”改革的意见》《关于完善医联（共）体医疗保险基金总额预算管理的意见》，为兵团深化医疗卫生体制改革提供政策支持。对医疗保险基金总额预算、医保支付政策引导、门诊慢性病、医保基金返还、医疗服务价格等 7 个方面存在的问题进行了梳理，提出了《兵团乌鲁木齐区域医联体建设中有关医保问题处理意见》，为兵团医联体改革提供政策指导。完善医联（共）体医保基金总额预算管理，通过建立“结余按比例留用、合理超支分担”激励约束机制，调动医疗机构主动控费的积极性，提升医保基金使用效益。

九、做好异地就医直接结算

简化异地就医登记备案程序，拓宽异地就医备案渠道，支持门诊慢性病长处方政策，全力保障职工群众就医购药。兵团已有 351 家医疗机构接入国家异地就医结算系统，基本实现了每个团场有一家医疗机构纳入跨省异地就医定点医疗机构范围。2020 年度，兵团跨省异地就医直接结算 3.5 万人次，医保基金支付 4.2 亿元。

十、推进医保信息化建设

完成兵团医疗保障信息平台建设立项和项目初步设计方案、概算编制。部署推广兵团医保电子凭证，完成 90% 以上定点医疗机构、定点药店医保电子凭证接口改造，全兵团医保电子凭证激活 130 万人。按照国家医疗保障局关于 DRG 付费国家试点工作有关要求，在“兵团云”完成兵团按疾病诊断相关分组（DRG）试点信息系统部署，实现院端至中间库至 DRG 系统的数据联通。

十一、强化医保法治建设

一是先后印发了医疗保障行政执法事项指导目录，全面推行行政执法公示制度、执法全过程记录制度、重大执法决定法制审核制度（“三项制度”）实施办法等一系列文件，要求按照医疗保障行政执法清单开展行政执法工作，统一规范医保行政执法文书样式，推行“三项制度”，提高兵团医疗保障依法行政和执法能力。二是积极承接自治区授权，

2020 年 10 月，根据兵团承接新疆维吾尔自治区人民政府授予行政权力清单的规定，明确兵团医疗保障局承接行使 22 项行政权力，在 2019 年权责清单的基础上结合新承接的行政职能，形成了 31 项权力清单和责任清单。

十二、提升医保公共服务水平

印发《关于发布和实施新疆生产建设兵团医疗保障经办政务服务事项清单及办事指南的通知》，以改进医疗保障公共服务为导向，建立和完善医疗保障经办政务服务清单制度，明确了兵团基本医疗保险参保和变更登记等 28 项医保经办政务服务事项所需要的办理材料和环节流程，规定了办理时限，实现“一张清单管到底，一个事项清到底”。

围绕行风建设专项整治进行工作部署，对整治情况开展一系列明察暗访活动；上线“好差评”系统。印发《关于成立兵团医疗保障局行风建设领导小组的通知》《关于开展 2020 年度兵团医疗保障系统行风建设专项评价工作的通知》，对兵团 15 个统筹区随机抽取 3 个—5 个师市开展体验式评价和群众满意度测评。文件印发后，各师市医疗保障部门均成立行风建设领导小组，并专门成立行风暗访检查组，深入各师市医保经办机构对窗口服务进行暗访检查，及时发现存在的问题，现场反馈整改意见，督促各师市迅速整改、落实到位。在兵团医疗保障局网站公布监督电话，积极主动接受社会群众对兵团医疗保障工作的监督。通过在兵团电视台、兵团日报等主流媒体上发布《兵团全面实施统一医保经办政务服务事项清单》《第三批国家组织药品集采中选结果在兵团落地执行》等医保政策和经办相关新闻，开展“送宣传、送政策”服务，向各定点医药机构、参保人发放宣传兵团打击欺诈骗保宣传单页 1000 张、张贴宣传海报 340 张，提高医药机构遵守相关政策规定的自觉性，并把定点医药机构作为宣传的窗口，确保宣传工作长流水、不断线。

重要活动

1. 与商业保险机构签订参与基金监管协议。 根据国家医疗保障局监管方式创新试点工作要求，加快推进医疗保障监管方式创新试点工作，引入商业保险机构参与基金监管，11 月，兵团医疗保障局与中国人寿股份有限公司新疆分公司、中华联合财产保险股份有限公司新疆分公司签订监管协议，约定监管范畴、工作职责，强化现场巡查、智能监控，提升兵团医保基金监管效能。

2. 开展依法行政主题线上学习活动。 8 月，在新冠疫情防控期间，通过视频会议形式组织兵团医疗保障系统全体党员干部以依法行政为主题开展线上学习活动，全局处级以上干部就各自职责开展授课活动，普通干部分享学习心得，兵师两级医疗保障系统共 400 余人次参加了培训，提高了工作人员依法行政的意识和能力。

3. 组织开展打击欺诈骗保暨医疗保险政策培训班。 11 月 18 日，兵团医疗保障局组织开展打击欺诈骗保暨医疗保险政策培训班，邀请全部定点医药机构派代表参加。培训提升了定点医药机构对医保服务协议履行、医疗保障待遇支付、基金结算等政策的理解和支持，取得了较好效果。

法规政策、重要文件

一、中共中央、国务院文件

中共中央 国务院
关于深化医疗保障制度改革的意见

医疗保障是减轻群众就医负担、增进民生福祉、维护社会和谐稳定的重大制度安排。党中央、国务院高度重视人民健康，建立了覆盖全民的基本医疗保障制度。党的十八大以来，全民医疗保障制度改革持续推进，在破解看病难、看病贵问题上取得了突破性进展。为深入贯彻党的十九大关于全面建立中国特色医疗保障制度的决策部署，着力解决医疗保障发展不平衡不充分的问题，现就深化医疗保障制度改革提出如下意见。

一、总体要求

（一）指导思想。以习近平新时代中国特色社会主义思想为指导，全面贯彻党的十九大和十九届二中、三中、四中全会精神，坚持以人民健康为中心，加快建成覆盖全民、城乡统筹、权责清晰、保障适度、可持续的多层次医疗保障体系，通过统一制度、完善政策、健全机制、提升服务，增强医疗保障的公平性、协调性，发挥医保基金战略性购买作用，推进医疗保障和医药服务高质量协同发展，促进健康中国战略实施，使人民群众有更多获得感、幸福感、安全感。

（二）基本原则。坚持应保尽保、保障基本，基本医疗保障依法覆盖全民，尽力而为、量力而行，实事求是确定保障范围和标准。坚持稳健持续、防范风险，科学确定筹资水平，均衡各方缴费责任，加强统筹共济，确保基金可持续。坚持促进公平、筑牢底线，强化制度公平，逐步缩小待遇差距，增强对贫困群众基础性、兜底性保障。坚持治理创新、提质增效，发挥市场决定性作用，更好发挥政府作用，提高医保治理社会化、法治化、标准化、智能化水平。坚持系统集成、协同高效，增强医保、医疗、医药联动改革的整体性、系统性、协同性，保障群众获得高质量、有效率、能负担的医药服务。

（三）改革发展目标。到 2025 年，医疗保障制度更加成熟定型，基本完成待遇保障、筹资运行、医保支付、基金监管等重要机制和医药服务供给、医保管理服务等关键领域的改革任务。到 2030 年，全面建成以基本医疗保险为主体，医疗救助为托底，补充医疗保险、商业健康保险、慈善捐赠、医疗互助共同发展的医疗保障制度体系，待遇保障公平适度，基金运行稳健持续，管理服务优化便捷，医保治理现代化水平显著提升，实现更好保障病有所医的目标。

二、完善公平适度的待遇保障机制

公平适度的待遇保障是增进人民健康福祉的内在要求。要推进法定医疗保障制度更加成熟定型，健全重特大疾病医疗保险和救助制度，统筹规划各类医疗保障高质量发展，根据经济发展水平和基金承受能力稳步提高医疗保障水平。

（四）完善基本医疗保险制度。坚持和完善覆盖全民、依法参加的基本医疗保险制度和政策体系，职工和城乡居民分类保障，待遇与缴费挂钩，基金分别建账、分账核算。统一基本医疗保险统筹层次、医保目录，规范医保支付政策确定办法。逐步将门诊医疗费用纳入基本医疗保险统筹基金支付范围，改革职工基本医疗保险个人账户，建立健全门诊共济保障机制。

（五）实行医疗保障待遇清单制度。建立健全医疗保障待遇清单制度，规范政府决策权限，科学界定基本制度、基本政策、基金支付项目和标准，促进医疗保障制度法定化、决策科学化、管理规范化。各地区要确保政令畅通，未经批准不得出台超出清单授权范围的政策。严格执行基本支付范围和标准，实施公平适度保障，纠正过度保障和保障不足问题。

（六）健全统一规范的医疗救助制度。建立救助对象及时精准识别机制，科学确定救助范围。全面落实资助重点救助对象参保缴费政策，健全重点救助对象医疗费用救助机制。建立防范和化解因病致贫返贫长效机制。增强医疗救助托底保障功能，通过明确诊疗方案、规范转诊等措施降低医疗成本，提高年度医疗救助限额，合理控制贫困群众政策范围内自付费用比例。

（七）完善重大疫情医疗救治费用保障机制。在突发疫情等紧急情况时，确保医疗机构先救治、后收费。健全重大疫情医疗救治医保支付政策，完善异地就医直接结算制度，确保患者不因费用问题影响就医。探索建立特殊群体、特定疾病医药费豁免制度，有针对性免除医保目录、支付限额、用药量等限制性条款，减轻困难群众就医就诊后顾之忧。统筹医疗保障基金和公共卫生服务资金使用，提高对基层医疗机构的支付比例，实现公共卫生服务和医疗服务有效衔接。

（八）促进多层次医疗保障体系发展。强化基本医疗保险、大病保险与医疗救助三重保障功能，促进各类医疗保障互补衔接，提高重特大疾病和多元医疗需求保障水平。完善和规范居民大病保险、职工大额医疗费用补助、公务员医疗补助及企业补充医疗保险。加快发展商业健康保险，丰富健康保险产品供给，用足用好商业健康保险个人所得税政策，研究扩大保险产品范围。加强市场行为监管，突出健康保险产品设计、销售、赔付等关键环节监管，提高健康保障服务能力。鼓励社会慈善捐赠，统筹调动慈善医疗救助力量，支持医疗互助有序发展。探索罕见病用药保障机制。

三、健全稳健可持续的筹资运行机制

合理筹资、稳健运行是医疗保障制度可持续的基本保证。要建立与社会主义初级阶段基本国情相适应、与各方承受能力相匹配、与基本健康需求相协调的筹资机制，切实加强基金运行管理，加强风险预警，坚决守住不发生系统性风险底线。

（九）完善筹资分担和调整机制。就业人员参加基本医疗保险由用人单位和个人共同缴费。非就业人员参加基本医疗保险由个人缴费，政府按规定给予补助，缴费与经济社会发展水平和居民人均可支配收入挂钩。适应新业态发展，完善灵活就业人员参保缴费方式。建立基本医疗保险基准费率制度，规范缴费基数政策，合理确定费率，实行动态调整。均衡个人、用人单位、政府三方筹资缴费责任，优化个人缴费和政府补助结构，研究应对老龄化医疗负担的多渠道筹资政策。加强财政对医疗救助投入，拓宽医疗救助筹资渠道。

（十）巩固提高统筹层次。按照制度政策统一、基金统收统支、管理服务一体的标准，全面做实基本医疗保险市地级统筹。探索推进市地级以下医疗保障部门垂直管理。鼓励有条件的省（自治区、直辖市）按照分级管理、责任共担、统筹调剂、预算考核的思路，推进省级统筹。加强医疗救助基金管理，促进医疗救助统筹层次与基本医疗保险统筹层次相协调，提高救助资金使用效率，最大限度惠及贫困群众。

（十一）加强基金预算管理和风险预警。科学编制医疗保障基金收支预算，加强预算执行监督，全面实施预算绩效管理。适应异地就医直接结算、“互联网＋医疗”和医疗机构服务模式发展需要，探索开展跨区域基金预算试点。加强基金中长期精算，构建收支平衡机制，健全基金运行风险评估、预警机制。

四、建立管用高效的医保支付机制

医保支付是保障群众获得优质医药服务、提高基金使用效率的关键机制。要聚焦临床需要、合理诊治、适宜技术，完善医保目录、协议、结算管理，实施更有效率的医保支付，更好保障参保人员权益，增强医保对医药服务领域的激励约束作用。

（十二）完善医保目录动态调整机制。立足基金承受能力，适应群众基本医疗需求、临床技术进步，调整优化医保目录，将临床价值高、经济性评价优良的药品、诊疗项目、医用耗材纳入医保支付范围，规范医疗服务设施支付范围。健全医保目录动态调整机制，完善医保准入谈判制度。合理划分中央与地方目录调整职责和权限，各地区不得自行制定目录或调整医保用药限定支付范围，逐步实现全国医保用药范围基本统一。建立医保药品、诊疗项目、医用耗材评价规则和指标体系，健全退出机制。

（十三）创新医保协议管理。完善基本医疗保险协议管理，简化优化医药机构定点申请、专业评估、协商谈判程序。将符合条件的医药机构纳入医保协议管理范围，支持“互联网＋医疗”等新服务模式发展。建立健全跨区域就医协议管理机制。制定定点医药机构履行协议考核办法，突出行为规范、服务质量和费用控制考核评价，完善定点医药机构退出机制。

（十四）持续推进医保支付方式改革。完善医保基金总额预算办法，健全医疗保障经办机构与医疗机构之间协商谈判机制，促进医疗机构集体协商，科学制定总额预算，与医疗质量、协议履行绩效考核结果相挂钩。大力推进大数据应用，推行以按病种付费为主的多元复合式医保支付方式，推广按疾病诊断相关分组付费，医疗康复、慢性精神疾病等长期住院按床日付费，门诊特殊慢性病按人头付费。探索医疗服务与药品分开支付。适应医疗服务模式发展创新，完善医保基金支付方式和结算管理机制。探索对紧密型医疗联合体实行总额付费，加强监督考核，结余留用、合理超支分担，有条件的地区可按协议约定向医疗机构预付部分医保资金，缓解其资金运行压力。

五、健全严密有力的基金监管机制

医疗保障基金是人民群众的“保命钱”，必须始终把维护基金安全作为首要任务。要织密扎牢医保基金监管的制度笼子，着力推进监管体制改革，建立健全医疗保障信用管理体系，以零容忍的态度严厉打击欺诈骗保行为，确保基金安全高效、合理使用。

（十五）改革完善医保基金监管体制。加强医保基金监管能力建设，进一步健全基金监管体制机制，切实维护基金安全、提高基金使用效率。加强医疗保障公共服务机构内控机构建设，落实协议管理、费用监控、稽查审核责任。实施跨部门协同监管，积极引入第三方监管力量，强化社会监督。

（十六）完善创新基金监管方式。建立监督检查常态机制，实施大数据实时动态智能监控。完善对医疗服务的监控机制，建立信息强制披露制度，依法依规向社会公开医药费用、费用结构等信息。实施基金运行全过程绩效管理，建立医保基金绩效评价体系。健全医疗保障社会监督激励机制，完善欺诈骗保举报奖励制度。

（十七）依法追究欺诈骗保行为责任。制定完善医保基金监管相关法律法规，规范监管权限、程序、处罚标准等，推进有法可依、依法行政。建立医疗保障信用体系，推行守信联合激励和失信联合惩戒。加强部门联合执法，综合运用协议、行政、司法等手段，严肃追究欺诈骗保单位和个人责任，对涉嫌犯罪的依法追究刑事责任，坚决打击欺诈骗保、危害参保群众权益的行为。

六、协同推进医药服务供给侧改革

医药服务供给关系人民健康和医疗保障功能的实现。要充分发挥药品、医用耗材集中带量采购在深化医药服务供给侧改革中的引领作用，推进医保、医疗、医药联动改革系统集成，加强政策和管理协同，保障群众获得优质实惠的医药服务。

（十八）深化药品、医用耗材集中带量采购制度改革。坚持招采合一、量价挂钩，全面实行药品、医用耗材集中带量采购。以医保支付为基础，建立招标、采购、交易、结算、监督一体化的省级招标采购平台，推进构建区域性、全国性联盟采购机制，形成竞争充分、价格合理、规范有序的供应保障体系。推进医保基金与医药企业直接结算，完善医保支付标准与集中采购价格协同机制。

（十九）完善医药服务价格形成机制。建立以市场为主导的药品、医用耗材价格形成机制，建立全国交易价格信息共享机制。治理药品、高值医用耗材价格虚高。完善医疗服务项目准入制度，加快审核新增医疗服务价格项目，建立价格科学确定、动态调整机制，持续优化医疗服务价格结构。建立医药价格信息、产业发展指数监测与披露机制，建立药品价格和招采信用评价制度，完善价格函询、约谈制度。

（二十）增强医药服务可及性。健全全科和专科医疗服务合作分工的现代医疗服务体系，强化基层全科医疗服务。加强区域医疗服务能力评估，合理规划各类医疗资源布局，促进资源共享利用，加快发展社会办医，规范“互联网＋医疗”等新服务模式发展。完善区域公立医院医疗设备配置管理，引导合理配置，严控超常超量配备。补齐护理、儿科、老年科、精神科等紧缺医疗服务短板。做好仿制药质量和疗效一致性评价受理与审评，通过完善医保支付标准和药品招标采购机制，支持优质仿制药研发和使用，促进仿制药替代。健全短缺药品监测预警和分级应对体系。

（二十一）促进医疗服务能力提升。规范医疗机构和医务人员诊疗行为，推行处方点评制度，促进合理用药。加强医疗机构内部专业化、精细化管理，分类完善科学合理的考核评价体系，将考核结果与医保基金支付挂钩。改革现行科室和个人核算方式，完善激励相容、灵活高效、符合医疗行业特点的人事薪酬制度，健全绩效考核分配制度。

七、优化医疗保障公共管理服务

医疗保障公共管理服务关系亿万群众切身利益。要完善经办管理和公共服务体系,更好提供精准化、精细化服务,提高信息化服务水平,推进医保治理创新,为人民群众提供便捷高效的医疗保障服务。

(二十二)优化医疗保障公共服务。推进医疗保障公共服务标准化规范化,实现医疗保障一站式服务、一窗口办理、一单制结算。适应人口流动需要,做好各类人群参保和医保关系跨地区转移接续,加快完善异地就医直接结算服务。深化医疗保障系统作风建设,建立统一的医疗保障服务热线,加快推进服务事项网上办理,提高运行效率和服务质量。

(二十三)高起点推进标准化和信息化建设。统一医疗保障业务标准和技术标准,建立全国统一、高效、兼容、便捷、安全的医疗保障信息系统,实现全国医疗保障信息互联互通,加强数据有序共享。规范数据管理和应用权限,依法保护参保人员基本信息和数据安全。加强大数据开发,突出应用导向,强化服务支撑功能,推进医疗保障公共服务均等可及。

(二十四)加强经办能力建设。构建全国统一的医疗保障经办管理体系,大力推进服务下沉,实现省、市、县、乡镇(街道)、村(社区)全覆盖。加强经办服务队伍建设,打造与新时代医疗保障公共服务要求相适应的专业队伍。加强医疗保障公共管理服务能力配置,建立与管理服务绩效挂钩的激励约束机制。政府合理安排预算,保证医疗保障公共服务机构正常运行。

(二十五)持续推进医保治理创新。推进医疗保障经办机构法人治理,积极引入社会力量参与经办服务,探索建立共建共治共享的医保治理格局。规范和加强与商业保险机构、社会组织的合作,完善激励约束机制。探索建立跨区域医保管理协作机制,实现全流程、无缝隙公共服务和基金监管。更好发挥高端智库和专业机构的决策支持和技术支撑作用。

八、组织保障

(二十六)加强党的领导。各级党委和政府要把医疗保障制度改革作为重要工作任务,把党的领导贯彻到医疗保障改革发展全过程。严格按照统一部署,健全工作机制,结合实际制定切实可行的政策措施。将落实医疗保障制度改革纳入保障和改善民生的重点任务,确保改革目标如期实现。

(二十七)强化协同配合。加强医疗保障领域立法工作,加快形成与医疗保障改革相衔接、有利于制度定型完善的法律法规体系。建立部门协同机制,加强医保、医疗、医药制度政策之间的统筹协调和综合配套。国务院医疗保障主管部门负责统筹推进医疗保障制度改革,会同有关部门研究解决改革中跨部门、跨区域、跨行业的重大问题,指导各地区政策衔接规范、保障水平适宜适度。

(二十八)营造良好氛围。各地区各部门要主动做好医疗保障政策解读和服务宣传,及时回应社会关切,合理引导预期。充分调动各方支持配合改革的积极性和主动性,凝聚社会共识。重要改革事项要广泛听取意见,提前做好风险评估。遇到重大情况,及时向党中央、国务院请示报告。

国务院办公厅
关于推进医疗保障基金监管制度体系改革的指导意见

(国办发〔2020〕20号)

各省、自治区、直辖市人民政府,国务院各部委、各直属机构:

医疗保障基金(以下简称医保基金)是人民群众的"看病钱""救命钱",党中央、国务院高度重视医保基金安全。基本医疗保障制度建立以来,覆盖范围不断扩大,保障水平稳步提升,对维护人民群众健康权益、缓解因病致贫、推动医药卫生体制改革发挥了积极作用。特别是在抗击新冠肺炎疫情过程中,及时出台有关政策,把新冠肺炎诊疗救治纳入医保基金支付范围并预付部分资金,确保患者不因费用问题影响就医、收治医院不因支付政策影响救治,体现了我国社会主义制度的优越性。但也要看到,受监管制度体系不健全、激励约束机制不完善等因素制约,医保基金使用效率不高,欺诈骗保问题普发频发,基金监管形势较为严峻。为全面提升医保治理能力,深度净化制度运行环境,严守基金安全红线,经国务院同意,现就推进医保基金监管制度体系改革提出如下意见。

一、总体要求

(一)指导思想。以习近平新时代中国特色社会主义思想为指导,全面贯彻党的十九大和十九届二中、三中、四中全会精神,按照党中央、国务院决策部署,加快推进医保基金监管制度体系改革,构建全领域、全流程的基金安全防控机制,严厉打击欺诈骗保行为,维护社会公平正义,不断提高人民群众获得感,促进我国医疗保障制度健康持续发展。

(二)基本原则。坚持完善法治、依法监管,保证基金监管合法合规、公平公正。坚持政府主导、社会共治,开创基金监管工作新格局。坚持改革创新、协同高效,不断提升基金监管能力与绩效。坚持惩戒失信、激励诚信,引导监管对象增强自律意识,营造良好氛围。

(三)主要目标。到2025年,基本建成医保基金监管制度体系和执法体系,形成以法治为保障,信用管理为基础,多形式检查、大数据监管为依托,党委领导、政府监管、社会监督、行业自律、个人守信相结合的全方位监管格局,实现医保基金监管法治化、专业化、规范化、常态化,并在实践中不断发展完善。

二、明确监管责任

(四)加强党的领导。坚持和加强党的全面领导,不断完善医保基金监管党建工作领导体制和工作机制。督促医疗保障部门、定点医药机构切实加强基层党组织建设,充分发挥党组织战斗堡垒作用和党员先锋模范作用。完善公立定点医药机构领导班子和领导人员特别是主要负责人监督约束机制,加强对其履行政治责任、基金监管责任的监督考核与执纪问责,筑牢监管底线。

(五)强化政府监管。充分发挥政府在基金监管法治建设、标准制定、行政执法、信息共享等方面的主导作用,依法监督管理纳入医保支付范围的医疗服务行为和医疗费用,规范医保经办业务,依法查处违法违规行为,严格法律责任,加大处罚力度。强化医疗保障部门对基金监管的责任,切实发挥监管作用。建立由医疗保障部门牵头、有关部门参加的基金监管工作机制,统筹协调基金监管重大行动、重大案件查处等工作。制定权责清单,明确医保基金监管职责。

(六)推进行业自律管理。积极推动医药卫生行业组织发展,引导和支持其在制定管理规范和技术标准、规范执业行为和管理服务、促进行业自律等方面更好发挥作用。定点医药机构要切实落实自我管理主体责任,建立健全医保服务、人力资源、财务、系统安全等内部管理机制,履行行业自律公约，自觉接受医保监管和社会监督。

三、推进监管制度体系改革

（七）建立健全监督检查制度。推行“双随机、一公开”监管机制，建立和完善日常巡查、专项检查、飞行检查、重点检查、专家审查等相结合的多形式检查制度，明确检查对象、检查重点和检查内容。规范启动条件、工作要求和工作流程，明确各方权利义务，确保公开、公平、公正。建立部门联动机制，开展联合检查，形成监管合力。积极引入信息技术服务机构、会计师事务所、商业保险机构等第三方力量参与医保基金监管，建立和完善政府购买服务制度，推行按服务绩效付费，提升监管的专业性、精准性、效益性。

（八）全面建立智能监控制度。加快推进医保标准化和信息化建设，严格落实政务信息系统整合共享要求，做好与原有相关系统的衔接，加强部门间信息交换和共享，避免重复建设。建立和完善医保智能监控系统，加强大数据应用。加强对定点医疗机构临床诊疗行为的引导和审核，强化事前、事中监管。针对欺诈骗保行为特点，不断完善药品、诊疗项目和医疗服务设施等基础信息标准库和临床指南等医学知识库，完善智能监控规则，提升智能监控功能。开展药品、医用耗材进销存实时管理。推广视频监控、生物特征识别等技术应用。推进异地就医、购药即时结算，实现结算数据全部上线。加快建立省级乃至全国集中统一的智能监控系统，实现基金监管从人工抽单审核向大数据全方位、全流程、全环节智能监控转变。

（九）建立和完善举报奖励制度。统筹地区及以上医疗保障和财政部门应当建立并不断完善医疗保障违法违规违约行为举报奖励制度，依照相关规定对举报人予以奖励。畅通投诉举报渠道，规范受理、检查、处理、反馈等工作流程和机制，加强隐私保护，切实保障举报人信息安全。完善举报奖励标准，及时兑现奖励资金，促进群众和社会各方积极参与监督。

（十）建立信用管理制度。建立定点医药机构信息报告制度。建立医药机构和参保人员医保信用记录、信用评价制度和积分管理制度。创新定点医药机构综合绩效考评机制，将信用评价结果、综合绩效考评结果与预算管理、检查稽核、定点协议管理等相关联。加强和规范医疗保障领域守信联合激励对象和失信联合惩戒对象名单管理工作，依法依规实施守信联合激励和失信联合惩戒。鼓励行业协会开展行业规范和自律建设，制定并落实自律公约，促进行业规范和自我约束。

（十一）建立综合监管制度。适应医保管理服务特点，建立和完善部门间相互配合、协同监管的综合监管制度，推行网格化管理。推进信息共享和互联互通，健全协同执法工作机制。对查实的欺诈骗保行为，各相关部门要按照法律法规规定和职责权限对有关单位和个人从严从重处理。建立健全打击欺诈骗保行刑衔接工作机制。医疗保障部门负责监督管理纳入医保支付范围的医疗服务行为和医疗费用，规范医保经办业务，依法依规查处医疗保障领域违法违规行为。卫生健康部门负责加强医疗机构和医疗服务行业监管，规范医疗机构及其医务人员医疗服务行为。市场监管部门负责医疗卫生行业价格监督检查，药品监管部门负责执业药师管理，市场监管部门、药品监管部门按照职责分工负责药品流通监管、规范药品经营行为。审计机关负责加强医保基金监管相关政策措施落实情况跟踪审计，督促相关部门履行监管职责，持续关注各类欺诈骗保问题，并及时移送相关部门查处。公安部门负责依法查处打击各类欺诈骗保等犯罪行为，对移送的涉嫌犯罪案件及时开展侦查。其他有关部门按照职责做好相关工作。

（十二）完善社会监督制度。鼓励和支持社会各界参与医保基金监督，实现政府监管和社会监督、舆论监督良性互动。建立信息披露制度。经办机构定期向社会公告基金收支、结余和收益情况，接受社会监督。建立医保基金社会监督员制度，聘请人大代表、政协委员、群众和新闻媒体代表等担任社会监督员，对定点医药机构、经办机构、参保人员等进行广泛深入监督。主动邀请新闻媒体参与飞行检查、明察暗访等工作，通过新闻发布会、媒体通气会等形式，发布打击欺诈骗保成果及典型案件。

四、完善保障措施

（十三）强化医保基金监管法治及规范保障。制定医疗保障基金使用监督管理条例及其配套办法。完善定点医药机构协议管理制度，建立和完善定点医药机构动态管理和退出机制。完善医保对医疗服务行为的监控机制，将监管对象由医疗机构延伸至医务人员，将监管重点从医疗费用控制转向医疗费用和医疗服务绩效双控制。出台并落实医疗卫生行业诊疗标准，逐步开展临床路径管理，完善并落实临床药师制度、处方点评制度，强化临床应用和评价等标准规范运用。

（十四）加强医保基金监督检查能力保障。加强基金监督检查能力建设，建立健全基金监管执法体系，加强人员力量，强化技术手段。理顺医保行政监管与经办协议管理的关系，明确行政监管与经办稽核的职责边界，加强工作衔接。落实经办机构协议管理、费用监控、稽查审核工作责任。建立健全经办机构内部控制制度，定期聘请第三方机构对经办机构内控风险进行评估，筑牢基金监管内控防线。加强各级财政资金保障，通过政府购买服务加强基金监管力量。保障医药机构提供医疗保障服务所必需的人员、设备和相关设施。

（十五）加大对欺诈骗保行为的惩处力度。综合运用司法、行政、协议等手段，严惩重罚欺诈骗保的单位和个人。严格落实全国人大常委会关于欺诈骗保行为的立法解释，对涉嫌犯罪的案件，依法移交司法机关追究刑事责任。医疗保障部门依法依规加大行政处罚力度。积极发挥部门联动处罚作用，对经医疗保障部门查实、欺诈骗保情节特别严重的定点医药机构，卫生健康、药品监管部门应依法作出停业整顿、吊销执业（经营）资格、从业限制等处罚，提升惩处威慑力。对欺诈骗保情节严重的定点医药机构和个人，纳入失信联合惩戒对象名单，实施联合惩戒。

（十六）统筹推进相关医疗保障制度改革。深化医保支付方式改革，加强基金预算管理和风险预警。建立医疗保障待遇清单管理制度，确定基本保障内涵，厘清待遇支付边界，明确政策调整权限。加强医保对医疗和医药的激励约束作用，强化统筹地区监管职责，优化基金监管工作基础。

（十七）协同推进医药服务体系改革。深化医药服务供给侧改革。加快推进公立医院综合改革，建立健全现代医院管理制度，规范诊疗行为。围绕常见病和健康问题，规范推广适宜医疗技术。不断完善以市场为主导的药品、医用耗材价格形成机制，完善医保支付与招标采购价格联动机制。加强医药行业会计信息质量监督检查，深入开展药品、高值医用耗材价格虚高专项治理。

五、工作要求

（十八）加强组织领导。地方各级人民政府要充分认识推进医保基金监管制度体系改革的重要性，加强领导、统一部署、协调推进。医疗保障行政部门是医保基金监管的主要负责部门，发展改革、公安、司法、财政、人力资源社会保障、卫生健康、审计、税务、市场监管、银保监、中医药管理、药品监管等部门依法履行相应职责，协同推进改革。要加强信息交流，实现联动响应，推进综合监管结果协同运用。

（十九）建立工作机制。各省级人民政府要建立激励问责机制，将打击欺诈骗保工作纳入相关工作考核。要强化责任担当，积极主动发现问题，依法依规严肃查处问题，对欺诈骗保行为零容忍，公开曝光典型案件。切实落实监管职责，做好工作衔接，确保人员到位、责任到位、措施到位。

（二十）做好宣传引导。各地区各有关部门要大力宣传加强医保基金监管的重要意义，动员社会各方共同推进监管制度体系改革，结合实际创新监管方式方法，对有效的监管方法和模式，及时总结推广。要加强舆论引导，积极回应社会关切，广泛宣传先进典型，努力营造改革的良好氛围。

国务院办公厅

2020 年 6 月 30 日

二、部门规章及规范性文件

2020 年国家医保局令

国家医疗保障局令

第 1 号

《基本医疗保险用药管理暂行办法》已经国家医疗保障局局务会审议通过，现予公布，自 2020 年 9 月 1 日起施行。

局长：胡静林

2020 年 7 月 30 日

基本医疗保险用药管理暂行办法

第一章　总则

第一条　为推进健康中国建设，保障参保人员基本用药需求，提升基本医疗保险用药科学化、精细化管理水平，提高基本医疗保险基金使用效益，推进治理体系和治理能力现代化，依据《中华人民共和国社会保险法》等法律法规和《中共中央国务院关于深化医疗保障制度改革的意见》，制定本暂行办法。

第二条　各级医疗保障部门对基本医疗保险用药范围的确定、调整，以及基本医疗保险用药的支付、管理和监督等，适用本办法。

第三条　基本医疗保险用药范围通过制定《基本医疗保险药品目录》（以下简称《药品目录》）进行管理，符合《药品目录》的药品费用，按照国家规定由基本医疗保险基金支付。《药品目录》实行通用名管理，《药品目录》内药品的同通用名药品自动属于基本医疗保险基金支付范围。

第四条　基本医疗保险用药管理坚持以人民为中心的发展思想，切实保障参保人员合理的用药需求；坚持"保基本"的功能定位，既尽力而为，又量力而行，用药保障水平与基本医疗保险基金和参保人承受能力相适应；坚持分级管理，明确各层级职责和权限；坚持专家评审，适应临床技术进步，实现科学、规范、精细、动态管理；坚持中西药并重，充分发挥中药和西药各自优势。

第五条　《药品目录》由凡例、西药、中成药、协议期内谈判药品和中药饮片五部分组成。省级医疗保障行政部门按国家规定增补的药品单列。为维护临床用药安全和提高基本医疗保险基金使用效益，《药品目录》对部分药品的医保支付条件进行限定。

第六条　国务院医疗保障行政部门负责建立基本医疗保险用药管理体系，制定和调整全国范围内基本医疗保险用药范围，使用和支付的原则、条件、标准及程序等，组织制定、调整和发布国家《药品目录》并编制统一的医保代码，对全国基本医疗保险用药工作进行管理和监督。国家医疗保障经办机构受国务院医疗保障行政部门委托承担国家《药品目录》调整的具体组织实施工作。

省级医疗保障行政部门负责本行政区域内的基本医疗保险用药管理，制定本地区基本医疗保险用药管理政策措施，负责《药品目录》的监督实施等工作。各省（自治区、直辖市）以国家《药品目录》为基础，按照国家规定的调整权限和程序将符合条件的民族药、医疗机构制剂、中药饮片纳入省级医保支付范围，按规定向国务院医疗保障行政部门备案后实施。

统筹地区医疗保障部门负责《药品目录》及相关政策的实施，按照医保协议对定点医药机构医保用药行为进行审核、监督和管理，按规定及时结算和支付医保费用，并承担相关的统计监测、信息报送等工作。

第二章　《药品目录》的制定和调整

第七条　纳入国家《药品目录》的药品应当是经国家药品监管部门批准，取得药品注册证书的化学药、生物制品、中成药（民族药），以及按国家标准炮制的中药饮片，并符合临床必需、安全有效、价格合理等基本条件。支持符合条件的基本药物按规定纳入《药品目录》

第八条 以下药品不纳入《药品目录》：

（一）主要起滋补作用的药品；

（二）含国家珍贵、濒危野生动植物药材的药品；

（三）保健药品；

（四）预防性疫苗和避孕药品；

（五）主要起增强性功能、治疗脱发、减肥、美容、戒烟、戒酒等作用的药品；

（六）因被纳入诊疗项目等原因，无法单独收费的药品；

（七）酒制剂、茶制剂，各类果味制剂（特别情况下的儿童用药除外），口腔含服剂和口服泡腾剂（特别规定情形的除外）等；

（八）其他不符合基本医疗保险用药规定的药品。

第九条 《药品目录》内的药品，有下列情况之一的，经专家评审后，直接调出《药品目录》：

（一）被药品监管部门撤销、吊销或者注销药品批准证明文件的药品；

（二）被有关部门列入负面清单的药品；

（三）综合考虑临床价值、不良反应、药物经济性等因素，经评估认为风险大于收益的药品；

（四）通过弄虚作假等违规手段进入《药品目录》的药品；

（五）国家规定的应当直接调出的其他情形。

第十条 《药品目录》内的药品，符合以下情况之一的，经专家评审等规定程序后，可以调出《药品目录》：

（一）在同治疗领域中，价格或费用明显偏高且没有合理理由的药品；

（二）临床价值不确切，可以被更好替代的药品；

（三）其他不符合安全性、有效性、经济性等条件的药品。

第十一条 国务院医疗保障行政部门建立完善动态调整机制，原则上每年调整一次。

国务院医疗保障行政部门根据医保药品保障需求、基本医疗保险基金的收支情况、承受能力、目录管理重点等因素，确定当年《药品目录》调整的范围和具体条件，研究制定调整工作方案，依法征求相关部门和有关方面的意见并向社会公布。对企业申报且符合当年《药品目录》调整条件的药品纳入该年度调整范围。

第十二条 建立《药品目录》准入与医保药品支付标准（以下简称支付标准）衔接机制。除中药饮片外，原则上新纳入《药品目录》的药品同步确定支付标准。

独家药品通过准入谈判的方式确定支付标准。

非独家药品中，国家组织药品集中采购（以下简称集中采购）中选药品，按照集中采购有关规定确定支付标准；其他非独家药品根据准入竞价等方式确定支付标准。

执行政府定价的麻醉药品和第一类精神药品，支付标准按照政府定价确定。

第十三条 中药饮片采用专家评审方式进行调整，其他药品的调整程序主要包括企业申报、专家评审、谈判或准入竞价、公布结果。

第十四条 建立企业（药品上市许可持有人，以下统称企业）申报制度。根据当年调整的范围，符合条件的企业按规定向国家医疗保障经办机构提交必要的资料。提交资料的具体要求和办法另行制定。

第十五条 国家医疗保障经办机构按规定组织医学、药学、药物经济学、医保管理等方面专家，对符合当年《药品目录》调整条件的全部药品进行评审，并提出如下药品名单：

（一）建议新增纳入《药品目录》的药品。经专家评审后，符合条件的国家组织集中采购中选药品或政府定价药品，可直接纳入《药品目录》；其他药品按规定提交药物经济学等资料。

（二）原《药品目录》内建议直接调出的药品。该类药品直接从《药品目录》中调出。

（三）原《药品目录》内建议可以调出的药品。该类药品按规定提交药物经济学等资料。

（四）原《药品目录》内药品建议调整限定支付范围的。其中缩小限定支付范围或者扩大限定支付范围但对基本医疗保险基金影响较小的，可以直接调整；扩大限定支付范围且对基本医疗保险基金影响较大的，按规定提交药物经济学等资料。

第十六条 国家医疗保障经办机构按规定组织药物经济学、医保管理等方面专家开展谈判或准入竞价。其中独家药品进入谈判环节，非独家药品进入企业准入竞价环节。谈判或者准入竞价成功的，纳入《药品目录》或调整限定支付范围；谈判或者准入竞价不成功的，不纳入或调出《药品目录》，或者不予调整限定支付范围。

第十七条 国务院医疗保障行政部门负责确定并印发《药品目录》，公布调整结果。

第十八条 原则上谈判药品协议有效期为两年。协议期内，如有谈判药品的同通用名药物（仿制药）上市，医保部门可根据仿制药价格水平调整该药品的支付标准，也可以将该通用名纳入集中采购范围。协议期满后，如谈判药品仍为独家，周边国家及地区的价格等市场环境未发生重大变化且未调整限定支付范围或虽然调整了限定支付范围但对基本医疗保险基金影响较小的，根据协议期内基本医疗保险基金实际支出（以医保部门统计为准）与谈判前企业提交的预算影响分析进行对比，按相关规则调整支付标准，并续签协议。具体规则另行制定。

第十九条 对于因更名、异名等原因需要对药品的目录归属进行认定的，由国务院医疗保障行政部门按程序进行认定后发布。

第二十条 国务院医疗保障行政部门负责编制国家医保药品代码，按照医保药品分类和代码规则建立药品编码数据库。原则上每季度更新一次。

第三章 《药品目录》的使用

第二十一条 协议期内谈判药品原则上按照支付标准直接挂网采购。协议期内，谈判药品的同通用名药品在价格不高于谈判支付标准的情况下，按规定挂网采购。其他药品按照药品招采有关政策执行。

第二十二条 在满足临床需要的前提下，医保定点医疗机构须优先配备和使用《药品目录》内药品。逐步建立《药品目录》与定点医疗机构药品配备联动机制，定点医疗机构根据《药品目录》调整结果及时对本医疗机构用药目录进行调整和优化。

第四章 医保用药的支付

第二十三条 参保人使用《药品目录》内药品发生的费用，符合以下条件的，可由基本医疗保险基金支付：

（一）以疾病诊断或治疗为目的；

（二）诊断、治疗与病情相符，符合药品法定适应症及医保限定支付范围；

（三）由符合规定的定点医药机构提供，急救、抢救的除外；

（四）由统筹基金支付的药品费用，应当凭医生处方或住院医嘱；

（五）按规定程序经过药师或执业药师的审查。

第二十四条 国家《药品目录》中的西药和中成药分为“甲类药品”和“乙类药品”。“甲类药品”是临床治疗必需、使用广泛、疗效确切、同类药品中价格或治疗费用较低的药品。“乙类药品”是可供临床治疗选择使用，疗效确切、同类药品中比“甲类药品”价格或治疗费用略高的药品。协议期内谈判药品纳入“乙类药品”管理。

各省级医疗保障部门按国家规定纳入《药品目录》的民族药、医疗机构制剂纳入“乙类药品”管理。

中药饮片的“甲乙分类”由省级医疗保障行政部门确定。

第二十五条 参保人使用“甲类药品”按基本医疗保险规定的支付标准及分担办法支付；使用“乙类药品”按基本医疗保险规定的支付标准，先由参保人自付一定比例后，再按基本医疗保险规定的分担办法支付。

“乙类药品”个人先行自付的比例由省级或统筹地区医疗保障行政部门确定。

第二十六条 支付标准是基本医疗保险参保人员使用《药品目录》内药品时，基本医疗保险基金支付药品费用的基准。基本医疗保险基金依据药品的支付标准以及医保支付规定向定点医疗机构和定点零售药店支付药品费用。支付标准的制定和调整规则另行制定。

第五章 医保用药的管理与监督

第二十七条 综合运用协议、行政、司法等手段，加强《药品目录》及用药政策落实情况的监管，提升医保用药安全性、有效性、经济性。

第二十八条 定点医药机构应健全组织机构，完善内部制度规范，建立健全药品“进、销、存”全流程记录和管理制度，提高医保用药管理能力，确保医保用药安全合理。

第二十九条 将《药品目录》和相关政策落实责任纳入定点医药机构协议内容，强化用药合理性和费用审核，定期开展监督检查。将医保药品备药率、非医保药品使用率等与定点医疗机构的基金支付挂钩。加强定点医药机构落实医保用药管理政策，履行药品配备、使用、支付、管理等方面职责的监督检查。

第三十条 建立目录内药品企业监督机制，引导企业遵守相关规定。将企业在药品推广使用、协议遵守、信息报送等方面的行为与《药品目录》管理挂钩。

第三十一条 基本医疗保险用药管理工作主动接受纪检监察部门和社会各界监督。加强专家管理，完善专家产生、利益回避、责任追究等机制。加强内控制度建设，完善投诉举报处理、利益回避、保密等内部管理制度，落实合法性和公平竞争审查制度。

第三十二条 对于调入或调出《药品目录》的药品，专家应当提交评审结论和报告。逐步建立评审报告公开机制，接受社会监督。

第六章 附则

第三十三条 凡例是对《药品目录》的编排格式、名称剂型规范、备注等内容的解释和说明。

西药部分，收载化学药品和生物制品。

中成药部分，收载中成药和民族药。

协议期内谈判药品部分，收载谈判协议有效期内的药品。

中药饮片部分，收载基本医疗保险基金予以支付的饮片，并规定不得纳入基本医疗保险基金支付的饮片。

第三十四条 各省(自治区、直辖市)医疗保障部门要参照本暂行办法，在国家规定的权限内，制定本省(自治区、直辖市)调整《药品目录》的具体办法。

第三十五条 发生严重危害群众健康的公共卫生事件或紧急情况时，国务院医疗保障行政部门可临时调整或授权省级医疗保障行政部门临时调整医保药品支付范围。

第三十六条 原则上《药品目录》不再新增OTC药品。

第三十七条 本办法由国务院医疗保障行政部门负责解释，自2020年9月1日起施行。

国家医疗保障局令

第2号

《医疗机构医疗保障定点管理暂行办法》已经2020年12月24日第2次局务会议审议通过,现予以公布,自2021年2月1日起施行。

局长:胡静林

2020年12月30日

医疗机构医疗保障定点管理暂行办法

第一章　总则

第一条　为加强和规范医疗机构医疗保障定点管理,提高医疗保障基金使用效率,更好地保障广大参保人员权益,根据《中华人民共和国社会保险法》《中华人民共和国基本医疗卫生与健康促进法》及《医疗机构管理条例》等法律法规,制定本办法。

第二条　医疗机构医疗保障定点管理应坚持以人民健康为中心,遵循保障基本、公平公正、权责明晰、动态平衡的原则,加强医保精细化管理,促进医疗机构供给侧改革,为参保人员提供适宜的医疗服务。

第三条　医疗保障行政部门负责制定医疗机构定点管理政策,在定点申请、专业评估、协商谈判、协议订立、协议履行、协议解除等环节对医疗保障经办机构(以下简称"经办机构")、定点医疗机构进行监督。经办机构负责确定定点医疗机构,并与定点医疗机构签订医疗保障服务协议(以下简称"医保协议"),提供经办服务,开展医保协议管理、考核等。定点医疗机构应当遵守医疗保障法律、法规、规章及有关政策,按照规定向参保人员提供医疗服务。

第二章　定点医疗机构的确定

第四条　统筹地区医疗保障行政部门根据公众健康需求、管理服务需要、医保基金收支、区域卫生规划、医疗机构设置规划等确定本统筹地区定点医疗服务的资源配置。

第五条　以下取得医疗机构执业许可证或中医诊所备案证的医疗机构,以及经军队主管部门批准有为民服务资质的军队医疗机构可申请医保定点:

(一)综合医院、中医医院、中西医结合医院、民族医医院、专科医院、康复医院;

(二)专科疾病防治院(所、站)、妇幼保健院;

(三)社区卫生服务中心(站)、中心卫生院、乡镇卫生院、街道卫生院、门诊部、诊所、卫生所(站)、村卫生室(所);

(四)独立设置的急救中心;

(五)安宁疗护中心、血液透析中心、护理院;

(六)养老机构内设的医疗机构。

互联网医院可依托其实体医疗机构申请签订补充协议,其提供的医疗服务所产生的符合医保支付范围的相关费用,由统筹地区经办机构与其所依托的实体医疗机构按规定进行结算。

第六条　申请医保定点的医疗机构应当同时具备以下基本条件:

(一)正式运营至少3个月;

(二)至少有1名取得医师执业证书、乡村医生执业证书或中医(专长)医师资格证书且第一注册地在该医疗机构的医师;

(三)主要负责人负责医保工作,配备专(兼)职医保管理人员;100张床位以上的医疗机构应设内部医保管理部门,安排专职工作人员;

(四)具有符合医保协议管理要求的医保管理制度、财务制度、统计信息管理制度、医疗质量安全核心制度等;

(五)具有符合医保协议管理要求的医院信息系统技术和接口标准,实现与医保信息系统有效对接,按要求向医保信息系统传送全部就诊人员相关信息,为参保人员提供直接联网结算。设立医保药品、诊疗项目、医疗服务设施、医用耗材、疾病病种等基础数据库，按规定使用国家统一的医保编码；

（六）符合法律法规和省级及以上医疗保障行政部门规定的其他条件。

第七条 医疗机构向统筹地区经办机构提出医保定点申请，至少提供以下材料：

（一）定点医疗机构申请表；

（二）医疗机构执业许可证或中医诊所备案证或军队医疗机构为民服务许可证照复印件；

（三）与医保政策对应的内部管理制度和财务制度文本；

（四）与医保有关的医疗机构信息系统相关材料；

（五）纳入定点后使用医疗保障基金的预测性分析报告；

（六）省级医疗保障行政部门按相关规定要求提供的其他材料。

第八条 医疗机构提出定点申请，统筹地区经办机构应即时受理。对申请材料内容不全的，经办机构自收到材料之日起 5 个工作日内一次性告知医疗机构补充。

第九条 统筹地区经办机构应组织评估小组或委托第三方机构，以书面、现场等形式开展评估。评估小组成员由医疗保障、医药卫生、财务管理、信息技术等专业人员构成。自受理申请材料之日起，评估时间不超过 3 个月，医疗机构补充材料时间不计入评估期限。评估内容包括：

（一）核查医疗机构执业许可证或中医诊所备案证或军队医疗机构为民服务许可证；

（二）核查医师、护士、药学及医技等专业技术人员执业信息和医师第一注册地信息；

（三）核查与服务功能相适应的诊断、治疗、手术、住院、药品贮存及发放、检查检验放射等基础设施和仪器设备；

（四）核查与医保政策对应的内部管理制度和财务制度，卫生健康部门医疗机构评审的结果；

（五）核查与医保有关的医疗机构信息系统是否具备开展直接联网结算的条件。

评估结果分为合格和不合格。统筹地区经办机构应将评估结果报同级医疗保障行政部门备案。对于评估合格的，应将其纳入拟签订协议医疗机构名单，并向社会公示。对于评估不合格的，应告知其理由，提出整改建议。自结果告知送达之日起，整改 3 个月后可再次组织评估，评估仍不合格的，1 年内不得再次申请。

省级医疗保障行政部门可以在本办法基础上，根据实际情况，制定具体评估细则。

第十条 统筹地区经办机构与评估合格的医疗机构协商谈判，达成一致的，双方自愿签订医保协议。原则上，由地市级及以上的统筹地区经办机构与医疗机构签订医保协议并向同级医疗保障行政部门备案。医保协议应明确双方权利、义务和责任。签订医保协议的双方应当严格执行协议约定。协议期限一般为 1 年。

第十一条 统筹地区经办机构应向社会公布签订医保协议的定点医疗机构信息，包括名称、地址等，供参保人员选择。

第十二条 医疗机构有下列情形之一的，不予受理定点申请：

（一）以医疗美容、辅助生殖、生活照护、种植牙等非基本医疗服务为主要执业范围的；

（二）基本医疗服务未执行医疗保障行政部门制定的医药价格政策的；

（三）未依法履行行政处罚责任的；

（四）以弄虚作假等不正当手段申请定点，自发现之日起未满 3 年的；

（五）因违法违规被解除医保协议未满 3 年或已满 3 年但未完全履行行政处罚法律责任的；

（六）因严重违反医保协议约定而被解除协议未满 1 年或已满 1 年但未完全履行违约责任的；

（七）法定代表人、主要负责人或实际控制人曾因严重违法违规导致原定点医疗机构被解除医保协议，未满 5 年的；

（八）法定代表人、主要负责人或实际控制人被列入失信人名单的；

（九）法律法规规定的其他不予受理的情形。

第三章 定点医疗机构运行管理

第十三条 定点医疗机构具有依法依规为参保人员提供医疗服务后获得医保结算费用，对经办机构履约情况进行监督，对完善医保政策提出意见建议等权利。

第十四条 定点医疗机构应当严格执行医保协议，合理诊疗、合理收费，严格执行医保药品、医用耗材和医疗服务项目等目录，优先配备使用医保目录药品，控制患者自费比例，提高医疗保障基金使用效率。定点医疗机构不得为非定点医疗机构提供医保结算。

经办机构不予支付的费用、定点医疗机构按医保协议约定被扣除的质量保证金及其支付的违约金等,定点医疗机构不得作为医保欠费处理。

第十五条 定点医疗机构及其工作人员应当执行实名就医和购药管理规定,核验参保人员有效身份凭证,按照诊疗规范提供合理、必要的医药服务,向参保人员如实出具费用单据和相关资料,不得分解住院、挂床住院,不得违反诊疗规范过度诊疗、过度检查、分解处方、超量开药、重复开药,不得重复收费、超标准收费、分解项目收费,不得串换药品、医用耗材、诊疗项目和服务设施,不得诱导、协助他人冒名或者虚假就医、购药。

定点医疗机构应当确保医疗保障基金支付的费用符合规定的支付范围;除急诊、抢救等特殊情形外,提供医疗保障基金支付范围以外的医药服务的,应当经参保人员或者其近亲属、监护人同意。

第十六条 定点医疗机构应当制定相应的内部管理措施,严格掌握出入院指征。按照协议执行医保总额预算指标,执行按项目、按病种、按疾病诊断相关分组、按床日、按人头等支付方式。不得以医保支付政策为由拒收患者。

第十七条 定点医疗机构按有关规定执行集中采购政策,优先使用集中采购中选的药品和耗材。医保支付的药品、耗材应当按规定在医疗保障行政部门规定的平台上采购,并真实记录"进、销、存"等情况。

第十八条 定点医疗机构应当严格执行医疗保障行政部门制定的医药价格政策。

第十九条 定点医疗机构应当参加由医疗保障行政部门或经办机构组织的宣传和培训。

定点医疗机构应当组织开展医疗保障基金相关制度、政策的培训,定期检查本单位医疗保障基金使用情况,及时纠正医疗保障基金使用不规范的行为。

第二十条 定点医疗机构在显著位置悬挂统一样式的定点医疗机构标识。

第二十一条 定点医疗机构应按要求及时向统筹地区经办机构报送医疗保障基金结算清单等信息,包括疾病诊断及手术操作,药品、医用耗材、医疗服务项目费用结算明细,医师、护士等信息,并对其真实性负责。定点医疗机构应当按要求如实向统筹地区经办机构报送药品、耗材的采购价格和数量。

定点医疗机构应向医疗保障部门报告医疗保障基金使用监督管理及协议管理所需信息,向社会公开医药费用、费用结构等信息。

第二十二条 定点医疗机构应当配合经办机构开展医保费用审核、稽核检查、绩效考核等工作,接受医疗保障行政部门的监督检查,并按规定提供相关材料。

第二十三条 定点医疗机构应当优化医保结算流程,为参保人员提供便捷的医疗服务,按规定进行医保费用直接结算,提供费用结算单据和相关资料。为符合规定的参保人员提供转诊转院服务。参保人员根据有关规定可以在定点医疗机构购药或凭处方到定点零售药店购药。

第二十四条 定点医疗机构应当做好与医保有关的信息系统安全保障工作,遵守数据安全有关制度,保护参保人员隐私。定点医疗机构重新安装信息系统时,应当保持信息系统技术接口标准与医保信息系统有效对接,并按规定及时全面准确向医保信息系统传送医保结算和审核所需的有关数据。

第四章 经办管理服务

第二十五条 经办机构有权掌握定点医疗机构运行管理情况,从定点医疗机构获得医保费用稽查审核、绩效考核和财务记账等所需要的信息数据等资料。定点医疗机构实行属地管理,经办机构对属地定点医疗机构为本地和异地参保人员提供的医疗服务承担管理服务职责。

第二十六条 经办机构应当完善定点申请、组织评估和协议签订、协议履行、协议变更和解除等管理流程,制定经办规程,为定点医疗机构和参保人员提供优质高效的经办服务。

第二十七条 经办机构应做好对定点医疗机构医保政策、管理制度、支付政策、操作流程的宣传培训,提供医疗保障咨询、查询服务。

第二十八条 经办机构应当落实医保支付政策,加强医疗保障基金管理。

第二十九条 经办机构应当建立完善的内部控制制度,明确对定点医疗机构申报费用的审核、结算、拨付、稽核等岗位责任及风险防控机制。完善重大医保费用支出集体决策制度。

第三十条 经办机构应当加强医疗保障基金支出管理,通过智能审核、实时监控、现场检查等方式及时审核医疗费用。对定点医疗机构进行定期和不定期稽查审核。按协议约定及时足额向定点医疗机构拨付医保费用，原则上应当在定点医疗机构申报后 30 个工作日内拨付符合规定的医保费用。

第三十一条 有条件的统筹地区经办机构可以按国家规定向定点医疗机构预付一部分医保资金，缓解其资金运行压力。在突发疫情等紧急情况时，可以按国家规定预拨专项资金。

第三十二条 定点医疗机构违规申报费用，经审查核实的，经办机构不予支付。

第三十三条 经办机构应当依法依规支付参保人员在定点医疗机构发生的医疗费用，为参保人员提供医保政策咨询。除急诊和抢救外，参保人员在非定点医疗机构就医发生的费用医疗保障基金不予支付。

第三十四条 经办机构向社会公开医保信息系统数据集和接口标准。定点医疗机构自主选择与医保对接的有关信息系统的运行和维护供应商。经办机构不得以任何名义收取任何费用及指定供应商。

第三十五条 经办机构应遵守数据安全有关制度，保护参保人员隐私，确保医疗保障基金安全。

第三十六条 经办机构或其委托符合规定的第三方机构，对定点医疗机构开展绩效考核，建立动态管理机制。考核结果与年终清算、质量保证金退还、协议续签等挂钩。绩效考核办法由国家医疗保障部门制定，省级医疗保障部门可制定具体考核细则，经办机构负责组织实施。

第三十七条 对于定点医疗机构结算周期内未超过总额控制指标的医疗费用，经办机构应根据协议按时足额拨付。对定点医疗机构因参保人员就医数量大幅增加等形成的合理超支给予适当补偿。

第三十八条 经办机构发现定点医疗机构存在违反协议约定情形的，可按协议约定相应采取以下处理方式：

（一）约谈医疗机构法定代表人、主要负责人或实际控制人；

（二）暂停或不予拨付费用；

（三）不予支付或追回已支付的医保费用；

（四）要求定点医疗机构按照协议约定支付违约金；

（五）中止相关责任人员或者所在部门涉及医疗保障基金使用的医疗服务；

（六）中止或解除医保协议。

第三十九条 经办机构违反医保协议的，定点医疗机构有权要求纠正或者提请医疗保障行政部门协调处理、督促整改，也可以依法申请行政复议或者提起行政诉讼。

医疗保障行政部门发现经办机构存在违反医保协议的，可视情节相应采取以下处理方式：约谈主要负责人、限期整改、通报批评，对相关责任人员依法依规给予处分。

医疗保障行政部门发现经办机构违反相关法律法规和规章的，依法依规进行处理。

第五章 定点医疗机构的动态管理

第四十条 定点医疗机构的名称、法定代表人、主要负责人或实际控制人、注册地址、银行账户、诊疗科目、机构规模、机构性质、等级和类别等重大信息变更时，应自有关部门批准之日起 30 个工作日内向统筹地区经办机构提出变更申请。其他一般信息变更应及时书面告知。

第四十一条 续签应由定点医疗机构于医保协议期满前 3 个月向经办机构提出申请或由经办机构统一组织。统筹地区经办机构与定点医疗机构就医保协议续签事宜进行协商谈判，双方根据医保协议履行情况和绩效考核情况等决定是否续签。协商一致的，可续签医保协议；未达成一致的，医保协议到期后自动终止。

对于绩效考核结果好的定点医疗机构可以采取固定医保协议和年度医保协议相结合的方式，固定医保协议相对不变，年度医保协议每年根据具体情况调整，简化签约手续。

第四十二条 医保协议中止是指经办机构与定点医疗机构暂停履行医保协议约定，中止期间发生的医保费用不予结算。中止期结束，未超过医保协议有效期的，医保协议可继续履行；超过医保协议有效期的，医保协议终止。

定点医疗机构可提出中止医保协议申请，经经办机构同意，可以中止医保协议但中止时间原则上不得超过 180 日，定点医疗机构在医保协议中止超过 180 日仍未提出继续履行医保协议申请的，原则上医保协议自动终止。定点医疗机构有下列情形之一的，经办机构应中止医保协议：

（一）根据日常检查和绩效考核，发现对医疗保障基金安全和参保人员权益可能造成重大风险的；

（二）未按规定向经办机构及医疗保障行政部门提供有关数据或提供数据不真实的；

（三）根据医保协议约定应当中止医保协议的；

（四）法律法规和规章规定的应当中止的其他情形。

第四十三条 医保协议解除是指经办机构与定点医疗机构之间的医保协议解除，协议关系不再存续，协议解除后产生的医药费用，医疗保障基金不再结算。定点医疗机构有以下情形之一的，经办机构应解除医保协议，并向社会公布解除医保协议的医疗机构名单：

（一）医保协议有效期内累计2次及以上被中止医保协议或中止医保协议期间未按要求整改或整改不到位的；

（二）以弄虚作假等不正当手段申请取得定点的；

（三）经医疗保障部门和其他有关部门查实有欺诈骗保行为的；

（四）为非定点医疗机构或处于中止医保协议期间的医疗机构提供医保费用结算的；

（五）拒绝、阻挠或不配合医疗保障部门开展智能审核、绩效考核、监督检查等，情节恶劣的；

（六）被发现重大信息发生变更但未办理重大信息变更的；

（七）定点医疗机构停业或歇业后未按规定向经办机构报告的；

（八）医疗保障行政部门或其他有关部门在行政执法中，发现定点医疗机构存在重大违法违规行为且可能造成医疗保障基金重大损失的；

（九）被吊销、注销医疗机构执业许可证或中医诊所备案证的；

（十）法定代表人、主要负责人或实际控制人不能履行医保协议约定，或有违法失信行为的；

（十一）未依法履行医疗保障行政部门作出的行政处罚决定的；

（十二）定点医疗机构主动提出解除医保协议且经办机构同意的；

（十三）根据医保协议约定应当解除医保协议的；

（十四）法律法规和规章规定的应当解除的其他情形。

第四十四条 定点医疗机构请求中止、解除医保协议或不再续签医保协议的，应提前3个月向经办机构提出申请。公立医疗机构不得主动提出中止或解除医保协议。

医疗机构所在地的地市级及以上统筹地区经办机构与定点医疗机构中止或解除医保协议，该医疗机构在其他统筹区的医保协议也同时中止或解除。

第四十五条 定点医疗机构的部分人员或科室有违反协议管理要求的，可对该人员或科室中止或终止医保结算。

第四十六条 医疗机构与统筹地区经办机构就医保协议签订、履行、变更和解除发生争议的，可以自行协商解决或者请求同级医疗保障行政部门协调处理，也可以依法提起行政复议或行政诉讼。

第六章 定点医疗机构的监督

第四十七条 医疗保障行政部门对定点申请、申请受理、专业评估、协议订立、协议履行和解除等进行监督，对经办机构的内部控制制度建设、医保费用的审核和拨付等进行指导和监督。

医疗保障行政部门依法依规通过实地检查、抽查、智能监控、大数据分析等方式对定点医疗机构的协议履行情况、医疗保障基金使用情况、医疗服务行为、购买涉及医疗保障基金使用的第三方服务等进行监督。

第四十八条 医疗保障行政部门和经办机构应拓宽监督途径、创新监督方式，通过满意度调查、第三方评价、聘请社会监督员等方式对定点医疗机构进行社会监督，畅通举报投诉渠道，及时发现问题并进行处理。

第四十九条 经办机构发现违约行为，应当及时按照协议处理。

经办机构作出中止相关责任人员或者所在部门涉及医疗保障基金使用的医药服务、中止和解除医保协议等处理时，要及时报告同级医疗保障行政部门。

医疗保障行政部门发现定点医疗机构存在违约情形的，应当及时责令经办机构按照医保协议处理，经办机构应当及时按照医保协议处理。

医疗保障行政部门依法查处违法违规行为时，认为经办机构移交相关违法线索事实不清的，可组织补充调查或要求经办机构补充材料。

第七章 附则

第五十条 职工基本医疗保险、城乡居民基本医疗保险、生育保险、医疗救助、居民大病保险等医疗保障定点管理工作按照本办法执行。

第五十一条 本办法中的经办机构是具有法

定授权，实施医疗保障管理服务的职能机构，是医疗保障经办的主体。

定点医疗机构是指自愿与统筹地区经办机构签订医保协议，为参保人员提供医疗服务的医疗机构。

医保协议是指由经办机构与医疗机构经协商谈判而签订的，用于规范医疗服务行为以及明确双方权利、义务及责任等内容的协议。

第五十二条 国务院医疗保障行政部门制作并定期修订医保协议范本，国家医疗保障经办机构制定经办规程并指导各地加强和完善医保协议管理。地市级及以上的医疗保障行政部门及经办机构在此基础上，可根据实际情况分别细化制定本地区的医保协议范本及经办规程。医保协议内容应与法律、法规、规章和医疗保障政策调整变化相一致，医疗保障行政部门调整医保协议内容时，应征求相关定点医疗机构意见。

第五十三条 本办法由国务院医疗保障行政部门负责解释，自 2021 年 2 月 1 日起施行。

国家医疗保障局令

第3号

《零售药店医疗保障定点管理暂行办法》已经2020年12月24日第2次局务会议审议通过,现予以公布,自2021年2月1日起施行。

局长:胡静林

2020年12月30日

零售药店医疗保障定点管理暂行办法

第一章 总则

第一条 为加强和规范零售药店医疗保障定点管理,提高医疗保障基金使用效率,更好地保障广大参保人员权益,根据《中华人民共和国社会保险法》《中华人民共和国基本医疗卫生与健康促进法》及《中华人民共和国药品管理法》等法律法规,制定本办法。

第二条 零售药店医疗保障定点管理应坚持以人民健康为中心,遵循保障基本、公平公正、权责明晰、动态平衡的原则,加强医疗保障精细化管理,发挥零售药店市场活力,为参保人员提供适宜的药品服务。

第三条 医疗保障行政部门负责制定零售药店定点管理政策,在定点申请、专业评估、协商谈判、协议订立、协议履行、协议解除等环节对医疗保障经办机构(以下简称"经办机构")、定点零售药店进行监督。经办机构负责确定定点零售药店,并与定点零售药店签订医疗保障服务协议(以下简称"医保协议"),提供经办服务,开展医保协议管理、考核等。定点零售药店应当遵守医疗保障法律、法规、规章及有关政策,按照规定向参保人员提供药品服务。

第二章 定点零售药店的确定

第四条 统筹地区医疗保障行政部门根据公众健康需求、管理服务需要、医疗保障基金收支、参保人员用药需求等确定本统筹地区定点零售药店的资源配置。

第五条 取得药品经营许可证,并同时符合以下条件的零售药店均可申请医疗保障定点:

(一)在注册地址正式经营至少3个月;

(二)至少有1名取得执业药师资格证书或具有药学、临床药学、中药学专业技术资格证书的药师,且注册地在该零售药店所在地,药师须签订1年以上劳动合同且在合同期内;

(三)至少有2名熟悉医疗保障法律法规和相关制度规定的专(兼)职医保管理人员负责管理医保费用,并签订1年以上劳动合同且在合同期内;

(四)按药品经营质量管理规范要求,开展药品分类分区管理,并对所售药品设立明确的医保用药标识;

(五)具有符合医保协议管理要求的医保药品管理制度、财务管理制度、医保人员管理制度、统计信息管理制度和医保费用结算制度;

(六)具备符合医保协议管理要求的信息系统技术和接口标准,实现与医保信息系统有效对接,为参保人员提供直接联网结算,建立医保药品等基础数据库,按规定使用国家统一医保编码;

(七)符合法律法规和省级及以上医疗保障行政部门规定的其他条件。

第六条 零售药店向统筹地区经办机构提出医疗保障定点申请,至少提供以下材料:

(一)定点零售药店申请表;

(二)药品经营许可证、营业执照和法定代表人、主要负责人或实际控制人身份证复印件;

(三)执业药师资格证书或药学技术人员相关证书及其劳动合同复印件;

(四)医保专(兼)职管理人员的劳动合同复印件;

(五)与医疗保障政策对应的内部管理制度和财务制度文本;

(六)与医保有关的信息系统相关材料;

(七)纳入定点后使用医疗保障基金的预测性分析报告；

(八)省级医疗保障行政部门按相关规定要求提供的其他材料。

第七条 零售药店提出定点申请，统筹地区经办机构应即时受理。对申请材料内容不全的，经办机构自收到材料之日起 5 个工作日内一次性告知零售药店补充。

第八条 统筹地区经办机构应组织评估小组或委托符合规定的第三方机构，以书面、现场等形式开展评估。评估小组成员由医疗保障、医药卫生、财务管理、信息技术等专业人员构成。自受理申请材料之日起，评估时间不超过 3 个月，零售药店补充材料时间不计入评估期限。评估内容包括：

(一)核查药品经营许可证、营业执照和法定代表人、企业负责人或实际控制人身份证；

(二)核查执业药师资格证书或药学技术人员资格证书及劳动合同；

(三)核查医保专(兼)职管理人员的劳动合同；

(四)核查与医疗保障政策对应的内部管理制度和财务制度；

(五)核查与医保有关的信息系统是否具备开展直接联网结算的条件；

(六)核查医保药品标识。

评估结果包括合格和不合格。统筹地区经办机构应将评估结果报同级医疗保障行政部门备案。对于评估合格的，纳入拟签订医保协议的零售药店名单向社会公示。对于评估不合格的应告知其理由，提出整改建议。自结果告知送达之日起，整改 3 个月后可再次组织评估，评估仍不合格的，1 年内不得再次申请。

省级医疗保障行政部门可以在本办法基础上，根据实际情况，制定具体评估细则。

第九条 统筹地区经办机构与评估合格的零售药店协商谈判，达成一致的，双方自愿签订医保协议。原则上由地市级及以上的统筹地区经办机构与零售药店签订医保协议并向同级医疗保障行政部门备案。医保协议应明确双方的权利、义务和责任。签订医保协议的双方应当严格执行医保协议约定。医保协议期限一般为 1 年。

第十条 统筹地区经办机构向社会公布签订医保协议的定点零售药店信息，包括名称、地址等，供参保人员选择。

第十一条 零售药店有下列情形之一的，不予受理定点申请：

(一)未依法履行行政处罚责任的；

(二)以弄虚作假等不正当手段申请定点，自发现之日起未满 3 年的；

(三)因违法违规被解除医保协议未满 3 年或已满 3 年但未完全履行行政处罚法律责任的；

(四)因严重违反医保协议约定而被解除医保协议未满 1 年或已满 1 年但未完全履行违约责任的；

(五)法定代表人、企业负责人或实际控制人曾因严重违法违规导致原定点零售药店被解除医保协议，未满 5 年的；

(六)法定代表人、企业负责人或实际控制人被列入失信人名单的；

(七)法律法规规定的其他不予受理的情形。

第三章 定点零售药店运行管理

第十二条 定点零售药店具有为参保人员提供药品服务后获得医保结算费用，对经办机构履约情况进行监督，对完善医疗保障政策提出意见建议等权利。

第十三条 定点零售药店应当为参保人员提供药品咨询、用药安全、医保药品销售、医保费用结算等服务。符合规定条件的定点零售药店可以申请纳入门诊慢性病、特殊病购药定点机构，相关规定由统筹地区医疗保障部门另行制定。

经办机构不予支付的费用、定点零售药店按医保协议约定被扣除的质量保证金及其支付的违约金等，定点零售药店不得作为医保欠费处理。

第十四条 定点零售药店应当严格执行医保支付政策。鼓励在医疗保障行政部门规定的平台上采购药品，并真实记录“进、销、存”情况。

第十五条 定点零售药店要按照公平、合理、诚实信用和质价相符的原则制定价格，遵守医疗保障行政部门制定的药品价格政策。

第十六条 定点零售药店应当凭处方销售医保目录内处方药，药师应当对处方进行审核、签字后调剂配发药品。外配处方必须由定点医疗机构医师开具，有医师签章。定点零售药店可凭定点医疗机构开具的电子外配处方销售药品。

第十七条 定点零售药店应当组织医保管理人员参加由医疗保障行政部门或经办机构组织的宣传和培训。

定点零售药店应当组织开展医疗保障基金相关制度、政策的培训，定期检查本单位医疗保障基金使用情况，及时纠正医疗保障基金使用不规范的行为。

第十八条 定点零售药店在显著位置悬挂统一格式的定点零售药店标识。

第十九条 定点零售药店应按要求及时如实向统筹地区经办机构上传参保人员购买药品的品种、规格、价格及费用信息，定期向经办机构上报医保目录内药品的“进、销、存”数据，并对其真实性负责。

第二十条 定点零售药店应当配合经办机构开展医保费用审核、稽核检查、绩效考核等工作，接受医疗保障行政部门的监督检查，并按规定提供相关材料。

第二十一条 定点零售药店提供药品服务时应核对参保人员有效身份凭证，做到人证相符。特殊情况下为他人代购药品的应出示本人和被代购人身份证。为参保人员提供医保药品费用直接结算单据和相关资料，参保人员或购药人应在购药清单上签字确认。凭外配处方购药的，应核验处方使用人与参保人员身份是否一致。

第二十二条 定点零售药店应将参保人员医保目录内药品外配处方、购药清单等保存 2 年，以备医疗保障部门核查。

第二十三条 定点零售药店应做好与医保有关的信息系统安全保障工作，遵守数据安全有关制度，保护参保人员隐私。定点零售药店重新安装信息系统时，应当保持信息系统技术接口标准与医保信息系统有效对接，并按规定及时全面准确向医保信息系统传送医保结算和审核所需的有关数据。

第四章 经办管理服务

第二十四条 经办机构有权掌握定点零售药店的运行管理情况，从定点零售药店获得医保费用稽查审核、绩效考核和财务记账等所需要的信息数据等资料。

第二十五条 经办机构应当完善定点申请、组织评估、协议签订、协议履行、协议变更和解除等流程管理，制定经办规程，为定点零售药店和参保人员提供优质高效的经办服务。

第二十六条 经办机构应做好对定点零售药店医疗保障政策、管理制度、支付政策、操作流程的宣传培训，提供医疗保障咨询、查询服务。

第二十七条 经办机构应当落实医保支付政策，加强医疗保障基金管理。

第二十八条 经办机构应当建立完善的内部控制制度，明确对定点零售药店医保费用的审核、结算、拨付、稽核等岗位责任及风险防控机制。完善重大医保药品费用支出集体决策制度。

第二十九条 经办机构应当加强医疗保障基金支出管理，通过智能审核、实时监控、现场检查等方式及时审核医保药品费用。对定点零售药店进行定期和不定期稽查审核，按医保协议约定及时足额向定点零售药店拨付医保费用。原则上，应当在定点零售药店申报后 30 个工作日内拨付符合规定的医保费用。

第三十条 定点零售药店经审查核实的违规医保费用，经办机构不予支付。

第三十一条 经办机构应当依法依规支付参保人员在定点零售药店发生的药品费用。

参保人员应凭本人参保有效身份凭证在定点零售药店购药。不得出租（借）本人有效身份凭证给他人，不得套取医疗保障基金。在非定点零售药店发生的药品费用，医疗保障基金不予支付。

第三十二条 经办机构向社会公开医保信息系统数据集和接口标准。定点零售药店自主选择与医保对接的有关信息系统的运行和维护供应商。经办机构不得以任何名义收取任何费用及指定供应商。

第三十三条 经办机构应遵守数据安全有关制度，保护参保人员隐私，确保医疗保障基金安全。

第三十四条 经办机构或其委托的第三方机构，对定点零售药店开展绩效考核，建立动态管理机制。考核结果与年终清算、质量保证金退还、医保协议续签等挂钩。绩效考核办法由国家医疗保障部门制定，省级医疗保障部门可制定具体考核细则，经办机构负责组织实施。

第三十五条 经办机构发现定点零售药店存在违反医保协议约定情形的，可按医保协议约定相应采取以下处理方式：

（一）约谈法定代表人、主要负责人或实际控制人；

（二）暂停结算、不予支付或追回已支付的医保费用；

（三）要求定点零售药店按照医保协议约定支付违约金；

(四)中止或解除医保协议。

第三十六条 经办机构违反医保协议的,定点零售药店有权要求纠正或者提请医疗保障行政部门协调处理、督促整改,也可以依法申请行政复议或者提起行政诉讼。

医疗保障行政部门发现经办机构存在违反医保协议约定的,可视情节相应采取以下处理方式:约谈主要负责人、限期整改、通报批评,对相关责任人员依法依规给予处分。

医疗保障行政部门发现经办机构违反相关法律法规和规章的,依法依规进行处理。

第五章 定点零售药店的动态管理

第三十七条 定点零售药店的名称、法定代表人、企业负责人、实际控制人、注册地址和药品经营范围等重要信息发生变更的,应自有关部门批准之日起 30 个工作日内向统筹地区经办机构提出变更申请,其他一般信息变更应及时书面告知。

第三十八条 续签应由定点零售药店于医保协议期满前 3 个月向经办机构提出申请或由经办机构统一组织。统筹地区经办机构和定点零售药店就医保协议续签事宜进行协商谈判,双方根据医保协议履行情况和绩效考核情况等决定是否续签。协商一致的,可续签医保协议;未达成一致的,医保协议解除。

第三十九条 医保协议中止是指经办机构与定点零售药店暂停履行医保协议约定,中止期间发生的医保费用不予结算。中止期结束,未超过医保协议有效期的,医保协议可继续履行;超过医保协议有效期的,医保协议终止。

定点零售药店可提出中止医保协议申请,经经办机构同意,可以中止医保协议但中止时间原则上不得超过 180 日,定点零售药店在医保协议中止超过 180 日仍未提出继续履行医保协议申请的,原则上医保协议自动终止。定点零售药店有下列情形之一的,经办机构应中止医保协议:

(一)根据日常检查和绩效考核,发现对医疗保障基金安全和参保人员权益可能造成重大风险的;

(二)未按规定向医疗保障行政部门及经办机构提供有关数据或提供数据不真实的;

(三)根据医保协议约定应当中止医保协议的;

(四)法律法规和规章规定的应当中止的其他情形。

第四十条 医保协议解除是指经办机构与定点零售药店之间的医保协议解除,协议关系不再存续,医保协议解除后产生的医药费用,医疗保障基金不再结算。定点零售药店有下列情形之一的,经办机构应解除医保协议,并向社会公布解除医保协议的零售药店名单:

(一)医保协议有效期内累计 2 次及以上被中止医保协议或中止医保协议期间未按要求整改或整改不到位的;

(二)发生重大药品质量安全事件的;

(三)以弄虚作假等不正当手段申请取得定点的;

(四)以伪造、变造医保药品“进、销、存”票据和账目、伪造处方或参保人员费用清单等方式,骗取医疗保障基金的;

(五)将非医保药品或其他商品串换成医保药品,倒卖医保药品或套取医疗保障基金的;

(六)为非定点零售药店、中止医保协议期间的定点零售药店或其他机构进行医保费用结算的;

(七)将医保结算设备转借或赠与他人,改变使用场地的;

(八)拒绝、阻挠或不配合经办机构开展智能审核、绩效考核等,情节恶劣的;

(九)被发现重大信息发生变更但未办理变更的;

(十)医疗保障行政部门或有关执法机构在行政执法中,发现定点零售药店存在重大违法违规行为且可能造成医疗保障基金重大损失的;

(十一)被吊销、注销药品经营许可证或营业执照的;

(十二)未依法履行医疗保障行政部门作出的行政处罚决定的;

(十三)法定代表人、企业负责人或实际控制人不能履行医保协议约定,或有违法失信行为的;

(十四)因定点零售药店连锁经营企业总部法定代表人、企业负责人或实际控制人违法违规导致连锁零售药店其中一家分支零售药店被解除医保协议的,相同法定代表人、企业负责人或实际控制人的其他分支零售药店同时解除医保协议;

(十五)定点零售药店主动提出解除医保协议且经经办机构同意的;

(十六)根据医保协议约定应当解除协议的;

(十七)法律法规和规章规定的其他应当解除的情形。

第四十一条　定点零售药店主动提出中止医保协议、解除医保协议或不再续签的，应提前3个月向经办机构提出申请。地市级及以上的统筹地区经办机构与定点零售药店中止或解除医保协议，该零售药店在其他统筹区的医保协议也同时中止或解除。

第四十二条　定点零售药店与统筹地区经办机构就医保协议签订、履行、变更和解除发生争议的，可以自行协商解决或者请求同级医疗保障行政部门协调处理，也可提起行政复议或行政诉讼。

第六章　定点零售药店的监督

第四十三条　医疗保障行政部门对定点申请、申请受理、专业评估、协议订立、协议履行和解除等进行监督，对经办机构的内部控制制度建设、医保费用的审核和拨付等进行指导和监督。

医疗保障行政部门依法依规通过实地检查、抽查、智能监控、大数据分析等方式对定点零售药店的医保协议履行情况、医疗保障基金使用情况、药品服务等进行监督。

第四十四条　医疗保障行政部门和经办机构应拓宽监督途径、创新监督方式，通过满意度调查、第三方评价、聘请社会监督员等方式对定点零售药店进行社会监督，畅通举报投诉渠道，及时发现问题并进行处理。

第四十五条　医疗保障行政部门发现定点零售药店存在违约情形的，应当及时责令经办机构按照医保协议处理。定点零售药店违反法律法规规定的，依法依规处理。

第四十六条　经办机构发现违约行为，应当及时按照医保协议处理。

经办机构作出中止或解除医保协议处理时，要及时报告同级医疗保障行政部门。

医疗保障行政部门发现定点零售药店存在违约情形的，应当及时责令经办机构按照医保协议处理，经办机构应当及时按照协议处理。

医疗保障行政部门依法查处违法违规行为时，认为经办机构移交相关违法线索事实不清的，可组织补充调查或要求经办机构补充材料。

第七章　附则

第四十七条　职工基本医疗保险、城乡居民基本医疗保险、生育保险、医疗救助、居民大病保险等医疗保障定点管理工作按照本办法执行。

第四十八条　本办法中的经办机构是具有法定授权，实施医疗保障管理服务的职能机构，是医疗保障经办的主体。

零售药店是符合《中华人民共和国药品管理法》规定，领取药品经营许可证的药品零售企业。

定点零售药店是指自愿与统筹地区经办机构签订医保协议，为参保人员提供药品服务的实体零售药店。

医保协议是指由经办机构与零售药店经协商谈判而签订的，用于规范双方权利、义务及责任等内容的协议。

第四十九条　国务院医疗保障行政部门制作并定期修订医保协议范本，国家医疗保障经办机构制定经办规程并指导各地加强和完善协议管理。地市级及以上的医疗保障行政部门及经办机构在此基础上，可根据实际情况分别细化制定本地区的协议范本及经办规程。协议内容应根据法律、法规、规章和医疗保障政策调整变化相一致，医疗保障行政部门予以调整医保协议内容时，应征求相关定点零售药店意见。

第五十条　本办法由国务院医疗保障行政部门负责解释，自2021年2月1日起施行。

2020 年部门规章及规范性文件

国家医保局 国家卫生健康委 国家药监局 工业和信息化部 中央军委后勤保障部 关于开展第二批国家组织药品集中采购和使用工作的通知

（医保发〔2020〕2 号）

各省、自治区、直辖市人民政府，新疆生产建设兵团，军队各有关单位：

国家组织药品集中采购和使用试点实施以来，取得积极成效，为降低虚高药品价格、减轻群众负担、推进医药卫生体制改革持续深化发挥了积极作用。为深入贯彻落实党中央、国务院决策部署，保持集中采购和使用改革工作力度，持续扩大改革成效，继续探索建立规范化、常态化的药品集中采购和使用制度，根据《国务院办公厅关于印发国家组织药品集中采购和使用试点方案的通知》（国办发〔2019〕2 号）和国家医保局等 9 部门《关于国家组织药品集中采购和使用试点扩大区域范围的实施意见》（医保发〔2019〕56 号）精神，经国务院同意，现就开展第二批国家组织药品集中采购和使用工作通知如下：

一、组成联盟汇总集中采购和使用药品需求

第二批国家组织药品集中采购和使用工作不再选取部分地区开展试点，由全国各省份和新疆生产建设兵团组成采购联盟，联盟地区所有公立医疗机构和军队医疗机构全部参加，医保定点社会办医疗机构、医保定点零售药店可自愿参加。参加联盟采购的医疗机构和医保定点零售药店按要求准确报送相关药品近两年采购量等信息，由省级医保部门汇总形成本省份采购需求。联合采购办公室根据中选企业的数量按采购总需求的 50%—80% 确定约定采购量，实施带量采购。联盟集中采购产生结果后，即在全国范围同步实施。

二、明确集中采购和使用药品品种范围

国家组织集中采购和使用药品品种从通过质量和疗效一致性评价（含按化学药品新注册分类批准上市）的仿制药对应的通用名药品中遴选产生。扩大国家组织集中采购和使用药品品种范围，重点选择竞争较为充分的品种。考虑药品临床疗效、不良反应、批次稳定性等因素，具体遴选指标由联合采购办公室负责拟定。压实产能供应责任，相关企业须说明原料药来源和供应保障措施，根据原料药和制剂生产供应能力核算产能，并提前向联合采购办公室如实报告。中选企业须确保在采购协议期内满足所选区域中选药品约定采购量需求，并承诺因不可控因素致使供应中断后的应对措施。

三、完善集中采购规则

探索完善以市场为主导的药价形成机制，采用竞价采购模式，保持适度的竞争性。为确保中选药品质量安全和供应稳定，允许多家中选，原则上申报企业数量较多时，中选企业数量可相对较多。在确保集中采购后群众负担降低的前提下，允许同一药品不同中选企业的价格存在差异。根据中选企业数量设置不同的集中采购协议期限，原则上中选企业数量较多时，协议期限相对较长，稳定市场预期。

四、坚持国家组织、联盟采购、平台操作的工作机制

国家统一组织，各省份和新疆生产建设兵团组成采购联盟，委托联合采购办公室作为集中采购平

台负责组织实施。联合采购办公室根据国家组织药品集中采购和使用试点工作小组办公室确定的基本要求制定具体采购规则，代表联盟地区开展集中采购操作，组织并督促执行集中采购结果。由上海市医药集中招标采购事务管理所承担联合采购办公室日常工作并负责具体实施。

五、坚持带量采购的政策措施

坚持国家组织药品集中采购和使用试点和试点扩大区域范围的政策要求和保障措施，确保中选药品质量、供应、采购使用和及时回款。强化对中选药品质量的监督检查。加强对医疗机构落实中选药品使用情况的指导和监督，监测预警药品短缺信息。医保基金按《国务院办公厅关于印发国家组织药品集中采购和使用试点方案的通知》（国办发〔2019〕2 号）相关要求对医疗机构提前预付，医疗机构应及时回款。鼓励医保与企业直接结算。落实医疗机构结余留用等措施，激励医疗机构和医务人员参与集中采购和使用改革。

六、加强组织保障

各地各相关部门要提高政治站位，加强组织领导，树立改革精神，各司其职，协调联动，持续推进改革。要按照国家组织药品集中采购和使用试点工作小组办公室的指导要求和联合采购办公室的协调安排，深入落实各项政策，科学设定实施方案，认真完成各项任务。结合国家组织药品集中采购和使用工作的推进，不断探索完善国家组织以及省级药品集中带量采购相关政策，并带动医改持续深化。加强改革宣传引导，做好医务人员的宣传培训。增强法治意识，凝聚改革共识。提前制定各项预案，加强沟通协调，确保国家组织药品集中采购和使用工作平稳实施。

国家医保局
国家卫生健康委
国家药监局
工业和信息化部
中央军委后勤保障部
2020 年 1 月 13 日

国家医保局 财政部 税务总局 关于阶段性减征职工基本医疗保险费的指导意见

（医保发〔2020〕6号）

各省、自治区、直辖市人民政府，新疆生产建设兵团：

为贯彻落实习近平总书记关于新冠肺炎疫情防控工作的重要指示精神，切实减轻企业负担，支持企业复工复产，根据社会保险法有关规定，经国务院同意，现就阶段性减征职工基本医疗保险（以下简称职工医保）单位缴费有关工作提出如下指导意见：

一、自2020年2月起，各省、自治区、直辖市及新疆生产建设兵团（以下统称省）可指导统筹地区根据基金运行情况和实际工作需要，在确保基金收支中长期平衡的前提下，对职工医保单位缴费部分实行减半征收，减征期限不超过5个月。

二、原则上，统筹基金累计结存可支付月数大于6个月的统筹地区，可实施减征；可支付月数小于6个月但确有必要减征的统筹地区，由各省指导统筹考虑安排。缓缴政策可继续执行，缓缴期限原则上不超过6个月，缓缴期间免收滞纳金。

三、各省要指导统筹地区持续完善经办管理服务，确保待遇支付，实施减征和缓缴不能影响参保人享受当期待遇。参保单位应依法履行代扣代缴个人缴费的义务，医保经办机构要做好个人权益记录，确保个人权益不受影响。优化办事流程，不增加参保单位事务性负担。

四、各省要指导统筹地区切实加强基金管理，做好统计监测，跟踪分析基金运行情况，采取切实管用的措施，管控制度运行风险，确保基金收支中长期平衡。减征产生的统筹基金收支缺口由统筹地区自行解决。各省可根据减征情况，合理调整2020年基金预算。

五、已经实施阶段性降低单位费率等援企政策的省可继续执行，也可按照本指导意见精神指导统筹地区调整政策。已实施阶段性降低职工医保单位费率的统筹地区，不得同时执行减半征收措施。

各省要提高思想认识，加强组织领导，分类指导统筹地区做好相关工作。决定实施减征政策的省，印发的具体实施方案于3月5日前报医保局、财政部、税务总局备案。各级医疗保障、财政、税务等部门要加强协同，切实履职，全力做好疫情防控期间的医疗保障各项工作，确保政策落实到位，重要情况及时报告。

国家医保局

财政部

税务总局

2020年2月21日

国家医保局 人力资源社会保障部关于调整规范《国家基本医疗保险、工伤保险和生育保险药品目录》部分药品名称等的通知

（医保发〔2020〕7 号）

各省、自治区、直辖市及新疆生产建设兵团医保局、人力资源社会保障厅（局）：

为做好《国家基本医疗保险、工伤保险和生育保险药品目录》（以下简称《药品目录》）的落地实施工作，经核实、研究，现决定对目录中部分药品名称等内容进行调整规范，并对部分药品的医保目录归属进行了认定。现通知如下：

一、药品名称变更

《药品目录》西药部分第 54 号“还原型谷胱甘肽”的药品名称变更为“还原型谷胱甘肽（谷胱甘肽）”。

二、药品目录归属认定

（一）“甘露醇注射液（注册规格 3000ml：150g）”属于《药品目录》西药部分第★（276）号“甘露醇冲洗剂”。

（二）“低钙腹膜透析液注射剂、腹膜透析液（低钙）注射剂”属于《药品目录》西药部分第 280 号“腹膜透析液注射剂”。

（三）“吸入用地氟烷”属于《药品目录》西药部分第 923 号“地氟烷溶液剂”。

（四）“倍氯米松福莫特罗吸入气雾剂”属于《药品目录》西药部分第 1116 号“倍氯米松福莫特罗气雾剂”。

（五）“氨酚伪麻那敏口服溶液”属于《药品目录》西药部分第 1149－11 号“氨酚伪麻那敏溶液”。

（六）“氨酚伪麻美芬片”和“氨麻美敏片（Ⅱ）”的复合包装，属于《药品目录》西药部分第 1149 号“缓解感冒症状的复方 OTC 制剂”。

（七）“氨酚伪麻美芬片（Ⅱ）”和“氨麻苯美片”的复合包装，属于《药品目录》西药部分第 1149 号“缓解感冒症状的复方 OTC 制剂”。

（八）“刺五加脑灵合剂（刺五加脑灵液）”属于《药品目录》中成药部分第 440 号“刺五加脑灵液”。

三、谈判药品增加包装类型

国家医保局、人力资源社会保障部印发的《关于将 2019 年谈判药品纳入〈国家基本医疗保险、工伤保险和生育保险药品目录〉乙类范围的通知》（医保发〔2019〕65 号）附件 2，协议期内谈判药品西药部分第 3 号“精氨酸谷氨酸注射剂”的医保支付标准“54 元（200ml：20g/瓶）”同样适用于该药品“200ml：20g/袋”的包装。

特此通知。

国家医保局

人力资源社会保障部

2020 年 2 月 28 日

国家医保局 外交部 财政部 国家卫生健康委 关于外籍新冠肺炎患者医疗费用支付有关问题的通知

(医保发〔2020〕14 号)

各省、自治区、直辖市及新疆生产建设兵团医疗保障局,外事办公室,财政厅(局),卫生健康委:

根据当前新冠肺炎疫情防控形势,为认真落实“外防输入、内防反弹”的总体防控策略,妥善做好外籍新冠肺炎患者医疗费用支付等工作,现就有关事项通知如下:

一、各地有关部门要在当地应对疫情工作领导小组(指挥部)的领导下,密切配合,实时掌握外籍新冠肺炎患者有关信息,按规定做好救治工作和医疗费用结算。

二、外籍新冠肺炎确诊和疑似患者未参加我国基本医保的,医疗机构应当先救治后收费,确保应收尽收;医疗费用由患者个人负担。参加商业健康保险的,由商业保险公司按合同及时支付。

三、外籍新冠肺炎确诊和疑似患者参加我国基本医保的,基本医保、大病保险应按规定支付,其余费用由患者个人负担。

四、参加我国基本医保的外籍人员,留院观察期间发生的医疗费用,基本医保按规定支付。未参加我国基本医保的,由个人负担。

五、外籍人员集中隔离产生的费用,原则上由个人负担。

六、各地有关部门要妥善做好外籍新冠肺炎患者的救治和费用结算、监测等工作。遇有重大问题和情况,及时向国家医保局、外交部、财政部和国家卫生健康委等部门报告。

国家医保局

外交部

财政部

国家卫生健康委

2020 年 4 月 3 日

国家医疗保障局
关于印发全国医疗保障经办政务服务事项清单的通知

（医保发〔2020〕18号）

各省、自治区、直辖市及新疆生产建设兵团医疗保障局：

为深入贯彻落实党中央、国务院深化“放管服”改革的决策部署，根据《国务院办公厅关于建立政务服务“好差评”制度 提高政务服务水平的意见》（国办发〔2019〕51号）的相关要求，聚焦医疗保障民生领域“难点、堵点、痛点”问题，着力实现“群众办事不求人、最多只跑一次”的目标，建立统一规范的全国医疗保障经办政务服务事项清单制度（以下简称清单制度），国家医疗保障局研究制定了《全国医疗保障经办政务服务事项清单》（以下简称全国清单）。现将有关事项通知如下：

一、总体要求

（一）指导思想。以习近平新时代中国特色社会主义思想为指导，坚持以人民为中心的发展思想，深入贯彻“放管服”改革要求，努力适应新时代中国特色医疗保障制度发展需要，从更好地保障和改善民生出发，以改进医疗保障公共服务为导向，建立完善涵盖全国清单、省级清单的全国医疗保障经办政务服务清单制度，进一步转变工作作风，规范服务方式，提升服务效能，增强服务意识，通过提供全面规范、公开透明、便民高效的医疗保障经办政务服务，不断增强人民群众的获得感、幸福感、安全感。

（二）目标要求。2020年8月底前，各省级医疗保障部门要认真遵循全国清单的规定内容和格式要求，按照“六统一”（统一事项名称、统一事项编码、统一办理材料、统一办理时限、统一办理环节、统一服务标准）和“四最”（服务质量最优、所需材料最少、办理时限最短、办事流程最简）的要求，全面完成本省清单及办事指南的发布，同步统一规范线上（含移动终端）办理事项，确保2020年8月底前全面实施清单制度。2020年底前，全面建成医疗保障经办政务服务“好差评”制度体系，所有医疗保障经办政务服务事项、医疗保障各级经办服务窗口、各类政务服务平台（含业务系统、热线电话平台、线上服务端、自助服务端等）全部开展“好差评”，实现医疗保障经办政务服务事项全覆盖、评价对象全覆盖、服务渠道全覆盖。

二、基本原则

（一）强化使命担当。提高政治站位，把制定、发布、实施清单制度作为践行习近平总书记以人民为中心的发展思想，进一步深化“放管服”改革的重要举措，深刻领会建立清单制度的重要意义，切实提供优质、便捷、高效的政务服务，持续推进清单制度实施相关工作，打通中国特色医疗保障制度落地的最后一公里，让群众办事更加透明高效、舒心顺心。

（二）聚焦问题解决。针对当前医疗保障经办政务服务领域存在的办事流程不够简化规范、参保转移接续和手工报销手续繁琐且时间周期长、异地就医备案不够便捷、经办服务体验不够理想等问题，对照全国清单认真摸底排查，立行立改，切实提升服务质量和水平。

（三）坚持便民高效。各级医疗保障部门要以全国清单作为医疗保障经办服务的最底线，在全国清单基础上再进一步精简办理材料、简化办理流程、缩短办理时限，大力推行一次告知、一表受理、一次办好，鼓励探索“承诺制”和“容缺受理制”，坚决取消不必要的环节和手续，不设立“其他材料”、“有关材料”等模糊条款，切实提升医疗保障经办服务标准化水平，打造群众满意的医疗保障经办政务服务。

三、组织实施

(一)夯实主体责任。省级医疗保障部门要根据全国清单制定统一的省级清单,依据省级清单加快制定全省统一的办事指南(内容包含事项名称、受理单位、服务对象、办理渠道、办理流程、办理材料、办理时限、查询方式、监督电话、评价渠道、办理流程图等)和统一的受理表格。省级医疗保障部门在制定清单时,对不在全国清单的经办政务服务事项,要严格按照“六统一”和“四最”的要求予以规范。省级清单、办事指南及调整内容报国家医疗保障局备案。

(二)抓好贯彻落实。各级医疗保障部门要将清单和办事指南的发布和实施工作,列入重要议事日程,加强组织领导,细化工作措施,及时向社会公布清单和办事指南,做到形式直观、易看易懂。通过宣传册、宣传海报、门户网站、微信公众号等形式供群众阅读、查询、下载或使用。各级医疗保障部门要加强内部管理,提高办事效率,主动接受社会监督和评价,确保落实到位。

(三)建立调整完善机制。各级医疗保障部门在清单及办事指南发布后,要根据政务服务事项设定依据的立改废释、机构职能调整、地址变迁、电话更改,以及信息化手段、经办模式升级等情况变化,及时调整和更新清单及办事指南,并指定专人负责清单和办事指南管理工作,及时向社会公布,确保准确规范。

(四)提高信息化服务水平。各级医疗保障部门要加快全国统一医保信息平台建设,推进部门间数据共享和“互联网+医保”,实现一网通办、一站式联办、一体化服务,逐步将医疗保障各项经办政务服务事项推送到互联网终端和移动终端,通过“数据多跑路”打通医疗保障经办政务服务的堵点和难点,不断提升政务服务能力水平。

(五)全面建立“好差评”制度。各级医疗保障部门要明确责任标准,畅通评价渠道,用好评价结果,完善保障措施,确保医疗保障经办每个政务服务事项都可评价,每个经办服务窗口、平台和人员都接受评价,每个办事单位和群众都能自愿自主真实评价,每个差评都得到整改,形成评价、反馈、整改、监督全流程衔接,推动医疗保障政务服务质量和水平不断提升。

(六)加强监督评价。国家医疗保障局将及时总结各地贯彻执行清单制度的经验做法,根据实际情况及时对全国清单进行修订和完善;同时,加强对各地的监督评价,将清单制度落实情况作为医疗保障系统行风建设专项评价和规范经办行为监督检查的重要内容,加大明察暗访和曝光力度,及时向全系统通报结果,建立健全追责问责工作机制,督促问题整改落实。省级医疗保障部门要加强清单制度日常监管和跟踪指导,及时妥善处理清单制度执行中的问题,如遇重大事项要及时向国家医疗保障局报告。

附件:1. 全国医疗保障经办政务服务事项清单(略)

2. 全国医疗保障经办政务服务事项参考样表(略)

国家医疗保障局

2020 年 4 月 30 日

国家医疗保障局
关于公布部分麻醉药品和第一类精神药品
最高出厂价和最高零售价的通知

（医保发〔2020〕21 号）

各省、自治区、直辖市及新疆生产建设兵团医疗保障局：

为贯彻落实《国家医疗保障局关于做好当前药品价格管理工作的意见》（医保发〔2019〕47 号）要求，依据《中华人民共和国价格法》《中华人民共和国药品管理法》及《麻醉药品和精神药品管理条例》，决定对政府已制定的麻醉药品和第一类精神药品（以下简称“麻精药品”）价格统一实施过渡性调整。现将有关事项通知如下：

一、对原国家发展改革委已按麻精药品制定公布政府指导价的，原则上以已制定的价格为基础，测算公布最高出厂价格和最高零售价格（详见附表）。

二、对原国家发展改革委未制定公布政府指导价，且在本通知生效之日前已在国内上市销售的，由生产企业按本通知生效之日前半年内的平均出厂（口岸）价格确定临时出厂（口岸）价；上述期间无实际销售的，以半年为周期，向前递推计算平均出厂（口岸）价格。

三、对原国家发展改革委未制定公布政府指导价，且在本通知生效之日前未在国内上市销售的，暂由经营者按照“公平、合理和诚实信用、质价相符”的原则自主确定价格。其中，经营者自主确定的临时出厂（口岸）价，最晚应于正式销售起 30 个工作日内书面报送国家医疗保障局；经营者自主确定的临时零售价，与临时出厂（口岸）价之间应符合麻精药品通行的商业流通作价规则。

四、本通知自 2020 年 6 月 15 日起生效。

附件：1. 麻醉药品和第一类精神药品（制剂）价格表

2. 麻醉药品和第一类精神药品（原料）价格表

国家医疗保障局

2020 年 5 月 28 日

附件 1：

麻醉药品和第一类精神药品（制剂）价格表

序号	药品名称	剂型	规格	单位	最高出厂价格（元）	最高零售价格（元）	原政府定价制定时间
1	阿桔片	片剂	复方（含阿片粉 30mg）＊20 片	盒（袋）	7.59	10.12	2002 年
2	阿片酊	酊剂	100ml（含无水吗啡 1%）	瓶	24.67	32.91	2000 年
3	阿片酊	酊剂	10%，500ml	瓶	118.32	157.81	1999 年
4	阿片片	片剂	50mg＊20 片	盒（袋）	9.21	12.28	2002 年
5	布桂嗪	片剂	30mg＊20 片	盒	6.03	8.04	2013 年
6	布桂嗪	注射剂	100mg：2ml	支	2.16	2.88	2013 年
7	丁丙诺啡	片剂	0.4mg＊20 片	盒	65.89	87.88	1999 年
8	二氢埃托啡	片剂	20μg＊10 片	盒	38.34	51.13	1999 年
9	二氢埃托啡	片剂	20μg＊20 片	盒	74.03	98.74	1999 年
10	福尔可定	片剂	5mg＊12 片	盒	14.62	19.50	2000 年
11	福尔可定	片剂	10mg＊12 片	盒	20.32	27.11	2000 年
12	福尔可定	片剂	15mg＊12 片	盒	27.80	37.08	2000 年
13	复方樟脑酊	酊剂	500ml	瓶	23.68	31.58	2013 年
14	可待因	片剂	15mg＊20 片	盒（袋）	7.86	10.48	2013 年
15	可待因	片剂	30mg＊20 片	盒（袋）	13.35	17.80	2013 年
16	可待因	缓释片	45mg＊10 片	盒	81.62	108.87	1998 年
17	可待因	糖浆剂	100ml	瓶	21.31	28.42	2013 年
18	吗啡	片剂	5mg＊20 片	盒（袋）	11.73	15.65	2013 年
19	吗啡	片剂	10mg＊20 片	盒（袋）	20.02	26.70	2013 年
20	吗啡	片剂	20mg＊20 片	盒（袋）	34.01	45.36	2013 年
21	吗啡	片剂	30mg＊20 片	盒（袋）	46.39	61.87	2013 年
22	吗啡	缓释片	10mg＊10 片	盒	36.89	49.21	1998 年
23	吗啡	缓释片	30mg＊10 片	盒	72.31	96.45	1998 年
24	吗啡	注射剂	10mg：1ml	支	2.79	3.72	2013 年
25	吗啡	注射剂	20mg：1ml	支	4.74	6.32	2013 年
26	吗啡	注射剂	30mg：1ml	支	6.46	8.62	2013 年
27	美沙酮	片剂	2.5mg＊6 片	盒	23.00	30.68	1999 年
28	美沙酮	片剂	5mg＊6 片	盒	30.93	41.26	1999 年
29	美沙酮	片剂	10mg＊6 片	盒	41.11	54.84	1999 年
30	哌替啶	片剂	25mg＊20 片	盒（袋）	3.66	4.88	2013 年
31	哌替啶	片剂	50mg＊20 片	盒（袋）	6.24	8.33	2013 年
32	哌替啶	注射剂	50mg：1ml	支	1.30	1.73	2013 年
33	哌替啶	注射剂	100mg：2ml	支	2.21	2.95	2013 年
34	芬太尼	注射剂	0.1mg：2ml	支	3.15	4.20	2003 年
35	芬太尼	注射剂	0.5mg：10ml	支	11.98	15.98	2001 年
36	舒芬太尼	注射剂	0.075mg：1ml	支	62.40	83.23	2003 年
37	舒芬太尼	注射剂	0.375mg：5ml	支	188.70	251.69	2003 年
38	瑞芬太尼	注射剂	1mg	支	67.40	89.90	2003 年
39	瑞芬太尼	注射剂	2mg	支	102.80	137.11	2003 年
40	瑞芬太尼	注射剂	5mg	支	195.50	260.76	2003 年

附件 2：

麻醉药品和第一类精神药品（原料）价格表

序号	药品名称	剂型	最高出厂价格（元）	最高调拨（批发）价格（元）	单位	原政府定价制定时间
1	阿片粉	原料	1488	—	公斤	2013 年
2	阿片膏	原料	839	932（调拨）	公斤	2013 年
3	布桂嗪	原料	1584	—	公斤	2013 年
4	丁丙诺啡	原料	1912	—	克	2013 年
5	福尔可定	原料	24.4	—	克	2013 年
6	可待因	原料	11709	—	公斤	2013 年
7	吗啡	原料	15065	—	公斤	2013 年
8	吗啡碱	原料	7464	—	公斤	2013 年
9	哌替啶	原料	2418	—	公斤	2013 年
10	罂粟秆浓缩物（罂粟果提取物）	原料	650	722（调拨）	公斤	2013 年
11	罂粟果提取物粉	原料	1877	—	公斤	2013 年
12	罂粟壳	原料	62.1	68.9（批发）	公斤	2013 年

国家医保局 财政部
关于切实做好2020年跨省异地就医医疗费用结算工作的通知

（医保发〔2020〕23号）

各省、自治区、直辖市及新疆生产建设兵团医保局，财政厅（局）：

为深入贯彻落实十九届四中全会和《中共中央国务院关于深化医疗保障制度改革的意见》精神，围绕2020年《政府工作报告》重点工作任务，加快落实异地就医结算制度，开展门诊费用跨省直接结算试点，进一步简化管理，优化服务，提升参保群众获得感，现就有关事项通知如下：

一、确保新冠肺炎跨省异地就医医疗费用按时结算

要按相关文件规定，切实做好跨省异地就医新冠肺炎患者参保信息核实、医疗费用审核、信息上报等工作。省级医保和财政部门要按照已有跨省异地就医住院费用直接结算资金划拨流程，组织所辖统筹地区及时完成收付款工作，及时足额结算本地救治医疗机构费用。新冠肺炎确诊和疑似患者前期已自付的医疗费用，救治医院先退费，再按规定纳入医保和财政部门结算范围。参加我国基本医保的外籍患者，符合参保地规定且具备跨省异地就医直接结算条件的，可以在救治医院直接结算医疗费用；没有直接结算的，可在参保地按规定报销。

二、稳步推进跨省异地就医门诊费用直接结算试点

按照2020年《政府工作报告》要求，稳步推进京津冀地区、长三角地区、西南五省跨省异地就医门诊费用直接结算试点，逐步扩大统筹地区覆盖范围，不断规范跨省异地就医门诊费用直接结算管理服务。鼓励其他符合条件的地区开展区域性门诊费用跨省直接结算试点，或纳入现有三个试点区域。依托国家跨省异地就医管理子系统开展试点的地区，可参照跨省异地就医住院费用直接结算工作规范，开展跨省异地就医门诊费用结算清算和收付款等工作。国家医保局探索开展门诊慢特病费用跨省直接结算工作。

三、进一步扩大定点医疗机构覆盖范围

要进一步扩大跨省定点医疗机构覆盖范围，紧密结合国家和本地医疗保障信息系统建设规划，加大工作力度，按规定将符合条件的公立和社会办定点医疗机构一视同仁纳入国家跨省异地就医管理子系统，享受相同的医保政策、管理和服务。要逐一排查尚未接入国家跨省异地就医管理子系统的定点医院，分析解决问题，明确接入时限，建立工作台账，逐一督导调度，确保2020年底前符合条件的所有定点医院接入国家跨省异地就医管理子系统。国家医保局将适时开展督导调研，对工作进展缓慢的地区予以通报。

四、切实做好优化备案管理服务工作

要按照《关于印发全国医疗保障经办政务服务事项清单的通知》（医保发〔2020〕18号）要求，规范异地安置退休人员、异地长期居住人员、常驻异地工作人员和异地转诊人员备案服务，精简办理材料、简化办理流程、缩短办理时限。要大力推行“承诺制”，推进异地就医备案“零跑腿”“不见面”等线上服务。2020年底前，每个统筹地区至少要开辟一种线上备案服务渠道，50％以上的地市要依托国家医保服务平台APP和国家异地就医备案小程序开展全国统一的异地就医备案服务。国家医保局选择部分地区开展异地就医备案管理制度改革试点，在试点地区探索参保人员自助开通异地就医直接结算服务，取代现有的备案管理方式，试点方案另行印发。

五、完善协同管理工作机制

要按照《关于建立基本医疗保险跨省异地就医结算业务协同管理工作机制的通知》(医保办发〔2019〕33 号)要求,在国家跨省异地就医管理子系统上及时更新本地异地就医结算服务政策、定点医疗机构信息、异地备案人员信息、跨省异地就医结算业务运行和人员机构等业务信息,方便参保人员和定点医疗机构通过国家医保服务平台 APP 和国家异地就医备案小程序查询。

省级医保部门要督促统筹地区医保部门落实就医地管理责任,做好包括建档立卡贫困人口在内的异地就医人员费用协查工作,强化对跨省异地就医医疗服务费用的监管。2020 年 6 月起,国家医保局每月 26 日零时生成全国跨省异地就医结算费用协查申请汇总表,各地医保部门要及时登录国家跨省异地就医管理子系统下载费用协查信息,原则上需于次月 26 日前完成本期费用协查工作。国家医保局将根据跨省异地就医直接结算费用智能监控发现的问题线索,适时开展联审互查,强化线上线下监测监管,切实提升跨省异地就医基金监管效能。

要按规定时限及时响应协同请求,切实提高响应效率。2020 年 6 月起,国家医保局将根据《基本医疗保险跨省异地就医结算业务协同管理经办规程(试行)》,定期通报各地业务协同工作效率和质量。2020 年底前,基本形成分工明确、职责明晰、流程统一的全国跨省异地就医业务协同管理工作机制,全面提升异地就医业务协同管理服务水平。

六、统一城乡居民跨省异地就医直接结算工作

按照统一城乡居民基本医疗保险制度运行要求,统一城乡居民跨省异地就医直接结算政策和规程,2020 年底前向城乡居民参保人员提供统一的异地就医直接结算服务。2020 年 10 月 1 日起,原国家新农合结算平台将停止提供结算服务。相关省份要妥善做好原新农合跨省异地就医直接结算资金清算工作,近期国家医保局和财政部将联合开展费用清算,10 月底前,全部完成资金结算、清算工作,切实保障定点医疗机构足额回款。

七、切实做好系统运行保障工作

2020 年 5 月初,国家跨省异地就医管理子系统正式上线,在兼容原有跨省异地就医结算服务的基础上,增加了医保电子凭证和居民身份证等凭证类型、建档立卡贫困人口和互联网医院等标识、异地门诊费用直接结算等新功能。鼓励有条件的统筹地区按照国家跨省异地就医管理子系统新版接口规范,开展省级异地就医平台建设工作,尽早使 15 项信息业务编码标准在国家跨省异地就医管理子系统中落地见效。

八、工作要求

加强组织领导。要高度重视跨省异地就医直接结算工作,细化目标任务,统筹谋划、协调推进,加强考核管理,层层压实责任,保质保量完成各项工作任务。针对人民群众反映集中的堵点、痛点问题,积极主动作为,及时破解难题。

提升异地就医管理服务能力。要切实加强异地就医管理服务能力建设,合理配置专职人员,定期开展业务培训,不断提高异地就医管理队伍工作能力和服务水平。要将跨省异地就医直接结算服务纳入基本医疗保险定点医疗机构协议管理,切实落实就医地管理责任,将跨省异地就医统一纳入智能监控、现场检查、飞行检查等监管范围。全面落实“好差评”制度,加强异地就医结算服务行风建设。

做好宣传解读工作。要结合跨省异地就医结算工作推进情况,通过门户网站、社交网络、新闻媒体等形式多样、群众喜闻乐见的渠道方式宣传解读异地就医政策和办事流程、注意事项,切实提高广大参保群众异地就医直接结算政策的知晓率。

国家医保局

财政部

2020 年 6 月 2 日

国家医保局 财政部 国家税务总局 关于做好2020年城乡居民基本医疗保障工作的通知

（医保发〔2020〕24号）

各省、自治区、直辖市及新疆生产建设兵团医保局、财政厅（局），国家税务总局各省、自治区、直辖市和计划单列市税务局：

为进一步贯彻落实党的十九大关于“完善统一的城乡居民基本医疗保险制度和大病保险制度”的决策部署，落实2020年《政府工作报告》任务要求，做好城乡居民基本医疗保障工作，现就有关工作通知如下：

一、提高城乡居民基本医疗保险筹资标准

（一）继续提高财政补助标准。2020年城乡居民基本医疗保险（以下简称居民医保）人均财政补助标准新增30元，达到每人每年不低于550元。中央财政按规定对地方实行分档补助，地方各级财政要按规定足额安排财政补助资金并及时拨付到位。落实《国务院关于实施支持农业转移人口市民化若干财政政策的通知》（国发〔2016〕44号）、《香港澳门台湾居民在内地（大陆）参加社会保险暂行办法》（人力资源社会保障部 国家医疗保障局令第41号）有关规定，对持居住证参保的参保人，各级财政按当地居民相同标准给予补助。

（二）稳步提高个人缴费标准。原则上个人缴费标准同步提高30元，达到每人每年280元。各统筹地区要统筹考虑基金收支平衡、待遇保障需要和各方承受能力等因素，合理确定具体筹资标准，适当提高个人缴费比重。财政补助和个人缴费水平已达到国家规定标准的统筹地区，可根据实际合理确定筹资水平。立足基本医保筹资、大病保险运行情况，统筹提高大病保险筹资标准。

（三）完善居民医保个人缴费与政府补助相结合的筹资机制。各统筹地区要适应经济社会发展，合理提高居民医保财政补助和个人缴费标准，稳步提升筹资水平，逐步优化筹资结构，推动实现稳定可持续筹资。根据2020年财政补助标准和跨年征缴的个人缴费，科学评估2020年筹资结构，着眼于责任均衡、结构优化和制度可持续，研究未来2至3年个人缴费增长规划。

二、健全待遇保障机制

（四）落实居民医保待遇保障政策。发挥居民医保全面实现城乡统筹的制度红利，坚持公平普惠，加强基本医保主体保障功能。巩固住院待遇水平，政策范围内住院费用支付比例达到70%。强化门诊共济保障，全面落实高血压、糖尿病门诊用药保障机制，规范简化门诊慢特病保障认定流程。落实新版国家医保药品目录，推进谈判药品落地。

（五）巩固大病保险保障水平。全面落实起付线降低并统一至居民人均可支配收入的一半，政策范围内支付比例提高到60%，鼓励有条件的地区探索取消封顶线。继续加大对贫困人口倾斜支付，脱贫攻坚期内农村建档立卡贫困人口起付线较普通参保居民降低一半，支付比例提高5个百分点，全面取消农村建档立卡贫困人口封顶线。

（六）发挥医疗救助托底保障作用。落实落细困难群众救助政策，分类资助特困人员、低保对象、农村建档立卡贫困人口参加居民医保，按标资助、人费对应，及时划转资助资金，确保困难群众应保尽保。巩固提高住院和门诊救助水平，加大重特大疾病救助力度，探索从按病种施救逐步过渡到以高额费用为重特大疾病救助识别标准。结合救助资金筹集情况和救助对象需求，统筹提高年度救助限额。

三、全力打赢医疗保障脱贫攻坚战

（七）确保完成医保脱贫攻坚任务。聚焦建档立卡贫困人口，会同相关部门做好贫困人口基本医

疗有保障工作，落实新增贫困人口及时参保政策，抓实参保缴费、健全台账管理、同步基础信息，做好省（自治区）内异地参保核查，实行贫困人口参保、缴费、权益记录全流程跟踪管理，确保贫困人口动态应保尽保。抓好挂牌督战，坚决攻克深度贫困地区堡垒，落实贫困人口省（自治区）内转诊就医享受本地待遇政策，简化异地就医登记备案，促进“互联网+”医疗服务价格和医保支付政策落地。

（八）巩固医保脱贫攻坚成效。全面落实和落细医保脱贫攻坚政策，持续发挥医保三重制度综合保障、梯次减负功能。协同做好脱贫不稳定户、边缘户及因疫情等原因致贫返贫户监测，落实新冠肺炎救治费用医保报销和财政补助政策。用好医保扶贫调度、督战、政策分析功能模块，动态监测攻坚进展。配合做好脱贫攻坚普查、脱贫摘帽县抽查、巡查督查等工作。加大贫困地区基金监管力度，着力解决贫困人口住院率畸高、小病大治大养及欺诈骗保问题。加强和规范协议管理，强化异地就医监管。

（九）研究医保脱贫攻坚接续工作。严格落实“四不摘”要求，过渡期内，保持政策相对稳定。对标对表脱贫攻坚成效考核和专项巡视“回头看”等渠道反馈问题，稳妥纠正不切实际的过度保障问题，确保待遇平稳过渡。结合健全重特大疾病医疗保险和救助制度，研究医保扶贫长效机制。

四、完善医保支付管理

（十）加强定点医药机构管理。完善绩效考核机制，形成基于协议管理的绩效考核方案及运行机制，将考核结果与医保基金支付挂钩，更好推进基本医疗保险定点医药机构的事中、事后管理工作。

（十一）推进医保支付方式改革。发挥医保支付在调节医疗服务行为、提高医保基金使用效率等方面的重要作用。普遍实施按病种付费为主的多元复合式支付方式，在30个城市开展疾病诊断相关分组（DRG）付费国家试点工作，加强过程管理，适应不同医疗服务特点。完善医保总额管理和重大疫情医保综合保障机制。

（十二）加强医保目录管理。逐步统一医保药品支付范围，建立谈判药品落实情况监测机制，制定各省增补品种三年消化方案，2020年6月底前将国家重点监控品种剔除出目录并完成40%省级增补品种的消化。控制政策范围外费用占比，逐步缩小实际支付比例和政策范围内支付比例的差距。

五、加强基金监督管理

（十三）加强基金监督检查。建立全覆盖式医保基金监督检查制度，全年组织开展两次医保基金监督检查。以医保经办机构和定点医疗机构为重点，分类推进医保违法违规行为专项治理，推进基金监管规范年建设，建立健全行政执法公示、执法全过程记录、重大执法决定法制审核等制度，推进规范执法。强化基金监管长效机制，以“两试点一示范”为抓手，健全监督举报、举报奖励、智能监管、综合监管、责任追究等措施，探索建立医疗保障信用体系，建立药品价格和招采信用评价制度。加强对承办大病保险商业保险机构的监督检查，建立健全考核评价体系，督促指导商业保险机构提高服务效能、及时兑现待遇。

（十四）加大市地级统筹推进力度。推进做实基本医保基金市地级统筹，已经建立基金市地级调剂金的要尽快实现统收统支，仍实行区县级统筹的少数地方要制定时间表、路线图，推进全市范围内基金共济，政策、管理、服务统一。衔接适应基本医保统筹层次，逐步推进市地范围内医疗救助政策、管理、服务统一。

（十五）加强基金运行分析。结合新冠肺炎疫情影响，完善收支预算管理，适时调整基金预算，增强风险防范意识，健全风险预警、评估、化解机制及预案。开展基金使用绩效评价，加强评价结果应用，强化支出责任和效率意识。实现数据统一归口管理，做好与承办大病保险的商业保险机构必要的信息交换，加强大病保险运行监测分析和风险评估。

六、加强经办管理服务

（十六）抓好参保缴费工作。全面实施全民参保计划，做好参保情况清查，提升参保信息质量，建成国家医保信息平台基础信息管理子系统，清理重复参保，稳定持续参保，减少漏保断保，实现应保尽保。加大重点人群参保扩面力度，清理户籍、居住证、学籍等以外的参保限制，杜绝发生参保空档期。在各地政府统一组织下，压实工作责任，强化参保征缴业务衔接协同，加强医保、税务部门间经办联系协作，有序衔接征管职责划转，稳定参保缴费工作队伍，做好参保缴费动员，提高效率和服务水平，便民高效抓好征收工作，确保年度参保筹资量化指标落实到位。创新宣传方式,拓展宣传渠道,调动群众参保缴费积极性。

(十七)推进一体化经办运行。推动市地范围内基本医保、大病保险、医疗救助"一站式服务、一窗口办理、一单制结算"。大力推进系统行风建设,根据深化"放管服"改革要求,全面落实《全国医疗保障经办政务服务事项清单》,完善经办管理服务流程,适应不同地区和人群特点,简化办事程序,优化窗口服务,推进网上办理,方便各类人群办理业务。加快落实异地就医结算制度,完善异地就医业务协同管理机制,继续推进国家平台统一备案试点工作,使符合条件的参保城乡居民享受统一的跨省异地就医结算服务。抓好新冠肺炎疫情相关费用结算工作,确保确诊和疑似病例待遇支付。

(十八)提升经办管理服务能力。加快构建全国统一的医疗保障经办管理体系,整合城乡医疗保障经办体系,建立统一的医疗保障服务热线,大力推进服务下沉,实现省、市、县、乡镇(街道)、村(社区)全覆盖。加强队伍建设,打造与新时代医疗保障公共服务要求相适应的专业队伍,探索市地级以下经办机构垂直管理体制。合理安排财政预算,保证医疗保障公共服务机构正常运转。

(十九)加快推进标准化和信息化建设。认真抓好 15 项信息业务编码标准的信息维护工作,组建编码标准维护团队,建立动态维护机制,加快推动编码测试应用工作。全力推进医保信息化平台建设,按照国家统一要求和标准,完成地方平台设计和应用系统部署实施。做好医保电子凭证的推广应用工作。保障平台建设过渡期内系统安全平稳运行。

七、做好组织实施

(二十)加强组织保障和宣传引导。城乡居民医疗保障工作关系到广大参保群众切身利益,要高度重视,加强组织领导,明确工作职责,积极应对疫情影响,确保任务落实,重点做好困难群众、失业人员等人群的相关医疗保障工作。各级医疗保障部门要抓好居民医保待遇落实和管理服务,财政部门要确保财政补助拨付到位,税务部门要做好居民个人缴费征收工作,各部门间要加强业务协同和信息沟通,做好宣传引导和舆情监测,合理引导预期,做好风险应对,重要情况及时报告。

国家医保局
财政部
国家税务总局
2020 年 6 月 10 日

国家医疗保障局
关于推进医保政务服务“好差评”制度建设的指导意见

（医保发〔2020〕31号）

各省、自治区、直辖市及新疆生产建设兵团医疗保障局：

为贯彻落实《国务院办公厅关于建立政务服务“好差评”制度提高政务服务水平的意见》（国办发〔2019〕51号），深入推进“放管服”改革，持续推进医疗保障系统行风建设，全面及时准确了解单位和群众对医保政务服务的感受和诉求，接受社会监督，优化政务服务，全面提升人民群众对医疗保障工作的获得感和满意度，现就推进医保政务服务“好差评”制度建设提出以下意见。

一、总体要求

以习近平新时代中国特色社会主义思想为指导，贯彻落实党中央、国务院决策部署，坚持以人民为中心的发展思想，将“好差评”制度建设作为推动各级医疗保障部门转变工作作风、增强服务意识、夯实服务责任的重要抓手，压实责任，狠抓落实。2020年底前建立适应医保政务服务特点的“好差评”制度框架，推动各级医保政务服务机构、各类医保政务服务平台有序开展“好差评”，实现政务服务事项全覆盖、评价对象全覆盖、服务渠道全覆盖。

二、明确评价主体和评价对象

医保政务服务“好差评”评价主体包括所有医保参保单位、参保人员、定点医药机构、药品和医用耗材生产经营企业等医保政务服务对象（以下简称单位和群众）。单位和群众可在接受医保政务服务后采取线上线下多种形式开展评价。

医保政务服务“好差评”评价对象包括全国各级医疗保障经办机构、医保部门管理的药品和医用耗材集中采购机构、其他具有医疗保障公共服务职能或受托承担医疗保障服务工作的机构等各级医保政务服务机构及其工作人员。

三、明确评价内容和评价标准

以清单形式明确医保政务服务“好差评”评价内容，实现各省（自治区、直辖市）省内医保政务服务同一事项的名称、编码、依据、类型等基本要素统一。要按照医保经办服务、集中采购服务等医保服务类别，逐项编制清单、完善办事指南，明确受理单位、办理渠道、申请条件、申请材料、办理程序、办理时限、收费依据及标准、评价渠道等要素，推进同一事项无差别受理、同标准办理。各省级医保行政部门要按照《国家医保局关于印发全国医疗保障经办服务事项清单的通知》（医保发〔2020〕18号）及药品和医用耗材集中采购服务事项清单有关要求，结合本地区实际，细化编制本地区医保政务服务事项清单和办事指南，及时公开并定期更新完善。单位和群众可对医保政务服务事项清单内所有服务事项相关的服务机制、服务效率、服务收费、服务态度、服务水平、服务质量等开展评价。

在实践基础上，围绕政务服务事项管理、办事流程、服务规范、服务质量、整改实效、监督管理等方面建立健全评价体系，细化评价指标，完善评价方法，推动提升政务服务“好差评”制度的科学性、规范性和有效性。国家医保局组织制订医保相关政务服务评价管理办法，适时研究制定医保政务服务评价标准。各地医保部门可结合地方实际，提出更高的政务服务评价标准要求。

四、明确评价方式和渠道

（一）规范评价方式。针对每个接受评价的医保政务服务事项科学设置评价必选项和选填项。必选项一般可按“很好”、“好”、“一般”、“差”、“很差”或“非常满意”、“满意”、“基本满意”、“不满意”、“非常不满意”五个等级设置，后两个等级为差评。选填项针对具体服务事项细化评价问询表单，可设置服务指引是否清晰、办事程序是否便利、材料手续是否精简、操作界面是否友好、有何改进意见等项目，由单位和群众自愿填写。如评价为差评时，单位和群众应至少勾选一项差评原因选填项。

（二）方便现场评价。各级医保政务服务机构以及相关服务网点应在所有办事窗口使用医保业务综合服务终端或在醒目位置设置评价器、展示评价二维码，方便单位和群众进行现场评价。医保相关办事机构应在各类医保自助服务终端开通评价功能，提供便捷的评价入口。暂不具备相应条件的，应提供书面评价表格。对没有在服务现场作出评价的单位和群众，可允许其在一定期限内补充评价，推进实现现场服务“一次一评”。

（三）开通线上评价。各类医保政务服务平台（含业务系统、热线电话、移动服务端等）应设置相应的评价功能模块或环节，方便单位和群众在线完成办理业务后自动进入评价通道，实现线上评价“一事一评”。

（四）实施综合点评。通过设置意见箱、监督电话、监督平台、电子邮箱等多种方式，主动接受社会各界综合性评价。引导社会组织、中介组织、研究机构等对医保政务服务状态进行专业、科学、客观的评估评价，提出意见建议。

（五）定期监督查评。各省级医疗保障部门要定期开展医保政务服务调查，尤其是在新出台的利企便民政策、新推出的服务项目以及直接关系单位和群众切身利益的重点服务事项推出后，及时跟踪了解政策知晓率、办事便利性、服务满意度等情况。按照一定比例随机抽取参与评价的单位和群众，开展回访调查。结合实际委托第三方独立开展政务服务评估，评估结果作为改进服务的重要依据。国家医保局将适时组织开展全国医保政务服务监督检查，并公开通报检查结果。

五、明确评价结果运用

（一）及时整改差评投诉。建立差评和投诉问题调查核实、督促整改和反馈机制。按照“谁办理、谁负责”的原则，医保政务服务提供单位要第一时间启动程序，安排专人回访核实，实名差评回访率要达到100％。原则上应在一定期限内将整改情况向评价人反馈，评价人可根据整改情况进行一次追评。在规定期限内未能整改落实的，应当书面说明理由并进一步明确整改期限，向评价单位和群众反馈，同时将有关情况向本级政务服务管理部门报备。建立后台评估机制，经评估和核实为误评或恶意差评的，评价结果不予采纳，并通报同级政务服务管理部门，保护工作人员合理权益 。

（二）强化评价数据分析。加强对评价数据的跟踪分析和综合挖掘，及时归纳发现医保政务服务的堵点难点，对单位和群众反映集中的问题，限期依法依规整改解决。将“好差评”反映的问题作为优化办事流程、完善办事指南的重要参考依据，推进精细化服务。各级医保部门要定期汇总通报本级医保政务服务“好差评”评价结果及整改情况，并主动向社会公布。

（三）依法依规合理奖惩。各级医保部门要建立健全奖惩机制，将医保政务服务评价情况纳入所辖政务服务机构年度考核的重要内容，与机构、个人绩效考核相挂钩。对单位和群众评价满意度高的机构和个人，按照有关规定进行表彰和奖励。对在政务服务中反复被差评、投诉的，取消年度考核评先评优资格；在政务服务和“好差评”工作中弄虚作假、故意刁难，甚至打击报复的，依法依规严肃追究问责。

六、完善保障措施

（一）明确工作责任。各级医保部门要提高思想认识，加强组织领导，层层压实责任，确保“好差评”工作扎实有序推进。各省级医保部门要加强对辖区内医保政务服务“好差评”工作的规范指导，加快推进统一的医保信息服务平台建设，结合实际制订统一的政务服务事项清单，规范评价标准和评价结果应用，加强政务服务运行监测。要因地制宜，尽快理顺医疗保障经办机构管理体制，明确医保经办、药品和医用耗材采购相关政务服务职责。各统筹地区医保部门负责本地区医保政务服务“好差评”工作的组织实施，推进医保政务服务“好差评”制度体系和医保政务服务平台“好差评”管理体系建设，规范医保政务服务流程，完善服务保障，强化绩效考核，督促问题整改，受理复核申诉，查处违纪违规行为。各级各类医保政务服务机构和平台要加强内部管理，明确具体受理、办理政务服务事项和经办人员职责，主动接受单位和群众监督评价，及时整改问题。

（二）规范政务服务。各级各类医保政务服务机构要按照医保管理服务相关要求，推进服务办理便捷化，优化办事流程，减少办理环节，加快政务信息系统资源整合共享。完善现场服务规范，政务服务大厅内要合理设置服务标识和办事窗口，提升“一站式”服务功能，原则上实现集中办理、异地可办；文印、传真、邮寄等配套服务，需要收费的，要合理设定并公开收费标准。完善网上服务规范，落实“一网通办”要求，健全网上预约、申报、审批服务等流程，提供网上咨询服务，确保单位和群众网上办事流程清晰、操作便捷、沟通顺畅。压减政务服务办理时限，区分不同种类服务，推行当场办结、一次办结、限时办结，各地区可以在国家规定的办理时限内进一步压减时间，超过办理时间的，要公开说明理由。完善人员管理规范，做到业务熟练、服务周到、文明礼貌、仪容整洁。

（三）加快系统建设。在新的医保信息平台建设期内使用现有医保相关信息系统服务热线、自助终端的地方，要积极协调相关部门，按要求实现医疗保障政务服务“好差评”功能。医疗保障信息平台将统一增加政务服务“好差评”功能，贯通线上线下各类评价渠道，实现“好差评”内容同标准提供、评价结果同源发布、差评结果在线反馈、评价数据自动生成。

（四）完善数据收集渠道。建立“好差评”数据生成、归集、传输、分析、反馈机制，医疗保障“好差评”数据应当按标准接入当地政务服务“好差评”系统，统一“好差评”页面，完整采集、适时报送评价数据，同时接受当地政务服务“好差评”系统反馈的评价数据。建立评价数据安全保障机制，确保数据真实可靠。

（五）保障评价双方正当权益。各级医疗保障政务服务机构及工作人员应严格遵循“好差评”自愿自主、公开透明的原则，积极引导单位和群众开展评价，不得强迫、干扰评价行为。建立健全评价人信息保护制度，规范信息查询使用权限。保障医疗保障政务服务机构和工作人员举证解释和申诉申辩的权利，建立申诉复核机制，排除误评和恶意差评。

国家医疗保障局

2020 年 7 月 9 日

国家医疗保障局关于印发《医疗保障系统全面推行行政执法公示制度执法全过程记录制度重大执法决定法制审核制度实施办法(试行)》的通知

(医保发〔2020〕32 号)

各省、自治区、直辖市及新疆生产建设兵团医疗保障局,局内各单位:

《医疗保障系统全面推行行政执法公示制度执法全过程记录制度重大执法决定法制审核制度实施办法(试行)》已经审议通过,现予以印发,请你们严格遵照执行。各地在落实三项制度工作过程中遇到有关情况要及时向上一级医保行政部门报告。

附件:医疗保障系统全面推行行政执法公示制度执法全过程记录制度重大执法决定法制审核制度实施办法(试行)

国家医疗保障局

2020 年 7 月 15 日

附件:制度执法全过程记录制度重大执法决定法制审核制度实施办法(试行)

为贯彻落实《中共中央关于全面推进依法治国若干重大问题的决定》和中共中央、国务院印发的《法治政府建设实施纲要(2015—2020 年)》,按照国务院办公厅关于全面推行行政执法公示制度、执法全过程记录制度、重大执法决定法制审核制度(以下简称"三项制度")的要求,依据医疗保障有关法律、法规、规章和规范性文件,结合医疗保障行政执法工作实际,制定本办法。

一、指导思想

以习近平新时代中国特色社会主义思想为指导,全面贯彻党的十九大精神,着力推进医疗保障行政执法透明、规范、合法、公正,不断健全执法制度、完善执法程序、创新执法方式、加强执法监督、规范执法行为,全面提高执法效能,推动形成权责一致、权威高效的行政执法体系,依法履行法定职责,切实维护人民群众合法权益,为落实全面依法治国基本方略、推进法治政府建设和全面依法行政奠定坚实基础。

二、工作目标

在医疗保障系统全面落实"三项制度",确保行政许可、行政检查、行政强制、行政处罚等行为规范有效,做到行政执法信息公示制度不断健全、执法行为过程信息全程记载、执法全过程可回溯管理、重大执法决定法制审核全覆盖,实现执法信息公开透明、执法全过程留痕、执法决定合法有效,着力提升医疗保障系统行政执法能力和质量。

三、全面推行医疗保障行政执法公示制度

(一)强化事前公开。

1. 贯彻落实《中华人民共和国政府信息公开条例》《中共中央办公厅 国务院办公厅关于推行地方各级政府工作部门权力清单制度的指导意见》等要求,统筹推进医疗保障行政执法事前告知与政府信息公开、权责清单公布、"双随机、一公开"执法检查等工作。

2. 全面准确及时主动公开以下内容:

(1)执法主体。医疗保障行政执法主体名称及其执法人员等。

(2)职责权限。医疗保障行政执法主体行政执法事项清单列明的行政许可、行政检查、行政强制、行政处罚等事项。

(3)执法依据。行政执法所依据的有关法律、法规、规章和有关规范性文件。

(4)执法程序。行政强制、行政处罚流程等。

(5)"双随机"抽查事项清单和抽查工作细则。

(6)监督方式和救济渠道。

(7)其他依法应主动公开的内容。

3. 医疗保障行政执法事前公开信息要简明扼要、通俗易懂,可采用文字、图表等形式,在官方门户网站等进行公开,并及时根据有关法律、法规、规章或其他规范性文件及机构职能变化情况进行动态调整。

(二)规范事中公开。

1. 在进行执法检查、调查取证、采取强制措施和送达执法文书等执法活动时,必须主动出示医疗保障行政执法证件,亮明身份。

2. 在从事行政执法活动时,要出具相关行政执法文书,主动告知当事人执法事由、执法依据、权利义务等内容,并在有关执法文书中载明。

(三)加强事后公示。

1. 执法决定作出之日起 20 个工作日内,应向社会公布执法机关、执法对象、执法类别、执法结论等信息,接受社会监督。行政许可、行政处罚的执法决定信息要在执法决定作出之日起 7 个工作日内公开。但法律、行政法规另有规定的除外。

2. 建立健全执法决定信息撤销、更新机制。对已公开的行政执法决定被依法撤销、确认违法或者要求重新作出的,应及时撤下原行政执法决定信息。

3. 建立完善行政执法统计年报制度。各级医疗保障行政部门应于每年 1 月 31 日前在官方门户网站公开本机关上一年度行政执法总体情况有关数据,并报同级人民政府和上级医疗保障行政部门。

(四)执法公示要求。

1. 各级医疗保障部门是医保行政执法信息公示的主体,坚持"谁执法、谁公示"原则,及时通过官方门户网站等平台,向社会公开本单位行政执法基本信息和结果信息。

2. 建立执法公示审查发布机制。对拟公示的医疗保障行政执法信息依法进行审查,经本单位负责人审批同意后发布;涉及国家秘密、商业秘密、个人隐私等不宜公开的信息,依据相关法律法规的规定进行处理。

3. 根据《政府信息公开条例》规定,属于本办法规定需要进行公开的各项行政执法信息,应依据相关法律法规的规定进行公开。

四、全面推行医疗保障行政执法全过程记录制度

(一)完善文字记录。

1. 国家医疗保障局根据相关法律法规及司法部制定的行政执法文书基本格式标准,结合实际,制定统一的医疗保障行政执法文书格式文本,规范医疗保障行政执法文书的适用,指导执法文书的制作。

各地在统一的医疗保障行政执法格式文本基础上,根据行政执法具体情况使用。

2. 严格按照有关法律法规、部门规章和有关文件规定的执法流程开展行政执法。

3. 行政执法各环节正确选择和使用相应的执法文书,不得缺失和遗漏;严格按照执法文书规范格式制作执法文书,对医疗保障相关违法违规行为描述做到事实清楚、格式统一、内容完整、用语规范,适用法律法规正确。

(二)规范音像记录。

1. 对行政相对人实施现场检查、调查取证、举行听证、文书送达等容易引发争议的执法过程,根据实际情况进行音像记录。

2. 对证据先行登记保存,物品(设施、设备)查封、扣押,抽样取证等直接涉及行政相对人重大财产权益的现场执法活动,以及向行政相对人通报行政执法意见等关键环节,应全程进行音像记录,但文字记录能够全面有效记录执法过程的,可不进行音像记录。

严格依照法律法规和规章的规定,做好音像记录与文字记录的有效衔接。

3. 建立行政执法音像记录管理制度,明确专人负责管理。音像记录制作完成后,及时储存在专用存储器集中管理。

4. 使用法言法语及规范的文明用语进行音像记录,客观、真实反映执法活动有关信息。

5. 按照工作必需、厉行节约、性能适度、安全稳定、适量够用的原则,结合行政执法实际情况,配备音像记录设备,建设询问室、听证室等音像记录场所。

(三)严格记录归档。

1. 行政执法活动结束后,将行政执法过程中形成的反映行政执法真实情况、体现行政执法过程、具有保存价值的全部文字和音像记录资料按规定整理归档,确保所有行政执法事项有据可查。

音像记录资料应注明采集时间、地点、证明事项等信息。

行政执法档案包括行政处罚案件档案等。

2. 涉及国家秘密、商业秘密和个人隐私的执法记录信息，严格按照保密及有关工作规定和权限进行归档管理。

3. 使用档案级光盘、硬磁盘等耐久性好的载体，存储执法活动中形成的音像记录，将同一执法对象的文字记录、音像记录进行集中储存。

行政执法档案的保管期限依照国家有关规定执行。

4. 建立健全基于互联网、电子认证、电子签章的医疗保障行政执法全过程数据化记录工作机制，逐步形成执法流程清晰、数据链条完整、数据安全可靠的数字化记录信息归档管理制度。

(四)发挥记录作用。

1. 开展执法文书审查、执法案卷评查、评议考核和对记录资料的统计分析等活动，确保记录信息的真实性、规范性，发挥记录信息对舆情应对、行政决策和健全社会信用体系的作用。同时，及时发现行政执法工作中存在的问题和薄弱环节，采取针对性措施，改进工作，依法公正维护行政执法人员和行政相对人的合法权益。

2. 建立健全执法记录信息调阅监督制度，规范调阅使用工作流程，严格调阅审批程序，未经批准不得擅自调阅和使用执法记录信息。

对违反规定泄露、故意毁损、随意修改删除行政执法记录信息，以及不按规定储存致使行政执法记录信息损毁、丢失，造成严重后果的，依法依规追究有关人员的责任。

五、全面推行重大行政执法决定法制审核制度

(一)明确审核机构和人员。

1. 重大行政执法决定法制审核由作出决定的医疗保障部门法制机构负责。

2. 加强法制审核队伍的正规化、专业化、职业化建设，将政治素质高、业务能力强、具有法律专业背景的人员或者具有两年以上法制审核经验的人员调整充实到法制审核岗位，使法制审核人员的配置与工作任务相适应。有关法制审核人员参与行政执法的，该人员不得对该次行政执法进行法制审核。

3. 各级医疗保障部门要明确本单位负责重大行政执法决定法制审核的工作机构和人员，原则上法制审核人员不少于本单位执法人员总数的5%。

4. 省级医疗保障部门必须建立法律顾问制度，充分发挥法律顾问在法制审核工作中的作用。本单位法制审核专业人员力量不足的，可通过建立法律顾问、公职律师统筹调用机制，实现法律专业人才资源共享。

(二)明确审核范围。

1. 作出重大行政执法决定前，必须经过法制审核；未经法制审核或者法制审核未通过的，不得作出决定。

2. 重大行政执法决定法制审核范围包括：

(1)追回或者拒付医保基金，数额较大的；

(2)解除医保服务协议的；

(3)直接关系行政相对人或第三人重大权益，经过听证程序作出行政执法决定的；

(4)申请人民法院强制执行行政执法决定的；

(5)涉嫌犯罪需要移交司法机关的；

(6)案件涉及多个法律关系、情况疑难复杂的；

(7)涉及重大公共利益，可能造成重大社会影响或引发社会风险的；

(8)其他需要审核的重大行政执法决定。

3. 制定本单位重大行政执法决定法制审核目录清单。上级医疗保障部门对下级医疗保障部门重大行政执法决定法制审核目录清单编制工作进行指导。

(三)明确审核内容。

1. 重大行政执法决定法制审核的主要内容：

(1)执法主体是否合法；

(2)执法人员是否具有执法资格；

(3)执法程序是否合法；

(4)案件事实是否清楚，证据是否合法充分；

(5)适用法律、法规、规章是否准确，裁量基准运用是否适当；

(6)执法是否超越法定权限；

(7)执法文书是否完备、规范；

(8)违法行为是否涉嫌犯罪需要移送公安司法机关；

(9)其他需要审核的内容。

2. 行政执法承办人员应将《案件处理呈报书》和重大行政执法决定建议，以及相关证据、资料交法制审核工作机构。负责法制审核的人员根据审

核情况,按不同情形提出法制审核书面意见:

(1)事实清楚、证据确凿充分、定性准确、适用法律正确、处罚适当、程序合法的,提出同意的意见;

(2)主要事实不清、证据不足的,提出继续调查或不予作出行政执法决定的意见;

(3)定性不准、适用法律不准确和执行裁量基准不当的,提出变更意见;

(4)超越执法权限或程序不合法的,提出纠正意见。

3. 行政执法机构或承办人员应根据法制审核工作机构提出的上述第二项至第四项意见作出相应处理后再次进行法制审核。

(四)明确审核责任。

1. 各级医疗保障部门主要负责人对本单位作出的行政执法决定负责。

2. 法制审核工作机构收到相关资料后,于10个工作日内审核完毕,因特殊情况需要延长的,经法制审核工作机构负责人批准后可延长10个工作日,但不得超过法定时限要求。

3. 行政执法机构或承办人员与法制审核工作机构对审核意见不一致时,法制审核工作机构可以组织有关专家、法律顾问或者委托第三方专业机构论证,将论证意见等相关材料提交医疗保障部门负责人,由医疗保障部门负责人组织集体讨论决定。

4. 行政执法机构或承办人员对送审材料的真实性、准确性、完整性,以及执法的事实、证据、法律适用、执法程序的合法性负责。法制审核工作机构对法制审核意见负责。

5. 行政执法人员、法制审核人员和审批行政执法决定的负责人滥用职权、玩忽职守、徇私枉法等,导致行政执法决定错误,应依法依纪追究责任。

六、保障措施

(一)加强组织领导。

各级医疗保障部门主要负责人是本单位全面推行"三项制度"的第一责任人,要加强组织领导,明确责任分工,强化工作落实,组织力量及时研究推进解决工作中的重大问题,确保"三项制度"有效实施。

(二)细化工作措施。

结合实际,制定本单位全面推行"三项制度"配套措施,形成行政执法"三项制度"各个环节的制度体系。加强和完善行政执法案例指导、行政执法裁量基准、行政执法案卷管理和评查、行政执法投诉举报以及行政执法考核监督等工作制度建设。修订完善现有的政府信息公开办法、行政执法事项清单、随机抽查事项清单等。

(三)强化教育培训。

建立健全行政执法人员和法制审核人员岗前培训和岗位培训制度,着力提升行政执法人员业务能力和执法素养。鼓励和支持执法人员参加国家统一的法律职业资格考试,取得法律职业资格的人员免于执法资格考试。

(四)加大宣传力度。

强化"三项制度"的宣传普及,确保全体行政执法人员熟悉掌握具体要求,营造推进规范执法、高效执法和权威执法的良好氛围。及时总结推行"三项制度"的好经验好做法,发挥典型示范带动作用。

(五)加强督促检查。

将"三项制度"推进情况纳入本单位年度工作目标考核范畴,建立督查情况通报制度,对工作不力的要及时督促整改,对工作中出现问题造成不良后果的单位及人员要通报批评,造成严重后果或不良社会影响的要依纪依法问责。

(六)加强经费保障。

建立责任明确、管理规范、投入稳定的执法经费保障机制,保障行政执法机关依法履职。各级医疗保障部门要结合执法实际,将执法装备需求报本级人民政府列入财政预算。

(七)加强队伍建设。

高素质的执法人员是全面推行"三项制度"取得实效的关键。国家医疗保障局建立统一的全国医疗保障行政执法人员和法制审核人员数据库,各级医疗保障行政部门要按规定加强对全国医疗保障行政执法资格和证件的统一规范和分级管理,严格执法资格准入和证件发放。

(八)提高信息化水平。

将"三项制度"建设纳入全国统一医保信息平台建设工作,依托大数据等信息技术手段,推进医疗保障综合信息系统有效应用,提高行政执法科学化、规范化、智能化水平。

国家医保局 财政部 国家税务总局
关于加强和改进基本医疗保险参保工作的指导意见

（医保发〔2020〕33 号）

各省、自治区、直辖市及新疆生产建设兵团医疗保障局、财政厅（局），财政部地方监管局，国家税务总局各省、自治区、直辖市及新疆生产建设兵团税务局：

基本医疗保险（以下简称“基本医保”）制度为参保群众依法合理享受基本医疗保障、促进人民健康发挥了重要作用。为深入推进全民参保计划，进一步提高基本医保参保质量，保障参保群众权益，优化参保缴费服务，建好国家医疗保障信息平台基础信息管理子系统，现就加强和改进基本医保参保工作提出以下指导意见：

一、总体要求

（一）指导思想

以习近平新时代中国特色社会主义思想为指导，全面贯彻党的十九大和十九届二中、三中、四中全会精神，坚持以人民为中心的发展思想，坚持推进高质量发展，以实现覆盖全民、依法参保为目标，以完善经办管理政策为重点，以信息系统互联互通为手段，巩固提高统筹层次，加强部门数据共享比对，严格控制重复参保，大力提升参保质量，切实维护参保人医保权益，稳步做实全民参保计划，为医疗保障高质量发展奠定坚实基础。

（二）总体原则

坚持全面覆盖，补齐短板。落实全民参保计划和依法参保要求，着眼保基本、全覆盖，有针对性加强重点人群特别是困难人群参保缴费服务，改进参保薄弱环节服务。

坚持分类完善，精准施策。对建档立卡贫困人口、学生、新生儿、缴费中断人员等参保对象，根据实际情况，不搞“一刀切”，分类制定针对性政策，保障合理待遇。

坚持优化服务，保障待遇。持续加强参保政策宣传，提升参保缴费服务便利化水平，保障参保人依法享有基本医疗保障待遇，增强群众获得感。

坚持技术支撑，提高质量。依托全国医疗保障信息平台基础信息管理子系统参保功能模块，清理无效、虚假、重复数据，实时识别参保人参保缴费状态，提升参保质量。

（三）主要目标

深入实施全民参保计划，自 2021 年参保年度起，全国参保信息实现互联互通、动态更新、实时查询，参保信息质量明显提升；到 2025 年，基本医保参保率稳中有升，管理服务水平明显提升，群众获得感满意度持续增强。

二、主要任务

（一）合理设定参保扩面目标

各地要根据本地区常住人口、户籍人口、就业人口、城镇化率等指标，科学合理确定年度参保扩面目标。职工基本医疗保险（以下简称“职工医保”）要逐步以本地区劳动就业人口作为参保扩面对象，城乡居民基本医疗保险（以下简称“居民医保”）逐步实现以本地区非就业居民为参保扩面对象。进一步落实持居住证参保政策。

（二）落实参保缴费政策

坚持和完善覆盖全民、依法参加的基本医疗保险制度。各级医疗保障部门要完善与本地区公安、民政、人力资源社会保障、卫生健康、市场监管、税务、教育、司法、扶贫、残联等部门的数据共享交换机制，加强人员信息比对和共享，核实断保、停保人员情况，精准锁定未参保人群，形成本地区全民参保计划库。与用人单位签订劳动合同并与用人单位建立稳定劳动关系的人员，按照规定参加职工医保。落实对符合条件的困难人员参加居民医保个人缴费补贴政策。以农民工、城乡居民、残疾人、灵活就业人员、生活困难人员为重点，加强参保服务，落实各项参保政策。完善新就业形态从业人员参保缴费方式。

（三）做好跨制度参保的待遇衔接

参保人已连续2年（含2年）以上参加基本医疗保险的，因就业等个人状态变化在职工医保和居民医保间切换参保关系的，且中断缴费时间不超过3个月的，缴费后即可正常享受待遇，确保参保人待遇无缝衔接。中断缴费时间超过3个月的，各统筹地区可根据自身情况设置不超过6个月的待遇享受等待期，待遇享受等待期满后暂停原参保关系。

（四）有序清理重复参保

重复参保是指同一参保人重复参加同一基本医疗保险制度（制度内重复参保）或重复参加不同基本医疗保险制度（跨制度重复参保），具体表现为同一时间段内同一参保人有两条及以上参保缴费状态正常的参保信息记录。原则上不允许重复参保。

重复参加职工医保的，原则上保留就业地参保关系；重复参加居民医保的，原则上保留常住地参保关系；学生重复参保，原则上保留学籍地参保关系；跨制度重复参保且连续参加职工医保一年以上（含一年）的，原则上保留职工医保参保关系。以上各类情形在保留一个参保关系同时，应及时终止重复的参保关系。以非全日制、临时性工作等灵活就业形式的跨制度重复参保，保留一个可享受待遇的参保关系，暂停重复的参保关系。

（五）完善个人参保缴费服务机制

国家医保信息平台基础信息管理子系统建成后，各级医疗保障部门要利用国家统一医保信息平台基础信息管理子系统实时核对功能，及时查询参保人缴费状态，联合税务部门完善参保缴费服务，减少重复参保缴费。加大参保缴费宣传引导力度，推动服务向基层下沉，加大医保电子凭证推广使用力度，利用移动端、在线平台、共享经济平台等多种途径，拓展多样化的参保缴费渠道，提高参保缴费政策知晓度，提升服务便利性。

参保人在居民医保缴费后，在相应待遇享受期未开始前因重复缴费、参加职工医保或其他统筹地区居民医保，可在终止相关居民医保参保关系的同时，依申请为个人办理退费。待遇享受期开始后，对暂停的居民医保参保关系，原则上个人缴费不再退回；已通过医疗救助渠道享受参保缴费补贴的救助对象，可根据其需要终止的参保关系所在地缴费渠道依申请完成退费；灵活就业人员按年度一次性缴纳职工医保费以后，中途就业随单位参加职工医保的，可依申请退回其就业后当年剩余月份以灵活就业人员身份缴纳的职工医保费；对其他情况，由省级医疗保障部门会同相关部门，结合各地实际，明确可以退费和不予退费的具体情形。

（六）加强财政补助资金管理

除大中专学生入学当年重复参加居民医保情形外，其他重复参加居民医保的，需终止相关居民医保参保关系，并扣减重复参保当年涉及的各级财政补助资金。跨制度重复参保且连续参加职工医保一年以上（含一年）、参保缴费状态正常的，在按本意见规定的原则处理后扣减重复参保当年居民医保的各级财政补助资金。

三、加强改进重点人群参保缴费服务

（一）建档立卡贫困人口。按照精准到人要求，建立与扶贫、税务部门沟通机制，实行参保专项台账管理。按规定落实分类资助参保政策，确保动态参保、应保尽保。用好医疗保障信息系统脱贫攻坚运行调度模块、政策监测模块、督战模块，实时监测建档立卡贫困人口参保情况。为确保贫困人口稳定脱贫，贫困人口在职工医保和居民医保之间切换参保、转移接续参保关系时，不设等待期，不受居民医保规定缴费时间限制，在参保缴费后，即可享受相应待遇，医疗保障经办机构应及时暂停原参保关系。对在户籍地和居住地重复参加城乡居民医保的贫困人口，在征得本人同意后，确定需要保留的居民医保参保关系，应由本人作出书面承诺交医疗保障部门留存备案。

（二）大中专学生（含全日制研究生）。大中专学生原则上应在学籍地参加居民医保。若大中专学生为建档立卡贫困人口，可以选择在建档立卡贫困人口身份认定地参保。因入学形成的重复参保，学籍地医疗保障部门应依托全国信息平台参保功能模块，及时通知原参保地医疗保障部门终止参保关系。就业后形成的重复参保，就业地医疗保障部门应依托全国信息平台参保功能模块，及时通知原学籍地医疗保障部门暂停参保关系。具备条件的统筹地区在确保与学生原参保地医疗保险待遇无缝衔接的前提下，可将大中专学生参加居民医保的参保缴费期从学年调整为自然年度，作出调整的统筹地区学生在入学当年学籍地如发生医疗费用，采用异地就医直接结算报销费用，报销比例不受转外就医调减比例规定限制。

（三）新生儿。新生儿参保登记应使用本人真实姓名和身份证明。原则上新生儿出生后 90 天内由监护人按相关规定办理参保登记，自出生之日所发生的医疗费用均可纳入医保报销。对已使用父母姓名参保的新生儿，医疗保障部门应要求其监护人尽快更新信息。新生儿未在规定时间内参加居民医保的，按所在统筹地区具体规定执行。

（四）退役军人。军人退出现役后、由部队保障的随军未就业军人配偶实现就业后，按规定参加基本医疗保险并办理关系转移接续的，不受待遇享受等待期限制。已参加基本医疗保险的随军未就业军人配偶，在军人退出现役后，按所在统筹地区规定办理参保和关系转移接续。医疗保障部门要为相关人群业务办理提供便利，做好管理服务。

（五）短期季节性务工人员及灵活就业人员。已经参加居民医保的短期季节性务工人员或灵活就业人员，在居民医保待遇享受期内参加职工医保，医疗保障部门应保证参保人享受新参加的医保待遇，暂停原居民医保待遇；参保人短期务工结束后，医疗保障部门及时恢复原居民医保待遇，确保待遇有效衔接。

（六）被征地农民。被征地农民在政府代缴医保费期间就业并参加职工医保的，医疗保障部门应做好参保关系转移接续，并及时暂停原居民医保待遇。

四、工作要求

（一）落实工作责任。各地要统一思想认识，强化责任担当，狠抓贯彻落实，确保让参保人获得更加满意的服务。各级医疗保障部门应加强源头把关，注重全过程动态管理，确保参保人身份真实，保障合理待遇。要将参保计划完成情况、参保质量等工作纳入对省级医疗保障部门的绩效考核。各地可结合实际制定实施细则。

（二）加强宣传引导。进一步做好参保缴费宣传，创新宣传方式，拓展宣传渠道，对未参保人员实行精准推送式宣传，使群众全面了解医保政策和参保意义，调动群众参保缴费积极性，切实维护参保人合法权益。

（三）注重部门协作。医疗保障、税务部门要优化完善信息系统和数据共享平台，对清理的重复参保信息妥善保管，以备后续查验。医疗保障、财政、税务部门要密切协作，加强沟通，稳妥有序做好参保工作，遇有重大情况和问题，及时向国家医保局、财政部、税务总局报告。

国家医疗保障局
财政部
国家税务总局
2020 年 8 月 24 日

国家医疗保障局
关于建立医药价格和招采信用评价制度的指导意见

（医保发〔2020〕34号）

各省、自治区、直辖市及新疆生产建设兵团医疗保障局、药品和医用耗材集中采购机构：

医药领域给予回扣、垄断控销等行为造成药品和医用耗材价格虚高、医疗费用过快增长、医保基金大量流失，加重人民就医负担，侵害群众切身利益。为贯彻落实《中共中央 国务院关于深化医疗保障制度改革的意见》，推进完善以市场为主导的医药价格形成机制，促进医药企业按照公平、合理和诚实信用、质价相符的原则制定价格，依据《价格法》《药品管理法》等法律法规，现就建立医药价格和招采信用评价制度，提出以下指导意见。

一、指导思想

以习近平新时代中国特色社会主义思想为指导，全面贯彻党的十九大和十九届二中、三中、四中全会精神，坚持医药价格治理创新，基于药品和医用耗材集中采购中的买卖合同关系，依托药品和医用耗材招标采购平台，系统集成守信承诺、信用评级、分级处置、信用修复等机制，建立权责对等、协调联动的医药价格和招采信用评价制度，促进各方诚实守信，共同营造公平规范、风清气正的流通秩序和交易环境，切实保障群众利益和医保基金安全，使人民群众有更多获得感、幸福感、安全感。

二、建立信用评价目录清单

国家医疗保障局建立医药价格和招采失信事项目录清单，实行动态调整，列入目录清单的失信事项主要包括在医药购销中给予回扣或其他不正当利益（以下简称“医药商业贿赂”）、涉税违法、实施垄断行为、不正当价格行为、扰乱集中采购秩序、恶意违反合同约定等有悖诚实信用的行为。自本意见印发之日起，医药企业（含药品生产许可持有人、药品和医用耗材生产企业、与生产企业具有委托代理关系的经销企业，以及配送企业，下同）在定价、投标、履约、营销等过程中，通过目录清单所列失信事项牟取不正当利益的，纳入医药价格和招采信用评价范围。

三、实行医药企业主动承诺制

医药企业参加或委托参加药品和医用耗材集中采购、平台挂网，以及公立医疗机构和医保定点的非公立医疗机构（以下统称“医疗机构”）开展的备案采购，应以独立法人名义向相关药品和医用耗材集中采购机构（以下简称“集中采购机构”）提交书面承诺，承诺事项包括建立合规审查制度，杜绝失信行为，规范其员工（含雇佣关系）或具有委托代理关系的经销企业销售己方药品或医用耗材的行为，承担相应的失信责任，接受处置措施等。

四、建立失信信息报告记录渠道

通过企业报告和平台记录相结合的方式，及时全面、完整规范地采集医药企业失信行为信息，建立失信信息库。医药企业应主动及时向失信行为发生地的省级集中采购机构报告失信信息。在国家医疗保障局和相关部门的合作框架下，省级集中采购机构定期梳理汇总相关部门公开或共享的裁判文书、行政处罚决定文书等，采集校验医药企业失信信息并予以记录。省级集中采购机构日常运行中通过监测、受理举报等方式，掌握医药企业定价、投标、履约、营销等方面的失信行为信息并予以记录。

五、开展医药企业信用评级

省级集中采购机构按照来源可靠、条件明确、程序规范、操作严密的要求实施信用评级，根据失信行为的性质、情节、时效、影响等因素，将医药企业在本地招标采购市场的失信情况评定为一般、中等、严重、特别严重四个等级，每季度动态更新。对于涉及违法违规的失信行为、信用评级所依据的事实，以法院判决或行政处罚决定认定事实为准。国家医疗保障局授权并指导监督医药价格和招标采购指导中心制定信用评价的操作规范和信用评级的裁量基准，规范各地信用评价评级工作。各省（区、市）可在国家制定发布的操作规范和裁量基准基础上，探索量化评分的信用评级方法，提升信用评级的标准化规范化水平。

六、分级处置失信违约行为

省级集中采购机构根据医药企业信用评级，分别采取书面提醒告诫、依托集中采购平台向采购方提示风险信息、限制或中止相关药品或医用耗材挂网、限制或中止采购相关药品或医用耗材、披露失信信息等处置措施，失信行为涉及省份数量达到规定条件的，由国家医疗保障局医药价格和招标采购指导中心启动全国联合处置。涉事药品或医用耗材供给结构单一、供需形势紧张的，在保障供应的基础上采取分级处置措施。

七、鼓励医药企业修复信用

建立医药企业信用修复机制。失信行为自被确认起超过一定时间，以及相关司法判决、行政处罚决定被依法撤销或改变的，保留记录但不再计入信用评级范围。省级集中采购机构在处置措施生效前提醒告知医药企业，并视情形给予一定的申诉和整改期，允许企业补充更正信息、申诉说明情况。鼓励企业采取切实措施主动修复信用，包括终止相关失信行为、处置失信责任人、提交合规整改报告并接受合规检查、公开发布致歉声明消除不良影响、剔除涉案药品或医用耗材价格中的虚高空间、退回或公益性捐赠不合理收益、有效指证失信行为的实际控制主体等。

八、正确运用医药价格和招采信用评价

各省级集中采购机构实施医药价格和招采信用评价，应接受省级医疗保障部门的指导和监督，坚持以客观事实为依据，以法律法规为准绳，以市场机制为导向，以买卖合同关系为基础，保障医药企业依法享有自主定价、自主经营权利，不得以医药价格和招采信用评价制度名义，实施地方保护、破坏公平竞争。

九、共同推进信用评价制度建设

各省级医疗保障部门应在 2020 年底前，指导监督本省份集中采购机构建立并实施医药价格和招采信用评价制度。坚持共建共治共享原则，推动医药企业、医疗机构积极参与，引导医药企业自觉履行遵守价格规则、诚信经营的义务，引导医疗机构同等条件下优先选择信用评级更优的医药企业作为供应或配送单位。集中采购机构要深入推进标准化规范化建设，改善招标采购服务，充分利用信息化手段，为医药企业提交承诺、记录信息、修复信用等提供便捷高效的服务和支撑。附件：医药价格和招采失信事项目录清单（2020 版）

国家医疗保障局

2020 年 8 月 28 日

国家医疗保障局
关于印发《医疗保障行政执法事项指导目录》的通知

（医保发〔2020〕35 号）

各省、自治区、直辖市及新疆生产建设兵团医疗保障局，局内各单位：

《医疗保障行政执法事项指导目录》已经第 36 次局长办公会审议通过，现予以印发，请你们严格遵照执行。各地在医疗保障行政执法过程中遇到有关情况要及时向上一级医保行政部门报告。

附件：医疗保障行政执法事项指导目录（略）

国家医疗保障局

2020 年 8 月 27 日

国家医保局 财政部 关于扩大长期护理保险制度试点的指导意见

（医保发〔2020〕37 号）

各省、自治区、直辖市人民政府，国务院有关部委、直属机构：

探索建立长期护理保险制度，是党中央、国务院为应对人口老龄化、健全社会保障体系作出的一项重要部署。近年来，部分地方积极开展长期护理保险制度试点，在制度框架、政策标准、运行机制、管理办法等方面进行了有益探索，取得初步成效。为贯彻落实党中央、国务院关于扩大长期护理保险制度试点的决策部署，进一步深入推进试点工作，经国务院同意，现提出以下意见。

一、总体要求

（一）指导思想。以习近平新时代中国特色社会主义思想为指导，全面贯彻党的十九大和十九届二中、三中、四中全会精神，坚持以人民健康为中心，深入探索建立适应我国国情的长期护理保险制度，进一步健全更加公平更可持续的社会保障体系，不断增强人民群众在共建共享发展中的获得感、幸福感、安全感。

（二）基本原则。坚持以人为本，重点解决重度失能人员长期护理保障问题。坚持独立运行，着眼于建立独立险种，独立设计、独立推进。坚持保障基本，低水平起步，以收定支，合理确定保障范围和待遇标准。坚持责任共担，合理划分筹资责任和保障责任。坚持机制创新，探索可持续发展的运行机制，提升保障效能和管理水平。坚持统筹协调，做好与相关社会保障制度及商业保险的功能衔接。

（三）工作目标。探索建立以互助共济方式筹集资金、为长期失能人员的基本生活照料和与之密切相关的医疗护理提供服务或资金保障的社会保险制度。力争在“十四五”期间，基本形成适应我国经济发展水平和老龄化发展趋势的长期护理保险制度政策框架，推动建立健全满足群众多元需求的多层次长期护理保障制度。

二、基本政策

（四）参保对象和保障范围。试点阶段从职工基本医疗保险参保人群起步，重点解决重度失能人员基本护理保障需求，优先保障符合条件的失能老年人、重度残疾人。有条件的地方可随试点探索深入，综合考虑经济发展水平、资金筹集能力和保障需要等因素，逐步扩大参保对象范围，调整保障范围。

（五）资金筹集。探索建立互助共济、责任共担的多渠道筹资机制。科学测算基本护理服务相应的资金需求，合理确定本统筹地区年度筹资总额。筹资以单位和个人缴费为主，单位和个人缴费原则上按同比例分担，其中单位缴费基数为职工工资总额，起步阶段可从其缴纳的职工基本医疗保险费中划出，不增加单位负担；个人缴费基数为本人工资收入，可由其职工基本医疗保险个人账户代扣代缴。有条件的地方可探索通过财政等其他筹资渠道，对特殊困难退休职工缴费给予适当资助。建立与经济社会发展和保障水平相适应的筹资动态调整机制。

（六）待遇支付。长期护理保险基金主要用于支付符合规定的机构和人员提供基本护理服务所发生的费用。经医疗机构或康复机构规范诊疗、失能状态持续 6 个月以上，经申请通过评估认定的失能参保人员，可按规定享受相关待遇。根据护理等级、服务提供方式等不同实行差别化待遇保障政策，鼓励使用居家和社区护理服务。对符合规定的护理服务费用，基金支付水平总体控制在 70%左右。做好长期护理保险与经济困难的高龄、失能老年人补贴以及重度残疾人护理补贴等政策的衔接。

三、管理服务

(七)基金管理。长期护理保险基金管理参照现行社会保险基金有关制度执行。基金单独建账,单独核算。建立健全基金监管机制,创新基金监管手段,完善举报投诉、信息披露、内部控制、欺诈防范等风险管理制度,确保基金安全。

(八)服务管理。进一步探索完善对护理服务机构和从业人员的协议管理和监督稽核等制度。做好参保缴费和待遇享受等信息的记录和管理。建立健全长期护理保险管理运行机制,明确保障范围、相关标准及管理办法。引入和完善第三方监管机制,加强对经办服务、护理服务等行为的监管。加强费用控制,实行预算管理,探索适宜的付费方式。

(九)经办管理。引入社会力量参与长期护理保险经办服务,充实经办力量。同步建立绩效评价、考核激励、风险防范机制,提高经办管理服务能力和效率。健全经办规程和服务标准,优化服务流程,加强对委托经办机构的协议管理和监督检查。社会力量的经办服务费,可综合考虑服务人口、机构运行成本、工作绩效等因素,探索从长期护理保险基金中按比例或按定额支付,具体办法应在经办协议中约定。加快长期护理保险系统平台建设,推进"互联网+"等创新技术应用,逐步实现与协议护理服务机构以及其他行业领域信息平台的信息共享和互联互通。

四、组织实施

(十)扩大试点范围。人力资源社会保障部原明确的试点城市和吉林、山东2个重点联系省份按本意见要求继续开展试点,其他未开展试点的省份可新增1个城市开展试点,于今年内启动实施,试点期限2年。未经国家医保局和财政部同意,各地不得自行扩大试点范围。

(十一)强化组织领导。各省级人民政府要高度重视长期护理保险制度试点工作,加强对试点城市的指导。试点城市要成立试点工作领导小组,加强部门协调,共同推进试点工作有序开展。新开展试点城市要按照本意见要求编制试点实施方案,报省级医疗保障、财政部门批准并报国家医保局和财政部备案后启动实施。已开展试点地区要按照本意见要求进一步深入推进试点工作,完善政策框架,加强长期护理服务体系建设。

(十二)完善工作机制。省级以上医疗保障部门要明确专人负责长期护理保险试点工作,会同有关部门建立健全工作督导机制,跟踪指导试点进展,并按要求报送运行数据和试点情况。要建立健全评估考核机制,及时研究试点中的新情况新问题,总结好的经验做法,加强横向交流,确保试点工作均衡推进。统筹协调社会各方资源,加强协作咨询,推动试点工作稳步向好发展。试点中的政策调整或其他重大事项,省级医疗保障、财政部门要及时向国家医保局和财政部报告。

(十三)加强宣传引导。各地、各有关部门要加强宣传工作,做好政策解读,及时回应社会关切,合理引导预期。充分调动各方面支持配合试点工作的积极性和主动性,凝聚社会共识,为试点顺利推进构建良好社会氛围。

附件:长期护理保险制度试点城市名单

国家医保局

财政部

2020年9月10日

附件：长期护理保险制度试点城市名单

序　号	省　份	试点城市
一、新增试点城市		
1	北京市	石景山区
2	天津市	天津市
3	山西省	晋城市
4	内蒙古自治区	呼和浩特市
5	辽宁省	盘锦市
6	福建省	福州市
7	河南省	开封市
8	湖南省	湘潭市
9	广西壮族自治区	南宁市
10	贵州省	黔西南布依族苗族自治州
11	云南省	昆明市
12	陕西省	汉中市
13	甘肃省	甘南藏族自治州
14	新疆维吾尔自治区	乌鲁木齐市
二、原有试点城市		
1	河北省	承德市
2	吉林省	长春市、吉林市、通化市、松原市、梅河口市、珲春市
3	黑龙江省	齐齐哈尔市
4	上海市	上海市
5	江苏省	苏州市、南通市
6	浙江省	宁波市
7	安徽省	安庆市
8	江西省	上饶市
9	山东省	济南市、青岛市、淄博市、枣庄市、东营市、烟台市、潍坊市、济宁市、泰安市、威海市、日照市、临沂市、德州市、聊城市、滨州市、菏泽市
10	湖北省	荆门市
11	广东省	广州市
12	重庆市	重庆市
13	四川省	成都市
14	新疆生产建设兵团	石河子市

国家医保局 财政部
关于推进门诊费用跨省直接结算试点工作的通知

（医保发〔2020〕40号）

各省、自治区、直辖市及新疆生产建设兵团医疗保障局、财政厅(局)：

为贯彻落实党的十九届四中全会精神，按照《中共中央国务院关于深化医疗保障制度改革的意见》和2020年《政府工作报告》要求，加快落实异地就医结算制度，稳妥有序推进门诊费用跨省直接结算试点工作，决定在京津冀、长三角、西南5省(重庆、四川、贵州、云南、西藏)12个试点省(区、市)的基础上，稳步扩大试点地区、定点医药机构覆盖范围和门诊结算范围。现将有关事项通知如下：

一、总体要求

(一)指导思想。以习近平新时代中国特色社会主义思想为指导，全面贯彻党的十九大和十九届二中、三中、四中全会和《中共中央 国务院关于深化医疗保障制度改革的意见》精神，坚持以人民为中心的发展思想，积极稳妥有序探索基本医疗保险门诊费用跨省直接结算实现路径，提供优质、高效、便捷的医疗费用结算服务，进一步提升人民群众的幸福感和获得感。

(二)主要目标。2020年底前，总结京津冀、长三角、西南5省等先行试点地区可复制可推广的试点经验，依托国家医保局跨省异地就医管理子系统(以下简称国家异地就医管理系统)进一步扩大门诊费用跨省直接结算试点范围，探索全国统一的门诊费用跨省直接结算制度体系、运行机制和实现路径。

二、基本原则

(一)顶层设计，分类指导。在试点探索的基础上，统一全国门诊费用跨省直接结算试点政策和经办规程。结合医保平台标准化和信息化建设，完善国家异地就医管理系统，分类指导12个试点省(区、市)接入国家异地就医管理系统，进一步扩大试点统筹地区、试点医药机构和直接结算范围。

(二)循序渐进，远近结合。坚持先省内后跨省、先普通门诊后门诊慢特病，结合各地信息平台建设实际情况和全国统一信息平台建设要求，优先联通就医地集中、参与意愿高的地区，成熟一个、纳入一个，稳步推进门诊费用跨省直接结算试点工作。

(三)有序就医，统一管理。坚持分级诊疗制度，引导参保人员有序就医。坚持基本医疗保险异地就医政策、流程、结算方式基本稳定，统一将异地就医纳入就医地经办机构与定点医疗机构的谈判协商、总额控制、智能监控、医保医师管理、医疗服务质量监督等各项管理服务范围。

三、试点范围及条件

北京、天津、河北、上海、江苏、浙江、安徽、重庆、四川、贵州、云南、西藏12个省(区、市)为门诊费用跨省直接结算试点地区。同时，具备以下条件的省可以申请国家试点：

(一)省级人民政府高度重视和支持门诊费用跨省直接结算工作，医保部门和财政部门通力合作，跨省异地就医住院直接结算和清算工作开展较好。省级医疗保障行政部门有能力承担国家试点任务，牵头制定本地配套政策，并统筹推进试点；省级医疗保障经办机构具备较强的组织能力和管理服务能力。

(二)全省门诊统筹政策标准、管理服务、信息系统相对统一，已基本实现省内门诊费用直接结算。具备统一的线上备案服务渠道，备案服务方便快捷。

(三)能够按照国家试点任务和时间进度，高质量完成门诊费用跨省直接结算接口改造(接口标准另行下发)。

四、试点内容

（一）统一异地就医转出流程。按照全国统一的《门诊费用跨省直接结算经办规程》（试行）开展门诊费用跨省直接结算试点工作。已办理基本医疗保险跨省异地就医住院医疗费用直接结算备案人员同步开通门诊费用直接结算服务，无需另外备案。其他有异地门诊就医需求的人员按照参保地异地就医管理要求办理异地就医备案，参保地可提供线上自助开通异地就医备案服务。参保人在备案的就医地选择开通跨省异地就医直接结算服务的定点医疗机构就诊。

（二）规范异地就医结算流程和待遇政策。参保人员门诊费用跨省直接结算时，就医地经办机构按照就医地支付范围和规定对每条费用明细进行费用分割，经国家、省异地就医结算系统实时传输至参保地，按照参保地政策规定计算出参保人员个人负担以及各项医保基金支付的金额，并将结果回传至就医地定点医药机构。

跨省异地就医人员直接结算的门诊费用，原则上执行就医地规定的支付范围及有关规定（基本医疗保险药品、医疗服务项目和医用耗材等的支付范围）。基本医疗保险基金起付标准、支付比例、最高支付限额、门诊慢特病病种范围等报销政策执行参保地规定。

（三）门诊慢特病资格认定和医保管理服务。门诊慢特病费用跨省直接结算从高血压、糖尿病等涉及人群较多、地方普遍开展的门诊慢特病起步，逐步扩大到其他门诊慢特病病种。国家医保局负责制定全国统一的病种名称和病种编码。参保地经办机构负责门诊慢特病资格认证、人员备案信息管理。就医地经办机构负责医保管理和服务，完善定点医药机构医保协议，指导就医地定点医疗机构做好门诊慢特病跨省异地就医患者的结算服务，提供与本地参保患者一样的管理服务。

（四）切实加强就医地监管。就医地经办机构应将异地就医人员纳入本地统一管理，在定点医药机构确定、医疗信息记录、医疗行为监控、医疗费用审核和稽核等方面提供与本地参保人相同标准的服务和管理，并在与定点医药机构协议管理中予以明确。就医地经办机构要加强业务协同管理，严厉打击医保欺诈行为，及时将异地就医人员的违法违规行为通报至参保地经办机构。

（五）强化异地就医资金管理。门诊费用跨省直接结算医保基金支付部分实行先预付后清算。预付金原则上来源于参保地医疗保险基金。门诊费用跨省直接结算预付金和清算资金管理参照跨省异地就医住院医疗费用直接结算管理流程。

（六）打造便民高效的异地就医结算服务。有条件的试点地区可以结合门诊费用跨省直接结算试点工作，同步推进自助开通异地就医结算服务和凭医保电子凭证实现就医、购药等便捷服务，积极促进医保疾病诊断和手术操作分类与代码、医疗服务项目、医保药品分类与代码和医保门诊慢特病病种等信息业务编码标准落地应用。

五、工作要求

（一）强化组织领导。各级医疗保障部门要高度重视门诊费用跨省直接结算试点工作，按要求统一管理、分级负责。地方各级财政部门要会同医疗保障部门，按规定及时划拨跨省异地就医预付金和清算资金，合理安排经办机构工作经费，加强与经办机构对账管理，确保账账相符、账款相符。

（二）稳妥有序扩大试点范围。京津冀、长三角、西南5省统一接入国家异地就医管理系统后，应根据本地实际，进一步扩大试点统筹地区和定点医药机构覆盖范围。10月10日前，其他有条件有意愿的省可向国家医保局报送试点申请，11月底前完成系统改造，12月底前经国家医保局验收后试运行。

（三）及时总结试点经验。试点省医疗保障局要及时掌握和跟踪试点实施和运行情况，针对存在的问题及时完善相关政策措施，按季度开展试点自评，并将自评报告报送国家医保局。国家医保局将会同财政部对各地试点工作开展情况进行调研，总结经验，不断完善试点政策。

（四）做好宣传引导。试点地区要通过网络、报刊、电视、广播等新媒体和传统媒体广泛宣传相关工作措施和取得的成效，加强分级诊疗、有序就医的宣传力度，合理引导社会预期，增进参保群众对试点工作的了解和支持，及时回应群众关切，为顺利推进试点工作营造良好的舆论环境。

附件：门诊费用跨省直接结算经办规程（试行）

国家医保局

财政部

2020年9月28日

附件:门诊费用跨省直接结算经办规程(试行)

第一章　总则

第一条　为进一步满足基本医疗保险参保人员(以下简称参保人员)门诊费用跨省直接结算需求,规范门诊费用跨省直接结算流程,制定本规程。

第二条　本规程所称跨省异地就医是指参保人员在省(区、市)外定点医药机构的门诊就医、药店购药行为。鼓励有条件的地区将参保人在跨省异地就医定点药店购药的费用纳入直接结算范围。

第三条　本规程适用于参保人员跨省异地门诊费用直接结算经办管理服务工作。

第四条　门诊费用跨省直接结算工作实行统一管理、分级负责。国家医疗保障经办机构负责统一组织、指导协调省际间异地就医管理服务工作。省级医疗保障经办机构负责完善省级异地就医结算管理功能,统一组织协调并实施跨省异地就医管理服务工作。各统筹地区医疗保障经办机构按国家和省级要求做好跨省异地就医经办工作。地方各级财政部门要会同医疗保障部门按规定及时划拨跨省异地就医预付金和清算资金,合理安排经办机构工作经费,加强与经办机构对账管理,确保账账相符、账款相符。

第五条　门诊费用跨省直接结算医保基金支付部分实行先预付后清算,门诊费用预付金并入跨省异地住院费用预付金统一测算及管理。预付金原则上来源于参保地医疗保险基金。

第二章　范围对象

第六条　按规定参加基本医疗保险的下列人员中符合参保地规定的异地门诊就医及药店购药人员,可以申请办理门诊费用跨省直接结算。

(一)异地安置退休人员:指退休后在异地定居并且户籍迁入定居地的人员。

(二)异地长期居住人员:指在异地居住生活且符合参保地有关规定的人员。

(三)常驻异地工作人员:指用人单位派驻异地工作且符合参保地有关规定的人员。

(四)转诊转院人员:指符合参保地转诊转院规定的人员。

(五)其他人员:指符合参保地规定的异地门诊就医及药店购药人员。

第三章　备案管理

第七条　已办理跨省异地就医住院费用直接结算备案的参保人员,可同步开通跨省异地就医普通门诊直接结算服务,无需再重新办理备案,在备案的就医省或地市选择开通跨省异地就医直接结算服务的定点医疗机构就诊。

第八条　参保人员跨省异地门诊慢特病就医须向参保地经办机构办理异地就医备案手续。

第九条　其他情形的备案按照参保地异地就医管理政策办理。

第十条　跨省异地就医备案人员信息变更。

(一)已完成跨省异地就医备案的人员,若异地居住地、定点医药机构、联系电话等信息发生变更,可以直接向参保地经办机构申请变更,并经其审核确认。

(二)异地就医人员的待遇享受状况变更,如暂停、恢复、终止等,参保地经办机构必须及时办理。

第十一条　参保地经办机构可为参保人提供自助异地就医备案服务,实时上传跨省异地就医参保人员备案信息至国家异地就医管理系统。

第四章　就医管理

第十二条　省级医疗保障经办机构应按照合理分布、分步纳入的原则,在省内异地定点医药机构范围内,选择确定跨省异地就医定点医药机构,并报国家医疗保障经办机构统一备案、统一公布。

跨省异地就医定点医药机构发生中止、取消或新增医保服务等情形的,省级医疗保障经办机构应及时上报国家医疗保障经办机构,由国家医疗保障经办机构统一公布。

第十三条　异地就医人员应在就医地已开通跨省异地就医直接结算的定点医药机构凭医保电子凭证、居民身份证或者社会保障卡就医、购药,遵守就医地定点医药机构就医、购药流程和服务规范。

第十四条　就医地经办机构应要求定点医药机构对异地就医患者进行身份识别,确认相关信息,为异地参保患者提供与本地医保患者一样的诊疗和结算服务,实时上传就诊和结算信息。就医地经办机构负责门诊费用具体审核。

第十五条　门诊慢特病病种执行国家医疗保障局下发的统一病种名称和编码。

第五章　门诊费用结算

第十六条　门诊费用结算是指就医地经办机构按协议或有关规定向定点医药机构支付费用的

行为。

跨省异地就医人员直接结算的门诊费用,原则上执行就医地规定的支付范围及有关规定(基本医疗保险药品、医疗服务项目和医用耗材等的支付范围)。基本医疗保险基金起付标准、支付比例、最高支付限额、门诊慢特病病种范围等报销政策执行参保地规定。

第十七条 参保人员门诊费用跨省直接结算时,就医地经办机构按照就医地支付范围和规定对每条费用明细进行费用分割,经国家、省异地就医结算系统实时传输至参保地,按照参保地政策规定计算出由参保人员个人负担以及各项医保基金支付的金额,并将结果回传至就医地定点医药机构。

第十八条 参保人员门诊费用跨省直接结算时,根据定点医药机构提供的票据,结清应由个人承担的费用,属于医保基金支付的费用,由就医地经办机构与定点医药机构按协议支付。

第十九条 门诊费用对账是指就医地经办机构与定点医药机构就门诊费用确认医保基金支付金额的行为。国家异地就医管理系统每日自动生成日对账信息,实现参保地、就医地省级异地就医结算系统和国家异地就医管理系统的三方对账,做到数据相符。如出现对账信息不符的情况,省级医疗保障经办机构应及时查明原因,必要时提请国家医疗保障经办机构协调处理。

第二十条 就医地经办机构应当在次月 20 日前完成与异地定点医药机构对账确认工作,并按协议约定,按时将确认的费用拨付给医药机构。

第二十一条 就医地经办机构负责结算在本辖区发生的异地就医医疗费用。其中,同属省本级和省会城市的定点医药机构,其费用原则上由就医地省本级经办机构负责结算,省本级不具备经办条件的,可由就医地省会城市负责结算;同属地市级和县(市、区)的定点医药机构,其费用原则上由就医地地市级经办机构负责结算。

第六章 门诊费用跨省清算

第二十二条 门诊费用跨省清算是指省级医疗保障经办机构之间、省级医疗保障经办机构与辖区内医疗保障经办机构之间确认有关门诊费用跨省直接结算的应收或应付额,据实划拨的过程。

第二十三条 门诊费用跨省清算按照国家统一清分,省、市两级清算的方式,按月全额清算。门诊费用跨省清算资金由参保地省级财政专户与就医地省级财政专户进行划拨。各省级医疗保障经办机构应将收到的清算单于 5 个工作日内提交给同级财政部门。参保地省级财政部门在确认跨省异地就医资金全部缴入省级财政专户,对经办机构提交的清算单和用款申请计划审核无误后,在 10 个工作日内向就医地省级财政部门划拨清算资金。就医地省级财政部门依据清算单收款。各省级财政部门在完成清算资金划拨及收款后,5 个工作日内将划拨及收款信息以书面形式反馈省级医疗保障经办机构,省级医疗保障经办机构据此进行会计核算,并将划拨及收款信息及时反馈国家医疗保障经办机构。因费用审核发生的争议及纠纷,按经办规程规定妥善处理。

第二十四条 国家医疗保障经办机构于每月 21 日前,根据就医地经办机构与定点医药机构对账确认后的门诊费用,并入住院统一清算,生成《省(区、市)跨省异地就医应付医疗费用清算明细表》、《省(区、市)跨省异地就医应收医疗费用清算明细表》、《省(区、市)跨省异地就医职工医保基金支付明细分类表(门诊)》(附件 1)、《省(区、市)跨省异地就医居民医保基金支付明细分类表(门诊)》(附件 2)、《省(区、市)跨省异地就医职工医保基金审核扣款明细表(门诊)》(附件 3)和《省(区、市)跨省异地就医居民医保基金审核扣款明细表(门诊)》(附件 4),各省级医疗保障经办机构可通过国家异地就医管理系统查询本省内各统筹区的上述清算信息,于每月 25 日前确认上述内容。

第二十五条 国家医疗保障经办机构于每月底前,确认跨省异地就医费用清算信息,并在国家异地就医管理系统发布。

第七章 稽核监督

第二十六条 异地就医医疗服务实行就医地管理。就医地经办机构要将异地就医工作纳入本地定点医药机构协议管理范围,细化和完善协议条款,保障参保人员权益。

第二十七条 就医地经办机构应当建立异地就医人员的投诉渠道,及时受理投诉并将结果告知投诉人。对查实的重大违法违规行为按协议及相关规定执行,并逐级上报国家医疗保障经办机构。

第二十八条 就医地经办机构发现异地就医人员有严重违规行为的,应暂停其直接结算,同时上报国家医疗保障经办机构协调参保地经办机构,由参保地经办机构根据相关规定进行处理。

第二十九条 就医地经办机构对定点医药机构违规行为涉及的门诊费用不予支付，已支付的违规费用予以扣除，用于冲减参保地异地就医结算费用。对定点医药机构违背服务协议规定并处以违约金的，由就医地经办机构按规定处理。

第三十条 国家医疗保障经办机构适时组织跨省异地就医联审互查，对就医地责任落实情况进行考评，协调处理因费用审核、资金拨付发生的争议及纠纷。

第三十一条 各级经办机构应加强异地就医费用稽核管理，建立异地就医结算运行监控制度，定期编报异地就医结算运行分析报告。

第八章 附则

第三十二条 省级医疗保障经办机构对门诊费用跨省直接结算和清算过程中形成的预付款项和暂收款项按相关会计制度规定进行核算。

第三十三条 各地要做好门诊费用跨省直接结算相关的各环节系统改造工作。

第三十四条 异地就医业务档案由参保地经办机构和就医地经办机构按其办理的业务分别保管。

第三十五条 各省级医疗保障经办机构可根据本规程，制定本地区异地就医直接结算实施细则。

第三十六条 本规程由国家医疗保障局负责解释。

第三十七条 本规程自印发之日起实施。

附件：1. 省（区、市）跨省异地就医职工医保基金支付明细表（门诊）（略）

2. 省（区、市）跨省异地就医居民医保基金支付明细表（门诊）（略）

3. 省（区、市）跨省异地就医职工医保基金审核扣款明细表（门诊）（略）

4. 省（区、市）跨省异地就医居民医保基金审核扣款明细表（门诊）（略）

国家医疗保障局办公室

2020 年 9 月 29 日

国家医疗保障局
关于积极推进“互联网＋”医疗服务医保支付工作的指导意见

（医保发〔2020〕45 号）

各省、自治区、直辖市及新疆生产建设兵团医疗保障局：

为贯彻落实《中共中央 国务院关于深化医疗保障制度改革的意见》及《国务院办公厅关于促进“互联网＋医疗健康”发展的意见》（国办发〔2018〕26 号）精神，大力支持“互联网＋”医疗服务模式创新，进一步满足人民群众对便捷医疗服务的需求，提高医保管理服务水平，提升医保基金使用效率，现就积极推进“互联网＋”医疗服务医保支付工作提出以下意见。

一、充分认识“互联网＋”医疗服务医保支付工作的重要意义

习近平总书记在中央全面深化改革委员会第十四次会议上指出，要高度重视新一代信息技术在医药卫生领域的应用，重塑医药卫生管理和服务模式，优化资源配置，提升服务效率。做好“互联网＋”医疗服务医保支付工作是落实以人民为中心理念的突出体现，是深化医药卫生体制改革、深化医疗保障制度改革的重要动力。有利于牢固树立新发展理念，培育新业态新动能；有利于促进医疗服务供给侧改革，扩大优质医药服务供给；有利于推动医疗机构和医保经办机构提升管理水平，为参保人提供方便快捷的医疗和医保服务。各级医保部门要统一思想认识，提高政治站位，充分认识做好“互联网＋”医疗服务医保支付工作的重要性和必要性。

做好“互联网＋”医疗服务医保支付工作要遵循以下基本原则：一是优化服务，便民惠民。支持符合规定的“互联网＋”医疗服务发展，做好医保支付政策衔接，发挥互联网在提高医疗资源利用效率，引导合理就医秩序方面的作用。二是突出重点，稳步拓展。优先保障门诊慢特病等复诊续方需求，显著提升长期用药患者就医购药便利性。在“互联网＋”医疗服务规范发展以及医保管理和支付能力提升的基础上，稳步拓展医保支付范围。三是线上线下一致。对线上、线下医疗服务实行公平的医保支付政策，保持待遇水平均衡，鼓励线上线下医疗机构公平竞争。要适应“互联网＋”医疗服务就医模式改变，不断改进和完善医保管理工作。

二、做好“互联网＋”医疗服务医保协议管理

（一）明确“互联网＋”医疗服务协议管理的范围。在省级以上卫生健康、中医药管理部门相关规定框架下，开展“互联网＋”医疗服务的医疗机构可以通过其依托的实体医疗机构，自愿向所在统筹地区医保经办机构申请签订“互联网＋”医疗服务医保补充协议。实体医疗机构为非定点医疗机构的，可在申请签订医保定点协议的同时，一并申请“互联网＋”医疗服务补充协议。

（二）申请“互联网＋”医疗服务医保补充协议的医疗机构应具备以下基本条件。一是具备与国家统一医保信息业务编码对接的条件，以及药品、医用耗材、诊疗项目、医疗服务设施、疾病病种等基础信息数据库。二是具备与医保信息系统数据交换的条件，结合全国统一医保信息平台建设，实现医保移动支付，能够为患者提供电子票据、电子发票或及时邮寄纸质票据。三是依托医保电子凭证进行实名认证，确保就诊参保人使用真实身份。四是能够完整保留参保人诊疗过程中的电子病历、电子处方、购药记录等信息，实现诊疗、处方、配药等全程可追溯。五是能够核验患者为复诊患者，掌握必要的就诊信息。六是医院信息系统应能区分常规线下医疗服务业务和“互联网＋”医疗服务业务。

(三)按规定做好定点评估和签约工作。统筹地区医保经办机构应按有关规定对提供“互联网＋”医疗服务的医疗机构进行评估和签订医保补充协议。补充协议期限应与其所依托的实体定点医疗机构保持一致。统筹地区医保经办机构应向社会公布提供“互联网＋”医疗服务的定点医疗机构名单、主要服务内容和收费价格等信息。

三、完善“互联网＋”医疗服务医保支付政策

(四)根据地方医保政策和提供“互联网＋”医疗服务定点医疗机构的服务内容确定支付范围。参保人在本统筹地区“互联网＋”医疗服务定点医疗机构复诊并开具处方发生的诊察费和药品费，可以按照统筹地区医保规定支付。其中个人负担的费用，可按规定由职工医保个人账户支付。提供药品配送服务的费用不纳入医保支付范围。各地可从门诊慢特病开始，逐步扩大医保对常见病、慢性病“互联网＋”医疗服务支付的范围。

结合门诊费用直接结算试点，参照《国家医疗保障局 财政部关于推进门诊费用跨省直接结算试点工作的通知》(医保发〔2020〕40号)规定的异地就医结算流程和待遇政策，探索“互联网＋”医疗服务异地就医直接结算。

(五)落实“互联网＋”医疗服务的价格和支付政策。按照《国家医疗保障局关于完善“互联网＋”医疗服务价格和医保支付政策的指导意见》(医保发〔2019〕47号)有关规定落实价格和支付政策。对于医疗机构申报的新增“互联网＋”医疗服务价格项目，各地要坚持以结果为导向、反映资源消耗规律、线上线下合理衔接的原则，加快受理审核，科学确定项目名称、服务内容、计价单元、收费方式等，为跨机构合作开展服务、分配收入提供政策依据。定点医疗机构提供符合规定的“互联网＋”医疗复诊服务，按照公立医院普通门诊诊察类项目价格收费和支付，发生的药品费用比照线下医保规定的支付标准和政策支付。

(六)支持“互联网＋”医疗复诊处方流转。探索定点医疗机构外购处方信息与定点零售药店互联互通，有条件的统筹地区可以依托全国统一医保信息平台，加快推进外购处方流转相关功能模块应用，便于“互联网＋”医疗服务复诊处方流转。探索开展统筹地区间外购处方流转相关功能模块互认，实现“信息和处方多跑路，患者少跑腿”。

四、优化“互联网＋”医疗服务医保经办管理服务

(七)明确医保结算对象。统筹地区内符合规定的“互联网＋”医疗服务诊察费以及在提供“互联网＋”医疗服务的机构或其指定的第三方机构发生的药品费，按规定应由医保基金支付的部分，由统筹地区医保经办机构直接与实体定点医疗机构结算。“互联网＋”医疗复诊处方流转至本统筹地区定点零售药店发生的药品费用，按规定应由医保基金支付的部分，由统筹地区医保经办机构与定点零售药店结算。

(八)完善总额预算管理办法。提供“互联网＋”医疗服务的定点医疗机构，其总额预算纳入实体定点医疗机构统一管理。总额预算的计算因素应考虑“互联网＋”医疗服务发生的医疗费用和药品费用。

(九)提升医保信息化管理水平。加快推进全国统一的医保信息平台建设，完善人证相符审核、复诊条件审核、电子处方认证、处方流转平台等信息模块建设，加快医保电子凭证、医保信息业务编码的推广和应用。

(十)加强对定点医疗机构的绩效考核。统筹地区医保经办机构或其委托的第三方机构应当定期对提供“互联网＋”医疗服务的医疗机构及其依托的实体医疗机构开展绩效考核。建立以医保基金使用、医疗服务质量、患者就诊取药满意度等为核心的考核指标体系。考核结果与定点协议签订、医保支付等挂钩。

(十一)完善定点退出机制。统筹地区医保经办机构应当完善提供“互联网＋”医疗服务定点医疗机构的退出机制，按规定中止或解除补充协议。实体定点医疗机构被中止或解除协议的，提供“互联网＋”医疗服务的补充协议同时中止或解除；但提供“互联网＋”医疗服务的医疗机构被中止或解除协议的，医保经办机构应当依据实体医疗机构定点协议的约定，决定是否中止或解除相应定点协议。

五、强化“互联网＋”医疗服务监管措施

(十二)强化医保部门费用审核责任。医保经办机构要综合运用大数据、互联网等技术手段，使用医保智能审核监控系统对“互联网＋”医疗服务费用结算明细、药品、耗材、医疗服务项目和门诊病历等信息进行实时监管。运用音频、视频等形式查

验“互联网＋”医疗服务接诊医生真实性。全面掌握参保人就诊信息和医疗机构核查复诊行为的有关记录。对不符合规定的诊察费和药品费予以拒付，并按协议约定进行处理。

（十三）严厉打击“互联网＋”医疗服务中的欺诈骗保行为。医保部门应充分利用多种手段加强对定点医疗机构的监督检查，重点对虚构身份、虚假诊治、虚开药品、伪造票据等欺诈骗保行为进行查处，严肃追究相关违法违约责任。参保人出现欺诈骗保情形的，按规定暂停其使用“互联网＋”医疗服务医保支付或医保直接结算的资格。

六、工作要求

（十四）加强组织领导。各地医保部门要高度重视“互联网＋”医疗服务医保支付工作，加强组织领导，做好部门协调，层层落实责任，确保相关部署落到实处，切实为医疗机构和参保人做好服务。今年年底前各统筹地区医保部门要按照本意见要求，制定本地“互联网＋”医疗服务医保支付管理办法，完善经办流程和协议范本。

（十五）做好统计监测。统筹地区医保部门要建立“互联网＋”医疗服务医保支付工作统计监测体系，做好相关统计监测，按规定报送纳入协议管理的提供“互联网＋”医疗服务医疗机构的数量、类型、服务量及费用、药品品类及费用等情况，加强基金支出分析。

（十六）做好政策培训和宣传。要加强培训指导，使医务人员掌握“互联网＋”医疗服务医保支付规定，引导医务人员提供规范的医疗服务。合理引导人民群众和医药机构预期，积极回应社会关切，为“互联网＋”医疗服务发展创造良好环境。

国家医疗保障局
2020 年 10 月 24 日

国家医疗保障局
关于国家组织冠脉支架集中带量采购和使用配套措施的意见

（医保发〔2020〕51号）

各省、自治区、直辖市及新疆生产建设兵团医疗保障局：

为贯彻落实党中央、国务院关于全面实行医用耗材集中带量采购和治理高值医用耗材的决策部署，积极主动发挥医疗保障部门作用，完善支持、引导、保障措施，推动国家组织冠脉支架集中带量采购（以下简称“冠脉支架集采”）中选结果平稳落地实施，制定本意见。

一、总体要求

坚持以人民为中心，紧密结合冠脉支架生产、采购、配送、使用特点，与现行医疗保障、医药价格和招标采购政策有机衔接，发挥医保基金战略性购买作用，充分利用平台挂网、医保基金预付、医保支付、医疗机构激励约束等配套措施，推动冠脉支架集采中选结果平稳落地实施，实现人民群众得实惠、医疗机构和医务人员有激励、医药企业高质量发展的目标。

二、主要配套措施

（一）规范平台挂网和配送工作。冠脉支架集采中选产品按中选价格在各省级医药集中采购平台挂网，医疗机构按中选价格采购，患者按中选价格使用。对于中选产品以外的冠脉支架，要按照性能与价格相匹配的原则，考虑与中选产品的合理比价关系，引导和鼓励相关企业将价格调整到合理水平。各省级医保部门要严格落实由中选企业自主选择中选产品配送企业的要求。要加强供需双方对接，确保中选企业与所有协议采购医疗机构建立配送关系，及时配送到位，保障使用。

（二）落实医保基金预付政策。各统筹地区医保部门要根据中选产品的中选价格、各医疗机构与企业约定的采购产品及数量，测算各中选产品约定采购金额。在医保基金总额预算管理基础上，建立预付机制，在医疗机构与中选企业签订采购协议后，医保基金按不低于年度约定采购金额的30%预付给医疗机构，并要求医疗机构与企业及时结清货款，结清时间不得超过交货验收合格后次月底。在落实医疗机构货款支付主体责任的前提下，鼓励医保经办机构或采购机构与企业直接结算。省级医保部门要对预付政策落实和医疗机构回款情况开展监测和督导。

（三）做好医保支付政策衔接。冠脉支架集采中选产品以中选价为支付标准，全额纳入医保支付范围，医保基金按规定比例支付。中选产品以外的冠脉支架属于医保基金支付范围的，各地可根据实际交易价格合理设定医保支付标准高限，患者使用价格超出医保支付标准高限的产品，原则上超出部分由患者自付。各地应采取措施，两年时间内，逐步调整支付标准，使其不超过最高中选价。应统筹考虑挂网价、患者自付比例和医保支付标准高限的设定，避免患者费用负担增加。

（四）完善对医疗机构的激励约束机制。参照国家组织药品集中采购医保资金结余留用有关规定，各省级医保部门要指导统筹地区对冠脉支架集采范围内品种实施医保资金单列预算管理，医保资金节约部分，经考核按不高于国家组织药品集中采购结余留用的比例由医疗机构结余留用。开展按病种（病组）等方式付费的地区，在确保患者自付部分完全享受集采降价效果的前提下，首年可不下调相应病种（病组）医保支付标准，以后按规则定期调整病种（病组）医保支付标准。各种激励方式应做好衔接，避免重复。

接受冠脉支架植入手术的外地患者占比大、相关医疗服务项目现行价格明显低于全国中位价格和周边省份价格的省份，可结合当地实际，适当调整冠脉支架植入手术价格。其他省份按照国家医保局等 4 部门印发的《关于做好当前医疗服务价格动态调整工作的意见》(医保发〔2019〕79 号)要求,加快建立动态调整机制,统筹优化医疗服务价格。

各地医保部门应指导医疗机构完善内部考核办法,将激励政策传导至医务人员,鼓励合理、优先使用中选产品。

三、监督落实

要加强监督落实,确保参加冠脉支架集采的医疗机构按购销合同完成中选产品协议采购量。协议采购量完成后,仍应优先使用中选品种。各地集中采购机构要加大对线上采购的监控力度,杜绝医疗机构线下采购等不规范采购现象。各地医保部门要按照“每月监测、年度考核”的要求,密切监测定点医疗机构执行集中采购结果情况,并纳入定点医疗机构协议管理考核。对采购周期内未按照合同约定完成中选产品采购量的,相应扣减其结余留用资金及下一年度医保费用额度。

各地要深刻认识国家组织冠脉支架集中带量采购和使用的重要意义,进一步增强责任感、使命感,切实加强组织领导,落实好相关配套措施,平稳推进集采结果落地实施。执行中如遇重大问题,要及时向国家医疗保障局报告。

国家医疗保障局

2020 年 12 月 15 日

国家医保局 人力资源社会保障部 关于印发《国家基本医疗保险、工伤保险和生育保险药品目录(2020 年)》的通知

(医保发〔2020〕53 号)

各省、自治区、直辖市及新疆生产建设兵团医疗保障局、人力资源社会保障厅(局):

为贯彻落实中共中央、国务院印发的《关于深化医疗保障制度改革的意见》,按照《基本医疗保险用药管理暂行办法》及《2020 年国家医保药品目录调整工作方案》,国家医保局、人力资源社会保障部组织专家调整制定了《国家基本医疗保险、工伤保险和生育保险药品目录(2020 年)》(以下简称《2020 年药品目录》),现予印发,请遵照执行。有关事项通知如下:

一、《2020 年药品目录》构成

《2020 年药品目录》收载西药和中成药共 2800 种,其中西药部分 1264 种,中成药部分 1315 种,协议期内谈判药品 221 种。另外,还有基金可以支付的中药饮片 892 种。

二、加强药品支付管理

各地要严格执行《2020 年药品目录》,不得自行制定目录或用变通的方法增加目录内药品,也不得自行调整目录内药品的限定支付范围。要及时调整信息系统,更新完善数据库,将本次调整中被调入的药品,按规定纳入基金支付范围,被调出的药品要同步调出基金支付范围。

协议期内谈判药品(以下简称谈判药品)执行全国统一的医保支付标准,各统筹地区根据基金承受能力确定其自付比例和报销比例,协议期内不得进行二次议价。《2020 年药品目录》中医保支付标准有“*”标识的,各地医保和人力资源社会保障部门不得在公开发文、新闻宣传等公开途径中公布其医保支付标准。

三、做好目录落地工作

《2020 年药品目录》自 2021 年 3 月 1 日起正式执行。各省(区、市)药品集中采购机构要尽早将谈判药品在省级药品集中采购平台上直接挂网采购。协议期内有同通用名药品上市的,同通用名药品的直接挂网价格不得高于谈判确定的同规格医保支付标准。规格与谈判药品不同的,直接挂网价格不高于按照差比价原则计算的医保支付标准。各省级医保部门可在同通用名药品挂网后,按规定对该通用名下所有药品制定统一的医保支付标准。

各地医保部门要会同有关部门,指导定点医疗机构合理配备、使用目录内药品,可结合医疗机构实际用药情况对其年度总额做出合理调整。加强定点医疗机构协议管理,将医疗机构合理配备使用《2020 年药品目录》内药品的情况纳入协议内容。

创新工作方式方法,通过完善门诊保障政策、开通医保定点药店通道、合理调整总额控制等方式,推动《2020 年药品目录》落地。各地要建立完善谈判药品落地监测制度,按要求定期向国家医保局反馈《2020 年药品目录》中谈判药品使用和支付等方面情况。

各省级医保部门要加快原自行增补品种的消化工作,按要求清理不符合《基本医疗保险用药管理暂行办法》要求的品种,推进用药范围的基本统一。

《国家医保局、人力资源社会保障部关于印发〈国家基本医疗保险、工伤保险和生育保险药品目录〉的通知》(医保发〔2019〕46 号)和《国家医保局、人力资源社会保障部关于将 2019 年谈判药品纳入〈国家基本医疗保险、工伤保险和生育保险药品目录〉乙类范围的通知》(医保发〔2019〕65 号),自 2021 年 3 月 1 日起同时废止。在此之前,2018 年谈判准

入的 17 个药品仍按原政策由基金支付。

《2020 年药品目录》落实过程中，遇有重大问题及时向国家医保局、人力资源社会保障部报告。

附件：国家基本医疗保险、工伤保险和生育保险药品目录（2020 年）（略）

1. 凡例（略）

2. 西药部分（略）

3. 中成药部分（略）

4. 协议期内谈判药品部分（略）

5. 中药饮片部分（略）

国家医保局

人力资源社会保障部

2020 年 12 月 25 日

国家医疗保障局 关于坚持传统服务方式与智能化服务创新并行 优化医疗保障服务工作的实施意见

（医保发〔2020〕54 号）

各省、自治区、直辖市及新疆生产建设兵团医疗保障局：

为贯彻落实《国务院办公厅关于切实解决老年人运用智能技术困难的实施方案的通知》（国办发〔2020〕45 号），着力解决老年人等群体运用智能技术遇到的困难，切实转变工作作风，强化服务意识，坚持传统服务方式与智能化服务创新并行，不断提升服务质量，努力打造群众满意的医疗保障服务，现提出如下意见：

一、总体要求

以习近平新时代中国特色社会主义思想为指导，全面贯彻党的十九大和十九届二中、三中、四中、五中全会精神，认真落实党中央、国务院决策部署，坚持以人民为中心的发展思想，坚持传统服务与智能创新相结合，改进传统服务方式，同步促进智能技术在老年人等群众中的普及使用，提高医疗保障服务适老化程度，着力解决参保登记不便捷、老年人等群体线上服务不适用、手工报销不方便、异地就医备案不便利、服务意识和能力有待进一步提升等问题，形成改进提升医疗保障服务的长效机制，切实做好医疗保障服务，不断增强人民群众的获得感、幸福感、安全感。

二、强化服务意识，树立为民服务良好形象

各级医疗保障部门要进一步加强行风建设，及时妥善回应群众关切，在医疗保障系统内形成尊重和关爱老年人等群体的风尚，更好为人民群众提供公平可及、便捷高效、温暖舒心的医疗保障服务。要用心用脑为群众办好事、办实事，带着感情做好每一项医疗保障业务，使服务更加人性化，做到主动服务、微笑服务、满意服务，不断提升服务质量。加强服务礼仪、服务用语、服务态度培训，杜绝出现态度冷漠、敷衍塞责或为难群众的情况。

三、推动服务下沉，加快实现业务就近办理

建立健全全国统一的医疗保障经办管理体系，加快推进医疗保障服务事项下沉到乡镇（街道）、村（社区），打通医疗保障服务“最后一公里”。鼓励各地基层医疗保障服务进驻政务服务综合大厅，加强与税务、人力资源社会保障部门，以及银行系统等在参保登记缴费等工作中的业务衔接，推进信息实时共享，方便群众参保登记缴费“一站式”办理。加强与医保定点医药机构的协作，鼓励将享受门诊慢特病病种待遇认定、异地就医转诊备案等事项下沉到相应的定点医疗机构，方便群众就医办事。

四、着眼便民利民，落实政务服务事项清单制度

省级医疗保障部门要全面落实《全国医疗保障政务服务事项清单》，加大督导和核查力度，指导本地各级医疗保障部门，严格按照省级医疗保障政务服务事项清单和办事指南提供服务，确保线下、线上逐项落实。加大宣传告知力度，主动接受群众监督。各级医保部门要围绕实施政务服务事项清单制度，聚焦医疗保障民生领域“难点、堵点、痛点”问题，针对参保登记、异地就医备案、门诊慢特病病种待遇认定、医疗费用手工（零星）报销等老年人等群体办理的高频事项，尽快出台一批便民、利民举措。

五、优化服务方式，发挥传统服务方式兜底作用

坚持“两条腿”走路，充分运用老年人等群体熟悉的传统服务方式，保障老年人等群体的基本需

求，不得以线上可办理为由拒绝窗口受理，切实发挥传统服务方式兜底作用。加强医保经办服务大厅和窗口管理，合理布局服务网点，配备引导人员，提供咨询、指引等服务，畅通家人、亲友等为老年人代办的线下渠道，满足不会上网、不会使用智能手机老年人等群体的特殊需要。对年龄较大、行动不便等需要照顾的特殊群体，优化完善无障碍设施，开辟绿色通道，优先办理，并提供预约服务、应急服务，积极推广“一站式”服务。对于老年人等群体自行运用智能化方式不熟练的，现场工作人员应主动协助其操作智能化终端设备。进一步提高医疗费用联网直接结算率，尽量减少手工报销，避免群众跑腿、垫资。

六、避免“数字鸿沟”，提高线上服务适用性

优化网上办事流程，不断提升智能化服务水平，提供更多智能化适老服务。省级医疗保障部门要指导本地各级医疗保障部门加快医保电子凭证和身份证在就医购药中的应用，通过多种形式加大宣传、培训及推广力度，便于老年人等群体方便应用。推动定点医药机构对使用医保电子凭证及身份证等介质的接入改造，鼓励在就医场景中应用人脸识别等技术。推广使用国家医保服务平台 APP 亲情账户由亲属代为办理的功能。

七、做好问题排查，尽快制定落实整改方案

省级医疗保障部门要聚焦有些服务方式不能满足老年人需求这一突出问题，立即组织各级医疗保障部门进行摸底排查，梳理是否存在老年人等群体办事难的隐患。对于存在问题的，建立工作台账，明确责任人、时间表、路线图，制定具体措施，服务评价、反馈、整改等流程要与服务提供流程同步制定并落实到位；对于前期传统服务方式已经被取消、被替代的，已经给老年人造成不便的，要立即恢复提供传统服务或建立专用通道；个别地区对于落实要求有困难的，或传统服务方式确实无法保留的，要写明原因和替代方案，及时上报。相关情况于 2021 年 1 月 15 日前报送国家医疗保障局。

八、强化使命担当，压实监督管理和服务责任

国家医疗保障局将依据《国家医疗保障局关于推进医保政务服务“好差评”制度建设的指导意见》（医保发〔2020〕31 号），加强对各地的监督评价，将坚持传统服务方式与智能化服务创新并行、优化医疗保障服务工作作为行风建设专项评价和“好差评”制度建设的重要内容，加强“好差评”评估结果运用，加大明察暗访和曝光力度，通过舆情监测进行个案排查，及时向全系统通报，建立健全综合防范工作机制，对问题严重的地区，将进行约谈、专项督查等，督促问题整改落实。各地医疗保障部门要注重加强对医保系统工作人员的培训、考核、问责，落实首问负责制；对乡镇（街道）、村（社区）承担医疗保障服务的工作人员，要推动加强管理，做到权责清晰；对综合柜员制窗口人员，要压实责任。

各地要畅通投诉举报渠道，广泛收集群众意见，及时解决群众反映的问题。鼓励各级医保部门定期组织开展第三方评估，把医疗保障服务适老化程度纳入评价范围，把老年人等群体满意度评价纳入满意度调查中。对各地区有益做法、典型案例各地要及时进行宣传报道，组织开展经验交流，遇到重大问题要及时上报国家医疗保障局。

国家医疗保障局
2020 年 12 月 26 日

国家医疗保障局办公室
关于疾病诊断相关分组(DRG)付费国家试点进度情况的通报

（医保办发〔2020〕1号）

各省、自治区、直辖市及新疆生产建设兵团医疗保障局：

为贯彻党中央、国务院决策部署，深化医保支付方式改革，2019年5月，国家医保局、财政部、国家卫生健康委、国家中医药局印发了《关于印发按疾病诊断相关分组（DRG）付费国家试点城市名单的通知》（医保发〔2019〕34号），确定了DRG付费国家试点城市，并召开工作启动会议进行总体部署。按照"顶层设计、模拟测试、实际付费"三年三步走的任务安排，我局组织首都医科大学国家医疗保障研究院对2019年度DRG付费国家试点进展情况进行了监测评估。现将有关情况通报如下：

一、试点城市工作进度总体情况

试点以来，各试点城市工作有序推进，取得积极成效，但不同城市之间进展存在较大差异。根据试点工作要求，从组织实施、培训宣传、保障能力、数据采集、标准化和信息化建设、医保经办管理等6个方面细分24项内容进行评估，按照工作开展情况，将试点城市分为："进度优秀、进度良好、进度一般、进度缓慢"共四个类别：一是北京、邯郸等16个试点城市在评估的6个方面全面推进、措施得力，评定为"进度优秀"；二是临汾、武汉等4个试点城市前期基础工作准备到位，但尚未完成DRG分组有关接口改造，未制定经办管理文件，评定为"进度良好"；三是天津、合肥等6个试点城市前期基础工作基本完成，但是在召开会议、建立信息报送机制等方面有明显缺项，评定为"进度一般"；四是儋州、西宁等4个试点城市未完成前期数据采集工作，评定为"进度缓慢"（见下表）。

2019年度DRG付费国家试点工作进度评估评估结果试点城市进度优秀北京、邯郸、乌海、沈阳、吉林、哈尔滨、上海、无锡、金华、青岛、安阳、湘潭、佛山、攀枝花、六盘水、昆明进度良好临汾、武汉、梧州、重庆进度一般天津、合肥、南平、上饶、西安、庆阳进度缓慢儋州、西宁、乌鲁木齐、乌鲁木齐（兵团直属、十一师、十二师）

二、各分项的进度情况

（一）组织实施情况。

全部试点城市均成立了工作领导机构和专项工作组，建立了多部门沟通协调机制。合肥、南平、庆阳、西宁、乌鲁木齐市未召开专题会议进行部署，也未形成工作简报。

（二）宣传培训情况。

全部试点城市开展了DRG付费试点业务培训，29个试点城市组织了学习考察。除合肥、上饶市外，28个试点城市都进行了宣传动员。

（三）保障能力情况。

除儋州、重庆、庆阳市外，27个试点城市配备了信息化建设硬件设备。除儋州市外，29个试点城市有资金保障。全部试点城市都建立了专家队伍。

（四）数据采集情况。

除武汉、儋州、西宁市外，27个试点城市已经完成医疗机构基线调查。除儋州市外，29个试点城市采集了诊断和手术操作等编码数据。除儋州、西宁市外，28个试点城市采集了住院结算数据。

（五）标准化和信息化建设情况。

20个试点城市应用了医保版疾病诊断和手术操作编码，20个试点城市应用了医保版药品、耗材、医疗服务项目编码，23个试点城市应用了医保结算清单。部分试点城市基础工作扎实，天津、邯郸、乌海、沈阳、吉林、哈尔滨、上海、无锡、金华、安阳、湘潭、梧州、攀枝花、六盘水、昆明市5项医保信息业务标准均已对接，南平、儋州、西安、庆阳、西宁市 5 项医保信息业务标准均未对接。22 个试点城市配备了医保编码质控人员，天津、南平、上饶、武汉、儋州、西安、庆阳、西宁市人员配备不到位。

(六)经办管理情况。

北京、乌海、沈阳、金华、上海、无锡、青岛、湘潭、佛山、攀枝花、六盘水、昆明市制定了 DRG 管理流程文件、结算办法和监督管理制度，经办管理较为完善，18 个试点城市尚未开展有关工作。

三、下一步工作要求

(一)强化组织领导。

各试点城市要提高认识，充分发挥试点工作领导小组作用，加强部门间沟通协调力度，加快推动各项工作取得进展。要严格对照试点实施方案的时间节点，细化工作流程，统筹推进付费国家试点工作。

(二)加快基础准备。

加快医保疾病诊断、手术操作分类和代码等各项业务编码及医保结算清单应用。做好信息系统软硬件配备、接口改造等工作。按照国家医保 DRG 核心分组(CHS－DRG)，完善细化本地 DRG 分组。

(三)加强经验交流。

各试点城市要充分借鉴工作进展快的试点城市经验做法。DRG 付费国家试点工作组也将健全试点工作长效机制，搭建培训交流平台，总结典型经验案例，进行推广宣传。

(四)持续推进工作。

按照三年三步走的试点总体安排，强化工作弱项，完善配套制度建设，持续提升医保治理能力，2020 年重点完成“模拟测试”工作，保证 DRG 付费国家试点的顺利推进。

国家医疗保障局办公室

2020 年 1 月 23 日

国家医疗保障局办公室
关于全面推广应用医保电子凭证的通知

（医保办发〔2020〕10号）

各省、自治区、直辖市及新疆生产建设兵团医疗保障局：

前期，国家医保局在山东等省市开展了医保电子凭证先行测试，为加快推进“互联网＋医保”发展，提升医保公共服务的品质和便利性，在总结医保电子凭证第一批上线运行地区推广使用经验基础上，决定在全国范围推广应用医保电子凭证。现将有关事项通知如下：

一、充分认识推广医保电子凭证的重要意义

随着人口异地流动日益频繁，“互联网＋医保”发展日新月异，传统的实体卡已经不能满足群众大量异地和线上服务需求。医保电子凭证是全国统一的医保信息平台的重要组成部分，是参保人办理医保线上业务的身份凭证，由国家医保信息平台统一生成，全面适用于医保各项业务。全面推广应用医保电子凭证，不仅可以提升公共服务能力，还可为做实参保数据、打击欺诈骗保等工作提供有力支持，助力提升医保治理现代化、科学化、精细化能力和水平，促进互联网医疗健康产业发展。

二、工作目标

在全国范围内实现全覆盖，充分发挥医保电子凭证方便快捷、全国通用、应用丰富、安全可靠等优势，不断提升医保服务水平。

2020年3月中旬前，省级医保部门将本地区医保电子凭证实施方案报送国家医保局网信办。

2020年5月底前，各地实现通过国家医保局授权的相关渠道激活使用医保电子凭证，第一批上线地区开通移动支付功能。

2020年6月底前，各地原则上应完成至少10家医院和1000家药店的电子凭证接入改造工作，实现医保电子凭证线下扫码、人脸生物特征识别等功能。实时汇聚处理并上传电子凭证数据。

2020年8月底前，各地实现医保电子凭证在线上就医购药、公共服务查询和个人参保信息查询等场景的应用。

2020年12月底前，各地实现30％以上本地参保人激活医保电子凭证，每个地级市主要大型药店和至少1家医院支持使用医保电子凭证。

三、工作任务

各地要按照《关于开展医保电子凭证应用工作的通知》（医保网信办〔2019〕39号）、《关于印发〈全国医疗保障系统核心业务区骨干网络建设指南〉的通知》（医保网信办〔2019〕40号）等要求，按时保质完成相关任务。

（一）搭建基础环境。各地要确保本地区与国家医保核心业务区网络有效联通，按照医保信息平台技术框架要求完成系统运行环境建设，按统一标准采集人员基础数据和参保信息集中清洗后上报。

（二）部署本地系统。各地应按照统一标准完成医保电子凭证业务中台和支付中心部署，积极指导定点医药机构信息系统改造，做好与医保信息系统的对接，同步完成配套设施的布置改造。实现本地经办、查询等业务能同步在国家医保服务平台APP在线办理。互联网医院、药店提供互联网医保结算服务时应以医保电子凭证为介质实现医保线上结算，遵循医疗保障信息平台相关业务和技术标准规范。

（三）加强推广力度。各地医保部门要充分利用医保自有渠道及由全国统一授权的第三方渠道引导群众方便、安全、快捷地激活使用医保电子凭证。从与国家医保局签订总对总合作协议的金融机构中选定2至3家开展医保电子凭证移动支付服务。各地医保部门须对第三方渠道在本地区开展

的运营推广活动方案进行审核。

(四)开展业务培训。各地医保部门要采取多种培训方式加强对医保业务人员和定点医药机构工作人员的培训,明确工作要求,指导开展医保电子凭证信息系统改造和应用推广工作。

(五)强化运营管理。严格按照《中华人民共和国网络安全法》及国家网络安全相关要求,加强医保电子凭证运行网络和信息安全管理。按照"谁主管、谁负责,谁运维、谁负责"的原则,落实安全责任,确保系统安全稳定运行和个人隐私、业务数据等关键信息的安全。

四、有关要求

(一)狠抓工作落实。要按照工作要求,坚持目标导向和问题导向,加强对医保电子凭证推广应用的组织领导,统筹谋划,精心组织。制定实施方案,明确市、县各级工作目标和任务,加强业务指导和信息沟通,确保工作落实到位。

(二)强化保障措施。要加大对医保电子凭证推广应用的支持力度,加强政策统筹,强化技术支持,保证资金投入,保障医保电子凭证推广应用工作顺利实施。

(三)加大宣传力度。要通过多种形式,加大线上线下宣传力度,广泛宣传医保电子凭证应用范围及成效,引导参保群众正确使用,快速提升社会认知度,营造推广应用良好社会氛围。

(四)开展绩效评估。要把推广应用工作作为一项重要工作来抓,纳入所辖区域工作绩效评估体系,并适当增加考核比重。国家医保局已把医保电子凭证推广应用列入月度绩效评估,将适时开展现场评估,推动推广应用工作快速开展。

特此通知。

国家医疗保障局办公室

2020 年 2 月 25 日

国家医保局办公室 人力资源社会保障部办公厅关于做好跨省异地就医系统切换工作的通知

（医保办发〔2020〕15号）

各省、自治区、直辖市及新疆生产建设兵团医保局、人力资源社会保障厅（局）：

2018年以来，按照国家机构改革要求，国家医保局委托人力资源社会保障部协助运行维护原国家异地就医结算系统，各级医保部门和人力资源社会保障部门通力合作，顺利保障了机构改革期间跨省异地就医直接结算服务。按照国家医保信息化建设总体安排，今年5月，国家医保信息平台跨省异地就医管理子系统将正式上线，原国家异地就医结算系统将停止运行。为做好系统切换工作，现将有关事项通知如下：

一、工作目标

2020年5月5日前，原国家异地就医结算系统业务数据安全、平稳、有序迁移至国家医保信息平台，各省级异地就医平台与国家医保信息平台跨省异地就医管理子系统完成网络联通及系统联调测试工作。5月6日起，由国家医保信息平台跨省异地就医管理子系统提供跨省异地就医直接结算服务。

二、主要工作

（一）实现国家医保信息平台与省级异地就医平台网络联通。各地医保部门牵头做好国家医保信息平台与省级异地就医平台网络联通工作，实现国家医保信息平台到省级医保部门的纵向联通。省级异地就医平台尚部署在人力资源社会保障部门的，省级医保部门需建设网络专线，打通与省级异地就医平台之间的横向联通，各地人力资源社会保障部门配合做好网络和安全策略配置等工作。国家医保局将在4月10日前按照《全国医疗保障系统核心业务区骨干网络建设指南》（医保网信办〔2019〕40号）有关要求组织验收。

（二）配合国家医保局做好联调测试工作。各地医保部门应按照国家医保局统一部署和后续下发的测试要点，做好网络测试（4月上旬完成）、切换前测试环境联调测试（4月上旬完成）和切换后正式环境功能验证工作（5月4日前完成），做好省、市、县三级医保经办机构测试协调工作，组织部分异地就医定点医疗机构做好测试环境准备工作并参与测试。省级异地就医平台尚部署在省级人力资源社会保障部门的，省级人力资源社会保障部门应配合做好联调测试相关准备工作，保障医保部门联调测试工作顺利开展。

（三）做好持社保卡异地就医相关测试工作。国家医保信息平台跨省异地就医管理子系统通过与人力资源社会保障部社会保障卡持卡人员基础信息库（简称持卡库）对接，继续提供卡鉴权等相关服务。省级异地就医平台与原国家异地就医结算系统对接的，修改为对接国家医保信息平台跨省异地就医管理子系统的访问地址，并完成联调测试。省级异地就医平台与省级持卡库对接的，省级人力资源社会保障部门继续做好对接支持，协助做好测试迁移切换期间相关工作，做好测试用卡准备工作。

（四）做好数据确认工作。各地医保部门应在原国家异地就医结算系统停机前做好本地备案信息、联网住院人员信息等业务数据的统计工作，并在系统迁移后做好数据验证工作。

（五）做好停机切换期间跨省异地就医业务停止解释工作。原国家异地就医结算系统定于2020年4月30日18时停机，国家医保信息平台跨省异地就医管理子系统于5月5日24时前开通异地就医相关服务，各省医保部门应在原国家异地就医结算系统停机前对备案、在院人员做好解释工作，并在系统切换后做好结算等相关工作。

三、有关要求

（一）提高认识协调推进。在国家医保信息平台部署跨省异地就医管理子系统，完成各省级异地就医平台的联调测试和做好国家跨省异地就医平台数据的完整、安全迁移，是贯彻落实深化医保改革的重要举措，是提高人民群众获得感的必然要求。各地医保部门和人力资源社会保障部门要提高认识、统筹谋划、精心组织、协调推进，确保按时保质完成任务。

（二）建立联络员制度。各地医保部门要指定专人负责跨省异地就医系统迁移切换有关协调工作，人员信息请于4月3日前上报国家医保局。

（三）稳妥有序推进省级异地就医平台移交。国家跨省异地就医结算系统平稳切换后，各地医保和人力资源社会保障部门要积极协商，稳妥有序推进省级异地就医平台移交工作。尚未移交系统的地区，双方要明确责任分工，协商做好系统运行保障等工作。

国家医保局办公室

人力资源社会保障部办公厅

2020年3月31日

国家医保局办公室 财政部办公厅 国家卫生健康委办公厅 国家税务总局办公厅 国务院扶贫办综合司 关于高质量打赢医疗保障脱贫攻坚战的通知

（医保办发〔2020〕19号）

各省、自治区、直辖市医保局、财政厅（局）、卫生健康委、扶贫办，国家税务总局各省、自治区、直辖市和计划单列市税务局：

为坚决贯彻习近平总书记关于决战决胜脱贫攻坚重要讲话精神，努力克服新冠肺炎疫情影响，一鼓作气坚决打赢医疗保障脱贫攻坚战，确保现行标准下农村贫困人口实现基本医疗有保障目标，确保高质量完成医疗保障脱贫攻坚硬任务，现就做好有关工作通知如下：

一、坚定决胜医疗保障脱贫攻坚的信心决心

2020年是全面建成小康社会收官之年，是打赢脱贫攻坚战的决胜之年。农村建档立卡贫困人口基本医疗有保障突出问题基本解决，稳定住、巩固好医疗保障脱贫攻坚成果还需乘势而上、再接再厉。各部门要深入学习习近平总书记关于决战决胜脱贫攻坚重要讲话精神，深刻领会党中央夺取脱贫攻坚战全面胜利的坚强决心，深刻认识已取得的决定性成就，深刻分析面临的困难和挑战，强化责任担当、坚定必胜信念、保持攻坚态势，把稳定住、巩固好医疗保障脱贫攻坚成果作为重中之重，全力以赴做好攻坚收官工作。当前，还有个别贫困群众未动态纳入三项制度保障范围，剩余贫困人口中患病人口占比较高，新冠肺炎疫情也对医保脱贫进程产生影响，增加了因病致贫返贫风险。各部门要坚持目标导向，树立问题意识，统筹做好疫情防控和脱贫攻坚工作，着力巩固贫困人口应保尽保和三重保障待遇落实成效，聚焦攻克深度贫困堡垒，及时排查整改问题，持续优化管理服务，做好政策接续衔接，确保医疗保障脱贫攻坚战全面胜利。

二、全力确保农村贫困人口应保尽保

要巩固维护好贫困人口动态应保尽保局面。各级医保、税务部门要分工协作，狠抓参保缴费工作，确保贫困人口应保尽保、应缴尽缴，做好新增贫困人口动态缴费工作。统筹地区医保部门要会同同级扶贫和税务部门，摸实贫困人口和纳入返贫监测范围的边缘人口（以下简称“边缘人口”）应参保人员名单，做实做细保费征缴，健全参保缴费台账，确保参保和缴费管理精准到人。聚焦现行标准农村建档立卡贫困人口，落实分类资助参保。重点抓好因疫情及其他原因新增贫困人口动态参保工作，做好职工医保和居民医保参保接续衔接，确保贫困人口动态纳入基本医疗保险、大病保险、医疗救助覆盖范围。户籍地医保和扶贫部门要持续关注贫困人口、边缘人口参保变化情况，通过部门协作逐一核实处于特殊保障状态、异地参保相关人员参保情况，引导和动员其积极参保。省级医保部门要统筹做好本地区异地参保上述人员参保状态核实比对工作，探索开展省际间参保信息核查。建立健全省、市、县三级医保部门与同级扶贫部门信息比对机制，确保贫困人口口径统一、数据一致、参保状态同步。

三、稳定巩固三重制度综合保障

坚持按标施策，保持医疗保障脱贫攻坚政策总体稳定。落实落细各项医疗保障政策，巩固基本医保、大病保险、医疗救助综合保障待遇水平。统筹用好居民医保和医疗救助补助资金，发挥好三重制度梯次减负功能。协同做好脱贫不稳定户、收入略高于建档立卡贫困户的边缘户以及因疫情或其他原因致贫返贫户监测，密切跟踪受疫情影响贫困人口和边缘人口医疗保障情况，医保部门会同财政部

门、卫生健康部门落实新冠肺炎确诊和疑似贫困患者医保报销和财政补助政策。做好新版医保药品目录落实和高血压、糖尿病门诊用药保障机制落地工作，切实减轻贫困患者药品费用负担。在严格把控标准、准入精准前提下，简化规范门诊慢性病待遇准入流程、缩短办理时限。持续治理过度保障，做好资金整合和宣传解释，确保待遇平稳过渡。

四、坚决攻克深度贫困地区堡垒

聚焦"三区三州"等深度贫困地区，瞄准建档立卡贫困人口，全面落实医保脱贫攻坚政策，用好中央财政提高深度贫困地区农村贫困人口医疗保障水平补助资金。按规定落实深度贫困地区贫困人口异地就医登记备案、医疗费用结算等政策，促进"互联网＋"医疗服务价格和医保支付政策落地，做好药品保供稳价工作，切实保障贫困地区、边远地区药品配送，进一步提高贫困地区医疗服务利用可及性。国家和省级医疗保障政策、能力建设及干部队伍培训重点向贫困地区倾斜，着力提高深度贫困地区基层医保部门经办管理服务能力。要抓实抓细未摘帽的 52 个贫困县和脱贫难度大的 1113 个村挂牌督战。有关地区省级医保部门要会同相关部门细化督战方案，督促指导相关市州和挂牌督战县制定作战方案，查实解决医疗保障方面影响脱贫成效的问题，确保挂牌督战顺利推进。

五、从严从实做好问题整改

省级医保部门要依托医保脱贫攻坚督战、调度和政策监测功能模块，动态监测重点市、县攻坚进展，及时发现、查核、整改贫困人口参保、各项待遇落实、"一站式"结算服务等方面短板问题。6 月底前以省为单位，系统组织自查，全面排查影响医保脱贫攻坚任务达成的突出问题，坚决完成脱贫攻坚专项巡视、成效考核、民主监督、自查等反馈问题整改。各级医保部门要及时整改脱贫攻坚普查、脱贫摘帽县抽查、巡查督查等工作发现反馈的涉及医保的问题。问题整改情况要及时报备上级医保部门。

六、持续优化监管和经办服务

各级医保部门要进一步加强对基层医保部门的政策指导，加大贫困地区基金监管力度，着力解决贫困人口住院率畸高、小病大治大养及欺诈骗保等问题。稳步推进异地就医直接结算，进一步简化异地就医备案管理，落实就医地管理责任，探索异地就医费用协查、交叉检查等工作机制，建立跨省跨区联合执法机制，加大打击异地就医过程中的欺诈骗保行为。落实居民医保市级统筹，加快全国统一的医保信息平台建设，2020 年内全面推广落实贫困人口市域内三项制度费用"一站式"结算服务。医保部门要配合卫生健康部门落实县域内住院"先诊疗后付费"措施，完善分级诊疗制度，优化转诊转外程序。要持续推进协议管理、深化支付方式改革，重点加强对贫困地区定点医疗机构履行服务协议情况、医疗服务情况的监管和指导。

七、做好与乡村振兴战略的接续衔接

严格落实"四不摘"要求，过渡期内，保持医保扶贫政策相对稳定。鼓励东部地区以及中部稳定脱贫两年以上的地区，探索贫困人口分类管理、待遇细分机制，丰富医保脱贫攻坚"脱贫不脱政策"内涵。结合健全重特大疾病医疗保险和救助制度，统筹研究与乡村振兴战略相衔接、解决相对贫困的医保扶贫长效机制。省级医保部门要全面总结评估本地区医疗保障脱贫攻坚成效，加大舆论宣传，深入挖掘基层医保干部典型事迹，寻找最感人的医保扶贫故事，做好舆情监测，及时回应社会关切。

各部门要进一步提高政治站位，切实把思想和行动统一到习近平总书记重要讲话精神上，尽锐出战、靠前指挥，层层压实责任、落实攻坚举措，对账销号做好问题整改，加强部门沟通协作、发挥攻坚合力，确保坚决打赢医保脱贫攻坚战，确保脱贫任务按期完成。各地医疗保障脱贫攻坚落实进展情况，省级医保部门要及时报备国家医保局。

国家医保局办公室
财政部办公厅
国家卫生健康委办公厅
国家税务总局办公厅
国务院扶贫办综合司
2020 年 4 月 23 日

国家医疗保障局办公室
关于印发医疗保障基金结算清单填写规范的通知

（医保办发〔2020〕20 号）

北京市、天津市、吉林省、江苏省无锡市、浙江省金华市、安徽省滁州市、湖北省宜昌市、四川省成都市、DRG 付费国家试点城市医疗保障局：

为统一医保结算清单数据采集标准，提高医保结算清单数据质量，根据《国家医疗保障局关于印发医疗保障定点医疗机构等信息业务编码规则和方法的通知》（医保发〔2019〕55 号）和《关于印发疾病诊断相关分组（DRG）付费国家试点技术规范和分组方案的通知》（医保办发〔2019〕36 号）有关要求，我们研究制定了《医疗保障基金结算清单填写规范（试行）》。现印发给你们，请认真贯彻落实，加快推进医保结算清单的落地使用，做好基础信息质量控制，提高数据管理能力。如遇重大问题，请及时向国家医疗保障局规财法规司和医药管理司反馈。

附件：1. 医疗保障基金结算清单填写规范（试行）（略）
2. 医疗保障基金结算清单（略）

国家医疗保障局办公室

2020 年 4 月 24 日

国家医疗保障局办公室
关于印发国家医疗保障疾病诊断相关分组(CHS－DRG)
细分组方案(1.0版)的通知

(医保办发〔2020〕29号)

有关省、自治区、直辖市及新疆生产建设兵团医疗保障局：

按照疾病诊断相关分组(DRG)付费国家试点工作安排，为落实试点工作“三步走”目标，指导各地规范DRG分组工作，我局组织制定了《国家医疗保障疾病诊断相关分组(CHS－DRG)细分组方案(1.0版)》(以下简称“CHS－DRG细分组”)，现印发给你们，并就有关事项通知如下。

一、应用统一的CHS－DRG分组体系

CHS－DRG细分组是对《国家医疗保障DRG(CHS－DRG)分组方案》376组核心DRG(ADRG)的进一步细化，是DRG付费的基本单元，共618组。各试点城市要参考CHS－DRG细分组的分组结果、合并症并发症/严重合并症并发症表(CC&MCC表)、分组规则、命名格式等，制定本地的DRG细分组。根据实际情况，试点城市也可直接使用CHS－DRG细分组开展本地的DRG付费国家试点工作。

二、规范基础数据使用和采集工作

各试点医疗机构医保管理部门要协调病案、信息、财务等部门，做好有关数据来源的质量控制，确保医疗保障基金结算清单各指标项真实、准确、可追溯。要建立医疗保障基金结算清单和医疗服务明细信息表(KC22表)的唯一标识变量，并做好关联工作，确保同一患者信息的完整性，按规定报送试点城市医保部门。各试点城市医保部门要加强信息系统改造，完善医疗保障基金结算清单和医疗服务明细信息的填报、审核、反馈等机制。

三、稳妥推进模拟运行

各试点城市应在8月31日前向DRG付费国家试点技术指导组(以下简称“技术指导组”)提交评估报告，经审核同意后方可开展模拟运行阶段的工作。在模拟运行中，试点城市医保部门要加强与试点医疗机构的沟通与反馈，形成统一高效的工作机制。

使用本地DRG细分组的试点城市，模拟运行中要在确保ADRG分组不变的前提下，不断优化完善细分组方案。使用CHS－DRG细分组的试点城市，要和技术指导组形成协作机制，积极参与DRG细分组动态维护工作，维护疾病诊断和手术操作编码、报送分组相关的数据、开展临床论证等，支持完善CHS－DRG细分组版本。

四、完善试点配套政策

各地在模拟运行中要进一步明确相应的政策措施。一是制定完善有关权重调整、总额预算管理、结算清算等政策。二是做好对照研究。比较DRG模拟付费和现有付费方式在基金支出、患者负担、医疗机构收入和效益、医疗行为等方面的变化。三是加强适应DRG付费特点的监管体系研究，对可能出现的减少服务、高套分组、分解住院、推诿病人等行为制定针对性措施。

请有关省(区、市)和试点城市医保部门高度重视DRG付费国家试点工作，认真落实本通知要求，会同本地DRG付费国家试点工作组各成员单位，按照试点工作方案进一步推进国家试点工作。在工作中有任何问题和建议请联系我局医药管理司和技术指导组。

附件：国家医疗保障疾病诊断相关分组(CHS－DRG)细分组方案(1.0版)(国家医保局门户网站下载)

国家医疗保障局办公室

2020年6月12日

国家医疗保障局办公室
关于配合做好进一步提升新冠病毒检测能力有关工作的通知

（医保办发〔2020〕30号）

各省、自治区、直辖市及新疆生产建设兵团医疗保障局：

为贯彻落实中央应对疫情工作领导小组会议部署和《国务院应对新冠肺炎疫情联防联控机制关于做好新冠肺炎疫情常态化防控工作的指导意见》，进一步提升新冠病毒检测能力，有序引导降低偏高的检测费用，支持实现"应检尽检、愿检尽检"，助力常态化防控和复工复产复学复市，现就做好新冠病毒检测的挂网采购、价格管理和医保支付工作通知如下。

一、畅通试剂采购渠道

（一）普遍开展公开挂网采购。各地医药集中采购机构要做好新冠病毒检测试剂挂网工作，完善省级集中采购平台之间信息共享、价格联动机制。公立医疗机构应从所在省份的省级药品耗材集中采购平台阳光采购新冠病毒检测试剂。

（二）鼓励开展集中采购。鼓励省级和统筹地区医保部门积极探索开展新冠病毒检测试剂集中采购，选择产品质量较高、生产能力较强、供应稳定、诚信较好的企业，通过竞争促进价格回归合理水平。新冠病毒检测试剂集中采购原则上应多家中选，保证供应稳定性。对于有大规模人群检测需求的地区，应优先开展集中采购。有条件的地区积极开展集中带量采购。

二、完善检测项目价格政策

（一）检测项目不"按病立项"。原则上不区分病原体或操作步骤新设核酸、抗体检测价格项目；甲类传染病或依法按甲类管理传染病的相关检查，如风险难度大、防护要求高，可在通行价格项目基础上制定统一的加收政策。公立医疗机构针对新冠病毒开展核酸、抗体检测，可直接执行已有收费政策，无需申请新增价格项目。

（二）单设临时项目需体现"技耗分离"。确需单设临时项目满足公立医疗机构新冠病毒检测收费需求的，鼓励各地按"技耗分离"的方式立项。核酸、抗体检测的样本采集、处理、标记、回收、出具诊断结果，以及鼻咽拭子等消耗品应合并作为医疗服务价格项目定价；体外诊断试剂盒在医疗服务价格项目外，按"零差率"收费。

三、做好医保支付工作

要综合考虑新型冠状病毒肺炎防控工作需要、本地区医保基金支付能力等因素的基础上，按程序将针对新冠病毒开展的核酸、抗体检测项目和相关耗材纳入省级医保诊疗项目目录，并同步确定支付条件。

各地医保部门要高度重视此项工作，在工作中遇到重大问题和情况，请及时向国家医疗保障局报告。

国家医疗保障局办公室

2020年6月16日

国家医疗保障局办公室
关于将医保管理服务协议统一纳入行政协议管理的通知

（医保办发〔2020〕32 号）

各省、自治区、直辖市及新疆生产建设兵团医疗保障局：

近日，最高人民法院同意将医保管理服务协议统一纳入行政协议进行管理，认为医保管理服务协议系医疗保障部门为了实现医保行政管理职能和公共服务目标，与相关医药机构协商一致订立的具有行政法上权利义务内容的协议，属于行政诉讼法第十二条第一款第十一项规定的行政协议。

各地要严格落实有关行政协议管理的规定，统一思想认识，加强部门协同，规范协议管理，创新管理手段，完善救济渠道，提高依法行政能力，维护各方合法权益。在开展协议管理工作过程中遇到有关情况要及时向上一级医保行政部门报告。

附件：最高人民法院行政审判庭关于国家医疗保障局《关于将医保管理服务协议统一纳入行政协议管理的函》的回复函（略）

国家医疗保障局办公室

2020 年 6 月 10 日

国家医疗保障局办公室
关于开展自助开通异地就医直接结算服务试点工作的通知

（医保办发〔2020〕34号）

各省、自治区、直辖市及新疆生产建设兵团医疗保障局：

为贯彻落实党的十九届四中全会精神，按照《中共中央国务院关于深化医疗保障制度改革的意见》和2020年《政府工作报告》要求，加快落实异地就医结算制度，着力解决参保群众异地就医结算备案难问题，决定加快推进跨省异地就医备案管理政策改革，开展自助开通异地就医直接结算服务（以下简称自助开通服务）试点取代现行备案管理，为参保群众提供更加方便快捷的跨省异地就医结算服务。现将有关事项通知如下：

一、工作目标

改革跨省异地就医结算备案管理制度，将跨省异地就医结算登记备案管理制度调整为参保人员自助开通服务，依托国家医保服务平台APP为参保群众提供更加方便快捷的跨省异地就医结算服务，为全面开展自助开通服务积累经验。

二、试点范围和条件

各省份可根据本地异地就医备案管理现状、医疗资源分布、基金可支撑能力、信息化工作进展等情况以省份或城市为单位申报国家试点。试点地区应具备以下条件：

一是试点地区政府高度重视和支持跨省异地就医直接结算工作，医保管理部门具备较强的组织管理服务能力，能够按照要求推进试点工作。

二是试点地区医保信息系统建设水平较好，可以如期接入国家医保服务平台APP，能够按照国家统一标准完成系统改造，能够开通医保电子凭证。

三、试点内容

（一）调整跨省异地就医结算人员分类。

将跨省异地就医结算备案人员从异地安置退休人员、异地长期居住人员、常驻异地工作人员、异地转诊人员调整为跨省异地长期居住人员和跨省临时外出就医人员两类（以下简称两类人员）。

跨省异地长期居住人员（以下简称长期居住人员）包括异地安置退休人员、异地长期居住人员、常驻异地工作人员、外出务工农民、外来就业创业人员等长期在参保省以外工作、居住、生活的人员。

跨省临时外出就医人员（以下简称临时就医人员）主要是指异地转诊就医人员以及因工作、旅游等需急诊就医人员。

（二）提供自助开通服务。

两类人员跨省异地就医前，凭医保电子凭证、身份证或社保卡可通过医保经办服务窗口或者国家医保服务平台APP、国家异地就医备案小程序或者本地线上服务渠道，办理自助开通服务，参保地经办机构不再审核备案材料，同时加强事后监测和运行评估。办理自助开通服务后，两类人员在就医地所有跨省异地就医定点医疗机构住院就医可以直接结算。

长期居住人员异地就医地或参保关系发生变化时，需要重新办理自助开通服务。

临时就医人员办理自助开通服务并就医结算后，下次跨省异地就医结算前需要再次自助开通服务。

（三）开展跨省异地就医结算信息系统改造。

国家医保局负责完善国家医保服务平台APP和国家异地就医备案小程序功能，支持参保人员凭医保电子凭证、身份证办理自助开通服务，负责系统改造的指导和协调工作，出台跨省异地就医结算系统改造的标准和规范。

试点省份医保局负责组织试点城市按照全国统一的接口标准和规范，开展本地跨省异地就医结算系统改造工作，支持参保人员凭医保电子凭证、身份证、社保卡在医保服务窗口、本地线上服务渠道办理自助开通服务，实现自助开通服务参保人员信息在国家平台和地方医保系统的双向传输。

（四）加强人员培训，完善异地就医结算服务。

各试点地区要根据试点政策，加强人员培训，提高经办服务能力，及时响应解决试点过程中遇到的问题，加强问题协同，鼓励试点地区定点医疗机构完善异地就医结算服务，协助异地就医参保人员在入院前办理自助开通服务。

四、工作要求

各省份医保部门要高度重视，积极推动和参与自助开通服务试点工作，建立健全试点工作机制，指导试点地区做好基金运行分析和医保信息系统改造等准备工作。

有意愿开展试点的省级医保部门于 7 月 20 日前将书面申请和试点地区申请表报送国家医保局（基金监管司），我局将综合评定，确定试点地区，并开展后续工作。

附件：试点地区申请表（略）

国家医疗保障局办公室

2020 年 7 月 3 日

国家医疗保障局办公室
关于印发《医疗保障行政执法文书制作指引与文书样式》的通知

（医保办发〔2020〕35号）

各省、自治区、直辖市及新疆生产建设兵团医疗保障局：

为规范医疗保障行政执法行为，我局组织制定了《医疗保障行政执法文书制作指引与文书样式》，现印发给你们，供医保执法人员在行政执法中参照使用。

附件：医疗保障行政执法文书制作指引与文书样式（略）

国家医疗保障局办公室

2020年7月7日

国家医疗保障局办公室关于开展2020年度全国医疗保障系统行风建设专项评价工作的通知

（医保办发〔2020〕38号）

各省、自治区、直辖市及新疆生产建设兵团医疗保障局：

为持续推进医疗保障系统行风建设，根据《国家医疗保障局关于加强医疗保障系统行风建设的通知》（医保发〔2019〕50号）工作要求，2020年将继续推进全国医疗保障系统行风建设专项评价工作。现将有关事项通知如下：

一、工作目标

根据国家医疗保障局党组关于加强医疗保障系统行风建设的部署要求，紧紧围绕《2020年医疗保障工作要点》（医保发〔2020〕4号）贯彻落实，聚焦医疗保障民生领域"难点、堵点、痛点"问题，从新冠肺炎医药费用保障、医疗保障便民服务、参保群众满意度、行风建设工作机制健全完善、重点工作推进等多角度对全国医疗保障系统行风建设开展专项评价，收集、分析参保群众对医疗保障服务的意见和建议，及时发现行风建设中存在的短板和问题，建立完善行风建设工作体系和长效机制，推进窗口服务创先争优，形成全国医疗保障系统共同推进、共促行风建设的良好格局，切实转变作风，强化服务意识，提升服务能力和水平，打造群众满意的医疗保障服务。

二、评价方式

评价方式与评价指标原则上与2019年度保持延续衔接，并在此基础上进行调整优化。专项评价将采用"自评与他评相结合、现场测评与非现场测评相结合、内部测评与第三方测评相结合、明察与暗访相结合"的原则开展，共由综合评定、体验式评价、群众满意度测评等3部分评分内容组成，满分为100分。

综合评定（分值为50分），先由各省、自治区、直辖市及新疆生产建设兵团（以下简称省）医疗保障局根据《2020年度全国医疗保障系统行风建设专项评价表》（附件1）进行自评，并上报自评报告；国家医疗保障局加强行风建设工作领导小组办公室（以下简称行风办）组织领导小组成员单位根据日常掌握的各省工作情况进行非现场评定并打分。体验式评价（分值为40分）和群众满意度测评（分值为10分）由专项评价工作组采取"四不两直"方式进行实地测评；体验式评价通过专项评价工作组实地体验各地医疗保障服务进行打分，群众满意度测评通过专项评价工作组现场发放调查问卷由参保群众打分并换算得出此次测评分值。专项评价工作组由各省抽调的医保经办骨干和第三方机构人员组成。

三、评价时间和评价范围

行风建设专项评价工作集中在2020年11月至12月开展。行风建设专项评价范围覆盖全国31个省区市和兵团，其中体验式评价和群众满意度测评，每个省抽取2个地级市或同级别地区作为评价地区，每个地区抽取1—2个区县级经办服务窗口作为评价对象，如为直辖市，选择2个区县经办服务窗口作为评价对象。

四、评价内容

综合评定重点针对新冠肺炎医药费用保障、医保扶贫、筹资待遇等政策落实、打击欺诈骗保、异地就医结算、好差评制度落实、集中整治医疗保障领域损害群众利益问题的情况、经办政务服务清单落实、行风建设组织领导、行风建设自评等进行评价，评价指标共25项。

体验式评价重点针对医疗保障服务领域存在的办事流程不够简化规范、基本医疗保险关系转移接续和门诊慢特病病种待遇认定及医保费用手工报销手续繁琐且时间长、异地就医备案不够便捷、经办服务体验不够理想等“难点、堵点、痛点”问题，对照服务质量最优、所需材料最少、办理时限最短、办事流程最简“四最”改革目标，由专项评价工作组采取暗访方式在业务办理标准化、办理材料精简化、办理时限缩减化、办理手续便捷化等方面进行实地体验评价。

群众满意度测评，由专项评价工作组随机选取现场参保群众进行问卷调查，重点针对医疗保障部门提供的相关服务特别是基本医疗保险关系转移接续、异地就医备案、门诊慢特病病种待遇认定、医疗费用手工报销等问题进行满意度评价。

五、工作要求

（一）高度重视。开展医疗保障系统行风建设专项评价工作是持续推进医疗保障系统行风建设的一项重要举措，评价结果将以适当方式进行通报，各省务必高度重视，切实加强组织领导，结合工作实际，落实好行风建设各项工作部署要求。8 月 31 日前请将加盖本单位公章的行风建设领导小组组长和联络员名单及信息表（附件 2）PDF 版通过电子邮箱反馈国家医疗保障局行风办。

（二）做好自评。请对照《2020 年度全国医疗保障系统行风建设专项评价表》中综合评定部分内容，组织开展好行风建设自评工作，并形成自评报告。自评报告包含但不限于以下 4 方面内容：一是行风建设开展的总体情况及自评得分；二是行风建设过程中好的经验做法；三是行风建设过程中发现的问题及产生的原因；四是行风建设下一步的工作重点。10 月 31 日前请将加盖本单位公章的自评报告 PDF 版本通过电子邮箱报送国家医疗保障局行风办。

（三）协调配合。为加强行风建设专项评价工作力度，本次体验式评价和群众满意度测评采取各省交叉评价和第三方机构专业评价相结合，请各省从省医保经办机构抽调 1 名业务骨干担任评价工作组长，可根据工作需要带 1 名助手，统一协调做好评价工作。10 月 31 日前请将加盖本单位公章的专项评价工作人员回执（附件 3）PDF 版本通过电子邮箱反馈国家医疗保障局行风办。抽调人员集合时间、地点另行通知，相关差旅及食宿费用自理。

（四）及时沟通。评价工作中对评价人员、评价方式和评价事项如有疑问，或者需要报送行风建设工作宣传材料，请及时与国家医疗保障局行风办联系。

（五）减轻基层负担。评价工作中，专项评价工作组将采取不发通知、不打招呼、不听汇报、不用陪同接待的方式，直奔基层、直插现场进行实地测评。各省自评工作要注意改进方式方法，切实减轻基层负担，简化程序，不搞层层汇报，不印制文件汇编，不索要过多表格材料，要充分利用大数据等信息化手段让数据多“跑腿”，让干部群众少“跑路”。

特此通知。

附件：1. 2020 年度全国医疗保障系统行风建设专项评价表（略）
2. 省医疗保障局行风建设领导小组组长和联络员信息表（略）
3. 参加行风建设专项评价工作人员回执（略）

国家医疗保障局办公室
2020 年 8 月 10 日

国家医疗保障局办公室
关于做好原新农合跨省就医结算资金清算收尾工作的通知

（医保办发〔2020〕39 号）

各省、自治区、直辖市及新疆生产建设兵团医疗保障局：

按照《国家医保局 财政部关于切实做好 2020 年跨省异地就医医疗费用结算工作的通知》（医保发〔2020〕23 号）要求，原国家新农合异地就医结算平台将于 2020 年 10 月 1 日停止提供服务。为妥善做好原新农合跨省异地就医直接结算资金清算工作，确保 10 月底前，全部完成资金结算、清算工作，切实保障定点医疗机构足额回款，现就有关事项通知如下：

一、做好平台停止运行后的服务工作

目前，辽宁、吉林、安徽、海南、四川、西藏、甘肃、陕西等 8 省份已经停止省级原新农合平台运行，贵州省也将于 2020 年 9 月底前停止省级原新农合平台运行。对于省级原农合平台停止运行后转诊备案手续尚处于有效期内的，要将参保人员备案信息迁移到国家异地就医结算系统，参保地要主动与参保人联系，确保参保人员异地就医结算不因系统迁移受影响，在参保人出院结算后要尽快完成与定点医疗机构的结算，住院时间过长的可协调患者回参保地手工结算。

二、全面开展资金清算工作

（一）组织医疗机构按照时限要求提交回款申请。各省医保部门要按照《各省未发起回款原新农合跨省定点医院明细表》（附件 1），组织辖区内所有原新农合跨省定点医疗机构对 2020 年 6 月底前所有未规范提交回款申请的清算原资金发起回款申请。原新农合跨省定点医疗机构务必于 2020 年 8 月 25 日前，按照《城乡居民基本医疗保险（新型农村合作医疗）跨省就医联网结报服务框架协议》在原国家新农合异地就医结算平台完成 2020 年 6 月底前所有未结算原新农合跨省就医资金的回款申请，逾期不申请的资金将不再拨付。

（二）明确原始票据丢失等情况的解决办法。对于因原始票据丢失等原因导致的不能清算问题，国家医保局将组织开展新农合清算资金原始票据核查工作，将相关费用明细通过国家异地就医结算系统业务协同模块下发各相关省份，各省份根据原始票据丢失医疗费用明细表（见附件 2）开展核查确认工作，在相关医院复印丢失票据的发票存根联并加盖医院收费章，8 月 25 日前将核查确认情况和票据复印件反馈国家医保局基金监管司。对于核查属实的，按照原新农合跨省就医结算流程纳入统一清算。核查不属实的，不再拨付相关费用。

（三）组织开展集中清算工作。辽宁、吉林、安徽、海南、贵州、陕西、西藏、甘肃医保局要组织专业人员，根据定点医疗机构回款申请，全面梳理 2020 年 6 月底前所有未清算原新农合跨省就医结算资金，确保账目清晰，账账相付。有关省份要同步做好与中国人寿垫付资金的清算对账工作。国家原新农合异地就医结算平台将根据有关省份对账数据，生成省级应收应付明细总账，并下发有关省份进行确认，确认后生成省级收（付）款通知单。

为了便于开展集中清算并保障数据安全，此次集中清算将通过国家异地就医管理结算系统业务协同功能，于 2020 年 9 月 10 日前将各省份收（付）款通知单和应收应付明细总账下发各省份医保局，各省级医保部门要督促本辖区内统筹地区务必于 9 月底前根据收付款明细按照原渠道完成收付款，国家医保局将适时通报完成情况。

三、加强组织保障

各级医保部门要高度重视原新农合跨省就医结算资金清算工作，按照要求抽调专门人员做好原新农合跨省就医资金清算收尾工作，做到账目相符，按时完成资金清算，保证定点医院及时回款。同时做好衔接和解释工作，保障原新农合参保人员跨省就医结算不受影响，确保原新农合跨省异地就医结算工作圆满收尾。

附件：1. 原新农合跨省定点医院未发起回款明细表（略）

2. 原始票据丢失医疗费用明细表（略）

国家医疗保障局办公室

2020 年 8 月 10 日

国家医疗保障局办公室
关于印发医保药品中药饮片和医疗机构制剂统一编码规则和方法的通知

（医保办发〔2020〕42 号）

各省、自治区、直辖市及新疆生产建设兵团医疗保障局：

为加快推进统一的医保信息业务编码标准，形成全国“通用语言”，根据《国家医疗保障局关于印发医疗保障标准化工作指导意见的通知》（医保发〔2019〕39 号）有关要求，我局研究制定了医保药品中药饮片和医疗机构制剂统一编码规则和方法，现印发给你们，请认真贯彻落实，并通过国家医保局门户网站“医保业务编码标准动态维护”窗口，做好业务编码的信息维护工作。

附件：医保药品中药饮片和医疗机构制剂统一编码规则和方法

国家医疗保障局办公室

2020 年 9 月 17 日

附件：医保药品中药饮片和医疗机构制剂统一编码规则和方法

一、中药饮片编码

中药饮片编码分 4 个部分共 10 位，通过大写英文字母和阿拉伯数字按特定顺序排列表示。其中，第 1 部分是中药饮片识别码，第 2 部分是标准分类码，第 3 部分是功效分类码，第 4 部分是中药饮片名称码。中药饮片编码结构见图。

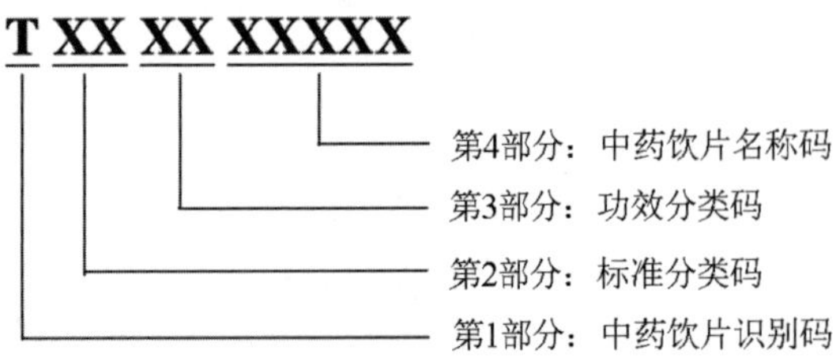

T XX XX XXXXX

第4部分：中药饮片名称码

第3部分：功效分类码

第2部分：标准分类码

第1部分：中药饮片识别码

中药饮片编码的结构

第 1 部分：中药饮片识别码，用 1 位大写英文字母“T”表示。

第 2 部分：标准分类码，用于区分国家标准和地方标准收录的中药饮片，用 2 位阿拉伯数字表示，用“00”表示药典标准、部（局）颁标准或进口药材标准等国家药材标准收录的中药饮片；用国家标准行政区划代码前两位表示地方标准收录的中药饮片，如“11”表示《北京市中药饮片标准》收录的中药饮片；“99”表示其他标准收录的品种。标准分类及代码见表 1。

表 1 标准分类及代码

标准分类	代码
《中华人民共和国药典》等国家标准	00
北京市标准	11
天津市标准	12
河北省标准	13
山西省标准	14
内蒙古自治区标准	15
辽宁省标准	21
吉林省标准	22
黑龙江省标准	23
上海市标准	31
江苏省标准	32
浙江省标准	33
安徽省标准	34
福建省标准	35
江西省标准	36
山东省标准	37
河南省标准	41
湖北省标准	42
湖南省标准	43
广东省标准	44
广西壮族自治区标准	45
海南省标准	46
重庆市标准	50
四川省标准	51
贵州省标准	52
云南省标准	53
西藏自治区标准	54
陕西省标准	61
甘肃省标准	62
青海省标准	63
宁夏回族自治区标准	64
新疆维吾尔自治区标准	65
台湾省标准	71
香港特别行政区标准	81
澳门特别行政区标准	82
其他标准	99

第 3 部分：功效分类码，根据中药功效大类划分，用 2 位阿拉伯数字表示。功效分类及代码见表 2。

表 2 功效大类及代码

功效大类	代码
解表药	01
清热药	02
泻下药	03
祛风湿药	04
芳香化湿药	05
利水渗湿药	06
温里药	07
理气药	08
消食药	09
驱虫药	10
止血药	11
活血化瘀药	12
化痰止咳平喘药	13
安神药	14
平肝息风药	15
开窍药	16
补益药	17
收涩药	18
涌吐药	19
杀虫止痒药	20
拔毒化腐生肌药	21
其他	99

第 4 部分：中药饮片名称码，对中药饮片名称依次进行编码，用 5 位阿拉伯数字表示。国家标准收录的品种按照中药饮片名称拼音先后顺序依次编码；地方标准或其他标准收录的品种，按线上维护时间顺序依次编码。中药饮片名称不一致但基原一致的，赋相同的名称码。

二、医疗机构制剂编码

医疗机构制剂编码分 4 个部分共 16 位，通过大写英文字母和阿拉伯数字按特定顺序排列表示。其中，第 1 部分是医疗机构制剂识别码，第 2 部分是行政区划代码，第 3 部分是定点医疗机构顺序码，第 4 部分是医疗机构制剂顺序码。医疗机构制剂编码结构见图。

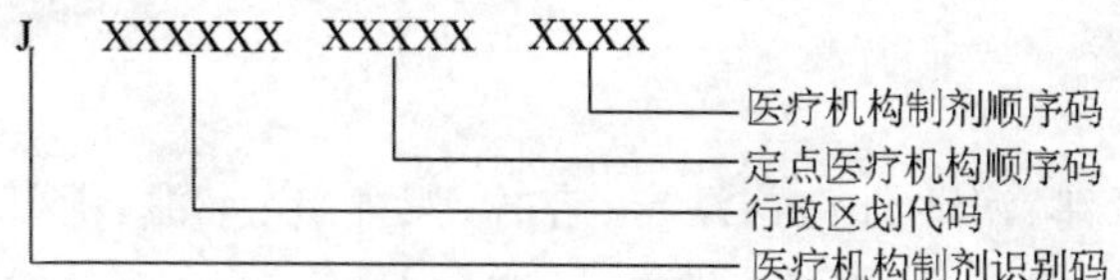

医疗机构制剂编码结构

第 1 部分：医疗机构制剂识别码，用 1 位大写英文字母“J”表示。

第 2 部分：行政区划代码，采用《中华人民共和国行政区划代码》(GB/T2260)，用 6 位阿拉伯数字表示。其中，前两位代码表示省级行政区（省、自治区、直辖市），中间两位代码表示市级行政区（市、地区、自治州、盟），后两位代码表示县级行政区（县、自治县、县级市、旗、自治旗、市辖区、林区、特区）。

第 3 部分：定点医疗机构顺序码，与医疗保障定点医疗机构编码中的顺序码一致，用 5 位阿拉伯数字表示。

第 4 部分：医疗机构制剂顺序码，对同一定点医疗机构的医疗机构制剂按线上维护时间顺序依次编码，用 4 位阿拉伯数字表示。

国家医疗保障局办公室
关于公布首批自助开通异地就医直接结算服务试点名单的通知

（医保办发〔2020〕44 号）

天津、河北、山西、辽宁、吉林、黑龙江、上海、浙江、江西、山东、湖北、湖南、重庆、四川、云南、西藏、陕西、青海、宁夏等省、自治区、直辖市医疗保障局：

根据《国家医疗保障局办公室关于开展自助开通异地就医直接结算服务试点工作的通知》（医保办发〔2020〕34 号）要求，经各地申报和我局审核，决定将天津、河北等 6 个省份以及山西省省本级等 13 个省份 28 个统筹地区确定为自助开通异地就医直接结算服务试点。请各试点地区按照相关工作要求和“免证明材料、免经办审核、即时开通、即时享受”的原则，推行告知承诺制，并结合本地实际，制定跨省异地长期居住人员和跨省临时外出就医人员自助备案政策和直接结算待遇水平。省级医保部门要加强对试点工作的组织领导，建立健全工作机制，按时完成医保信息系统改造。试点期间要做好基金运行监测和评估，确保试点工作取得实效。

请按模板要求起草试点工作方案，并于 10 月 20 日前报国家医保局备案。国家医保局将适时开展试点工作评估。

附件：1. 首批自助开通异地就医直接结算服务试点名单

2. 关于××省（区、市）自助开通异地就医直接结算服务试点工作方案的报告模板

国家医疗保障局办公室

2020 年 9 月 25 日

附件 1：首批自助开通异地就医直接结算服务试点名单

1. 天津市
2. 河北省
3. 山西省省本级
4. 辽宁省省本级、沈阳市
5. 吉林省
6. 黑龙江省省本级、哈尔滨市、鹤岗市
7. 上海市
8. 浙江省本级
9. 江西省赣州市
10. 山东省省本级、济南市、青岛市、临沂市、日照市、滨州市、枣庄市、聊城市
11. 湖北省宜昌市
12. 湖南省湘潭市
13. 重庆市
14. 四川省省本级、成都市、乐山市、泸州市、阿坝州
15. 云南省
16. 西藏自治区拉萨市、林芝市
17. 陕西省省本级
18. 青海省省本级
19. 宁夏回族自治区固原市

附件 2：关于××省（区、市）自助开通异地就医直接结算服务试点工作方案的报告模板

国家医疗保障局办公室：

根据《国家医疗保障局办公室关于开展自助开通异地就医直接结算服务试点工作的通知》（医保办发〔2020〕34 号）要求，按照“免证明材料、免经办审核、即时开通、即时享受”的原则，推行告知承诺制，我局制定了自助开通异地直接结算试点工作方案，现将有关情况报告如下：

一、调整跨省异地就医结算人员分类的情况

二、两类人员的备案政策

(一)跨省异地长期居住人员

说明告知承诺的具体内容及相关待遇政策。

(二)跨省临时外出就医人员

分类说明有无转诊证明的备案政策及相关待遇政策。(确需转诊证明要实现院端办,参保人只承诺已办理转诊,经办机构与医院通过接口传输和监管)

(三)未备案人员的相关政策

三、试点进度安排(包括政策发布、信息系统改造计划和试运行的计划安排)

抄送:北京、内蒙古、江苏、安徽、福建、河南、广东、广西、海南、贵州、甘肃、新疆等省、自治区、直辖市及新疆生产建设兵团医疗保障局

国家医疗保障局办公室

2020 年 9 月 27 日

国家医疗保障局办公室
关于印发区域点数法总额预算和按病种分值付费试点工作方案的通知

（医保办发〔2020〕45 号）

各省、自治区、直辖市及新疆生产建设兵团医疗保障局：

为落实《中共中央 国务院关于深化医疗保障制度改革的意见》，持续推进医保支付方式改革，提高医疗服务透明度，提升医保基金使用效率，我局制定了《区域点数法总额预算和按病种分值付费试点工作方案的通知》（以下简称《试点工作方案》）。现将《试点工作方案》印发给你们，请按照要求组织试点城市申报材料，于 10 月 20 日之前报送我局医药管理司。

附件：区域点数法总额预算和按病种分值付费试点工作方案

国家医疗保障局办公室

2020 年 10 月 14 日

附件：区域点数法总额预算和按病种分值付费试点工作方案

为落实《中共中央 国务院关于深化医疗保障制度改革的意见》，持续推进医保支付方式改革，提高医疗服务透明度，提升医保基金使用效率，制定本方案。

一、总体要求

（一）指导思想

以习近平新时代中国特色社会主义思想为指导，全面贯彻落实党的十九大和十九届二中、三中、四中全会精神，以人民健康为中心，发挥医保基金战略性购买作用，更好地依托定点医疗机构为参保人提供医疗服务，提高医保基金使用绩效，提升医保精细化管理服务水平。

（二）基本原则

坚持以人民为中心，把点数法和区域总额预算结合，促进医疗资源有效利用，着力保障参保人员基本医疗需求。坚持透明高效，以客观数据为支撑，充分反映医疗服务产出，调动医务人员积极性。坚持尊重医疗规律，实行多元复合支付方式，实现住院医疗费用全覆盖。坚持动态维护，多方沟通协商，完善病种组合目录、病种分值等动态维护机制。

（三）试点目标

用 1—2 年的时间，将统筹地区医保总额预算与点数法相结合，实现住院以按病种分值付费为主的多元复合支付方式。建立起现代化的数据治理机制，形成数据采集、存储、使用的规范和标准。逐步建立以病种为基本单元，以结果为导向的医疗服务付费体系，完善医保与医疗机构的沟通谈判机制。加强基于病种的量化评估，使医疗行为可量化、可比较。形成可借鉴、可复制、可推广的经验，为下一步在更大范围推广打好基础。

二、试点范围和要求

以地级市统筹区为单位。试点城市应符合以下条件：当地政府高度重视和支持试点工作，有较强的参与基于大数据的病种分值付费方式改革意愿或已开展病种分值付费工作；试点工作对辖区内医疗机构全覆盖；医保部门有能力承担国家试点任务，牵头制定本地配套政策，并统筹推进试点；试点城市已做实基本医疗保险市级统筹，近年来收支基本平衡；医保经办管理机构具备较强的组织能力和管理服务能力，具备使用疾病诊断和手术操作、药品、医用耗材、医疗服务项目、医保结算清单等全国统一的医保信息业务编码的基础条件。

三、组织管理

国家医保局负责制定试点工作方案，提出试点城市选择和监测评估标准，完善协商谈判机制并指导各地开展试点工作。

省级医保部门负责试点城市的遴选、认定、培训、指导及考核等工作。

首都医科大学国家医疗保障研究院受国家医保局委托，组织专家成立技术指导组，协助我局制定按病种分值付费技术规范、分组方案和管理办法，为各地医保部门开展试点工作提供技术支持。

四、试点内容

（一）实行区域总额预算管理

统筹地区要按照以收定支、收支平衡、略有结余的原则，并综合考虑各类支出风险的情况下，统筹考虑物价水平、参保人医疗消费行为、总额增长率等因素，建立健全医保经办机构与定点医药机构的协商谈判机制，合理确定医保总额预算指标。不再细化明确各医疗机构的总额控制指标，而是把项目、病种、床日等付费单元转换为一定点数，年底根据各医疗机构所提供服务的总点数以及地区医保基金支出预算指标，得出每个点的实际价值，按照各医疗机构实际点数付费。

（二）实现住院病例全覆盖

国家层面统一确定病种分值目录库、核心与综合病种的划分标准等。试点城市根据本地数据，按照统一病种组合规则，形成各自城市的病种分值目录核心病种与综合病种库。试点城市按照本地区前3年数据进行全样本数据病例平均医疗费用测算，确定核心病种的分值。对于综合病种、异常高值的病例，可通过病例单议、专家评审等方式确定病种分值。对于异常低值的病例，按实际费用确定病种分值。确定精神类、康复类及安宁疗护等住院时间较长的病例使用床日付费。

（三）制定配套的结算方式

根据按病种分值付费的特点，完善相应的医保经办规程和协议管理流程。医保经办机构按照本年度基金预算支出的总量，预拨一定周期资金（原则上为一个月），并在周期内按点数法结算。试点城市开展病种费用测算，分类汇总病种及费用数据，根据各病种平均费用等因素计算分值。试行分值浮动机制，引入医疗机构等级系数，区分不同级别医疗机构分值，并动态调整。对适合基层医疗机构诊治且基层具备诊治能力的病种，制定的病种分值标准在不同等级医疗机构应保持一致。年底对医疗机构开展绩效考核，按照协议约定将绩效考核与年终清算挂钩。

（四）打造数据中心

在具备使用全国统一的相关医保信息业务编码的基础上，开展医保结算清单、医保费用明细表等的质量控制工作。加强数据治理能力建设，制定数据填写、采集、传输、储存、使用等有关管理办法。开展医保信息系统数据库动态维护、编码映射和有关接口改造等工作，为医保支付方式改革和医保管理精细化打下基础。

（五）加强配套监管措施

针对病种分值付费医疗服务的特点，充分发挥大数据的作用，制定有关监管指标，实行基于大数据的监管。加强基于病种的量化评估，促进地区医疗服务透明化，避免高套编码、冲点数等行为。加强重点病种监测，确保医疗质量。

（六）完善协议管理

由试点地区规范本地的协议文本，完善按病种分值付费相关内容，对总额预算、数据报送、分组、结算等予以具体规定，强化医疗行为、服务效率等内容。明确医疗机构、经办机构等权责关系，落实有关标准、制度。

（七）加强专业技术能力建设

成立包括医保经办机构、医疗机构以及大学、科研机构人员等组建的专家队伍。形成以保证质量、控制成本、规范诊疗、提高医务人员积极性为核心的按病种分值付费和绩效管理体系。探索将门诊按人头、按项目，紧密型医共体总额付费转化为点数，并与住院服务点数形成可比关系，实现全区域点数法总额预算。

五、实施步骤

（一）报名阶段

2020年10月中旬前，各省（区、市）医保局参照试点城市的条件，选择符合条件的城市，并形成申请报告报送到国家医保局。

（二）准备阶段

2020年10月底前，国家医保局评估并确定试点城市名单。初步完成国家病种组合目录框架及相关基础标准。

2020年10—11月，各试点城市报送历史数据，由国家医保局统一组织使用试点城市数据形成本地化的病种分组。开展国家试点技术规范培训，指导试点城市掌握病种组合、分值付费的基本原理和方法，完善病种分值付费国家试点的配套文件。结合全国医保信息平台建设，按照最新技术标准规范和统一医保信息业务编码标准，由各试点城市完善与试点医疗机构的信息接口改造，实时采集所需数据。

（三）付费阶段

2020年12月，各试点城市使用实时数据和本地化的分组方案实行预分组，做好付费技术准备工作。

自2021年3月起，根据试点地区技术准备和配套政策制订情况，具备条件的地区备案后可以先行启动实际付费；2021年年底前，全部试点地区进入实际付费阶段。

六、试点保障机制

（一）组织领导机制

各试点城市医保部门主要负责同志要牵头成立试点领导机构，指定专人负责试点工作，组织技术专家队伍，全面落实试点任务和要求。各试点城市要充分调动医疗机构的积极性，建立与医疗机构的沟通协商机制，确保试点顺利进行。

（二）定期报告机制

由试点地区医保部门定期总结工作进展及成效，形成阶段性报告，按规定时间上报国家医保局（另行通知），包括地方病种组合目录动态维护和分值付费标准测算等基础准备工作进展，以及具体的组织实施情况、开展效果等。

（三）监测评估机制

由国家医保局组织专家开展跟踪评价，对试点地区按病种分值付费工作进展、医保基金运行情况进行监测，对医保精细化管理能力和服务水平提升、医疗机构运行机制转变、参保人受益等付费实施效果进行阶段评估。

（四）学习交流机制

加强试点地区间交流学习，及时总结试点经验做法，形成典型案例，将先进地区主要做法、阶段性成果、配套政策规定等进行宣传推广，带动试点进展。

（五）宣传引导机制

积极做好组织宣传，确保试点城市的医疗机构、行政部门、参保群众充分了解和理解支付方式改革在提高医疗资源的使用效率、改善医疗服务可及性、提高医务人员积极性方面的重要作用，为试点工作营造良好舆论氛围。

国家医疗保障局办公室

2020年10月15日

国家医疗保障局办公室
关于开展国家组织药品集中采购工作专项宣传活动的通知

（医保办发〔2020〕46 号）

各省、自治区、直辖市及新疆生产建设兵团医疗保障局：

根据有关要求，结合国家组织药品和高值医用耗材集中招采工作实际，国家医保局计划开展国家组织药品集中采购专项宣传活动。现就有关工作事项通知如下：

一、工作思路

坚持“整体谋划、分步实施，协同配合、有序推进”，立足医保宣传领域前沿阵地，紧扣集采工作节奏和关键时间节点，多形式、多渠道、多层次、多批次开展专项宣传活动，在全社会范围内切实营造起良好的舆论氛围，为后续集采工作顺利开展创造条件。

（一）强化问题导向。把解决问题和力求实效作为工作宗旨贯穿活动始终，改变当前集采宣传工作着重于药品和耗材价格降幅，对于药品疗效及降价带来药品和耗材可及性提升宣传不多，以及主要分析整个患者群体的收益，缺乏具体使用案例，受众代入感不强和获得感不强等问题，同时针对部分媒体就中选药品价格过低无法保证药品疗效的报道进行有力回应。

（二）推动当事方主动发声。各地医保部门要因地因时加强谋划，积极引导地方新闻媒体采访医疗机构、医生和患者，由当事方谈自身感受，针对集中招采药品和高值医用耗材的质量疗效、可及性等开展宣传。要引导和推动中选企业主动发声，发挥企业主体作用，积极参与宣传其产品的质量疗效，提升集采工作形象。

（三）扩大企业和产品覆盖范围。各地医保部门在开展集采宣传中要覆盖所有集采中选产品和企业。可着重宣传集采价格降幅明显、绝对价格较低、可及性提升显著、疗效易于描述以及治疗重点疾病的药品及耗材等。

（四）营造良好氛围。各地医保部门要持续宣传、精准发力、规避风险，推动形成对集中招采药品及耗材质量疗效的正面舆论氛围，充分展现集采工作对促进药物可及性的积极影响，有力回应不实报道，坚定广大群众信心，保障后续集采工作顺利开展。

二、重点工作

（一）把握集采工作关键时间节点，积极主动开展宣传。2020 年 10 月，《国家组织冠脉支架集中带量采购文件》发布，高值医用耗材集中带量采购工作正式启动；2020 年 11 月，第三批国家组织药品集中采购中选结果将落地实施，国家组织冠脉支架集中带量采购将开标；2021 年 1 月，国家组织冠脉支架集中带量采购中选结果将落地实施；2021 年一季度，第四批国家组织药品集中采购将启动。从 2020 年 10 月份开始，各地医保部门要通盘考虑上述关键时间节点，制定总体宣传方案，联系当地主流媒体并推荐医疗机构、医生和用药患者，选用各地丰富的实际案例，采用现场采访、政策发布、专家访谈、发布文章等多种方式，开展针对本地集采中选药品耗材的质量疗效和可及性的专项宣传，覆盖本地所有集采产品。工作节奏上，要统筹结合好国家组织药品、医用耗材集采总体工作安排，突出时效性，全周期、多批次地开展好宣传活动。

（二）协助做好中央媒体集中宣传全国行活动。在各地广泛开展宣传的基础上，国家医保局将选择工作开展较好的地方，分别于 2020 年 12 月和 2021 年 6 月，组织中央媒体及有影响力的行业媒体到各地现场采访并进行集中宣传报道，届时各地医保部门要全力做好协助工作。

（三）积极引导中选企业主动开展宣传。各地医保部门要采用有效形式，动员集采中选药品和耗材的生产企业积极做好中标产品质量疗效和可及性的宣传。特别是在发现涉及中选产品质量疗效的虚假不实报道后，要迅速指导有关企业第一时间响应，用客观数据和疗效对虚假报道进行驳斥，以正视听。

三、保障措施

（一）加强组织领导。各地医保部门要高度重视、精心谋划，组织开展好本省（区、市）专项宣传。2020 年 11 月底前，向国家医保局办公室报告本地的总体宣传方案及近期宣传进展。此后至 2021 年 7 月底，每两个月向国家医保局办公室报告专项宣传活动阶段性进展情况，并提供报道链接。遇到重要情况及时向国家医保局报告，并第一时间通告有关企业，组织进行应对。

（二）做好协调配合。各地医保部门作为开展本地专项宣传工作的牵头部门，要立足地方工作实际，切实发挥好中枢作用，全力做好各级媒体与本地医疗机构、医生、患者、企业等不同群体的沟通协调工作，凝聚共识、形成合力，确保集采宣传工作贴近当地民生，符合群众接受习惯。

（三）争取外部支持。中宣部已于近期下发通知，要求各省（区、市）党委宣传部会同当地医保部门围绕集采工作认真组织媒体做好宣传报道。各地医保部门要沟通衔接本地党委宣传部落实中宣部的要求，积极争取支持，不遗余力做好本地集采宣传工作。

特此通知。

国家医疗保障局办公室

2020 年 10 月 19 日

国家医疗保障局办公室
关于印发区域点数法总额预算和按病种分值付费
试点城市名单的通知

（医保办发〔2020〕49 号）

各省、自治区、直辖市及新疆生产建设兵团医疗保障局：

按照《区域点数法总额预算和按病种分值付费试点工作方案》（医保办发〔2020〕45 号）要求，根据各省（区、市）医疗保障局自愿申报的情况，确定了区域点数法总额预算和按病种分值付费试点城市名单，现予印发。相关省级医保局要加强指导，督促试点城市医保局加强组织领导，明确责任分工，全面落实试点任务和要求，确保取得实效。

附件：区域点数法总额预算和按病种分值付费试点城市名单

国家医疗保障局办公室
2020 年 11 月 3 日

附件：区域点数法总额预算和按病种分值付费试点城市名单

省（区、市）	试点城市
天津市	天津市
河北省	邢台市 唐山市 廊坊市 保定市
山西省	阳泉市
内蒙古自治区	呼伦贝尔市 赤峰市 鄂尔多斯市
辽宁省	抚顺市 营口市
吉林省	辽源市
黑龙江省	佳木斯市 伊春市 鹤岗市
上海市	上海市
江苏省	淮安市 镇江市 宿迁市
安徽省	宿州市 淮南市 芜湖市 阜阳市 宣城市 黄山市
福建省	厦门市 宁德市 莆田市 龙岩市
江西省	赣州市 宜春市 鹰潭市
山东省	东营市 淄博市 潍坊市 德州市 济宁市 泰安市 滨州市
河南省	焦作市 商丘市
湖北省	宜昌市 荆州市
湖南省	常德市 益阳市 邵阳市
广东省	广州市 深圳市 珠海市 汕头市 河源市
海南省	三亚市
四川省	泸州市 德阳市 南充市
贵州省	遵义市 毕节市 黔南自治州
云南省	文山州 昭通市
西藏自治区	拉萨市 日喀则市
陕西省	韩城市
甘肃省	定西市 武威市 陇南市
青海省	海东市
宁夏回族自治区	固原市 石嘴山市
新疆维吾尔自治区	阿克苏地区 哈密市

国家医疗保障局办公室
关于印发国家医疗保障按病种分值付费(DIP)技术规范
和 DIP 病种目录库(1.0 版)的通知

（医保办发〔2020〕50 号）

有关省、自治区、直辖市及新疆生产建设兵团医疗保障局：

为持续推进医保支付方式改革，提升医保治理现代化水平，加强对区域点数法总额预算管理和按病种分值付费试点工作的技术指导，现将我局制定的《国家医疗保障按病种分值付费（DIP）技术规范》（以下简称《技术规范》）和 DIP 病种目录库（1.0 版）（以下简称《病种库》）印发给你们。有关事项通知如下：

一、高度重视，统筹部署安排

各试点城市和所在省级医保部门，要按照《区域点数法总额预算和按病种分值付费试点工作方案》（医保办发〔2020〕45 号，以下简称《试点方案》）的要求，成立试点领导机构，指定专人负责，组织技术专家队伍，全面落实试点任务。要加强《技术规范》和《病种库》相关业务培训，确保试点城市医保经办机构、医疗机构以及相关专家充分理解掌握，并实际运用到试点工作中。完善以保证质量、控制成本、规范诊疗、提高医务人员积极性为核心的按病种分值付费和绩效管理体系。

二、加强监管，完善配套政策

各试点城市要围绕《技术规范》，制定本地的总额预算管理办法，确定核心病种的点数以及其他有关住院病例的点数换算办法。根据按病种分值付费的特点，完善相应的医保经办规程和协议管理流程。加强适应病种分值付费特点的监管体系研究，针对病种分值付费医疗服务的特点，充分发挥大数据的作用，制定有关监管指标，实行基于大数据的监管，对可能出现的高套分组、冲点数等行为制定针对性措施。

三、结合实际，制定本地病种目录库

《病种库》将主目录区分为核心病种近 11553 组，综合病种 2499 组，各试点城市的病种目录库的分组规则与《病种库》保持一致。国家医保局统一组织使用试点城市报送的历史数据形成各试点城市的病种目录库。各试点城市在试点过程中按照统一的分组规则不断完善本地的病种目录库。

四、统一标准，做好历史数据报送工作

各试点医疗机构医保管理部门要协调病案、信息、财务等部门，做好有关数据来源的质量控制，确保医疗保障基金结算清单各指标项真实、准确、可追溯。要建立医疗保障基金结算清单和医疗服务明细信息表（KC22 表）的唯一标识变量，并做好关联工作，确保同一患者信息的完整性（具体报送办法另行通知）。请各试点城市明确 1 名联络员，协助完成有关数据报送工作。

附件：1. 国家医疗保障按病种分值付费（DIP）技术规范（略）
2. DIP 病种目录库（1.0 版）（略）

国家医疗保障局办公室
2020 年 11 月 9 日

国家医疗保障局办公室
关于贯彻执行15项医疗保障信息业务编码标准的通知

（医保办发〔2020〕51号）

各省、自治区、直辖市及新疆生产建设兵团医疗保障局：

为进一步落实国家标准化战略，推动医疗保障信息化标准化融合发展，根据《中共中央 国务院关于深化医疗保障制度改革的意见》及《国家医疗保障局关于印发医疗保障标准化工作指导意见的通知》（医保发〔2019〕39号）等文件要求，现就做好医保疾病诊断和手术操作、医疗服务项目、药品和医用耗材等15项医疗保障信息业务编码标准贯彻执行工作通知如下：

一、提高政治站位，充分认识贯彻执行医疗保障信息业务编码标准的重要性

高起点推进医疗保障标准化建设是落实国家标准化战略的重要内容，是推进深化医疗保障制度改革的重大任务，也是实现医保治理现代化的基础性工程。加快贯彻执行15项医疗保障信息业务编码标准，实现全国医疗保障信息业务一码通，是当前医保工作的一项紧迫任务。各省级医疗保障部门要提高政治站位，强化使命担当，坚持目标导向，推动工作平稳实施，更好地发挥编码标准在异地就医、待遇保障、医药服务管理、医药价格和招标采购、基金监管和公共服务等方面的支撑作用，提升医疗保障治理能力和公共服务质量，不断提升人民群众获得感。

二、明确工作任务，有序推进信息业务编码标准贯彻执行

贯彻执行信息业务编码标准工作是一项系统工程，要坚持总体部署，分类施策，有序开展，稳妥推进。一是做好本地区医保药品、医用耗材、医疗服务项目、门诊慢特病病种、按病种结算病种和日间手术病种等6项信息业务编码与国家编码标准数据库的映射校验工作，确保项项有码；组织所辖地市做好与省级映射数据库的编码对应和确认工作；按照职责权限做好省地两级相关医保待遇政策标识，组织统筹地区医保经办机构与定点医药机构完成本地区编码匹配工作。二是将医保疾病诊断和手术操作、医保系统单位、医保系统工作人员、定点医疗机构、医保医师、医保护士、定点零售药店、医保药师等8项信息业务编码全量完整维护，及时入库，动态调整，国家赋码后同步更新，实现编码标准“纵向全贯通、横向全覆盖”。三是搭建医疗保障基金结算清单应用环境，确保DRG、DIP等医保支付方式改革试点地区率先应用。四是要做好数据治理和质量控制工作，为加快建立全国统一、高效、兼容、便捷、安全的医疗保障信息系统提供基础支撑。

三、加强组织保障，有效构建编码标准贯彻执行工作机制

医疗保障信息业务编码标准贯彻执行工作量大、时间紧、任务重、要求高，各省级医疗保障部门要把编码标准贯彻执行工作列入重要议事日程，确保在2021年3月底前全面完成。一是加强组织领导，从医保卫生相关行政部门、医保经办机构、定点医药机构等抽调专业扎实、能挑大梁的复合型人才组成的工作专班，明确责任到人。二是制定工作方案，结合实际细化分解目标任务，压实责任单位，倒排工作时间，实行挂图作战。三是健全工作机制，上下联动，部门协同，形成工作合力，统筹推进编码标准贯彻执行工作。四是强化督导调度，全面掌握辖区内工作开展情况，及时研究解决推进过程中发现的新情况新问题，如遇重大问题，要及时向国家医保局报告。五是严格评估验收，省级部门组织对所辖地区编码标准贯彻落实情况进行初评，初评合格后提请国家医保局进行验收，做到成熟一家，验

收一家，上线一家，确保编码过渡平稳，上线后应用顺畅，群众看病结算不影响，待遇享受无差错。

四、广泛宣传培训，积极营造共建共享共用良好生态环境

各级医疗保障部门、定点医药机构和相关药械企业既是标准的参与者和维护者，也是标准的贯彻者和使用者。省级医疗保障部门要加强编码标准培训工作，充分调动所辖统筹区医疗保障部门、定点医药机构和相关药械企业的积极性和主动性，尽快使相关单位的人员深入学习编码规则和方法，准确掌握标准内容和应用要求。加强编码标准宣传工作，全方位、多角度宣传解读编码标准实施成果，提升编码标准的影响力和公信力，营造编码标准共建共享共用的良好生态环境。

各省级医疗保障部门要严格按照通知要求抓好工作落实，在 12 月 15 日前将联络员名单及具体实施方案报国家医保局备案。自 2021 年 1 月起，每月 25 日前报送工作进展，国家医保局将建立编码标准贯彻执行工作情况通报制度，定期通报各地工作进展情况。

特此通知。

国家医疗保障局办公室

2020 年 11 月 20 日

国家医疗保障局办公室
关于建立区域点数法总额预算和按病种分值付费(DIP)专家库的通知

（医保办发〔2020〕54号）

有关省、自治区、直辖市及新疆生产建设兵团医疗保障局：

按照区域点数法总额预算和按病种分值付费（DIP）试点工作安排，经自愿申报和按程序遴选，现建立区域点数法总额预算和按病种分值付费（DIP）专家库（2021年度）。下一步将按照有关工作机制组织专家对试点城市开展培训、技术指导、监测评估等工作。

附件：区域点数法总额预算和按病种分值付费（DIP）专家库名单（2021年度）（略）

国家医疗保障局办公室

2020年12月7日

国家医疗保障局办公室
关于印发 2021 年度疾病诊断相关分组(DRG)付费国家试点专家组固定联系分组名单的通知

（医保办发〔2020〕55 号）

有关省、自治区、直辖市及新疆生产建设兵团医疗保障局：

按照“顶层设计、模拟运行、实际付费”的工作安排，为加强对模拟运行和实际付费工作的指导，推动按疾病诊断相关分组（DRG）付费国家试点工作，我局对 DRG 付费国家试点工作专家组进行了更新，并确定了专家组固定联系分组名单。现将有关事项通知如下：

一、各省级医保局要充分认识做好 DRG 付费国家试点工作的重要性和必要性，进一步强化组织保障，加强政策研究，制定切实可行的实施办法，全力以赴确保试点工作顺利推进。

二、各试点城市要主动作为，加强与固定联系分组专家的沟通联系，切实做好有关培训、管理、监测、评估等工作。

三、DRG 付费国家试点工作专家组根据固定联系分组安排，采取统一组织调研和不定期指导等方式，加强对试点城市的指导，梳理分析试点过程中存在的困难和问题，及时总结好的经验、做法，推动试点工作持续健康发展。

四、各级医保部门要严格按照《DRG 付费国家试点专家组工作机制》要求，提高大局意识，加强组织管理，为试点工作平稳有序推进营造良好工作氛围。

附件：2021 年度 DRG 付费国家试点专家组固定联系分组名单（略）

国家医疗保障局办公室

2020 年 12 月 7 日

国家医疗保障局办公室
关于印发《贯彻执行15项医疗保障信息业务编码标准实施方案》的通知

（医保办发〔2020〕57号）

各省、自治区、直辖市及新疆生产建设兵团医疗保障局：

为加快推进执行统一的医疗保障信息业务编码标准，形成全国“通用语言”，根据《国家医疗保障局关于印发医疗保障标准化工作指导意见的通知》（医保发〔2019〕39号）、《关于贯彻执行15项医疗保障信息业务编码标准的通知》（医保办发〔2020〕51号）等文件有关要求，制定《贯彻执行15项医疗保障信息业务编码标准实施方案》，现印发给你们，请认真贯彻落实。

请各省级医保部门制定具体实施方案并指定1名联络员，于2020年12月31日前将联络员回执及具体实施方案反馈国家医保局规划财务和法规司。

附件：1. 医疗保障信息业务编码贯彻执行联络员回执（略）

2. 贯彻执行15项医疗保障信息业务编码标准实施方案

国家医疗保障局办公室

2020年12月15日

附件2：贯彻执行15项医疗保障信息业务编码标准实施方案

为加快推进统一的医疗保障信息业务编码标准贯彻执行（以下简称“贯标”），形成全国“通用语言”，根据《国家医疗保障局关于印发医疗保障标准化工作指导意见的通知》（医保发〔2019〕39号）、《关于贯彻执行15项医疗保障信息业务编码标准的通知》（医保办发〔2020〕51号）等文件有关要求，制定本方案。

一、指导思想

以习近平新时代中国特色社会主义思想为指导，深入贯彻党的十九大精神，牢固树立以人民为中心的发展思想，根据《中共中央 国务院关于深化医疗保障制度改革的意见》要求，高起点推进标准化和信息化建设，建设全国统一的医疗保障标准化体系，实现医保业务信息编码全国互认、信息互联互通、数据共建共享，服务医疗保障制度改革和各项业务工作，为推进全国统一医保信息化建设和提升医保治理体系及治理能力现代化提供数据标准支撑。

二、工作目标

建立健全顶层设计、标准统一、布局前置、质控评估、持续优化的工作机制，到2021年3月底前，在全国范围内全面完成医保疾病诊断和手术操作、医疗服务项目、药品和医用耗材等15项信息业务编码的贯标落地工作，实现编码标准“纵向全贯通、横向全覆盖”，为全国统一的医疗保障信息系统上线奠定坚实基础。

三、工作要求

（一）压实责任，形成推进合力。按照省级牵头负责、逐级贯彻落实的要求，建立健全上下联动、分工合理、职责清晰的贯标工作机制，明确任务、压实责任，加强沟通协调，合力抓好贯标工作的落实。

（二）夯实基础，提高工作效率。加大基础投入力度，充分调配整合资源，落实人员、技术保障等条件，创新工作方式方法，形成贯标的有效路径和成熟模式。

（三）统筹推进，促进两化融合。坚持目标导向、结果导向，加强内部协同配合，综合统筹推进，实现医保标准化与信息化工作同步发力、有效融合。

（四）注重质量，确保平稳过渡。筑牢责任意识，建立质控机制，强化安全措施，实现全周期全流程管控，确保医保业务工作平稳过渡，群众就医不受影响。

四、主要工作内容

（一）15 项医疗保障信息业务编码标准贯标。

15 项医疗保障信息业务编码按照以下四个类别分类贯标测试，在贯标测试过程中，各省级医保部门应建立质控机制，做好数据治理。具体流程参见《15 项医疗保障信息业务编码贯标参考流程》。

1. 关于医保疾病诊断和手术操作，结合本地情况，可直接下载使用。

2. 关于医保药品、医保医用耗材、医疗服务项目、医保门诊慢特病病种、医保按病种结算病种、医保日间手术病种 6 项编码，各省要做好数据准备，按照“省对国家”、“市对省”、“两定对医保”的步骤，实现映射三步走，做到项项有码，条条有数，对应准确，编码全匹配，并根据职责权限做好各项编码的政策标识。完成全覆盖映射标识后，在现有系统中进行测试运行，确保对码准确完整。

3. 关于医保系统单位、医保系统工作人员、定点医疗机构、医保医师、医保护士、定点零售药店、医保药师 7 项编码，要做到全量维护，及时入库，同步更新，落地应用。

4. 关于医疗保障基金结算清单，在前 14 项医保信息业务编码标准完成贯标基础上，通过定点医疗机构信息系统提取数据生成医疗保障基金结算清单，并保证数据真实、准确、完整。

（二）质控审核。

各省组织地方医保经办机构、定点医药机构进行贯标测试，对各类保障对象的各种报销情况进行测试评估，并对照《质控审核自评表》进行审核自评，确保医保新老数据无缝对接，安全完整迁移，医保定点医药单位结算前端无感应用，群众看病结算不影响，待遇享受无差错。

1. 规范性治理。对本省内目前实际使用的医保药品、医疗服务项目、医用耗材等目录编码数据的规范性进行治理，清理作废数据，合并重复数据，及时维护更新数据等。

2. 合规性治理。对未经批准的医疗服务项目目录数据，未经药品监督管理部门批准上市的药品、耗材等不合规数据，各省要进行合规性治理，主动清理违规数据，清理过程中出现问题，应及时与上级医保部门贯标工作组沟通，研究确定解决方案。

3. 时效性治理。信息业务编码数据应确保时效性。医保政策相关的现行数据均应进行映射对码，新发布政策涉及的数据，应及时在动态维护平台上维护赋码。

4. 准确性治理。信息业务编码数据的映射应确保准确性。本地目录编码与国家编码库映射时需口径一致、内涵一致，保证编码映射后医保支付政策待遇一致。

5. 完整性治理。各省要逐项映射本地信息业务编码数据，确保编码映射无死角，医保信息业务编码在各项业务应用环节全覆盖。

（三）评估验收。

各省医保部门对辖区内贯标工作进行初验，合格后向国家医保局提出申请，由国家医保局组织专家对贯标工作进行验收。验收通过的统筹地区方可使用全国统一的医疗保障信息系统。

（四）运维管理。

各地要重视贯标工作的运维管理，因地制宜研究制定运维管理方案，建立常态化动态维护机制，及时跟进应用，实现贯标工作持续优化。具体见《国家动态维护数据库数据发布更新周期表》。

五、进度安排

各省要在 2021 年 1 月底前完成基础数据准备和数据维护，2021 年 2 月底前完成编码映射和政策标识，3 月底前完成全场景测试。具体见《编码标准贯彻执行工作进度安排》。

（一）基础准备阶段（2020 年 12 月）。各省组建贯标工作组，根据国家医保局贯标工作实施方案，结合本省实际制定具体实施方案，并于 12 月 31 日前报国家医保局备案。

（二）具体实施阶段（2020 年 12 月－2021 年 3 月）。各地按照实施方案，组织开展医保信息业务编码的贯标工作，落实各项措施，及时总结工作进展、成效和问题，自 2021 年 1 月起，于每月 25 日前向国家医保局报送工作进展及《××省××月编码标准贯彻执行工作进度监测表》。

（三）质控评估阶段（2021 年 3 月底前）。国家医保局组织专家团队，开展对贯标实施效果的总体评估，总结经验，研究解决工作中遇到的问题，不断优化完善信息业务编码标准工作机制。

六、任务分工

（一）国家医疗保障局成立国家贯标工作组，协调管理贯标工作中的重大事宜，组织专家对各省医保部门的骨干人员开展医保信息业务编码标准贯标培训，跟踪督导工作进度，开展贯标验收并及时总结经验及成效。

（二）省级医疗保障局成立本省贯标工作组，统筹推进编码标准在本省的贯彻执行并指导所辖统筹地区成立贯标工作组。负责对辖区内相关部门其他人员、医疗机构人员、地方有关专家的培训。定期向国家医保局汇报工作进展，协调解决应用地区工作推进中的问题和困难，做好沟通交流和宣传引导等工作。组织对所辖地区编码标准贯彻落实情况进行初评，并提请国家医保局进行验收。

（三）地市级医疗保障局成立本地区贯标工作组，组织经办机构、定点医药机构完成本地区编码匹配工作，定期向上级医保部门报告工作进展和成效，强化评估结果应用，及时调整完善业务编码标准的应用方式和路径，不断优化标准化工作能力和管理效率，推进业务编码标准应用工作取得实效。

（四）定点医药机构成立本机构贯标工作专班，结合实际情况，积极稳妥做好各种应用场景测试工作，按时完成信息业务编码匹配工作，搭建双码测试运行环境，保证新系统上线时新码无感切换应用。

（五）国家标准维护团队受国家医保局委托，负责 15 项信息业务编码标准的日常维护工作，收集和协助解决各地编码标准日常维护和贯标测试中的重难点问题，定期维护更新编码版本，报请国家医保局批准后发布。

（六）专家指导组根据国家医保局统一要求，开展贯标工作的跟踪指导、培训支持和考核评估。

七、保障机制

（一）加强组织领导，成立贯标工作专班。

各省要高度重视，主动作为，将医疗保障信息业务编码标准贯标工作列入重要议事日程，由省局分管领导牵头成立贯标工作专班。贯标工作专班包括医保专业组、专家指导组、技术支持组、测试运行组等，成员涵盖省市医保相关职能部门、医保经办机构和定点医药机构专业技术相关人员。

（二）明确任务部署，制定贯标实施方案。

各省要按照本方案，结合本地实际情况制定具体实施方案，明确工作计划，层层压实责任，坚持整体推进与分步实施相结合，统一管理与分工协作相结合，紧扣序时进度，积极稳妥推进 15 项信息业务编码贯标工作。

（三）汇聚各方力量，形成贯标工作合力。

各省要加强组织协调，建立各级医保部门与医药机构、专家团队等的协作机制，充分调动医药机构贯标积极性，均衡各方责任，加大宣传力度，营造良好实施氛围，形成贯标工作实施合力，确保信息业务编码标准平稳落地。

（四）加强逐级培训，提供坚实人才支撑。

各省要加强培训指导，制定分层级分对象分区域培训计划。通过召开培训会议、现场操作指导等形式，组织各级医保部门、定点医药机构贯标工作人员及专家等，学习和掌握贯标工作任务与方式，确保全员参训，不留盲区，为编码标准的顺利落地提供坚实人才支撑。

（五）强化技术支持，保障编码平稳落地。

各省要充分调动各方技术力量，做好本地现有信息系统编码应用测试工作。

附件：1. 15 项医疗保障信息业务编码贯标参考流程（略）

2. ××省质控审核自评表（略）

3. 国家动态维护数据库数据发布更新周期表（略）

4. 编码标准贯彻执行工作进度安排（略）

5. ××省××月编码标准贯彻执行工作进度监测表（略）

国家医疗保障局办公室

2020 年 12 月 16 日

国家医保局办公室 国家卫生健康委办公厅关于开展定点医疗机构专项治理“回头看”的通知

（医保办发〔2020〕58 号）

各省、自治区、直辖市及新疆生产建设兵团医疗保障局、卫生健康委：

今年以来，各级医保、卫生健康部门认真贯彻落实《国家医保局、国家卫生健康委关于开展医保定点医疗机构规范使用医保基金行为专项治理工作的通知》（医保函〔2020〕9 号）要求，持续构筑打击欺诈骗保高压态势并取得了阶段性成效。近日，新闻媒体曝光了安徽省太和县部分定点医疗机构诱导住院、虚假住院等问题，性质恶劣，影响极坏，反映出专项治理还不够深入、欺诈骗保形势依然严峻、医保基金监管仍存漏洞、基层监管责任尚未压实，必须以此为鉴，举一反三，重拳出击，强化监管，坚决杜绝此类问题再次发生。经研究，现决定在全国范围内立即开展定点医疗机构专项治理“回头看”，集中打击诱导住院、虚假住院等欺诈骗保问题。具体要求通知如下：

一、时间范围

专项治理“回头看”范围为全国所有医保定点医疗机构。时间为发文之日起，至 2021 年 1 月 31 日结束。

二、治理内容

（一）诱导住院。利用“包吃包住、免费体检、车接车送”等名义或者通过“有偿推荐”等方式，诱导不符合住院指征的参保群众住院等骗取医保基金的行为。

（二）虚假住院。采取挂床、冒名顶替等手段，对实际未住院治疗的患者，通过编造诊疗项目、伪造医疗文书等手段骗取医保基金的行为。

三、工作要求

（一）压实监管责任。各统筹地区医保部门、卫生健康部门是本次专项治理“回头看”的牵头单位，要联合公安、市场监管、纪检监察等部门，建立工作专班，健全工作机制，制订工作方案，细化治理举措，明确责任分工，落实责任到人。要聚焦重点，建立台账，倒排时间，严查重罚，切实提升治理成效。各省级医保和卫生健康部门要加强对统筹地区专项治理的统一调度和监督指导，采取抽查复查、集中督导等方式，切实压实基层监督检查责任。国家医保局、国家卫生健康委将适时联合开展督促检查。

（二）坚持全面覆盖。各地要通过医保智能审核、智能监控信息系统，筛查辖区内 2020 年度住院频次较高、入院时间较为集中、出院报销金额接近的疑似违规住院结算数据，重点筛查建档立卡贫困户、集中供养五保户、老年病轻症患者住院结算情况。要统筹利用好市、县级检查力量，采取交叉互查等方式，对可疑线索开展现场核查、病历审查、走访调查、突击检查，实现监督检查全覆盖无死角。

（三）强化社会监督。加大宣传力度，鼓励动员全民参与监督，积极举报欺诈骗保问题。要完善举报线索处理流程，充分利用举报线索，以举报线索为切入点，举一反三将辖区内类似问题、类似医疗机构一并纳入核查范围。落实举报奖励措施，依法依规重奖快奖，营造全社会关注、参与、支持基金监管工作的协同监管氛围。专项治理期间发现的典型案例，要发现一例，公开曝光一例，强化震慑作用。

（四）加大惩戒力度。定点医疗机构经查实存在欺诈骗保行为的，由医保部门责令退回医保基金，并处骗取金额 2 倍以上 5 倍以下罚款；责令定点医疗机构暂停医保定点服务或解除服务协议；对定点医疗机构相关医务人员，由卫生健康部门依法给予处罚；对直接负责的主管人员和其他直接责任人员，依法依规给予处理。医保、卫生健康等部门工作人员经查实存在滥用职权、玩忽职守、徇私舞弊的，要依法依规严肃追责问责。涉嫌违反相关法律法规的，移交有关主管部门依法处理。

（五）加强工作调度。各省级医保、卫生健康部门要对专项治理“回头看”工作按周开展调度，并于每周一上午12时前将全省上周专项治理进展情况以书面形式同时报送国家医保局和国家卫生健康委，如遇重大情况随时报告。2021年1月底前，各省级医保、卫生健康部门要分别向国家医保局、国家卫生健康委报送专项治理“回头看”情况总结报告。

国家医保局办公室

国家卫生健康委办公厅

2020年12月17日

国家医疗保障局办公室
关于加快落实医药价格和招采信用评价制度的通知

（医保办发〔2020〕59 号）

各省、自治区、直辖市及新疆生产建设兵团医疗保障局，各省级药品、医用耗材集中采购机构：

为贯彻落实《国家医疗保障局关于建立医药价格和招采信用评价制度的指导意见》（医保发〔2020〕34 号，以下简称"《指导意见》"），加快推进制度建设和实施进度，现将有关事项通知如下。

一、充分认识信用评价制度的重要意义

医药价格和招采信用评价制度是药品和医用耗材集中采购市场的基础性制度，对规范市场行为、净化交易环境、保障群众利益具有重要意义。各省级医疗保障局、药品和医用耗材集中采购机构（以下简称"集中采购机构"）要高度重视，充分认识制度建设的重要性、紧迫性和艰巨性，切实增强责任感和使命感，扎实推进各项工作，按时保质落地实施。

二、按时完成制度建设

各省级医疗保障局、集中采购机构务必于 2020 年底前建立医药价格和招采信用评价制度，制定印发相关政策文件，并在医疗保障局官方网站、集中采购平台公示《医药价格和招采失信事项目录清单（2020 版）》。各省级集中采购机构尽快组织本省份投标挂网企业按要求提交"医药企业价格和营销行为信用承诺书"，要提高服务意识，线上线下并行，方便医药企业提交守信承诺、报告相关信息。

三、实现守信承诺基本覆盖

守信承诺是落实信用评级、采取处置措施的主要基础，各省级医疗保障局、集中采购机构要将此作为现阶段工作的重中之重，设定阶段性目标，抓紧抓实。2021 年 2 月底前，投标挂网企业书面承诺提交比例要达到 80％以上，2021 年 3 月底前，达到 95％以上。对提交不及时的，省级集中采购机构要及时提醒时限要求，告知有关影响，做好详细记录，作为后续处理依据。

四、有效应对拒绝承诺情况

自本地区医药价格和招采信用评价制度生效之日起，医药企业参加或委托参加药品和医用耗材集中带量采购、挂网采购、备案采购须提交守信承诺。对于未提交书面承诺的，自 2021 年 4 月 1 日起，各省级集中采购机构不再接受其新的投标或者挂网申请；自 6 月 1 日起，其已中标或挂网的医药产品，如有其他企业保障供应或有替代品满足临床需要的，应予撤网。

五、尽快取得实质性进展

各省级集中采购机构按照属地原则，密切关注本地区法院、税务、市场监管等部门公开的裁判文书、行政处罚决定，特别是媒体集中报道的典型案件，及时函询调查涉事企业，要求企业说明情况、补充所需涉案信息，必要时商请相关部门给予案源信息支持，按照制度要求，尽快在信用评级、分级处置方面取得实质性治理成果。

六、强化信用评价工作调度

各省级医疗保障局要加强对药品和医用耗材集中采购机构的调度，确保医药价格和招采信用评价制度标准化、规范化、常态化运行。国家医疗保障局自 2021 年 1 月起建立调度机制，跟踪统计各地集中采购机构工作进展，评估各地制度建设实施进展、典型案件处置效果等，并定期通报情况。

国家医疗保障局办公室

2020 年 12 月 24 日

国家医疗保障局办公室
关于印发《医保信息业务编码标准化专家指导组工作方案》的通知

（医保办发〔2020〕62号）

各省、自治区、直辖市及新疆生产建设兵团医疗保障局：

根据《关于贯彻执行15项医疗保障信息业务编码标准的通知》（医保办发〔2020〕51号）和《关于印发〈贯彻执行15项医疗保障信息业务编码标准实施方案〉的通知》（医保办发〔2020〕57号）要求，为加强对医保信息业务编码标准落地应用工作的跟踪调研、培训指导、贯标验收和运行评估，国家医疗保障局组建医保信息业务编码标准化专家指导组，帮助医保信息业务编码标准落地应用任务如期高质量完成。现将专家指导组工作方案印发给你们，请各地加强与专家指导组联系，紧密衔接，协同有序推进医保信息业务编码标准化工作。

附件：医疗保障信息业务编码标准化专家指导组工作方案

国家医疗保障局办公室
2020年12月31日

附件：医疗保障信息业务编码标准化专家指导组工作方案

根据《关于贯彻执行15项医疗保障信息业务编码标准的通知》（医保办发〔2020〕51号）、《关于印发〈贯彻执行15项医疗保障信息业务编码标准实施方案〉的通知》（医保办发〔2020〕57号）等文件有关要求，为切实做好医保疾病诊断和手术操作、医疗服务项目、药品和医用耗材等15项医保信息业务编码标准的应用指导与跟踪评估，发挥专家智库作用，解决重难点问题，推动医保信息业务编码标准落地应用任务如期高质量完成，制定本方案。

一、专家指导组工作职责及人员构成

医保信息业务编码标准化专家指导组包括核心专家组、技术支持组、评估验收组，根据国家医保局统一要求，开展业务编码标准落地应用工作的跟踪指导、培训支持和考核评估。

（一）核心专家组。负责统筹安排、协调管理、组织部署应用指导工作，解决贯标工作中的重难点问题，并向国家医保局提供相应的决策支持和政策建议。组长由严娟同志担任，副组长由胡牧同志担任，组员由国家医保信息业务编码标准专家组成（详见附件）。

（二）技术支持组。负责编码标准应用工作的跟踪指导、技术支持等具体事项，组长由各项编码标准项目专家担任，组员由行业内有一定影响力的专家学者组成（详见附件）。

（三）评估验收组。负责编码标准应用的评估验收工作，实行分片区包干责任制，将32个省（区、市、兵团）划分为5个责任片区，组长由相关编码标准专家担任，组员由相应片区内省级医保部门推荐的相关工作同志组成（详见附件）。

二、工作原则

（一）因地制宜，分类指导。深入调研，结合各地贯标实施方案，因地制宜分类指导地方精准施策，及时协助解决工作中的重难点问题，助力贯标工作顺利推进，确保地方实施统一步调，“不打折”“不掉队”。

（二）关注重点，有效衔接。在贯标指导工作中，重点关注涉及群众待遇享受的“三目录”（药品、耗材、医疗服务项目）数据信息编码映射和政策标识工作，协助做好国家和地方的衔接、新旧编码的衔接、编码和政策的衔接、技术和业务的衔接，实现前端结算无感应用。

（三）跟踪评估，严格验收。建立编码标准落地应用激励约束机制，形成科学合理的验收指标和评估办法，及时、全面、客观开展贯标评估工作，严格验收，为全国统一的医疗保障信息系统上线奠定坚实基础。

三、工作目标

开展对医保信息业务编码标准落地应用工作的跟踪调研、培训指导、贯标验收和运行评估，助力各地在 2021 年 3 月底前完成医保疾病诊断和手术操作、医疗服务项目、药品和医用耗材等 15 项信息业务编码的贯标落地工作，通过贯彻全国统一医保业务信息编码，形成全国医保的“通用语言”，为全国统一的医疗保障信息系统上线奠定坚实基础。

四、工作内容

（一）评估实施方案。对各省级医疗保障部门上报的编码标准贯彻执行具体实施方案从组织领导、工作机制、进度安排、风控预案等角度进行评估，促进各地实施方案谋划精、步骤稳、措施实、执行快。

（二）加大培训力度。负责省级医保部门骨干人员和相关专家现场集中培训，协助打造一支专业扎实、能挑大梁的复合型贯标专业团队；支持省级医保部门对辖区内相关专业人员进行培训，促进人适其职，形成工作合力。

（三）加强技术指导。深入调研编码标准应用情况，验证编码标准和数据库的兼容性和适用性，针对各地编码标准贯彻执行工作的重难点问题进行系统分析，并分析编码制定预期应用效果和实际效果之间的差异和差异产生的原因，及时提出修订完善意见，呈报国家医保局批准后执行。就编码标准在支付方式改革、异地就医结算、招标采购、基金监管等场景的落地应用方面提供智力支持。

（四）严格贯标验收。协助国家医保局根据贯标验收评估指标，按期分批做好贯标验收工作，做到成熟一家，验收一家，上线一家，并保证上线后应用顺畅。跟踪运行质量，总结实战经验，推广更多接地气、可操作、能落地的编码应用场景。

五、工作方式

（一）建立工作机制。

1. 建立报告制度。标准落地应用工作中的重大事项、重点建议，实行逐级报告制度。各片区组长汇总梳理本小组意见，提交核心专家组，经核心专家研讨形成指导意见，呈报国家医保局，经主管司领导批准后下发应用地区执行。

2. 建立会议制度。根据工作需要召开工作调度会、座谈会、研讨会等各类会议，就标准落地应用工作中的重难点及关键问题进行研讨论证和协调解决，并及时向国家医保局汇报工作情况。

（二）丰富工作方法。

1. 材料收集与实地调研相结合。及时收集编码应用地区工作方案、进展报告，以及反映编码工作相关材料，进行初步评估与比较分析。同时开展分片区、分类别的调研，从编码应用场景、应用路径等角度，归纳编码标准工作方式及特点，加强指导完善，总结积累经验。

2. 综合评估与专项评估相结合。研究形成科学合理的考核指标和评估办法，围绕重要时间节点、重要任务并结合问卷调查、深度访谈、现场考察等多种方法，开展标准化工作综合评估和各项编码应用专项评估，客观评价标准应用程度和效果，为形成标准化工作长效机制提供参考意见。

3. 数据验证。汇总梳理应用地区编码维护运行数据，开展数据实证分析，验证编码应用实效是否达到预期效果，分析成效差异的影响因素，并在此基础上，做好下一步工作安排。

六、工作安排

（一）准备阶段（2020 年 12 月）。

协助国家医保局对应用地区医保信息业务编码标准具体实施方案进行逐一研究讨论，并提出参考意见。

（二）跟踪指导（2020 年 12 月—2021 年 6 月）。

跟进调研各地区贯标、应用进展情况，及时分析研究存在的问题，协助解决工作中的重难点问题，形成指导意见，报国家医保局批准后，供地方参考。

（三）验收评估（2021 年 2 月—6 月）。

协助国家医保局开展编码标准贯彻执行验收工作，验收通过后方可使用全国统一的医疗保障信息系统，确保编码过渡平稳，上线后应用顺畅。

协助国家医保局组织开展对各地区编码运行效果的评估工作，选择一批工作有基础、措施有保障、积极性和主动性高的地区作为示范点，树立信息业务编码标准化标杆。

附件：医保信息业务编码标准化专家指导组名单（略）

国家医疗保障局办公室

2020 年 12 月 31 日

统计数据

一、医疗保障统计公报

2020 年全国医疗保障事业发展统计公报

2020 年是新中国历史上极不平凡的一年，全国各级医疗保障部门坚持以习近平新时代中国特色社会主义思想为指导，贯彻落实党的十九大和十九届二中、三中、四中、五中全会精神，坚持稳中求进工作总基调，统筹疫情防控和医疗保障高质量发展，奋力夺取医保扶贫全面胜利，扎实做好“六稳”工作，全面落实“六保”任务，积极构建中国特色医疗保障制度框架，坚持不懈推进重大改革，实现医疗保障运行平稳，基金安全可持续，群众待遇稳步提升，中国特色医疗保障制度建设取得明显进展。

一、医疗保险

2020 年参加全国基本医疗保险[1]（以下简称基本医保）136131 万人，参保率稳定在 95% 以上。2020 年，全国基本医保基金（含生育保险）总收入 24846 亿元，比上年增长 1.7%，占当年 GDP 比重约为 2.4%；全国基本医保基金（含生育保险）总支出 21032 亿元，比上年增长 0.9%，占当年 GDP 比重约为 2.1%；全国基本医保基金（含生育保险）累计结存 31500 亿元，其中职工基本医疗保险（以下简称职工医保）个人账户累计结存 10096 亿元。

（一）职工基本医疗保险

1. 参保人数持续增加。参加职工医保 34455 万人，比上年增加 1530 万人，增长 4.6%。其中在职职工 25429 万人，比上年增长 5.0%；退休职工 9026 万人，比上年增长 3.7%。在职退休比为 2.82，较上年上升 0.04。

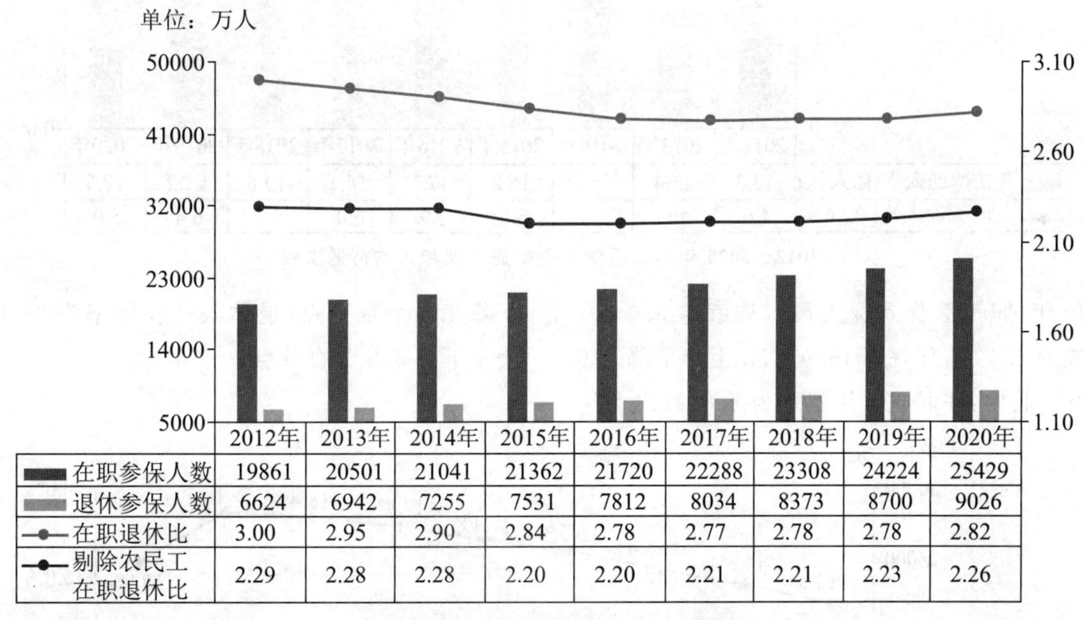

	2012年	2013年	2014年	2015年	2016年	2017年	2018年	2019年	2020年
在职参保人数	19861	20501	21041	21362	21720	22288	23308	24224	25429
退休参保人数	6624	6942	7255	7531	7812	8034	8373	8700	9026
在职退休比	3.00	2.95	2.90	2.84	2.78	2.77	2.78	2.78	2.82
剔除农民工在职退休比	2.29	2.28	2.28	2.20	2.20	2.21	2.21	2.23	2.26

2012—2020 年职工医保参保人员结构

企业、机关事业、灵活就业等其他人员三类参保人（包括在职职工和退休人员）分别为 23317 万人、6387 万人、4751 万人，分别比上年增加 1050 万人、155 万人、325 万人，分别占参保总人数的 67.7%、18.5% 和 13.8%，构成比例与上年基本一致。职工医保统账结合和单建统筹参保人员分别为 31735 万人、2720 万人，分别占职工医保参保总人数的 92.1% 和 7.9%。

2. 基金收支规模基本稳定。2020 年，职工医保基金（含生育保险）收入 15732 亿元，比上年减少 0.7%[2]。基金（含生育保险）支出 12867 亿元，比上年增长 1.6%。2020 年，职工医保统筹基金（含生育保险）收入 9145 亿元，比上年减少 8.6%；统筹基金

(含生育保险)支出 7931 亿元,比上年减少 0.1%;统筹基金(含生育保险)当期结存 1214 亿元,累计结存(含生育保险)15327 亿元。2020 年,职工医保个人账户收入 6587 亿元,比上年增长 12.8%;个人账户支出 4936 亿元,比上年增长 4.5%;个人账户当期结存 1650 亿元,累计结存 10096 亿元。

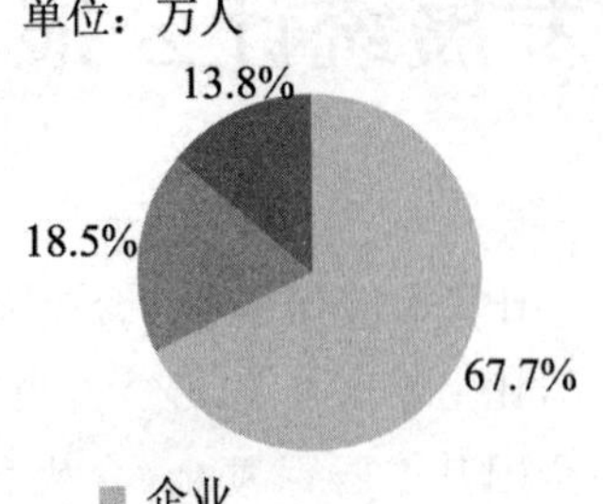

项目	企业	机关事业	灵活就业等其他人员
2019年	22267	6232	4426
2020年	23317	6387	4751
2020年增加	1050	155	325

2020 年职工医保参保人员情况

3. 享受待遇人次减少。受疫情影响,2020 年就诊量同比上年有所减少。参加职工医保人员享受待遇 17.9 亿人次,比上年减少 15.6%。其中:普通门急诊 15.0 亿人次,比上年减少 16.7%;门诊慢特病 2.3 亿人次,比上年减少 8.8%;住院 0.5 亿人次,比上年减少 12.3%。

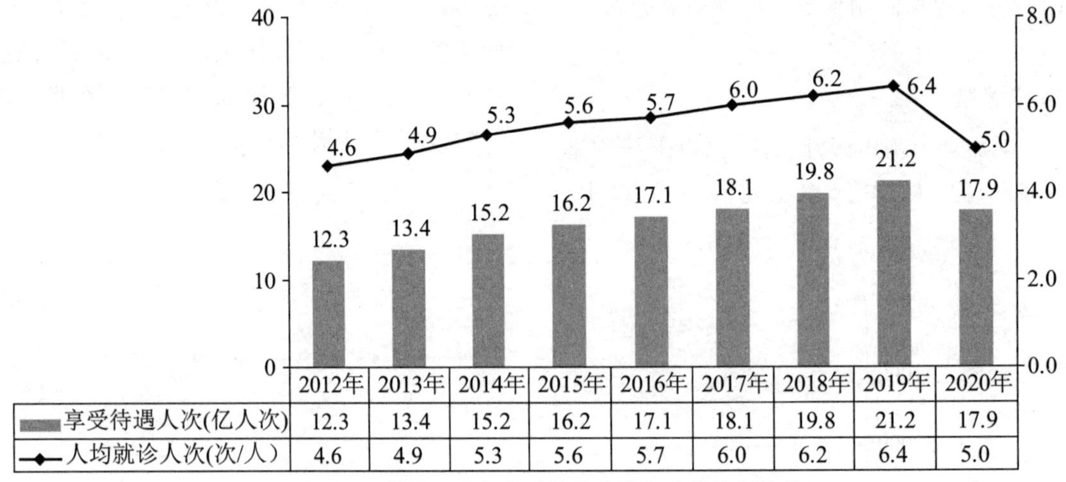

2012—2020 年职工医保享受待遇人次和人均待遇次数

2020 年,职工医保参保人员人均就诊 5.0 次,比上年减少 1.4 次;住院率 15.9%,比上年下降 2.8 个百分点。其中:在职职工住院率为 8.6%,比上年下降 1.5 个百分点;退休人员住院率为 36.0%,比上年下降 6.5 个百分点。

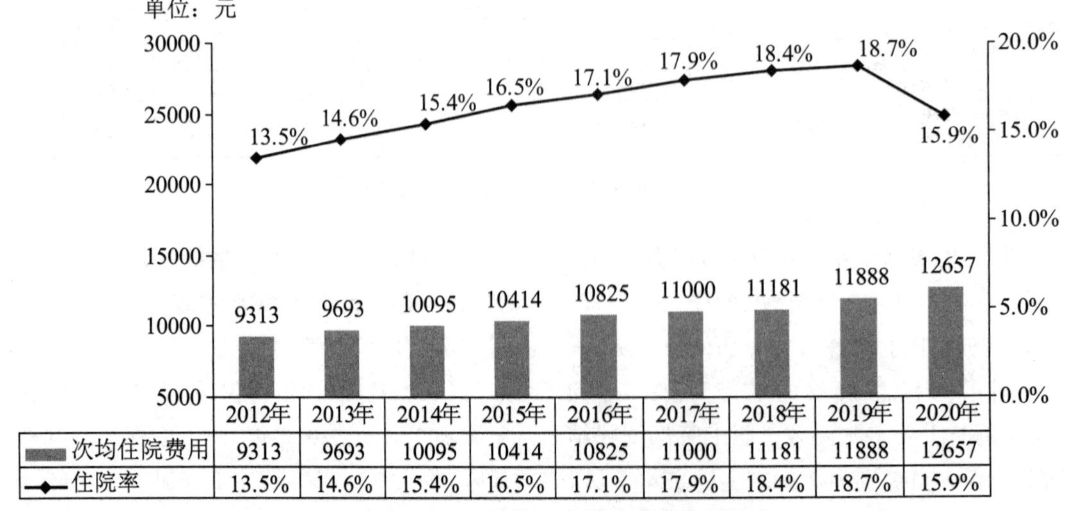

2012—2020 年职工医保次均住院费用和住院率

4. 次均住院费用持续增长。2020 年，全国职工医保次均住院费用为 12657 元，比上年增长 6.5%。

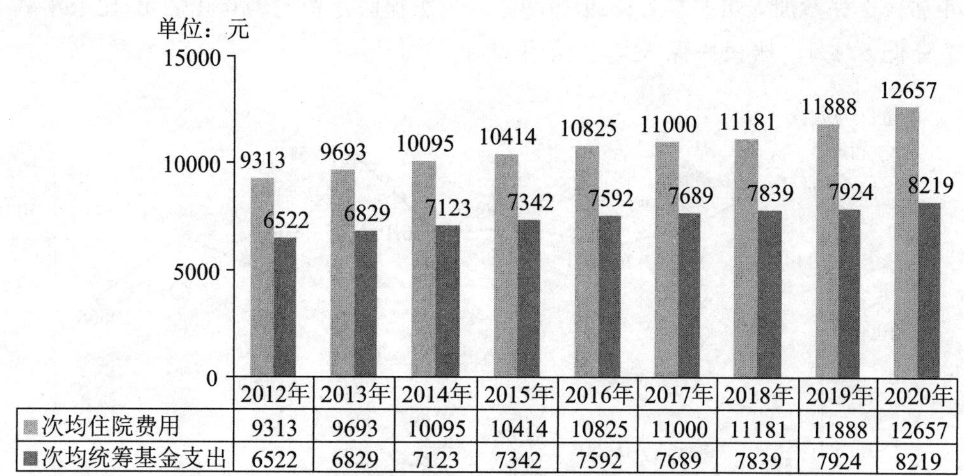

	2012年	2013年	2014年	2015年	2016年	2017年	2018年	2019年	2020年
次均住院费用	9313	9693	10095	10414	10825	11000	11181	11888	12657
次均统筹基金支出	6522	6829	7123	7342	7592	7689	7839	7924	8219

2012－2020 年职工医保次均住院费用和统筹基金支出

5. 住院报销水平保持稳定。职工医保政策范围内住院费用基金支付 85.2%[3]。二级、一级以下医疗机构政策范围内住院费用基金支付分别为 86.9%、88.7%，分别高于三级医疗机构 2.6 个、4.4 个百分点。

2020 年职工医保各级医疗机构住院费用支付比例

级别＼比例	政策内支付比例
全国平均	85.2%
三级	84.3%
二级	86.9%
一级及以下	88.7%

2020 年职工医保参保人员医疗总费用 13357 亿元[4]，比上年下降 4.6%，其中医疗机构发生费用 11281 亿元，个人账户在药店支出费用 2076 亿元。医疗机构发生费用中，退休人员医疗费用 6683 亿元，比上年下降 5.3%；在职职工医疗费用 4598 亿元，比上年下降 6.5%。

（二）城乡居民基本医疗保险[5]

1. 参保人数略有减少。2020 年，参加全国城乡居民基本医疗保险（以下简称居民医保）101676 万人，比上年减少 0.8%。其中成年人、中小学生儿童、大学生分别为 75010 万人、24610 万人、2056 万人，分别比上年增长－2.5%、4.6%、1.7%，分别占参保总人数的 73.8%、24.2%、2.0%。

2. 基金收入规模不断扩大。2020 年，居民医保基金收入 9115 亿元，支出 8165 亿元，分别比上年增长 6.3%、－0.3%。2020 年，居民医保基金当期结存 949 亿元，累计结存 6077 亿元。2020 年，居民医保人均筹资 833 元。

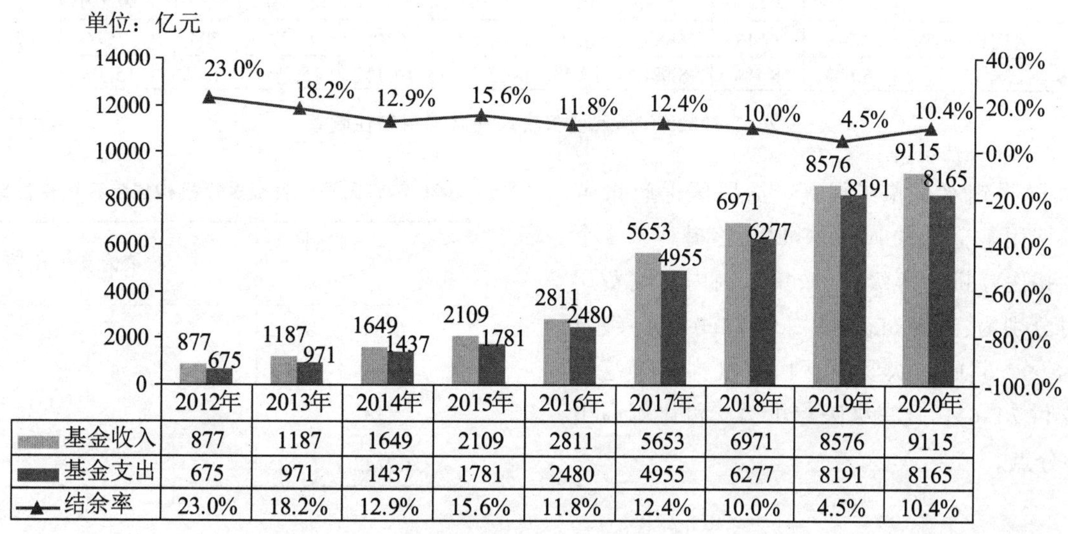

	2012年	2013年	2014年	2015年	2016年	2017年	2018年	2019年	2020年
基金收入	877	1187	1649	2109	2811	5653	6971	8576	9115
基金支出	675	971	1437	1781	2480	4955	6277	8191	8165
结余率	23.0%	18.2%	12.9%	15.6%	11.8%	12.4%	10.0%	4.5%	10.4%

2012－2020 年居民医保基金收支情况

3. 享受待遇人次和医疗费用有所下降。受疫情影响，2020 年居民医保参加人员共享受待遇 19.9 亿人次，比上年降低 8.4%。居民医保人均享受门诊待遇 1.80 次，与上年减少 0.15 次。2020 年，居民医保医疗费用 14080 亿元，比上年减少 2.3%。

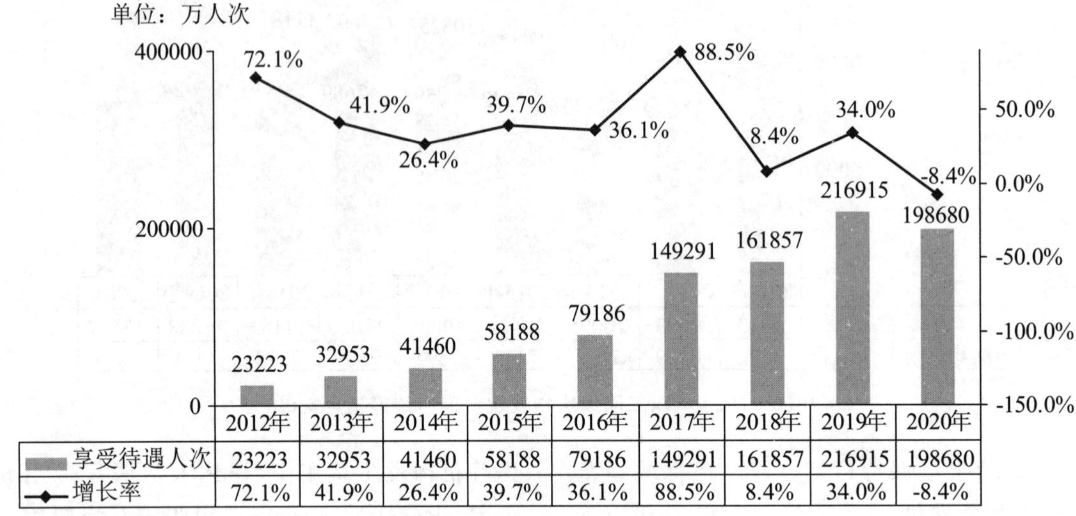

	2012年	2013年	2014年	2015年	2016年	2017年	2018年	2019年	2020年
享受待遇人次	23223	32953	41460	58188	79186	149291	161857	216915	198680
增长率	72.1%	41.9%	26.4%	39.7%	36.1%	88.5%	8.4%	34.0%	-8.4%

2012—2020 年居民医保享受待遇人次

4. 住院率有所下降。居民医保参保人员住院率为 15.1%，比上年降低 1.5 个百分点；次均住院天数 9.2 天，与上年持平；次均住院费用 7546 元，比上年增长 7.1%。其中在三级、二级、一级及以下医疗机构的次均住院费用分别为 13533 元、6464 元、3237 元，分别比上年增长 9.6%、6.4%、−1.3%。

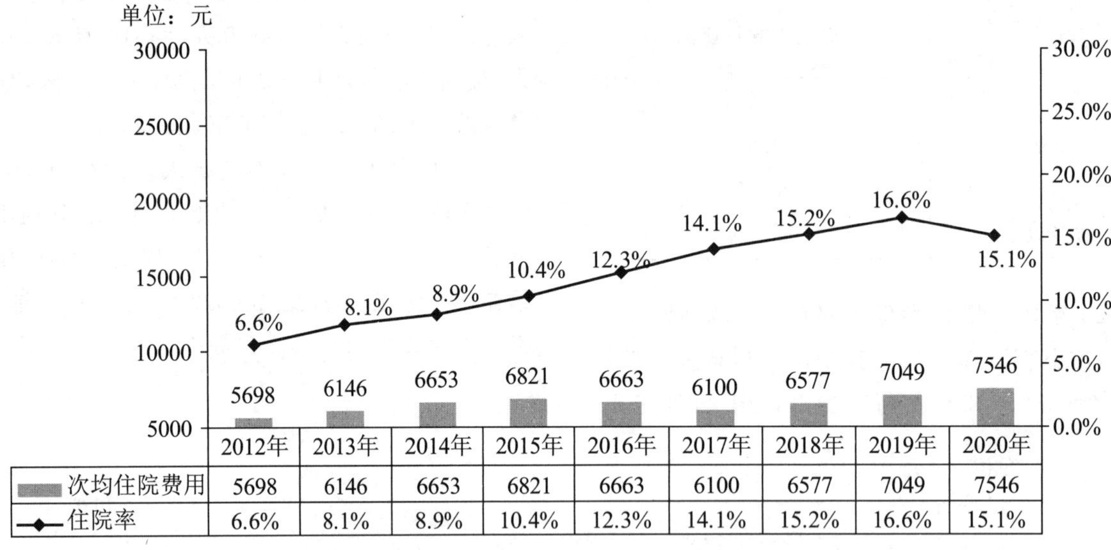

	2012年	2013年	2014年	2015年	2016年	2017年	2018年	2019年	2020年
次均住院费用	5698	6146	6653	6821	6663	6100	6577	7049	7546
住院率	6.6%	8.1%	8.9%	10.4%	12.3%	14.1%	15.2%	16.6%	15.1%

2012—2020 年居民医保次均住院费用和住院率

5. 住院报销水平稳步提高。居民医保政策范围内住院费用基金支付 70.0%，比上年提高 1.2 个百分点。按医疗机构等级分，政策范围内住院费用基金支付分别为：三级 65.1%、二级 73.0%、一级及以下 79.8%。其中二级及以下医疗机构政策范围内基金支付 74.6%，比三级医疗机构支付比例高出 9.5 个百分点。

2020 年居民医保各级医疗机构住院费用支付比例

比例 / 级别	政策内支付比例
全国	70.0%
三级	65.1%
二级	73.0%
一级及以下	79.8%

(三)生育保险

2020年,全国参加生育保险23567万人[6],比上年增长10.0%。享受各项生育保险待遇1167万人次,比上年增加30.4万人次,比上年增长2.7%。生育保险人均生育待遇支出[7]为21973元,比上年增长8.2%。

二、医疗救助和医保扶贫

2020年,全国医疗救助基金支出546.84亿元,资助参加基本医疗保险9984万人,实施门诊和住院救助8404万人次,全国平均次均住院救助、门诊救助分别为1056元、93元。2020年中央财政投入医疗救助补助资金260亿元,比去年增长6%,另外安排40亿元补助资金专门用于提高"三区三州"等深度贫困地区农村贫困人口医疗保障水平,安排15亿元特殊转移支付医疗救助补助资金。

2020年全国农村建档立卡贫困人口参保率稳定在99.9%以上。2018年以来各项医保扶贫政策累计惠及贫困人口就医5.3亿人次,助力近1000万户因病致贫家庭精准脱贫。

三、医保药品目录

2020年国家医保药品目录调整后,共新增119种药品进入目录,另有29种原目录内药品被调出目录。本次调整共计119种药品谈判成功,平均降价50.6%。调整后的《国家基本医疗保险、工伤保险和生育保险药品目录(2020年)》内西药和中成药总数为2800种,其中西药1426种,中成药1374种。目录内中药饮片892种。

四、药品采购

2020年,全国通过省级药品集中采购平台网采订单总金额为9312亿元,比2019年下降601亿元。其中,西药(化学药品及生物制品)7521亿元,中成药1791亿元,分别比2019年下降594亿元和7亿元。医保目录内药品在网采订单总金额中占比86.5%,金额为8052亿元。

2020年,开展三批国家组织药品集中带量采购,涉及112个品种,平均降价54%,中选药品实际采购量达约定采购量2.4倍。开展国家组织冠脉支架集中带量采购,中选支架从均价1.3万元左右下降至700元左右。

五、医保支付改革

持续推进支付方式改革,在30个城市开展DRG付费国家试点工作,30个试点城市全部通过模拟运行前的评估考核,进入模拟运行阶段;在71个城市开展区域点数法总额预算和DIP付费试点工作。

六、异地就医

2020年,职工医保参保人员异地就医4831万人次,异地就医费用1338亿元,其中,住院异地就医609万人次,就医费用1188亿元。居民医保参保人员异地就医3407万人次,异地就医费用2623亿元,其中,住院异地就医1535万人次,就医费用2505亿元。

2020年,全国住院费用跨省异地就医直接结算定点医疗机构数量为44413家;国家平台有效备案人数771万人。全年住院跨省异地就医585万人次,其中跨省直接结算300.23万人次,跨省直接结算医疗费用742.80亿元,基金支付438.73亿元。京津冀、长三角和西南五省区等12个先行试点省份普通门诊费用跨省直接结算累计达到302万人次,医疗总费用7.46亿元,医保基金支付4.29亿元。

七、医疗保障基金监管

持续开展打击欺诈骗取医疗保障基金专项治理,全年各级医保部门共检查定点医药机构62.7万家,处理违法违规医药机构40.1万家,其中解除医保协议6008家、行政处罚5457家、移交司法机关286家;各地共处理违法违规参保人员2.61万人,其中暂停医疗费用结算3162人、移交司法机关2062人;全年共追回资金223.1亿元。

国家医保局共组织61个飞行检查组赴全国各省份开展医保基金使用情况检查,共现场检查定点医疗机构(含医养结合机构)91家、医保经办机构56家、承办城乡居民医保和大病保险的商业保险公司40家,共查出涉嫌违法违规资金5.4亿元。

八、长期护理保险

2020年,长期护理保险参保人数10835.3万人,享受待遇人数83.5万人。2020年基金收入196.1亿元,基金支出131.4亿元。长期护理保险定点护理服务机构4845个。护理服务人员数19.1万人。

注:本公报中部分数据因四舍五入,总计与分项合计略有差异。

[1]全国基本医疗保险含职工基本医疗保险、城乡居民基本医疗保险。生育保险基金并入职工基本医疗保险基金核算,不再单列生育保险基金收入,在职工基本医疗保险统筹基金待遇支出中设置生育待遇支出项目。

[2]受疫情影响,2020 年 2—7 月全国多地实施阶段性减半征收职工医保单位缴费,累计减征约 1649 亿元,职工医保收入较上年下降。若剔除减征因素的影响,职工医保基金总收入(含生育保险)较上年增长 9.6%。

[3]2019 年起政策范围内住院费用基金支付比例和实际住院费用基金支出比例计算口径调整,为基金支出全口径,将个人账户支出纳入基金支出统计,即基金支出为统筹基金、个人账户、补充医疗保险等其他基金支付之和。个人负担计算口径也相应调整,个人账户支出不纳入个人负担统计。

[4]职工医保医疗总费用含在医疗机构普通门急诊费用、门诊大病费用、住院费用以及个人账户在定点零售药店支出费用。除此项外,其他职工医保有关费用和待遇等数据均不含定点零售药店发生费用。

[5]2013 年起,各省按照国家要求整合城镇居民医保和新农合两项制度,建立统一的城乡居民医保,参保人、基本收支、人均筹资、享受待遇情况等受该因素影响较大。本公报中,除特别说明,城乡居民基本医疗保险 2018 年及以前相关指标数据均不含当年未整合的新农合。

[6]生育保险参保范围为单位在职职工,不包括退休人员。

[7]生育医疗费用和女职工生育津贴(产假,计划生育手术休假期间的替代性工资)。

二、医疗保障事业统计数据

指标解释

基本医疗保险参保人数 指报告期末参加职工基本医疗保险和城乡居民基本医疗保险人员的合计。

职工基本医疗保险基金收入 指根据国家有关规定，由纳入基本医疗保险范围的缴费单位和个人，按国家规定的缴费基数和缴费比例缴纳的基金，以及通过其他方式取得的形成基金来源的款项，包括单位缴纳的社会统筹基金收入、个人缴纳的个人账户基金收入、财政补贴收入、利息收入、其他收入。2019 年起包含生育保险。

职工基本医疗保险基金支出 指按照国家政策规定的开支范围和开支标准从社会统筹基金中支付给参加基本医疗保险的职工和退休人员的医疗保险待遇支出，和从个人账户基金中支付给参加基本医疗保险的职工和退休人员的医疗费用支出，以及其他支出。包括住院医疗费用支出、门急诊医疗费用支出、个人账户基金支出和其他支出。2019 年起包含生育保险。

职工基本医疗保险累计结存 指截至报告期末基本医疗保险的社会统筹和个人账户基金累计结存金额。包括银行存款、财政专户、债券投资和其他。2019 年起包含生育保险。

城乡居民基本医疗保险基金收入 指根据国家有关规定，由纳入基本医疗保险范围的个人缴费按国家规定的缴费基数和缴费比例缴纳的基金，以及通过财政补助方式取得的形成基金来源的款项。

城乡居民基本医疗保险基金支出 指按照国家政策规定的开支范围和开支标准从社会统筹基金中支付给参加基本医疗保险的居民的医疗保险待遇支出的医疗费用支出，以及其他支出。包括住院医疗费用支出、门急诊医疗费用支出和其他支出。

城乡居民基本医疗保险累计结余 指截至报告期末基本医疗保险的社会统筹和个人账户基金累计结余金额。包括银行存款、财政专户、债券投资和其他。

生育保险参保人数 指报告期末参加生育保险的人数。

享受生育待遇人次 指报告期内按规定享受生育保险待遇的总人次数。包括本期因生育、流产、计划生育手术、生育医疗和津贴等享受生育保险待遇的总人次数。

医疗救助资助总人次 等于医疗救助资助参加基本医疗保险人数、住院救助人次数、门诊救助人次数、其他有关部门资助参加基本医疗保险人数、其他有关部门实施直接救助人次数之和。

医疗救助总金额 等于医疗救助资助参加基本医疗保险资金数、住院救助资金数、门诊救助资金数、其他有关部门资助参加基本医疗保险资金数、其他有关部门实施直接救助资金数之和。

简要说明

一、本章反映我国基本医疗保险制度、生育保险和医疗救助情况，内容包括参保人数、基金收支、累计结存、生育保险和医疗救助等相关数据。

二、1994－2018 年基本医疗保险年末参保人数情况数据来源于《中国统计年鉴 2019》，2019－2020 年基本医疗保险年末参保人数情况数据来源于国家医疗保障局。1995－2019 年基本医疗保险基金收支及累计结存数据来源于《中国统计年鉴 2020》。2018－2020 年参保人数、基金收支、累计结存、生育保险及医疗救助数据来源于国家医疗保障局。

三、统计口径调整 2019 年起，城乡居民基本医疗保险完成整合，统计数据包括城镇居民医疗保险和新农合。2019 年 3 月，国务院出台《关于全面推进生育保险和职工基本医疗保险合并实施的意见》（国发〔2019〕10 号），全面推进生育保险和职工基本医疗保险合并实施。

四、除行政区划外，书中所涉及的全国性统计数据均未包括香港特别行政区、澳门特别行政区和台湾省数据。

五、本年鉴部分数据由于四舍五入的原因，总数可能不等于组成部分的总和，所产生的计算误差，均未做机械调整。

1—1 1994—2020 年基本医疗保险参保人数

单位:万人

年 份	年末参保人数	职工基本医保年末参保	城乡居民基本医保年末参保
1994	400.3	400.3	
1995	745.9	745.9	
1996	855.7	855.7	
1997	1762.0	1762.0	
1998	1877.6	1877.6	
1999	2065.3	2065.3	
2000	3786.9	3786.9	
2001	7285.9	7285.9	
2002	9401.2	9401.2	
2003	10901.7	10901.7	
2004	12403.6	12403.6	
2005	13782.9	13782.9	
2006	15731.8	15731.8	
2007	22311.1	18020.0	4291.1
2008	31821.6	19995.6	11826.0
2009	40147.0	21937.4	18209.6
2010	43262.9	23734.7	19528.3
2011	47343.2	25227.1	22116.1
2012	53641.3	26485.6	27155.7
2013	57072.6	27443.1	29629.4
2014	59746.9	28296.0	31450.9
2015	66581.6	28893.1	37688.5
2016	74391.6	29531.5	44860.0
2017	117681.4	30322.7	87358.7
2018	134458.6	31680.8	102777.8
2019	135407.4	32924.7	102482.7
2020	136131.1	34455.1	101676.0

注:年末参保人数不含新农合参保人数。

1－2　1995－2020 年基本医疗保险基金收支及累计结存

单位:亿元

年　份	基金收入	基金支出	累计结存
1995	9.7	7.3	3.1
2000	170.0	124.5	109.8
2001	383.6	244.1	253.0
2002	607.8	409.4	450.7
2003	890.0	653.9	670.6
2004	1140.5	862.2	957.9
2005	1405.3	1078.7	1278.1
2006	1747.1	1276.7	1752.4
2007	2257.2	1561.8	2476.9
2008	3040.4	2083.6	3431.7
2009	3671.9	2797.4	4275.9
2010	4308.9	3538.1	5047.1
2011	5539.2	4431.4	6180.0
2012	6938.7	5543.6	7644.5
2013	8248.3	6801.0	9116.5
2014	9687.2	8133.6	10644.8
2015	11192.9	9312.1	12542.8
2016	13084.3	10767.1	14964.3
2017	17931.3	14421.8	19385.6
2018	21384.4	17823.0	23440.0
2019	24420.9	20854.2	27696.7
2020	24846.1	21032.1	31500.0

注:1.2007 年及以后基本医疗保险基金中包括职工基本医疗保险和城乡居民基本医疗保险。

2.2019 年起,基本医疗保险基金包含生育保险基金(下同)。

数据来源:《中国统计年鉴 2020》24—24 社会保险基金收支及累计结余

1—3 分地区基本医疗保险参保人数(2020 年)

单位:万人

地 区	年末参保总人数合计	职工基本医疗保险			城乡居民基本医疗保险
			在职	退休	
全 国	136131.12	34455.10	25428.82	9026.28	101676.02
北 京	2139.88	1741.60	1426.61	314.98	398.29
天 津	1164.11	618.43	400.52	217.91	545.67
河 北	6938.77	1135.49	787.17	348.32	5803.28
山 西	3245.07	716.38	488.25	228.13	2528.70
内蒙古	2183.93	552.98	368.65	184.34	1630.94
辽 宁	3867.49	1588.36	937.25	651.11	2279.14
吉 林	2461.86	529.77	329.45	200.32	1932.09
黑龙江	2826.98	876.38	484.60	391.78	1950.59
上 海	1943.17	1587.18	1064.86	522.31	355.99
江 苏	7967.74	3102.25	2296.64	805.62	4865.49
浙 江	5556.53	2579.49	2072.15	507.34	2977.04
安 徽	6704.60	951.62	684.29	267.34	5752.97
福 建	3840.47	893.13	722.03	171.09	2947.35
江 西	4779.97	599.03	385.90	213.13	4180.94
山 东	9697.82	2323.34	1735.33	588.01	7374.49
河 南	10349.51	1336.52	947.32	389.21	9012.99
湖 北	5582.98	1136.93	797.76	339.17	4446.05
湖 南	6731.82	989.78	681.58	308.19	5742.05
广 东	10991.44	4578.14	4030.48	547.66	6413.30
广 西	5217.24	656.23	478.58	177.65	4561.01
海 南	934.04	250.09	183.60	66.50	683.95
重 庆	3266.74	766.98	561.20	205.78	2499.76
四 川	8591.68	1875.93	1364.25	511.68	6715.75
贵 州	4194.35	475.49	352.26	123.23	3718.87
云 南	4581.25	548.42	390.77	157.65	4032.83
西 藏	342.75	50.42	39.37	11.05	292.33
陕 西	3899.75	742.21	532.66	209.56	3157.53
甘 肃	2590.40	361.92	242.04	119.88	2228.48
青 海	563.26	108.54	71.37	37.17	454.73
宁 夏	658.76	152.95	113.46	39.49	505.81
新 疆	2058.62	483.21	373.31	109.89	1575.42
兵 团	258.13	145.92	85.11	60.81	112.21

1—4 分地区基本医疗保险基金(含生育保险)及累计结存(2020年)

单位:亿元

地区	基金收入(含生育)			基金支出(含生育)			累计结存(含生育)		
	合计	职工医保(含生育)	城乡居民	合计	职工医保(含生育)	城乡居民	合计	职工医保(含生育)	城乡居民
全国	24846.12	15731.58	9114.54	21032.10	12866.98	8165.12	31499.99	25423.48	6076.51
北京	1491.26	1380.47	110.79	1246.30	1166.99	79.31	1353.75	1299.41	54.34
天津	370.39	324.32	46.07	340.39	294.70	45.69	413.13	311.70	101.43
河北	998.38	511.83	486.55	868.90	410.62	458.28	1183.43	922.13	261.29
山西	497.86	278.42	219.45	438.17	233.57	204.59	567.59	432.02	135.58
内蒙古	396.81	256.96	139.85	310.06	197.01	113.05	506.56	408.74	97.82
辽宁	757.71	544.08	213.63	626.91	474.57	152.34	769.69	569.81	199.89
吉林	353.14	193.25	159.90	273.80	156.22	117.58	480.56	363.42	117.14
黑龙江	545.53	369.97	175.56	414.70	284.08	130.63	708.17	517.89	190.28
上海	1318.05	1223.10	94.95	1041.77	959.90	81.87	3207.48	3183.55	23.93
江苏	1798.53	1297.75	500.78	1584.88	1106.15	478.73	2303.52	2049.31	254.21
浙江	1697.82	1221.09	476.73	1343.00	938.45	404.55	2462.72	2223.70	239.01
安徽	803.15	326.85	476.30	735.36	286.58	448.78	778.59	542.63	235.96
福建	624.77	377.66	247.11	554.54	314.60	239.94	866.89	763.98	102.91
江西	623.80	248.27	375.52	555.79	202.48	353.31	675.60	389.22	286.38
山东	1585.09	939.83	645.26	1457.09	868.37	588.73	1665.68	1229.81	435.86
河南	1224.38	520.54	703.84	1106.58	426.65	679.93	1053.48	758.93	294.55
湖北	943.87	579.72	364.15	780.16	433.32	346.84	933.69	656.50	277.19
湖南	894.92	416.21	478.71	800.10	339.88	460.22	910.69	662.10	248.60
广东	2205.58	1647.18	558.41	1870.00	1379.96	490.04	3664.62	3180.95	483.67
广西	680.93	282.26	398.67	607.44	233.59	373.85	860.20	449.88	410.32
海南	152.50	95.38	57.12	130.32	77.43	52.89	222.09	177.70	44.39
重庆	539.89	327.33	212.57	469.75	273.78	195.97	514.95	334.45	180.51
四川	1356.53	779.36	577.16	1107.51	584.87	522.64	1943.14	1461.65	481.49
贵州	534.27	220.53	313.74	431.08	174.44	256.65	548.26	305.60	242.66
云南	685.18	340.99	344.19	571.06	259.87	311.18	733.70	524.35	209.35
西藏	66.39	44.76	21.63	32.93	22.04	10.89	147.70	136.95	10.74
陕西	630.70	343.84	286.86	469.58	264.17	205.41	704.81	541.61	163.20
甘肃	343.33	159.46	183.88	283.95	124.97	158.98	292.47	202.78	89.69
青海	126.09	83.27	42.81	96.79	64.64	32.15	186.29	140.72	45.56
宁夏	121.34	75.07	46.28	99.53	60.28	39.25	151.97	117.36	34.61
新疆	407.74	261.47	146.27	329.58	205.86	123.72	612.41	502.73	109.68
兵团	70.19	60.37	9.82	54.07	46.91	7.16	76.15	61.88	14.26

1—5 分地区生育保险及医疗救助情况(2020 年)

地 区	生育保险		医疗救助	
	生育保险参保人数(万人)	享受生育保险待遇人次(万人次)	资助总人次(人次)	救助总金额(万元)
全 国	23567.31	1166.87	186084965	5468372.50
北 京	1341.06	53.28	198375	28612.00
天 津	353.51	21.98	1409947	27846.78
河 北	875.17	32.22	9656786	219483.75
山 西	476.69	16.10	1939728	82474.16
内蒙古	334.77	11.81	2464620	116753.13
辽 宁	792.22	47.84	4414371	161894.30
吉 林	326.76	25.75	2158239	51806.70
黑龙江	397.71	11.94	4225636	138289.95
上 海	1008.77	28.00	2881697	60885.62
江 苏	1987.11	127.36	14705001	372810.54
浙 江	2066.80	137.87	9677233	224857.00
安 徽	652.89	41.20	10984027	376106.98
福 建	676.58	20.55	7384115	165462.00
江 西	372.16	12.50	7436187	226329.14
山 东	1534.28	79.31	6958031	229387.58
河 南	872.07	25.20	9891969	234711.94
湖 北	645.88	35.93	6597012	274476.51
湖 南	633.75	30.46	7832109	233596.75
广 东	3799.82	201.00	8764360	335239.55
广 西	477.24	16.65	7646119	233201.19
海 南	183.21	10.71	1228820	35371.90
重 庆	505.79	26.94	6628134	156536.00
四 川	1129.05	35.45	7990409	368623.49
贵 州	383.66	33.63	10928567	221537.16
云 南	374.96	22.28	11621528	243033.58
西 藏	37.30	3.59	512102	16827.00
陕 西	518.97	16.66	2951993	101619.22
甘 肃	234.01	14.46	8853312	217479.34
青 海	64.16	4.93	1125334	73289.00
宁 夏	105.37	6.59	1605919	50498.21
新 疆	333.21	12.93	5337022	185051.34
兵 团	72.39	1.77	76263	4280.69

大事记

2020 年医疗保障大事记

1 月

1 月 9 日，中共中央政治局常委、国务院副总理韩正在国家医疗保障局召开座谈会。国家医疗保障局党组书记、局长胡静林，党组成员、副局长施子海、陈金甫、李滔出席会议。

1 月 9 日，为进一步增进社会公众对医疗保障工作的认知，国家医疗保障局决定，即日起启用中国医疗保障官方标志及徽标。

1 月 10 日，全国医疗保障工作会议在北京召开。国家医疗保障局党组书记、局长胡静林作工作报告，局党组成员、副局长施子海主持会议并作总结，局党组成员、副局长陈金甫、李滔出席会议。

1 月 13 日，国家医疗保障局、国家卫生健康委、国家药监局、工业和信息化部、中央军委后勤保障部印发《关于开展第二批国家组织药品集中采购和使用工作的通知》（医保发〔2020〕2 号），保持集中采购和使用改革工作力度，持续扩大改革成效，继续探索建立规范化、常态化的药品集中采购和使用制度。

1 月 14 日，国家医疗保障局党组书记、局长胡静林赴首都医科大学国家医疗保障研究院调研。

1 月 15 日，国家医疗保障局和重庆市人民政府签署合作备忘录，双方将加强资源整合发挥各自优势，共同建设国家智慧医保实验室。国家医疗保障局局长胡静林出席签约仪式并为实验室揭牌。

1 月 17 日，第二批国家组织药品集采产生中选结果。

1 月 22 日，国家医疗保障局、财政部印发《关于做好新型冠状病毒感染的肺炎疫情医疗保障的通知》，确保患者不因费用问题得不到及时救治，确保定点医疗机构不因医保总额预算管理规定影响救治。

1 月 27 日，国家医疗保障局办公室、财政部办公厅、国家卫生健康委办公厅印发《关于做好新型冠状病毒感染的肺炎疫情医疗保障工作的补充通知》，切实保障疑似患者医疗费用，确保确诊或疑似异地就医患者先行救治。

2 月

2 月 2 日，国家医疗保障局办公室印发《关于优化医疗保障经办服务 推动新型冠状病毒感染的肺炎疫情防控工作的通知》，提出常规事项“不见面办”、紧急事项“及时办”、特殊事项“便民办”、非急事项“延期办”、消除隐患“放心办”。

2 月 20 日，国务院应对新型冠状病毒感染肺炎疫情联防联控机制举行新闻发布会，国家医疗保障局党组成员、副局长陈金甫介绍阶段性减免企业医保费有关情况并答记者问。

2 月 21 日，国家医疗保障局、财政部、国家税务总局印发《关于阶段性减征职工基本医疗保险费的指导意见》（医保发〔2020〕6 号），减轻企业负担，支持企业复工复产。

2 月 28 日，国家医疗保障局、国家卫生健康委印发《关于推进新冠肺炎疫情防控期间开展“互联网＋”医保服务的指导意见》，方便广大参保人员就医购药，减少人群聚集和交叉感染风险。

2 月 28 日，国家医疗保障局召开网络安全和信息化领导小组视频会议，局党组书记、局长、网络安全和信息化领导小组组长胡静林出席会议并讲话。局党组成员、副局长、网络安全和信息化领导小组副组长施子海主持会议。

2 月 29 日，国家医疗保障局党组书记、局长胡静林主持召开专题会议，视频连线湖北省武汉市医保局，研究加强慢性病患者“互联网＋”医保服务工作。局党组成员、副局长李滔出席会议。

3 月

3 月 5 日，中共中央、国务院印发《关于深化医疗保障制度改革的意见》，提出了“1＋4＋2”的总体改革框架。

4 月

4 月 3 日，国家医疗保障局召开应对新冠肺炎疫情领导小组会议，专题研究新冠肺炎患者医保费用结算工作。局党组书记、局长胡静林、局党组成员、副局长李滔出席会议。

4 月 3 日，国家医疗保障局、外交部、财政部、国家卫生健康委印发《关于外籍新冠肺炎患者医疗费用支付有关问题的通知》（医保发〔2020〕14 号），妥善处理外籍新冠肺炎患者医疗费用支付等工作。

4 月 23 日，国家医疗保障局办公室、财政部办公厅、国家卫生健康委办公厅、国家税务总局办公厅、国务院扶贫办综合司印发《关于高质量打赢医疗保障脱贫攻坚战的通知》（医保办发〔2020〕19 号），确保高质量完成医疗保障脱贫攻坚工作。

4 月 24 日，国家医疗保障局办公室印发《关于印发医疗保障基金结算清单填写规范的通知》（医保办发〔2020〕20 号），统一医保结算清单数据采集标准，提高医保结算清单数据质量。

4 月 30 日，国家医疗保障局印发《关于印发全国医疗保障经办政务服务事项清单的通知》（医保发〔2020〕18 号）标，建立统一规范的全国医疗保障经办政务服务事项清单制度。

5 月

5 月 9 日，国家医疗保障局党组书记、局长胡静林赴天津调研，并出席天津等九省份联盟采购高值医用耗材申报信息公开大会，赴天津人民医院考察医保结算、药品集中带量采购落地情况。

5 月 28 日，国家医疗保障局党组成员、副局长陈金甫主持召开高值医用耗材集中采购改革座谈会，听取部分企业和协会代表意见建议。

6 月

6 月 2 日，国家医疗保障局、国家卫生健康委印发《关于开展医保定点医疗机构规范使用医保基金行为专项治理工作的通知》（医保函〔2020〕9 号），建立和强化医保基金监管长效机制，坚决查处医保领域违法违规行为。

6 月 5 日，国家医疗保障局党组成员、副局长李滔出席北京市“打击欺诈骗保维护基金安全”集中宣传月启动仪式暨多部门联合宣传活动，并对天坛医院医保管理和异地就医直接结算等工作进行调研。

6 月 10 日，国家医疗保障局、财政部、国家税务总局印发《关于做好 2020 年城乡居民基本医疗保障工作的通知》（医保发〔2020〕24 号），对进一步做好 2020 年城乡居民医疗保障工作作出部署。

6 月 11 日，全国人大常委会张春贤副委员长带队到国家医疗保障局就社会保险制度改革和社会保险法实施情况进行走访调研。国家医疗保障局党组书记、局长胡静林，党组成员、副局长施子海、李滔出席会议。

6 月 12 日，国家医疗保障局办公室印发《关于印发医疗保障疾病诊断相关分组（CHS－DRG）细分组方案（1.0 版）的通知》（医保办发〔2020〕29 号），落实试点工作“三步走”目标，指导各地规范 DRG 分组工作。

6 月 15 日，国家卫生健康委会同国家医疗保障局、国务院扶贫办在北京召开 2020 年全国健康扶贫工作电视电话会议。国家医疗保障局党组书记、局长胡静林出席会议并讲话。

6 月 15 日至 16 日，国家医疗保障局在北京举办深化医疗保障制度改革培训班，专题学习《中共中央国务院关于深化医疗保障制度改革的意见》，部署今年及今后一个时期医疗保障改革发展任务。局党组书记、局长胡静林同志以“让改革成为医保旗帜上最鲜明的底色”为题授课。局党组成员、副局长施子海、陈金甫、李滔分别就分管领域业务授课。

6 月 16 日，国家医疗保障局办公室印发《关于配合做好进一步提升新冠病毒检测能力有关工作的通知》（医保办发〔2020〕30 号），进一步提升新冠病毒检测能力，有序引导降低偏高的检测费用，支持实现“应检尽检、愿检尽检”，助力常态化防控和复工复产复学复市。

6 月 30 日，国务院办公厅印发《关于推进医疗保障基金监管制度体系改革的指导意见（国办发〔2020〕20 号）》，全面提升医保治理能力，深度净化制度运行环境，严守基金安全红线。

7 月

7 月 1 日，国家医疗保障局党组书记、局长胡静林同志以“强化政治机关意识、走好第一方阵”为题向全局党员干部讲授党课。

7 月 20 日至 21 日，国家医疗保障局党组成员、副局长施子海赴河北调研，听取医保信息平台建设以及医疗机构药品采购精细化管理工作汇报，并进行实地考察。

7 月 27 日至 29 日，国家医疗保障局党组书记、局长胡静林赴甘肃省临夏州积石山县调研，走访慰问建档立卡贫困户，详细了解“两不愁三保障”政策落实情况。

7月30日，《基本医疗保险用药管理暂行办法》（国家医疗保障局令第1号）公布，自2020年9月1日起施行。

7月30日至31日，国家医疗保障局在河北省石家庄市举办推进医疗保障信息平台建设培训班，局党组成员、副局长施子海副局长出席并讲话。

8月

8月14日，国家医疗保障局发布医保管理增效案例（第一批）的公告。

8月20日，第三批国家组织药品集采产生中选结果。

8月24日，国家医疗保障局、财政部、国家税务总局印发《关于加强和改进基本医疗保险参保工作的指导意见》（医保发〔2020〕33号），深入推进全民参保计划，进一步提高基本医保参保质量，保障参保群众权益，优化参保缴费服务。

8月25日上午，国家医疗保障局召开全国新冠肺炎医保费用结算工作视频调度会，局党组成员、副局长李滔出席并讲话。

8月28日，国家医疗保障局印发《关于建立医药价格和招采信用评价制度的指导意见》（医保发〔2020〕34号），推进完善以市场为主导的医药价格形成机制，促进医药企业按照公平、合理和诚实信用、质价相符的原则制定价格。

8月28日，2020年全国医保基金监管工作会议在南京召开，国家医疗保障局党组成员、副局长李滔出席会议并讲话。

8月31日，国家医疗保障局发布医保管理增效案例（第二批）的公告。

8月31日，国家医疗保障局召开网络安全和信息化领导小组会议，局党组书记、局长、网络安全和信息化领导小组组长胡静林出席会议并讲话。

8月31日，国家医疗保障局召开“十四五”全民医疗保障规划编制领导小组会议，局党组书记、局长、规划编制领导小组组长胡静林出席会议并讲话。

9月

9月1日至2日，国家医疗保障局党组成员、副局长陈金甫带队赴河北省保定市、石家庄市调研城乡居民医保高血压糖尿病患者门诊用药保障工作，并召开部分省市医保部门代表座谈会。

9月7日至9日，国家医疗保障局党组成员、副局长施子海赴甘肃省临夏州积石山县开展定点扶贫调研，走访慰问建档立卡贫困户，了解家庭生产生活、医保参保缴费、享受医保报销和补助等情况。

9月10日，国家医疗保障局、财政部印发《关于扩大长期护理保险制度试点的指导意见》（医保发〔2020〕37号），进一步深入推进长期护理保险制度试点工作。

9月10日，中共中央政治局常委、国务院副总理韩正主持召开药品和高值医用耗材集中带量采购工作座谈会。国家医疗保障局党组书记、局长胡静林，党组成员、副局长施子海、陈金甫、李滔出席会议。

9月17日，国家医疗保障局办公室发布医保管理增效案例（第三批）的公告。

9月18日，国家医疗保障局召开全国医疗保障系统2020年党风廉政建设和反腐败工作会议，局党组书记、局长胡静林出席会议并讲话。

9月28日，国家医疗保障局、财政部印发《关于推进门诊费用跨省直接结算试点工作的通知》（医保发〔2020〕40号），稳步扩大试点地区、定点医药机构覆盖范围和门诊结算范围。

9月28日，国家医疗保障局召开扩大长期护理保险制度试点动员部署视频会。局党组成员、副局长陈金甫同志出席并讲话。

10月

10月12日，中央第十四巡视组巡视国家医疗保障局党组工作动员会召开，局党组书记、局长胡静林，党组成员、副局长施子海、陈金甫、李滔出席会议。

10月14日，2020年国家扶贫日系列活动之医疗保障脱贫攻坚分论坛在京举办。国家医疗保障局党组成员、副局长陈金甫代表局党组书记、局长胡静林同志作了主题报告。

10月15日上午，国家医疗保障局党组成员、副局长李滔赴北京大学肿瘤医院开展了调研，实地察看了疫情防控期间医保支持复工复产的情况，了解国家谈判药品的落地使用情况，听取按疾病诊断相关分组（CHS－DRG）付费国家试点临床论证专家意见等。

10月22日，国家医疗保障局在浙江杭州召开门诊费用跨省直接结算试点工作推进会，局党组成员、副局长李滔出席并讲话。

10月23日，国家医保信息平台主体建设全部完成，基础设施和云平台、各业务子系统、各安全子系统等分项全部通过终验，等待竣工验收。

10月24日，国家医疗保障局印发《关于积极推进“互联网＋”医疗服务医保支付工作的指导意见》（医保发〔2020〕45号），大力支持“互联网＋”医疗服务模式创新，进一步满足人民群众对便捷医疗服务的需求，提高医保管理服务水平，提升医保基金使用效率。

10月25日至27日，国家医疗保障局党组成员、副局长施子海赴湖北开展调研，听取相关工作情况和意见建议并进行实地考察。

10月28日，国家医疗保障局在广东省广州市召开区域点数法总额预算和按病种分值付费（DIP）试点工作推进暨培训会，党组成员、副局长李滔出席并讲话。会后李滔副局长进行了实地调研。

10月28日至30日，国家医疗保障局党组成员、副局长陈金甫带队先后赴安徽、江苏调研医保扶贫与乡村振兴政策衔接、高血压糖尿病门诊用药保障落实情况，并召开完善长三角医保政策座谈会。

11月

11月1日，国家医保信息平台在广东省汕尾市正式投入使用，标志着全国统一的医保信息平台建设转入地方平台全面建设阶段。

11月4日，国家医疗保障局党组成员、副局长施子海赴宁夏调研“十四五”规划编制及医保信息化建设情况，并出席“十四五”全民医疗保障规划编制研讨会。

11月5日至6日，国家医疗保障局党组成员、副局长施子海在宁夏银川主持召开“十四五”全民医疗保障规划编制（北部省份）研讨会。

11月5日，国家组织冠脉支架集中带量采购在天津开标，标志着首次国家组织高值医用耗材集采顺利“破冰”。

11月9日，国家医疗保障局办公室印发《关于印发国家医疗保障按病种分值付费（DIP）技术规范和DIP病种目录库（1.0版）的通知》（医保办发〔2020〕50号），持续推进医保支付方式改革，提升医保治理现代化水平，加强对区域点数法总额预算管理和按病种分值付费试点工作的技术指导。

11月11日，国家医疗保障局在湖北省武汉市召开按疾病诊断相关分组（DRG）付费国家试点城市支付改革工作会，局党组成员、副局长李滔出席并讲话，实地调研医保经办服务体系建设、新冠肺炎医保费用结算、DRG付费试点支付改革等相关工作情况。

11月19日，国家医疗保障局召开“十四五”全民医疗保障规划编制专家座谈会，局党组书记、局长胡静林局长主持会议并讲话。局党组成员、副局长施子海参加座谈会。

11月20日，国家医疗保障局办公室印发《关于贯彻执行15项医疗保障信息业务编码标准的通知》（医保办发〔2020〕51号），进一步落实国家标准化战略，推动医疗保障信息化标准化融合发展。

11月20日，国务院新闻办公室举行新闻发布会，国家医疗保障局党组成员、副局长陈金甫介绍推进医保扶贫，确保贫困人口基本医疗有保障有关情况，并答记者问。

11月20日，国家医疗保障局召开党的十九届五中全会精神宣讲会，局党组书记、局长胡静林同志作宣讲辅导，讲授专题党课。局党组成员、副局长施子海、陈金甫、李滔同志出席会议。

11月23日，国家智慧医保实验室协调工作小组会议在重庆市召开。国家医疗保障局党组成员、副局长施子海出席会议并听取国家智慧医保实验室工作汇报。会议前，施子海副局长还调研了国家智慧医保实验室建设成果，以及乡镇卫生院和基层医保经办情况。

11月23日至27日，国家医疗保障局在福建省泉州市举办国际医保经验学习培训班。国家医疗保障局党组成员、副局长施子海以视频方式为培训班作动员讲话。

11月24日，国家医疗保障局在重庆市举办全国医保信息化标准化培训班。局党组成员、副局长施子海出席并讲话。

11月25日，国家医疗保障局党组成员、副局长陈金甫在北京主持召开专家座谈会，就“十四五”期间医药价格和招标采购工作听取专家意见建议。

11月26至27日，国家医疗保障局党组成员、副局长施子海在云南昆明主持召开“十四五”全民医疗保障规划编制（南部省份）研讨会。会后，施子海副局实地调研医保信息化标准化、基层公共服务能力建设情况。

12月

12月3日，国家医疗保障局党组书记、局长胡静林赴河北雄安新区就医保经办等工作开展调研。详细了解基层医保经办服务情况，实地考察国家组织药品集采、高血压糖尿病门诊用药保障落实情况，查看异地就医直接结算开展情况。

12月8日，国家医疗保障局发布医保管理增效案例（第五批）的公告。

12月9日，国家医疗保障局办公室印发《关于建立区域点数法总额预算和按病种分值付费（DIP）专家库的通知》（医保办发〔2020〕54号），建立区域点数法总额预算和按病种分值付费（DIP）专家库。

12月9日至10日，国家医疗保障局在辽宁省大连市举办2020年全国医保基金监管政策培训班，国家医疗保障局党组成员、副局长李滔出席开班式并讲话。期间，李滔副局长就医保基金监管、DRG付费国家试点进展、医保经办规程等相关工作开展实地调研。

12月10日，国家医疗保障局党组书记、局长胡静林赴浙江省湖州市开展工作调研，现场观看医保基金运行分析平台功能演示，实地考察医保经办服务标准化建设、智能化创新及经办服务下沉等情况。

12月11日，国家医疗保障局在浙江省杭州市召开医疗保障精细化管理工作经验交流会，局党组书记、局长胡静林主持会议并讲话。

12月15日，国家医疗保障局党组书记、局长胡静林赴北京市西城区调研并主持召开座谈会，实地查看基层医保经办服务“一窗式”受理、无纸化申报等服务模式，听取参保群众和基层代表对“十四五”全民医疗保障规划的意见建议。

12月15日，国家医疗保障局印发《关于国家组织冠脉支架集中带量采购和使用配套措施的意见》（医保发〔2020〕51号），积极主动发挥医疗保障部门作用，完善支持、引导、保障措施，推动国家组织冠脉支架集中带量采购中选结果平稳落地实施。

12月15日至19日，国家医疗保障局党组成员、副局长施子海赴广东开展调研。实地调研医保经办机构、定点医药机构、村级医保服务点，听取参保群众、医护人员和医保经办人员意见建议。

12月18日，国家医疗保障局办公室、国家卫生健康委办公厅印发《关于开展定点医疗机构专项治理“回头看”的通知》（医保办发〔2020〕58号），集中打击诱导住院、虚假住院等欺诈骗保问题。

12月24日，国家医疗保障局办公室印发《关于加快落实医药价格和招采信用评价制度的通知》（医保办发〔2020〕59号），加快推进制度建设和实施进度。

12月24日，国家医疗保障局办公室印发《关于推介全国医疗保障经办精细化管理服务典型案例的通知》（医保办发〔2020〕60号）。

12月25日，国家医疗保障局 人力资源社会保障部印发《国家基本医疗保险、工伤保险和生育保险药品目录（2020年）》（医保发〔2020〕53号），目录内药品总数为2800种，其中西药1426种，中成药1374种。

12月26日，国家医疗保障局印发《关于坚持传统服务方式与智能化服务创新并行 优化医疗保障服务工作的实施意见》（医保发〔2020〕54号），着力解决老年人等群体运用智能技术遇到的困难，不断提升服务质量。

12月30日，《医疗机构医疗保障定点管理暂行办法》《零售药店医疗保障定点管理暂行办法》公布，自2021年2月1日起施行。

附　录

国家医疗保障局 2020 年政府信息公开工作年度报告

根据《中华人民共和国政府信息公开条例》(国务院令第 711 号,以下简称《条例》)的规定,现发布国家医疗保障局 2020 年政府信息公开工作年度报告。本报告所列统计数据的期限自 2020 年 1 月 1 日起,至 2020 年 12 月 31 日止。如对本报告有任何疑问,请与我局政府信息公开申请受理机构联系(地址:北京市西城区月坛北小街 2 号;邮编:100830;电话:010－89061394;传真:010－89061251)。

一、总体情况

2020 年,我局严格执行《条例》规定,认真开展政府信息公开工作。一是建立完善信息公开体制机制。严格执行《国家医保局政府信息公开暂行办法》(医保发〔2019〕72 号),落实以公开为原则,以不公开为例外的要求,能公开的文件全部公开,控制依申请文件的数量,提高政府工作透明度。二是依法主动公开政府信息,按照《条例》第二十条的规定,主动公开我局制定的部门规章、规范性文件、对人大建议和政协提案的答复等政府信息 207 件,特别是坚持做到"政策文件类政府信息与政策解读材料同步公开",不断提升政府信息公开工作的质量。三是认真做好依申请公开。全年收到政府信息公开申请 73 件。其中 53 件已办结,5 件不属于政府信息公开范围并已回复,15 件于 2020 年 12 月底收到,已按照规定时限结转下年度继续办理。四是做好政府信息公开平台建设。在我局官方网站首页显著位置设立"信息公开"专栏,便于公众查询我局政府信息公开有关事项。

二、主动公开政府信息情况

第二十条第(一)项			
信息内容	本年新制作数量	本年新公开数量	对外公开总数量
规章	1	1	1
规范性文件	46	46	46
第二十条第(五)项			
信息内容	上一年项目数量	本年增/减	处理决定数量
行政许可	0	0	0
其他对外管理服务事项	0	0	0
第二十条第(六)项			
信息内容	上一年项目数量	本年增/减	处理决定数量
行政处罚	0	0	0
行政强制	0	0	0
第二十条第(八)项			
信息内容	上一年项目数量	本年增/减	
行政事业性收费	0	0	
第二十条第(九)项			
信息内容	采购项目数量	采购总金额	
政府集中采购	49 项	4805.38 万元	

三、收到和处理政府信息公开申请情况

（本列数据的勾稽关系为：第一项加第二项之和，等于第三项加第四项之和）			申请人情况						
			自然人	法人或其他组织					总计
				商业企业	科研机构	社会公益组织	法律服务机构	其他	
一、本年新收政府信息公开申请数量			73	0	0	0	0	0	73
二、上年结转政府信息公开申请数量			0	0	0	0	0	0	0
三、本年度办理结果	（一）予以公开		53	0	0	0	0	0	53
	（二）部分公开（区分处理的，只计这一情形，不计其他情形）		0	0	0	0	0	0	0
	（三）不予公开	1. 属于国家秘密	0	0	0	0	0	0	0
		2. 其他法律行政法规禁止公开	0	0	0	0	0	0	0
		3. 危及“三安全一稳定”	0	0	0	0	0	0	0
		4. 保护第三方合法权益	0	0	0	0	0	0	0
		5. 属于三类内部事务信息	0	0	0	0	0	0	0
		6. 属于四类过程性信息	0	0	0	0	0	0	0
		7. 属于行政执法案卷	0	0	0	0	0	0	0
		8. 属于行政查询事项	0	0	0	0	0	0	0
	（四）无法提供	1. 本机关不掌握相关政府信息	0	0	0	0	0	0	0
		2. 没有现成信息需要另行制作	0	0	0	0	0	0	0
		3. 补正后申请内容仍不明确	0	0	0	0	0	0	0
	（五）不予处理	1. 信访举报投诉类申请	0	0	0	0	0	0	0
		2. 重复申请	0	0	0	0	0	0	0
		3. 要求提供公开出版物	0	0	0	0	0	0	0
		4. 无正当理由大量反复申请	0	0	0	0	0	0	0
		5. 要求行政机关确认或重新出具已获取信息	0	0	0	0	0	0	0
	（六）其他处理		5	0	0	0	0	0	5
	（七）总计		58	0	0	0	0	0	58
四、结转下年度继续办理			15	0	0	0	0	0	15

四、政府信息公开行政复议、行政诉讼情况

行政复议					行政诉讼									
					未经复议直接起诉					复议后起诉				
结果维持	结果纠正	其他结果	尚未审结	总计	结果维持	结果纠正	其他结果	尚未审结	总计	结果维持	结果纠正	其他结果	尚未审结	总计
0	0	0	0	0	0	0	0	0	0	0	0	0	0	0

五、存在的主要问题及改进情况

我局组建时间不长，开展政府信息公开工作的经验不足。存在的主要问题有两方面：一是政府信息公开的工作流程还有待优化；二是政府信息公开平台建设有待进一步完善。下一步，我局将严格按照《条例》规定和国务院办公厅要求，根据工作实践不断改进工作流程，加强平台建设，切实提升政府信息公开工作水平，接受人民群众的监督。

六、其他需要报告的事项

无。

国家医疗保障局 2020 年法治政府建设情况报告

2020 年，国家医疗保障局坚持以习近平新时代中国特色社会主义思想为指导，深入学习贯彻党的十九大和十九届二中、三中、四中、五中全会精神，深入学习贯彻习近平法治思想，增强“四个意识”，坚定“四个自信”，做到“两个维护”，全面贯彻落实习近平总书记关于“建设法治政府是全面推进依法治国的重点任务和主体工程”“法治政府建设对法治国家、法治社会建设具有示范带动作用”的重要指示精神和中央依法治国委第一次、第二次和第三次会议决策部署，加快完成《法治政府建设实施纲要（2015－2020 年）》（以下简称《纲要》）各项任务要求，努力推动构建职责明确、依法行政的政府治理体系，推进法治政府建设各项工作取得新进展、新成效。

一、强化党的领导，切实推进法治政府建设

（一）深入学习贯彻习近平法治思想

习近平法治思想是习近平新时代中国特色社会主义思想的重要组成部分，是全面依法治国的根本遵循和行动指南。充分认识习近平法治思想的重大意义，全面准确学习领会习近平法治思想的核心要义，坚持以习近平法治思想为指导深入推进全面依法治国。在习近平法治思想的指导下，加快推进医保法治体系建设，不断提高依法行政的能力和水平，发挥法治体系建设固根本、稳预期、利长远的重要作用，推进医保高质量发展。

（二）坚持和强化党对医保法治工作的绝对领导

始终坚持党对法治政府建设的领导，局党组将推进法治政府建设摆在工作全局的重要位置，主要负责同志带头推进法治政府建设，坚决将履行法治政府建设第一责任人职责落到实处。推动法治建设工作与业务工作同部署、同实施，确保法治政府建设各项要求同医保业务工作实现融会贯通，提升工作实效。

二、坚持依法行政，深化医保治理和服务改革

（一）简政放权，放出活力

持续推进“放管服”综合改革，优化营商环境，促进医药价格领域市场活力不断提升。维护集中带量采购公平竞争秩序，持续推进以“量价挂钩”“带量采购”为核心的采购改革，破除采购使用环节乱象，治理“带金销售”模式。支持符合条件的医药机构纳入医保定点协议管理，优化医保定点申请条件，明确申请材料、办理程序和时限等要素。支持“互联网＋”医疗服务发展，进一步规范“互联网＋”医疗服务医保协议管理，支持符合条件的“互联网＋”医疗服务纳入医保支付范围，推动社会医药机构发挥自身优势，增强优质医疗服务供给能力。

（二）加强监管，管出成效

严厉打击欺诈骗保行为，保障医保基金安全。按照《关于做好 2020 年医疗保障基金监管工作的通知》《关于开展医保定点医疗机构规范使用医保基金行为专项治理工作的通知》要求，2020 年全国共检查定点医药机构 62.7 万家，共计处理违法违规医药机构 40.1 万家，追回医保资金 223.1 亿元。大力推进基金监管长效机制建设，落实举报奖励具体措施。推动建立医药价格和招采信用评价制度。加快推进规范执法，深入推行行政执法“三项制度”，促进严格规范公正执法，维护人民群众合法权益。

（三）优化服务，提升群众满意度

持续开展全国医疗保障系统行风建设专项评价工作，规范化实施政务服务“好差评”制度，切实提升全国医保经办服务水平。建立医疗保障经办政务服务事项清单制度，要求各地对照国家清单，按照“六统一”（统一事项名称、统一事项编码、统一办理材料、统一办理时限、统一办理环节、统一服务标准）和“四最”（服务质量最优、所需材料最少、办理时限最短、办事流程最简）的要求，认真完成省级清单及办事指南的发布。

三、推进科学立法，提高医保立法质量

结合立法工作实践，根据《立法法》有关精神和医保局五年立法规划要求，研究起草了《国家医保局 2020 年立法工作计划》，明确立法工作职责分工

和工作流程，推进立法进度、提高立法的科学性，确保立法的质量和进度。

（一）法律方面

积极推进《医疗保障法》的立法工作，《医疗保障法》已列入全国人大常委会2021年度立法工作计划。积极参与《基本医疗卫生与健康促进法》《社会救助法》《军人权益和地位保障法》《兵役法》等涉及医疗保障的其他法律的制定和修订。

（二）在行政法规方面

扎实推动《医疗保障基金使用监督管理条例》出台，并将于2021年5月1日正式实施。作为我国医疗保障领域第一部条例，它的出台，在医保法治化道路上具有里程碑作用，对推动医保领域依法行政并提升医保治理水平具有重要意义。积极参与《社会保险经办条例》《退役军人安置条例》和《医疗器械监督管理条例》等涉及医疗保障的其他行政法规的制定和修订。

（三）部门规章方面

严格按照《规章制定程序条例》的规定，制定出台三部部门规章。为充分保障参保人基本用药需求，提升基本医疗保险用药科学化、精细化管理水平，出台《基本医疗保险用药管理暂行办法》。为加强和规范医疗机构、零售药店医疗保障定点管理，提高医保基金使用效率，出台《医疗机构医疗保障定点管理暂行办法》和《零售药店医疗保障定点管理暂行办法》。

四、强化制度约束，全面推进法治政府建设

（一）落实公众参与制度

对关系群众利益和社会长远发展的重大事项，严格履行调研起草、征求意见、咨询论证、合法性审查和集体研究决定等必经程序，充分吸纳社会各界的意见建议。

（二）加大医保法制审核力度

严格开展规范性文件法制审核工作。2020年，对19件行政规范性文件进行了合法性审核和公平竞争审核。确保规范性文件不与法律、行政法规和规章相抵触，不违法设定行政许可、行政审批、行政处罚、行政强制、行政收费等事项；确保严格落实深化改革任务，增强各政策文件的衔接性和连贯性，切实提高规范性文件质量。

（三）推进行政执法“三项制度”建设

制定医保统一行政执法指引和文书，加强执法证件管理，促进医保系统行政执法公示制度、执法全过程记录制度和重大执法决定法制审核制度有效落实，规范行政执法自由裁量权，促进行政权力规范运行。

（四）扎实做好行政复议应诉工作

以事实为依据，秉持严守程序和居中裁判原则，对地方医保部门合法合理的行政处理决定予以维持；对违法、不当的行政行为作出要求改正、确认违法、撤销重作等公正裁判，维护各方合法权益。

（五）继续强化医保法治培训宣传工作

为进一步提升医疗保障队伍业务水平，举办医保法治建设培训，对全国医保系统干部进行法治培训。此外，赴地方对基层医保人员进行专题培训，进一步强化各级医保部门的法治意识。同时，制定《医疗保障基金使用监督管理条例》宣传工作方案，为有序做好条例发布后的宣传和贯彻工作做好充足准备。

五、存在问题和下一步工作计划

2020年，国家医保局在推进法治政府建设上取得了一定成绩，但还存在一些问题和不足，比如：医保领域立法需要进一步加强，立法质量有待进一步提高；推动严格规范公正文明执法需要进一步加大力度，切实避免有法不依、执法不严、违法不究的问题；行政复议和诉讼工作有待进一步加强；医保干部法治培训的方式和覆盖范围上仍存在不足，影响了法治培训效果等。对于这些问题，我局高度重视，认真研究解决措施。

2021年是“十四五”规划开局之年，做好医保法治建设工作意义重大。下一步，国家医保局将深入学习贯彻习近平法治思想，进一步增强“四个意识”，坚定“四个自信”，做到“两个维护”，按照中央关于深化全面依法治国实践的一系列要求，深入推进法治政府建设，不断增强运用法治思维和法治方式做好医保工作的能力，为全面推进依法治国、建设社会主义法治国家作出新的更大贡献。

国家基本医疗保险、工伤保险和生育保险药品目录(2020 年)

一、凡例 

二、西药部分 

三、中成药部分 

四、协议期内谈判药品部分 

五、中药饮片部分 

医疗保障行政执法事项指导目录

序号	事项名称	职权类型	实施依据	实施主体
1	对用人单位和个人遵守医疗保险法律、法规情况进行监督检查	行政检查	《社会保险法》第七十七条：县级以上人民政府社会保险行政部门应当加强对用人单位和个人遵守社会保险法律、法规情况的监督检查。 社会保险行政部门实施监督检查时，被检查的用人单位和个人应当如实提供与社会保险有关的资料，不得拒绝检查或者谎报、瞒报。	各级医疗保障行政部门
2	对用人单位不办理医疗保险和生育保险登记、未按规定变更登记或注销登记以及伪造、变造登记证明的处罚	行政处罚	《社会保险法》第八十四条：用人单位不办理社会保险登记的，由社会保险行政部门责令限期改正；逾期不改正的，对用人单位处应缴社会保险费数额一倍以上三倍以下的罚款，对其直接负责的主管人员和其他直接责任人员处五百元以上三千元以下的罚款。	各级医疗保障行政部门
3	对纳入基本医疗保险基金支付范围的医疗服务行为和医疗费用进行监督管理	行政检查	《基本医疗卫生与健康促进法》第八十七条：县级以上人民政府医疗保障主管部门应当提高医疗保障监管能力和水平，对纳入基本医疗保险基金支付范围的医疗服务行为和医疗费用加强监督管理，确保基本医疗保险基金合理使用、安全可控。	各级医疗保障行政部门
4	对医疗保险经办机构以及医疗机构、药品经营单位等医疗保险服务机构以欺诈、伪造证明材料或者其他手段骗取医疗保险、生育保险基金支出的处罚	行政处罚	1.《社会保险法》第八十七条：社会保险经办机构以及医疗机构、药品经营单位等社会保险服务机构以欺诈、伪造证明材料或者其他手段骗取社会保险基金支出的，由社会保险行政部门责令退回骗取的社会保险金，处骗取金额二倍以上五倍以下的罚款。 2.《基本医疗卫生与健康促进法》第一百零四条：基本医疗保险经办机构以及医疗机构、药品经营单位等以欺诈、伪造证明材料或者其他手段骗取基本医疗保险基金支出的，由县级以上人民政府医疗保障主管部门依照有关社会保险的法律、行政法规规定给于行政处罚。 3.《实施＜中华人民共和国社会保险法＞若干规定》第二十五条：医疗机构、药品经营单位等社会保险服务机构以欺诈、伪造证明材料或者其他手段骗取社会保险基金支出的，由社会保险行政部门责令退回骗取的社会保险金，处骗取金额二倍以上五倍以下的罚款。	各级医疗保障行政部门
5	对以欺诈、伪造证明材料或者其他手段骗取医疗保险、生育保险待遇的处罚	行政处罚	1.《社会保险法》第八十八条：以欺诈、伪造证明材料或者其他手段骗取社会保险待遇的，由社会保险行政部门责令退回骗取的社会保险金，处骗取金额二倍以上五倍以下的罚款。 2.《基本医疗卫生与健康促进法》第一百零四条：违反本法规定，以欺诈、伪造证明材料或者其他手段骗取基本医疗保险待遇，由县级以上人民政府医疗保障主管部门依照有关社会保险的法律、行政法规规定给予行政处罚。	各级医疗保障行政部门

6	对医疗救助的监督检查	行政检查	《社会救助暂行办法》(中华人民共和国国务院令第 649 号)第五十七条:县级以上人民政府及其社会救助管理部门应当加强对社会救助工作的监督检查,完善相关监督管理制度。	各级医疗保障行政部门
7	对采取虚报、隐瞒、伪造等手段,骗取医疗救助基金的处罚	行政处罚	《社会救助暂行办法》(中华人民共和国国务院令第 649 号)第六十八条:采取虚报、隐瞒、伪造等手段,骗取社会救助资金、物资或者服务的,由有关部门决定停止社会救助,责令退回非法获取的救助资金、物资,可以处非法获取的救助款额或者物资价值 1 倍以上 3 倍以下的罚款。	各级医疗保障行政部门
8	对药品、医用耗材价格进行监测和成本调查	行政检查	1.《基本医疗卫生与健康促进法》第一百零三条:违反本法规定,参加药品采购投标的投标人以低于成本的报价竞标,或者以欺诈、串通投标、滥用市场支配地位等方式竞标的,由县级以上人民政府医疗保障主管部门责令改正,没收违法所得;中标的,中标无效,处中标项目金额千分之五以上千分之十以下的罚款,对法定代表人、主要负责人、直接负责的主管人员和其他责任人员处对单位罚款数额百分之五以上百分之十以下的罚款;情节严重的,取消其二年至五年内参加药品采购投标的资格并予以公告。 2.《药品管理法》第八十六条:药品上市许可持有人、药品生产企业、药品经营企业和医疗机构应当依法向药品价格主管部门提供其药品的实际购销价格和购销数量等资料。 3.各级医疗保障主管部门《职能配置、机构设置和人员编制规定》。	各级医疗保障行政部门
9	对药品上市许可持有人、药品和医用耗材生产企业、药品经营企业和医疗机构向医药价格主管部门提供其药品、医用耗材的实际购销价格和购销数量等资料的监督检查	行政检查	1.《药品管理法》第八十六条:药品上市许可持有人、药品生产企业、药品经营企业和医疗机构应当依法向药品价格主管部门提供其药品的实际购销价格和购销数量等资料。 2. 各级医疗保障主管部门《职能配置、机构设置和人员编制规定》。	各级医疗保障行政部门
10	对以违反医药价格管理政策等为手段,骗取医保基金支出行为的处罚	行政处罚	《社会保险法》第八十七条:社会保险经办机构以及医疗机构、药品经营单位等社会保险服务机构以欺诈、伪造证明材料或者其他手段骗取社会保险基金支出的,由社会保险行政部门责令退回骗取的社会保险金,处骗取金额二倍以上五倍以下的罚款;属于社会保险服务机构的,解除服务协议;直接负责的主管人员和其他直接责任人员有执业资格的,依法吊销其执业资格。	各级医疗保障行政部门
11	对公立医疗机构药品和高值医用耗材集中采购行为合规性的监督检查	行政检查	各级医疗保障主管部门《职能配置、机构设置和人员编制规定》。	各级医疗保障行政部门
12	对参加药品采购投标的投标人的违法行为进行监督管理	行政处罚	《基本医疗卫生与健康促进法》第一百零三条:违反本法规定,参加药品采购投标的投标人以低于成本的报价竞标,或者以欺诈、串通投标、滥用市场支配地位等方式竞标的,由县级以上人民政府医疗保障主管部门责令改正,没收违法所得;中标的,中标无效,处中标项目金额千分之五以上千分之十以下的罚款,对法定代表人、主要负责人、直接负责的主管人员和其他责任人员处对单位罚款数额百分之五以上百分之十以下的罚款;情节严重的,取消其二年至五年内参加药品采购投标的资格并予以公告。	各级医疗保障行政部门

13	建立医疗卫生机构、人员等信用记录制度，纳入全国信用信息共享平台，对其失信行为按照国家规定实施联合惩戒	其他行政职权	《基本医疗卫生与健康促进法》第九十三条：县级以上人民政府卫生健康主管部门、医疗保障主管部门应当建立医疗卫生机构、人员等信用记录制度，纳入全国信用信息共享平台，按照国家规定实施联合惩戒。	各级医疗保障行政部门
14	医疗保险稽核	行政检查	1.《社会保险法》第三十一条：社会保险经办机构根据管理服务的需要，可以与医疗机构、药品经营单位签订服务协议，规范医疗服务行为。医疗机构应当为参保人员提供合理、必要的医疗服务。 2.《社会保险稽核办法》(劳动部令第 16 号) 第二条：本办法所称稽核是指社会保险经办机构依法对社会保险费缴纳情况和社会保险待遇领取情况进行的核查。 第三条：县级以上社会保险经办机构负责社会保险稽核工作。 第五条：社会保险经办机构及社会保险稽核人员开展稽核工作，行使下列职权： (一)要求被稽核单位提供用人情况、工资收入情况、财务报表、统计报表、缴费数据和相关帐册、会计凭证等与缴纳社会保险费有关的情况和资料； (二)可以记录、录音、录像、照相和复制与缴纳社会保险费有关的资料，对被稽核对象的参保情况和缴纳社会保险费等方面的情况进行调查、询问； (三)要求被稽核对象提供与稽核事项有关的资料。 第十二条：社会保险经办机构应当对参保个人领取社会保险待遇情况进行核查，发现社会保险待遇领取人丧失待遇领取资格后本人或他人继续领取待遇或以其他形式骗取社会保险待遇的，社会保险经办机构应当立即停止待遇的支付并责令退还。	各级医疗保障经办机构
15	对可能被转移、隐匿或者灭失的医疗保险基金相关资料进行封存	行政强制	1.《社会保险法》第七十九条：社会保险行政部门对社会保险基金的收支、管理和投资运营情况进行监督检查，发现存在问题的，应当提出整改建议，依法作出处理决定或者向有关行政部门提出处理建议。社会保险基金检查结果应当定期向社会公布。社会保险行政部门对社会保险基金实施监督检查，有权采取下列措施： (一)查阅、记录、复制与社会保险基金收支、管理和投资运营相关的资料，对可能被转移、隐匿或者灭失的资料予以封存； (二)询问与调查事项有关的单位和个人，要求其对与调查事项有关的问题作出说明、提供有关证明材料； (三)对隐匿、转移、侵占、挪用社会保险基金的行为予以制止并责令改正。 2.《中华人民共和国价格法》第三十四条： …… (四)在证据可能灭失或者以后难以取得的情况下，可以依法先行登记保存，当事人或者有关人员不得转移、隐匿或者销毁。	各级医疗保障行政部门

全国医疗保障经办政务服务事项清单

主项	主项编码	子项序号	子项	子项编码	办理材料	办理时限	办理环节	备注	设定依据
一、基本医疗保险参保和变更登记	00203600100Y	1	单位参保登记	002036001001	1. 统一社会信用代码证书或单位批准成立的文件 2. 《基本医疗保险单位参保信息登记表》（加盖单位公章）	不超过5个工作日	申请—受理—审核—办结	1. 有条件的地区可通过查询市场监管部门“五证合一”数据获取信息并即时办结 2. 参保登记含新参保、暂停参保、注销登记、单位拆分、合并、分立等相关内容	1. 《中华人民共和国社会保险法》（主席令第35号）第五十七条、第五十八条 2. 《香港澳门台湾居民在内地（大陆）参加社会保险暂行办法》（人力资源和社会保障部、国家医保局令第41号）第二条、第三条、第四条、第十四条 3. 《在中国境内就业的外国人参加社会保险暂行办法》（人力资源和社会保障部令第16号）第三条、第四条
		2	职工参保登记	002036001002	1. 在职职工：①《职工基本医疗保险参保登记表》（含增加、中断、终止、恢复、在职转退休）（加盖单位公章） ②参保人员有效身份证件复印件 2. 灵活就业人员：①有效身份证件 ②《职工基本医疗保险参保登记表》	在职职工不超过5个工作日；灵活就业人员即时办结	申请—受理—审核—办结	1. 特殊人群还需提供：①港澳台人员参加在职职工医保的，需提供港澳居民来往内地通行证或港澳台居民居住证、建立劳动关系的证明②外国人参加在职职工医保的，需提供外国人就业证件及居留证件，或外国人永久居留证③出国定居的，需提供护照或永久居留证④在职转退休的，需提供退休审批材料 2. 有效身份证件包括身份证、居住证、户口簿、护照、港澳居民来往内地通行证、港澳台居民居住证、外国人永久居留证等（下同） 3. 委托办理的，应提供委托人及代理人身份证件原件及委托人授权委托书（下同）	
		3	城乡居民参保登记	002036001003	1. 有效身份证件 2. 《城乡居民基本医疗保险参保登记表》	即时办结	申请—受理—审核—办结		1. 《中华人民共和国社会保险法》（主席令第35号）第二十五条 2. 《香港澳门台湾居民在内地（大陆）参加社会保险暂行办法》（人力资源和社会保障部、国家医保局令第41号）第二条、第三条、第四条、第十四条 3. 《关于印发〈外国人在中国永久居留享有相关待遇的办法〉的通知》（人社部发〔2012〕53号）

		4	单位参保信息变更登记	002036001004	《基本医疗保险参保单位信息变更登记表》（加盖单位公章）	即时办结	申请—受理—审核—办结	变更统一社会信用代码、法定代表人等关键信息的可要求提供必要的对应辅助材料	1.《中华人民共和国社会保险法》（主席令第35号）第八条、第五十七条 2.《社会保险费征缴暂行条例》（国务院令第259号）第九条
		5	职工参保信息变更登记	002036001005	1. 医保电子凭证或有效身份证件或社保卡 2.《基本医疗保险职工参保信息变更登记表》（关键信息变更加盖单位公章）	即时办结	申请—受理—审核—办结	变更姓名、性别、身份证号、出生日期等关键信息的可要求提供必要的对应辅助材料	
		6	城乡居民参保信息变更登记	002036001006	1. 医保电子凭证或有效身份证件或社保卡 2.《基本医疗保险城乡居民参保信息变更登记表》	即时办结	申请—受理—审核—办结		
二、基本医疗保险参保信息查询和个人账户一次性支取	0020360200Y	7	参保单位参保信息查询	002036002001	单位有效证明文件	即时办结	申请—受理—办结	单位有效证明文件可包括：统一社会信用代码证书或介绍信	1.《中华人民共和国社会保险法》（主席令第35号）第七十四条 2.《社会保险费征缴暂行条例》（国务院令第259号）第十六条
		8	参保人员参保信息查询	002036002002	医保电子凭证或有效身份证件或社保卡	即时办结	申请—受理—办结		
		9	参保人员个人账户一次性支取	002036002003	1. 医保电子凭证或有效身份证件或社保卡 2.《职工基本医疗保险个人账户一次性支取申请表》	不超过15个工作日	申请—受理—审核—拨付—办结	1. 因死亡支取的提供继承人身份证、银行卡账户信息，通过数据共享无法查询死亡信息的应提供个人承诺书 2. 主动放弃参加职工基本医疗保险的。需提供主动放弃基本医疗保险的情况说明	1.《中华人民共和国社会保险法》（主席令第35号）第十四条 2.《香港澳门台湾居民在内地（大陆）参加社会保险暂行办法》（人力资源和社会保障部、国家医保局令第41号）第七条 3.《在中国境内就业的外国人参加社会保险暂行办法》（人力资源和社会保障部令第16号）第五条、第六条
三、基本医疗保险关系转移接续	0020360300Y	10	出具《参保凭证》	002036003001	医保电子凭证或有效身份证件或社保卡	即时办结	申请—受理—审核—办结	1. 由转出地经办机构受理 2. 有条件的地区可采用网络、APP等办理电子《参保凭证》	《中华人民共和国社会保险法》（主席令第35号）第三十二条
		11	转移接续手续办理	002036003002	1. 医保电子凭证或有效身份证件或社保卡 2.《参保凭证》（含电子《参保凭证》） 3.《基本医疗保险关系转移接续申请表》	不超过20个工作日	申请—受理—审核—办结	1. 由转入地经办机构受理并负责办结 2. 转入地经办机构应在受理后5个工作日内生成并发出《联系函》 3. 转出地经办机构收到《联系函》后10个工作日内生成、发出《信息表》并划转资金 4. 转入地经办机构收到《信息表》和转移资金后应在5个工作日内办结 5. 有条件的可通过平台、网络、APP等方式进行信息传递	

四、基本医疗保险参保人员异地就医备案	00203600400Y	12	异地安置退休人员备案	002036004001	1. 医保电子凭证或有效身份证件或社保卡 2. 备案表 3. 异地安置认定材料（“户口簿首页”和本人“常住人口登记卡”，或个人承诺书）	即时办结	申请—受理—审核—办结	1. 有条件的地区可采用电话、网络、APP等“不见面”备案 2. 办理更改、暂停、恢复和终止的只需医保电子凭证或有效身份证件 3. 省内异地就医参照执行	1.《人力资源和社会保障部 财政部关于做好基本医疗保险跨省异地就医住院医疗费用直接结算工作的通知》（人社部发〔2016〕120号） 2.《国家医保局 财政部关于切实做好2019年跨省异地就医住院费用直接结算工作的通知》（医保发〔2019〕33号 ） 3.《关于建立基本医疗保险跨省异地就医结算业务协同管理工作机制的通知》（医保办发〔2019〕33号）
		13	异地长期居住人员备案	002036004002	1. 医保电子凭证或有效身份证件或社保卡 2. 备案表 3. 长期居住认定材料（居住证明或个人承诺书）	即时办结	申请—受理—审核—办结		
		14	常驻异地工作人员备案	002036004003	1. 医保电子凭证或有效身份证件或社保卡 2. 备案表 3. 异地工作证明材料（参保地工作单位派出证明、异地工作单位证明、工作合同任选其一或个人承诺书）	即时办结	申请—受理—审核—办结		
		15	异地转诊人员备案	002036004004	1. 医保电子凭证或有效身份证件或社保卡 2. 备案表 3. 具有转诊资质的定点医疗机构开具的转诊转院证明材料	即时办结	申请—受理—审核—办结		
五、基本医疗保险参保人员享受门诊慢特病病种待遇认定	002036005000	16	基本医疗保险参保人员享受门诊慢特病病种待遇认定	002036005000	1. 医保电子凭证或有效身份证件或社保卡 2.《门诊慢特病病种待遇认定申请表》 3. 病历资料或检查资料	不超过20个工作日	申请—受理—审核—办结	鼓励将门诊慢特病病种待遇认定下沉到符合要求的定点医疗机构，由定点医疗机构“一站式”受理，经办机构对医疗机构认定情况进行有效监管	《关于妥善解决医疗保险制度改革有关问题的指导意见》（劳社厅发〔2002〕8号）
六、基本医疗保险参保人员医疗费用手工（零星）报销	00203600600Y	17	门诊费用报销	002036006001	1. 医保电子凭证或有效身份证件或社保卡 2. 医院收费票据 3. 门急诊费用清单 4. 处方底方	不超过30个工作日	申请—受理—审核—拨付—办结	1. 地方需增加其他材料必须事前公示，并一次性告知 2. 意外伤害就医的应提供交警事故认定书、法院判决书、调解协议书等公检法部门出具的相关证明材料复印件一份，无法提供的应填写个人承诺书 3. 急诊可要求提供急诊诊断证明	1.《中华人民共和国社会保险法》（主席令第35号）第二十八条、第三十条 2.《国家医疗保障局关于加快解决群众办事堵点问题的通知》（国医保电〔2018〕14号）
		18	住院费用报销	002036006002	1. 医保电子凭证或有效身份证件或社保卡 2. 医院收费票据 3. 住院费用清单 4. 诊断证明	不超过30个工作日	申请—受理—审核—拨付—办结		

七、生育保险待遇核准支付	0020360 0700Y	19	产前检查费支付	0020360 07001	1. 医保电子凭证或有效身份证件或社保卡 2. 医院收费票据 3. 费用清单 4. 诊断证明	不超过20个工作日	申请—受理—审核—拨付—办结	1. 合并支付的一次性提供材料 2. 加强部门间数据共享，相互提供证明材料。医疗保障经办业务平台如无法通过其他部门获得出生医学证明等，由办理人提供，无法提供的，需提供个人承诺书	《中华人民共和国社会保险法》（主席令第35号）第五十四条
		20	生育医疗费支付	0020360 07002	1. 医保电子凭证或有效身份证件或社保卡 2. 医院收费票据 3. 费用清单 4. 病历资料	不超过20个工作日	申请—受理—审核—拨付—办结		
		21	计划生育医疗费支付	0020360 07003	1. 医保电子凭证或有效身份证件或社保卡 2. 医院收费票据 3. 费用清单 4. 病历资料	不超过20个工作日	申请—受理—审核—拨付—办结		
		22	生育津贴支付	0020360 07004	1. 医保电子凭证或有效身份证件或社保卡 2. 病历资料	不超过20个工作日	申请—受理—审核—拨付—办结		
八、医疗救助对象待遇核准支付	0020360 0800Y	23	符合资助条件的救助对象参加城乡居民基本医疗保险个人缴费补贴	0020360 08001	1. 救助对象身份证明 2. 个人缴纳基本医保参保费用有效凭证	不超过15个工作日	申请—受理—审核—拨付—办结	1. 与其他费用合并支付的一次性提供材料 2. 有条件的地区可通过与相关部门联网实时推送救助对象身份信息 3. 符合救助条件但未经认定的应提供《个人家庭经济状况核查委托授权书》由相关部门认定后进行报销	《社会救助暂行办法》（国务院令第649号）
		24	医疗救助对象手工（零星）报销	0020360 08002	1. 医保电子凭证或有效身份证件或社保卡 2. 基本医保、大病保险报销后的结算单、定点医疗机构处方底方或定点药店购药发票 3. 《医疗救助申请卡》	不超过30个工作日	申请—受理—审核—拨付—办结		《城乡医疗救助基金管理办法》（财社〔2013〕217号）
九、医药机构申请定点协议管理	0020360 0900Y	25	医疗机构申请定点协议管理	0020360 09001	办理材料、办理时限、办理环节按照两定机构协议管理办法和经办规程执行				《中华人民共和国社会保险法》（主席令第35号）第三十一条
		26	零售药店申请定点协议管理	0020360 09002					
十、定点医药机构费用结算	0020360 1000Y	27	基本医疗保险定点医疗机构费用结算	0020360 10001	办理材料根据定点医药机构与经办机构签订的协议执行	不超过30个工作日	申请—受理—审核—拨付—办结		《中华人民共和国社会保险法》（主席令第35号）第三十一条
		28	基本医疗保险定点零售药店费用结算	0020360 10002		不超过30个工作日	申请—受理—审核—拨付—办结		《中华人民共和国社会保险法》（主席令第35号）第二十九条

说明：事项编码按照C0109.1-2018 《国家政务服务平台 政务服务事项基本目录及实施清单 第1部分：编码要求》进行编码。

全国医疗保障系统抗击新冠肺炎疫情先进集体名单

北京市医疗保险事务管理中心
天津市医疗保障基金管理中心
河北省医疗保障局监控稽核中心
山西省医疗保险管理服务中心
内蒙古自治区满洲里市医疗保障局
辽宁省大连市医疗保障事务服务中心
吉林省社会医疗保险管理局
黑龙江省医疗保障服务中心
上海市医疗保险事业管理中心
江苏省无锡市医疗保险基金管理中心
浙江省医疗保障事业管理服务中心
安徽省医疗保障局医药价格和招标采购处
福建省福州市医疗保障局
江西省医疗保险基金管理中心
山东省医疗保障局医药服务管理处
河南省医疗保障局医药服务管理处
湖北省医疗保障局医疗保障服务中心
湖北省武汉市医疗保险中心
湖北省孝感市医疗保障局
湖北省黄冈市医疗保障局
湖南省长沙市医疗保障局
广东省广州市医疗保险服务中心费用审核结算部
广西壮族自治区医疗保障事业管理中心
重庆市医疗保障事务中心
四川省医疗保险异地结算中心
贵州省医疗保障事务中心
云南省瑞丽市医疗保障局
陕西省西安市医疗保障经办服务中心
甘肃省医疗保障局医药价格和招标采购处
新疆维吾尔自治区医疗保障事业发展中心

全国医疗保障系统抗击新冠肺炎疫情先进个人名单

北京市

关柏芳(满族)北京市医药集中采购服务中心信息科科长

李　剑　北京市朝阳区医疗保险事务管理中心四级主任科员

谢雪花(女)　北京市丰台区医疗保险事务管理中心副科长

吕孝华　北京市昌平区医疗保障局医疗保障管理科科长

天津市

刘宏伟　天津市医疗保障局医药服务管理处副处长

尚　强　天津市医疗保障基金管理中心北辰分中心副主任

张华伟　天津市滨海新区医疗保障局医药服务室副主任

河北省

程应朝　石家庄市医疗保障局医药服务管理处处长

赵　荣　南宫市医疗保险管理中心主任

山西省

庞　勃　山西省药械集中招标采购中心副科长

王　渊　太原市医疗保险管理服务中心一级科员

内蒙古自治区

凤　山(蒙古族)内蒙古自治区医疗保险服务中心二级主任科员

胡　燕(女)　呼和浩特市新城区医疗保障局党组书记、局长

辽宁省

白常凯　辽宁省医疗保障局医药服务管理处处长

孟　斌(女)　沈阳市医疗保障局医药服务管理和信息处一级主任科员

李　鑫　丹东市医疗保障局医药服务管理科科长

吉林省

谢　宁(女)　吉林市社会医疗保险管理局局长

黑龙江省

岳海为　黑龙江省医疗保障局医药价格和招标采购处处长

马　亮　哈尔滨市医疗保障局办公室一级主任科员

赵清昌　绥芬河市医疗保障局局长

上海市

周裕红(女)　上海市宝山区医疗保障局党组书记、局长

蒋波汇　上海市黄浦区医疗保障局基金监管科科长

敖绍君　上海市长宁区医疗保险事务中心一级科员

陈　蓓(女)　上海市普陀区医疗保险事务中心主任

江苏省

陈　葵(女)　江苏省医疗保险基金管理中心异地就医科科长
凌聪慧(女)　南京市医疗保障局办公室三级主任科员
周文蓉(女)　苏州市医疗保障局党组成员、副局长
董　娟(女)　淮安市医疗保障局医药服务管理处处长

浙江省

王　琦　杭州市医疗保障管理服务中心一级主任科员
彭魏滨　温州市医疗保障局党组书记、局长
金慧英(女)　台州市医疗保障局价格招采处(基金监管处)处长
徐　莹(女)　东阳市医疗保障局党组成员、副局长

安徽省

陈光雷　蚌埠市五河县医疗保障局党组成员、副局长
孔令琦　阜阳市医疗保险基金管理中心网络管理技师
黄劲松　六安市金寨县医疗保障局党组书记、局长

福建省

郭淼丽(女)　福建省医疗保障基金中心四级主任科员
王菁菁(女)　厦门市医疗保障中心医药机构费用结算科(医疗救助科)科长

江西省

万晓霞(女)　南昌市医疗保险事业管理处处长
蔡丽军　丰城市医疗保障局党组成员、副局长

山东省

刘航英　济南市医疗保障局党组成员、副局长
杨　莉(女)　青岛市医疗保障事业中心审核结算处三级主任科员
王翔宇　烟台市医疗保障服务中心信息化和内控审计科科长
李文进　临沂市医疗保障局医药价格和招标采购科二级主任科员

河南省

牛彦飞　河南省医疗保障服务中心四级主任科员
李晓阳　南阳市医疗保障局党组成员、副局长
梅启军　信阳市医疗保障局医药服务管理科科长
于　丹(女)　周口市医疗保障局医药服务管理科科长

湖北省

游　源　湖北省医疗保障局医疗保障服务中心一级主任科员
徐国强　武汉市医疗保障局医药价格和招标采购处处长
马　骏　武汉市江汉区医疗保障局监督管理科四级主任科员
吕贞子(女，土家族)宜昌市医疗保障服务中心四级主任科员
汪金泉　黄石市医疗保障服务中心科长
毛　昕　十堰市医疗保障服务中心副科长
严　峻(女)　襄阳市医疗保障局待遇保障科科长
吕润喜(女)　鄂州市医疗保障服务中心工作人员
李　伟　荆州市医疗保障服务中心科长
郭后华　荆门市医疗保障局办公室主任
吴会平(女)　咸宁市咸安区医疗保障局党组书记、局长

湖南省

王映晖　　　湖南省医疗保障局办公室四级调研员

张超明　　　宁乡市医疗保障局局长

廖继斌　　　武冈市医疗保障局局长

许界殊　　　岳阳市岳阳楼区医疗保障局党组书记

广东省

谭侃侃(女)　广东省医疗保障局医药价格和招标采购处四级调研员

石军良　　　深圳市医疗保险基金管理中心四级主办

谢振兴　　　湛江市医疗保障局医药服务管理和待遇保障科科长

郑成达　　　汕尾市医疗保障局办公室一级科员

广西壮族自治区

庞　冰(女)　北海市医疗保障事业管理中心待遇审核科科长

李　萍(女,壮族)靖西市医疗保障局党组成员、副局长

海南省

钟金豆(女,黎族)海南省医疗保障局基金监管处三级主任科员

曾丽雪(女)　三亚市医疗保障局办公室主任

重庆市

陈代文　　　重庆市綦江区医疗保障事务中心科长

郭宝宝　　　重庆市江津区医疗保障局办公室四级主任科员

四川省

朱林梅(女)　四川省医疗保障局经办指导处二级主任科员

毛火平　　　成都市医疗保障局党组成员、副局长

魏东升　　　成都市成华区医疗保障局基金监督科科长

杨　明(羌族)甘孜藏族自治州道孚县医疗保障局局长

贵州省

王祯祥　　　贵阳市医疗保险费用结算中心企业单位征缴部一级科员

翁　伟(土家族)铜仁市医疗保障局医药管理科科长

云南省

胡祖明　　　云南省医疗保障局办公室三级主任科员

左金斌(彝族)临沧市医疗保障局市医疗保险管理局局长

西藏自治区

仓　琼(女,藏族)那曲市医疗保障局基金监督科(药品招标和采购)科长

陕西省

孙长影(女)　汉中市医疗保障局待遇保障科副科长

艾韶博　　　榆林市医疗保险服务中心城镇居民医保科科长

甘肃省

史光平　　　兰州新区民政司法和社会保障局医疗保障科副科长

青海省

朱　亮(满族)西宁市医疗保障局办公室主任

贺生春(藏族)海北州门源县医疗保障局医保经办负责人

宁夏回族自治区

鲍菊艳(女)　吴忠市盐池县医疗保障局局长

新疆维吾尔自治区

童　宁　　乌鲁木齐市医疗保障局三级主任科员

宋彦才　　喀什地区医疗保险中心经办管理服务科副科长

新疆生产建设兵团

马增光　　兵团第四师社会保险事业管理局医疗待遇支付部负责人

全国脱贫攻坚先进个人先进集体表彰医保系统对象

先进个人(7人)	
李国华	河北省医疗保障局待遇保障处三级主任科员
范其鹏	山东省医保局待遇保障处二级调研员
向 辉	湖北省恩施土家族苗族自治州医疗保障局办公室主任
毛 波	四川省安岳县医疗保障事务中心副主任
张玉芸	云南省医疗保障局待遇保障处一级主任科员
柴永生	甘肃省天水市秦州区医疗保障局党组书记、局长
李 庆	宁夏回族自治区医疗保障经办服务中心一级主任科员
先进集体(4个)	
国家医保局待遇保障司医疗救助处	
吉林省前郭尔罗斯蒙古族自治县医疗保障局	
黑龙江省医疗保障局扶贫办	
西藏自治区医疗保障局政工人事处	

Contents

Important Literature

National Healthcare Security

Local Healthcare Security

Regulations, Policies and Important Documents

I. Documents Issued by the CPC Central Committee and the State Council

II. Departmental Regulations and Regulatory Documents

Statistics

Chronicle of Major Events

Appendix

索　引

说明

1. 本索引为《中国医疗保障年鉴》2021 年卷主题分析索引。
2. 本索引采用主题分析法，款目按汉语拼音字母（同音字按声调）升序排列。书中的类目名、分目名用黑体字标明，其余用宋体字排印。
3. 索引款目后的括号为说明项，款目后的数字表示内容所在页码，数字后面的拉丁字母（a、b）表示栏别（即版面的 1、2 栏）。
4. 同一主题在书中多处出现的，在其款目后用不同的页码注明；同一主题在地方医疗保障工作类目中不同省（区、市）出现的，在同一款目下另起行退一字排列。
5. 本索引对“图片专辑”“重要文献”“法规政策、重要文件”“统计数据”“大事记”“附录”等类目内容不做主题分析。

E

H

X

Y